Josef M. Schmidt
Gesammelte Kleine Schriften. Teil 1 (1988–2003)
Schriften zur Geschichte und Theorie der Homöopathie. Band 4

Schriften zur Geschichte und Theorie der Homöopathie
Verfasst und herausgegeben von Josef M. Schmidt

Band 1: Die Philosophie Samuel Hahnemanns bei der Begründung der Homöopathie
Band 2: Kompaktwissen Homöopathie – Grundlagen, Methodik und Geschichte
Band 3: Die Köthener Sommerkurse Homöopathiegeschichte 1–10 (2006–2015)
Band 4: Gesammelte Kleine Schriften. Teil 1 (1988–2003)
Band 5: Gesammelte Kleine Schriften. Teil 2 (2005–2015)
Band 6: English Articles and Abstracts (1988–2015)

Josef M. Schmidt ist Facharzt für Allgemeinmedizin/Homöopathie, Doktor der Philosophie und Professor für Geschichte der Medizin an der Ludwig-Maximilians-Universität München. Er ist Herausgeber des Originalmanuskripts von Samuel Hahnemanns ‚Organon der Heilkunst' (1992 textkritische Ausgabe, 1996 Standardausgabe, 2003 Neuausgabe mit Systematik und Glossar) und dessen ‚Gesammelten kleinen Schriften', Begründer und Dozent der Köthener Sommerkurse Homöopathiegeschichte, Gastredner auf internationalen Kongressen und Autor zahlreicher Beiträge zur Geschichte und Theorie der Homöopathie. 1993 erhielt er den Professor Alfons Stiegele Forschungspreis für Homöopathie, 2015 den Wissenschaftspreis Samuel Hahnemann der Geburtsstadt Meißen.

Schriften zur Geschichte und Theorie der Homöopathie. Band 4

Gesammelte Kleine Schriften
Teil 1 (1988–2003)

von

Josef M. Schmidt

bge-verlag, München 2016

Schmidt, Josef M.:
‚Gesammelte Kleine Schriften. Teil 1 (1988–2003)'
Schriften zur Geschichte und Theorie der Homöopathie. Band 4
bge-verlag München 2016
ISBN: 978 3 945432 06 8

Prof. Dr. med. Dr. phil. Josef M. Schmidt
Ludwig-Maximilians-Universität München
Institut für Ethik, Geschichte und Theorie der Medizin
Lessingstr. 2
80336 München

Umschlaggestaltung: Artpool München. Gesetzt mit pdfLaTeX durch datenbahn.de. Gedruckt in Deutschland.
2. korrigierter, inhaltlich unveränderter Nachdruck.

Postfach 14 03 64, 80453 München, www.bge-verlag.de
ISBN **978 3 945432 06 8**

Vorwort

Der vorliegende Band

Der vorliegende Band ‚Gesammelte Kleine Schriften. Teil 1 (1988–2003)' besteht aus einer Sammlung von 43 kleineren Schriften des Herausgebers zur Geschichte und Theorie der Homöopathie, die in deutscher Sprache in Zeitschriften, Sammelbänden, Kongress-Proceedings und Broschüren oder als Vorworte zu größeren Werken im Zeitraum von 1988 bis 2003 erschienen sind, angeordnet in chronologischer Reihenfolge. Das Spektrum der Beiträge zur wissenschaftlichen Durchdringung der Homöopathie erstreckt sich von archivalischen Pionierarbeiten (Hahnemann-Bibliographie, Bibliotheks-Kataloge) zur philologischen Erschließung des Oeuvres und Erbes HAHNEMANNS (Materia medica, Literarische Belege, Denkmäler, ‚Fragmenta', Textkritische, Standard- und Neu-Ausgabe des ‚Organons', Gesammelte Schriften HAHNEMANNS) über die philosophische Rekonstruktion seiner Prinzipien (Homöopathie und Philosophie, Rationale Heilkunde, Simileprinzip als „deuteros plous", Menschenbild, Dogmatik und Dynamik, Alternative oder Anachronismus, Esoterische und exoterische Sichtweise) bis hin zur historischen Aufarbeitung der Rezeptionsgeschichte und Ausbreitung der Homöopathie (HAHNEMANNS Schüler, Bezug zur Tuberkulintherapie, Briefe HAEHLS, Verbreitung der Homöopathie in den USA, Kongressberichte), einschließlich der heutigen zeitgeistbedingten Beforschung derselben mittels klinischer Studien im Sinne von *Evidence-based Medicine* (Thyreoidinum-Studie, Homöopathie und Heilfasten).

Wenngleich letztere, vom Verfasser nach GCP-Standard durchgeführte Studie zu den qualitativ hochwertigsten der Welt gehört (SHANG, ‚Lancet' 2005), bleibt sich der Autor nichtsdestotrotz bewusst, dass – unabhängig vom signifikanten oder nicht-signifikanten Ergebnis jeder Studie – die Homöopathie sich nicht auf Messwerte reduzieren lässt und schon immer mehr war als eine angewandte Naturwissenschaft. Praktische Erfahrung als Prüfarzt und Studienkoordinator rundet das Methodenrepertoire des Polyhistors zwar ab, bietet aber keinen Ersatz für die im Falle der Homöopathie nach wie vor unabdingbare geisteswissenschaftliche Forschung und Betrachtung.

In einem Anhang finden sich sieben Schriften des Herausgebers zu weiteren Themen der Geschichte und Theorie der Medizin, die – mit Ausnahme eines Artikels von 1979, der (historische) zwischenärztliche Interaktionsprobleme beschreibt – ebenfalls im Zeitraum von 1989 bis 2003 entstanden und in deutscher Sprache in Zeitschriften, einem Jahrbuch sowie als Einleitung zu größeren Werken erschienen sind.

Die Schriftenreihe

Die sechs Bände ‚Schriften zur Geschichte und Theorie der Homöopathie' entstanden aus der eingehenden Beschäftigung des Verfassers mit den historischen Hintergründen und philosophischen Prinzipien der Homöopathie, einer Methode rationaler Arzneitherapie, die von dem deutschen Arzt SAMUEL HAHNEMANN (1755–1843) begründet wurde und heute weltweit von Hunderttausenden von Therapeuten praktiziert und von Millionen überzeugter Patienten nachgefragt wird. Ungeachtet ihrer Erfolge in der Praxis hat die Theorie der Homöopathie bis heute keine unumschränkte Anerkennung gefunden, was in erster Linie auf der Schwierigkeit beruhen mag, innerhalb eines materialistischen Weltbildes zu erfassen, wie hochpotenzierte Arzneisubstanzen arzneilich wirken. Wenngleich HAHNE-

MANN bereits 1801 erklärte, dass homöopathische Arzneimittel „nicht atomisch“ (auch nicht chemisch, physisch oder mechanisch), sondern „dynamisch“ wirken, bleibt die moderne Pharmakologie auf ihre methodischen Vorgaben zurückgeworfen und kann nach Wirkmechanismen nur innerhalb ihres restriktiv definierten Gesichtskreises suchen, etwa in Kategorien der Molekularbiologie, Rezeptortheorie und dem Schlüssel-Schloss-Modell. Von der Nicht-Nachweisbarkeit eines stofflichen Substrats zur Unterstellung der Nicht-Existenz einer arzneilichen Wirkung ist es dann nur ein kleiner Schritt.

Demgegenüber war und ist es das Anliegen der vorliegenden Schriften, einer so elaborierten und philanthropen Heilmethode wie der Homöopathie Gerechtigkeit widerfahren zu lassen, indem zum einen das Ungenügen der reduktionistischen Engführung ihrer Diskussion aufgezeigt und zum anderen ihr Anspruch als wissenschaftliche Medizin ernst genommen und untersucht wird, und zwar mit explizit wissenschaftlichen Mitteln. Anstatt als letzten Horizont von Wissenschaft allerdings vormoderne naturwissenschaftliche Paradigmen wie „ohne Wirkstoff keine Wirkung“ zu verabsolutieren und vom (obsoleten) Standpunkt physikalischer und chemischer Prämissen des 19. Jahrhunderts wie die LOSCHMIDT'sche Zahl das eigentliche Thema zu verfehlen, wird hier versucht, Wissenschaft in ihrer gesamten Breite, Größe und Methodenvielfalt anzuwenden, um eben ein komplexes, paradoxes und facettenreiches Phänomen wie die Homöopathie angemessen zu begreifen. Im Gegensatz zu manch kurzschlüssiger Reduktion sämtlicher Errungenschaften der Homöopathie auf naturalistische Schwundstufen von Wissenschaft wie das *Placebo*-Konstrukt wird hier vorgeführt, dass und wie ein unvoreingenommener Zugang zur Homöopathie durch Einbeziehung des gesamten Spektrums von Wissenschaft, insbesondere der Geistes-, Sozial- und Humanwissenschaften, zu eröffnen und weiter zu vertiefen ist. Es zeigt sich, dass das, worum es in der Homöopathie wie auch in der Medizin als Ganzer geht, nicht trivial ist, sondern von jeder Generation von Ärzten und Patienten aufs Neue erschlossen werden muss und ohne „Anstrengung des Begriffs“, das heißt ohne geisteswissenschaftliche Durchdringung, unverständlich bleibt.

Als Gegengewicht und zur Erweiterung des Horizonts der gegenwärtigen reduktionistischen und materialistischen Diskussion bieten die vorliegenden Schriften einen Einblick in Wege und Erkenntnisse aus knapp drei Jahrzehnten akademischer Forschung zur Geschichte und Theorie der Homöopathie. Unter Anwendung des gesamten Spektrums methodischer Ansätze und Perspektiven (von der Ideengeschichte und Wissenschaftstheorie bis zur Sozioökonomik) werden der geistesgeschichtliche Kontext, die philosophische Validität und naturwissenschaftliche Diskussion der Prinzipien der Homöopathie sowie die historische Entwicklung ihrer Protagonisten, Kontroversen und Schulen dargestellt.

Die Schriftenreihe erfüllt damit ein Desiderat der homöopathischen wie auch der wissenschaftlichen Gemeinschaft als Ganzer. War es bisher, mangels seriöser differenzierender Literatur, kaum möglich, über simplifizierende Positionen wie reduktionistischer Materialismus versus pseudowissenschaftliche Esoterik hinauszugelangen, mögen die vorliegenden Schriften dazu beitragen, durch Erschließung bislang ausgeblendeter medizinhistorischer und medizintheoretischer Horizonte die Homöopathie in einem neuen Licht erscheinen zu lassen. Durch die Einbeziehung lange vernachlässigter geistes- und humanwissenschaftlicher Perspektiven ließen sich neue, der Homöopathie angemessenere Forschungskonzepte erstellen, unnötig verbrauchte Ressourcen einsparen und künftige wissenschaftliche Auseinandersetzungen aufgeklärter, sachlicher und fairer gestalten.

Editionsrichtlinien

Aufnahmekriterien

In die Schriftenreihe aufgenommen wurden grundsätzlich alle kleineren Schriften des Autors, die in Deutsch oder Englisch erschienen sind, nicht dagegen publizierte Übersetzungen derselben in andere Sprachen, etwa ins Italienische,

Griechische, Schwedische, Polnische, Lettische, Russische oder Ukrainische. Von den Monographien des Autors werden die ‚Philosophie Samuel Hahnemanns‘ sowie das ‚Kompaktwissen Homöopathie‘ komplett in den Bänden 1 und 2 wiedergegeben, von den übrigen größeren Werken des Autors (Bibliographie Hahnemanns, Bibliotheks-Kataloge, Organon-Ausgaben, Thyreoidinum-Studie, Heilfasten-Studie, Homöopathie und Heilfasten, Klassische Akupunkturpunkte) jeweils nur das Vorwort bzw. die Einleitung. Vorträge des Autors werden im Falle der ‚Köthener Sommerkurse‘ hier vollständig, einschließlich der Präsentationsfolien, veröffentlicht (Band 3), bei sonstigen Vorträgen wird nur, wenn diese in Kongress-Proceedings bzw. auf CDs veröffentlicht sind, deren Inhalt wiederabgedruckt. Die Bände 4–6 enthalten die im Quellenverzeichnis jedes Bandes aufgelisteten kleineren Schriften des Autors in chronologischer Reihenfolge.

Redaktion

Unterschiedliche Schreibweisen in den verschiedenen Einzelschriften wurden dahingehend vereinheitlicht, dass in allen deutschen Bänden der Schriftenreihe (Bände 1–5) der gesamte eigene Text in die Neue Deutsche Rechtschreibung gebracht wurde (nach DUDEN, 26. Aufl., 2013). Dies gilt nicht für Originalzitate, etwa von HAHNEMANN, innerhalb von Anführungszeichen („Arzney“, „Theil“, „daß“) oder für Originaltitel innerhalb einfacher Anführungszeichen (‚Medizinische Polizey‘), die in alter Orthographie belassen wurden.

Inhaltlich werden alle Texte unverändert wiedergegeben. Moderate redaktionelle Bearbeitungen wurden nur in Einzelfällen und stets so vorgenommen, dass sie ohne Einfluss auf den Sinn bzw. Inhalt waren (z.B. „in diesem Jahrhundert“ → „im 20. Jahrhundert“). Bei den Lebensdaten von Personen wurde das Todesjahr ergänzt, wenn dies beim Erscheinen früherer Artikel noch nicht bekannt gewesen sein konnte (z.B. DORCSI „1923–2001“). Offensichtliche Tippfehler wurden berichtigt.

Abkürzungen, insbesondere von Arzneimitteln, wurden weitgehend aufgelöst („z.B.“ → „zum Beispiel“, „u.ä.“ → „und Ähnliches“, „Op.“ → „*Opium*“), – nicht aber in Zitaten, bei sehr geläufigen Abkürzungen („u.v.a.m.“, „bzw.“, „usw.“, „etc. pp.“) oder bei Literaturangaben („u.a.“). Entbehrliche Punkte und Gedankenstriche außerhalb von Zitaten („...“, „–“) wurden entfernt, doppelte Klammern („(... (...))“) abgetragen und Leerzeilen zwischen Absätzen größtenteils beseitigt. Kurze Bindestriche wurden konsequent als solche und bei Seitenzahlen („S. 12-13“) verwendet, lange Gedankenstriche als solche sowie bei Jahreszahlen („1995–2001“) und sonstigen numerischen Angaben („7–14 Tage, 8–12maliges Schütteln, C7–C30, 30–40 %, 2–3 Uhr, 3.–5. Auflage, 2–8 mm Hg, Bde. I–VI, 19.–20. Jh.“).

Im Originaltext getrennte Absätze wurden manchmal zu einem einzigen zusammengefügt: aus redaktionellen Gründen, wenn sich Zitate über mehrere Absätze erstreckten (Band 1), sowie aus technischen Gründen, wenn Anmerkungen aus mehr als einem Absatz bestanden (in diesem Fall markiert jetzt ein Gedankenstrich die Grenze der ursprünglichen Absätze). Unterschiedliche Zitierweisen in den Anmerkungen verschiedener Einzelschriften wurden nicht komplett vereinheitlicht, aber moderat an persönliche einheitliche Prinzipien angepasst.

Die Schriftenreihe enthält nur geschriebenen Text. Abbildungen in den Original-Publikationen werden daher nicht reproduziert, wohl aber ihre Legenden dokumentiert. Bei Tabellen wird nicht ihre ursprüngliche Form, wohl aber ihr Inhalt (als Fließtext-Zeilen mit „/“ zur Markierung der Spalten) wiedergegeben.

Hervorhebungen

In KAPITÄLCHEN werden grundsätzlich alle Eigennamen („HAHNEMANN“) wiedergegeben, im Haupttext ebenso wie in den Anmerkungen, Abstracts und im Literaturverzeichnis, auch in Zitaten sowie als Wortstamm („LOSCHMIDT’sche Zahl“), einschließlich des „von“ bei Adelstiteln („CLEMENS VON BÖNNINGHAUSEN“),

– nicht jedoch in Überschriften („**Biographie Hahnemanns**"), im Inhaltsverzeichnis, Quellenverzeichnis und Register sowie in Kästen, Tabellen, Arzneimittelverzeichnissen oder bei Keywords, abgedruckten Briefen und eigenen Unterschriften, auch nicht in Titeln von Werken, Artikeln, Gesellschaften, Zeitschriften, Arzneien usw. (‚Hahnemanns Leben und Werke', ‚Hahnemann Gesellschaft', „*Mercurius solubilis Hahnemanni*"), auch nicht bei Wortzusammensetzungen (‚Hahnemannia', „hahnemannisch"), bei Verlagen (‚Haug-Verlag') oder Firmen (‚Boericke & Tafel') und auch nicht bei Adelsrängen oder Namenszusätzen („FERDINAND Ritter VON HEBRA", „GREGOR von Nazianz",eigenname „Friedrich der Große") sowie in kursiven (fremdsprachigen) Zitaten („*Hahnemann has been...*", „*Hahnemann dixit*") oder wenn die Person des Autors im Vergleich zur Verwendung seines Namens zurücktritt („Celsius", „Fahrenheit") oder Teil einer Diagnose geworden ist („Morbus Crohn", „Wolff-Parkinson-White-Syndrom").

Kursiv gesetzt finden sich allgemein relevante fremdsprachige (lateinische, griechische, englische, französische, italienische) Begriffe, Arzneimittelnamen und Zitate, insbesondere wenn es sich um betonte, kritische und für die Thematik wichtige Fachtermini handelt („*Simile*", „*Miasma*", „*Placebo*", „*a priori*"), im Haupttext, in den Anmerkungen und Abstracts, auch in Zitaten, – nicht jedoch in Überschriften, im Inhaltsverzeichnis, Literaturverzeichnis, Quellenverzeichnis und Register sowie in Kästen, Tabellen, Arzneimittelverzeichnissen oder bei Keywords und abgedruckten Briefen, auch nicht bei eingedeutschten gebräuchlichen Fremdwörtern („Globuli", „Mainstream", „Empirismus") und Arzneibezeichnungen („Aconit", „Arsenik", „China") sowie bei Diagnosen („Diabetes", „Psora", „Angina pectoris") und Arzneimittelklassen („Laxans", „Aphrodisiacum"), auch nicht bei Wortzusammensetzungen („Simileprinzip", „apriorisch") oder Flexionen („Miasmen", „Placebos"), nicht in Titeln von Artikeln oder Werken (‚De locis in homine'), selbst wenn diese fremdsprachig sind, und auch nicht bei bereits fett hervorgehobenen Worten. Je nach Kontext werden einige Begriffe in zweifacher Art wiedergegeben: als in Klammern ergänzter kleingeschrieber Fachterminus kursiv („*pólis*", „*kósmos*"), doch als gängiges großgeschriebenes Fremdwort nicht kursiv („Polis", „Kosmos"), oder in der Verwendung als Arzneimittel kursiv („*Calcium*", „*Magnesium*"), aber in der Bedeutung eines Laborwertes nicht kursiv („Calcium", „Magnesium"). Medizinische Diagnosen werden regelmäßig nicht kursiv wiedergegeben, besonders spezifisierte und seltene („*Subsepsis allergica tuberculosa*") sowie Arzneimitteldiagnosen („*Morbus helleborinus*") dagegen kursiv. Für englische Texte gilt Analoges, dort erscheinen allerdings nur lateinische bzw. französische Begriffe kursiv.

Normale Anführungszeichen („") markieren Anfang und Ende von Zitaten oder Hervorhebungen, teilweise auch innerhalb von Zitaten, die selbst in einfachen Anführungszeichen (‚') stehen (‚ „ " '), im gesamten Text einschließlich Anmerkungen, Abstracts, Inhaltsverzeichnis und Überschriften, – nicht jedoch im Literaturverzeichnis, Quellenverzeichnis und Register sowie in Kästen, Tabellen, Arzneimittelverzeichnissen oder bei Keywords und abgedruckten Briefen.

In einfache Anführungszeichen (‚') gesetzt sind alle feststehenden Titel von Werken (‚Leviathan'), Artikeln (‚Hahnemanns Leben und Schaffen'), Zeitschriften (‚Allgemeine Homöopathische Zeitung'), Kapiteln, Verlagen, Gesellschaften, Vereinen (‚American Institute of Homeopathy'), Krankenhäusern, Berufsbezeichnungen (‚Registered Nurse'), Universitäten, Instituten, Professuren, Fächern, Vorlesungen, Seminaren, Kursen, Kongressen, Arbeitskreisen, Initiativen, Protokollen, Broschüren, Bibliotheken, Archiven, Gebäuden (‚Toland Hall'), Stiftungen, Körperschaften, Firmen (‚Boiron'), Gesetzen, Ämtern, Logen, Museen, Gemälden, Ausstellungsstationen, Scores und Straßennamen, ggf. auch als Zitate in normalen Zitaten („ ‚ ' "), im Haupttext, in Anmerkungen und Abstracts sowie im Inhaltsverzeichnis und Literaturverzeichnis, auch in Überschriften, – nicht dagegen im Quellenverzeichnis und Register sowie in Kästen, Tabellen, Arzneimittelverzeichnissen oder bei Keywords und abgedruckten Briefen, auch nicht bei abgekürzten Titeln (Allg. hom. Ztg, AHZ, AIH, AMA).

Fett gedruckt sind zum einen alle Überschriften, zum anderen einzelne oder mehrere Wörter im Text, im Sinne einer inhaltlichen (redaktionellen) Hervorhebung, zur besseren Orientierung innerhalb eines Kapitels.

Danksagung

Der ‚Homöopathie Stiftung' des ‚Deutschen Zentralvereins homöopathischer Ärzte' sei für die Förderung der Herausgabe meiner ‚Schriften zur Geschichte und Theorie der Homöopathie' in 6 Bänden herzlich gedankt.

Meinen Verlegern danke ich für die solide Publikation meiner Werke sowie die ausgezeichnete Zusammenarbeit.

München, im Juni 2016

Prof. Dr. med. Dr. phil. Josef M. Schmidt

Inhaltsverzeichnis

Kleine Schriften zur Geschichte und Theorie der Homöopathie

Die Publikationen Samuel Hahnemanns

In: Sudhoffs Archiv 1988; 72 (1): 14-36

Summary

36 | In spite of its existence over nearly 200 years and its large diffusion, homoeopathy only seldom has been subject of serious historical research. Considering the enormous quantity of the writings by its founder SAMUEL HAHNEMANN (1755–1843), and the requirements for ordering HAHNEMANN'S writings from a public library, a clear, reliable and complete bibliography of his works is an imperative need, especially for investigations on the genesis of his doctrine. As all existing bibliographies proved to be insufficient, this author was compelled in the course of his studies, to create a new index of all known and available writings of HAHNEMANN. It contains about 200 titles in their original orthography with exact specifications of the places and years of publication, and of the volumes and pages in the journals, including some essays and reviews written by HAHNEMANN, which were not mentioned in any bibliography up to now.

[Einführung]

14 | Ungeachtet ihres fast 200-jährigen Bestehens und ihrer weiten Verbreitung ist die Homöopathie bei Historikern[1] bisher nur selten Gegenstand gründlicher und seriöser Forschung gewesen. Zu Aussagen über die Lehre SAMUEL HAHNEMANNS (1755–1843) werden oft lediglich deren knappe (zum Teil stark subjektiv gefärbte) Zusammenfassungen aus der Sekundärliteratur herangezogen. Selbst da, wo man sein Urteil mit Zitaten aus Originalschriften zu belegen versucht, bezieht man sich meist ausschließlich auf die 6. Auflage des ‚Organons der Heilkunst‘ oder die 2. Auflage der ‚Chronischen Krankheiten‘ – Schriften, die HAHNEMANN erst im Alter von 87 (bzw. 80) Jahren fertiggestellt hat. Wie bei anderen Denkern auch sind jedoch gerade die Spätwerke normalerweise nicht unmittelbar, sondern nur über den Nachvollzug der Enwicklung bestimmter für die jeweilige Lehre konstitutiver Gedanken (und Erfahrungen) richtig zu begreifen. Der Anspruch aber, bei der Auseinandersetzung mit HAHNEMANN konsequent auch dessen frühere Schriften miteinzubeziehen, stößt allerdings auf beachtliche Schwierigkeiten:

Zunächst einmal erweist sich gerade dessen Fleiß als Schriftsteller als fast unüberwindbare Hürde: Neben circa 1.000 Seiten an Aufsätzen in verschiedenen Zeitschriften erschienen von HAHNEMANN innerhalb von 60 Jahren (1779–1839) circa 14.000 Seiten an selbstständigen Schriften und (1777–1806) circa 12.000 Seiten an Übersetzungen und Bearbeitungen (mit zum Teil zahlreichen, wesentlichen Anmerkungen HAHNEMANNS).

Zum anderen ist auch die Beschaffung der einzelnen Abhandlungen nicht ganz einfach: Nur einige sind – als Reprint – direkt im Buchhandel erhältlich, wie etwa die jeweils letzte Auflage seines Hauptwerks (‚Organon der Heilkunst‘; ‚Reine Arzneimittellehre‘; ‚Die chronischen Krankheiten‘) und eine Auswahl ‚Kleiner medicinischer Schriften‘[2] HAHNEMANNS. Obwohl sich letztere für eine erste Übersicht recht nützlich erweist, ist sie doch (naturgemäß) unvollstandig und darüber hinaus auch nicht ganz zuverlässig: neben falschen Jahres- bzw. Bandzahlen bei den Quellenangaben finden sich in den Texten Veränderungen, Kürzungen und Abschreibfehler (ganz abgesehen von einer anderen Orthographie). Antiquarisch sind die alten Schriften – wenn überhaupt – nur zu Liebhaberpreisen erhältlich, und auch die (über Fernleihe zugänglichen) Universitäts- und Landesbibliotheken der gesamten Bundesrepublik Deutschland besitzen nicht (mehr) alle Publikationen HAHNEMANNS: einige können nur (noch) aus Dresden oder Leipzig ausgeliehen werden[3].

Voraussetzung für eine erfolgreiche Bestellung von Originalschriften sind nun aber genaue Titel-, Jahrgangs-, Band- und Seitenangaben. Da sich in dieser Hinsicht sämtliche bisher verfügbaren HAHNEMANN-Bibliographien als ungenü-
15 gend erwiesen, sah sich der Verfasser im | Laufe seiner Studien[4] genötigt, sich als verläßliche Grundlage weiterer Forschungen ein Verzeichnis der Publikationen HAHNEMANNS anzulegen, das nicht nur das derzeit vollständigste und genaueste, sondern auch übersichtlich gegliedert ist. Die Orthographie sowie Jahrgangs-, Band- und Seitenangaben wurden dabei grundsätzlich nur aus der jeweiligen Originalschrift entnommen (alle aufgeführten Abhandlungen hatte der Verfasser selbst in Händen). Bei Mehrfachpublikationen wurde ebenso auf die anderen Stellen verwiesen wie bei Nachdrucken von Abhandlungen in gut zugänglichen Sammelbänden auf diese[5]. Die Urschriften von HAHNEMANNS Übersetzungen wurden bibliographiert und in eckigen Klammern [] angegeben, Vornamen von Autoren und Herausgebern (soweit möglich) ergänzt. Neu aufgenommen wurden HAHNEMANNS Valediktion, seine (französische) Begrüßungsansprache in Paris sowie einige (in keinem bisherigen Verzeichnis zu findende) Aufsätze in Zeitschriften. Erstmals wurden auch (bisher unbekannt gebliebene) Rezensionen HAHNEMANNS von Werken anderer aufgeführt[6]. Bei allen Abhandlungen, die nicht den vollen Namen HAHNEMANNS (als Verfasser) enthalten, wurde darauf in einer Anmerkung hingewiesen. Titel ohne sichere Urheberschaft HAHNEMANNS wurden als Ganze in eckige Klammern [] gesetzt. Jeder der circa 200 Titel enthält vollständige Jahres-, Band- (sowie Stück-, Heft-, Quartal-, Sammlung-) und Seiten- (bzw. Spalten-)Angaben.

Damit sich dieses Verzeichnis auch anderen hilfreich erweisen kann, soll es hier der wissenschaftlichen Öffentlichkeit übergeben werden. Zuvor aber noch einige kritische Bemerkungen zu den bisher verfügbaren Bibliographien:

HAHNEMANN (1799)[7]: Im Rahmen seiner 1799 veröffentlichen Autobiographie verzeichnete HAHNEMANN auch seine bis 1795 erschienenen Schriften (circa 10 selbstständige Schriften, circa 20 Aufsätze in Zeitschriften und 17 Übersetzungen) sowie deren zahlreiche Rezensionen und die Urschriften seiner Übersetzungen. Die einzelnen Titel sind dabei zum Teil ungenau (unvollständig, verändert, verkürzt), Orte und Jahreszahlen zum Teil falsch oder weggelassen, Seitenzahlen nicht immer angegeben, Eigennamen abgekürzt und die Orthographie gegenüber dem Original verändert.

STAPF (1829)[8] übernahm von HAHNEMANN (1799) sämtliche Titel einschließlich aller Ungenauigkeiten, ergänzt um zusätzliche (Abschreib- bzw. Druck-) Fehler hinsichtlich Jahres- bzw. Bandangaben sowie der Orthographie von Eigennamen. Einige Titel kürzte er zusätzlich ab, veränderte (sowohl gegenüber dem Original als auch
gegenüber HAHNEMANN | (1799)) die Orthogra- 16
phie und ließ (bei den Aufsätzen in Zeitschriften) grundsätzlich die Seitenzahlen weg. Neben der Verbesserung einer Jahreszahl ergänzte er die (circa 15) inzwischen (bis 1829) erschienenen Hauptschriften (zum Teil fehlerhafte Titel wie „Organon der rationellen Heilkunst“ sowie „Organon der Heilkunde“) (– nicht jedoch die nach 1795 erschienenen Bände des ‚Apothekerlexikons‘), ergänzte einen Zeitschriften-Aufsatz (von 1789) (falsche Bandangabe, ohne Seitenzahl), eine Bearbeitung und nur eine Übersetzung (abgekürzte Titel). Nicht in diesem Verzeichnis aufgeführt sind die in seinen beiden Sammelbänden abgedruckten zahlreichen weiteren Aufsätze HAHNEMANNS (sieben aus HUFELANDS ‚Journal‘ und 19 aus dem ‚Allgemeinen Anzeiger der Deutschen‘) (auch hier falsche Band- bzw. Jahreszahlen und fehlende Seitenangaben), zwei (sonst nirgendwo veröffentlichte) Aufsätze und die Vorrede zu einer weiteren Übersetzung.

AMEKE (1884)[9] übernahm die meisten Titel direkt von STAPF (1829) (sowohl aus dessen Verzeichnis als auch aus den beiden Sammelbänden), übernahm auch dessen Fehler und vermehrte sie um neue (Abschreib- bzw. Druck-) Fehler hinsichtlich Band- und Seitenzahlen. Einige Titel gab er unvollständig und zum Teil erheblich verkürzt wieder, ließ bei den Übersetzungen prinzipiell die Urschriften und manchmal auch deren Verfasser (bzw. dessen Vornamen) weg, veränderte erneut die Orthographie der Titel, gab bei Mehrfachpublikationen nur noch eine Literaturstelle an, übernahm allerdings wieder die Seitenangaben der Zeitschriften-Aufsätze von Hahnemann (1799) (zum Teil jedoch fehlerhaft), wies auf einen abweichenden Verfassernamen hin, ergänzte (zu der Zeit vor 1829) 13 Zeitschriften-Aufsätze (hier sogar mit Seitenzahlen; dennoch Fehler bezüglich Jahrgangs- und Seitenangaben) und drei Übersetzungen (auch die 2. Auflage von zwei anderen) sowie einige weitere (seit 1829 erschienene) Haupt- und Einzelschriften. Fälschlicherweise führte er auch einen [in Wirklichkeit gar nicht existierenden] angeblich 1830 erschienenen 5. Teil der 1. Auflage der ‚Chronischen Krankheiten' auf.

Haehl (1922)[10]: Sein Literaturverzeichnis ist – abgesehen von zusätzlichen (Abschreib- bzw. Druck-) Fehlern – fast identisch mit der Version von Ameke (1884): es beinhaltet fast alle seine oben erwähnten Abkürzungen und Ungenauigkeiten der Titel sowie die Fehler hinsichtlich der Orthographie, der Jahres-, Band- und Seitenangaben. Ergänzt wurden nur die 1921 erschienene 6. Auflage des ‚Organons', zwei Zeitschriften-Aufsätze (von 1831) und die flüchtige Erwähnung von einigen Vorworten Hahnemanns in Werken anderer. Bei einer Übersetzung vervollständigte er den Titel, bei den ‚Chronischen Krankheiten' übersah er die 2. Auflage des 1. Teils [wie wohl auch Ameke (1884), bei dem dies jedoch nicht eindeutig ist], wies andererseits aber darauf hin, dass (im Gegensatz zu Amekes Angabe) nur die 2. Auflage der ‚Chronischen Krankheiten' einen 5. Teil enthält. – In seinen zwei Bänden benutzte Haehl allerdings auch noch etliche hier von ihm nicht aufgeführte Schriften.

17 | Tischner (1934)[11] führte – im Gegensatz zu seinen Vorgängern – die Titel grundsätzlich in der Original-Orthographie an, jedoch nicht in jedem Fall (Fehlen bzw. Vertauschung von ganzen Worten; auch abgekürzte, unvollständige, zum Teil sehr veränderte Titel). Gegenüber dem Verzeichnis von Haehl (1922) ergänzte er 60 weitere Zeitschriften-Aufsätze (davon 30 im ‚Allgemeinen Anzeiger der Deutschen'), eine weitere Übersetzung, Hahnemanns Autobiographie, die genaue Angabe von drei Vorworten, eine Cholera-Schrift, die Verteidigung des ‚Organons' unter dem Namen seines Sohnes sowie Lutzes eigenmächtige Neuauflagen des ‚Organons'. Zusätzlich verwies er auch auf die Sammlungen von Stapf und Bakody (jedoch nicht immer, zum Teil falsche Seitenangaben). Bei Mehrfachpublikationen gab er alle Stellen an, bei den Übersetzungen meist auch wieder den Vornamen des Verfassers, – nicht jedoch die Urschriften. Neben einigen von Haehl (1922) übernommenen Fehlern (abgeänderte Titel, falsche Jahres-, Band- und Seitenzahlen) enthalten auch die neu hinzugekommenen Titel (abgesehen von der mangelnden Unterscheidung zwischen Seiten und Spalten) Fehler bezüglich der Jahres-, Band- und Seitenangaben.

Mueller (1952/1953)[12] nennt – allerdings einschließlich der Übersetzungen der Schriften Hahnemanns in fremde Sprachen – über 200 Titel, meist in der Original-Orthographie (zum Teil sogar mit Angabe des Zeilenumbruchs). Gegenüber Tischner (1934) ergänzte er zwar einige neue Schriften (zwei Aufsätze in der Med.-Chir. Ztg. sowie den 3. Band der Übersetzung von Young), doch fehlen bei ihm etwa zehn bei jenem bereits aufgeführte Zeitschriften-Aufsätze. Außerdem übernahm er von Tischner (1934) einige falsche Titel-, Jahres-, Band- und Seitenangaben. Neben Fehlern hinsichtlich der Orthographie sowie der Jahresangaben fehlen Seitenangaben oft ganz.

Die bisher genannten Verzeichnisse der Schriften Hahnemanns enthalten sowohl selbstständig erschienene Schriften als auch die vielen in Zeitschriften veröffentlichten Aufsätze. In den großen Bibliographien dagegen (sowohl den medizinischen als auch den allgemeinen) fehlen letztere grundsätzlich:

Engelmann (1848)[13]: Diese medizinische Fachbibliographie enthält die meisten selbstständigen Schriften HAHNEMANNS in der Original-Orthographie (abgesehen von kleineren Fehlern sowie abgekürzten Titeln). Es fehlen jedoch unter anderem HAHNEMANNS Dissertation und Habilitation, das ‚Apothekerlexikon', die ersten vier Auflagen des ‚Organons' sowie sämtliche Aufsätze in Zeitschriften.

HEINSIUS (1812, 1817, 1822, 1828, 1836, 1846)[14]: In dieser allgemeinen Bibliographie
18 sind | fast alle selbstständigen Schriften verzeichnet (des Sohnes Verteidigung des ‚Organons' findet man unter FRIEDRICH HAHNEMANN), die Titel zum Teil aber abgekürzt bzw. unvollständig (manchmal fehlen ganze Worte), die Jahreszahlen zum Teil falsch oder gar nicht angegeben. Von einigen Werken ist die 1. Auflage nicht verzeichnet. Es fehlen unter anderem HAHNEMANNS Dissertation, samtliche Übersetzungen sowie sämtliche Aufsätze in Zeitschriften.

KAYSER (1835, 1841)[15] enthält ebenfalls fast alle selbstständigen Schriften (HAHNEMANNS Dissertation fehlt) in Original-Orthographie sowie einige Korrekturen gegenüber HEINSIUS (1812ff.) und darüber hinaus fast alle Übersetzungen (GUÉRIN, BERINGTON, ‚Arzneischatz' fehlen), jedoch mit zum Teil unvollständigen, abgekürzten Titeln sowie einigen Fehlern hinsichtlich Eigennamen, Orts- und Jahresangaben. Es fehlen sämtliche Aufsätze in Zeitschriften.

GV (1982)[16] umfasst alle selbstständigen Schriften, die drei Vorworte sowie die meisten Übersetzungen (außer der von GUÉRIN, BERINGTON und des ‚Arzneischatzes') in Original-Orthographie. Die Titel sind meist abgekürzt (zum Teil auch nicht ganz korrekt), die Orthographie von Eigennamen sowie Orts- und Jahresangaben nicht immer richtig. Auch hier fehlen sämtliche Aufsätze in Zeitschriften.

Über die eben genannten deutschen Bibliographien hinaus wurden im übrigen (von den im Ausland erschienenen) auch die von CALLISEN (1831, 1840)[17], der ‚Index-Catalogue' (1884, 1901, 1926, 1942)[18], der NUC (1972)[19] und der BLC (1982)[20] berücksichtigt: für sie alle gilt mehr oder weniger Ähnliches.

Verzeichnis der Publikationen Hahnemanns

1. Selbstständige Schriften

a) Hauptwerk

‚Organon der rationellen Heilkunde'. [1. Aufl.] Dresden 1810

‚Organon der Heilkunst'. Zweite vermehrte Auflage. Dresden 1819

‚Organon der Heilkunst'. Dritte verbesserte Auflage. Dresden 1824

‚Organon der Heilkunst'. Vierte verbesserte und vermehrte Auflage 1829

‚Organon der Heilkunst'. Fünfte verbesserte und vermehrte Auflage. Dresden und Leipzig 1833

| [‚Organon der Heilkunst'. Sechste Auflage, ed. 19
ARTHUR LUTZE. Coethen 1865][21]

‚Organon der Heilkunst'. Nach der handschriftlichen Neubearbeitung HAHNEMANNS für die 6. Auflage, ed. RICHARD HAEHL.[22] Leipzig 1921

‚Reine Arzneimittellehre'. [1. Aufl.] Dresden 1811–1821.

Erster Theil. Dresden 1811

Zweiter Theil. Dresden 1816

Dritter Theil. Dresden 1817

Vierter Theil. Dresden 1818

Fünfter Theil. Dresden 1819

Sechster Theil. Dresden 1821

‚Reine Arzneimittellehre'. Zweite, vermehrte Auflage. Dresden / Dresden und Leipzig 1822–1827

Erster Theil. Dresden 1822

Zweiter Theil. Dresden 1824

Dritter Theil. Dresden 1825

Vierter Theil. Dresden 1825

Fünfter Theil. Dresden und Leipzig 1826

Sechster Theil. Dresden und Leipzig 1827

‚Reine Arzneimittellehre'. Dritte, vermehrte Auflage. Dresden und Leipzig 1830–1833

Erster Theil. Dresden und Leipzig 1830

Zweiter Theil. Dresden und Leipzig 1833

,Die chronischen Krankheiten, ihre eigenthümliche Natur und homöopathische Heilung'. [1. Aufl.] Dresden und Leipzig 1828–1830

Erster Theil. Dresden und Leipzig 1828

Zweiter Theil. Antipsorische Arzneien. Dresden und Leipzig 1828

Dritter Theil. Antipsorische Arzneien. Dresden und Leipzig 1828

Vierter Theil. Antipsorische Arzneien. Dresden und Leipzig 1830

,Die chronischen Krankheiten, ihre eigenthümliche Natur und homöopathische Heilung'. Zweite, viel vermehrte [und verbesserte] Auflage. Dresden und Leipzig / Düsseldorf 1835–1839

Erster Theil. Dresden und Leipzig 1835

Zweiter Theil. Antipsorische Arzneien. Dresden und Leipzig 1835

Dritter Theil. Antipsorische Arzneien. Düsseldorf 1837

Vierter Theil. Antipsorische Arzneien. Düsseldorf 1838

Fünfter und letzter Theil. Antipsorische Arzneien. Düsseldorf 1839

b) Weitere Einzelschriften

20 | ,Conspectus adfectuum spasmodicorum aetiologicus et therapeuticus'. [Dissertation] Erlangae 1779

,Anleitung alte Schäden und faule Geschwüre gründlich zu heilen nebst einem Anhange über eine zweckmäsigere Behandlung der Fisteln, der Knochenfäule, des Winddorns, des Krebses, des Gliedschwamms und der Lungensucht'. Leipzig 1784

,Ueber die Arsenikvergiftung[,] ihre Hülfe und gerichtliche Ausmittelung'. Leipzig 1786

,Abhandlung über die Vorurtheile gegen die Steinkohlenfeuerung, die Verbesserungsarten dieses Brennstofs, und seine Anwendung zur Backofenheizung'. Dresden 1787

,Unterricht für Wundärzte über die venerischen Krankheiten, nebst einem neuen Queksilberpräparate'. Leipzig 1789

,Freund der Gesundheit'. Frankfurt am Main / Leipzig 1792–1795

Ersten Bandes erstes Heft. Frankfurt am Main 1792:

[Vorwort] S. 1-8

,Biß von tollen Hunden'. S. 9-21

,Die Krankenbesucherin'.[23] S. 22-27

,Verwahrung vor Ansteckung in epidemischen Krankheiten'. S. 28-42

,In der Rockenphilosophie ist auch etwas gutes, wer es nur zu finden weiß'. S. 43-46

,Luft verderbende Dinge'. S. 47-56

,Auch nachtheilige Dinge haben Gutes'. S. 57-61

,Diätisches Gespräch mit meinem Bruder, vorzüglich über den Mageninstinkt'. S. 62-77

,Zuweilen eine Laxanz, sollte die wohl schaden?'[24] S. 78-81

,Abhärtung des Körpers. Erstes Fragment'. S. 82-100

Ersten Bandes zweites Heft. Leipzig 1795:

,Sokrates und Physon. Ueber den Werth des äussern Glanzes. – Etwas zur Beförderung der Zufriedenheit'. –[25] S. 103-110

,Vorschläge zur Tilgung eines bösartigen Fiebers, in einem Schreiben an den Polizeiminister'.[26] S. 111-117

,Genauere, einzelne Vorschriften'.[27] S. 118-132

,Nachträge zur allgemeinen Verhütung der Epidemien, besonders in Städten'.[28] S. 133-165

,Ueber die Befriedigung unsrer thierischen Bedürfnisse – in einer andern als medizinischen Rücksicht'.[29] S. 166-173

,Eine Kinderstube'.[30] S. 174-184

,Ueber die Wahl eines Hausarztes'.[31] S. 185-195

| ,Bereitung des Casseler Gelbs'. Erfurt 1793 21 [vgl. 2. b][32]

,Apothekerlexikon'. Leipzig 1793–1799

Ersten Theils erste Abtheilung. A bis E. Leipzig 1793

Ersten Theils zweite Abtheilung. F bis K. Leipzig 1795

Zweiten Theils erste Abtheilung. L bis P. Leipzig 1798

Zweiten Theils zweite Abtheilung. Q bis Z. Leipzig 1799

‚Heilung und Verhütung des Scharlach-Fiebers'.[33] [Gotha, Nürnberg] 1801

‚Der Kaffee in seinen Wirkungen. Nach eignen Beobachtungen'.[34] Leipzig [auch Dresden] 1803

‚Aeskulap auf der Wagschale'.[35] Leipzig 1805

‚Fragmenta de viribus medicamentorum positivis sive in sano corpore humano observatis'. Pars prima. Textus. / Pars secunda. Index. Lipsiae 1805

‚Heilkunde der Erfahrung'. Berlin 1805 [vgl. 2. m][36]

[FRIEDRICH HAHNEMANNS, des Sohnes, ‚Widerlegung der Anfälle Hecker's auf das Organon der rationellen Heilkunde. Ein erläuternder Kommentar zur homöopathischen Heillehre'. Dresden 1811][37]

‚Dissertatio historico-medica de Helleborismo Veterum'.[38] [Habilitation] Lipsiae 1812

‚Die Allöopathie. Ein Wort der Warnung an Kranke jeder Art'. Leipzig 1831

‚Aufruf an denkende Menschenfreunde über die Ansteckungsart der asiatischen Cholera'. Leipzig 1831

‚Sendschreiben über die Heilung der Cholera und die Sicherung vor Ansteckung am Krankenbette'. Berlin 1831

‚Heilung der asiatischen Cholera und Schützung vor derselben'. Nürnberg 1831, ^{2}1831 [vgl. 2. a, d][39]

‚Die Heilung der asiatischen Cholera und das sicherste Schutzmittel gegen dieselbe nach des Hofraths Dr. S. Hahnemann neuestem Schreiben an den Regierungsrath Dr. C. v. Bönninghausen'. Münster 1831

‚Sicherste Heilung und Ausrottung der asiatischen Cholera'. Leipzig 1831, ^{2}1831, ^{3}1831, ^{4}1831

2. Veröffentlichungen in Zeitschriften

a)

| ‚Der Anzeiger. Ein Tagblatt zum Behuf der Jus- 22
tiz, der Polizey und aller bürgerlichen Gewerbe, wie auch zur freyen gegenseitigen Unterhaltung der Leser über gemeinnützige Gegenstände aller Art' [Jg. 1791–1793] [= DA];

‚Der Reichs-Anzeiger. Oder Allgemeines Intelligenz-Blatt zum Behuf der Justiz, der Polizey und der bürgerlichen Gewerbe im Teutschen Reiche, wie auch zur öffentlichen Unterhaltung der Leser über gemeinnützige Gegenstände aller Art'[40] [Jg. 1794–1806] [= RA];

‚Allgemeiner Anzeiger der Deutschen. Oder Allgemeines Intelligenz-Blatt zum Behuf der Justiz, der Polizey und der bürgerlichen Gewerbe in den deutschen Staaten, wie auch zur öffentlichen Unterhaltung der Leser über gemeinnützige Gegenstände aller Art' [Jg. 1807–1811 und 1814–1817] [= AAdD];

‚Allgemeiner Anzeiger. Oder Allgemeines Intelligenz-Blatt zum Behuf der Justiz, der Polizey und der bürgerlichen Gewerbe, wie auch zur öffentlichen Unterhaltung der Leser über gemeinnützige Gegenstände aller Art' [Jg. 1812–1813] [= AA];

‚Allgemeiner Anzeiger der Deutschen. Der öffentlichen Unterhaltung über gemeinnützige Gegenstände aller Art gewidmet. Zugleich Allgemeines Intelligenz-Blatt zum Behuf der Justiz, der Polizey und der bürgerlichen Gewerbe' [Jg. 1818–1829] [= AAdD];

‚Allgemeiner Anzeiger und Nationalzeitung der Deutschen' [Jg. 1830–1839] [= AAuNdD]:

‚Medicinische Anzeige'. DA (1791), 1. Bd., Nr. 12, a. [vgl. 2. t][41]

‚Das sicherste und gewisseste Hausmittel gegen den kalten Brand'. DA (1791), 1. Bd., Nr. 136, b. [vgl. 2. c, t][42]

,Vorschrift zu Hahnemanns geläuterter Weinprobe auf schädliche Metalle'.[43] DA (1791), 1. Bd., Nr. 136, c.

,Vertheidigung'. DA (1791), 1. Bd., Nr. 140, a. [vgl. 2. t][44]

[,Vorschlag einer noch mangelnden Hülfs-Anstalt für wahnsinnige Standes-Personen'. DA (1792), 1. Bd., Nr. 58, Sp. 478-480][45]

,Aufforderung an die Kaiserl. Königl. Leibärzte'. DA (1792), 1. Bd., Nr. 78, Sp. 633-635

,Replik auf die vorläufige Antwort der Wiener Herren Leib-Aerzte'. DA (1792), 1. Bd., Nr. 140, Sp. 1137

,Zusatz'. DA (1792), 2. Bd., Nr. 23/24, Sp. 190f.

[,Für Freunde der Leidenden'. DA (1792), 2. Bd., Nr. 34, Sp. 275f.][46]

,Antwort für den Anfrager im R.A. Nr. 63 d. J.' RA (1797), 2. Bd., Nr. 249, Sp. 2683

,Beschwerde und Entschluß'.[47] RA (1799), 2. Bd., Nr. 272, Sp. 3108f.

23 | ,Entdeckung eines specifischen, nie trügenden Verwahrungs- und Vorbauungs-Mittels des Scharlachfiebers'. RA (1800), 1. Bd., Nr. 18, Sp. 237-239 [vgl. 2. n, t][48]

,Dr. Hahnemann's fernere Erklärung über die Bekanntmachung seines specifischen Mittels gegen Scharlachfieber-Ansteckung'. RA (1800), 1. Bd., Nr. 108, Sp. 1389-1391 [vgl.2.t][49]

,D. Hahnemann's vorläufige Erklärung über die Natur seines Präservativs gegen Scharlachfieber'. RA (1800), 2. Bd., Nr. 279, Sp. 3601

[,Neues merkwürdiges Laugensalz'. RA (1800), 2. Bd., Nr. 283, Sp. 3672][50]

,Ansicht der ärtzlich kollegialischen Humanität am Anfange des neuen Jahrhunderts'.[51] RA (1801), 1. Bd., Nr. 32, Sp. 413-422

,Gedanken bey Gelegenheit des Mittels gegen die Folgen des Bisses toller Hunde im R.A. Nr. 7 u. 49'.[52] RA (1803), 1. Bd., Nr. 71, Sp. 937-940

,Antwort[] auf die Aufforderung in Nr. 141 eine Vergiftung betreffend'. RA (1805), 2. Bd., Nr. 189, Sp. 2378f.

,Bedenklichkeiten über das (R.A. 1806 Nr. 12) angebotene China-Surrogat, und Surrogate überhaupt'.[53] RA (1806), 1. Bd., Nr. 57, Sp. 625-629

,Rüge eines ungegründeten Gerüchts'. RA (1806), 2. Bd., Nr. 191, Sp. 2297-2302

,Ueber Brückmann's Aufsatz gegen mich im allg. Anz. Nr. 76'. AAdD (1808), 1. Bd., Nr. 97, Sp. 1025-1028

,Bemerkungen über das Scharlachfieber'.[54] AAdD (1808), 1. Bd., Nr. 160, Sp. 1745-1752

,Ueber den jetzigen Mangel außereuropäischer Arzneyen'.[55] AAdD (1808), 2. Bd., Nr. 207, Sp. 2265-2270

,Ueber den Werth der speculativen Arzneysysteme, besonders im Gegenhalt der mit ihnen gepaarten, gewöhnlichen Praxis'.[56] AAdD (1808), 2. Bd., Nr. 263, Sp. 2841-2852 und Nr. 264, Sp. 2857-2868

,Ueber die Surrogate ausländischer Arzneyen und die jüngst von der medicinischen Facultät in Wien angegebenen Ueberflüssigkeitsgrade der letztern; vergl. allg. Anz. Nr. 305'.[57] AAdD (1808), 2. Bd., Nr. 327, Sp. 3545-3553

| ,Auszug eines Briefs an einen Arzt von hohem 24
Range, über die höchst nöthige Wiedergeburt der Heilkunde'.[58] AAdD (1808), 2. Bd., Nr. 343, Sp. 3729-3741

,Ueber die venerischen Krankheiten und ihre Cur'. AAdD (1809), 1. Bd., Nr. 94, Sp. 1145-1158 und Nr. 95, Sp. 1161-1167

,An einen Doctorand der Medicin'.[59] AAdD (1809), 2. Bd., Nr. 227, Sp. 2577-2580

,Belehrung über das herrschende Fieber'.[60] AAdD (1809), 2. Bd., Nr. 261, Sp. 2913-2926

,Zeichen der Zeit in der gewöhnlichen Arzneykunst'.[61] AAdD (1809), 2. Bd., Nr. 326, Sp. 3593-3597

[,Nachricht von einem jetzt erschienenen Buche, betitelt: Organon der rationellen Heilkunde, von Samuel Hahnemann'. AAdD (1810), 1. Bd., Nr. 152, Sp. 1649-1653][62]

,Anticritik'.[63] AAdD (1811), 1. Bd., Nr. 106, Sp. 1184

,Medicinisches Institut'. AAdD (1811), 2. Bd., Nr. 336, Sp. 3633f.

,Erinnerung'. AA (1812), 2. Bd., Nr. 249, Sp. 2561f.

,Geist der neuen Heillehre'.[64] AA (1813), 1. Bd., Nr. 62, Sp. 625-633 und Nr. 63, Sp. 641-648

,Heilart des jetzt herrschenden Nerven- oder Spitalfiebers'.[65] AAdD (1814), 1. Bd., Nr. 6., Sp. 49-54

,Ueber Heilung der Verbrennungen gegen Dr. und Prf. Dzondi's Anpreisung des kalten Wassers'.[66] AAdD (1816), 1. Bd., Nr. 156, Sp. 1621-1628

,Nachtrag zu meinem Aufsatze im allg. Anz. d. D. Nr. 156 über den Vorzug des (warmen) Weingeistes bey wichtigen Verbrennungen vor kaltem Wasser'.[67] AAdD (1816), 2. Bd., Nr. 204, Sp. 2117-2123

,Belehrung über die venerische Krankheit und ihre gewöhnlich unrechte Behandlung'.[68] AAdD (1816), 2. Bd., Nr. 211, Sp. 2189-2201 und Nr. 212, Sp. 2205-2211

,Hochzuehrender Herr Professor'.[69] AAdD (1817), 1. Bd., Nr. 19, Sp. 197f.

25 | ,Ueber die Lieblosigkeit gegen Selbstmörder'.[70] AAdD (1819), 1. Bd., Nr. 144, Sp. 1537f.

,Aerztlicher Rath im rothen Friesel'.[71] AAdD (1821), 1. Bd., Nr. 26, Sp. 293f.

,Belehrung für den Wahrheitssucher in Nr. 165 d. Bl'.[72] AAdD (1825), 2. Bd., Nr. 194, Sp. 2387-2392

,Wie ließe sich wol die Homöopathie am gewissesten wieder ausrotten?'[73] AAdD (1825), 2. Bd., Nr. 227, Sp. 2763-2770

,Die Cholera'. AAuNdD (1831), 1. Bd., Nr. 173, Sp. 2353-2357

,Erläuternder Zusatz zu meiner Abhandlung über die Heilung der Cholera durch Kampher in Nr. 173'. AAuNdD (1831), 2. Bd., Nr. 189, Sp. 2569f.

,Schützung vor der asiatischen Cholera'. AAuNdD (1831), 2. Bd., Nr. 225, Sp. 3057f.

,Heilung der asiatischen Cholera und Schützung vor derselben'. AAuNdD (1831), 2. Bd., Nr. 242, Sp. 3281-3285 [vgl. 1. b; 2. a, d][74]

[,Ueber einen Zeitungsartikel, die Cholera betr.' AAuNdD (1831), 2. Bd., Nr. 257, Sp. 3493f.][75]

,Heilung der asiatischen Cholera und Schützung vor derselben'. AAuNdD (1831), 2. Bd., Nr. 258, Sp. 3506-3511 [vgl. 1. b; 2. a, d][76]

,Offenes Sendschreiben an die Majestät des Königs Friedrich Wilhelm des Dritten'.[77] AAuNdD (1831), 2. Bd., Nr. 309, Sp. 4145f.

,Nachricht'. AAuNdD (1832), 1. Bd., Nr. 45, Sp. 597

,Offenes Sendschreiben an das hohe Ministerium der geistlichen, Unterrichts- und Medicinalanstalten in Berlin'. AAuNdD (1832), 1. Bd., Nr. 154, Sp. 2025-2030 [vgl. 2. x][78]

,Nachschrift zu dem offenen Sendschreiben an das hohe Ministerium der geistlichen, Unterrichts- und Medicinalanstalten in Berlin'. (Allg. Anz. [etc.] d. D. 1832 Nr. 154.) AAuNdD (1832), 1. Bd., Nr. 173, Sp. 2277-2279 [vgl. 2. x][79]

,Einladung aller meiner echten Schüler und Nachfolger zum 10. August nach Cöthen'. AAuNdD (1833), 1. Bd., Nr. 131, Sp. 1711 [vgl. 2. x][80]

[,Ueber die Heilung chronischer Krankheiten'. AAuNdD (1839), 1. Bd.,Nr. 15, Sp. 181f.][81]

,Wie Sam. Hahnemann seine Arzneyprüfungen angestellt habe?'[82] AAuNdD (1839), 2. Bd., Nr. 187, Sp. 2365-2368

b)

,Acta Academiae Electoralis Moguntinae Scientiarum Utilium' [quae Erfurti est ad annum MDCCLXXXXIII. Erfurti 1794.] [= AAEMSU]:

| ,Bereitung des Casseler Gelbs'. AAEMSU 26 (1794), I., S. 1-10 [= 1. b][83]

c)

,Annalen der Arzneymittellehre', ed. JOHANN JAKOB RÖMER [= AdAL]:

,Das sicherste und gewisseste Hausmittel gegen den kalten Brand'. AdAL (1796), 1. Bd., 2. St., S. 191f. [vgl. 2. a, t][84]

d)

,Archiv für die homöopathische Heilkunst', ed. ERNST STAPF [= AhH]:

,Nachschrift an den Herausgeber'. [zu: ,Schreiben des Hrn. Kollegienrath Korsakof zu Dmitrof an Hrn. Hofrath Hahnemann'] AhH (1829), 8. Bd., 2. H., S. 162-164

,Beilage A'. [zu: ,Versammlung des Vereins für homöopathische Heilkunst, am 10. August 1830.'] AhH (1830), 9. Bd., 3. H., S. 72-79

,Thonerde, (Alaunerde, Alumina)'.[85] AhH (1830), 9. Bd., 3. H., S. 188-203

,Auszug eines Schreibens des Herrn Hofrath Sam. Hahnemann in Köthen vom 14. März, an den Herausgeber, betreffend Mittheilungen über die im Jahre 1828 von Dr. Marenzeller zu Wien angestellten homöopathischen Heilversuche'. AhH (1831), 10. Bd., 2. H., S. 73

,Heilung der asiatischen Cholera und Schützung vor derselben'. AhH (1831), 11. Bd., 1. H., S. 122-127 [vgl. 1. b; 2. a][86]

,Nachschrift des Herrn Hofrath Dr. S. Hahnemann'. AhH (1832), 11. Bd., 2. H., S. 97-99

,Nachschrift des Herrn Hofrath S. Hahnemann'. AhH (1832), 12. Bd., 1. H., S. 83-85

e)

,Allgemeine Homoeopathische Zeitung', ed. Gustav Wilhelm Gross, Franz Hartmann et Friedrich Rummel [= AHZ]:

,Aufforderung'.[87] AHZ (1832), 1. Bd., Nr. 9, S. 72

,An meine ächten Schüler'.[88] AHZ (1833), 2. Bd., Nr. 1, S. 1-3

,Erklärung'. AHZ (1834), 5. Bd., Nr. 2, Sp. 31

,Aufforderung an alle homöopathische Aerzte'. AHZ (1835), 6. Bd., Nr. 23, Sp. 366f.

,Hahnemann's Empfang und Antrittsrede in der zu Paris versammelten Gesellschaft der homöopathischen Aerzte Frankreichs'.[89] AHZ (1836), 8. Bd., Nr. 12, Sp. 177-179

f)

,Allgemeines Journal der Chemie', ed. Alexander Nicolaus Scherer [= AJCh]:

,Pneumlaugensalz entdeckt von Herrn Dr. Samuel Hahnemann in Altona'. AJCh (1800), 5. Bd., 1. H., [H. 25], S. 35-39 [vgl. 2. j][90]

,Pneum-Alkali. An die Herren Klaproth, Karsten und Hermbstädt'. AJCh (1800), 5. Bd., 5. H., [H. 29], S. 665-668

g)

,Berlinisches Jahrbuch für die Pharmacie und für die damit verbundenen Wissenschaften' [= BJbPh]:

,Hahnemanns verbesserte Weinprobe'. (Liquor probatorius fortior.) BJbPh (1795), 1. Jg., S. 156f.

| [,Nachricht über Alcali Pneum'][91] BJbPh 27
(1801), 7. Jg., S. 146f.

h)

,Beiträge zum Archiv der medizinischen Polizei und der Volksarzneikunde', ed. Johann Christian Friedrich Scherf [= BzAmP]:

,Nöthige Erinnerungen zu meiner Weinprobe'. BzAmP (1792), 3. Bd., 2. Slg., S. 8-10

i)

,Beyträge zu den chemischen Annalen', ed. Lorenz Crell [= BzChA]:

,Etwas über das Prinzipium adstringens der Pflanzen'. BzChA (1789), 4. Bd., 1. St., S. 419f.

j)

,Chemische Annalen für die Freunde der Naturlehre, Arzneygelahrtheit, Haushaltungskunst und Manufacturen', ed. Lorenz Crell [= ChA]:

,Ueber die Schwierigkeit der Mineralaugensalzbereitung durch Potasche und Kochsalz'. ChA (1787), 3. Bd., 11. St., S. 387-396

,Ueber den Einfluß einiger Luftarten auf die Gährung des Weins'. ChA (1788), 1. Bd., 2. St., S. 141f.

,Ueber die Weinprobe auf Eisen und Bley'. ChA (1788), 1. Bd., 4. St., S. 291-305

,Etwas über die Galle und Gallensteine'. ChA (1788), 3. Bd., 10. St., S. 296-299

,Ueber ein ungemein kräftiges, die Fäulniß hemmendes Mittel'. ChA (1788), 3. Bd., 12. St., S. 485f.

,Mißglückte Versuche bey einigen angegebenen neueren Entdeckungen'. ChA (1789), 1. Bd., 3. St., S. 202-207

,Vom Hrn D. Hahnemann in Dresden'. ChA (1789), 2. Bd., 8. St., S. 143f.

,Entdeckung eines neuen Bestandtheils im Reißbley'. ChA (1789), 3. Bd., 10. St., S. 291-298

,Vom Hrn D. Hahnemann in Leipzig'. ChA (1790), 1. Bd., 3. St., S. 256f.

,Vollständige Bereitungsart des auflöslichen Quecksilbers'. ChA (1790), 2. Bd., 7. St., S. 22-28 [vgl. 2. v, w][92]

,Vom Hrn D. Hahnemann in Leipzig'. ChA (1790), 2. Bd., 7. St., S. 52f.

,Unauflöslichkeit einiger Metalle und ihrer Kalke im ätzenden Salmiakgeiste'. ChA (1791), 2. Bd., 8. St., S. 117-123

,Ueber die Glaubersalz-Erzeugung nach Ballen'scher Art'. ChA (1792), 1. Bd., 1. St., S. 22-33

,Ueber die neuere Weinprobe und den neuen Liquor probatorius fortior'. ChA (1794), 1. Bd., 2./3. St., S. 104-111 [vgl. 2. o][93]

,Pneumlaugensalz, entdeckt von Hrn. D. Samuel Hahnemann'. ChA (1800), 1. Bd., 5. St., S. 392-395 [vgl. 2. f][94]

k)

,Dreßdener Gelehrte Anzeigen, aus den meisten Theilen der Gelehrsamkeit, der Künste und Wissenschaften' [= DGA]:

,Ueber die üblen Zufalle vom Kinderentwöhnen'.[95] DGA (1787), 34. St., Sp. 273-278

,Ueber die Verhütung der Brustgeschwülste beym
28 Kinderentwöhnen. Beendigung des | Aufsatzes in No. 34. dieser Anzeigen'.[96] DGA (1787), 48. St., Sp. 401-408

,Verhütung der Geschwulst nach dem Scharlachfieber. Principiis obsta, sero medicina paratur –'[97] DGA (1788), 2. St., Sp. 21-26

l)

,Deutsche Monatsschrift' [= DM]:

,Striche zur Schilderung Klockenbrings während seines Trübsinns'.[98] DM (1796), 1. Bd., Febr., S. 147-159

m)

,Journal der practischen Arzneykunde und Wundarzneykunst' [1.–7. Bd.];

,Neues Journal der practischen Arzneykunde und Wundarzneykunst' [8.–26. Bd.];

,Journal der practischen Heilkunde' [27. Bd.ff.], ed. CHRISTOPH WILHELM HUFELAND [= HufJ]:

,Versuch über ein neues Prinzip zur Auffindung der Heilkräfte der Arzneisubstanzen, nebst einigen Blicken auf die bisherigen'.[99] HufJ (1796), 2. Bd., 3. St., S. 391-439 und 4. St., S. 465-561

,Eine plözlich geheilte Kolikodynie'.[100] HufJ (1797), 3. Bd., 1. St., S. 138-147

,Sind die Hindernisse der Gewißheit und Einfachheit der practischen Arzneykunde unübersteiglich?'[101] HufJ (1797), 4. Bd., 4. St., S. 727-762

,Gegenmittel einiger heroischen Gewächssubstanzen'.[102] HufJ (1797), 5. Bd., 1. St., S. 3-21

,Einige Arten anhaltender und nachlassender Fieber'. HufJ (1797), 5. Bd., 1. St., S. 22-51

,Einige periodische Krankheiten und Septimanen'. HufJ (1797), 5. Bd., 1. St., S. 52-59

,Monita über die drey gangbaren Kurarten. Vom Herausgeber des Arzneyschatzes'.[103] HufJ (1801), 11. Bd., 4. St., S. 3-64

,Fragmentarische Bemerkungen zu Browns Elements of medicine'.[104] HufJ (1801), 12. Bd., 2. St., S. 52-76

,Ueber die Kraft kleiner Gaben der Arzneien überhaupt und der Belladonna insbesondre. Ein Schreiben an den Herausgeber'.[105] HufJ (1801), 13. Bd., 2. St., S. 152-159

| ,Heilkunde der Erfahrung'. HufJ (1805), 22. 29
Bd., 3. St., S. 5-99 [vgl. 1. b][106]

,Ueber Chinasurrogate'. HufJ (1806), 23. Bd., 4. St., S. 27-47

,Scharlachfieber und Purpurfriesel, zwei gänzlich verschiedene Krankheiten'. HufJ (1806), 24. Bd., 1. St., S. 139-146

,Was sind Gifte? Was sind Arzneien?' HufJ (1806), 24. Bd., 3. St., S. 40-57

'Fingerzeige auf den homöopathischen Gebrauch der Arzneien in der bisherigen Praxis'.[107] HufJ (1807), 26. Bd., 2. St., S. 5-43

'Berichtigung der im XXVII. B. 1 St. aufgestellten Anfrage über das Präservativmittel gegen das Scharlachfieber'. HufJ (1808), 27. Bd., 4. St., S. 153-156

n)

'Intelligenzblatt der Allgemeinen Literatur-Zeitung' [= IdALZ]:

'Etwas über die Würtembergische und die Hahnemannische Weinprobe'. IdALZ (1793), 3. Bd., Aug., Nr. 79, Sp. 630-632

'Ueber das Gelingen der Hahnemannischen Weinprobe'. IdALZ (1793), 4. Bd., Dez., Nr. 134, Sp. 1071

'Entdeckung eines specifischen, nie trügenden Verwahrungs- und Vorbauungs-Mittels des Scharlachfiebers'. IdALZ (1800), 1. Bd., Febr., Nr. 19, Sp. 146f. [vgl. 2. a, t][108]

o)

'Journal der Pharmacie fur Aerzte, Apotheker und Chemisten', ed. JOHANN BARTHOLMÄ TROMMSDORFF [= JPh]:

'Ueber Hahnemanns Weinprobe, und den neuen Liquor probatorius fortior'. JPh (1794), 2. Bd., 1. St., S. 39-48 [vgl. 2. j][109]

'Etwas über die Pülverung der Ignatzbohnen und der Krähenaugen'. JPh (1797), 5. Bd., 1. St., S. 38-40

p)

[Allergnädigst privilegirtes] 'Leipziger Tageblatt. Zum Behuf der Polizei [aller öffentlichen Angelegenheiten, der Literatur und Künste in Leipzig], des Handels und der Gewerbe, wie auch zur nützlichen und angenehmen Unterhaltung für alle Stände' [= LT]:

'Aerztliche Nachricht'. LT (1821), 1. Bd., Nr. 23, S. 96 [vgl. 2. q][110]

'Ein Wort an die Leipziger Halb-Homöopathen'.[111] LT (1832), 2. Bd., Nr. 126, S. 1449f.

q)

'Leipziger Zeitung' [= LZ]:

'Ueber den Aufsatz gegen mich in der Leipziger Zeitung Nr. 21'.[112] LZ (1821), Nr. 25, S. 269-271

r)

'Medicinische[] Beobachtungen', ed. FRIEDRICH CHRISTIAN KREBS [= MBg]:

'Ueber ein katharrhalisches Faulfieber beobachtet vom August 1780 bis Anfang Februars 1781'. MBg (1782), 1. Bd., 2. H., S. 1-23

| ['Ein Lethargus'. MBg (1782), 1. Bd., 2. H., S. 30 24-26]

['Zween Falle vom Veitstanz (Scelotyrbe Chorea St. Viti.)' MBg (1782), 1. Bd., 2. H., S. 26-29]

['Ein Sommerseitenstich'. MBg (1782), 1. Bd., 2. H., S. 29-32]

['Ein sonderlich gehemmter Speichelfluß'. MBg (1782), 1. Bd., 2. H., S. 33-35][113]

s)

'Medicinische Bibliothek', ed. JOHANN FRIEDRICH BLUMENBACH [= MBk]:

'Hrn. Dr. Hahnemanns Mittel, dem Speichelfluß und den verwüstenden Wirkungen des Quecksilbers Einhalt zu thun'. MBk (1791), 3. Bd., 3. St., S. 543-548

'Ueber den Ansprung (crusta lactea)'. MBk (1795), 3. Bd., 4. St., S. 701-705

t)

'Medicinisch-chirurgische Zeitung', ed. JOHANN JACOB HARTENKEIL et FRANZ XAVER MEZLER [= MCZ]:

'Anzeige'. MCZ (1791), 1. Bd., Nr. 10, S. 175f. [vgl. 2. a][114]

'Das sicherste und gewisseste Hausmittel gegen den kalten Brand'. MCZ (1791), 2. Bd., Nr. 51, S. 464 [vgl. 2. a, c][115]

'Vertheidigung'. MCZ (1791), 2. Bd., Nr. '52, S. 477-480 [vgl. 2. a][116]

'Antwort für den Recensenten der zweyten Abtheilung des ersten Theils meines Apothekerlexikons (in der med. chir. Zeitung 1796. No. 22)'. MCZ (1796), 4. Bd., Nr. 72, S. 15f.

'Entdeckung eines specifischen, nie trügenden Verwahrungs- und Vorbauungs-Mittels des

Scharlachfiebers'. MCZ (1800), 1. Bd., Nr. 11, S. 191f. [vgl. 2. a, n][117]

,Dr. Hahnemann's fernere Erklärung über die Bekanntmachung seines specifischen Mittels gegen Scharlachfieber-Ansteckung'. MCZ (1800), 2. Bd., Nr. 42, S. 286-288 [vgl. 2.a][118]

u)

,Neues Hannöverisches Magazin, worin kleine Abhandlungen, einzelne Gedanken, Nachrichten, Vorschläge und Erfahrungen, welche die Verbesserung des Nahrungs-Standes, die Land- und Stadt-Wirthschaft, Handlung, Manufakturen und Künste, die Physik, die Sittenlehre und angenehmen Wissenschaften betreffen, gesammelt und aufbewahret sind' [= NHM]:

,Abschaffung der Bleiglasur'. NHM (1795), 5. Jg., 6. St., Sp. 89-96

v)

,Neue Literarische Nachrichten für Aerzte, Wundärzte und Naturforscher' [= NLNfA]:

,Genauere Bereitungsart des auflöslichen Quecksilbers'. NLNfA (1789), 4. Qu., S. 902-908 [vgl. 2. j, w][119]

w)

,Neues Magazin für Aerzte', ed. Ernst Gottfried Baldinger [= NMfA]:

,Genauere Bereitungsart des auflöslichen Quecksilbers'. NMfA (1789), 11. Bd., 5. St., S. 411-416 [vgl. 2. j, v][120]

x)

31 | ,Zeitung der homöopathischen Heilkunst. Für Aerzte und Nichtärzte', ed. Georg August Benjamin Schweikert [= ZhH]:

,Offenes Sendschreiben an das hohe Ministerium der geistlichen, Unterrichts- und Medicinalanstalten in Berlin'. ZhH (1832), 4. Bd., Nr. 50, S. 393-398 [vgl. 2. a][121]

,Nachschrift zu dem offenen Sendschreiben an das hohe Ministerium der geistlichen, Unterrichts- und Medicinal-Anstalten in Berlin'. ZhH (1832), 5. Bd., Nr. 16, S. 126-128 [vgl. 2. a][122]

,Einladung aller meiner echten Schüler und Nachfolger zum 10. August nach Cöthen'. ZhH (1833), 6. Bd., Nr. 44, S. 352 [vgl. 2. a][123]

,Ausgeben homöopathischer Mittel von dem veralteten Apothekerprivilegium befreit'.[124] ZhH (1833), 7. Bd., Nr. 24, S. 188

3. Sonstige Schriften

[Valediktion, Meißen 24.04.1775] In: ,Der zwanzigjährige Hahnemann. Ein neuer Beitrag zur Hahnemann-Forschung. Nach einem bisher unbekannten Jugendwerke'. Von Erich Preuß. Leipzig 1930, S. XVIII-XXII und XXV-XXVII

[Autobiographie, Leipzig 30.08.1791][125] In: ,Nachrichten von dem Leben und den Schriften jeztlebender teutscher Aerzte, Wundärzte, Thierärzte, Apotheker und Naturforscher'. Johann Kaspar Philipp Elwert ed. Hildesheim 1799, 1. Bd., S. 195-201

,Ueber das Selbstbereiten und Selbstdarreichen der Arzneien von Seiten der homöopathischen Aerzte'. ,A. Vorstellung an Eine hohe Behörde'.[126] 1820. In: KMS (1829), 2. Bd., S. 192-199. ,B. Der homöopathische Arzt wird von keinem bisherigen Medicinalgesetze gehindert, seine arzneiliche Hülfe den Kranken selbst zu reichen'. In: KMS (1829); 2. Bd., S. 200-203

,Vorwort' [13.10.1830]. In: ,Systematische Darstellung der reinen Arzneiwirkungen aller bisher geprüften Mittel'. Von Georg Adolph Weber. Braunschweig 1836, S. IIIf.

,Vorwort über die Wiederholung [der Gabe] eines homöopathischen Arzneimittels' [Mai 1833]. In: ,Systematisch-Alphabetisches Repertorium der Antipsorischen Arzneien [, mit Einschluß der antisyphilitischen und antisykotischen]'. Clemens von Bönninghausen ed.. Münster ^{2}1833, S. XXI-XXIX [1. Fassung vom 13.05.1832 in: ^{1}1832, S. XIV-XXIV sowie ,Nachtrag zum Vorworte über die Wiederholung der Gabe eines homöopathischen Arzneimittels' [21.08.1832] (o. S.)]

'Vorwort' [23.08.1833]. In: 'Die Homöopathik heilt ohne Blutentziehungen'. Von KARL KAMMERER. Leipzig 1834, S. IIIf.

'Allocution de Samuel Hahnemann, Prononcée à l'ouverture de la session de la Société homoeopathique gallicane, le 15 septembre 1835'. In: 'Discours prononcés a l'ouverture de la session de la sociéte homoeopathique gallicane, a Paris, le 15 septembre 1835'. Geneve 1835, S. 3-5

4. Übersetzungen und Bearbeitungen[127]

32 | STEDMAN, JOHN: 'Physiologische Versuche und Beobachtungen' ['Physiological essays and observations'. Edinburgh 1769].[128] Leipzig 1777

NUGENT, CHRISTOPH: 'Versuch über die Wasserscheu' [NUGENT, CHRISTOPHER: 'An essay on the hydrophobia [...]'. London 1753].[129] Leipzig 1777

FALCONER, WILLIAM: 'Versuch über die mineralischen Wasser, und warmen Bäder' ['On the water commonly used at Bath'. Bath 1772–1775]. 2 Bde., Leipzig 1777–1778

BALL, JOHN: 'Neuere Heilkunst oder vollständige Anweisung die Krankheiten vernunftmässig zu behandeln' ['The Modern Practice of Physic [...]'. London 1760]. 2 Bde.,[130] Leipzig 1778

DEMACHY, JACQUES FRANÇOIS: 'Laborant im Großen, oder Kunst die chemischen Produkte fabrikmäßig zu verfertigen' ['Procédés chymiques rangés méthodiquement et définis'. Paris 1769]. 2 Bde., Leipzig 1784

DEMACHY, JACQUES FRANÇOIS / DÜBUISSON: 'Der Liqueurfabrikant' [DEMACHY: 'L'Art du distillateur liquoriste [...]'. Paris 1775, Neuchatel 1780 / DUBUISSON: 'L'Art du distillateur et marchand des liqueurs [...]'. Deux parties, Paris 1779]. 2 Bde., Leipzig 1785

DEMACHY, JACQUES FRANÇOIS: 'Kunst des Essigfabrikanten' ['Art du vinaigrier'. Neuchatel 1780]. Leipzig 1787

SANDE, JEAN BAPTISTE VAN DEN: 'Die Kennzeichen der Güte und Verfälschung der Arzneimittel' ['La falsification des médicaments devoilée [...]'. À la Haye et à Bruxelles 1784]. Dresden 1787

GUÉRIN, M.: 'Abhandlung über die Krankheiten der Harnröhre' ['Dissertation sur les maladies de l'urètre [...]'. Paris 1780]. In: 'Neue Sammlung der auserlesensten und neuesten Abhandlungen für Wundärzte'. Leipzig (1787), 16. St., S. 1-70

BERINGTON, JOSEPH: 'Geschichte Abälards und der Heloise, nebst beider ächter Briefe' ['The history of the lives of Abeillard and Heloisa [...]'. Birmingham and London 1787]. Leipzig 1789

CULLEN, WILLIAM: 'Abhandlung über die Materia medika' ['A treatise of the materia medica'. Edinburgh ²1789]. 2 Bde., Leipzig 1790

FABBRONI, ADAM: 'Kunst nach vernünftigen Grundsäzzen Wein zu verfertigen' [FABRONI, ADAMO: 'Dell' arte di fare il vino [...]'. Firenze 1787]. Leipzig 1790

| RYAN, MICHAEL: 'Untersuchung der Natur 33
und Kur der Lungenschwindsucht [...]' ['An enquiry into the nature, causes, and cure of the consumption of the lungs [...]'. London 1787].[131] Leipzig 1790

YOUNG, ARTHUR: 'Annalen des Ackerbaues und andrer nü[t]zlichen Künste' ['Annals of agriculture, and other useful arts'. London 1786–1787]. 3 Bde., Leipzig 1790, 1791, 1802

GRIGG, JOHANN: 'Vorsichtsregeln für das weibliche Geschlecht besonders in der Schwangerschaft und dem Kindbette [...]' ['Advice to the female sex in general, particularly those in a state of pregnancy and lying [...]'. Bath 1789].[132] Leipzig 1791

MONRO, DONALD: 'Chemisch pharmaceutische Arzneimittellehre' ['A treatise on medical and pharmaceutical chymistry and the materia medica'. London 1788]. 2 Bde., Leipzig 1791, 21794

METHERIE, JEAN CLAUDE DE LA: 'Über die reine Luft und verwandte Luftarten und Stoffe' ['Essai analytique sur l'air pur et les differentes espèces d'air'. Paris 1785]. 2 Bde., Leipzig 1791

RIGBY, EDWARD: ,Chemische Bemerkungen über den Zucker' [,Chemical observations on Sugar'. London 1788]. Dresden 1791

,Handbuch für Mütter, oder Grundsätze der ersten Erziehung der Kinder' [,Principes de Jean Jacques Rousseau, sur l'education des Enfants [...]'. Paris an 2 [1793]]. Leipzig 1796, 21804

TAPLIN, WILHELM: ,Stallmeister oder neuere Roßarzneikunde' [TAPLIN, WILLIAM: ,The gentleman's stable directory; or, Modern system of farriery'. London ^{13}1796]. 2 Bde.,[133] Leipzig 1797–1798, ^{2}1804

,Neues Edinburger Dispensatorium' [[LEWIS, WILLIAM:] ,The Edinburgh new dispensatory'. Edinburgh ^{4}1794]. 2 Bde., Leipzig 1797–1798

,Arzneischatz oder Sammlung gewählter Rezepte' [[PEARSON, RICHARD:] ,Thesaurus medicaminum. A new collection of medical prescriptions [...]'. London 1794].[134] Leipzig 1800

HOME, EVERARD: ,Praktische Bemerkungen über die Heilart der Harnröhrverengerungen durch Aetzmittel' [,Practical observations on the treatment of strictures in the urethra'. London 1795]. Leipzig 1800

HALLER, ALBRECHT VON: ,Arzneimittellehre der vaterländischen Pflanzen nebst ihrem ökonomischen und technischen Nutzen' [,Matière médicale tirée de Halleri historia stirpium indigenarum helvetiae [...]' par PHILIPPE-RODOLPHE VICAT. Berne 1776]. Leipzig 1806

5. Rezensionen von Werken anderer

34 | a) ,Jenaische Allgemeine Literatur-Zeitung' [= JALZ][135]:

,Gynäkatoptron, oder Blicke in die weibliche Garderobe in Bezug auf körperliches Wohlseyn. Von einem praktischen Arzte'. Frankfurt am Main 1805. HAHNEMANNS Rezension[136] in: JALZ (1806), 3. Jg., 1. Bd., Nr. 6, Sp. 47f.

HECKER, AUGUST FRIEDRICH: ,Die Kunst unsere Kinder zu gesunden Staatsbürgern zu erziehen und ihre gewöhnlichen Krankheiten zu heilen'. Erfurt 1805. HAHNEMANNS Rezension[137] in: JALZ (1806), 3. Jg., 2. Bd., Nr. 80, Sp. 25-32 und Nr. 81, Sp. 33-35

STRUVE, CHRISTIAN AUGUST: ,Ueber Kinder und Kindererziehung für das menschliche Leben. Als ein Anhang zu dem Buche: über die Erziehung und Behandlung der Kinder in den ersten Lebensjahren'. Hannover 1806. HAHNEMANNS Rezension[138] in: JALZ (1809), 6. Jg., 2. Bd., Nr. 108, Sp. 254-256

LEROY, ALPHONS: ,Heilkunde für Mütter oder Kunst Kinder zu erziehen und zu erhalten'. Aus dem Französischen mit Anmerkungen von CHRISTIAN PHILIPP FISCHER. Hildburghaußen 1805. HAHNEMANNS Rezension[139] in: JALZ (1809), 6. Jg., 2. Bd., Nr. 129, Sp. 419-424

RADEMACHER, JOHANN GOTTFRIED: ,Libellus de Dysenteria'. Coloniae 1806. HAHNEMANNS Rezension[140] in: JALZ (1810), 7. Jg., 3. Bd., Nr. 153, Sp. 17-24

b) ,Ergänzungsblätter zur Jenaischen Allgemeinen Literatur-Zeitung' [= EJALZ]:

BECKER, GOTTFRIED WILHELM: ,Neue Haus- und Reise-Apotheke oder medizinisches Noth- und Hülfsbüchlein. Nebst einer genauen Untersuchung aller wirksamen und überall zu habenden Hausmittel. Für Oekonomen, Gutsbesitzer, Dorfprediger, Landleute und Reisende'. Leipzig ^{2}1803 [2. Th. 1805]. HAHNEMANNS Rezension[141] in: EJALZ (1813), 1. Jg., 2. Bd., Nr. 92, Sp. 329-331

GUTFELDT, AUGUST HEINRICH FERDINAND: ,Einleitung in die Lehre von den ansteckenden Krankheiten und Seuchen'. Posen 1804. HAHNEMANNS Rezension[142] in: EJALZ (1815), 3. Jg., 1. Bd., Nr. 19, Sp. 145-152 und Nr. 20, Sp. 153-155

| BREINERSDORF, SAMUEL: ,Kurze Beleuchtung verschiedener Prinzipien die Arzneymittel einzutheilen'. Aus dem Lateinischen übersetzt, und mit exegetisch-kritischen Anmerkungen versehen von [M.] E. CARL FRIEDRICH RICHTSTEIG. Glogau 1806. HAHNEMANNS Rezension[143] in: EJALZ (1815), 3. Jg., 2. Bd., Nr. 91, Sp. 337-342 35

Abkürzungen

Zeitschriften

AA: ‚Allgemeiner Anzeiger' ... [2. a]

AAdD: ‚Allgemeiner Anzeiger der Deutschen' ... [2. a]

AAEMSU: ‚Acta Academiae Electoralis Moguntinae Scientiarum Utilium' ... [2. b]

AAuNdD: ‚Allgemeiner Anzeiger und Nationalzeitung der Deutschen' ... [2. a]

AdAL: ‚Annalen der Arzneymittellehre' [2. c]

AhH: [STAPFS] ‚Archiv für die homöopathische Heilkunst' [2. d]

AHZ: ‚Allgemeine Homoeopathische Zeitung' [2. e]

AJCh: ‚Allgemeines Journal der Chemie' [2. f]

BJbPh: ‚Berlinisches Jahrbuch für die Pharmacie' ... [2. g]

BzAmP: ‚Beiträge zum Archiv der medizinischen Polizei' ... [2. h]

BzChA: ‚Beyträge zu den chemischen Annalen' [2. i]

ChA: [CRELL'S] ‚Chemische Annalen' ... [2. j]

DA: ‚Der Anzeiger' ... [2. a]

DGA: ‚Dreßdener Gelehrte Anzeigen' ... [2. k]

DM: ‚Deutsche Monatsschrift' [2. 1]

EJALZ: ‚Ergänzungsblätter zur Jenaischen Allgemeinen Literatur-Zeitung' [5. b]

HufJ.: HUFELAND'S ‚Journal' ... [2. m]

IdALZ: ‚Intelligenzblatt der Allgemeinen Literatur-Zeitung' [2. n]

JALZ: ‚Jenaische Allgemeine Literatur-Zeitung' [5. a]

JPh: [TROMMSDORFF'S] ‚Journal der Pharmacie' [2. o]

LT: ... ‚Leipziger Tageblatt' [2. p]

LZ: ‚Leipziger Zeitung' [2. q]

MBg: ‚Medicinische Beobachtungen' [2. r]

MBk: [BLUMENBACH'S] ‚Medicinische Bibliothek' [2. s]

MCZ: ‚Medicinisch-chirurgische Zeitung' [2. t]

NHM: ‚Neues Hannoverisches Magazin' ... [2. u]

NLNfA: ‚Neue Literarische Nachrichten für Aerzte' ... [2. v]

NMfA: ‚Neues Magazin für Aerzte' [2. w]

RA: .. ‚Reichs-Anzeiger' ... [2. a]

ZhH: ‚Zeitung der homoopathischen Heilkunst' ... [2. x]

Einzelne Werke

CK: ‚Die chronischen Krankheiten' ... [1. a] 36

OH: ‚Organon der Heilkunst' [1. a]

OrH: ‚Organon der rationellen Heilkunde' [1. a]

RAL: ‚Reine Arzneimittellehre' [1. a]

Sammlungen

HR: ‚Hahnemann redivivus. Apologetische Analekten aus den Schriften des Dr. Samuel Hahnemann und das Wesentliche aus seinem Organon'. THEODOR VON BAKODY ed.. Leipzig 1883

KMS: ‚Kleine medicinische Schriften von Samuel Hahnemann'. ERNST STAPF ed. 2 Bde., Dresden und Leipzig 1829

Einleitung

In: Josef M. Schmidt: Bibliographie der Schriften Samuel Hahnemanns. Rauenberg, Verlag Franz Siegle, 1989, S. 7-11

7 | Obwohl die Homöopathie nächstes Jahr auf eine bereits 200-jährige (mit HAHNEMANNS Chinarindenversuch 1790 beginnende) Geschichte und Tradition zurückblicken kann und sich in vielen Teilen der Erde wachsender Verbreitung und Beliebtheit erfreut, ist die Kenntnis ihrer eigentlichen Grundlagen bei ihren Apologeten wie auch Kritikern gleichermaßen als relativ gering einzuschätzen. Bei den meisten Äußerungen zur Homöopathie beruht das eigene Wissen über die Lehre HAHNEMANNS lediglich auf dem, was bestimmte Autoren aus der höchst unterschiedlich gefärbten Sekundär- bzw. Tertiärliteratur – nach eigenem Ermessen ausgewählt haben. Darüber hinaus haben sich – über manche problematische Schritte der Aneignung und „Weiterentwicklung" – im Laufe der Zeit sehr verschiedene homöopathische „Schulen" herausgebildet, denen bei ihren unterschiedlichen Theorien und praktischen Konsequenzen manchmal nur noch eines gemeinsam zu sein scheint: eben die Berufung auf den Begründer der Homöopathie, SAMUEL HAHNEMANN (1755–1843).

Aus der Schwierigkeit, gegensätzliche Aussagen auf der Ebene eines Wissens aus zweiter bzw. dritter Hand zu vermitteln, ergibt sich die Notwendigkeit eines Rückgangs auf die entsprechenden Originaltexte selbst. Auf diese Weise könnte versucht werden, viele der prinzipiellen Streitpunkte auf Missinterpretationen der ursprünglichen Aussagen HAHNEMANNS zurückzuführen und dadurch deren wahren Sinn zu klären. Zieht man aber zur Beurteilung der Gedanken HAHNEMANNS, wie sie sich in seinem Werk dargestellt finden, von seinen Schriften etwa lediglich die sechste Auflage des ‚Organons der Heilkunst' oder die zweite Auflage der ‚Chronischen Krankheiten' heran, so ist dabei zu bedenken, dass HAHNEMANN diese beiden Arbeiten erst im Alter von 87 bzw. 80 Jahren fertiggestellt hat. Wie bei anderen Denkern auch setzt ein adäquates Verständnis von Spätwerken meist aber bereits den Nachvollzug der Entwicklung bestimmter für die jeweilige Lehre konstitutiver Gedanken und Erfahrungen voraus. Will man dagegen in weiterführende Forschungen auch die früheren Schriften HAHNEMANNS mit einbeziehen, sieht man sich einer sehr beachtlichen Fülle von Veröffentlichungen gegenüber: Der Umfang sämtlicher im Laufe seines Lebens erschienenen Werke, Aufsätze, Übersetzungen und Bearbeitungen beträgt insgesamt ca. 27.000 Seiten.

Vollständig und zuverlässig zusammengestellt wurden die entsprechenden Titel bereits 1988 in ‚Sudhoffs Archiv'[144], und zwar in der Form, wie diese Abhandlungen in Universitäts- und Landesbibliotheken zu bestellen sind: bei Bü- | chern 8
wurde der vollständige Titel, ggf. auch Auflage und Band, der Erscheinungsort und das Erscheinungsjahr angegeben, bei Zeitschriften deren Namen, zum Teil auch deren Herausgeber, der Jahrgang, der Band (das Stück, Heft, Quartal bzw. die Sammlung), die entsprechenden Seiten (bzw. Spalten) sowie der genaue Titel des jeweiligen Aufsatzes. Sowohl die wichtigsten bisher erschienenen HAHNEMANN-Bibliographien als auch dazu relevante medizinische bzw. allgemeine Bibliographien (s. Literaturverzeichnis) wurden in jener Veröffentlichung kritisch besprochen und deren Fehler berichtigt.

Als Hilfsmittel für weitere medizinhistorische Forschungen konzipiert, wurde bei der damaligen, aus den Vorarbeiten für eine philosophische Dissertation[145] erwachsenen Zusammenstellung der Publikationen Samuel Hahnemanns auf die Angabe bibliographischer Fakten wie Kollation, Format, Angabe des Verlegers usw. bewusst verzichtet. Für den Wissenschaftler selbst allenfalls von sekundärem Interesse, sind diese im Bibliothekswesen für eine vollständige Aufnahme eines Buches jedoch verbindlichen Daten für Bibliothekare, Antiquare und Bibliophile allerdings von maßgeblicher Bedeutung. Darauf hat vor allem Schmeer in seinen „Anmerkungen" zu jener Bibliographie[146] hingewiesen.

Um nun auch diesen Ansprüchen zu genügen, wurde die hier vorliegende Bibliographie so angelegt, dass sie nicht nur sämtliche Titel in Original-Orthographie sowie die Orts-, Jahres-, Band-, Seitenangaben und Ähnliches enthält, sondern sogar auch eine Darstellung des Zeilenumbruchs der jeweiligen Titelseite. Darüber hinaus wurde von jeder Schrift jetzt auch das Format (Oktav oder Quart), der Verleger und bei Büchern auch die Gesamt-Seitenzahl angegeben – einschließlich der nicht paginierten Blätter, die zum Beispiel Inhaltsverzeichnisse, Verlagsanzeigen, Druckvermerke, Errata, Bildnisse oder Kupfertafeln enthalten können. Nicht direkt zum Titel gehörende, sich dennoch aber auf dem Titelblatt befindende Zusätze, wie etwa die akademischen Grade der Verfasser, bestimmte Leitsprüche, Verweise auf im selben Werk enthaltene Bildnisse oder Kupfertafeln, Preisangaben oder Ähnliches wurden dagegen weggelassen, – sämtliche Auslassungen jedoch durch „..." (bzw. durch „.." bei nur einem Wort) gekennzeichnet.

Gegliedert ist die hier vorliegende Bibliographie wie das Verzeichnis der Publikationen Hahnemanns in ‚Sudhoffs Archiv' (s. Inhaltsverzeichnis). Lediglich Punkt 1.a („Hauptwerk") wurde jetzt – durch Einfügen der ‚Fragmenta ...' sowie der ‚Heilkunde der Erfahrung' (aus 1.b) – zum „Homöopathischen Hauptwerk" erweitert. Sowohl die Verweise auf die Anthologien von Stapf, Bakody und Haehl, in denen sich einzelne Schriften Hahnemanns zusätzlich abgedruckt finden, als auch die Anmerkungen zu den-
9 jenigen Abhandlungen, | die ohne Nennung des Verfassers erschienen sind, dennoch aber von Hahnemann stammen, konnten – da sie eben dort zu finden sind – hier unterbleiben. Gleiches gilt auch für die nicht noch einmal erwähnten Urschriften von Hahnemanns Übersetzungen. Diejenigen Werke bzw. Aufsätze, die nicht bzw. möglicherweise nicht von Hahnemann selbst stammen, wurden als Ganze in eckige Klammern gesetzt. Neu ist dagegen – zum Zwecke einer zukünftigen Erleichterung des Zitierens – die fortlaufende Nummerierung der einzelnen (216) Titel. Auch die Querverweise bei Mehrfachpublikationen, die hinter manchen Schriften in eckige Klammern gesetzt wurden, beziehen sich auf eben diese Nummern.

Die hier vorliegende Bibliographie umfasst ausschließlich Schriften, die von Hahnemann selbst noch zu seinen Lebzeiten veröffentlicht bzw. die von ihm zumindest zur Veröffentlichung vorgesehen wurden, was sowohl für die 1842 fertiggestellte sechste Auflage des ‚Organons der Heilkunst' als auch (mit Einschränkungen) für Hahnemanns Valediktion von 1775 gilt, – obwohl diese Schriften erst 1921 bzw. 1930 erschienen sind. Weil primär nicht für die Öffentlichkeit bestimmt, werden weder Hahnemanns 54 private Krankenjournale[147] noch seine zahlreichen Briefe in dieser Bibliographie aufgeführt, es sei denn, dass letztere noch zu seinen Lebzeiten publiziert worden sind.[148] Die Anzahl der aufgeführten Titel wurde im Vergleich zu den ‚Publikationen Samuel Hahnemanns' lediglich um drei vermehrt: Zum einen um den 1827 veröffentlichten Auszug aus einem Brief an Rummel [Nr. 94],[149] zum anderen die 1833 publizierte Arzneimittelprüfung Hahnemanns von ‚Kanthariden' [Nr. 102]. Außerdem wurde die Sammlung ‚Kleiner medicinischer Schriften' Hahnemanns nun als eigener Titel aufgenommen [Nr. 179].

Im Anschluss an die eigentliche Bibliographie finden sich die Titelblätter der wichtigsten Schriften Hahnemanns abgebildet, und zwar grundsätzlich in Originalgröße. Auf Vergrößerungen bzw. Verkleinerungen des Originals wurde eigens hingewiesen. Bei den darauf folgenden Portraits Hahnemanns in den verschiedenen ‚Organon'-Auflagen ist zu beachten, dass die erste Auflage noch keines und die zweite

und dritte Auflage dasselbe enthalten. Gestochen
10 wurde | letzteres von dem Zeichner und Radierer Christian Ernst Stölzel (1792–1837) nach einem Gemälde des Portraitmalers Friedrich August Junge (1781–1841) 1819.[150] Nach derselben Vorlage Junges stach Stölzel 1828 schließlich auch das Portrait für die vierte Auflage des ‚Organons',[151] das dem der vorhergehenden tatsächlich sehr ähnlich ist. Der Urheber des Portrait-Stichs der fünften Auflage konnte aufgrund der nicht eindeutigen Angaben („St. 1833") bisher nicht sicher ermittelt werden.[152] Das Portrait dagegen, das Lutze in den beiden von ihm herausgegebenen ‚Organon'-Auflagen [s. Nr. 8] abbildete, ist ein Stahlstich des Wiener Kupferstechers Leopold Beyer (1784–1870) nach einem Gemälde des Bildnis-, Landschafts-, Historienmalers und Lithographen Julius Schoppe d.Ä. (1795–1868) 1831.[153] Zu dem Portrait in der von Haehl 1921 publizierten sechsten Auflage des ‚Organons' finden sich im Original keine Angaben, weshalb auch hier bezüglich der Herkunft desselben die Meinungen auseinandergehen.[154]

Im Anschluß an den Bildteil findet sich ein Verzeichnis der herangezogenen Bibliographien der Schriften Hahnemanns sowie der bisher vorhandenen Literatur für eine zukünftige Hahnemann-Ikonographie. Ein alphabetisches und ein chronologisches Verzeichnis sämtlicher im Hauptteil aufgeführten Schriften Hahnemanns beschließen – als schnelle Orientierungshilfen für den praktischen Gebrauch – das vorliegende Werk.

| Danken möchte ich an dieser Stelle Herrn 11
Prof. Dr. Werner F. Kümmel, Leiter des ‚Medizinhistorischen Instituts' der Universität Mainz sowie kommissarischer Leiter des ‚Instituts für Geschichte der Medizin' der ‚Robert Bosch Stiftung' in Stuttgart, von dem ich nicht nur den Hinweis auf die Rezensionen Hahnemanns von Werken anderer, sondern über dessen Vermittlung ich auch einige Fotographien der hier abgebildeten Hahnemann-Portraits erhielt. Besonderer Dank gebührt auch Herrn Dr. Ernst H. Schmeer, der durch seine konstruktive Rezension der ‚Publikationen Samuel Hahnemanns' (s. Anm. 3) sowohl den Anstoß zu der nun vorliegenden Monographie gab als auch bei deren Ausarbeitung wertvolle Anregungen beisteuerte.

Die Materia medica Samuel Hahnemanns

Seine veröffentlichten Arzneimittelprüfungen und Abhandlungen zu den einzelnen Mitteln

In: Jahrbuch des Instituts für Geschichte der Medizin der Robert Bosch Stiftung. Bd. 6 für 1987. Stuttgart, Hippokrates-Verlag, 1989, S. 111-127

[Einführung]

111 | Dass bis heute weder Medizinhistoriker noch praktizierende Homöopathen einen Überblick über den „Arzneischatz" HAHNEMANNS, also die von ihm gesammelten Beobachtungen zu den Wirkungen bestimmter Mittel, gegeben haben, dürfte verschiedene Gründe haben. Einige der wesentlichen Hindernisse waren sicherlich neben der Beschaffung sämtlicher Schriften der beachtliche Umfang seiner Publikationen zur *Materia medica* sowie die verwirrende Vielfalt der damaligen Arzneimittel-Bezeichnungen: Von einzelnen verstreuten Bemerkungen abgesehen, umfassen die entsprechenden Hauptwerke HAHNEMANNS (‚Fragmenta de viribus medicamentorum positivis...'[155] [FVMP], ‚Reine Arzneimittellehre'[156] [RAL], ‚Die Chronischen Krankheiten...'[157] [CK]), alle Auflagen zusammengerechnet, circa 9.000 Seiten – wobei die terminologische Zuordnung verschiedener synonym verwendeter Arzneinamen in den einzelnen Schriften nicht immer einfach ist.

Gesicherte und überschaubare Daten sind aber nicht nur für die historische Forschung eine unabdingbare Voraussetzung, vielmehr fordert gerade die (klassisch) homöopathische Praxis selbst oft den direkten Zugriff auf „reine Arzneimittellehren"[158], womit hier die Aufzeichnungen der ursprünglichen Symptome, wie sie bei der Prüfung eines bestimmten Mittels an Gesunden auftraten, gemeint sind. Nach HAHNEMANNS eigener Definition des Grundbegriffs seiner „rationalen Heilkunde" ist ein Mittel nämlich nur dann „homöopathisch" zu nennen – und zwar immer nur in Bezug auf einen bestimmten, gegebenen Krankheitszustand –, wenn es bei einem Gesunden „ein *hómoion páthos*, ein ähnliches Leiden zu erregen Tendenz hat".[159] Da nun der Wert von Sammlungen „reiner Arzneimittel-Prüfungen" wesentlich von der Genauigkeit und Zuverlässigkeit des jeweiligen Prüfers abhängt, muss freilich an den Beobachtungen, die der Begründer der Homöopathie selbst veröffentlichte, besonders viel gelegen sein. Um diese nun – sei es für den praktischen Gebrauch, sei es für wissenschaftliche Forschungen – überschaubar und leichter zugänglich zu machen, soll im vorliegenden Beitrag die Fülle des von HAHNEMANN zu den einzelnen Arzneimitteln publizierten Materials in einem übersichtlichen Verzeichnis erschlossen werden.

RICHARD HAEHL hatte zwar in seiner Biographie (1922) eine grobe Zusammenstellung der von HAHNEMANN veröffentlichten Arzneiprüfungen gegeben,[160] doch erwähnte er dabei weder alle Mittel noch alle Schriften (zum Beispiel fehlt ^{3}RAL); auch gab er nicht an, in welchem der vielen Bände die jeweilige Substanz zu finden ist. Während er die Prüfungssymptome zwar bei FVMP und $^{1-2}$RAL, in denen die Beobachtungen HAHNEMANNS und die anderer getrennt nummeriert sind[161], differenziert und ihre Zahl – abgesehen von gelegentlicher Vertauschung der Rubriken – relativ rich- | tig wie- 112
dergibt, macht er nur summarische Angaben bei

$^{1-2}$CK, wo HAHNEMANN eigene und fremde Beobachtungen gemischt anordnete.[162]

In dem hier vorgelegten Verzeichnis werden dagegen nicht nur sämtliche (111) von HAHNEMANN aufgeführten Mittel, also auch die „kleineren“, aus allen Ausgaben seiner drei Hauptwerke zur *Materia medica* (FVMP, $^{1-3}$RAL, $^{1-2}$CK) berücksichtigt, sondern bei den Prüfungssymptomen auch stets die Beobachtungen HAHNEMANNS von denen anderer unterschieden (vgl. die Klammern () bei den Symptomenangaben)[163] sowie bei Zusammenfassungen verwandter Mittel im selben Kapitel diese getrennt aufgeführt.[164] Nur so lässt sich erkennen, welche Arzneien HAHNEMANN zum Beispiel ausschließlich selbst prüfte und bei welchen er lediglich die Beobachtungen anderer übernahm.[165] Die einzelnen Arzneimittel sind alphabetisch nach den heute üblichen Abkürzungen geordnet.[166] Wie aus dieser Aufstellung ersichtlich, hat HAHNEMANN nicht nur pflanzliche Mittel[167] bzw. tierische Produkte[168], sondern auch Metalle[169] sowie sonstige in der Natur vorkommende[170] und chemisch hergestellte Stoffe[171] geprüft (und homöopathisch angewendet), einschließlich des Magnets.[172] Von allen diesen Arzneien HAHNEMANNS enthält das jetzige ‚Homöopathische Arzneibuch‘ nur etwa zwei Drittel.[173]

Die teilweise recht ausführlichen „Vorworte“ über die Zubereitung, Potenzierung, Wirkungsdauer, Antidotierung sowie vor allem die „Nutz-Angaben“[174] der jeweiligen Mittel, die HAHNEMANN den „reinen Prüfungssymptomen“ der meisten Mittel vorausschickte, werden getrennt aufgeführt (jeweils unter b), da sie nicht in jedem Fall ebenda anzutreffen sind[175] und die Überschriften zudem oft andere Synonyme desselben Mittels enthalten. Wo sich die Erläuterungen HAHNEMANNS lediglich auf eine knappe Definition der jeweiligen Substanz beschränken, wird die betreffende Stelle in eckige Klammern gesetzt. Die Zitierweise der Überschriften richtet sich nach der jeweils letzten Auflage; davon abweichende Bezeichnungen HAHNEMANNS in früheren Ausgaben sind in eckigen Klammern ergänzt.

Auch HAHNEMANN selbst trennte die eigentlichen „reinen Prüfungssymptome“[176] (hier jeweils unter a) strikt von seinen allgemeinen Bemerkungen zu den einzelnen Arzneien (hier jeweils unter b). Deren sogenannte „Nutz-Angaben“ wollte er ausdrücklich nicht als „Indikate“ bzw. „Namen geheilter Krankheiten“ „mißverstanden „ wissen: Zwar sind es „Symptome, die sich bei Behandlung einer Krankheit mit der namentlichen Arznei theils minderten, theils vergingen – *ab usu*“, doch bei jedem neuen Fall „sollen sie nur dazu dienen, zuweilen eine kleine Bestätigung der richtigen Wahl des aus den reinen, eigenthümlichen Arznei-Wirkungen, nach Aehnlichkeit der eruirten Krankheits-Zeichen des Falles (Indikation) schon gefundenen, homöopathischen Heilmittels (Indikats) abzugeben.“[177]

Verzeichnis der von Hahnemann veröffentlichten reinen Arzneimittelprüfungen (a) sowie seiner Abhandlungen zu den einzelnen Mitteln (b)

1. Arzneimittel

Acon.

a) „Sturmhut [Aconitum].“ 137 (+77) Symptome in 113
FVMP (1805), 1. T., S. 1-14; 206 (+ 108) Symptome in ^{1}RAL (1811), l. Th., S. 217-235; 246 (+183) Symptome in ^{2}RAL (1822), 1. Th., S. 447-470; 342 (+ 287) Symptome in ^{3}RAL (1830), l. Th., S. 440-468.

b) „Sturmhut (Aconitum Napellus).“ [FVMP (1805), 1. T , S. 1;] ^{1}RAL (1811), 1. Th., S. 216 f.; ^{2}RAL (1822), 1. Th., S. 445-447; ^{3}RAL (1830), 1. Th., S. 436-439.

Agar.

a) „Agaricus muscarius.“ 26 (+689) Symptome in ^{2}CK (1835), 2. Th., S. 2-32.

b) „Agaricus muscarius, Fliegen-Pilz.“ ^{2}CK (1835), 2. Th., S. 1.

Alum.

a) „Alumina.“ 431 (+ 730) Symptome in ^{2}CK (1835), 2. Th., S. 36-92.

b) „Alumina, Alaunerde, Thonerde.“ ^{2}CK (1835), 2. Th., S. 33-35.

Ambr.

a) „Ambra." 342 (+ 148) Symptome in ^{2}RAL (1827), 6. Th., S. 3-26.

b) „Graue Ambra (Ambra grisea, oft. Ambra ambrosiaca, L.)." ^{2}RAL (1827), 6. Th., S. 1 f.

Am-c.

a) „Ammonium carbonicum." 161 (+2) Symptome in ^{1}CK (1828), 2. Th., S. 21-31; 471 (+ 318) Symptome in ^{2}CK (1835), 2. Th., S. 96-129.

b) „Ammonium carbonicum, Ammonium-Salz, flüchtiges Laugensalz." ^{1}CK (1828), 2. Th., S. 19-21; ^{2}CK (1835), 2. Th., S. 93-95.

Am-m.

a) „Ammonium muriaticum." 84 (+313) Symptome in ^{2}CK (1835), 2. Th., S. 132-154.

b) „Ammonium muriaticum, salzsaures Ammonium, Salmiak." ^{2}CK (1835), 2. Th., S. 130 f.

Anac.

a) „Anacardium." 245 (+ 377) Symptome in ^{2}CK (1835), 2. Th., S. 158-189.

b) „Anacardium, Anakardien-Herznuß, Malacka-Nuß." ^{2}CK (1835), 2. Th., S. 155-157.

Ang.

a) „Angustura." 93 (+209) Symptome in ^{1}RAL (1821), 6. Th., S. 7-29; 96 (+203) Symptome in ^{2}RAL (1827), 6. Th., S. 31-52.

b) „Angustura (Cortex Angusturae, oder A[n]gusturae)." ^{1}RAL (1821), 6. Th., S. 1-7; ^{2}RAL (1827), 6. Th., S. 27-30.

Ant-c.

a) „Antimonium crudum." 78 (+393) Symptome in ^{2}CK(1835), 2. Th., S. 192-213.

b) „Antimonium crudum, roher Spießglanz, Schwefel-Spießglanz, Stibium sulphuratum nigrum." ^{2}CK (1835), 2. Th., S. 190 f.

Arg.

a) „Blatt-Silber." 40 (+ 144) Symptome in ^{1}RAL (1818), 4. Th., S. 270-284; 56 (+ 167) Symptome in ^{2}RAL (1825), 4. Th., S. 341-356.

b) „Silber." ^{1}RAL (1818), 4. Th., S. 266-268; ^{2}RAL (1825), 4. Th., S. 337-339.

Arg.-n.

a) „Silberauflösung, salpetersaure." 8 (+8) Symptome in ^{1}RAL (1818), 4. Th., S. 269; 8 (+8) Symptome in ^{2}RAL (1825), 4. Th., S. 340.

Arn.

a) „Wohlverleih [Arnica]." 117 (+33) Symptome in FVMP (1805), 1. T., S. 17-24; 175 (+55) Symptome in ^{1}RAL (1811), 1. Th., S. 237-248; 278 (+314) Symptome in ^{2}RAL (1822), 1. Th., S. 473-504; 382 (+256) Symptome in ^{3}RAL (1830), 1. Th., S. 473-504.

| b) „Wohlverleih (Arnica montana)." [FVMP (1805), 114
1. T., S. 17;] ^{1}RAL (1811). 1. Th., S. 236 f.; ^{2}RAL (1822), 1. Th., S. 471 -473; ^{3}RAL (1830), 1. Th., S. 469-472.

Ars.

a) „Arsenik." 294 (+368) Symptome in ^{1}RAL (1816), 2. Th., S. 69-110; 431 (+517) Symptome in ^{2}RAL (1824), 2. Th., S. 82-140; 553 (+ 515) Symptome in ^{3}RAL (1833), 2. Th., S. 56-117; 588 (+643) Symptome in ^{2}CK (1838), 5. Th.. S. 499-552.

b) „Arsenik, Arsenicum album." ^{1}RAL (1816), 2. Th., S. 58-69; ^{2}RAL (1824), 2. Th., S. 68-81; ^{3}RAL (1833), 2. Th., S. 41-55; ^{2}CK (1839), 5. Th., S. 489-498.

Asar.

a) „Haselwurzel." 14 (+254) Symptome in ^{1}RAL (1817), 3. Th., S. 151-170; 16 (+254) Symptome in ^{2}RAL (1825), 3. Th., S. 229-247.

b) „Haselwurzel." ^{1}RAL (1817), 3. Th., S. 147-150; ^{2}RAL (1825), 3. Th., S. 225-228.

Aur.

a) „Aurum foliatum [Blatt-Gold]." 95 (+ 188) Symptome in ^{1}RAL (1818), 4. Th., S. 94-114; 176 (+203) Symptome in ^{2}RAL (1825), 4. Th., S. 106-134; 232 (+218) Symptome in ^{2}CK (1835), 2. Th., S. 220-240.

b) „Aurum, Gold." ^{1}RAL (1818), 4. Th., S. 87-92; ^{2}RAL (1825), 4. Th., S. 98-105; ^{2}CK (1835), 2. Th., S. 214-219.

Aur-fu.

a) „Knall-Gold." (3) Symptome in ^{1}RAL (1818), 4. Th., S. 114; (3) Symptome in ^{2}RAL (1825), 4. Th., S. 134; (3) Symptome in ^{2}CK (1835), 2. Th., S. 242.

Aur-m.

a) „Aurum muriaticum, Salzsaure Gold-Auflösung." 15 (+2) Symptome in ^{1}RAL (1818), 4. Th., S. 93f.; 16 (+2) Symptome in ^{2}RAL (1825), 4. Th., 5. 106 f.; 15 (+ 3) Symptome in ^{2}CK (1835), 2. Th., S. 241 f.

Aurpt.

a) „Operment, Auripigmentum." (11) Symptome in ^{2}RAL (1824), 2. Th., S. 141; (11) Symptome in ^{3}RAL (1833), 2. Th., S. 118.

Bar-ac.

a) „Essigsaure[] Baryt-Erde." (180) Symptome in ^{1}CK (1828), 2. Th., S. 34-60; (176) Symptome in ^{2}CK (1835), 2. Th., S. 245-280.

Bar-c.

a) „Baryta carbonica" 105 Symptome in ^{1}CK (1828), 2. Th., S. 34-60; 257 (+361) Symptome in ^{2}CK (1835), 2. Th., S. 245-280.

b) „Baryta carbonica, Schwererde." ^{1}CK (1828), 2. Th., S. 32-34; ^{2}CK (1835), 2.Th., S. 243 f.

Bell.

a) „Belladonna" 102 (+307) Symptome in FVMP (1805), 1. T , S. 25-46; 176 (+473) Symptome in ^{1}RAL (1811), 1. Th., S. 13-48; 380 (+ 1042) Symptome in ^{2}RAL (1822), 1. Th., S. 17-100; 394 (+ 1046) Symptome in ^{3}RAL (1830), 1. Th., S. 17-94.

b) „Belladonna Atropa Belladonna." [FVMP (1805), 1. T , S. 25;] ^{1}RAL (1811), l.Th., S. 11-12; ^{2}RAL(1822), 1. Th., S. 13-17; ^{3}RAL(1830), l. Th ., S. 11-16.

Bism.

a) „Wismuth." 4 (+ 97) Symptome in ^{1}RAL (1821), 6. Th., S. 174-182; 11 (+ 97) Symptome in ^{2}RAL (1827), 6. Th., S. 252-260.

b) „Wismuth (Bismuthum, Wismuthum)." ^{1}RAL (1821), 6. Th., S. 173 f.; ^{2}RAL (1827), 6. Th., S. 250f.

Bor.

a) „Borax veneta." 28 (+432) Symptome in ^{2}CK (1835), 2. Th., S. 282-307.

b) „Borax, Natron (sub) boracicum, Boras natricus, Borax." ^{2}CK (1835), 2. Th., S. 281.

Bry.

a) „Zaunrebe." 408 (+ 102) Symptome in ^{1}RAL (1816), 2. Th., S. 366-396; 537 (+ 244) Symptome in ^{2}RAL (1824), 2. Th., S. 459-508; 541 (+ 240) Symptome in ^{3}RAL(1833), 2. Th., S. 419-461.

| b) „Zaunrebe (Bryonia alba)." ^{1}RAL (1816), 2. Th., S. 115
365f.; ^{2}RAL (1824), 2. Th., S. 457 f.; ^{3}RAL (1833), 2. Th., S. 417 f.

Calc.

a) „Calcarea carbonica." 746 (+8) Symptome in ^{1}CK (1828), 2. Th., S. 68-146; 1306 (+ 67) Symptome in ^{2}CK (1835), 2. Th., S. 313-380.

b) „Calcarea carbonica, Kalkerde." ^{1}CK (1828), 2. Th., S. 61-67; ^{2}CK (1835), 2 . Th., S . 308-312.

Calc-ac.

a) „Essigsauren Kalkerde." (235) Symptome in ^{1}RAL (1819), 5. Th., S. 71-89; 34 (+236) Symptome in ^{2}RAL (1826), 5. Th., S. 76-97; 104 (+231) Symptome in ^{1}CK (1828), 2. Th., S. 68-146; 59 (+ 199) Symptome in ^{2}CK (1835), 2. Th., S. 313-380.

b) „Kalkerde, essigsaure (Terra calcarea acetica)." ^{1}RAL (1819), 5. Th., S. 69f.; ^{2}RAL (1826), 5.Th., S. 74f.

Camph.

a) „Kampher [Camphora]." 74 (+73) Symptome in FVMP (1805), 1. T, S. 47-56; 104 (+240) Symptome in ^{1}RAL (1818), 4. Th., S. 130-151; 105 (+240) Symptome in ^{2}RAL (1825), 4. Th., S. 153-175.

b) „Kampher [Laurus Camphora L.]." [FVMP (1805), 1. T., S. 47;] ^{1}RAL (1818), 4. Th., S. 127-129; ^{2}RAL(1825), 4. Th., S. 149-152.

Cann-s.

a) „Hanf." 15 (+54) Symptome in ^{1}RAL (1811), 1. Th., S. 58-62; 42 (+266) Symptome in ^{2}RAL (1822), 1. Th., S. 146-165; 60 (+270) Symptome in ^{3}RAL (1830), l. Th., S. 141-159.

b) „Hanf, Cannabis sativa L." [^{1}RAL (1811), 1. Th., S. 58;] ^{2}RAL (1822), 1. Th., S. 145; ^{3}RAL (1830), l. Th., S. 139f.

Canth.

a) „Cantharides." 20 (+ 75) Symptome in FVMP (1805), 1. T, S. 57-63.

b) „Lytta vesicatoria L." [FVMP (1805), 1. T, S. 57].

Caps.

a) „Kapsikum.“ 144 (+3) Symptome in FVMP (1805), 1. T., S. 64-72; 277 (+69) Symptome in ^{1}RAL (1821), 6. Th., S. 62-83; 275 (+69) Symptome in ^{2}RAL (1827), 6. Th., S. 85-104.

b) „Kapsikum (Capsicum annuum).“ [FVMP(1805), 1. T., S. 64;] ^{1}RAL (1821), 6. Th., S. 61 f.; ^{2}RAL (1827), 6. Th., S. 83 f.

Carb-an.

a) „Carbo animalis [Thierkohle].“ 156 (+ 35) Symptome in ^{2}RAL (1827), 6. Th., S. 163-172; 156 (+35) Symptome in ^{1}CK (1830), 4. Th., S. 69-80; 459 (+269) Symptome in ^{2}CK (1837), 3. Th., S. 3-32.

b) „Carbo animalis, Thierkohle [Kohle].“ ^{2}RAL (1827), 6. Th., S. 161 f.; ^{1}CK (1830), 4. Th., S. 68; ^{2}CK (1837), 3. Th., S. 1 f.

Carb-v.

a) „Carbo vegetabilis [Holzkohle].“ 364 (+356) Symptome in ^{2}RAL (1827), 6. Th., S. 123-160; 453 (+477) Symptome in ^{1}CK (1830), 4. Th., S. 4-67; 727 (+ 462) Symptome in ^{2}CK (1837), 3. Th., S. 37-83.

b) „Carbo vegetabilis, Holzkohle [Kohle (Carbo ligni)].“ ^{2}RAL (1827), 6. Th., S. 120-122; ^{1}CK (1830), 4. Th., S. 1-4; ^{2}CK(1837), 3. Th., S. 33-36.

Caust.

a) „Causticum [Aetzstoff-Tinctur; acris tinctura].“ 30 Symptome in FVMP (1805), 1. T., S. 15f.; 99 (+176)Symptome in ^{1}RAL (1816), 2. Th., S. 39-57; 106 (+ 201) Symptome in ^{2}RAL (1824), 2. Th., S. 47-67; 721 (+ 293) Symptome in ^{1}CK (1830), 4.Th., S. 85-155; 925 (+580) Symptome in ^{2}CK (1837), 3. Th., S. 88-149.

b) „Causticum, Aetzstoff [Aetzstoff-Tinctur, Tinctura acris sine kali; Acris tinctura].“ [FVMP (1805), 1. T, S. 15;] ^{1}RAL (1816), 2. Th., S. 35-39; ^{2}RAL (1824), 2. Th., S. 41-46; ^{1}CK (1830), 4. Th., S. 81-85; ^{2}CK (1837), 3. Th., S. 84-87.

Cham.

116 | a) „Chamille [Chamomilla].“ 271 (+3) Symptome in FVMP (1805), 1. T., S. 73-91; 448 (+33) Symptome in ^{1}RAL (1817), 3. Th., S. 7-33; 461 (+33) Symptome in ^{2}RAL (1825), 3. Th., S. 70-97.

b) „Chamille-Mettram (Feld-Chamille, Hälmerchen.) [Matricaria Chamomilla L.]“. [FVMP (1805), 1. T., S. 73;] ^{1}RAL (1817), 3. Th., S. 1-6; ^{2}RAL (1825), 3. Th., S. 63-69.

Chel.

a) „Schöllkraut.“ 23 (+ 128) Symptome in ^{1}RAL (1818), 4. Th., S. 228-238; 28 (+ 128) Symptome in ^{2}RAL (1825), 4. Th., S. 263-274.

b) „Schöllkraut (Chelidonium majus).“ ^{1}RAL (1818), 4. Th., S. 226f.; ^{2}RAL (1825), 4. Th., S. 261 f.

Chin.

a) „Chinarinde [Cinchona].“ 123 (+ 100) Symptome in FVMP (1805), 1. T., S. 92-105; 391 (+691) Symptome in ^{1}RAL (1817), 3. Th., S. 56-132; 426 (+716) Symptome in ^{2}RAL(1825), 3. Th., S. 123-202.

b) „Chinarinde [Cinchona officinalis L. et regia].“ [FVMP (1805), 1. T., S. 92;] ^{1}RAL (1817), 3. Th., S. 34-55; ^{2}RAL (1825), 3. Th., S. 98-122.

Cic.

a) „Wütherich.“ 36 (+205) Symptome in ^{1}RAL (1821), 6. Th., S. 183-201; 36 (+ 205) Symptome in ^{2}RAL (1827), 6. Th., S. 263-279.

b) „Wütherich (Cicuta virosa L.).“ ^{1}RAL (1821), 6. Th., S. 183; ^{2}RAL (1827), 6. Th., S. 261 f.

Cina

a) „Cinasamen.“ 33 (+15) Symptome in ^{1}RAL (1811), 1.Th., S. 55-57; 40 (+ 247) Symptome in ^{2}RAL (1822), 1. Th., S. 126-144; 54 (+ 247) Symptome in ^{3}RAL(1830), 1. Th., S. 121-138.

b) „Cinasamen, Semen Cinae, Semen Santonici, Sem. Contra [Artemisia].“ [^{1}RAL (1811), 1. Th., S. 55;] ^{2}RAL(1822), 1. Th., S. 124f.; ^{3}RAL (1830), 1. Th., S. 119 f.

Cinnb.

a) „Zinnober“.[178] 20 Symptome in ^{1}RAL (1811), 1. Th., S. 207f.; 36 Symptome in ^{2}RAL (1822), 1. Th., S. 435-437; 41 Symptome in ^{3}RAL (1830), 1. Th., S. 426-428.

Clem.

a) „Clematis erecta.“ 28 (+122) Symptome in ^{2}CK (1837), 3. Th., S. 151-158.

b) „Clematis erecta, L. – Flammula Jovis, Brenn-Waldrebe.“ ^{2}CK (1837), 3. Th., S. 150.

Cocc.

a) „Kockel [Cocculus].“ 157 (+6) Symptome in FVMP (1805), 1. T , S. 106-115; 224 (+5) Symptome in ^{1}RAL (1811), l. Th., S. 63-76; 330 (+224) Symptome in ^{2}RAL (1822), 1. Th., S. 167-197; 325 (+232) Symptome in ^{3}RAL (1830), 1. Th., S. 162-191.

b) „Kockelsamen, Menispermum Cocculus.“ [FVMP (1805), 1. T., S. 106;] ^{1}RAL (1811), 1. Th., S. 63; ^{2}RAL (1822), 1. Th., S. 166; ^{3}RAL (1830), 1. Th., S. 160f.

Coloc.

a) „Colocynthis [Koloquinte].“ 17 (+224) Symptome in ^{1}RAL (1821), 6. Th., S. 101-120; 26 (+224) Symptome in ^{2}RAL (1827), 6. Th., S. 176-194; 53 (+230) Symptome in ^{2}CK (1837), 3. Th., S. 160-173.[179]

b) „Colocynthis, Koloquinte (Cucumis Colocynthis).“ ^{1}RAL (1821), 6. Th.. S. 99-101; ^{2}RAL (1827), 6. Th., S. 173-175; ^{2}CK (1837), 3. Th., S. 159.

Con.

a) „Conium maculatum [Schierling].“ 87 (+286) Symptome in ^{1}RAL (1818), 4. Th., S. 205-225; 89 (+286) Symptome in ^{2}RAL (1825), 4. Th., S. 239-260; 402 (+298) Symptome in ^{1}CK (1830), 4. Th., S. 161-205; 615 (+297) Symptome in ^{2}CK (1837), 3. Th., S. 178-211.

117 | b) „Conium maculatum, Flecken-Schierling [Schierling].“ ^{1}RAL (1818), 4. Th., S. 203 f.; ^{2}RAL(1825), 4. Th., S. 237-260; ^{1}CK (1830), 4. Th., S. 156-161; ^{2}CK (1837), 3.Th., S. 174-177. [25]

Cop.

a) „Copaiva.“ 12 (+ 8) Symptome in FVMP (1805), 1. T , S. 116 f.

b) „Copaifera Balsamum L.“ [FVMP (1805), 1. T., S. 116].

Cupr.

a) „Cuprum.“ 29 (+39) Symptome in FVMP (1805), 1. T., S. 118-122; 152 (+ 235) Symptome in ^{2}CK (1837), 3. Th., S. 215-229.

b) „Cuprum, Kupfer [Cuprum vitriolatum].“ [FVMP (1805), 1. T, S. 118;] ^{2}CK (1837), 3. Th., S. 212-214.

Cycl.

a) „Erdscheibe.“ 3 (+197) Symptome in ^{1}RAL (1819), 5. Th., S. 40-56; 5 (+197) Symptome in ^{2}RAL (1826), 5. Th., S. 43-60.

b) „Erdscheibe-Schweinsbrod [Cyclamen europaeum).“ ^{1}RAL (1819), 5. Th., S. 38f.; ^{2}RAL(1826), 5.Th., S.41f.

Dig.

a) „Digitalis [Fingerhut].“ 23 (+ 33) Symptome in FVMP (1805), 1. T , S. 123-127; 63 (+355) Symptome in ^{1}RAL (1818), 4. Th., S. 59-86; 73 (+355) Symptome in ^{2}RAL (1825), 4. Th., S. 69-97; 83 (+619) Symptome in ^{2}CK (1837), 3. Th., S. 232-257.

b) „Digitalis purpurea, Purpur-Fingerhut [Fingerhut].“ [FVMP (1805), 1. T , S. 123;] ^{1}RAL (1818), 4. Th., S. 58; ^{2}RAL (1825), 4. Th., S. 67f.: ^{2}CK (1837), 3.Th., S. 230 f.

Dros.

a) „Sonnenthau [Drosera].“ 37 (+4) Symptome in FVMP (1805), 1. T., S. 128-130; 124 (+ 155) Symptome in ^{1}RAL (1821), 6. Th., S. 150-172; 132 (+155) Symptome in ^{2}RAL (1827), 6. Th., S. 229-249.

b) „Sonnenthau (Drosera rotundifolia).“ [FVMP (1805), 1. T., S. 128;] ^{1}RAL (1821), 6. Th., S. 150; ^{2}RAL (1827), 6. Th., S. 227 f.

Dulc.

a) „Dulcamara [Bittersüß].“ 31 (+92) Symptome in ^{1}RAL (1811), 1. Th., S. 49-54; 52 (+297) Symptome in ^{2}RAL (1822), 1. Th., S. 102-123; 50 (+351) Symptome in ^{3}RAL (1830), 1. Th., S. 96-118; 58 (+351) Symptome in ^{2}CK (1837), 3. Th., S. 259-276.

b) „Dulcamara, Solanum dulcamara, Bittersüss.“ ^{1}RAL (1811), 1. Th., S. 49; ^{2}RAL (1822), 1. Th., S. 102; ^{3}RAL (1830), 1. Th., S. 95; ^{2}CK (1837), 3. Th., S. 258.

Euph.

a) „Euphorbium.“ 43 (+238) Symptome in ^{2}CK (1837), 3. Th., S. 278-290.

b) „Euphorbium, Euphorbium.“ ^{2}CK (1837), 3. Th., S. 277.

Euphr.

a) „Augentrost.“ 25 (+90) Symptome in ^{1}RAL (1819), 5. Th., S. 2-10; 37 (+90) Symptome in ^{2}RAL (1826), 5. Th., S. 6-14.

b) „Augentrost (Euphrasia officinalis).“ ^{1}RAL (1819), 5. Th., S. 1; ^{2}RAL (1826), 5.Th., S. 5.

Ferr.

a) „Eisen.“ 228 (+36) Symptome in ^{1}RAL (1816), 2. Th., S. 114-127; 249 (+41) Symptome in ^{2}RAL (1824), 2. Th., S. 146-160; 255 (+40) Symptome in ^{3}RAL (1833), 2. Th., S. 124-138.

b) „Eisen, Ferrum.“ ^{1}RAL (1816), 2. Th., S. 111-114; ^{2}RAL (1824), 2. Th., S. 142-145; ^{3}RAL(1833), 2. Th., S. 119-123.

Graph.

a) „Graphites.“ 590 Symptome in ^{1}CK (1828), 2. Th., S. 150-186; 937 (+207) Symptome in ^{2}CK (1837), 3. Th., S. 295-338.

b) „Graphites, Graphit, Reissblei.“ ^{1}CK (1828), 2. Th., S. 147-150; ^{2}CK (1837), 3.Th., S. 291-294.

Guaj.

118 | a) „Guajacum [Guajak].“ 26 (+ 116) Symptome in ^{1}RAL (1818), 4. Th.. S. 116-126; 29 (+ 116) Symptome in ^{2}RAL (1825), 4. Th., S. 137-148; 34 (+ 126) Symptome in ^{2}CK (1837), 3. Th., S. 340-347.

b) „Guajacum, Guajak [Guajak-Gummi].“ ^{1}RAL (1818), 4. Th., S. 115; ^{2}RAL (1825), 4. Th., S. 135 f.; ^{2}CK (1837), 3. Th., S. 339.

Hell.

a) „Schwarz-Christwurzel [Melampodium].“ 32 (+25) Symptome in FVMP (1805), 1. T., S. 175-178; 90 (+108) Symptome in ^{1}RAL(1817), 3. Th., S. 134-146; 92 (+ 196) Symptome in ^{2}RAL (1825), 3. Th., S. 205-224.

b) „Schwarz-Christwurzel [Helleborus niger, L.].“ [FVMP (1805). 1. T., S. 175;] ^{1}RAL (1817), 3. Th., S. 133; ^{2}RAL (1825), 3. Th., S. 203 f.

Hep.

a) „Hepar sulphuris calcareum [Schwefelleber, kalkerdige].“[180] 182 (+ 16) Symptome in ^{1}RAL (1818), 4. Th., S. 253-264; 282 (+ 16) Symptome in ^{2}RAL (1825), 4. Th., S. 319-336; 643 (+18) Symptome in ^{2}CK (1837), 3. Th., S. 350-375.

b) „Hepar sulphuris calcareum, Kalk-Schwefelleber [Schwefelleber, kalkerdige].“ [^{1}RAL (1818), 4. Th., S. 253;] ^{2}RAL(1825), 4. Th., S. 319; ^{2}CK(1837), 3. Th., S. 348 f.

Hyos.

a) „Bilsenkraut [Hyoscyamus].“ 45 (+291) Symptome in FVMP (1805), 1. T., S. 131-149; 103 (+436) Symptome in ^{1}RAL (1818), 4. Th., S. 26-57; 104 (+ 478) Symptome in ^{2}RAL (1825), 4. Th., S. 31 -66.

b) „Bilsenkraut [Hyoscyamus niger].“ [FVMP (1805), 1. T., S. 131;] ^{1}RAL (1818), 4. Th., S. 25; ^{2}RAL (1825), 4. Th., S. 29 f.

Ign.

a) „Ignazbohne [Ignatia].“ 139 (+ 19) Symptome in FVMP (1805), 1. T, S. 150-161; 570 (+ 54) Symptome in ^{1}RAL (1816), 2. Th., S. 130-170; 620 (+ 54) Symptome in ^{2}RAL (1824), 2. Th., S. 166-209; 624 (+171) Symptome in ^{3}RAL (1833), 2. Th., S. 144-190.

b) „Ignazbohne, der Samen von Ignatia amara.“ [FVMP (1805), 1. T, S. 150;] ^{1}RAL (1816), 2. Th., S. 128-130; ^{2}RAL (1824), 2. Th., S. 161-165; ^{3}RAL (1833), 2.Th., S. 139-143.

Iod.

a) „Jodium.“ 49 (+84) Symptome in ^{1}CK (1828), 2. Th., S. 189-198; 109 (+515) Symptome in ^{2}CK (1837), 3. Th., S. 378-404.

b) „Jodium. Jode, Jodine.“ ^{1}CK (1828), 2. Th., S. 187-189; ^{2}CK (1837), 3. Th., S. 376f.

Ip.

a) „Ipekakuanha.“ 90 (+13) Symptome in FVMP (1805), 1. T, S. 162-168; 144 (+87) Symptome in ^{1}RAL (1817), 3. Th., S. 174-187; 146 (+87) Symptome in ^{2}RAL (1825), 3. Th., S. 251-264.

b) „Ipekakuanha.“ [FVMP (1805), 1. T , S. 162;] ^{1}RAL (1817), 3. Th., S. 171-173; ^{2}RAL (1825), 3. Th., S. 248-250.

Kali-c.

a) „Kali.“ 644 (+ 294) Symptome in ^{1}CK (1830), 4. Th., S. 209-269; 947 (+ 703) Symptome in ^{2}CK (1838), 4. Th., S. 4-68.

b) „Kali (carbonicum), Gewächs-Laugensalz.“ ^{1}CK (1830), 4. Th., S. 206-209; ^{2}CK (1838), 4. Th., S. 1-3.

Kali-n.

a) „Nitrum.“ 33 (+677) Symptome in ^{2}CK (1838), 4. Th., S. 464-497.

b) „Nitrum, Kali nitricum, Salpeter.“ ^{2}CK (1838), 4. Th., S. 462 f.

Led.

a) „Porst [Ledum]." 76 (+5) Symptome in FVMP (1805), 1. T., S. 169-174; 182 (+130) Symptome in [1]RAL (1818), 4. Th., S. 153-171; 186 (+ 152) Symptome in [2]RAL (1825), 4. Th., S. 178-198.

b) „Porst [Ledum palustre L.]." [FVMP (1805), 1. T., S. 169;] [1]RAL (1818). 4. Th., S. 152; [2]RAL (1825), 4. Th., S. 176 f.

Lyc.

119 | a) „Lycopodium." 710 (+181) Symptome in [1]CK (1828), 2. Th., S. 205-264; 1311 (+ 297) Symptome in [2]CK (1838), 4. Th., S. 74-134.

b) „Lycopodii pollen, Bärlapp-Staub." [1]CK (1828), 2. Th., S. 199-205; [2]CK (1838), 4. Th., S. 69-73.

Mag-c.

a) „Magnesia carbonica." 128 Symptome in [1]CK (1828), 2. Th., S. 266-274; 216 (+ 674) Symptome in [2]CK (1838), 4. Th., S. 136-177.

b) „Magnesia (carbonica). Magnesie, Bittersalzerde." [1]CK (1828), 2. Th., S. 265 f.; [2]CK (1838), 4. Th., S. 135.

Mag-m.

a) „Magnesia muriatica [Murias magnesiae]." 62 (+7) Symptome in [1]CK (1828), 2. Th., S. 277-282; 141 (+ 607) Symptome in [2]CK (1838), 4. Th., S. 180-213.

b) „Magnesia muriatica, Murias magnesiae, Kochsalzsaure Bittersalzerde." [1]CK (1828), 2. Th., S. 275-277; [2]CK (1838), 4. Th., S. 178 f.

Mang.

a) „Manganum [Braunstein, essigsaurer]." 89 (+242) Symptome in [1]RAL (1821), 6. Th., S. 31 -60; 89 (+ 242) Symptome in [2]RAL (1827), 6. Th., S. 55-82; 124 (+ 345) Symptome in [2]CK (1838), 4. Th., S. 216-239.

b) „Manganum (Magnesium, Manganesium), Braunstein [Braunstein, essigsaurer (Manganum aceticum)]." [1]RAL (1821), 6. Th., S. 50f.; [2]RAL (1827), 6. Th., S. 53f.; [2]CK (1838), 4. Th., S. 214f.

Meny.

a) „Bitterklee." 28 (+269) Symptome in [1]RAL (1819), 5. Th., S. 15-37; 28 (+267) Symptome in [2]RAL(1826), 5. Th., S. 19-40.

b) „Bitterklee (Menyanthes trifoliata)." [1]RAL (1819), 5. Th., S. 11-14; [2]RAL (1826), 5. Th., S. 15-18.

Merc.

a) „Schwarzes Quecksilberoxyd."[181] 152 Symptome in [1]RAL (1811), 1. Th., S. 196-204; 576 (+645) Symptome in [2]RAL (1822), 1. Th., S. 361-430; 686 (+813) Symptome in [3]RAL (1830), 1. Th., S. 357-422.

b) „Quecksilber, Mercurius, Argentum vivum." [1]RAL (1811), 1. Th., S. 193-196; [2]RAL(1822), 1. Th., S. 353-361; [3]RAL (1830), 1. Th., S. 348-356.

Merc-ac.

a) „Essigsaures Quecksilber, Acetas mercurii." 15 Symptome in [1]RAL (1811), 1. Th., S. 206 f.; 20 Symptome in [2]RAL (1822), 1. Th., S. 433 f.; 20 Symptome in [3]RAL(1830), 1. Th., S. 425.

Merc-c.

a) „Quecksilber-Sublimat." 19 Symptome in [1]RAL (1811), 1. Th., S. 205f.; 35 Symptome in [2]RAL (1822), 1. Th., S. 430-432; 36 (+15) Symptome in [3]RAL (1830), 1. Th., S. 422-424.

Merc-d.

a) „Versüßtes Quecksilber."[182] 1 Symptom in [1]RAL (1811), 1. Th., S. 205; 1 Symptom in [2]RAL (1822), 1. Th., S. 430; 1 Symptom in [3]RAL (1830), 1. Th., S. 422.

Merc-p-r.

a) „Rothes Quecksilberoxyd, merc. praecipit. ruber." 2 Symptome in [1]RAL (1811), 1. Th., S. 207; 2 Symptome in [2]RAL (1822), 1 Th., S. 434; 2 Symptome in [3]RAL (1830), 1. Th., S. 426.

Mez.

a) „Mezereum." 62 (+34) Symptome in FVMP (1805), 1. T., S. 179-184; 132 (+478) Symptome in [2]CK (1838), 4. Th., S. 241-269.

b) „Mezereum, Daphne Mezereum, Kellerhals." [FVMP (1805), 1. T., S. 179;] [2]CK (1838), 4. Th., S. 240.

Mgs.

a) „Magnet." 243 (+51) Symptome in [1]RAL (1816), 2. Th., S. 179-200; 244 (+ 149) Symptome in [2]RAL (1824), 2. Th., S. 221-249; 248 (+49) Symptome in [3]RAL (1833), 2. Th., S. 201-226.

| b) „Magnet (Magnes artificialis)." [1]RAL (1816), 2. 120
Th., S. 171-179; [2]RAL (1824), 2. Th., S. 210-220; [3]RAL (1833), 2. Th., S. 191-200.

Mgs-arct.

a) „Nordpol des Magnetstabes.“ 236 (+ 14) Symptome in ^{1}RAL (1816), 2. Th., S. 200-215; 307 (+146) Symptome in ^{2}RAL (1824), 2. Th., S. 250-278; 311 (+ 148) Symptome in ^{3}RAL (1833), 2. Th., S. 247-272.

Mgs-aust.

a) „Südpol des Magnetstabes.“ 237 (+48) Symptome in ^{1}RAL (1816), 2. Th., S. 215-231; 310 (+77) Symptome in ^{2}RAL (1824), 2. Th., S. 279-301; 310 (+ 77) Symptome in ^{3}RAL (1833), 2. Th., S. 227-246.

Mosch.

a) „Moschus.“ (39) Symptome in ^{1}RAL (1811), 1. Th., S. 188-190; 2 (+150) Symptome in ^{2}RAL (1822), 1. Th., S. 318-328; 2 (+150) Symptome in ^{3}RAL (1830), 1. Th., S. 316-325.

b) „Moschus, Bisam.“ [^{1}RAL (1811), 1. Th., S. 188;] ^{2}RAL (1822), 1. Th., S. 317 f.; ^{3}RAL (1830), 1. Th., S. 314 f.

Mur-ac.

a) „Muriaticum acidum [Kochsalzsäure].“ 57 (+217) Symptome in ^{1}RAL (1819), 5. Th., S. 91-112; 61 (+218) Symptome in ^{2}RAL (1826), 5. Th., S. 99-121; 171 (+403) Symptome in ^{2}CK(1838), 4. Th., S. 271-296.

b) „Muriaticum acidum, acidum hydrochloricum, Kochsalzsäure [Acidum muriaticum].“ ^{1}RAL (1819), 5. Th., S. 90; ^{2}RAL (1826), 5. Th., S. 98; ^{2}CK (1838), 4. Th., S. 270.

Nat-c.

a) „Natrum carbonicum.“ 266 (+44) Symptome in ^{1}CK (1828), 2. Th., S. 285-305; 527 (+555) Symptome in ^{2}CK (1838), 4. Th., S. 300-346.

b) „Natrum carbonicum. Mineralisches Laugensalz, Natron [Natrum].“ ^{1}CK (1828), 2. Th., S. 283-285; ^{2}CK (1838), 4. Th., S. 297-299.

Nat-m.

a) „Natrum muriaticum [Kochsalz].“ 713 (+184) Symptome in ^{1}CK (1830), 4. Th., S. 277-334; 1154 (+ 195) Symptome in ^{2}CK (1838), 4. Th., S. 353-405.

b) „Natrum muriaticum, Natrium chloratum, Sal culinare, Kochsalz.“ ^{1}CK (1830), 4. Th., S. 270-276; ^{2}CK (1838), 4. Th., S. 347-352.

Nit-ac.

a) „Nitri acidum.“ 715 (+88) Symptome in ^{1}CK (1828), 2. Th., S. 309-360; 1243 (+181) Symptome in ^{2}CK (1838), 4. Th., S. 409-461.

b) „Nitri Acidum, Salpetersäure.“ ^{1}CK (1828), 2. Th., S. 306-309; ^{2}CK(1838), 4. Th., S. 406-408.

Nux-v.

a) „Krähenaugen [Nux vomica].“ 257 (+ 50) Symptome in FVMP (1805), 1. T., S. 185-200; 907 (+53) Symptome in ^{1}RAL (1811), 1. Th., S. 80-139; 1198 (+ 69) Symptome in ^{2}RAL (1822), 1. Th., S. 201-267; 1208 (+ 92) Symptome in ^{3}RAL(1830), 1. Th., S. 328-347.

b) „Krähenaugen, Samen von Strychnos, Nux vomica.“ [FVMP (1805), 1. T., S. 185;] ^{1}RAL (1811), 1. Th., S. 77-80; ^{2}RAL (1822), 1. Th., S. 198-201; ^{3}RAL (1830), 1. Th., S. 192-195.

Olnd.

a) „Oleander.“ 10 (+ 18) Symptome in ^{1}RAL (1811), 1. Th., S. 191 f.; 16 (+ 336) Symptome in ^{2}RAL(1822), 1. Th., S. 330-352; 16 (+334) Symptome in ^{3}RAL (1830), 1. Th., S. 328-347.

b) „Oleander, Nerium Oleander.“ [^{1}RAL (1811), 1. Th., S. 191;] ^{2}RAL(1822), 1. Th., S. 329f.; ^{3}RAL (1830), 1. Th., S. 326 f.

Op.

a) „Mohnsaft [Opium].“ 82 (+ 191) Symptome in FVMP (1805), 1. T , S. 201-216; 114 (+457) Symptome in ^{1}RAL (1811), 1. Th., S. 150-187; 119 (+519) Symptome in ^{2}RAL (1822), 1. Th., S. 280-316; 116 (+539) Symptome in ^{3}RAL (1830), 1. Th., S. 278-313.

b) „Mohnsaft, Opium [Papaver somniferum].“ 121
[FVMP (1805), 1. T., S. 201;] ^{1}RAL (1811), 1. Th., S. 140-150; ^{2}RAL (1822), 1. Th., S. 268-279; ^{3}RAL (1830), 1. Th., S. 264-277.

Petr.

a) „Petroleum.“ 623 Symptome in ^{1}CK (1828), 3. Th., S. 8-46; 776 Symptome in ^{2}CK (1838), 4. Th., S. 501-528.

b) „Petroleum, Oleum petrae, Bergöl, Steinöl.“ ^{1}CK (1828), 3. Th., S. 5-8; ^{2}CK (1838), 4. Th., S. 498-500.

Ph-ac.

a) „Phosphoricum acidum [Phosphorsäure].“ 160 (+411) Symptome in ^{1}RAL (1819), 5.Th., S. 166-205; 268 (+411) Symptome in ^{2}RAL (1826), 5. Th., S. 190-237; 357 (+461) Symptome in ^{2}CK (1838), 5. Th., S. 81-114.

b) „Phosphoricum acidum, Phosphor-Säure [Acidum phosphoricum].“ ^{1}RAL (1819), 5. Th., S. 165; ^{2}RAL (1826), 5. Th., S. 188 f.; ^{2}CK (1839), 5. Th., S. 79 f.

Phos.

a) „Phosphorus, Phosphor.“ 963 (+62) Symptome in ^{1}CK (1828), 3. Th., S. 52-117; 1200 (+715) Symptome in ^{2}CK (1839), 5. Th., S. 5-78.

b) „Phosphorus, Phosphor.“ ^{1}CK (1828), 3. Th., S. 47-52; ^{2}CK (1839), 5. Th., S. 1-4.

Plat.

a) „Platiña.“ 52 (+475) Symptome in ^{2}CK (1839), 5. Th., S. 116-142.

b) „Platiña, Platigne.“ ^{2}CK (1839), 5. Th., S. 115.

Puls.

a) „Pulsatille.“ 279 (+29) Symptome in FVMP (1805), 1. T., S. 217-234; 971 (+ 102) Symptome in ^{1}RAL (1816), 2. Th., S. 233-300; 1046 (+ 117) Symptome in ^{2}RAL (1824), 2. Th., S. 305-378; 1043 (+110) Symptome in ^{3}RAL (1833), 2. Th., S. 276-342.

b) „Pulsatille (Anemone pratensis).“ [FVMP (1805), 1. T , S. 217;] ^{1}RAL (1816), 2. Th., S. 232 f.; ^{2}RAL (1824), 2. Th., S. 302-304; ^{3}RAL (1833), 2. Th., S. 273-275.

Rheum

a) „Rhabarber [Rheum].“ 39 (+13) Symptome in FVMP (1805), 1. T , S. 235-238; 79 (+ 115) Symptome in ^{1}RAL (1816), 2. Th., S. 302-313; 94 (+ 115) Symptome in ^{2}RAL (1824), 2. Th., S. 381-394; 93 (+115) Symptome in ^{3}RAL (1833), 2.Th., S. 345-356.

b) „Rhabarber(Rheum...).“ [FVMP (1805), 1. T., S. 235;] ^{1}RAL (1816), 2. Th., S. 301 f.; ^{2}RAL (1824), 2. Th., S. 379 f.; ^{3}RAL (1833), 2. Th., S. 343 f.

Rhus-r./Rhus-t.[183]

a) „Wurzelsumach.“ 409 (+334) Symptome in ^{1}RAL (1816), 2. Th., S. 316-364; 575 (+361) Symptome in ^{2}RAL (1824), 2. Th., S. 398-456; 576 (+400) Symptome in ^{3}RAL (1833), 2. Th., S. 361-416.

b) „Wurzel-Sumach (Rhus radicans oder auch toxicodendron genannt).“ ^{1}RAL (1816), 2. Th., S. 314; ^{2}RAL (1824), 2. Th., S. 395-397; ^{3}RAL (1833), 2. Th., S. 357-360.

Ruta

a) „Raute.“ 23 (+200) Symptome in ^{1}RAL (1818), 4. Th.. S. 173-189; 26 (+ 262) Symptome in ^{2}RAL (1825), 4. Th., S. 201-222.

b) „Raute.“ ^{1}RAL (1818), 4. Th., S. 172; ^{2}RAL (1825), 4. Th., S. 199f.

Samb.

a) „Flieder.“ 19 (+97) Symptome in ^{1}RAL (1819), 5. Th., S. 59-68; 20 (+99) Symptome in ^{2}RAL (1826), 5. Th., S. 64-73.

b) „Flieder, Hollunder (Sambucus nigra).“ ^{1}RAL (1819), 5. Th., S. 57f.; ^{2}RAL (1826), 5. Th., S. 61-63.

Sars.

a) „Sassaparilla.“ 34 (+ 111) Symptome in ^{1}RAL (1818), 4. Th., S. 192-202; 34 (+111) Symptome in ^{2}RAL (1825), 4. Th., S. 225-236; 142 (+ 419) Symptome in ^{2}CK (1839), 5.Th., S. 145-168.

| b) „Sarsaparilla, Sassaparilla [Smilax Sassaparilla].“ 122
^{1}RAL (1818). 4. Th.. S. 190f.; ^{2}RAL(1825), 4. Th., S. 223f.; ^{2}CK(1839), 5. Th., S. 143f.

Sep.

a) „Sepia.“ 1083 (+159) Symptome in ^{1}CK (1817), 3. Th., S. 123-207; 1360 (+ 295) Symptome in ^{2}CK (1839), 5. Th., S. 174-239.

b) „Sepia, Sepia-Saft [Sepiae succus].“ ^{1}CK (1828), 3. Th., S. 118-123; ^{2}CK (1839), 5. Th., S. 169-173.

Sil.

a) „Silicea.“ 558 (+ 9) Symptome in ^{1}CK (1817), 3. Th., S. 215-253; 946 (+ 247) Symptome in ^{2}CK (1839), 5. Th., S. 246-291.

b) „Silicea terra, Kieselerde.“ ^{1}CK (1828), 3. Th., S. 208-215; ^{2}CK (1839), 5. Th., S. 240-245.

Spig.

a) „Spigelie.“ 95 (+543) Symptome in ^{1}RAL (1819), 5. Th., S. 209-257; 130 (+ 542) Symptome in ^{2}RAL (1826), 5. Th., S. 241-290.

b) „Spigelie (Spigelia Anthelmia).“ ^{1}RAL (1819), 5. Th., S. 206-208; ^{2}RAL (1826), 5. Th., S. 238-240.

Spong.

a) „Röst-Schwamm." 89 (+227) Symptome in ^{1}RAL (1821), 6. Th., S. 124-149; 156 (+235) Symptome in ^{2}RAL(1827), 6. Th., S. 200-226.

b) „Röst-Schwamm (Spongia marina tosta)." ^{1}RAL (1821), 6. Th., S. 121-124; ^{2}RAL(1827), 6. Th., S. 195-199.

Squil.

a) „Meerzwiebel." 85 (+201) Symptome in ^{1}RAL (1817), 3. Th., S. 189-208; 86 (+ 202) Symptome in ^{2}RAL (1825), 3. Th., S. 267-286.

b) „Meerzwiebel-Squille." ^{1}RAL (1817), 3. Th., S. 188; ^{2}RAL (1825). 3. Th., S. 265 f.

Stann.

a) „Stannum [Zinn]." 95 (+ 457) Symptome in ^{1}RAL (1821), 6. Th., S. 205-255; 204 (+456) Symptome in ^{2}RAL (1827), 6. Th., S. 285-333; 223 (+425) Symptome in ^{2}CK (1839), 5. Th., S. 294-322.

b) „Stannum, Zinn." ^{1}RAL (1821), 6. Th., S. 202-205; ^{2}RAL (1827). 6. Th.. S. 280-284; ^{2}CK (1839), 5. Th., S. 292 f.

Staph.

a) „Stephanskörner." 210 (+398) Symptome in ^{1}RAL (1819), 5. Th., S. 261-306; 283 (+ 438) Symptome in ^{2}RAL (1826), 5. Th., S. 294-346.

b) „Stephanskörner, der Samen von Delphinium Staphisagria." [FVMP (1805), 1. T., S. 239;] ^{1}RAL (1819), 5. Th., S. 258-260; ^{2}RAL (1826). 5. Th., S. 291-293.

Stram.

a) „Stechapfel [Stramonium]." 59 (+153) Symptome in FVMP (1805), 1. T., S. 239-250; 83 (+ 463) Symptome in ^{1}RAL (1817), 3. Th., S. 211-243; 96 (+ 473) Symptome in ^{2}RAL (1825), 3. Th., S. 290-324.

b) „Stechapfel [Datura Stramonium, L.]." [FVMP (1805), 1. T., S. 239;] ^{1}RAL (1817), 3. Th., S. 209 f.; ^{2}RAL (1825), 3. Th., S. 287-289.

Sul-ac.

a) „Sulphuricum acidum." 191 (+330) Symptome in ^{2}CK (1839), 5. Th., S. 406-427.

b) „Sulphuricum acidum. Schwefel-Säure." ^{2}CK (1839), 5. Th., S. 405.

Sulph.

a) „Sulphur [Schwefel]." 112 (+49) Symptome in ^{1}RAL (1818), 4. Th., S. 242-253; 755 (+ 60) Symptome in ^{2}RAL (1825), 4. Th., S. 277-318; 986 (+ 55) Symptome in ^{1}CK (1830), 4. Th., S. 340-406; 1654 (+315) Symptome in ^{2}CK (1839), 5. Th., S. 328-404.

b) „Sulphur, Schwefel." ^{1}RAL (1818), 4. Th., S. 239-241; ^{2}RAL (1825). 4. Th.. S. 275 f.; ^{1}CK (1830), 4. Th., S. 335-340; ^{2}CK (1839), 5. Th., S. 323-327.

Tarax.

| a) „Löwenzahn." (209) Symptome in ^{1}RAL (1819), 5. 123
Th., S. 150-164; (264) Symptome in ^{2}RAL (1826), 5. Th., S. 169-187.

b) „Löwenzahn (Leontodon Taraxacum)." ^{1}RAL (1819), 5. Th., S. 148; ^{2}RAL (1826), 5. Th., S. 166-168.

Thuj.

a) „Lebensbaum." 222 (+287) Symptome in ^{1}RAL (1819), 5. Th., S. 114-147; 334 (+300) Symptome in ^{2}RAL (1826), 5. Th., S. 125-165.

b) „Lebensbaum (Thuya occidentalis)." ^{1}RAL (1819), 5. Th., S. 113; ^{2}RAL (1826), 5. Th., S. 122-124.

Valer.

a) „Valeriana." 25 (+9) Symptome in FVMP (1805), 1. T , S. 251-253.

b) „Valeriana officinalis, L." [FVMP (1805), 1. T., S. 251].

Verat.

a) „Weißnießwurzel [Veratrum]." 163 (+107) Symptome in FVMP (1805), 1. T., S. 254-269; 307 (+404) Symptome in ^{1}RAL (1817), 3. Th., S. 249-288; 315 (+ 401) Symptome in ^{2}RAL (1825), 3. Th., S. 330-368.

b) „Weiß-Nießwurzel [Veratrum album, L.]." [FVMP (1805), 1. T, S. 254;] ^{1}RAL (1817), 3. Th., S. 244-248; ^{2}RAL(1825), 3. Th., S. 325-329.

Verb.

a) „Königs-Kerze." 32 (+ 143) Symptome in ^{1}RAL (1821), 6. Th., S. 85-98; 32 (+141) Symptome in ^{2}RAL (1827), 6. Th., S. 107-119.

b) „Königs-Kerze (Verbascum Thapsus)." ^{1}RAL (1821), 6. Th., S. 84; ^{2}RAL (1827), 6. Th., S. 105 f.

Zinc.

a) „Zincum." 125 (+618) Symptome in ^{1}CK (1828), 3. Th., S. 255-312; 369 (+ 1006) Symptome in ^{2}CK (1839), 5. Th., S. 430-488.

b) „Zincum, Zink." ^{1}CK (1828), 3. Th., S. 254 f.; ^{2}CK (1839), 5. Th., S. 428 f.

2. Werke Hahnemanns

In: ‚Fragmenta de viribus medicamentorum positivis' ... (1805)

Acon., Arn., Bell., Camph., Canth., Caps., Caust., Cham., Chin., Cocc, Cop., Cupr., Dig., Dros., Hell., Hyos., Ign., Ip., Led., Mez., Nux-v., Op., Puls., Rheum, Stram., Valer., Verat.

In: ‚Reine Arzneimittellehre' (1.–3. Aufl., 1811–1833)

Acon., Ambr., Ang., Arg., Arg-n., Arn., Ars., Asar., Aur., Aur-fu., Aur-m., Aurpt., Bell., Bism., Bry., Calc-ac, Camph., Cann-s., Caps., Carb-an., Carb-v., Caust., Cham., Chel., Chin., Cic, Cina, Cinnb., Cocc, Coloc, Con., Cycl., Dig., Dros., Dulc, Euphr., Ferr., Guaj., Hell., Hep., Hyos., Ign., Ip., Led., Mang., Meny., Merc, Merc-ac, Merc-c, Merc-d., Merc-p-r., Mgs., Mgs-arct., Mgs-aust., Mosch., Mur-ac, Nux-v., Olnd., Op., Ph-ac, Puls., Rheum, Rhus-r./Rhus-t., Ruta, Samb., Sars., Spig., Spong., Squil., Stann., Staph., Stram., Sulph., Tarax., Thuj., Verat., Verb.

In: ‚Die Chronischen Krankheiten' ... (1.–2. Aufl., 1828–1839)

Agar., Alum., Am-c, Am-m., Anac, Ant-c, Ars., Aur., Aur-fu., Aur-m., Bar-ac, Bar-c, Bor., Calc, Calc-ac, Carb-an., Carb-v., Caust., Clem., Coloc, Con., Cupr., Dig., Dulc, Euph., Graph., Guaj., Hep., Iod., Kali-c, Kali-n., Lyc, Mag-c, Mag-m., Mang., Mez., Mur-ac, Nat-c , Nat-m., Nit-ac, Petr., Ph-ac, Phos., Plat., Sars., Sep., Sil., Stann., Sul-ac, Sulph., Zinc.

Antipsorische Arzneien

Nach der Veröffentlichung seiner „Psora-Theorie" (1828), die er zur Erklärung der besonderen Schwierigkeiten bei der Heilung chronischer Krankheiten entwickelte, begann HAHNEMANN, unter den einzelnen Arzneimitteln – je nach de-
124 ren Fähigkeit, auch chronische Krank | heiten zu heilen – die „antipsorischen" von den übrigen zu unterscheiden. So waren nun alle in den ‚Chronischen Krankheiten' (ab 1828) aufgeführten 51 Mittel für ihn „antipsorische Arzneien" (s.o.). Über die Hälfte dieser Stoffe führte HAHNEMANN dabei überhaupt erstmals in seine *Materia medica* ein; die restlichen finden sich bereits früher in $^{1-2}$RAL (bzw. in FVMP):[184]

Nur in $^{1-2}$CK [29]

Agar., Alum., Am-c, Am-m., Anac, Ant-c, Bar-ac, Bar-c, Bor., Calc, Clem., Euph., Graph., Iod., Kali-c, Kali-n., Lyc, Mag-c, Mag-m., Nat-c, Nat-m., Nit-ac, Petr., Phos., Plat., Sep., Sil., Sul-ac, Zinc.

In $^{1-2}$CK (zuvor auch in $^{1-2}$RAL) [20]

Ars., Aur., Aur-fu., Aur-m., Calc-ac, Carb-an., Carb-v., Caust., Coloc, Con., Dig., Dulc, Guaj., Hep., Mang., Mur-ac, Ph-ac, Sars., Stann., Sulph.

In $^{1-2}$CK (zuvor auch in FVMP) [2]:

Cupr., Mez.

Abkürzungen und heute gebräuchliche Namen [185]

Acon. Aconitum napellus
Agar. Agaricus muscarius
Alum. Alumina
Ambr. Ambra grisea
Am-c. Ammonium carbonicum
Am-m. Ammonium muriaticum
Anac. Anacardium Orientale
Ang. Angustura vera
Ant-c. Antimonium crudum
Arg.[186] Argentum metallicum (foliatum)
Arg-n. Argentum nitricum
Arn. Arnica montana
Ars. Arsenicum album
Asar. Asarum europaeum
Aur. Aurum metallicum (foliatum)
Aur-fu. Aurum fulminans[187]
Aur-m. Aurum muriaticum
Aurpt.[188] Auripigmentum[189]
Bar-ac.[190] Baryta acetica
Bar-c. Baryta carbonica
Bell. Belladonna
Bism. Bismuthum oxidum
Bor. Borax veneta
Bry. Bryonia alba
Calc. Calcarea carbonica Hahnemanni
Calc-ac.[191] Calcarea acetica
Camph. Camphora officinarum

Cann-s. Cannabis sativa
Canth. Cantharis
Caps. Capsicum annuum
Carb-an. Carbo animalis
Carb-v. Carbo vegetabilis
Caust. Causticum Hahnemanni
Cham. Chamomilla
Chel. Chelidonium majus
Chin. China officinalis
Cic. Cicuta virosa
Cina Cina maritima
Cinnb. Cinnabaris
Clem. Clematis erecta
Cocc. Cocculus indicus
Coloc. Colocynthis
Con. Conium maculatum
Cop. Copaiva officinalis
Cupr. Cuprum metallicum
Cycl. Cyclamen europaeum
Dig. Digitalis purpurea
Dros. Drosera rotundifolia
Dulc. Dulcamara
Euph. Euphorbium officinarum
Euphr. Euphrasia officinalis
Ferr. Ferrum metallicum
125 | Graph. Graphites naturalis
Guaj. Guajacum officinale
Hell. Helleborus niger
Hep. Hepar sulphuris calcareum
Hyos. Hyoscyamus niger
Ign. Ignatia amara
Iod. Iodium purum
Ip. Ipecacuanha
Kali-c. Kali carbonicum
Kali-n. Kali nitricum
Led. Ledum palustre
Lyc. Lycopodium clavatum
Mag-c. Magnesia carbonica
Mag-m. Magnesia muriatica
Mang. Manganum aceticum
Meny. Menyanthes trifoliata
Merc. Mercurius solubilis Hahnemanni
Merc-ac.[192] Mercurius aceticus
Merc-c. Mercurius corrosivus[193]
Merc-d. Mercurius dulcis[194]
Merc-p-r.[195] Mercurius praecipitatus ruber[196]
Mez. Mezereum
Mgs.[197] Magnes artificialis[198]
Mgs-arct.[199] Magnetis polus arcticus
Mgs-aust.[200] Magnetis polus australis
Mosch. Moschus
Mur-ac. Muriaticum acidum
Nat-c. Natrum carbonicum
Nat-m. Natrum muriaticum
Nit-ac. Nitricum acidum
Nux-v. Nux vomica
Olnd. Oleander
Op. Opium
Petr. Petroleum
Ph-ac. Phosphoricum acidum
Phos. Phosphorus
Plat. Platinum metallicum
Puls. Pulsatilla pratensis
Rheum Rheum palmatum
Rhus-r. Rhus radicans
Rhus-t. Rhus toxicodendron
Ruta Ruta graveolens
Samb. Sambucus nigra
Sars. Sarsaparilla officinalis
Sep. Sepiae succus
Sil. Silicea terra
Spig. Spigelia anthelmia
Spong. Spongia tosta
Squil. Squilla maritima
Stann. Stannum metallicum
Staph. Staphysagria
Stram. Stramonium
Sul-ac. Sulphuricum acidum
Sulph. Sulphur lotum
Tarax. Taraxacum officinale
Thuj. Thuja occidentalis
Valer. Valeriana officinalis
Verat. Veratrum album
Verb. Verbascum thapsus
Zinc. Zincum metallicum

Auf den Spuren Hahnemanns im heutigen Sachsen

Die Hahnemann-Denkmäler in Meißen, Leipzig und Köthen

In: Jahrbuch des Instituts für Geschichte der Medizin der Robert Bosch Stiftung. Bd. 6 für 1987. Stuttgart, Hippokrates-Verlag, 1989, S. 129-136

[Text]

129 | Im Rahmen von Studien, die mich unter anderem nach Dresden in die Sächsische Landesbibliothek führten, um dort Schriften HAHNEMANNS einzusehen, die in der Bundesrepublik nur schwer oder gar nicht erreichbar sind[201], hatte ich im Juli 1987 Gelegenheit, auch die wichtigsten Orte zu besichtigen, wo der Begründer der homöopathischen Heilkunst lebte und wirkte. Da sich dort seit den Beschreibungen RICHARD HAEHLS von 1922[202] bzw. RUDOLF TISCHNERS aus dem Jahre 1934[203] nicht wenig verändert hat, sei hier den an der Homöopathie Interessierten kurz vom gegenwärtigen Zustand dieser historischen Stätten berichtet.

Geboren wurde SAMUEL HAHNEMANN bekanntlich in Meißen, nach HAEHL in einem dreistöckigen „Eckhaus"[204] Ecke „Neumarkt" und „Fleischsteg", an dessen Stelle aber bereits im 19. Jahrhundert ein anderes, vierstöckiges Haus gebaut wurde, in dem sich dann ein Restaurant befand.[205] Heute heißt der Platz, an dem es steht, ‚Hahnemanns-Platz', das Restaurant existiert nicht mehr, die Eingangstür ist zugemauert, und unter der von WILLMAR SCHWABE gestifteten HAHNEMANN-Büste ist eine Tafel angebracht mit der Inschrift: „Hier ward geboren / CHR. FR. SAMUEL / HAHNEMANN / Der Begründer der / Homöopathie, / D. 10. April 1755".

Vom Markt aus, wo die aus dem 15. Jahrhundert stammende evangelisch-lutherische Frauenkirche steht, in der HAHNEMANN getauft wurde, führt ein steiles Gässchen hinauf zur gut erhaltenen Albrechtsburg, in der HAHNEMANNS Vater als Porzellanmaler arbeitete. Ihr gegenüber liegt die ehemalige, 1543 gegründete Fürstenschule ‚St. Afra', die HAHNEMANN bis zu seinem 20. Lebensjahr besuchte und in der nun seit 1953 die ‚Hochschule für Landwirtschaftliche Produktionsgenossenschaften' untergebracht ist. Am Eingang des Gebäudes weist eine Inschrift auf den berühmten Schüler LESSING hin, der etwa 30 Jahre vor HAHNEMANN die Fürstenschule besuchte. HAHNEMANN wird dagegen nicht erwähnt.

Wieder unten im Triebischtal, in einem kleinen Park zwischen der Nikolai-Kirche und dem heutigen Standort der Staatlichen Porzellanmanufaktur, findet man – von HAEHL noch nicht erwähnt – auf einem etwa zwei Meter hohen, noch nicht sehr alten Sockel eine Büste HAHNEMANNS (Abb. 1). Es handelt sich wohl um einen Nachguss der von FRANZ WOLTRECK (1800–1847)[206] 1839 in Paris geschaffenen Büste. Die Inschrift am Sockel lautet: „FRIEDRICH / SAMUEL / HAHNE/MANN / 1755 / 1843".

Die alte Universität von Leipzig, an der HAHNEMANN zunächst Medizin studierte (außer in Wien und Erlangen) und an der er später, nach seiner Habilitation 1812, 17 Semester lang Vorlesungen zu seinem ‚Organon der rationellen Heilkunde' hielt, wurde im Zweiten Weltkrieg samt der Universitätskirche zerstört. Lediglich das von KARL FRIEDRICH SCHINKEL (1781–1841)[207] entworfene Portal des ehemaligen Hauptgebäudes blieb erhalten; dieses war aber erst 1836 fertiggestellt worden, als HAHNEMANN bereits in Paris lebte. Das Gebäude der heutigen ‚Karl-Marx- | Universität' wurde am 132 historischen Standort errichtet und 1973 vollendet: ein 34-stöckiges, über 100 Meter hohes, relativ schmales Hochhaus, das wegen seiner Form und des schiefen Dachabschlusses im Volksmund „Weisheitszahn“ heißt.

Nicht weit vom Hauptbahnhof, westlich vom Großen Blumenberg, am heutigen ‚Friedrich-Engels-Platz‘, befindet sich das größte deutsche, bereits 1851 eingeweihte Hahnemann-Denkmal (Abb. 2).[208] An dem etwa zwei Meter hohen Marmorsockel, der die von Carl Johann Steinhäuser (1813–1879)[209] geschaffene, überlebensgroße, sitzende Bronzefigur trägt, ist folgende Inschrift eingemeißelt: „Dem / Gründer der Homöopathie / Sam. Hahnemann / Geb. zu Meissen 10. April 1755 / Gest. zu Paris 2. Juli 1843 / von / seinen dankbaren Schülern / und Verehrern“. Die von der ‚Leipzig-Information‘ herausgegebene Broschüre ‚Leipziger Baudenkmale‘[210] enthält neben einer kurzen Erläuterung[211] auch ein Foto des Denkmals.

Nachdem Hahnemann auf Betreiben einiger Leipziger Apotheker und Ärzte 1820 das Selbstdispensierrecht für diese Stadt entzogen worden war, ging er in die kleine Residenzstadt Köthen, wo er bis zu seiner Übersiedlung nach Paris im Jahre 1835 praktizierte. Sein zweistöckiges Wohnhaus[212] an der „Wallstraße Nr. 270“[213] steht heute noch, jetzt allerdings als Nr. 47, an der stumpfen Ecke der Straße, jedoch nicht mehr als Glied der früheren Häuserzeile, sondern als einzelnes, übriggebliebenes Haus zwischen Baugruben (Abb. 3–5). Über der Haustür ist zu lesen: „In diesem Hause wohnte und / wirkte von 1821 bis 1835 der / Erfinder der Homöopathie / Hofrath Dr. Fried. Christ. Samuel / Hahnemann.“ Links von der Tür hängt zusätzlich eine Denkmalschutz-Tafel mit folgender Aufschrift: „*Similia similibus curentur* / Wohnhaus / Hofseite mit Laubengang / Rauchfang des ehemaligen / Labors von Hahnemann / noch erhalten / um 1730 erbaut“. Da das kleine Häuschen allerdings von zwei größeren Familien bewohnt wird und die Stadt eigentlich nur auf die Erhaltung der Außenfassade Wert legt, wurde nach Auskunft eines der Bewohner das Innere einschließlich des Rauchfangs – im Gegensatz zur Aufschrift außen – inzwischen mehrfach umgebaut und verändert. An der Hofseite, die der Besucher normalerweise gar nicht zu Gesicht bekommt, ist lediglich ein kleines altes Fenster noch original. Im schmalen Garten, wo einst Hahnemanns Gartenhaus stand, in dem er unter anderem ‚Die Chronischen Krankheiten‘ verfasste, befindet sich jetzt ein Anbau und lagert Baumaterial. Auf die Frage, was sie denn von Hahnemann wisse, antwortete eine (erwachsene) Bewohnerin des Hauses: „Der hat so Salben hergestellt...“

In Köthen gab es einstmals zwei Hahnemann-Denkmäler[214]: Das erste ließ Lutze 1855 im Garten seiner Klinik aufstellen, das zweite, das aus je einer Büste Hahnemanns und Lutzes sowie einer Hygieia-Statue in einem Halbkreis bestand, errichtete 1897 Wittig gegenüber von Lutzes Klinik. Das erstere ist heute völlig verschwunden, von letzterem stehen nur noch die beiden Sockel neben der beschädigten Hygieia (Abb. 6). Was aus den beiden Bronze-Büsten geworden ist, wusste man auch im Heimatmuseum nicht zu sagen. Obwohl auf dem einen Sockel groß und deutlich „Dr. med. Samuel / Hahnemann“ und auf dem anderen „Dr. med. Arthur / Lutze“ steht, wird dieser verbliebene Rest des ehemaligen Denkmals an der Ecke der heutigen ‚Springstraße‘ und ‚Theaterstraße‘ in der vom ‚Rat der Stadt Köthen‘ herausgegebenen Touristenbroschüre ‚Köthen‘[215] als „Naumanndenkmal“ bezeichnet (Johann Friedrich Naumann, 1780–1857, Begründer der deutschen Ornithologie).

| Am Rande erwähnt sei noch die auf der ge- 135
genüberliegenden Straßenseite befindliche frühere Heilanstalt von Lutze, an deren Eingang nun ebenfalls eine Denkmalschutz-Tafel hängt: „D6 / C30 / Ehemalige Klinik des / Homöopathen / Dr. Lutze / 1854 Erbaut Baustil Neugotik / Jetzt Rat des Kreises“. Eine Besichtigung des Hofes, geschweige denn des Inneren des Gebäudes, ist Personen mit West-Pass grundsätzlich nicht möglich.

Soweit zum Zustand der materiellen Denkmäler. Was die heute in der DDR praktizierte Homöopathie betrifft, konnte ich in Gesprächen mit Apothekern, unter anderem in der alten ‚Löwenapotheke‘ in Köthen sowie in Naumburg, nur so viel erfahren: Die wenigen Apotheken, die überhaupt homöopathische Mittel führen, haben ungefähr die 100 gängigsten Mittel vorrätig: alle jedoch nur in der D4, Dil., 20 ml zu 1.05 Mark. C- oder Q-Potenzen, Globuli oder überhaupt Hochpotenzen gibt es nicht.

Das Schattendasein, das die Homöopathie heute in der DDR führt, und die mangelnde Pflege der HAHNEMANN-Denkmäler – beides spiegelt eine Haltung gegenüber dem geistigen Erbe des Begründers der Homöopathie wider, die man bedauern muss. Es ist zu wünschen, dass dort, wo HAHNEMANN den größten Teil seines Lebens verbracht hat, seinem Andenken mehr Aufmerksamkeit gewidmet, vor allem aber der Homöopathie selbst mehr praktische Entfaltungsmöglichkeiten gewährt werden.

[Abbildungen]

Die literarischen Belege Samuel Hahnemanns für das Simile-Prinzip (1807–1829)

In: Jahrbuch des Instituts für Geschichte der Medizin der Robert Bosch Stiftung. Bd. 7 für 1988. Stuttgart, Hippokrates-Verlag, 1990, S. 161-187

[Einführung]

161 | Nachdem SAMUEL HAHNEMANN 1796 zum ersten Mal sein ‚Neues Prinzip zur Auffindung der Heilkräfte der Arzneisubstanzen' („*similia similibus*") bekannt gegeben hatte,[216] veröffentlichte er ab 1805 nicht nur methodisch-systematische Lehrbücher einer ausschließlich auf dem Ähnlichkeits-Prinzip begründeten Heilkunde,[217] sondern auch sogenannte „reine Arzneimittellehren", das heißt von ihm gesammelte Beobachtungen über die Wirkungen bestimmter Substanzen auf den Zustand sowie das Befinden gesunder Menschen. So erschienen von 1805 bis 1839 nacheinander die ‚Fragmenta de viribus medicamentorum positivis ...', die sechs Bände der ‚Reinen Arzneimittellehre' (drei Auflagen) und die fünf Bände der ‚Chronischen Krankheiten ...' (zwei Auflagen).[218] Die Prüfungssymptome, die sich in diesen insgesamt circa 9.000 Seiten finden, wurden zum größten Teil entweder von HAHNEMANN selbst oder aber von Angehörigen, Studenten, Ärzten oder ehemaligen Patienten beobachtet.[219]

Weil seine Darstellung des „neuen Prinzips" („*similia similibus*") auf die Fachwelt zunächst allerdings nur „wenig Eindruck" gemacht hatte[220] und eine Sammlung von Arzneimittelprüfungs-Symptomen an Gesunden allein noch nicht unmittelbar deren Heilsamkeit bei Kranken beweisen kann, sah sich HAHNEMANN bald veranlasst, neben dem Versuch einer theoretischen Begründung der Rationalität seines Ansatzes dafür auch einen Nachweis der praktischen Bestätigung zu erbringen. Auf Berichte über ihm selbst gelungene Heilungen nach dem *Simile*-Prinzip verzichtete er dabei jedoch bewusst, da ihm klar war, dass auf diese Weise ein Skeptiker niemals zu überzeugen gewesen wäre, hätte er doch bloß HAHNEMANNS Seriosität anfechten müssen, um allein damit dessen Erfolge anzweifeln und ihnen jede Beweiskraft absprechen zu können.[221]

Um seine eigene Person möglichst ganz auszuklammern, versuchte HAHNEMANN daher, die Evidenz des Ähnlichkeits-Prinzips nicht durch eigene Fälle, sondern vielmehr anhand der allgemein anerkannten und (zumindest bis dahin) unhinterfragten Beobachtungen anderer ärztlicher Schriftsteller zu belegen. Tatsächlich fand er bei den circa 50 von ihm untersuchten Arzneisubstanzen, dass die verschiedensten Autoren während der Anwendung eines bestimmten Mittels oft die Heilung gerade derjenigen Symptome bemerkten, die andere durch eben dieses entstehen sahen. Ohne sich der nach HAHNEMANN diesem Phänomen zugrunde liegenden Gesetzmäßigkeit bewusst gewesen zu sein bzw. ohne diese gar „szientifisch anzuerkennen", bestätigten für HAHNEMANN diese Ärzte somit gerade das, was er selbst glaubte, an Beispielen zeigen zu müssen: „daß in allen Zeitaltern schnelle und dauerhafte Heilungen, wenn es auch die Heilkünstler nicht beabsichtigten, doch nur durch Arzneien vollführt wurden, welche in diesen Fällen homöopathisch wirkten".[222]

Wenngleich für die praktische (homöopathische) Zuordnung eines Mittels zu einem gegebenen Krankheitszustand nach HAHNEMANN natürlich immer die „Gesamtheit der Symptome" bzw. vorzüglich „die auffallenderen, sonderlichen, cha- | rakteristischen Zeichen" zu be- 162 rücksichtigen sind[223] und es daher zum Teil auf sehr feine Unterschiede in der Symptomatik ankommt, sieht er in den von ihm aufgeführten relativ undifferenzierten Beschwerden aus früheren „Geschichten von Arzneikrankheiten" dennoch bereits „die ersten Anfangsgründe der Arzneistofflehre".[224] Gerade die Übereinstimmung zumindest der Grundzüge in der Wirkung eines Mittels bei fast allen Autoren ist es, die überhaupt eine diesbezügliche Gesetzmäßigkeit annehmen und dann auch gezielt nach dieser suchen lässt.[225]

Von 1807 bis 1829, zunächst in einem Aufsatz in HUFELANDS ‚Journal', dann in den ersten vier Auflagen des ‚Organons', veröffentlichte HAHNEMANN die von ihm zusammengetragenen Belege aus der medizinischen Literatur stets in vollem Umfang,[226] und selbst in der 1833 erschienenen sowie in der letzten, 1842 fertiggestellten ‚Organon'-Auflage verwies er – in Anbetracht des inzwischen beträchtlich angewachsenen Umfangs der ‚Einleitung' – dennoch nach wie vor auf die in den früheren Auflagen einzeln aufgeführten Beispiele.[227] Niemals distanzierte er sich also von ihnen.

Da nun – im Gegensatz etwa zu den jeweils letzten Auflagen sonstiger Werke HAHNEMANNS – gerade die fünf Schriften, die die erwähnten literarischen Bestätigungen für das *Simile*-Prinzip enthalten, heute nur noch schwer zugänglich sind,[228] werden diese im Folgenden vollständig zusammengestellt. Während in den zum Teil recht mühsam zu lesenden Originaltexten HAHNEMANNS außerdem sowohl die Zahl als auch die Reihenfolge der abgehandelten Arzneimittel sich von Auflage zu Auflage öfters ändert,[229] wird hier versucht, durch eine systematische bzw. alphabetische Anordnung die Übersicht über die einzelnen Mittel zu erleichtern. Eine klare Trennung von „erzeugten" und „geheilten" Symptomen (in Form von zwei nebeneinanderstehenden Spalten) erlaubt zudem einen raschen Vergleich.

Im ganzen ist die Darstellung in zwei Teile gegliedert: Diejenigen 32 Arzneimittel, die sich auch in der *Materia medica* HAHNEMANNS finden, werden unter a) aufgeführt. Sie sind nach ihren in der Homöopathie inzwischen einheitlich gebrauchten lateinischen Namen bzw. deren Abkürzungen alphabetisch angeordnet.[230] Da HAHNEMANN in den genannten Werken jedoch meist deutsche Bezeichnungen verwendet, sind auch diese – in Original-Orthographie und kursiv – angegeben. Um nun in jedem Fall verifizieren zu können, dass deren Zuordnung zu der vorangestellten Abkürzung des heute gebräuchlichen Namens auch wirklich zutrifft, wurden daneben noch die von HAHNEMANN in seinem ‚Apothekerlexikon' genannten Synonyma der einzelnen Arzneien in eckige Klammern gesetzt: als erstes jeweils der lateinische Name (meist nach LINNÉ), dann die deutsche Bezeichnung, unter der das Mittel in jenem Nachschlagewerk zu finden ist.[231]

Unter b) folgen dann – nach ihren deutschen Namen alphabetisch angeordnet und ebenfalls unter Hinzufügung der Synonyme aus dem ‚Apothekerlexikon' – zunächst 16 sonstige Arzneipflanzen, danach – gemäß ihrer deutschen Benennung durch HAHNEMANN – weitere 16 Substanzen bzw. Einflüsse, die zwar gewöhnlich nicht als Medikamente angesehen werden, aber dennoch Auswirkungen auf den Gesundheitszustand der Menschen haben (Wein, Elektrizität, Wärme, Kuhpocken usw.). Analog zu a) wird auch bei den hier aufgeführten 32 sonstigen pflanzlichen Mitteln sowie anderen Therapieformen stets die Original-Orthographie wiedergegeben.

| Für jedes Mittel sind – in den Spalten „er- 163
zeugt" bzw. „heilt" – die jeweiligen Symptome in der Reihenfolge aufgelistet, wie HAHNEMANN sie selbst erwähnt hat. Kommen einzelne Symptome nicht in allen fünf, sondern nur in einzelnen Schriften vor, sind die aus späteren Schriften denen aus früheren vorangestellt. Grundsätzlich sind alle aufgeführten Symptome wörtliche Zitate HAHNEMANNS; nur selten verlangten die Überschriften „erzeugt" bzw. „heilt" Substantivierungen einzelner Verben. Alle Zitate sind prinzipiell in der Version der jeweils letzten Auflage, in der sie erschienen, angegeben.

Wie ausführlich und genau HAHNEMANN bestimmte Symptome belegte, sieht man an den anschließenden Quellenangaben (in runden Klammern). Die darauffolgenden Angaben (in eckigen Klammern) zeigen, in welchen Werken bzw. in welchem Jahr sowie auf welcher Seite Hahnemann das Symptom aufgeführt hat.[232] Nannte Hahnemann in den einzelnen Schriften unterschiedlich viele Gewährsleute, werden stets sämtliche zitierten Autoren angegeben, und zwar in der Reihenfolge der letzten Version Hahnemanns; nur wenn ein Autor ausschließlich in früheren Schriften vorkommt, ist er in eckige Klammern gesetzt. Bei verschieden abgekürzten Titeln der zitierten Abhandlungen ist die jeweils längste Version übernommen, bei zunächst falschen, dann aber von Hahnemann selbst korrigierten Quellenangaben nur die letzte aufgeführt; abweichende frühere Angaben stehen dagegen in eckigen Klammern. Aus Gründen der Übersichtlichkeit sind ferner die von Hahnemann zur Trennung von Autornamen und Werktitel benützten Klammern durch einen Doppelpunkt ersetzt.

Die insgesamt relativ seltene Verwendung der Abkürzungen „a.a.O." und „Ebend." ist bei Hahnemann nicht einheitlich: Beide können sich auf den Namen eines Autors beziehen, der mehrere Anmerkungen vorher genannt worden war, darüber hinaus bezieht sich „Ebend." aber auch direkt auf die vorausgehende Anmerkung. In der nachfolgenden Übersicht ist Hahnemanns „Ebend." nur dann übernommen, wenn innerhalb derselben Rubrik der Bezug auf die unmittelbar darüber stehende Literaturangabe eindeutig ist; ansonsten ist die von Hahnemann gemeinte Stelle in eckigen Klammern ergänzt. Gleiches gilt auch für die wenigen Fälle, wo Hahnemann nach der Beschreibung einiger Symptome lediglich – ohne all diese noch einmal aufzuzählen – zum Beispiel bemerkt: „ähnliches wurde geheilt" (bzw. „erregt"); in der entsprechenden Rubrik sind diese ebenfalls in eckigen Klammern aufgeführt.

Im Gegensatz zu den bei Hahnemann selbst relativ unübersichtlich über fast 250 Seiten verstreuten und daher nicht ohne weiteres aufzufindenden Angaben ermöglicht die Zusammenstellung der literarischen Belege Hahnemanns zum *Simile*-Prinzip nun auch einfache vergleichende Betrachtungen: So lässt sich leicht sehen, dass Hahnemann zum Beispiel sowohl einzelne Arzneimittel als auch bestimmte Symptome derselben über 23 Jahre (1807–1829) stets beibehalten hat, andere dagegen ließ er ab einem bestimmten Zeitpunkt weg, wieder andere ergänzte er erst später.[233] Viele dieser Befunde spiegeln natürlich bestimmte historische Momente in seiner Entwicklung wider.

Dass Hahnemann ab 1819 etwa die Behandlung von „Verbrennungen durch Annäherung ans Feuer" in seine Sammlung mit aufnahm, lässt sich wohl am besten aus seinem Streit mit Dzondi um die richtige Therapie von Verbrennungen (1816/1817) verstehen.[234] Die Umformulierung des Krätze-Symptoms von *Sulphur* | (bis 1819: 164
„heilt die wahre Krätze der Wollarbeiter dauerhaft und spezifisch"; ab 1824: „heilt manchen krätzartigen Ausschlag") ist wiederum im Zusammenhang mit Hahnemanns in jener Zeit heranreifenden Psora-Theorie zu sehen.[235] Während er bis 1810 die Symptome, die *Rhus radicans* und *Rhus toxicodendron* erzeugten und heilten, noch trennte, fasste er diese ab 1819 zusammen und sah in beiden Namen nunmehr lediglich verschiedene Bezeichnungen ein und derselben Pflanze – ganz in Übereinstimmung mit seiner an anderer Stelle bereits 1816 veröffentlichten Auffassung.[236]

Ein Vergleich der Belege der einzelnen Symptome in den fünf genannten Schriften zeigt weiterhin, dass Hahnemann bis 1810 meist nur den Namen eines bestimmten Autors, nicht aber die betreffende Abhandlung angab. Ab 1819 zitierte er dagegen meist wesentlich genauer (einschließlich der Erscheinungsorte und -jahre der jeweiligen Werke und Zeitschriften sowie der entsprechenden Seitenzahlen), was vielleicht damit zusammenhängt, dass er ab 1812 als Privatdozent an der Leipziger Universität lehrte.[237] In zunehmendem Maß bezog er sich nun auch auf die einzelnen Bände seiner ab 1811 erschienenen „Reinen Arzneimittellehre".[238]

Um nun sowohl das genaue Ausmaß von Hahnemanns bibliographischen Bemühungen als auch den Grad der Genauigkeit der von ihm angeführten Literaturstellen überblicken zu können, wurden diese im übrigen auch alphabetisch aufgelistet. Anstatt dieses Register der Autoren bzw. Schriften hier abzudrucken,[239] genügt es, kurz auf einige wichtige Ergebnisse hinzuweisen: Von circa[240] 265 zitierten Autoren gab Hahnemann auch deren von ihm herangezogene Schriften an, zu weiteren 10 Schriften nannte er keinen Autor und bei circa 234 Autoren verzichtete er auf die Angabe der entsprechenden Abhandlung; circa 160 von diesen letzteren finden sich nicht unter den zuerst genannten circa 265 Autoren, circa 74 kommen dagegen auch dort bereits vor.

Unschwer zu erkennen ist außerdem, dass Hahnemann Gewährsleute aus fast allen Epochen der Medizingeschichte anführt: einzelne hippokratische Schriften, Galen (130–199), Alexander von Tralles (6. Jh.), Nikolaos Myrepsos (13./14. Jh.), Amatus (1511–1568) und Zacutus Lusitanus (1576–1642), Gabriele Fallopio (1523–1565) ebenso wie auch „Modernere“: Sydenham (1624–1663), Stahl (1660–1734), Friedrich Hoffmann (1660–1742), Boerhaave (1668–1738), Werlhof (1699–1767), de Haen (1704–1776), de Sauvages (1706–1767), Linné (1707- 1778), von Haller (1708–1777), Cullen (1712–1790), Hunter (1728–1793), von Stoerck (1731–1803), von Quarin (1733–1814), Withering (1741–1799), Hufeland (1762–1836), Alexander von Humboldt (1769–1859), Rademacher (1772–1850), Home (1783–1832) usw.

Insgesamt sind es nicht weniger als 425 Autoren, die Hahnemann zitiert. Berücksichtigt man dabei, dass er von manchen Verfassern mehrere Werke heranzieht, so ergibt sich eine staunenswerte Belesenheit, die der Begründer der Homöopathie ergänzend zu den eigenen Arzneimittelprüfungen aufbietet, um das *Simile*-Prinzip zu stützen.

[Hahnemanns Belege]

a) 32 Mittel aus der späteren Materia medica Hahnemanns

[Acon.]

| Sturmflut [Aconitum Napellus, L.; Napellsturm- 166
hut]

erzeugt:

Glieder- und Gelenkschmerzen

(A. Richard bei P. Schenck) [1807, 37; 1810, XXIX]

heilt:

Glieder- und Gelenkschmerzen

(viele Aerzte bei Murray) [1807, 37f.; 1810, XXIX]

[Agar.]

Fliegenschwamm [Agaricus muscarius, L.; Fliegenblätterschwamm]

erzeugt:

Zittern, Convulsionen, Fallsucht

(Georgi: Beschreibung aller Nat. des russischen Reichs, S. 78. 267. 281. 321. 329. 352; u.a.) [1807, 9; 1810, IX; 1819, 33; 1824, 4; 1829, 55]

heilt:

Convulsionen mit Zittern begleitet

(Ch. G. Whistling: Diss. de virt. Agar. musc. Jen. 1718. S. 13) [1807, 9; 1810, IX; 1819, 33; 1824, 4f.; 1829, 55]

eine Art Fallsucht

(J. Ch. Bernhardt: Chym. Vers, und Erfahr., Leipz. 1754. obs. 5. S. 324. Auch Gruner, Diss. de virib. agar. musc. Jen. 1778. S. 13) [1807, 9; 1810, IX; 1819, 33; 1824, 5; 1829, 55]

[Arn.]

| Wohlverleih [Arnica montana, L.; Fallkraut- 167
wohlverleih]

erzeugt:

bei durch Stoß und Quetschungen beschädigten Personen Seitenstiche, Brech-Reiz, krampfhafte, stechende und brennende Schmerzen in den Hypochondern, mit [großer] Aengstlichkeit und Zittern begleitet, ein willkührliches Zusammenfahren, wie von elektrischen Stößen, wachend und im Schlafe, ein Kriebeln in den beschädigten Theilen u.s.w.

([de] Meza; Vicat; Crichton; Collin; Aaskow; Stoll; J. Chr. Lange: s. RAL. 1, S. 246 bis 248; I. zw. Ausg. S. 487-504) [1807, 35; 1810, XXIII; 1819, 47; 1824, 16; 1829, 67]

heilt:

die Zufälle von Stoß, Quetschung [und Fall], folglich die Quetschung[skrankheit] selbst

(namenlose Menge von Aerzten und ganze Völkerschaften) [1807, 35; 1810, XXIV; 1819, 47f.; 1824, 16f.; 1829, 67]

[Ars.]

Arsenik [Arsenicum album; Weißer Arsenik]

erzeugt:

sehr schmerzhafte, und sehr schwer heilbare Knoten

(Amatus der Portugiese: Obs. et Cur. Cent. II. Cur. 34) [1807, 10f.; 1810, XXXVII; 1819, 69; 1824, 34; 1829, 85]

tief eindringende, bösartige Geschwüre

(Heimreich: In Acta Nat. Cur. II. obs.10; Knape: Annalen der Staatsarzneik. I. I) [1807, 11; 1810, XXXVII; 1819, 69; 1824, 34; 1829, 85f.]

krebsartige Geschwüre

(Heinze: Bei Ebers in Hufeland's Journal der pr. Arzneikunde. 1813. Sept. S. 48) [1819, 69; 1824, 34; 1829, 86]

schnell in Brand übergehende Entzündungsgeschwülste

(Degner: Acta Nat. Cur. VI; Knape: Annalen der Staatsarzneik. [I. I]) [1807, 11; 1810, XXXVII; 1819, 69f.; 1824, 34; 1829, 86]

schwarze Blattern

(Verzascha: Observ. medic. Cent. Bas. 1677. obs. 66; Pfann: Sammlung merkwürd. Fälle, Nürnb. 1750. S. 119 [129]. 130) [1819, 70; 1824, 35; 1829, 86]

die meisten Zufälle einer bösartigen rothen Ruhr

(Dan. Crüger; J.C. Grimm) [1807, 11; 1810, XXXVIIf.]

Fieber

(fast alle Beobachter; insbesondre: Amatus der Portugiese; Degner; Buchholz; Heun; Knape: s. RAL. II) [1807, 11f.; 1810, XXXVIII; 1819, 70; 1824, 35; 1829, 86f.]

Beklemmung des Athemholens

(Otto Tachenius; Guilbert; Preussius; Thilenius; Pyl) [1807,12; 1810, XXXVIII; 1819, 70; 1824, 35; 1829, 87]

| fast erstickende Schwerathmigkeit 168

(Greiselius: Misc. Nat. Cur. Dec. I. ann. 2. S. 149) [1807, 12; 1810, XXXVIIIf.; 1819, 70f.; 1824, 35; 1829, 87]

ein beim Gehen plötzlich entstehendes Asthma mit Sinken der Kräfte

(Majault: In Samml. a. Abhandl. f. pr. Aerzte, VII. I) [1807, 12; 1810, XXXIX; 1819, 71; 1824, 35f.; 1829, 87]

langwierigen trockenen Husten

(Stoerck) [1807, 12]

heilt:

Gesichtskrebs

(G. Fallopius: De ulceribus et tumoribus, lib. 2. Venet. 1563; Bernhardi: In Journal de medecine, Chirurg, et pharm. LVII. 1782. Mars; Roennow: Konigl. Vetensk. acad. Handl. f. a. 1776; Gui von Chauliac; Theodoric; Valescus von Taranta; Penet; Cosme; u.a.) [1807, 10; 1810, XXXVII; 1819, 68f.; 1824, 34; 1829, 85]

Pestbeulen und Carbunkel

(Angelus Sala: Anatom, vitrioli Tr. II. in Opera med. chym. Frft. 1647. S. 381. 463) [1807, 11; 1810, XXXVII; 1819, 69; 1824, 34; 1829, 86]

eine Art rother Ruhr

(Galenus; Zacutus der Portugiese; Slevogt; Molitor) [1807, 11; 1810, XXXVIII]

einige Arten von Wechselfiebern

(Nicol. Myrepsus; Slevogt; Molitor; Jacobi; J.C. Bernhardt; Jüngken; Fauve; Brera; Darwin; May; Jackson; Fowler) [1807, 11; 1810, XXXVIII; 1819, 70; 1824, 35; 1829, 86]

(einige Arten) der Brustbräune

(Edw. Alexander: Medic. Comment. of Edinb. Dec. II. T. I. S. 85) [1807, 12; 1810, XXXVIII; 1819, 70; 1824, 35; 1829, 87] convulsivischen Husten

(Ferriar) [1807, 12]

[Bell.]

Belladonne [Atropa belladonna L.; Belladonnschlafbeere]

erzeugt:

[mehrere Zufälle von Wasserscheu, z.B.] das vergebliche Haschen nach Schlaf, das ängstliche Athemholen, der [ängstliche,] brennende Durst nach Getränke[n], welches die Person kaum erhält, als sie es schon wieder von sich stößt, bei rothem Gesichte, stieren und funkelnden Augen

(J.F.C. Grimm) [1807, 36; 1810, XXIV; 1819, 48f.; 1824, 17f.; 1829, 68] Ersticken erregendes Niederschlingen des Getränks bei übermäsigem Durste (El. Camerarius; Sauter) [1807, 36; 1810, XXV; 1819, 49; 1824, 18; 1829, 68f.]

Unvermögen zu schlucken

(May; Lottinger; Sicelius; Buchave; d'Hermont; Manetti; Vicat; Cullen) [1807, 36; 1810, XXV; 1819, 49; 1824, 18; 1829, 69]

mit Furchtsamkeit abwechselnde Begierde, nach den Umstehenden zu schnappen

(Sauter, Dumoulin; Buchave; Mardorf), und umher zu spucken (Sauter), auch wohl zu entfliehen (Dumoulin; Eb. Gmelin; Buc'hoz) [1807, 36f.; 1810, XXV; 1819, 49f.; 1824, 18; 1829, 69]

beständige Regsamkeit des Körpers

(Boucher; Eb. Gmelin; Sauter; s. RAL. I. Th.) [1807, 37; 1810, XXV; 1819, 50; 1824, 18: 1829, 69]

besondre Arten von Wahnsinn [Belladonne-Geisteskrankheiten]

(Rau; Grimm; Hasenest; [May;] Mardorf; Hoyer; Dillenius; u.a.: [RAL. I. Th.]) [1807, 37; 1810, XXVI; 1819, 50; 1824, 18; 1829, 69]

einen schlagflußähnlichen Zustand

(J.J. Wagner; Porta; Ehrhardt) [1807, 37]

Lähmungen der Sprach- und Schlingorgane

(Sauvages; Hasenest; Rau; Wagner; Lottinger; Buchave; Manetti) [1807, 37]

| eine Art Amaurosis mit vielfarbigen Flecken vor den Augen 169

(Sauter: Hufeland, Journal der pract. Arzneik. XI; Buchholz: [Hufeland, Journal der pract. Arzneik.] V. I. S. 252) [1810, XXVI; 1819, 51; 1824, 19; 1829, 70]

heilt:

eine (die durch sie heilbare) Art von Wasserscheu und Hundswuth [Hydrophobie]

(Th. de Mayerne: Praxeos in morbis internis syntagma alterum, Aug. Vindel. 1697. S. 136; Münch: Beobachtungen bei angewendeter Belladonne bei den Menschen. Stendal 1789; Buchholz: Heilsame Wirkungen der Belladonne in ausgebrochener Wuth. Erfurt 1785; Neimike: In J.H. Münch's Beobachtungen. I. Th. S. 74) [1807, 36; 1810, XXIVf.; 1819, 48; 1824, 17; 1829, 67f., 97]

Arten von Manie und Melancholie

(Evers; Schmucker; Schmalz; Münch Vater und Sohn; u.a.) [1807, 37; 1810, XXVI; 1819, 50; 1824, 18; 1829, 69]

Schlagfluß

(Evers bei Schmucker) [1807, 37]

Lähmung der Sprach- und Schlingorgane

(Selle) [1807, 37]

eine Amaurosis mit vielfarbigen Flecken vor den Augen

(Henning: Hufeland, Journ. XXV. IV. S. 70-74) [1810, XXVI; 1819, 50; 1824, 18f.; 1829, 69f.]

[Camph.]

Kampher [Camphora]

erzeugt:

[Nervenfieber mit verminderter Körperwärme, verminderter Empfindung und gesunkenen Kräften]

(Will. Alexander; Cullen; Fr. Hoff mann: s. RAL, IV) [1807, 38; 1810, XXIX; 1819, 55; 1824, 22; 1829, 73]

heilt:

[sogenannte, schleichende] Nervenfieber mit verminderter Körperwärme, verminderter Empfindung und gesunkenen Kräften

(Huxham: Opera, Tom. I. S. 172 und Tom. II. S. 84) [1807, 38; 1810, XXIX; 1819, 54; 1824, 22; 1829, 73]

[palliativ hebt er:

die bis zur höchsten Schmerzhaftigkeit erhöhete Empfindlichkeit des Organismus mit Hitze verbunden in der Influenza]

[Canth.]

Spanische Fliegen [Lytta vesicatoria, Gm.; Kantharide]
erzeugen:

Harnverhaltung mit Harnzwang

(Joh. Camerarius; Baccius; van Hilden; Forest; J. Lanzoni; van der Wiel; Werlhoff: s. FVMP, Lipsiae 1805. I. S. 82. 83) [1807, 29; 1810, XXXIII; 1819, 63f.; 1824, 30; 1829, 81]

schmerzhafte Ischurie, Harnbrennen

(fast alle Beobachter) [1807, 31; 1810, XXXV; 1819, 65; 1824, 31; 1829, 82]

Entzündung der Harnröhre

(Wendt) [1807, 31; 1810, XXXV; 1819, 65; 1824, 31; 1829, 82]

[eine Art] entzündungsartigen Tripper

(Wichmann: Auswahl aus den Nürnberger gelehrten Unterhaltungen. I. S. 249. Anmerk.) [1807, 31; 1810, XXXV; 1819, 65; 1824, 31; 1829, 82f.]

Hüftweh

(van Flilden) [1807, 30; 1810, XXXIV]

heilen:

ähnliche schmerzhafte Dysurien, die schmerzhaftesten, ohne mechanische Hinderung entstandenen Ischurien

(fast alle griechischen Aerzte; Fabr. ab Aquapendente; Capivaccius; Riedlin; Th. Bartholin: Epist. 4. S. 345; Young: Philos. transact. No. 280; Smith: Medic. Communications, II. S. 505; Raymond: In auserlesene Abh. für pr. Aerzte. III. S. 460; de Meza: Acta reg. soc. med. havn. II. S. 302; Brisbane: Auserlesene Fälle der ausübenden Arz. Altenb. 1777; Huxham: Opera, Edit. Reichel. Tom. II. S. 124; u.a.) [1807, 29f.; 1810, XXXIIIf.; 1819, 64f.; 1824, 30f.; 1829, 82]

frischen, entzündlichen Tripper

(Sachs von Lewenheim; Hannaeus; Bartholin; Lister; Mead; Werlhoff) [1807, 30; 1810, XXXIVf.; 1819, 65; 1824, 31; 1829, 82]

Hüftweh

(Hollerius; Riedlin; Boerhaave; Tralles; Tissot; Medicus; Toae; u.a.) [1807, 30; 1810, XXXIV]

[Chin.]

| Chinarinde [Cortex peruvianus, C. chinae; von Cinchona officinalis, L.; Fieberchinabaum] 170
erzeugt:

Magendrücken

(Percival; Stahl; Quarin; u.a.: s. RAL, III) [1807, 33; 1810, XXI; 1819, 44; 1824, 14; 1829, 64]

Erbrechen und Durchfall

(Morton; Friborg; Bauer; Quarin) [1807, 33; 1810, XXI; 1819, 44; 1824, 14; 1829, 64f.]

Ohnmachten

(Dan. Crüger; Morton) [1807, 33; 1810, XXI; 1819, 44; 1824, 14; 1829, 65]

einen großen Schwächezustand

(mehrere) [1807, 33; 1810, XXI; 1819, 44; 1824, 14; 1829, 65]

eine Art Gelbsucht

(Thomson; Richard; Stahl; C.E. Fischer) [1807, 33; 1810, XXI; 1819, 44; 1824, 14; 1829, 65]

Bitterkeit des Mundes

(Quarin; Fischer) [1807, 33; 1810, XXI; 1819, 44; 1824, 14; 1829, 65]

[harte] Anspannung des Unterleibes

(mehre Andre) [1807, 33; 1810, XXI; 1819, 44f.; 1824, 14; 1829, 65]

ein ungemeines Sinken der Kräfte, erschlafften Zustand [des] Leibes und der Seele, Unverdaulichkeit und Eßlust-Mangel [Anorexie]

(Cleghorn; Friborg; Crüger; Romberg; Stahl; Thomson; u.a.: s. [RAL. III]) [1807, 33f.; 1810, XXII; 1819, 45; 1824, 14; 1829, 65]

heilt:

Wechselfieber mit eben diesen vereinigten Beschwerden und Krankheitszuständen [Magendrücken, Erbrechen und Durchfall, Ohnmächten, großen Schwächezustand, eine Art Gelbsucht, Bitterkeit des Mundes, harte Anspannung des Unterleibes]

(Torti; Cleghorn) [1807, 33; 1810, XXI; 1819, 45; 1824, 14; 1829, 65]

erschöpften Zustand, Unverdaulichkeit und Appetitlosigkeit [Anorexie] nach acuten, besonders mit Blutabzapfen [Blutlassen] und Kräfte raubenden [erschöpfenden] Ausleerungsmitteln behandelten Fiebern

[1807, 33; 1810, XXI; 1819, 45; 1824, 14; 1829, 65]

[Clem.]

Brenn-Waldrebe [Clematis erecta L.]

erzeugt:

krätzartige Ausschlagsblühten [Pusteln] über den ganzen Körper

(Stoerck: [Libell. de Flamm. Jovis. Viennae 1769]. S. 33) [1807, 16; 1810, XIIIL; 1819, 37; 1824, 8; 1829, 59]

heilt:

eine Art langwierigen, feuchten, fressenden, allgemeinen, krätzartigen Ausschlag

(Stoerck: [Libell. de Flamm. Jovis. Viennae 1769], Cap. 13) [1807, 16; 1810, XIII; 1819, 37; 1824, 8; 1829, 59]

[Con.]

Fleckenschierling [Conium maculatum, L.]

erzeugt:

Engbrüstigkeit

(Baylies) [1807,13; 1810, X]

verkürztes, keuchendes Athemholen

(Stoerck) [1807,13; 1810, X]

heftigen Husten

(Lange) [1807,13; 1810, X]

trockenen Husten, sehr gewaltsamen Husten, nächtlichen Husten

(Stoerck) [1807, 13; 1810, X]

Kurzäthmigkeit und eine Art nächtlichen Keuchhusten

(Landeutte) [1807, 13; 1810, XL]

Strangurie

(Lange; Ehrhardt) [1807, 14; 1810, XI]

| plötzliche Blindheit 171

(Amatus der Portugiese) [1807, 14; 1810, XI]

Gesichtsverdunklung

(Baylies; Andree) [1807, 14; 1810, XI]

Gesichtsschwäche

(Gatacker) [1807, 14; 1810, XI]

heilt:

nächtliches Asthma

(Boulard) [1807, 13; 1810, XI]

konvulsivischen Husten nach unterdrückter Krätze

(Stoerck) [1807, 13; 1810, XI]

hartnäckigen Husten

(Viventius) [1807, 13; 1810, XI]

eine Art Keuchhusten

(Butter; Armstrong; Lentin; Ranoe) [1807, 13f.; 1810, XI]

Harnwinde

(Stoerck) [1807, 14; 1810, XI]

schwarzen Staar

(Stoerck) [1807, 14; 1810, XI]

[Cupr.]

Kupfer [Cuprum, Venus]

erzeugt:

Convulsionen

(Tondi; Ramsay; Fabas: bei Unzer; Pyl; Cosmier) [1807, 40; 1810, XXXIX; 1819, 71; 1824, 36; 1829, 87] wiederholte epileptische Anfälle

(Jac. Lazerme: De morbis internis capitis, Amstel. 1748. S. 253; Pfündel: In Hufeland's Journal der pr. Arzneik. II. S. 274. und nach Burdach's Zeugnis, s. System d. Arzneien. I. Leipz. 1807. S. 284) [1807, 40; 1810, XXXIX; 1819, 71; 1824, 36; 1829, 87]

heilt:

eine Art Veitsdanz

(R. Willan: In Samml. a. Abhandl. f. pr. Aerzte, XII, S. 62; Walcker: Ebend. XI. III. S. 672; a Thuessink: Waarnemingen, No. 18; Delarive: In Kühn's, Phys. med. Journ. 1800. Jan. S. 58) [1807, 40; 1810, XXXIX; 1819, 71; 1824, 36; 1829, 87f.]

eine Art Fallsucht

(Batty; Baumes; Bierling; Boerhaave; Causland; Cullen; Duncan; Feuerstein; Helvetius; Lieb; Magennis; C.Fr. Michaelis; Reil; Rüssel; Stisser; Thilenius; Weißmann; Weizenbreyer; Whithers; Pasquallati; u.a.) [1807, 40; 1810, XXXIX; 1819, 71f.; 1824, 36; 1829, 88]

[Dulc]

Bittersüß [Solanum dulcamara L.; Bittersüßnachtschatten]

erzeugt:

mancherlei Verkältungsbeschwerden bei feuchtkalter Luft

(Carrere und Starcke: [Carrere (und Starcke), Abhandlung über die Eigenschaften des Nachtschattens oder Bittersüßes. Jena, 1786. S. 20-23]. S. 140. 249; de Haen) [1807, 26; 1810, XVI; 1819, 40; 1824, 10; 1829, 61]

Convulsionen

(Fritze: Annalen des klinischen Instituts. III. S. 45) [1819, 40; 1824. 10; 1829, 61]

Convulsionen mit Delirien

(de Haen: Ratio medendi, Tom. IV. S. 228) [1819, 40; 1824, 10; 1829, 61]

Rauhheit der Zunge

(Carrere) [1807, 26; 1810, XVI]

eine Art Leucorrhöe

(Carrere) [1807, 26; 1810, XVI]

eine Art Flechten

[1807, 27; 1810, XVII; 1819, 41; 1824, 11; 1829, 62]

einen Herpes, der sich zwei Wochen hindurch über den ganzen Körper verbreitete

(Carrere: Traite des dartres. Paris 1782. S. 96) [1807, 27; 1810, XVII; 1819, 41; 1824, 11; 1829, 62]

| Flechten auf den Händen, Flechten an den 172
Schamlippen

(Carrere: Traite des dartres. Paris 1782. S. 149. 164) [1807, 27; 1810, XVII; 1819, 41; 1824, 11; 1829, 62]

heilt:

die heftigsten Verkältungskrankheiten

(Carrere: Carrere (und Starcke), Abhandlung über die Eigenschaften des Nachtschattens oder Bittersüßes. Jena 1786. p. 20-23) [1819, 40; 1824, 10; 1829, 61]

von Verkältung entstandnen Husten

(Haller bei Vicat) [1807, 26; 1810, XVI]

dergleichen Convulsionen mit Delirien

(de Haen: Ratio medendi, Tom. IV. S. 228) [1819, 40; 1824, 10f.; 1829, 61]

Schrunden der Zunge

(Haller bei Vicat) [1807, 26; 1810, XVI]

eine (ähnliche) Art Leucorrhöe

(Rahn; [Kühn;] Carrere; Durande) [1807, 26; 1810, XVII]

eine Art Flechten und Herpes

(Carrere: [Carrere (und Starcke), Abhandlung über die Eigenschaften des Nachtschattens oder Bittersüßes. Jena, 1786]. S. 92. und ferner; Fouquet: Bei Razouz, tables nosologiques, S. 275; Poupart: Traite des dartres. Paris 1782. S. 184. 192) [1807, 26; 1810, XVII; 1819, 41; 1824, 11; 1829, 61]

[Euph.]

Wolfsmilch [Euphorbia officinarum L.; Euphorbienwolfsmilch]

erzeugt:

Wassergeschwulst des ganzen Körpers

(Scopoli) [1807, 22; 1810, XIV]

heilt:

eine Art Wassersucht

(Herrman[n]; Boeder) [1807, 22; 1810, XIV]

[Euphr.]

Euphrasie [Euphrasia officinalis L.; Augentrostleuchte]

erzeugt:

eine Art Augenentzündung

(Lobelius: Stirp. Adversar. S. 219; Bonnet: Mercur. Compilat. 13; Sim. Paulli: Quadripart. botan. Class. III) [1807, 22; 1810, XIV; 1819, 38; 1824, 8; 1829, 59]

heilt:

das Triefauge und eine Art Augenentzündung

(Murray: Appar. Medicam. II. Edit. sec. S. 221) [1807, 22; 1810, XIV; 1819, 37; 1824, 8; 1829, 59]

[Hyos.]

Bilsenkraut [Folia Hyoscyami; von Hyoscyamus niger, L.; Schwarzbilsen]

erzeugt:

Schlaflosigkeit, welche gewöhnlich von Aengstlichkeit unterhalten wird

(Blom; Planchon) [1807, 38; 1810, XXVIf.]

der Fallsucht sehr ähnliche Zuckungen

(El. Camerarius; Chph. Seliger; Hünerwolf; A. Hamilton; Planchon; a Costa; u.a.: s. RAL. Th. IV) [1807, 39; 1810, XXVII; 1819, 51; 1824, 19f.; 1829, 70]

einen trocknen krampfhaften Husten

(Greding) [1807, 39; 1810, XXVII]

Wahnsinn, eine Art stupider Geistesverwirrung [Sinnlosigkeit]

(Helmont; Wedel; J.G. Gmelin; la Serre; Hünerwolf; A. Hamilton; Kiernander; J. Stedmann; Tozzetti; J. Faber; Wendt: s. RAL. IV. S. 52-57) [1807, 39; 1810, XXVIII; 1819, 52; 1824, 20; 1829, 71]

Eifersüchtigkeit und Manieen

(s. RAL. IV. S. 31. 55. 56) [1819, 53; 1824, 21; 1829, 72]

einen Schwindel

(Hünerwolf; Blom; Navier; Planchon; Sloane; Stedmann; Greding; Wepfer; Vicat; Bernigau: s. RAL. [IV. S. 52-57]) [1807, 40; 1810, XXVIII; 1819, 53; 1824, 20f.; 1829, 71]

[krampfhafte Verschließung der Augenlieder]

(Wepfer: De cicuta aquatica, Basil. 1716. S. 230) [1810, XXIX; 1819, 54; 1824, 21; 1829, 72]

| krampfhafte Zuschnürung des Schlundes mit 173
Unvermögen zu schlingen

(Tozzetti; Hamilton; Bernigau; Sauvages; Hünerwolf: s. RAL, IV. S. 38. 39) [1819, 54; 1824, 22; 1829, 72f.)

heilt:

idiopathische Agrypnien

(Stoerck) [1810, XXVII]

Krämpfe, welche viel Aehnlichkeit mit Fallsucht hatten

(de Mayerne: Prax. med. S. 23; Stoerck; Collin; u.a.) [1807, 38f.; 1810, XXVII; 1819, 51; 1824, 19; 1829, 70]

einen ähnlichen [trocknen krampfhaften] Husten

(Friccius; Rosenstein; Dubb; Stoerck) [1807, 39; 1810, XXVII]

gewisse Arten von Wahnsinn

(Fothergill: Memoirs of the med. soc. of London, I. S. 310. 314; Stoerck; Hellwig; Ofterdinger) [1807, 39; 1810, XXVII; 1819, 52; 1824, 20; 1829, 701]

eine [hohe] Art Hysterie

(J.A.P. Gessner; Stoerck; Act. Nat. Cur.: IV. obs. 8) [1807, 39f.; 1810, XXVIII; 1819, 52; 1824, 20; 1829, 71]

eifersüchtigen Wahnsinn

(Meyer Abramson: Hufeland, Journ. XIX. II. S. 60) [1819, 53; 1824, 21]

einen zwanzigjährigen Schwindel

(Schenkbecher: Von der Kinkina, Schierling, Bilsenkraut u.s.w. Riga und Mitau 1769, im Anhang S. 162) [1807, 40; 1810, XXVIII; 1819, 52; 1824, 20; 1829, 71]

krampfhafte Verschließung der Augenlieder

(Hecker: Hufeland, Journ. d. pr. Arzneik. I. S. 354) [1810, XXVIII; 1819, 53; 1824, 21; 1829, 72]

krampfhafte Verschließung des Schlundes, mit Unmöglichkeit zu schlingen

(Withering: Edinb. med. Comment. Dec. II. B. VI. S. 263) [1819, 54; 1824, 21; 1829, 72]

[Ign.]

Ignatzbohne [Ignatia amara, L.; Bitterignatz]
erzeugt:

[eine Art] Convulsionen

(Bergius: Mat. medica. S. 150; Camelli: Philos. Transact. Vol. XXI. N. 250; Durius: Miscell. Nat. Cur. Dec. III. ann. 9. 10) [1807, 34f.; 1810, XXIII; 1819, 47; 1824, 16; 1829, 67]

heilt:

eine [ähnliche] Art Convulsionen

(Herrmann: Cynosura Mat. med. II, S. 231; Valentin: Hist. Simplic. reform. S. 194. §. 4; Acta Berolin. Dec. II. Vol. 10. S. 12) [1807, 34f.; 1810, XXIII; 1819, 47; 1824, 16; 1829, 66f.]

[Ip.]

Ipecacuanhe [Ipecacuanha]
erzeugt:

Purgiren (Murray)

[1807, 34; 1810, XXII]

Blutflüsse

(Murray; Scott; Geoffroy: s. RAL, III. S. 184-185) [1807, 34; 1810, XXII; 1819, 45; 1824, 15; 1829, 65f.]

Engbrüstigkeit überhaupt und krampfhafte Engbrüstigkeit insbesondere

(Murray: Medicin. pract. Biblioth. III, S. 237; Geoffroy: Traite de la mat. med. II, S. 157; W. Scott: In Medic. Comment. von Edinburg. IV, S. 74) [1807, 34; 1810, XXIIf.; 1819, 46; 1824, 15; 1829, 66]

heilt:

Durchfall

(Piso; Huck; Meyer; u.a.) [1807, 34; 1810, XXII]

Blutflüsse

(Bagliv; Barbeirac; Gianella; Dalberg; Bergius; u.a.) [1807, 34; 1810, XXII; 1819, 45; 1824, 15; 1829, 65]

Engbrüstigkeit, besonders krampfhafte Engbrüstigkeit

(Akenside: Medical. Transact. I. No. 7. S. 39 u.f.; Meyer: Diss. de Ipecacuanhae refracta dosi usu, S. 34; Bang: Praxis medica, S. 346; Stoll: Praelectiones, S. 221; Fouquet: Journal de Medecine, Tom. 62. S. 137; Ranoe: In Act. reg. soc. med. havn. II, S. 136 und III, S. 361) [1807, 34; 1810, XXII; 1819, 46; 1824, 15; 1829, 66]

[Kali-c]

Kaustisches Kali
erzeugt:

eine Art Tetanus

(Fritze: In Hufeland's Journal f. pr. Arzneik. XII. I. S. 116) [1807, 22; 1810, XXXVI; 1819, 68; 1824, 33; 1829, 84f.] Erregung der Reizbarkeit der Muskeln bis zum Tetanus (Fr. Alex, von Humboldt: Versuch über die gereizte Muskel- und Nervenfaser. Posen und Berlin 1797) [1807, 22; 1810, XXXVI; 1819, 68; 1824, 33; 1829, 85]

heilt:

eine Art von Tetanus

(Stütz; u.a.) [1807, 22; 1810, XXXVI; 1819, 68; 1824, 33; 1829, 85]

[Merc]

Quecksilber (Hydrargyrum, Argentum vivum, Mercurius]
erzeugt:

ganz specifisch Entzündung [und Geschwulst] der innern Theile des Mundes

(nach den täglichen, tausendfachen Erfahrungen aller Aerzte; Degner: Acta Natur. Curios. VI. App; Friese: Geschichte und Versuche einer Chirurg. Gesellschaft, Kopenhagen, 1774; Alberti: Jurisprudentia med. V. S. 600; Engel: Specimina medica, Berol. 1781. S. 99; u.a.) [1807, 23; 1810, XLI; 1819, 74; 1824, 38; 1829, 90]

| Verstandesschwäche 174

(Swedjaur: Traite des malad, vener. II. S. 368) [1819, 74; 1824, 38; 1829, 90]

Verstandlosigkeit

(Degner: [Acta Nat. Curios. VI. App]) [1819, 74; 1824, 38f.; 1829, 90]

Wahnsinn

(Larrey: Memoires et Observations, in Description de l'Egypte, Tom. I) [1819, 74; 1824, 39; 1829, 90]

fast spezifisch Speichelfluß

(bekannt) [1807, 24; 1810, XLI; 1819, 74f.; 1824, 39; 1829, 90]

Gemüthsstörung und Herzensangst

(Hill; u.a.) [1807, 23f.; 1810, XLI)

[eine Art der schlimmsten] Bräune

[1810, XLI; 1819, 75; 1824, 39; 1829, 91]

Mundgeschwüre, namentlich auch eine Art Mundschwämmchen

(Schlegel: In Hufeland's Journ. der pr. Arzneik. VII. IV; Thom. Acrey: London medic. Journal. 1788) [1819, 76; 1824, 40; 1829, 91f.]

[specifisch] Knochenfraß [Beinfraß]

(G. Ph. Michaelis: [In Hufeland's Journ. der pr. Arzneik.]. 1809. VI. Jun. S. 57; u.a.) [1810, XLII; 1819, 76; 1824, 40; 1829, 92]

Augen-Entzündung

[1829, 96]

heilt:

eine Entzündungs-Geschwulst der Zunge und des Rachens

(Marcus: Magazin, II. II) [1807, 23; 1810, XLI; 1819, 74; 1824, 38; 1829, 90]

unvenerische Rachen-Geschwüre

[1829, 97]

mit Speichelfluß abwechselnde Melancholie

(Will. Perfect: Annalen einer Anstalt für Wahnsinnige, Hannover, 1804) [1807, 24; 1810, XLI; 1819, 75; 1824, 39; 1829, 90]

häutige Bräune, vom Purpurfriesel [Frieselfieber] begleitete [bösartige] Bräune

(Seelig: In Hufeland's Journ. der pr. Arzneik. XVI. I. S. 24) [1810, XLI; 1819, 75; 1824, 39; 1829, 90f.]

andere bösartige Bräunen

(Hamilton: In Edinb. Comment. IX. I. S. 8; Hoffmann: Medic. Wochenblatt, 1787. No. I; Marcus: Magaz. für spec. Therapie, II. S. 334; Rush: Medic. inquir. and observ. No. 6; Colden: Medic. observat. and inquir. I. No. 19. S. 211; Bailey und Michaelis: In Richter's Chirurg. Biblioth. V. S. 737-739) [1819, 75; 1824, 39; 1829, 91]

geschwürige Mundentzündung mit Schwämmchen und Speichelflußgestanke

(Sauter: In Hufeland's Journ. der pr. Arzneik. XII. II) [1810, XLIf.; 1819, 75; 1824, 40; 1829, 91]

Mundschwämmchen

(Bloch: Medic. Bemerkungen, S. 161) [1819, 75f.; 1824, 40; 1829, 91]

Beinfraß [caries] von Pocken

(Hecker: In Hufeland's Journ. der pr. Arzneik. I. S. 362) [1810, XLII; 1819, 76; 1824, 40; 1829, 92]

Caries nach Verwundungen der Knochen

(Justus Schlegel: In Hufeland's Journ. der pr. Arzneik. V. S. 605. 610; Joerdens: Ebend. X. II; J. Matth. Müller: Obs. med. chir. Dec. II. cas. 10) [1810, XLII; 1824, 41; 1829, 92]

unvenerische Beinfraße andrer Art

(J.F.W. Neu: Diss. med. pract., Goettingae 1776; J.D. Metzger: Adversaria. P. II. Sect. 4) [1819, 77; 1824, 41; 1829, 92]

Augen-Entzündungen

[1829, 96]

[Mosch.]

Biesam [von Moschus moschiferus, L.]

erzeugt:

Paroxysmen von hustenloser, krampfhaft erstickender Zusammenschnürung der Brust | 175

(Fr. Hoffmann: Med. ration. System. III. S. 92) [1810, XXXIII; 1819, 62; 1824, 28; 1829, 80]

heilt:

die Arten krampfhafter Engbrüstigkeit, die man nach Miliar benannt hat [Millarisches Asthma]

[1810, XXXIIf.; 1819, 62; 1824, 28; 1829, 80]

[Nit-ac.]

Salpetersäure [Acidum nitri]
erzeugt:

Speichelfluß und Rachen-Geschwüre

(Scott: In Hufeland's Journal für die pr. Arzneik. IV. S. 353; Blair: Neueste Erfahrungen, Glogau 1801; Aloyn: In Memoires de la soc. d'emulation. I. S. 195; Luke: Bei Beddoes; J. Ferriar: In Samml. a. Abhandl. f. pr. Aerzte. XIX. II; G. Kellie: In Samml. a. Abhandl. f. pr. Aerzte. XIX. I) [1807, 12; 1810, XXXVI; 1819, 67f.; 1824, 33; 1829, 84]

heilt:

Speichelfluß von Quecksilber und die daher entstandenen Mundgeschwüre

(Beddoes Schriften; u.a.) [1807, 12; 1810, XXXVI; 1819, 67; 1824, 32; 1829, 84]

[Op.]

Mohnsaft [Opium; von Papaver somniferum, L.; Schlafmohn]
erzeugt:

[einen Zustand von Convulsionen ohne Bewußtsein, dem Todeskampfe ähnlich, abwechselnd mit Anfällen von krampfhaftem und stoßweisem Athmen, welches auch schluchzend und röchelnd, mit Eiskälte [Todtenkälte] des Gesichts und Körpers und Bläue der Hände und Füße, bei schwachem Pulse, erfolgte]

(Schweikert; u.a.: s. RAL, Th. I) [1810, XXX; 1819, 55f.; 1824, 23; 1829, 74]

große Neigung zum fast unüberwindlichen Schlafe mit heftigem Schweiße und Delirien

(Vicat; J.C. Grimm; u.a.: s. RAL, Th. I) [1810, XXXI; 1819, 56; 1824, 23; 1829, 74f.]

Hitze

(Aiston: In Edinb. Versuchen, V. P. I. art. 12) [1819, 57; 1824, 24; 1829, 76]

[Fieber mit heftigem Kopfweh, hartem, gespanntem Pulse, spröder, trockner Haut, brennender Hitze, drauf schwierig durchdringendem, ermattendem Schweiße, beständig durch die große Unruhe des Körpers gestört]

(s. RAL, Th. I) [1819, 57f.; 1824, 24f.; 1829, 76]

| [ein Fieber, wo die Kranken sprachlos waren, 176
bei offenen Augen, starren Gliedern, kleinem, aussetzendem Pulse und schwerem Athem, mit Schnarchen und Röcheln, und in Schlafsucht versunken]

(De la Croix; Rademacher; Crumpe; Pyl; Vicat; Sauvages; u.a.: s. [RAL, Th. I]) [1810, XXXIf.; 1824, 25; 1829, 76]

Schlafsucht

[1819, 59; 1824, 26; 1829, 77]

[eine hartnäckige Nervenkrankheit, deren Hauptzeichen Unempfindlichkeit, Taubheit und Eingeschlafenheit in den Armen, an den Schenkeln und am Unterleibe waren]

(Stütz; J. Young; u.a.: s. RAL. I) [1810, XXXII; 1819, 59; 1824, 26; 1829, 77]

stärkste und anhaltendste Leibverstopfung

(weiß alle Welt) [1819, 60; 1824, 27; 1829, 78]

Erhitzung, Betäubung

[1829, 97]

heilt:

einen Zustand von Convulsionen ohne Bewußtseyn, dem Todeskampfe ähnlich, abwechselnd mit Anfällen von krampfhaftem und stoßweisem Athem, welches auch schluchzend und röchelnd, mit Eiskälte [Todtenkälte] des Gesichts und Körpers und Bläue der Hände und Füße, bei schwachem Pulse, erfolgte

(Stütz: In Hufeland's Journal der pr. Arzneik. X. IV) [1810, XXXf.; 1819, 55f.; 1824, 23; 1829, 74]

ein epidemisches Fieber [mit großer Neigung zum fast unüberwindlichen Schlafe mit heftigem Schweiße und Delirien]

(Osthoff: In Salzburger medic. Chirurg. Zeitung, 1805. III. S. 110) [1810, XXXI; 1819, 56; 1824, 23; 1829, 75]

die Beschwerden des Kopfs und das Brennen der Haut bei dem in der Hitze des Körpers mühsam hervorkommenden Schweiße, brennende Hitze des Fiebers

(J. Lind: Versuch über die Krankheiten, denen die Europäer in heißen Klimaten unterworfen sind. Riga und Leipzig, 1773) [1819, 57; 1824, 24; 1829, 75]

Hitze

(Aiston: In Edinb. Versuchen, V. P. I. art. 12) [1819, 57; 1824, 24; 1829, 76]

Fieber mit heftigem Kopfweh, hartem, gespanntem Pulse, spröder, trockner Haut, brennender Hitze, daher schwierig durchdringendem, ermattendem Schweiße, beständig durch die große Unruhe des Körpers gestört

(De la Guerene: In Römer's Annalen der Arzneimittellehre. I. II. S. 6) [1819, 57f.; 1824, 24f.; 1829, 76]

ein Fieber, wo die Kranken sprachlos waren, bei offenen Augen, starren Gliedern, kleinem, aussetzendem Pulse und schwerem Athem, mit Schnarchen und Röcheln, und in Schlafsucht versunken

(Chr. Ludw. Hoffmann: Von Scharbock, Lustseuche u.s.w. Münster 1787. S. 295) [1810, XXXIf.; 1819, 58; 1824, 25; 1829, 76]

ähnliche, schlummersüchtige [schlafsüchtige] Fieber

(Wirtensohn: Opii vires fibras cordis debilitare etc. Monast. 1775; Sydenham: Opera, S. 654; Marcus: Magazin für Therapie, I. I. S. 7) [1819, 58f.; 1824, 25; 1829, 76f.]

Schlafsucht

(de Meza: Acta reg. soc. med. havn. III. S. 202) [1819, 59; 1824, 26; 1829, 77]

eine hartnäckige Nervenkrankheit, deren Hauptzeichen Unempfindlichkeit, Taubheit und Eingeschlafenheit in den Armen, an den Schenkeln und am Unterleibe waren

(C.C. Matthäi: In Struve's Triumph der Heilk. III) [1810, XXXII; 1819, 59; 1824, 26; 1829, 77]

tagelange Lethargie

(Hufeland: Hufeland's Journal der pr. Arzneik. XII. I) [1819, 59; 1824, 26; 1829, 77]

eine Epilepsie, die stets nur im Schlaf kam, bei Schlafbetäubung mit Schnarchen

(de Haen: Ratio medendi V. S. 126) [1819, 59f.; 1824, 26; 1829, 77f.]

gefährlichste Leibesverstopfungen, Ileus, Miserere

(Tralles: Opii usus et abusus, Sect. II. S. 260; Lentilius: Eph. Nat. Cur. Dec. III. ann. 1. App. S. 131; G.W. Wedel: Opiologia. S. 120; Wirthensohn; Bell; Heister; Richter: Anfangsgr. d. Wundarzneik. V. §. 328., und Chron. Krankh. Berl. 1816. II. S. 220; Bonn: De officio medici; Fr. Hoffmann: Medicin. rat. System. Tom. IV. P. II. S. 297) [1819, 60f.; 1824, 27; 1829, 78f.]

Verstopfung von eingeklemmten Brüchen und Ileus

[1829, 97]

den in hitzigen Fiebern nahe Gefahr drohenden comatösen Zustand

[1829, 97]

[Plb.]

Blei [Plumbum, Saturnus]

erzeugt:

hartnäckigste Leibverstopfung, selbst Ileus

(Thunberg; Wilson; Luzuriaga; u.a.) [1807, 24; 1810, XL; 1819, 72; 1824, 37; 1829, 88f.]

| hypochondrische Beschwerden [Uebel] 177

(Luzuriaga: Recueil périodique de littérat. I. S . 20) [1807, 24; 1810, XL; 1819, 73; 1824, 38; 1829, 89]

[eine Art] Schwindsucht (Boerhaave)

[1807, 24; 1810, XL]

heilt:

[eine Art] Ileus (aus unmechanischen Ursachen)

(Angelus Sala: Opera. S. 213) [1807, 24; 1810, XL; 1819, 73; 1824, 37; 1829, 89]

gefährliche [heftige] Leibesverstopfung

(J. Agricola: Comment. in J. Poppii chym. Med., Lips. 1638. S. 223) [1807, 24; 1810, XL; 1819, 73; 1824, 37; 1829, 89]

eine Art Ileus und andre hartnäckige Leibesverstopfungen

(Chirac; Helmont; Naudeau; Pererius; Rivinus; Sydenham; Zacutus der Portugiese; Bloch; u.a.) [1819, 73; 1824, 37f.; 1829, 89]

hartnäckige hypochondrische Beschwerden

(Otto Tachenius; Saxtorph; Ettmüller) [1807, 24; 1810, XL; 1819, 73; 1824, 38; 1829, 89] eine Art geschwüriger Lungensucht

(Arnelung) [1807, 24; 1810, XL]

[Rheum]

Rhabarber [Rhabarbarum verum, Rheum]
erzeugt:

purgieren

(Boulduc: Memoires de l'académie royale, 1710) [1807, 40, 42; 1810, XLVIII; 1819, 88; 1824, 50; 1829, 103]

Ausleerung des Darms

[1829, 97]

heilt:

Durchfall

(Boulduc: Mémoires de l'académie royale, 1710) [1810, XLVIII; 1819, 88; 1824, 50; 1829, 97, 103]

eine Art Leberfluß

(Tralles) [1807, 41]

[Rhus-r.]

Rhus radicans [Rhus radicans, L.; Wurzelsumach]
erzeugt:

allmählig Ausschlagsblüthen [Pusteln] über den Körper

(Pet. Rossi: Observ. de nonnullis plantis, quae pro venenatis habentur. Pisis 1767; van Mons: Bei Dufresnoy, über den wurzelnden Sumach, S. 206; Jos. Monti: Acta Institut. Bonon. sc. et art. III. S. 165; Sybel: In Med. Annalen, 1811, Juli) [1807, 25; 1810, XV; 1819, 39; 1824, 9f.; 1829, 60]

heilt:

einige Arten von Herpes

(Dufresnoy; van Mons) [1807, 25; 1810, XV; 1819, 39; 1824, 10; 1829, 60]

[Rhus-t.]

Rhus toxicodendron [Rhus Toxicodendron, L.]
erzeugt:

gänzliche Abspannung der Muskelkräfte mit einer zu sterben befürchtenden Verstandes-Verwirrung

(Zadig: Hufeland, Journal d. pr. Arzneik. V. S. 3) [1807, 26; 1810, XVI; 1819, 40; 1824, 10; 1829, 60]

heilt:

Lähmung der Untergliedmaßen mit Verstandes-Schwäche begleitet

(Alderson: In Samml. a. Abh. f. pr. Aerzte. XVIII, I; Darwin: Zoonomie II, I. S. 732) [1807, 25; 1810, XVI; 1819, 39; 1824, 10; 1829, 60]

[Samb.]

Schwarzholder [Sambucus nigra]
erzeugt:

Geschwulst (Oedem)

(Haller: Bei Vicat, plantes veneneuses, S. 125) [1807, 27; 1810, XVIII; 1819, 42; 1824, 12; 1829, 62]

heilt:

eine Art Wassersucht

(Boerhaave: Hist. Plant. P. I. S. 207; Sydenham: Opera, S. 496; Radcliff: Bei Haller, Arzneimitteil. S. 349) [1807, 27; 1810, XVII; 1819, 42; 1824, 12; 1829, 62]

Erkältungsfieber

[1829, 96]

[Squil.]

| Squille [Scilla maritima, L.; Meerzwiebelsquil- 178
le]
erzeugt:

eine Art Pleuritis und Lungenentzündung

(J.C. Wagner: Observationes clinicae, Lubec. 1737) [1807, 28; 1810, XVIII; 1819, 42f.; 1824, 12; 1829, 63]

heilt:

Seitenstich

(de Haen: Ratio medendi, P. I. S. 13; Sarcone: Geschichte der Krankheiten in Neapel, Vol. I. §. 175; Pringle: Obs. on the diseases of the army, Edit. 7. §. 143) [1807, 27f.; 1810, XVIII; 1819, 42; 1824, 12; 1829, 63]

[Stann.]

Zinn [Stannum, Jupiter]
erzeugt:

eine [Art] Schwindsucht

(G.E. Stahl: Mat. med. Cap. 6. S. 83) [1807, 28; 1810, XXXIX; 1819, 72; 1824, 37; 1829, 88]

Magenschmerzen

(Geischläger: In Hufeland's Journal der pr. Arzneik. X. III. S. 165; Stahl: Mat. med. [Cap. 6. S. 83]) [1807, 28; 1810, XL; 1819, 72; 1824, 37; 1829, 88]

heilt:

eine Art Schwindsucht, hectisches Fieber, langwierige Catarrhe und feuchte Engbrüstigkeit

(Poterius; Wepfer; Wedel; Fr. Hoffmann; R.A. Vogel; Thiery; Albrecht) [1807, 28; 1810, XXXIX; 1819, 72; 1824, 36; 1829, 88]

Magenschmerzen

(Geischläger) [1807, 28; 1810, XXXIXf.; 1819, 72; 1824, 37; 1829, 88]

[Stram.]

Stechapfel [Datura Stramonium, L.; Tollstechapfel]
erzeugt:

wunderliche Phantasien und Convulsionen

(Dan. Crüger; Ray; Kellner; Kaaw; Boerhaave; u.a.: s. RAL, Th. III) [1807, 32; 1810, XX; 1819, 43; 1824, 12f.; 1829, 63]

unwillkührliche Gliederbewegungen

(Kaaw; Boerhaave; Lobstein: s. RAL [Th. III]) [1810, XX; 1819, 43f.; 1824, 13; 1829, 64]

sehr schnelle Wegnahme aller Besinnung und Rückerinnerung

(P. Schenck; u.a.: s. [RAL, Th. III]) [1807, 32; 1810, XX; 1819, 44; 1824, 13; 1829, 64]

alternirende Geistes- und Gemüths-Verwirrungen

(a Costa: Bei Pet. Schenck, lib. I. obs. 139) [1807, 33; 1810, XXI; 1819, 44; 1824, 13f.; 1829, 64]

Zerrüttung des Geistes, Wahnsinn

(Von Stoerck: Libell. de stram. S. 8) [1819, 89; 1824, 51; 1829, 103]

heilt:

Dämonie (abenteuerliche [monströse] Phantasien in Begleitung von krampfhaften Gliederbewegungen [bzw. mit Zuckungen verbunden])

(Veckoskrift for Läkare, IV. S. 40 u.s.w.) [1807, 32; 1810, XX; 1819, 43; 1824, 13; 1829, 63]

Convulsionen

(Sidren: Diss. de stramonii usu in malis convulsivis. Ups. 1773; Wedenberg: Diss. de stramonii usu in morbis convulsivis. Upsal. 1773) [1819, 43; 1824, 13; 1829, 63]

eine von Quecksilberdampf und eine andre, von Schreck entstandene Art Veitstanz

(Sidren: Diss. Morborum casus, Spec. I. Ups. 1785) [1807, 32; 1810, XX; 1819, 43; 1824, 13; 1829, 64]

Gedächtnisschwäche

(Sauvages; Schinz) [1807, 33; 1810, XXf.; 1819, 44; 1824, 13; 1829, 64]

eine mit Manie abwechselnde Melancholie

(Schmalz: Chir. u. medic. Vorfälle, Leipz. 1784. S. 178) [1807, 33; 1810, XXI; 1819, 44; 1824, 13; 1829, 64]

Wahnsinn

(Von Stoerck: Libell. de stram. S. 8) [1819, 89; 1824, 51; 1829, 103]

[Sulph.]

| Schwefel [Sulphur] 179
erzeugt:

Stuhlzwang, zuweilen sogar bei Stuhlzwange Leibweh und Erbrechen

(Walther: Progr. de Sulphure et Marte, Lips. 1743. S. 5) [1807, 29; 1810, XXXV; 1819, 66; 1824, 31f.; 1829, 83]

Badeausschlag, welcher anscheinend große Aehnlichkeit mit Wollarbeiter-Krätze hat

(vom Töplitzer Bad bekannt) [1807, 28f.; 1810, XXXV; 1819, 67; 1824, 32; 1829, 83]

Erstickungen

[1819, 67; 1824, 32; 1829, 84]

heilt:

ruhrartige Zufälle

(Medicin. National-Zeitung, 1798. S. 153) [1807, 29; 1810, XXXV; 1819, 66; 1824, 32; 1829, 83]

Hämorrhoidal-Stuhlzwang [Stuhlzwang bei blinden Hämorrhoiden]

(Werlhoff: Observat. de febribus, S. 3. §. 6) [1807, 29; 1810, XXXV; 1819, 66; 1824, 32; 1829, 83]

Hämorrhoidal-Koliken

(Rave: In Hufeland's Journal der pr. Arzneik. VII. II. S. 168) [1807, 29; 1810, XXXV; 1819, 66; 1824, 32 1829, 83]

manchen krätzartigen Ausschlag

[1824, 32 1829, 84]

die wahre Krätze der Wollarbeiter

[1807, 29 1810, XXXVf.; 1819, 67]

Scheintod von andersartiger Erstickung

(Bucquet: Edinb. med. Comment. IX) [1819, 67; 1824, 32; 1829, 84]

[Verat.]

Weißnieswurzel [Veratrum album, L.]

erzeugt:

Cholera

(Forestus; Ledelius; Reimann; Ettmüller; u.a.: s. RAL III. Dresd. 1817; III. Th. zweite Ausgabe, Dresden 1825) [1810, VII; 1819, 31; 1824, 3; 1829, 54]

heilt:

Cholera

(der Verfasser des angeblich hippokratischen Buchs epidemion: Lib. 5. zu Anfange) [1810, VII; 1819, 31; 1824, 3; 1829, 54]

b) 32 sonstige pflanzliche Mittel sowie andere Therapieformen

Anies-Oel

[Pimpinell-Wurzel] [Pimpinella anis L.; Anispimpinelle]

erzeugt:

Magenschmerzen

(J.P. Albrecht: Misc. Nat. Cur. Dec. II. ann. 8. Obs. 169) [1807, 9; 1810, IX; 1819, 34; 1824, 5; 1829, 56]

heftige Coliken

(Pet. Forest: Observat. et Curationes, lib. 21) [1807, 9; 1810, IX; 1819, 34; 1824, 5; 1829, 56]

viel Schleim-Absonderung in den Bronchien und dem Rachen

[1829, 97]

heilt:

von Purganzen erregtes Leibweh und Blähungs-Coliken

(Murray: Appar. Medicam. edit. secund. I. S. 429. 430) [1807, 9; 1810, IX; 1819, 34; 1824, 5; 1829, 55f.]

sogenannte Schleim-Bräune

[1829, 97]

Bärentraube

[Arbutus Uva ursi L.; Sandbeerbärentraube]

erzeugt:

Harnbrennen mit Abgang eines schleimigen Urins

(Sauvages: Nosol. III. S. 200) [1807, 10; 1810, X; 1819, 35; 1824, 6]

heilt:

schmerzhaften Abgang eitrigen Harns

(Scovolo: Bei Girardi, de Uva Ursi, Patavii, 1764) [1807, 10; 1810, X; 1819, 34f.; 1824, 6]

Diptamwurzel

| [Radix Fraxinellae; Weißdiptamwurzel; von 180
Dictamnus albus, L.; Weißdiptam]

erzeugt:

Scheidefluß [Leukorrhoe] zähen Schleims [mit Blutstriemen vermischt]

(Stoerck: Libell. de Flamm. Jovis. Viennae, 1769. Cap. 2) [1807, 16; 1810, XIII; 1819, 37; 1824, 8; 1829, 58]

heilt:

langwierigen Weißfluß

(Stoerck: [Libell. de Flamm. Jovis. Viennae, 1769]. Cap. 9) [1807, 16; 1810, XIII; 1819, 37; 1824, 8]

Faulbeer-Kreuzdorn

[Ramnus frangula, L.; Faulbaumkreuzdorn]

erzeugt:

eine Art Wassersucht

(Schwenkfeld) [1807, 25; 1810, XV; 1819, 38; 1824, 9]

heilt:

eine Art Wassersucht

(Boeckler; Linné) [1807, 25; 1810, XV; 1819, 38; 1824, 9]

Herbstzeitlose

[Colchicum autumnale, L.]

erzeugt:

verminderte Harnabsonderung mit stetem Drange dazu und Abgang wenigen feuerrothen Harns

(Stoerck: Libellus de Colchico, Vien. 1763. S. 12; de Berge: Journ. de Medec. XXII) [1807, 14; 1810, XII; 1819, 35; 1824, 6; 1829, 57]

Schwerathmigkeit und Asthma

(de Berge: [Journ. de Medec. XXII]) [1807, 15; 1810; XII; 1819, 35; 1824, 6f.; 1829, 57]

heilt:

eine Art Wassersucht

(Stoerck; Marges; Planchon; du Monceau; F. Ch. Junker; Schinz; Ehrmann; u.a.) [1807, 14; 1810, XIf.; 1819, 35; 1824, 6; 1829, 57]

hypochondrisches Asthma

(Göritz: Andr. Elias Büchner, Miscell. phys. med. mathem. ann. 1728, Jul. S. 1212. 1213. Erfurt, 1732 [Bresl. Samml. 1728. S. 12. 13]) [1807, 14; 1810, XII; 1819, 35; 1824, 6; 1829, 57]

Engbrüstigkeit, mit einer anscheinenden Brustwassersucht verbunden

(Stoerck: [Libellus de Colchico, Vien. 1763]. Cas. 11. 13 [12]. Contin. Cas. 4. 9) [1807, 14; 1810, XII; 1819, 35; 1824, 6; 1829, 57]

Jalappe

[Convolvulus Ialappa, L.; Jalappenwim

erzeugt:

Bauchweh, auch eine große Unruhe und Umherwerfen

(Muralto: Misc. Nat. Cur. Dec. II. a. 7. obs. 112) [1807, 15; 1810, XII; 1819, 36; 1824, 7; 1829, 57]

heilt:

Leibweh, Unruhe und Schreien kleiner Kinder

(G.W. Wedel: Opiol. lib. I. S. 1. Cap. 11. S. 38) [1807, 15; 1810, XII; 1819, 36; 1824, 7; 1829, 58]

Muskatnuß

[Nux moschata, myristica; von Myristica moschata Gm.; Muskatmarisbaum]

erzeugt:

ein Verschwinden der Sinne und allgemeine Unempfindlichkeit bei Gesunden

(J. Schmid: Miscell. Nat. Cur. Dec. II. ann. 2. obs. 120; Cullen: Arzneimitteil. II. S. 233) [1807, 23; 1810, XIV; 1819, 38; 1824, 9; 1829, 59]

heilt:

hysterische Ohnmächten

(J.H. Lange: Domest. Brunsvic. S. 136) [1807, 23; 1810, XIV; 1819, 38; 1824, 8; 1829, 59]

Petersilie

| [Apium Petroselinum, L.; Petersilgeppich] 181

erzeugt:

schmerzhaftes, fast vergebliches Nöthigen zum Uriniren

[1829, 96f.]

heilt:

(nicht seltnes) vergebliches, ängstliches Drängen auf den Urin bei kleinen Kindern und den gemeinen, vorzüglich durch sehr schmerzhaftes, oftes und fast vergebliches Harndrängen kennbaren Tripper

[1829, 96f.]

Rosenwasser

[von Rosa alba, L.; Weißrose?]

erzeugt:

eine Art Augenentzündung

(Echtius: In Adami vita Med. S. 72; Ledelius: Misc. Nat. Curios. Dec. II. ann. 2. obs. 140; Rau: Rau, über den Werth des homöopath. Heilverfahrens. S. 73) [1807, 25; 1810, XV; 1819, 39; 1824, 9; 1829, 60]

heilt:

Augenentzündungen

(uralt) [1807, 25; 1810, XV; 1819, 38f.; 1824, 9; 1829, 59]

Sadebaum

[Iuniperus Sabina, L.; Sadewacholder]

erzeugt:

Bärmutter-Blutflüsse und, mit ihnen, Früh-Geburten bei Gesunden

(weiß jede gewissenlose [freche] Dirne) [1810, XXXII; 1819, 62; 1824, 28; 1829, 79f.]

heilt:

schlimme Mutter-Blutflüsse

(Rave: Beobachtungen und Schlüsse, II. S. 7; Wedekind: In Hufeland's Journal der pr. Arzneik. X. I. S. 77., und in seinen Aufsätzen, S. 278) [1810, XXXII; 1819, 61f.; 1824, 28; 1829, 79]

Schaafgarbe

[Achillea millefolium]

erzeugt:

Blutflüsse und Blutharnen

(Casp. Hoffmann: De Medicam. officin. Lugd. Bat. 1738) [1807, 10; 1810, X; 1819, 34; 1824, 5; 1829, 56]

Nasenbluten

(Boeder: Cynosura Mat. med. cont. S. 552) [1807, 10; 1810, X; 1819, 34; 1824, 5; 1829, 56]

Mutter-Blutsturz

[1829, 97]

heilt:

Blutflüsse

(Fr. Hoffmann) [1807, 9; 1810, IX; 1819, 34; 1824, 5; 1829, 56]

übermäßigen Fluß der Goldader

(G.E. Stahl; Buchwald; Löseke) [1807, 9; 1810, IX; 1819, 34; 1824, 5; 1829, 56]

Blutspeien

(Breslauer Sammlungen; Quarin) [1807, 9f.; 1810, IX; 1819, 34; 1824, 5; 1829, 56]

Mutterblutflüsse

(Thomasius: bei Haller) [1807, 10; 1810, IX; 1819, 34; 1824, 5; 1829, 56, 97]

Schwarznachtschatten

[Solanum nigrum, L.]

erzeugt:

eine Geschwulst des ganzen Körpers

(Rucker: Commerc. liter. Noric. 1731. S. 372) [1807, 27; 1810, XVII; 1819, 41; 1824, 11; 1829, 62]

heilt:

eine Art Wassersucht

(Gatacker: Versuche u. Bemerk, der Edinb. Gesellschaft. Altenb. 1762. VII. S. 95. 98; Cirillo: Consulti medichi, Tom. III. in Napoli 1738. 4) [1807, 27; 1810, XVII; 1819, 41; 1824, 11; 1829, 62]

Sensblätter

| [Folia Sennae; von Cassia Senna, L.; Sennetkassie] 182

erzeugen:

eine Art Leibschmerzen

(Murray; Hillary; Spielmann; u.a.) [1807, 15; 1810, XIII; 1819, 36; 1824, 7; 1829, 58]

viel Flatulenz

(Caspar: De Medicin. officin. lib. I. Cap. 36; Friedrich Hoffmann: Diss. de Manna, §. 16) [1819, 36; 1824, 7; 1829, 58]

Blut-Wallung (die gewöhnliche Ursache der Schlaflosigkeit)

(Murray: [Appar. Medicam.]. II. edit. sec. S. 507) [1807, 15; 1810, XIII; 1819, 36; 1824, 7; 1829, 58]

Colik

(Detharding: Eph. Nat. Cur. Cent. X. obs. 76) [1810, XLVIII; 1819, 88; 1824, 50; 1829, 103]

heilen:

heftige Colikschmerzen, unruhige Nächte

(Detharding: Eph. Nat. Cur. Cent. 10. obs. 76) [1807, 15; 1810, XIII; 1819, 36; 1824, 7; 1829, 58]

Colik

(Detharding: Eph. Nat. Cur. Cent. X. obs. 76) [1810, XLVIII; 1819, 88; 1824, 50; 1829, 103]

Tabak

[Nicotina Tabacum, L.; Virginientabak]

erzeugt:

Schwindel, Uebelkeit und Aengstlichkeit

(Murray; u.a.; und die tägliche Erfahrung) [1807, 8; 1810, VIII; 1819, 32; 1824, 4; 1829, 55]

Convulsionen

(Chomel; Grant: In der Samml. a. Abh. f. pr. A. XIII. I; Marrigues: In Vandermonde Recueil period. VII, S. 67) [1807, 9; 1810, VIII; 1819, 33; 1824, 4]

heilt:

Schwindel, Uebelkeit und Aengstlichkeit

(Diemerbroek: Tract. de Peste, Amstel. 1665. S. 273) [1807, 8; 1810, VIII; 1819, 32; 1824, 4; 1829, 55]

viele Fälle von Epilepsie

(Zacutus der Portugiese: De Medicorum principum historia, lib. I. obs. 33. S. 234., Amstel. 1637) [1807, 9; 1810, VIII; 1819, 33; 1824, 4]

Taxus

[Taxus baccata, L.; Beereibenbaum]

erzeugt:

heftigen Husten

(Gateran) [1807, 28; 1810, XVIII]

heilt:

Husten

(Perry: Journ. de Med. 1790) [1807, 28; 1810, XVIII]

Terbenthin-Oel

[Oleum Pini, Terebinthinae; Kienöl; von Pinus Sylvestris, L.; Kienfichte]

erzeugt:

[eine] Harnverhaltung, eine Art Wassersucht und Nierenschmerzen

(Stedman) [1807, 31; 1810, XVIII]

heilt:

eine Wassersucht, eine Art Hüftweh

(Home; Herz; Thilenius; Cheyne; u.a.) [1807, 31; 1810, XVIIIf.]

Chinesischer Thee

[Thea viridis, L.; Theestrauch]

erzeugt:

zusammenziehenden Magenkrampf

(Nov. Act. N. C; Lettsom) [1807, 31; 1810, XIX]

drückenden Magenschmerz

(Lettsom) [1807, 31; 1810, XIX]

Zuckungen und Fallsucht

(Geoffroy; Tode; James: bei Lettsom) [1807, 31; 1810, XIX]

allgemeine Schwäche

(Lettsom; Whytt; Murray) [1807, 32; 1810, XIX]

| Schläfrigkeit 183

(Lettsom) [1807, 32; 1810, XIXf.]

Herzklopfen und Beängstigung

[1829, 74]

heilt:

Cardialgie der Schwangern

(Buchan) [1807, 31; 1810, XIX]

die bei Masern und Pocken gewöhnlichen Konvulsionen

(Eph. N. C. dec. III. a. I. obs. 1618) [1807, 31; 1810, XIX]

Ermüdung von Strappa[t]zen

(Lettsom) [1807, 32; 1810, XIX]

Schlafsucht in Krankheiten

(Herrmann) [1807, 32; 1810, XX]

Herzklopfen und Beängstigung

(G. L. Rau: Ueber den Werth des homöopathischen Heilverf. Heidelberg. 1824. S. 75) [1829, 74]

Feuriger Wein

[Vinum; Wein]

erzeugt:

heftige Berauschung

[1810, XXX; 1819, 55; 1824, 23; 1829, 74]

heilt:

reine Entzündungsfieber

(C. Crivellati: Trattato dell' uso e modo di dare il vino nelle febri acute, Rom. 1600; H. Augenius: Epist. Tom. II. lib. 2. ep. 8; Al. Mundella: Epist. 14. Basil. 1538; Febris ardens spirituosis curata, Eph. Nat. Cur. Dec. II. ann. 2. obs. 53., und Gazette de sante, 1788) [1819, 55; 1824, 22; 1829, 73]

Hirn-Entzündung

(Asklepiades: Caelius Aureliane, Acut. lib. I. C. 16) [1829, 73]

eine lästige Erhitzung des Körpers und die allzu heftige Erregung des Pulses

(Murray) [1807, 38; 1810, XXX]

ein fieberhaftes Delirium, wie eine vernunftlose Trunkenheit, mit laut schnarchendem Athem

(Rademacher: In Hufeland's Journal der pr. Arzneik. XVI. I. S. 92) [1810, XXX; 1819, 55; 1824, 22f.; 1829,74]

Salzsaure Schwererde

[Terra ponderosa muriata; Barytkochsalz]

erzeugt:

Geschwulst der Speicheldrüsen

(Kohl) [1807, 13]

Hautausschläge

(Schönemann; Bernigau) [1807,13]

heilt:

gewisse Halsdrüsengeschwulste und gewisse Hautkrankheiten

[1807, 13]

Medicinische Elektrisität

erzeugt:

Beschleunigung des Pulses

(unzählige Schriftsteller; Thoury: Mémoire lu à l'acad. de Caen) [1807, 17; 1810, XLIII, XLVIII; 1819, 77, 89; 1824, 41, 50f.; 1829, 93, 103]

vollständig fieberhafte Anfälle

(Sauvages: Bei Bertholon de St. Lazare, medicinische Electrisität, von Kühn. Weißenfels und Leipzig 1788. I. Th. S. 239. 240; Delas: Ebend. S. 232; Barillon: Ebend. S. 233) [1807, 17; 1810, XLIII; 1819, 77f.; 1824, 41f.; 1829, 93]

| eine den Zuckungen ähnliche (schnelle) Ver- 184
kürzung der Muskel

(bekannt) [1807, 17; 1810, XLIV; 1819, 78; 1824, 42; 1829, 93]

anhaltende Convulsionen am Arme

(de Sans: Bei Bertholon de St. Lazare, medicinische Electrisität, von Kühn. Weißenfels und Leipzig 1788. I. Th. S. 274) [1807, 17; 1810, XLIV; 1819, 78; 1824, 42; 1829, 93f.]

[eine Art] Hüftweh

(Jallobert: Expériences et observations sur l'électricité; Philos. Transact. Vol. 63) [1807, 20; 1810, XLIV; 1819, 79; 1824, 43; 1829, 94]

Augenentzündungen

(Patrik Dickson: Bei Bertholon, I. S. 406; Bertholon: Bei Bertholon de St. Lazare, medicinische Electrisität, von Kühn, Weißenfels u. Leipzig 1788. II. S. 296) [1807, 21; 1810, XLIV; 1819, 79; 1824, 43; 1829, 94]

Venengeschwülste

(Jallobert: [Experiences et observations sur l'electricite]) [1807, 21; 1810, XLV; 1819, 79; 1824, 43; 1829, 95]

Schwindel

(Zetzell) [1807, 17]

Ohnmacht

(Kühn; Duboueix) [1807, 17]

eine ungemeine Erschlaffung der Muskeln und Schwächung der Nerven

(Barletti) [1807, 18]

eine augenblickliche Beraubung der Irritabilität

(Landriani) [1807, 18]

Lähmungen [durch Blitz]

(Bertholon; u.a.) [1807, 18]

schwarzen Staar

(Gallizin) [1807, 18]

Zernichtung der Muskelbewegung, Verlust des Gefühls an den untern Gliedmaßen

(Philos. transact. Vol. LXII) [1807, 18]

eine Art Schlagfluß (apoplectische Tendenz)

(Francklin; Abilgard; Landriani) [1807, 19]

rheumatische Schmerzen

(Hamilton; de Haen) [1807, 20; 1810, XLIV]

Geschwülste der Halsdrüsen

(de Haen) [1807, 21; 1810, XLV]

185 | Schmerz

(Bertholon: Medicin. Electrisität, II. S. 15. und S. 282) [1810, XLVIII; 1819, 88; 1824, 50; 1829, 103]

heilt:

Beschleunigung des Pulses

(Thoury: Mémoire lu à l'acad. de Caen) [1810, XLVIII; 1819, 89; 1824, 50f.]

eine Art Tertianfieber

(Gardini: Bei Bertholon de St. Lazare, medicinische Electrisität, von Kühn. Weißenfels und Leipzig 1788. I. Th. S. 232; Wilkinson: Ebend. S. 251; Syme: Ebend. S. 250; Wesley: Ebend. S. 249) [1807, 17; 1810, XLIII; 1819, 78; 1824, 42; 1829, 93]

Quartanfieber

(Zetzel: Bei Bertholon de St. Lazare, medicinische Electrisität, von Kühn. Weißenfels und Leipzig 1788. I. Th. S. 52; Willermoz: Ebend. S. 250) [1807, 17; 1810, XLIV; 1819, 78; 1824, 42; 1829, 93]

krankhafte Convulsionen

(de Sans: Bei Bertholon de St. Lazare, medicinische Electrisität, von Kühn, Weißenfels u. Leipzig 1788. I. Th. S. 274; Franklin: Recueil sur l'électricité médic. II. S. 386; de Haen) [1807, 17; 1810, XLIV; 1819, 78; 1824, 42; 1829, 94]

Sprachlosigkeit durch Blitz und Lahmheit am linken Arm, doch mit beständiger, unwillkürlicher Bewegung der Arme und Beine und steter krampfhafter Zusammenziehung der linken Finger

(Theden: Neue Bemerkungen und Erfahrungen, III) [1819, 78f.; 1824, 42; 1829, 94]

[eine ähnliche Art] Hüftweh

(Hiortberg; Lovet; Arrigoni; Daboueix; Mauduyt; Syme; Wesley) [1807, 20; 1810, XLIV; 1819, 79; 1824, 43; 1829, 94]

eine Art Augenentzündung

(eine Menge Aerzte) [1807, 20f.; 1810, XLIV; 1819, 79; 1824, 43; 1829, 94]

Aderkröpfe [Kropfadern] (varices)

(Fuschel) [1807, 21; 1810, XLV; 1819, 79; 1824, 43; 1829, 94]

Schwindel

(de Haen; Sauvages) [1807, 17f.]

Ohnmacht

(Nicolas; Changeaux; Hawes; Gardini) [1807, 17f.]

Lähmungen [durch Blitz]

(Alonzo de Gomes; Wilkinson; Diemerbroeck) [1807, 18]

schwarzen Staar

(Sauvages; Floyer; Wesley; Hey; Quellmalz; Cavallo; Wilkinson; Saussure; Maret; Dettaen; Paris bei Bertholon) [1807, 18]

Lähmung mit Gefühlsverlust

(Jallabert) [1807, 19]

Schlagfluß

(de Haen) [1807, 19]

einen durch Blitz entstandenen Schlagfluß

(Fontana) [1807, 19]

rheumatische Schmerzen

(unbenennbare Menge Aerzte und Naturforscher) [1807, 20; 1810, XLIV]

Verhärtung der Brustdrüsen [durch Blitz]

(Buisson) [1807, 21; 1810, XLIVf.]

verhärtete Halsdrüsen

(Mauduyt) [1807, 21; 1810, XLV]

Schmerz

(Bertholon: Medicin. Electrisität, II. S. 15. und S. 282) [1810, XLVIII; 1819, 88; 1824, 50; 1829, 103]

Der galvanische Metallreiz

erzeugt:

Verkürzung der Muskeln (der positive Pol die Strecke- der negative aber die Beuge-Muskeln)

(Ritter; Bischoff; Geiger) [1810, XLV] unerträglich brennend stechenden Schmerz (bekannt) [1807, 21; 1810, XLV]

[eine Art Ohren- und Zahnschmerzen]

(Geiger) [1807, 21]

heilt:

dreizehnjährige Stummheit, welche in einer Steifheit der Zunge bestand

(Huf. Journ. XXIV) [1810, XLV]

eine Art Gesichtsschmerz (tic douloureaux)

(ein Arzt) [1807, 21; 1810, XLVf.]

eine Art Ohren- und Zahnschmerzen

(bekannt) [1807, 21]

Kuhpocke

erzeugt:

große Aehnlichkeiten mit Menschenpocken [Menschenblattern], ähnlich tiefe Narben, nicht weniger Achseldrüsengeschwülste, ein ähnliches Fieber, Entzündungsröthe um jede Pocke und selbst Augenentzündung und Convulsionen

[1810, XXXIII; 1819, 62; 1824, 29; 1829, 80]

heilt:

Menschenpocken

[1819, 62; 1824, 28; 1829, 80]

Kindblattern

[1810, XXXIII]

Purgirmittel

erzeugen:

Purgieren

heilen:

einen jahrelangen, den [unvermeidlichen] Tod drohenden Bauchfluß

(Fischer: In Hufel. Journ. f. pr. A. Vol. X. IV. S. 127) [1810, VIII; 1819, 32; 1824, 3f.; 1829, 54f.]

[Erbrechen]

(der Verfasser des unter den Hippokratischen befindlichen Buchs: peri topon ton kat' anthropon: Basil. Froben. 1538. S. 72) [1819, 88; 1824, 50; 1829, 102f.]

Darmsaiten in die gesunde Harnröhre gelegt

erzeugen:

Schleimabfluß

[1810, VII]

heilen:

alte Nachtripper

[1810, VII]

Schweiß treibende [erregende] Mittel

erzeugen:

Schweiß

[1810, VII; 1819, 32; 1824, 3; 1829, 54]

heilen:

das englische Schweißfieber

(Sennert: De febrib. IV. Cap. 15) [1810, VII; 1819, 32; 1824, 3; 1829, 54]

Starker [wohlerwärmter] Weingeist oder Terbentinöl

| erzeugen: 186

Brennen

[1810, XLVII]

heilen:

verbrannte Stelle

(Sydenham: Opera, S. 271; Benj. Bell: System of surgery, third edit. 1789; Edw. Kentish: Essay on Burns, London 1798. Second Essay; Heister: Institut. Chirurg. Tom. I. S. 333; John Bell: in Kühn's phys. med. Journale, Leipzig, 1801. Jun. S. 428; John Anderson: bei Kentish, am angef. Orte S. 43) [1810, XLVII; 1819, 83ff.; 1824, 47f.; 1829, 99ff.]

Entzündungen und Quetschungen

(Stahl: In Jo. Hummelii Commentatio de Arthritide tam tartarea, quam scorbutica, seu podagra et scorbuto, Büdingae, 1738. 8. S. 40-42) [1819, 90; 1824, 51; 1829, 103f.]

Feuer

erzeugt:

vermehrten Schmerz

[1810, XLVIf.]

heilt:

mit kochender Brühe begossene Hand

(Fernelius: Therap. lib. VI. Cap. 20; John Hunter: On the blood, inflammation etc. S. 218) [1810, XLVIf.; 1819, 82f.; 1824, 46; 1829, 98f.]

Verbrennungen

(Stahl: In Jo. Hummelii Commentatio de Arthritide tam tartarea, quam scorbutica, seu podagra et scorbuto, Büdingae 1738. 8. S. 40-42) [1819, 89; 1824, 51; 1829, 103f.]

Brantwein

[Spiritus frumenti, Spiritus vini dilutus]

erzeugt:

Hitze

heilt:

Anstrengung in der Sonnengluth bis zum hitzigen Fieber, Hitze, Ermüdung

(alte, erfahrene Schnitter; Zimmermann: Ueber die Erfahrung, II. S. 318) [1810, XLVII; 1819, 87; 1824, 49f.; 1829, 101f.]

Ein heißes Bad, heiße Umschläge

erzeugt:

Hitze, Entzündung

heilt:

starke Hitze eines acuten Fiebers mit 130 Pulsschlägen in der Minute

(Albers) [1810, XLVI; 1819, 79f.; 1824, 43; 1829, 95]

Hirnentzündung von brennendem Sonnenscheine, oder wenn man den Kopf der Ofenhitze ausgesetzt hatte

(Löffler: In Hufeland's Journal der pr. Arzneik. III. S. 690) [1819, 80; 1824, 43f.; 1829, 95]

Hirnentzündung

(Callisen: Acta soc. med. Havn. IV. S. 419) [1819, 80; 1824, 44; 1829, 95]

Starke Wärme

| erzeugt: 187

Entzündung

heilt:

harte, acute Geschwülste, deren überheftige Entzündung, unter unerträglichen Schmerzen, ihren Uebergang zur Eiterung hindert

[1829, 96]

Schnee oder gefrohrnes Sauerkraut, kaltes Wasser

erzeugt:

Erfrierungen

heilt:

[frisch] erfrorne Glieder

(Stahl: In Jo. Hummelii Commentatio de Arthritide tam tartarea, quam scorbutica, seu podagra et scorbuto, Büdingae 1738. 8. S. 40-42) [1810, XLVI; 1819, 82, 89; 1824, 46, 51; 1829, 98, 103f.]

Vitriolsäure

erzeugt:

Säure

heilt:

Neigung zu Magensäure

(Stahl: In Jo. Hummelii Commentatio de Arthritide tam tartarea, quam scorbutica, seu podagra et scorbuto, Büdingae 1738. 8. S. 40-42) [1819, 90; 1824, 51; 1829, 103f.]

Abkürzungen

FVMP ‚Fragmenta de viribus medicamentorum positivis sive in sano corpore humano observatis'. Lipsiae 1805.

RAL ‚Reine Arzneimittellehre'. 6 Bde. Dresden 1811–1821; Zweite, vermehrte Auflage. Dresden / Dresden und Leipzig 1822–1827.

1807 ‚Fingerzeige auf den homöopathischen Gebrauch der Arzneien in der bisherigen Praxis'. Hufelands Neues Journal der practischen Arzneykunde und Wundarzneykunst 26 (1807), St. 2, S. 5-43.

1810 ‚Organon der rationellen Heilkunde'. Dresden 1810.

1819 ‚Organon der Heilkunst'. Zweite vermehrte Auflage. Dresden 1819.

1824 ‚Organon der Heilkunst'. Dritte verbesserte Auflage. Dresden 1824.

1829 ‚Organon der Heilkunst'. Vierte verbesserte und vermehrte Auflage. Dresden und Leipzig 1829.

Vorwort

In: Katalog der Bibliothek des Krankenhauses für Naturheilweisen. Erstellt und hrsg. von Josef M. Schmidt. München, Sonntag-Verlag, 1990, S. VII-VIII

VII | Die Bibliothek des Krankenhauses für Naturheilweisen ist Eigentum der gleichnamigen gemeinnützigen Stiftung, deren Geschichte bis in die Mitte des 19. Jahrhunderts zurückreicht.[241] Nachdem Prof. Dr. JOSEPH B. BUCHNER 1851 einen Krankenhausverein zur Gründung und Unterhaltung eines homöopathischen Spitals in München ins Leben gerufen hatte, konnte ein solches bereits 1859 in der heutigen Königinstraße 61 in Betrieb genommen werden. Das Gebäude, das BUCHNER selbst zur Verfügung gestellt hatte, wurde nach dessen Tod im Jahre 1878 von den Erben allerdings 1880 veräußert. Noch in demselben Jahr konstituierten sich die Mitglieder des alten Vereins unter neuen, dauerhafteren Statuten als ‚Homöopathischer Spitalverein'. So konnte 1883, ermöglicht durch eine großzügige Schenkung der Fürstin JULIE VON OETTINGEN-WALLERSTEIN, die ‚Stiftung homöopathisches Spital' gegründet sowie das ‚Homöopathische Spital München' in der heutigen Paul-Heyse-Straße 20 eröffnet werden. Nach der Erweiterung des Hauses durch einen Anbau 1895 wurde es 1912 schließlich ganz abgerissen und an dessen Stelle ein größerer Neubau errichtet, in dem das Spital 1913 bis 1938 von der Stiftung unter dem Namen ‚Hahnemann-Haus' betrieben wurde. Nach dem Umzug des Spitals 1939 in das Schloß ‚Belle Maison' des Fürsten ADOLF VON SCHAUMBURG-LIPPE in Höllriegelskreuth bei München hieß es während der Zeit des Nationalsozialismus zunächst ‚Biologisches Krankenhaus' und später ‚Homöopathisches Krankenhaus Höllriegelskreuth', bis es dann 1968 seinen heutigen Standort fand. In einem unmittelbar neben dem ‚Städtischen Krankenhaus München-Harlaching' errichteten Neubau, auf einem im Erbpachtweg zu gewinnenden Grundstück der Landeshauptstadt München, öffnete am 1. Juli 1968 das ‚Krankenhaus für Naturheilweisen' seine Pforten.

Die Bibliothek der Stiftung, die von den genannten Ortswechseln der Spitäler und Krankenhäuser stets mitbetroffen war, zog seitdem noch ein letztes Mal 1988 um, als nämlich die Stiftung des ‚Krankenhauses für Naturheilweisen' am 23.11.1988 einen von ihr errichteten Anbau einweihte, in dem sich jetzt nicht nur ein großer, moderner Hörsaal, sondern auch eine neue Räumlichkeit für die Bibliothek befindet.

Derzeit umfaßt die Bibliothek des Krankenhauses für Naturheilweisen neben Video-Cassetten sowie elektronisch gespeicherten Dateien medizinischen Inhalts etwa 1.200 Monographien und etwa 60 verschiedene Zeitschriftentitel. Der überwiegende Teil des Bestandes sind homöopathische deutschsprachige Werke und Periodika aus dem 19. Jahrhundert. Die Systematik, nach der die Bibliothek möglichst benutzelfreundlich zu ordnen war, wurde speziell für die Gegebenheiten dieses Krankenhauses entworfen. So wurde die Medizin zunächst inhaltlich untergliedert in Grundlagen, vorklinische und klinische Fächer, Diagnostik und Therapie, wobei letzterer Oberbegriff neben Diätetik, Naturheilverfahren und sonstigen Therapien auch die Arzneitherapie umfasst, zu welcher neben der Allopathie und Isopathie auch die Homöopathie gehört.

Um den ansehnlichen Bestand der Bibliothek des Krankenhauses für Naturheilweisen allen an der Geschichte und Entwicklung der Homöopathie Interessierten bekanntzumachen, wurde nun

ein Katalog erstellt, in dem sämtliche Titel in
VIII leicht auffindbarer Wei- | se verzeichnet sind. Dazu wurden die Monographien nach Autoren und die Zeitschriften nach Titeln geordnet. Die Titelaufnahmen erfolgten im Wesentlichen nach den „Regeln für die alphabetische Katalogisierung für wissenschaftliche Bibliotheken" (RAK-WB). Auf danach erlaubte Kürzungen wurde zum Teil allerdings verzichtet, und auch die Vornamen der Autoren wurden in der Schreibweise der Vorlagen übernommen. Die auf den Titelblättern fehlenden oder nur unvollständig angegebenen Vornamen wurden an zahlreichen Stellen ergänzt, sofern dies zweifelsfrei möglich war, und in der Vorlageform entsprechend mit eckigen Klammern gekennzeichnet. In den zugehörigen Titelleisten erscheinen die Namen dann jeweils ausgeschrieben. Bei Übersetzungen wurde der Einheitssachtitel (EST) mitaufgenommen, um das Auffinden der jeweiligen Originalwerke zu erleichtern.

Die Zahl der aufgeführten Autoren, Herausgeber usw. wurde pro Werk auf vier begrenzt, die der Verlage auf drei und die der Erscheinungsorte auf zwei. Auf darüber hinausgehende Aufzählungen wurde unter Einfügung des Hinweises „[u.a.]" verzichtet. Anonyme Monographien sind im Alphabeth unter „N.N." zu finden. Firmenzusätze wie „GmbH", „AG" oder Ähnliches wurden nur bei Verwechslungsmöglichkeiten in eckigen Klammern ergänzt. Die hier verwendeten Abkürzungen „o.O.", „o.V.", „o.J." bzw. „o.S." weisen auf fehlende Angaben des Erscheinungsortes, des Verlags, des Erscheinungsjahres sowie der Paginierung hin. Bei lückenhaften Beständen mehrbändiger Werke wurden nur die tatsächlich vorhandenen Bände und Seitenzahlen aufgeführt. Sonderdrucke wurden stets als solche gekennzeichnet und, soweit es auf denselben vermerkt ist, mit der Angabe der entsprechenden Literaturstelle versehen. Einträge mit Verweisungen zwischen einzelnen Autorennamen erübrigten sich, da hier unter jedem Namen der volle zugehörige Titel steht. Die Bedeutung der einzelnen Signaturen schließlich ergibt sich aus der unten aufgeführten Systematik. Der Zusatz eines „+"-Zeichens vor der darauf folgenden laufenden Nummer bezeichnet lediglich ein sich an einem besonderen Standort befindendes, vor 1850 erschienenes Buch.

Die Bibliothek wird laufend erweitert. Der Stichtag für den hier abgeschlossenen Katalog war der 1. Juli 1990. Die weiteren Neuerwerbungen werden künftig in Supplementlisten in dafür geeigneter Form veröffentlicht werden.

Zur möglichst rationalen und ökonomischen Bewältigung der bei der Erstellung des Katalogs zu verarbeitenden Datenmengen wurde ein elektronisches Datenbank-System gewählt, das sich bereits in zahlreichen Institutsbibliotheken der ‚Ludwig-Maximilians-Universität München' bewährt hatte. Für die freundlichen Hilfestellungen bei technischen Schwierigkeiten mit dem Programm sei an dieser Stelle Herrn Dr. G. HEISCHMANN von der Kontaktstelle der Institutsbibliotheken der Universität München herzlich gedankt. Ebenso großer Dank gebührt Frau SIGLINDE SCHWENZL, M.A., für ihre wiederholte Mithilfe bei der Erfassung der einzelnen Titel mittels des im hauseigenen Personal Computer installierten elektronischen Programms. Darüber hinaus sei auch Frau HEDWIG STRODEL, die die Bibliothek seit vielen Jahren betreut, für die Erledigung mancher wichtiger Aufgaben gedankt. Der Stiftung des ‚Krankenhauses für Naturheilweisen' sei schließlich für die Übernahme der Druckkosten des Katalogs und besonders Herrn Dr. ARTUR BRAUN und Herrn Chefarzt Dr. BENNO OSTERMAYR für ihre wohlwollende Unterstützung des Projekts gedankt.

München, im Juli 1990

Josef M. Schmidt

Homöopathie und Philosophie

Versuch einer philosophischen Rekonstruktion der Begründung der Homöopathie durch Samuel Hahnemann

In: Scheidewege 1990/91; 20: 141-165

Einführung in die Problematik

141 | Im Gegensatz zu dem bis vor einigen Jahrzehnten noch relativ unproblematischen Glauben der Menschheit an die uneingeschränkte Möglichkeit progressiver Naturbeherrschung stellt sich dem heutigen, durch die Erfahrung von ökologischen Katastrophen sich zusehends verändernden Bewusstsein immer mehr auch die Kehrseite jenes vor etwa dreieinhalb Jahrhunderten programmatisch erklärten Ziels dar, „*maitres & possesseurs de la Nature*" werden zu wollen[242]: Nicht nur die zunehmende Verschmutzung unserer Umwelt – auch die Behandlung von kranken Menschen mit zum Teil sehr aggressiven chemischen Substanzen werden heute kritischer wahrgenommen als in den vergangenen Jahrzehnten. In steigendem Maße werden in den Medien auch die Schattenseiten der modernen Medizin beleuchtet, die sich nicht nur auf iatrogene Schäden durch eine manchmal allzu leichtfertige Anwendung invasiver diagnostischer Methoden beschränken. Auch im Bereich der Arzneitherapie wird der Nutzen jeglicher Behandlung mit stark wirksamen Medikamenten stets dadurch relativiert, dass letztere neben einer bestimmten erwünschten Wirkung immer auch – sozusagen *per definitionem* – mehrere unerwünschte (sogenannte Neben-) Wirkungen produzieren. Von nicht wenigen Medikamenten ist außerdem bekannt, dass sie Allergien, dauernde Abhängigkeiten, ja auch eigene Krankheiten und sogar Todesfälle auslösen können.

Angesichts der potentiellen Gefährlichkeit einer Medizin, die – von ihrem Ansatz her – zum Zwecke der „Beherrschung" bestimmter krankhafter Zustände von menschlichen Individuen Mittel verwendet, von denen man im Einzelfall fast nie sicher voraussagen kann, ob deren Nebenwirkungen bzw. Spätfolgen wirklich leichter sein werden als die damit behandelte Krankheit selbst, gewinnen – auf der Suche nach Alternativen – sogenannte „naturheilkundliche" Heilmethoden wieder zunehmend an Bedeutung. Während sich gegenüber chemisch hergestellten Arzneimitteln ein generelles, grundsätzliches Misstrauen breitgemacht hat, ist man heute geneigt, sogenannte
„pflanzli- | che" Mittel eher als unbedenklich an- 142
zusehen – was jedoch in der Verallgemeinerung wiederum fatal werden kann, wie etwa die hohe Giftigkeit des Knollenblätterpilzes und anderer „natürlicher" Substanzen zeigen.

Bezeichnend für sämtliche „Naturheilverfahren" – zu denen manchmal auch die Homöopathie gezählt wird – ist es nun, dass zur Darstellung ihres Grundansatzes Begriffe verwendet werden müssen, die der Naturwissenschaft als solcher fremd sind: nicht nur „Yin" und „Yang", sondern auch Ausdrücke wie „natürlich", „ganzheitlich", „regulierend", „harmonisierend", „heilend" usw. sind eben keine naturwissenschaftlichen Kategorien. Und da der Affirmationshorizont der Form von Medizin, die heute an den Universitäten etabliert ist, fast ausschließlich ein biochemisch-physikalischer ist, können therapeutische Konzepte wie etwa die Akupunktur oder die Homöopathie, die sich solcher oder ähnlicher „unwissenschaftlicher" Ausdrücke bedienen, von der derzeitigen Hochschulmedizin nicht adäquat erfasst und daher auch nicht ganz ernst genommen werden. So müssen – aufgrund der Inkompatibilität ihrer Kategorien – alle auf die Normen der modernen Naturwissenschaft nicht reduzierbaren therapeutischen Ansätze eben sogenannte „parauniversitäre Außenseiter-Methoden“ bleiben.

Weil jedoch der Wert bzw. Unwert der Prinzipien eines Gedankensystems grundsätzlich nicht von einem ganz anders gearteten System aus festgestellt werden kann, ist der Einwand der Unübersetzbarkeit fraglicher Kategorien in ein bestimmtes vorliegendes und jeder weiteren Betrachtung zugrundegelegtes Koordinatensystem von Begriffen eigentlich noch kein prinzipielles Argument gegen jene. Da sich speziell in der Medizin aber sämtliche, auch noch so verschiedenen Konzepte stets auf ein und denselben Gegenstand, nämlich die Heilung von kranken Menschen beziehen (sollten), ließe sich hieraus ein Kriterium zur Beurteilung der Vernünftigkeit bzw. Unvernünftigkeit jener gewinnen: als vernünftig könnten die Grundbegriffe eines bestimmten Ansatzes dann und nur dann angesehen werden, wenn sie sich als ihrem vorgegebenen Gegenstand angemessen erweisen.

Unter dieser Hinsicht könnten nun nicht nur sämtliche „alternativen“ Konzepte kritisch auf die Tauglichkeit ihrer Prinzipien hinsichtlich ihres therapeutischen Zwecks geprüft werden, sondern auch die naturwissenschaftlich orientierte Medizin selbst. So ließen sich neben den Stärken und Schwächen der verschiedenen Ansätze vor allem auch deren Grenzen bestimmen. – Ausgehend vom praktischen Ziel des Arztes, der Be-Handlung von Kranken – einer Tätigkeit also, die sich auf die Gesundheit konkreter Menschen beziehen und die die Heilung von Patienten be-
143 wirken sollte – könnte gefragt werden, wel- | cher Stellenwert in der ärztlichen Praxis überhaupt der strengen Naturwissenschaft sinnvollerweise zukommen sollte, – sofern diese sämtliche an einem gesunden wie auch kranken Menschen wahrnehmbaren Phänomene stets entweder auf quantitative physikalisch-chemische Gesetzmäßigkeiten reduzieren oder aber unberücksichtigt lassen muss.

Dass die Medizin erst durch die Bezogenheit ihrer Einzelerkenntnisse auf die Gesundheit bzw. Heilung von kranken Menschen zur wirklichen Heil-Kunde bzw. Heil-Kunst wird, betonten im übrigen bereits die Philosophen der Antike. – So macht etwa bei PLATON nicht schon die Fähigkeit, den Zustand des Körpers irgendwie zu verändern, den Arzt aus – das wären nur die Vorkenntnisse (*mathemata, technemata*) der eigentlichen Heilkunst (*techne iatrike*), die sich – wie jede wahre Kunst und im Gegensatz zu den Pseudo-Künsten (*eidola*) – gerade durch ihren Bezug auf die Natur des Ganzen (*physis holou*) bzw. auf das Beste (*beltiston*) konstituiert. Nur so kann der Arzt nämlich wissen, wann (*hopote*) er etwas bei wem (*houstinas*) in welchem Grade (*mechri hoposou*) anwenden soll (vgl. ‚Phaidros‘ 268-270; ‚Gorgias‘ 464). – Auch bei ARISTOTELES erschöpft sich Arztsein (*iatreuein*) nicht darin, die Wirkungen, die bestimmte Mittel hervorbringen, zu kennen, sondern erst in dem Wissen, wie (*pos*) man sie wem (*tini*) wann (*pote*) im Hinblick auf seine Gesundheit (*pros hygieian*) geben muss (vgl. ‚Ethica Nicomachica‘ 1137 a). Da nun Gesundheit das Ziel (*telos*) der Heilkunst (EN 1097 a) bzw. das den Arzt leitende Konzept (*logos*) ist (‚Metaphysica‘ 1032 b), steht die Heilkunst nicht etwa über der Gesundheit, sondern sieht zu, wie sie diese (wieder-)herstellen kann. Alles wird also um der Gesundheit willen (*hygieias heneka*) verordnet (vgl. EN 1145 a) – wobei jedoch das, was gesund ist, ebensowenig ein für allemal feststeht wie das, was einem zuträglich ist (*ta sympheronta*) (EN 1104 a).

Unter den heute praktizierten außeruniversitären Heilverfahren, zu deren jedem meist eine ihm eigene Begrifflichkeit und ein besonderer Affirmationshorizont gehört, nimmt die Homöopathie eine gewisse Sonderstellung ein. Als praktische Heilkunde lehrt sie nämlich – nach eigenem Anspruch – einen rationalen Weg, wie man zum Zwecke der Heilung selbst chronischer Krankheiten die dafür geeigneten Arzneimittel auffinden, zubereiten und sie den einzelnen Patienten anpassen soll.

Da nun „Rationalität“ innerhalb des durch bestimmte Vorentscheidungen abgesteckten For-

schungsbereiches etwa der heutigen klinischen Pharmakologie fast nur noch naturwissenschaftliche Quantifizierbarkeit und Reproduzierbarkeit bedeutet, kann zum Beispiel die praktische Di-
144 mension von Rationali | tät, also etwa die Be-
zogenheit der homöopathischen Lehre auf die Heilung und Gesundheit von menschlichen Individuen, zumindest innerhalb der Pharmakologie als solcher nicht thematisiert werden. Fast der einzige vom Gesichtskreis der Pharmakologie aus wahrnehmbare Aspekt an der Homöopathie ist die nach herkömmlichen atomistischen Vorstellungen unerklärbare Wirksamkeit hoher „Verdünnungen“. Aus der von Avogadro und Loschmidt bestimmten Zahl der Moleküle in einem Mol einer beliebigen Substanz sowie aus dem unter Pharmakologen allgemein anerkannten Paradigma, dass jeder pharmakologischen Wirksamkeit ein chemisch definierbarer Wirkstoff zugrunde liegen muss, „folgert“ man kurzerhand, dass eine Hochpotenz, in der sich nach entsprechend vielen Verdünnungs- und Verschüttelungsschritten kein einziges Molekül der Ausgangssubstanz mehr befindet, sicher keine „pharmakologische“ Wirksamkeit haben kann. Indem aber dem auf diese Weise postulierten Fehlen einer „pharmakologischen“ Wirksamkeit eine seit zwei Jahrhunderten dokumentierte tatsächliche Wirksamkeit dieser „Verdünnungen“ bei kranken Menschen gegenübersteht, muss letztere – weil sie als Faktum nicht geleugnet werden kann – als sogenannte „*Placebo*“-Wirkung des verabreichten Mittels bzw. als „Suggestion“ durch den Arzt „erklärt“ werden. – Während ein seriöser Wissenschaftler die von ihm gefundenen „Ergebnisse“ allerdings nicht für absolut gültig erklären, sondern immer auch die Voraussetzungen mit angeben wird, aufgrund derer er zu seinen Hypothesen oder Schlüssen kam, muss ein naives Verständnis derartiger Schlussfolgerungen der Pharmakologie bei vielen Laien fast notwendig zu der Auffassung führen, es sei letztlich egal, ob man eine Hochpotenz dieses oder jenes Mittels verabreiche (da sich sämtliche Hochpotenzen doch in der einen Hinsicht gleichen, dass sie ja keinen Wirkstoff mehr enthalten) – wenn die Verordnung nur überzeugend geschieht und sowohl Arzt als auch Patient an die Wirksamkeit des Mittels „glauben“.

Dass homöopathische Mittel „nicht chemisch“ bzw. „nicht atomisch“ wirken und dass Placebos manchmal unentbehrliche Hilfsmittel des Arztes darstellen, ist jedoch keine erst in diesem Jahrhundert gemachte Erkenntnis. Bereits der Begründer der Homöopathie, Samuel Hahnemann (1755–1843), hatte dies selbst bemerkt und auch beschrieben – und dennoch widmete er sein ganzes Leben der Vervollkommnung seiner homöopathischen Heillehre. In seinen Forschungen und Folgerungen berief er sich dabei stets auf die Erfahrung, die ihn seine Grundsätze sowohl auffinden ließ als sie auch immer wieder bestätigte.

Sowohl die Berufung auf die Erfahrung als auch der Anspruch auf Rationalität ist nun allerdings so gut wie allen Konzepten der Medi-
zin, einschließlich | der heutigen Universitäts- 145
-Medizin, gemeinsam. Aus diesem Grund wird der entscheidende Unterschied zwischen dem homöopathischen und allopathischen Ansatz zur Heilung kranker Menschen weniger in der Richtigkeit bzw. Falschheit ihrer Erfahrungen bzw. ihrer Methodik als solcher, als vielmehr in der Adäquatheit derselben hinsichtlich ihres eigentlichen Gegenstands zu suchen sein.

Dieses Verhältnis zu erhellen, kann nun – nach der bisher erschlossenen Problematik – nicht Aufgabe der Naturwissenschaft selbst, sondern nur Gegenstand einer philosophischen Untersuchung sein. Nötig ist letztere – wie bereits der Ursprung der Philosophie aus der Auseinandersetzung der „Weisheitsliebenden“ mit den Sophisten der griechischen Antike zeigt – immer dann, wenn das allgemeine Bewusstsein einer Gesellschaft in pluralistische Privatmeinungen oder sektenhafte Weltanschauungen auseinanderzubröckeln droht, wie das heute im Bereich der außeruniversitären, „alternativen“ Medizin sicherlich der Fall ist.

Ließe sich also zeigen, wie das inzwischen fast alle Bereiche unseres Daseins und somit auch die moderne Medizin prägende naturwissenschaftlich-technische Denken einerseits und die Grundprinzipien der Homöopathie andererseits zusammenhängen, so könnten damit nicht nur viele Vorurteile und Missverständnisse abgebaut, sondern schließlich auch ein sinnvoller und fruchtbringender Dialog zwischen diesen sonst gewöhnlich als völlig unvereinbar angesehenen Disziplinen eröffnet werden.

Dass unter der Rationalität einer Heilmethode heute fast durchwegs Naturwissenschaftlichkeit verstanden wird, zeigt sowohl die Häufigkeit als auch die Stereotypie der spontanen Frage in fast jeder Diskussion über außeruniversitäre Heilverfahren: „sind diese denn naturwissenschaftlich bewiesen?“ Um die in solchen Fragestellungen zwar zur Erscheinung kommende, meist jedoch eher unterschwellig bleibende, dabei aber äußerst verbreitete Meinung, naturwissenschaftliche Unbeweisbarkeit sei gleichbedeutend mit Irrationalität schlechthin, *ad absurdum* zu führen – dazu genügt bereits ein kleiner historischer Exkurs:

Wenngleich Francis Bacon schon 1620 zum Zwecke sicherer Naturbeherrschung die Beschränkung auf allein durch Experiment und Erfahrung induktiv gewonnene Erkenntnisse propagierte[243] – die Wortbildung „Naturwissenschaft“ selbst findet sich erst ab 1703[244]. Kant unterschied 1786 zwischen „historischer“ und „rationaler“ bzw. „uneigentlicher“ und „eigentlicher“ „Naturwissenschaft“, wobei erstere für ihn nur
146 eine „historische Naturlehre“ ist, „welche | nichts als systematisch geordnete *Facta* der Naturdinge enthält“, während bei letzterer „die Naturgesetze, die in ihr zum Grunde liegen, *a priori* erkannt werden“ müssen[245]. Innerhalb der Medizin gewann das auf naturwissenschaftlicher Methodik und Tierexperiment aufgebaute neue Forschen – obwohl es dies ansatzweise schon früher gegeben hatte – vor allem nach dem Ende der Naturphilosophie zunehmend an Bedeutung. So verlangte speziell Claude Bernard (1813–1878) nicht nur gezielte *„investigation“* sowie *„raisonnement expérimental“*, sondern spitzte das Programm Descartes', möglichst auch alle bei Lebewesen auftretenden Phänomene auf mechanische Gesetze zu reduzieren[246], zu der generellen Forderung zu, lebendige Organismen – zum Zwecke ihrer naturwissenschaftlichen Erforschung – ausschließlich als physikalisch-chemisch determinierte Gebilde aufzufassen[247]. Anknüpfend an Kant, für den „in jeder Naturlehre nur so viel eigentliche Wissenschaft angetroffen werden kann, als darin Mathematik anzutreffen ist“[248], veränderte Du Bois-Reymond 1872 diese These schließlich dadurch, dass er „für Mathematik“ „Mechanik der Atome“ setzte: „Naturwissenschaftliches Erkennen der Körperwelt mit Hilfe und im Sinne der theoretischen Naturwissenschaft – ist Zurückführen der Veränderungen in der Körperwelt auf Bewegungen von Atomen [...] oder Auflösen der Naturvorgänge in Mechanik der Atome“[249]. Seit der Entwicklung der Quantentheorie um die Jahrhundertwende wird außerdem der „klassischen“ (Newton'schen) die „moderne“ „Naturwissenschaft“ gegenübergestellt.

„Naturwissenschaftliches“ Denken als solches gibt es also erst seit wenigen Jahrhunderten und speziell innerhalb der Medizin – im großen Stil – erst seit etwas über 100 Jahren. Wie die wesentlich längere allgemeine Kulturgeschichte aber zeigt, müssen Menschen allerdings auch schon vor der „Erfindung“ der Naturwissenschaften rational gedacht haben. „Naturwissenschaftlichkeit“ kann daher nur als eine besondere, relativ späte, sozusagen spezialisierte Form von Rationalität im weiteren Sinne begriffen werden – und nicht umgekehrt.

Wenn nun im Folgenden vom „naturwissenschaftlichen Ansatz“ Hahnemanns gesprochen wird, so soll darunter lediglich jene Vorgehensweise verstanden werden, zum Zwecke der Erforschung des Verhaltens beliebiger Gegenstände durch gezielte Experimente, das heißt durch Variation einzelner Parameter unter Beibehaltung der übrigen Randbedingungen, Erfahrungen zu sammeln, um hieraus induktiv auf gewisse Gesetzmäßigkeiten schließen und damit wiederum genaue Voraussagen machen zu können, – die wiederum die Voraussetzung für sichere Naturbeherrschung sind. In dieser allgemeinen

Form muss der naturwissenschaftliche Ansatz als
147 solcher in der Medizin nicht | etwa nur auf das
seit Claude Bernard vergangene Jahrhundert beschränkt, sondern kann grundsätzlich bereits auch in der Zeit Hahnemanns vorgefunden werden – nur eben noch nicht in der Ausschließlichkeit, in der er inzwischen die heutige Medizin prägt.

Während ein Arzt des 20. Jahrhunderts im Allgemeinen erst zusätzlicher historischer Überlegungen bedarf, um sich die Nicht-Selbstverständlichkeit der heute so überaus großen Bedeutung der Naturwissenschaften innerhalb der Medizin als Ganzer klarzumachen, war die Diskussion gerade über den Status, der jenen innerhalb dieser sinnvollerweise zukommen sollte, in der Zeit, bevor die Naturwissenschaften ihren definitiven Siegeszug durch so viele Disziplinen der Medizin angetreten hatten, noch weitaus offener. So bietet im übrigen auch für von Engelhardt „die Zeit um 1800 in der Geschichte der Naturwissenschaften einzigartige Möglichkeiten, über Zusammenhänge von Naturwissenschaft und Geisteswissenschaft nachzudenken, da dies von den Naturforschern jener Zeit selbst getan wurde; in dieser Nähe zu Philosophie, Theologie und Kunst haben spätere Naturforscher allgemeine Reflexionen über ihr Fach nicht mehr angestellt“[250].

Rekonstruktion der Prinzipien der Homöopathie

Um die Grundprinzipien der Homöopathie Hahnemanns zu erfassen, soll im Folgenden gezeigt werden, welche der in seinen Werken bis 1810 aufzufindenden Gedanken speziell für die Begründung seiner „rationalen Heilkunde“ konstitutiv gewesen sind. Unter „Begründung“ soll dabei nicht nur das historische Ereignis der Grundlegung einer neuen Heillehre durch Hahnemann verstanden werden, sondern vor allem die logisch-systematische Re-Konstruktion ihrer Prinzipien sowie ihres Zusammenhangs, wie sie vernünftigerweise zu denken ist und wie sie daher auch heute nachvollziehbar sein müsste. Da sich die vorliegende Untersuchung auf die Zeit der Herausbildung der sogenannten „allgemeinen Homöopathie“ beschränkt, wie sie 1810 im ‚Organon der rationalen Heilkunde‘ ihren vorläufigen Abschluss gefunden hatte, werden Konzepte wie etwa die „Verstimmung der Lebenskraft“, der Begriff des „Potenzierens“, die „Psora-Theorie“ usw. hier nicht behandelt, – da diese Vorstellungen in Hahnemanns Veröffentlichungen erst nach 1810 auftauchen, nachdem die Homöopathie bereits als wohldefinierte rationale Heilkunde dargestellt und in ihrer Methodik weitestgehend festgelegt worden war. Gerade weil die späteren Spekulationen und Erklärungsver-
suche Hahnemanns, seine zunehmend schär- | 148
feren Polemiken sowohl gegenüber der „Allopathie“ als auch gegenüber den „Bastardhomöopathen“ sowie seine immer einseitiger werdenden Apologien seine tatsächlich zur Abstoßung von der damaligen Heilkunde führenden Beweggründe oft mehr verschleiern als dass sie diese erhellen würden, erscheint die bewusste Ausblendung dieser späteren Zutaten Hahnemanns sogar als besonders geeignet, den Übergang von den Prinzipien der Allopathie zu denen der Homöopathie darzustellen bzw. nachzuvollziehen.

Nicht nur historisch-chronologisch betrachtet kam Hahnemann von der an den Universitäten gelehrten, teils von altersher tradierten, teils durch neuere Spekulationen geprägten, teils bereits ansatzweise auch naturwissenschaftlich orientierten Medizin zunächst über eine Phase der Beschäftigung sowohl mit der naturwissenschaftlich ausgerichteten Gerichtsmedizin, wo ja „alles *Corpus Delicti*“ „gemessen, gewogen“ und „chemisch untersucht“ wurde[251], als auch mit ausschließlich chemischen Experimenten und Erfindungen und pharmazeutischen Untersuchungen[252] schließlich zu einer Kritik der Prinzipien der damaligen Arzneikunde, – auch rein logisch gesehen setzt das Aufzeigen der Grenzen des naturwissenschaftlichen Ansatzes im Bereich der Heilkunde eben bereits dessen gründliche Kenntnis bzw. Beherrschung voraus. Da es einen wesentlichen Unterschied macht, ob der Begründer einer neuen Heillehre die naturwissenschaftlichen Erkenntnisse seiner Zeit aus bloßer Unkenntnis ignoriert oder aber als Resultat seiner eingehenden Beschäftigung mit denselben zu der

Auffassung kommt, dass diesen beim Geschäft der Heilung kranker Menschen sinnvollerweise lediglich ein relativ beschränkter Status zuerkannt werden sollte, sei hier kurz daran erinnert, dass HAHNEMANN nicht nur bedeutende chemische Erfindungen gemacht, allgemein anerkannte gerichtsmedizinische und pharmazeutische Werke sowie verdienstvolle chemische Beiträge verfasst hat, sondern auch zum Mitglied mehrerer angesehener wissenschaftlicher Gesellschaften gewählt worden ist.

Aus der Übertragung des naturwissenschaftlichen Ansatzes, das Verhalten eines Gegenstandes bei der gezielten Veränderung einer bestimmten Variablen unter Beibehaltung der sonstigen Randbedingungen zu beobachten, auf die medizinische Forschung folgt methodologisch zunächst einmal die Beschränkung der jeweiligen Untersuchungen auf möglichst homogene Substrate und die Variation wirklich nur eines wohldefinierten Parameters. – So befasste sich HAHNEMANN in seinen ersten medizinischen Veröffentlichungen etwa vor allem mit klar zu begrenzenden Hautgeschwüren und deren Therapie mit einzelnen, möglichst selbst hergestellten Arzneimitteln[253]. Seine Forderungen nach einer
149 | eindeutigen Begrifflichkeit innerhalb der Arzneikunde, einer strengen Überwachung der Folgsamkeit der Patienten, einer einheitlichen Herstellungsweise von Medikamenten, die Ablehnung der Verordnung von mehreren Arzneien gleichzeitig sowie die Vermeidung einer größeren Änderung der Lebensordnung während der Zeit einer Arzneitherapie – all dies lässt sich vor dem Hintergrund des naturwissenschaftlichen Ideals der Gewinnung gesicherter Erkenntnisse bezüglich der Wirkung einzelner Arzneisubstanzen verstehen. Dass HAHNEMANN bei seiner Kritik der gängigen Arzneimittellehren weder abergläubische noch spekulative Vorstellungen oder gar die Signaturenlehre gelten ließ, unterstreicht nur noch seinen experimentellen, zunächst durchaus naturwissenschaftlich geprägten Grundansatz – wie er klassischerweise bereits durch FRANCIS BACON formuliert worden war (s.o.).

Obgleich die naturwissenschaftliche Forderung nach Homogenität des Substrats im Hinblick auf die Arzneimittelherstellung und -verordnung noch relativ gut eingelöst werden kann, gehört zur Heilkunde als solcher auch die Anwendung dieser Substanzen an kranken Menschen. Während aber – im Gegensatz etwa zu zwei chemisch identischen Substanzen – Menschen bereits in ihrem gesunden Zustand sich untereinander nie völlig gleichen, sondern vielmehr stets sich voneinander unterscheidende, unverwechselbare Individuen sind, gilt dies erst recht dann, wenn sie noch dazu erkrankt sind und sich ihr aktueller Zustand sogar von ihrem eigenen bisherigen (in gesunden Tagen) unterscheidet. – Aufgrund dieser Überlegung waren für HAHNEMANN alle Krankheitsfälle – und zwar wohlgemerkt trotz der Kenntnis der Klassifikationsversuche derselben von Seiten der damaligen „Pathologien“ – prinzipiell als Individuen anzusehen, was sich allerdings mit der naturwissenschaftlichen Forderung nach Homogenität des Substrats zunächst als unvereinbar erweist: Wie sollten nämlich vergleichende Untersuchungen zwischen zwei möglichst identischen Gruppen von Patienten, die sich lediglich durch die Variation des verabreichten Medikaments unterscheiden sollten, angestellt werden können, – wenn wirklich kein Krankheitsfall dem anderen gleicht?

Als nächstliegender Ausweg aus diesem Dilemma bietet sich hier die Reduktion der mannigfaltigen Symptome eines Patienten auf bestimmte Krankheitsursachen an. Indem sich jedoch die meisten gängigen Behauptungen bezüglich der Ursachen von Krankheiten über das, was empirisch mit den fünf Sinnen objektivierbar und experimentell reproduzierbar ist, erheben, verlassen diese damit den Boden der Naturwissenschaft. – So ausdrücklich HAHNEMANN zwar bestimmte „merkbare, einfach materielle“ Ursachen von Krankheiten anerkannte und zur Behandlung dieser auch die Entfernung jener verlangte, so | über- 150
zeugt war er umgekehrt immer auch davon, dass „für uns endliche Menschen“ die „unmateriellen, dynamischen“ Krankheitsursachen in ihrem Wesen grundsätzlich niemals vollständig zu erfassen sind. Aus diesem Grund verwahrte er sich ausdrücklich sowohl gegen fast alle von alters her tradierten Konzepte (etwa „das von den vier Qua-

litäten" u.v.a.m.) als auch gegen abergläubische Vorstellungen (Verhexen usw.) als auch gegen allein durch die Autorität des jeweiligen Urhebers begründete Schuldogmen als auch gegen die vielfältigen Spekulationen der damaligen Naturphilosophen. Als einzig „wirkliche" Ursache bestimmter Leidenszustände erkannte er die „Miasmen" der ansteckenden Krankheiten an, – weil deren Übertragung durch Ausscheidungsprodukte, verseuchte Luft, Körperkontakt und Ähnliches eben evident war (ohne dass HAHNEMANN jedoch genauer wusste, aus was diese „Miasmen" im Einzelnen bestanden).

Schließt man jegliche sogenannten metaphysischen Spekulationen bezüglich der Ursachen von Krankheiten als unwissenschaftlich aus, so bleibt offensichtlich nur die strikt naturwissenschaftliche Erforschung derselben übrig. Bei diesem Ansatz zeigt sich allerdings bald ein anderes Problem: Mit naturwissenschaftlichen Kategorien begreifbar sind zwar einzelne physikalisch-chemische Aspekte am lebenden Menschen, nicht jedoch er selbst bzw. das, was ihn von einem toten Körper unterscheidet. Erkranken kann aber wiederum nicht ein Komplex von biochemischen Prozessen, sondern nur ein lebendiges Wesen – das als solches jedoch von der Naturwissenschaft nicht adäquat zu begreifen ist: Weder „Leben" noch „Krankheit" noch „Gesundheit" sind naturwissenschaftliche Kategorien. – Auch für HAHNEMANN stand fest, dass „die Art, wie die verschiedenen Bestandteile des lebenden menschlichen Körpers zusammenhängen", „weder nach Grundsätzen der Mechanik, noch der Physik, noch der Chemie" oder Ähnlichem, sondern „nach keinem anderen Maßstab als nach sich selbst erklärt und beurteilt werden kann"[254]: So wird für ihn zum Beispiel die Chemie „von der Vitalität übermeistert"[255] – weshalb erstere eben bestimmte „klinische Behauptungen" „nicht wagen" „kann", „ohne lächerlich oder gefährlich zu werden"[256].

Ist nun bereits der Gegenstand der Arzneikunde (der kranke und damit stets auch der lebendige Mensch) weder mit den traditionellen bzw. spekulativen noch mit naturwissenschaftlichen Kategorien klar und hinreichend zu erfassen, – so noch viel weniger der Zusammenhang, den man im Allgemeinen zwischen bestimmten arzneilichen Stoffen und bestimmten Krankheitsnamen vermutet. Auch hier verlassen bestimmte Spekulationen und Theorien entweder den Bereich naturwissenschaftlich möglicher Erfahrung oder aber die zwar | streng naturwissenschaft- 151
lich erforschte, dafür aber auch nur chemische Wirkung einer Substanz auf den menschlichen Körper wird unzulässigerweise vorschnell mit der Heilung einer bestimmten Krankheit desselben gleichgesetzt. – So kritisierte HAHNEMANN – was die Prinzipien zur Auffindung der Heilkräfte der Arzneien anging – unter anderem die Tatsachen, dass bisher viele Arzneien zum Teil nur durch puren Zufall oder etwa mit Hilfe der Signaturenlehre gefunden worden waren, dass die meisten Behauptungen bezüglich ihrer Wirksamkeit auf Aberglauben und bloßen Spekulationen beruhten, dass hierbei (neben den anderen sogenannten Präliminarwissenschaften des Arztes) besonders die Chemie oft ihre eigenen Grenzen überschritt und dass die Ergebnisse von *In vitro-* oder von Tierversuchen oft unmittelbar und bedenkenlos auf den Menschen übertragen wurden[257].

Wenn nun weder sinnliche Erfahrung überschreitende Spekulationen noch ausschließlich auf quantifizierbare Parameter begrenzte naturwissenschaftliche Erkenntnisse den Menschen als Ganzen in seinen Krankheiten sowie bei deren Therapie angemessen erfassen können, muss – zum Zwecke der Begründung einer rationalen Heilkunde – offensichtlich der bisher verwendete Erfahrungsbegriff erweitert werden. So objektiv und reproduzierbar die nach naturwissenschaftlicher Methode gewonnenen Erfahrungsdaten auch immer sein mögen: wenn Phänomene wie „Krankheit", „Gesundheit", „Heilung" oder „Leben" weder mit dem Begriffsraster der Physik noch mit dem der Chemie usw. erfasst werden können, so kann es innerhalb dieser Disziplinen auch keine diesbezüglichen Erfahrungen geben. Würde man andererseits jeder beliebigen Wahrnehmung bzw. jedem flüchtigen Sinneseindruck dieselbe Wichtigkeit und Bedeutung zumessen, so sähe man sich wiederum bald außerstande, aus der Vielzahl überhaupt möglicher Erfahrungen jemals zu abgegrenzten und strukturierten Sätzen zu kommen.

Über diese grundsätzlichen Überlegungen hinaus muss für HAHNEMANN geordnete und sinnvolle Erfahrung – im Gegensatz zur chaotischen und blinden sogenannten „Parempirie“, die alles und jedes aufgreift und aus der sich daher auch nichts ableiten lässt – stets „vom richtigen Prinzip ausgehen“. So zeigte er unter anderem an einem Beispiel, dass selbst die 30-jährige Erfahrung eines gewissenhaften Kollegen (bezüglich der vermeintlichen Vorbeugungskraft eines Mittels gegen Tollwut) – weil sie aus einem falschen Prinzip heraus angestellt worden war – letztlich wertlos war[258]. – Welche Prinzipien nun zur Interpretation der eigenen Beobachtungen am vernünftigsten zu verwenden sind, ergibt sich aus der Art der jeweiligen Erfahrungen selbst:

152 | So schließen zum Beispiel Beobachtungen wie die der Erzeugung eines sogenannten Merkurialfiebers oder auch eines Chinarindenfiebers bereits durch winzigste Mengen der jeweiligen Substanzen nicht nur einen chemischen Mechanismus beim Erzeugen dieser Fieber aus, sondern legen ebenso auch die Auffassung nahe, dass Quecksilber bzw. Chinarinde hier lediglich als Reize wirken und der Organismus daraufhin dann sozusagen selbst das Fieber erzeugt[259]. Im Gegensatz zu unspezifischen Reizen, wie sie etwa zur allgemeinen Abhärtung des Körpers verwendet werden, ist ein spezifischer Reiz also – wie man an diesen Beispielen erkennen kann – imstande, spezifische Veränderungen des Organismus hervorzubringen.

Nach dem gleichen Prinzip können nun aber nicht nur künstlich erzeugte, sondern auch natürlich entstandene Krankheitszustände begriffen werden: Die Ausbildung bestimmter Symptome im Verlauf einer Krankheit muss nicht unbedingt linear kausal-mechanisch als chemisch-physikalische Veränderung der entsprechenden erkrankten Teile angesehen, sondern kann ebensogut als Reaktion des ganzen Organismus auf einen spezifischen Krankheitsreiz (ein *Miasma* oder Ähnliches) aufgefasst werden.

Der Begriff eines auf Reize reagierenden Organismus übersteigt nun zum einen bereits die naturwissenschaftliche Vergegenständlichung des Menschen als zwar komplizierten, aber doch letztlich vollständig erklärbaren Mechanismus, zum anderen impliziert er bereits sowohl dessen Ganzheit als auch seine Lebendigkeit. Wenn jede Krankheit jedoch eine Reaktion des ganzen Organismus auf einen pathogenen Reiz ist, so kann es – streng genommen – gar keine bloß lokalen Krankheiten geben (eine Konsequenz, die HAHNEMANN auch wirklich gezogen hat)[260].

Beobachtungen wie die der Selbstheilung vieler Krankheiten weisen nun weiterhin darauf hin, dass die erwähnten Reaktionen auf krankmachende Reize nicht etwa in beliebiger Richtung ablaufen, sondern auf ein Ziel hingerichtet sind: auf die Heilung des ganzen Organismus. Würde die Natur die mannigfaltigen Reize, die pausenlos auf uns einwirken und dabei jedesmal das Zusammenspiel einzelner körperlicher Funktionen kurzfristig aus dem Gleichgewicht bringen, nicht beständig selbst ausgleichen, – wir würden kaum mit noch so vielen Arzneimitteln, die dies kompensieren sollten, hinterher kommen. – Dass zum Beispiel JOHN BROWN und seine Schüler ständig damit beschäftigt waren, durch vermeintlich reizverstärkende bzw. reizvermindernde Arzneien Abweichungen der Reizbarkeit ihrer Patienten von einem postulierten Idealzustand auszugleichen, war für HAHNEMANN daher nur die natürliche Folge der „Natur- | lästerung“ dieser Schule, 153
den Selbstheilungskräften der Natur so gut wie nichts zuzutrauen[261].

Wenn nun dem Organismus die Fähigkeit, auf pathogene Reize so reagieren zu können, dass er – womöglich über verschiedene Krankheitsstadien – schließlich wieder zu seinem gesunden Zustand zurückfindet, prinzipiell zugestanden wird, so lassen sich nicht nur akute Krankheiten (die ja meist von selbst wieder vergehen), sondern auch chronische auf eben diese Weise auffassen – lediglich mit dem Unterschied, dass bei letzteren die durchaus sinnvolle Heilreaktion des Organismus zwar prinzipiell auch stattfindet, nur eben sozusagen auf halbem Weg stecken bleibt und damit nicht bis zu ihrem eigentlichen Ende kommt. – Dass HAHNEMANN die Reaktionen des Organismus auf Krankheitsreize tatsächlich teleologisch interpretierte, lässt sich an vielen Beispielen zeigen: vom Ausfluss bei Tripper, „damit“ das venerische Gift weggeschwemmt wird, über das Erbrechen bei Vergiftungen „zur Entfernung“ des schädlichen Stoffs bis hin zur Erzeugung von sogenannten „vikariierenden“ Symptomen „zur Minderung der Gefährlichkeit“ von schweren Allgemeinkrankheiten[262]. – In den Fällen dagegen, wo die sich selbst überlassene Natur die Heilung nicht bereits allein vollenden kann, sind die von ihr produzierten Symptome nach HAHNEMANN letztlich dazu da, uns auf das zu suchende heilende Arzneimittel hinzuweisen: „Die Veränderungen, die die Arzneien im gesunden Körper anrichten, existieren doch nicht umsonst, müssen doch wohl etwas zu bedeuten haben; wozu wären sie denn sonst?“ „Vielleicht ist dies die einzige Sprache, in der sich diese Substanzen dem Beobachter über den Zweck ihres Daseins verständlich machen können“[263].

Mit welchem Mittel sollte ein gegebener Krankheitszustand aber behandelt werden? Eine Substanz zu verabreichen, die das genaue Gegenteil eines zu behandelnden Symptoms erzeugt, wäre eigentlich nur dann angezeigt, wenn die Reaktion des Organismus, die zur Ausbildung dieses Symptoms geführt hat, nichts als eine Entgleisung von sonst geordnet ablaufenden Vorgängen und damit selbst sinnlos wäre. Nur vor dem Hintergrund einer ateleologischen Auffassung des Organismus kann man also überhaupt auf den Gedanken kommen, ein störendes Symptom durch ein Gegenmittel dauerhaft beseitigen zu wollen. – Fasst man dagegen – wie HAHNEMANN es tat – die Auseinandersetzung des Organismus mit Krankheitsreizen als prinzipiell teleologischen und damit durchaus sinnvollen Prozess auf[264], so kann die Therapie eines Krankheitsfalls konsequenterweise nur darauf abzielen, die bereits von der Natur veranlassten Reaktionen zu unterstützen bzw. zu verstärken – sofern nämlich deren eigene Stärke zur vollständigen Heilung nicht ganz ausreicht.

| Wenn die Richtung der vom Organismus be- 154
reits eingeleiteten Heilreaktion also grundsätzlich stimmt und letztere nur eben nicht stark genug ist, die Heilung selbst zu vollenden, so muss nun lediglich ein Arzneireiz gesetzt werden, der die Selbsttätigkeit des Organismus vermehrt anspornt, und zwar in derselben Richtung, wie dieser bereits selbst auf den Krankheitsreiz reagiert hat – mit anderen Worten: *similia similibus curentur*[265].

Wie man sieht, setzt die Plausibilität des Ähnlichkeitsprinzips also immer schon mehreres voraus: Da das Ziel des ärztlichen Handelns – im Gegensatz etwa zu dem (durchaus legitimen) Interesse eines Physikers an der rein technischen Beherrschung beliebiger toter Gegenstände – die Behandlung von kranken Menschen ist, muss zunächst einmal von einem lebendigen Organismus ausgegangen werden. Als Organismus muss dieser aber als Einheit angesehen werden, bei dem jeder Teil mit jedem anderen und vor allem auch mit der Totalität des Ganzen innigst zusammenhängt. Als lebendiger unterscheidet er sich von allen unbelebten Organisationen vor allem durch die Fähigkeit, auf Reize reagieren zu können, und zwar nicht nur irgendwie, sondern auf ein bestimmtes Ziel hingerichtet.

Im Gegensatz etwa zu Thermostaten oder sonstigen rückgekoppelten Systemen, die ja von uns so eingerichtet werden, dass sie Abweichungen von einem bestimmten eingestellten Sollwert registrieren und beseitigen, haben Lebewesen darüber hinaus allerdings noch eine für sie spezifische Innendimension: sie können Abweichungen von ihrem gesunden Zustand nicht nur selbst erkennen und bewusst wahrnehmen, sondern auch darunter leiden. Ein Thermostat zum Beispiel kann weder wissen, was warm oder kalt ist, noch kann es ihm selbst warm oder kalt werden noch kann er ein eigenes Interesse daran haben, dass eine bestimmte Temperatur herbeigeführt wird. Ebenso indifferent muss sich auch das komplexeste System gegenüber dem ihm einprogrammierten Ziel verhalten: auch einem Computer ist es letztlich egal, ob die Programme in ihm geordnet oder chaotisch ablaufen, und weil das ganze System so oder so nach physikalischen bzw. kybernetischen Gesetzmäßigkeiten abläuft, kann es niemals aus diesen Gesetzen als solchen, sondern immer nur aus den Zwecken des Menschen folgen, ob dieser eine Störung an dem betreffenden Gerät beheben will oder nicht.

Die Wichtigkeit dieses Gedankens, der bereits die praktische Dimension des bisher Behandelten eröffnet, sollte gerade deshalb nicht unterschätzt werden, weil letztlich nur über diesen die Kluft zwischen naturwissenschaftlicher Theorie auf der einen und ärztlicher Ethik auf der
155 anderen Seite überbrückt | werden kann. Begreift man nämlich – wie es die fast ausschließliche Orientierung der Medizin an den Naturwissenschaften mit sich bringt – den Menschen als komplizierten, nach einem bestimmten Programm ablaufenden Mechanismus und seine Krankheiten als sinnlose Abweichungen davon, so folgt aus diesem Konzept für die Therapie von Krankheiten ganz klar das *Contrarium*-Prinzip und für die Ethik – nichts. Dass die rein physikalisch-chemisch aufgefassten Zustände, wie sie in sogenannten „gesunden" Körpern auftreten, gegenüber denen in sogenannten „kranken" Körpern einen Vorzug verdienten und deshalb wiederhergestellt werden sollten, lässt sich auf der Ebene des bloßen Mechanismus nicht begründen. – Aus einer Auffassung des Organismus als eines auf Reize reagierenden Gebildes folgt zwar therapeutisch prinzipiell bereits die Bevorzugung einer Reiztherapie gegenüber bloß chemisch wirkenden Arzneigaben, praktisch-ethisch jedoch – immer noch nichts. Warum sollte gerade mit diesem und nicht mit jenem Mittel bzw. warum sollte überhaupt gereizt werden? – Erst wenn man den Organismus auch als teleologisch verfasst (also in seinen Aktivitäten stets auf das Ziel seiner eigenen Gesundheit bezogen) begreift, folgt für die Therapie seiner krankhaften Zustände die Angemessenheit, ja sogar die Notwendigkeit einer gezielten, spezifischen Behandlung nach dem *Simile*-Prinzip. (Im übrigen lassen sich Begriffe wie „Krankheit" oder „Gesundheit" ebenfalls erst auf der Ebene einer teleologischen Auffassung des Organismus überhaupt sinnvoll verwenden).

Betrachtet man nun selbst den auf Reize reagierenden, teleologisch verfassten Organismus wiederum rein technisch bzw. sozusagen nur von außen, so folgt auch hier noch nichts für das ärztliche Handeln. – Erst dann, wenn man zudem anerkennt, dass der lebendige Organismus immer auch eine Innendimension hat, das heißt wahrnehmen, fühlen und somit auch leiden kann (wobei es zum Wesen von Schmerz und Leiden gehört, dass sie nach ihrer Aufhebung verlangen), so ist durch deren vektoriellen Charakter eine ethische Richtschnur gegeben, die vom Arzt gezielte Hilfe und Heilung der Krankheiten verlangt. Ohne diese Implikation könnte letztlich niemals begründet werden, warum ein Arzt über die rein theoretische Erforschung von Krankheiten hinaus bei menschlichen Leiden im Einzelfall überhaupt therapeutisch eingreifen bzw. deren Heilung bewirken sollte.

Auch diese soeben vollzogene Zwischenüberlegung macht noch einmal deutlich, warum sich HAHNEMANN zum Zwecke der Begründung einer rationalen Heilkunde weder mit der Vergegenständlichung des Menschen als physikalisch-chemischen Mechanismus, noch mit einem auf Reize irgendwie reagie- | renden System begnügen 156
konnte, sondern den Organismus sowohl als teleologisch verfasst als auch mit einer Innendimension ausgestattet begreifen musste. Ohne letztere blieben sowohl die Anstrengungen, unter denen mitfühlende Ärzte sich um die Heilung ihrer einzelnen Patienten bemühen, als auch die Unannehmlichkeiten, die HAHNEMANN selbst bei seiner Suche nach bzw. bei seinem Hinarbeiten auf eine zuverlässige Heilkunde auf sich genommen hatte, unbegründet. Betrachtete man die wohltätigen Aktivitäten der Menschen dagegen lediglich als beliebige (vermeintlich) wertneutrale Verhaltensweisen einzelner (eben so geprägter) Individuen, so wäre dem Phänomen der Nächstenliebe nicht nur jede Allgemeinverbindlichkeit genommen, sondern es selbst könnte als solches gar nicht verstanden werden.

HAHNEMANN selbst gab als sittlich-ethische Letztbegründung für ärztliches Handeln zwei Prinzipien an, die für ihn zugleich auch Attribute des Schöpfergottes sind:

Zum einen muss die Tatsache, dass der Mensch im Vergleich zu den Tieren körperlich schwächer und für Krankheiten anfälliger ist, nicht etwa in fatalistischer Weise sozusagen als letzte Wahrheit interpretiert, sondern vielmehr nach einem Sinn dieses Umstandes gesucht werden. So kann sich unsere körperliche Natur für HAHNEMANN eben nur deshalb nicht so gut helfen, „damit“ wir unseren Geist um so mehr anstrengen müssen, eine zuverlässige Heilkunde zu entwickeln: „Nur klein und sehr beschränkt sollte die Selbsthilfe sein, die sich der Körper allein zur Entfernung der Krankheiten leisten könnte, damit der menschliche Geist desto mehr angetrieben würde, wirksamere Hilfskräfte auszuspähen“, „als der Menschenschöpfer in das organische Gebilde allein zu legen für gut fand“[266]. Aus der relativen Schwäche unseres Körpers auf der einen und unserem Verlangen nach Gesundheit auf der anderen Seite folgt also die Bestimmung des Menschen, zur Kompensation seines körperlichen Mangels die ihm verliehene Vernunft – soweit er es vermag – diesbezüglich um so mehr anzustrengen. Indem wir überhaupt nur durch unsere menschliche Vernunft an der göttlichen Vernunft Anteil haben können, wird umgekehrt auch – je weiter wir unsere eigene endliche Weisheit vervollkommnen – die unendliche göttliche desto mehr repräsentiert und verherrlicht.

Zum anderen zeigt HAHNEMANNS eigene Biographie, dass die Bestimmung des Menschen, seine Vernunft auszubilden, allein noch nicht dazu ausreicht, sein ganzes Leben speziell der Heilkunde zu widmen: Nachdem er die Nichtigkeit der damaligen Medizin erkannt hatte, wandte er sich – nach einer autobiographischen späteren Darstellung dieser seiner Lebensphase – von der Heilkunde (fast) ganz ab und dafür (fast) aus-
157 schließlich den wesentlich exakte- | ren Naturwissenschaften zu. Auch hier konnte er ja seinen Geist entfalten. Erst als seine eigenen Kinder quälende Krankheiten bekamen, veranlasste ihn – so HAHNEMANNS Bericht – das Mitleid mit diesen, trotz des desolaten Zustands der damaligen Heilkunde sich dennoch wieder eben mit dieser zu beschäftigen[267]. Erst durch die zusätzliche Dimension der Liebe kommt der Geist des Menschen also überhaupt zur helfenden Hinwendung zu seinen Mitmenschen im Sinne einer Beschäftigung mit der Heilung ihrer Krankheiten.

Liebe zum Detail ist es im übrigen auch, welche praktizierende Homöopathen nicht müde werden lässt, Symptome, die „normalerweise“, das heißt bei einer streng naturwissenschaftlich ausgerichteten Anamnese, unbeachtet bleiben, dennoch in aller Ausführlichkeit einschließlich sämtlicher dabei beobachtbaren Modalitäten zu erkunden. Nur durch liebevolles Sich-befassen auch mit den ganz persönlichen Eigenarten jedes einzelnen Patienten kann dieser überhaupt ausreichend individualisiert und ihm schließlich ein speziell für ihn passendes Mittel verabreicht werden. Umgekehrt verbietet es – im Gegensatz zur rein naturwissenschaftlich betriebenen Medizin – die Methodik der Homöopathie, allein aufgrund ganz allgemeiner Symptome (wie etwa Kopfschmerzen, Schnupfen, Durchfall usw.) bereits ein Mittel zu verordnen. Stets muss auch erfragt werden, unter welchen Umständen bzw. mit welchen zusätzlichen Begleitsymptomen die jeweiligen Beschwerden auftreten, wann sie sich verschlimmern usw. Den jeden einzelnen Patienten in seiner unverwechselbaren Individualität charakterisierenden „Symptomeninbegriff“ zu erforschen, erfordert zweifellos mehr Mühe und Beschäftigung mit demselben (und damit auch mehr Liebe und Sorgfalt) als etwa das Erstellen einer „Diagnose“ wie zum Beispiel „vegetative Dystonie“.

Der Begriff HAHNEMANNS von Gott als „die Güte und Weisheit selbst“[268] impliziert aber noch ein weiteres: Nur wenn die Welt zum einen wirklich von Vernunft durchwaltet ist, kann unsere menschliche Vernunft überhaupt vernünftige Zusammenhänge in jener erkennen. Und nur wenn der letzte Grund der Welt zum anderen wirklich die Liebe bzw. Güte Gottes ist, kann sinnvollerweise gehofft werden, dass es prinzipiell für jede Krankheit auch ein Heilmittel geben wird. Wäre das Universum dagegen nichts als ein unendlich großes und kaltes Vakuum, in dem sich rein zufällig bestimmte Sonnensysteme und Planeten befinden, auf denen wiederum rein zufällig bestimmte Organismen entstehen und vergehen, die dann entweder gesund oder aber krank sein können, so könnte es – so gesehen – ja durchaus auch sein, dass bei manchen Krankheiten eben

tatsächlich nichts zu machen ist. – So verschieden diese lebenstragenden bzw. lebensprägenden
158 Grundgedanken selbst sind, so diame- | tral entgegengesetzt sind auch deren praktische Konsequenzen: Während Vertreter des letzteren Weltbildes bei sogenannten „unheilbaren" Patienten in ihren therapeutischen Bemühungen schnell kapitulieren und höchstens noch deren Schmerzen palliativ lindern, wird ein Arzt, der von der Güte des Schöpfers allen Seins überzeugt ist, die Hoffnung niemals aufgeben, vielleicht doch noch ein hilfreiches Mittel für jeden seiner einzelnen Patienten zu finden.

Weil HAHNEMANN an beidem – der Weisheit und Güte Gottes – nie gezweifelt hat, konnte er (im Gegensatz zu den Skeptikern unter den Ärzten) so unbeirrt sein Ziel der Begründung einer sowohl rationalen als auch wohltätigen Heilkunde angehen – zumal sich die Möglichkeit derselben ja bereits aus den beiden genannten Grundprämissen HAHNEMANNS ergab: Wenn der „Schöpfer" einerseits nämlich sowohl „weise und gütig" als auch „das konsequenteste aller Wesen" ist, andererseits dieser aber „jene namenlosen von der Gesundheit abweichenden Zustände des menschlichen Körpers zuließ, die wir Krankheiten nennen", – so „mußte er uns zugleich einen deutlichen Weg zeigen, so viel Kenntnis von den Krankheiten zu erlangen, als zur Anpassung der sie zu besiegen fähigen Heilmittel zureicht; einen nicht weniger deutlichen Weg mußte er uns zeigen, um an den Arzneien jene Eigenschaften aufzufinden, die sie zur Heilung der Krankheiten fähig machen, – wenn er seine Kinder nicht hilflos lassen oder nicht mehr von ihnen verlangen wollte, als sie leisten können"[269]. – Die Entwicklung seiner Heillehre selbst fasste HAHNEMANN dabei – ebenso wie im übrigen ärztliche Praxis überhaupt – als eine Art Gottesdienst auf[270].

Schwierigkeiten des homöopathischen Ansatzes

Ist das Ungenügende sowohl des naturwissenschaftlichen wie auch des bloß spekulativen Ansatzes zur Begründung einer „rationalen" und „wohltätigen" Heilkunde einmal eingesehen und die Notwendigkeit einer Auffassung des Menschen als reizbaren, teleologisch verfassten Organismus mit einem Innenleben anerkannt, so folgt daraus – wie eben zu zeigen versucht worden ist – für die Behandlung von Krankheiten das Simileprinzip. So einfach dieses Prinzip auf den ersten Blick erscheint, so schwierig erweist sich nun aber an manchen kritischen Punkten das Unternehmen, eine ganze Heilkunde ausschließlich auf dieses eine Prinzip zu gründen.

Während aus der bisherigen Darstellung des philosophischen Hintergrunds von HAHNEMANNS Denken und Handeln sich das *Simile*-Prinzip als logische Konsequenz des beschriebenen teleologischen Weltbildes ergibt, – hatte HAH- | NEMANN selbst all diese Gedanken 159
zwar tatsächlich als solche geäußert, jedoch verstreut über zehntausende von Seiten seiner Veröffentlichungen[271] und ohne ihren systematischen Zusammenhang eigens zu reflektieren. Neben Gedankensplittern im eben beschriebenen Sinne findet sich bei ihm andererseits aber auch der Versuch, das Ähnlichkeitsprinzip nicht nur als rational einsehbare Handlungsmaxime darzustellen, sondern es als ein durch bloße Erfahrung aufgefundenes Naturgesetz zu erweisen. Hatte er zum Beispiel bei Krankheiten wie den Pocken bereits bemerkt, dass etwa Menschenpocken Kuhpocken auslöschen[272], und hatte er weiterhin beobachtet, dass bestimmte Fiebertypen etwa durch ein künstlich erzeugtes Chinarindenfieber geheilt werden, so zeigte ihm – nach seinen Äußerungen – schließlich die Erfahrung, dass die Gesetzmäßigkeit, dass Ähnliches durch Ähnliches geheilt wird, nicht nur in diesen einzelnen Fällen, sondern ganz allgemein für alle Krankheitsfälle überhaupt gilt[273]. – Vom Standpunkt des Empirismus (bzw. auch der Wissenschaftstheorie) aus berechtigt aber die Beobachtung von einzelnen Fällen eines bestimmten Sachverhalts

noch nicht zur Verallgemeinerung desselben zu einem schlechthin gültigen Naturgesetz. Zumindest käme ein so gewonnener „All"-Satz nie über den Status einer Hypothese hinaus, die grundsätzlich jederzeit – durch eine einzige gegenteilige Beobachtung – falsifiziert werden könnte. Selbst wenn HAHNEMANN wirklich im Laufe seines ganzen Lebens nur solche Krankheitsfälle gesehen hätte, die auch wirklich nach dem Ähnlichkeitsprinzip geheilt werden konnten, so könnte mit dieser rein empirischen Tatsache allein dennoch nicht ausgeschlossen werden, dass es ebenso auch andere Fälle geben kann[274].

Fasst man demgegenüber das *Simile*-Prinzip wirklich als „Prinzip", das heißt als Ausgangspunkt (*arche, principium*) jeglicher Behandlung auf, so kann es als solches natürlich selbst durch noch so viele therapeutische Misserfolge nicht widerlegt werden – es könnte ja immer auch sein, dass zum Beispiel die Anamnese des betreffenden Falls nicht genau genug aufgenommen oder eben nur das richtige Mittel nicht gefunden worden ist usw. So gesehen könnte die Homöopathie selbst nie versagen, sondern immer nur der einzelne Homöopath. Eine bloße (therapeutische) Maxime wäre überhaupt nicht falsifizierbar, was allerdings wiederum – zumindest in den Augen der Wissenschaftstheorie – ihre Wissenschaftlichkeit ausschließt. – Solange man sich also nicht bewusst ist, dass der der Homöopathie zugrunde liegende Begriff des menschlichen Organismus sowohl die physikalisch-chemische Ebene der Naturwissenschaften als auch die der (eben diese thematisierenden) Wissenschaftstheorie übersteigt, wird folglich auch der Status des *Simile*-Prinzips in der Heilkunde als Ganzer nicht klar bestimmt werden können.

160 | Ein weiteres Problem einer Heilkunde, die ausnahmslos auf dem Ähnlichkeitsprinzip aufgebaut ist, besteht in der Frage, welche der zahlreichen Symptome eines Patienten welchen der meist noch zahlreicheren Prüfungssymptomen eines bestimmten Mittels vorzüglich in Ähnlichkeit entsprechen sollten – zumal es eine 100%ige, sozusagen mathematische Deckung auch nach HAHNEMANNS Aussagen nicht geben kann: Sprach dieser zunächst lediglich ganz allgemein von der Ähnlichkeit der natürlichen mit der künstlichen (Arznei-)Krankheit, so waren es für ihn später die meisten Symptome, die übereinstimmen sollten, dann auch die stärksten, die beschwerlichsten, aber auch die singulärsten bzw. individuellsten und schließlich eben die auffallenderen, sonderlichen und charakteristischen. An die spezielle Bewertung der Geistes- und Gemütssymptome sowie auf den Stellenwert der pathognomonischen Zeichen kann hier – ohne näher darauf einzugehen – nur kurz erinnert werden. Bis zum heutigen Tag besteht eine der Hauptschwierigkeiten einer erfolgreichen homöopathischen Behandlung in der sogenannten „Hierarchisierung der Symptome" des jeweiligen Patienten.

Unmittelbar aus dem *Simile*-Prinzip folgt auch die Tatsache, dass ein auf diese Weise behandelter Krankheitszustand – sofern die entsprechende Dosis eines stark wirkenden Mittels verabreicht wird – sich erst einmal verschlimmern muss. Um dies zu vermeiden, versuchte HAHNEMANN zunächst, durch schrittweises Verdünnen seiner Arzneizubereitungen deren Wirksamkeit einzuschränken. Andererseits beobachtete er aber auch, dass sonst unlösliche (und damit fast unwirksame) Stoffe um so wirksamer wurden, je löslicher er diese durch starkes Reiben oder Schütteln machte. Darüber hinaus lehrte ihn schließlich die Erfahrung, dass ein homöopathisch genau passendes Mittel kaum jemals so klein bereitet werden kann, dass es nicht dennoch die Heilung einer entsprechenden Krankheit bewirken könnte: So haben für ihn „kurativ" „gebrauchte Heilmittel" die „sonderbare Eigenart, dass wohl die allzu starke Gabe schaden", „eine kleine Gabe aber, auch die möglichst kleinste nicht unhilfreich sein kann, wenn das Mittel sonst nur indiziert ist". Statt „einer gewissen kleinen Gabe" „reicht zur Erlangung desselben Zwecks der hundertste, auch wohl der tausendste Teil derselben Gabe" „fast vollkommen zu derselben Absicht zu, und so läßt sich die Verkleinerung der Gabe noch viel weiter treiben, ohne dass die äußerst verkleinerte Gabe aufhörte, dieselbe kurative Hilfe zu leisten als jene erstere"[275].

Die Beobachtung der homöopathischen Wirkung selbst kleinster Gaben – die HAHNEMANN im übrigen sehr wohl von der ihm durchaus bekannten Placebowirkung des Milchzuckers zu
161 unterscheiden wusste – war sozusagen ein | Zufallsbefund, den HAHNEMANN zwar immer wieder bestätigte, den er selbst aber gar nicht erschöpfend erklären konnte. So schrieb er noch 1835: Dass ein winziges Kügelchen einer C30 nicht nur überhaupt, sondern sogar länger als einen Monat wirkt, – „dieser wahre Satz" „gehört" „nicht unter die zu begreifen sein sollenden, noch auch zu denen, für welche ich blinden Glauben fordere. Ich fordere gar keinen Glauben dafür, und verlange nicht, dass dies jemandem begreiflich sei. Auch ich begreife es nicht; genug aber, die Tatsache ist so und nicht anders. Bloß die Erfahrung sagt's, welcher ich mehr glaube, als meiner Einsicht"[276]. – Im Vergleich zur Bedeutung des Ähnlichkeitsprinzips ist die Wirksamkeit von Hochpotenzen jedoch eher ein beiläufiges Randphänomen innerhalb der Homöopathie als solcher und keineswegs etwa konstitutiv für sie.

Neben diesen und ähnlichen grundsätzlichen Inkompatibilitäten der Homöopathie mit dem rein naturwissenschaftlichen Denken folgen die Anweisungen HAHNEMANNS zur Methodik seiner rationalen Heilkunde im Einzelnen dagegen wiederum ganz den auch in der modernen Naturwissenschaft üblichen Standards: So sollten eben – um der Zuverlässigkeit und Übertragbarkeit der Ergebnisse willen – die Arzneimittelprüfungen nur an möglichst gesunden Menschen (an einem möglichst homogenen Substrat also) durchgeführt, diätetische oder sonstige Veränderungen der Lebensordnung in dieser Zeit vermieden (die Randbedingungen also möglichst gleich gehalten), auf Suggestivfragen bezüglich zu erwartender Wirkungen verzichtet und überhaupt alle beobachtbaren Veränderungen aufs Genaueste aufgezeichnet werden. Gleiches gilt natürlich auch für die Anamnese des Krankheitszustandes jedes zu behandelnden Patienten.

Wie man sieht, stand HAHNEMANN also weder dem naturwissenschaftlichen Ansatz als solchem ablehnend oder gar feindselig gegenüber noch wollte er die von ihm entwickelte Heilmethode etwa sozusagen als „Alternative" zu jenem verstanden wissen. Nicht nur das allgemeine Streben nach exaktem und zuverlässigem Wissen verbindet HAHNEMANNS Interesse mit dem Grundansatz der Naturwissenschaft, sondern auch die meisten methodologischen Anweisungen innerhalb der Homöopathie folgen strikt den auch heute in der Naturwissenschaft üblichen Standards. Trotz dieser grundsätzlichen Anerkennung derselben unterscheidet sich HAHNEMANNS Heillehre von einer ausschließlich naturwissenschaftlich ausgerichteten Medizin jedoch durch den Status, den jener der Naturwissenschaft innerhalb der Heilkunde als Ganzer
zuweist: Da der | eigentliche Gegenstand jeder 162
Art von Heil-Kunde doch weder ein physikalisch-chemisch ablaufender Mechanismus noch ein kybernetisch mehrfach rückgekoppeltes System oder Ähnliches, sondern immer nur der kranke (und damit aber stets der lebendige) Mensch sein kann, würde es der Rationalität einer Heilkunde geradezu widersprechen, wenn diese die Ebene der strengen Naturwissenschaft als ihren eigenen letzten Horizont ansehen würde. – Der Begriff eines auf Reize teleologisch reagierenden Organismus, der auch über eine Innendimension verfügt, übersteigt nun als solcher zwar alle naturwissenschaftlichen Kategorien, doch könnte ohne diesen Begriff des Menschen weder über Krankheit, Gesundheit, Heilung usw. sinnvoll gesprochen noch ethisch begründet werden, warum die Leidenszustände unserer Mitmenschen überhaupt behandelt werden sollten.

Wenn auch viele weitere wichtige Gedanken und Vorstellungen HAHNEMANNS zur Begründung der Homöopathie in dieser knappen Darstellung nicht behandelt werden konnten[277], so wurde doch wohl deutlich, dass die Homöopathie keineswegs zu denjenigen Konzepten innerhalb der Medizingeschichte gehört, die durch die rasante Entwicklung der modernen Iatrotechnologie in den letzten 100 Jahren obsolet geworden sind, sondern vielmehr zu denen, die gerade zur Bestimmung des Stellenwertes der naturwissenschaftlich geprägten Technik innerhalb der Medizin als Ganzer einen wichtigen Beitrag leisten können. Aus diesem Grund sollten sowohl die philosophischen wie auch die historischen Hintergründe von HAHNEMANNS Homöopathie auch weiterhin in aller Gründlichkeit und Seriosität erforscht und für die daran interessierten Zeitgenossen aufbereitet werden.

Anmerkung

Dieser Aufsatz ist die überarbeitete und zusammengezogene Fassung zweier Vorträge, die der Autor am 08.11.1987 sowie am 05.11.1988 vor dem von Prof. Dr. WERNER F. KÜMMEL geleiteten „Arbeitskreis Homöopathiegeschichte" im Institut für Geschichte der Medizin der Robert Bosch Stiftung in Stuttgart hielt.

Kritische Besprechungen dazu finden sich in der Zschr. f. klass. Homöop. 32 (1988), S. 82 f. sowie 33 (1989), S. 86.

Das Konzept einer rationalen Heilkunde bei Samuel Hahnemann

Grundlagen und Schwierigkeiten

In: Proceedings of the 46th Congress of the Liga Medicorum Homoeopathica Internationalis, May 6–11, 1991, Cologne. Mainz, Kirchheim-Verlag, 1991, S. 50-54

[Einführung]

50 | Dass die Homöopathie als einzige der im ausgehenden 18. und beginnenden 19. Jahrhundert entstandenen Heillehren nicht nur über eine bis heute ungebrochene Tradition ihrer praktisch-therapeutischen Anwendung und eine große Verbreitung verfügt, sondern auch hier und jetzt wieder Kollegen aus den verschiedensten Ländern und Kontinenten zusammenführt, mag verschiedene Gründe haben. Einer der grundlegendsten ist – neben den zahlreichen Heilungen, die man der Homöopathie zuschrieb – sicherlich ihr Anspruch auf Rationalität. Wäre die Homöopathie nämlich nichts als eine reine Erfahrungsheilkunde, so hätte sich zum einen nie ein prinzipieller Gegensatz zwischen den Erfahrungen der Homöopathen und denen der Allopathen ausbilden können (denn eine Erfahrung wäre dann ja so gut wie eine andere), zum anderen wäre die bloße Anhäufung von Erfahrungstatsachen noch keine eigenständige Heilkunde, geschweige denn eine solche, die sich durch ein besonderes Konzept von anderen abgrenzen und sich damit innerhalb der Medizingeschichte als sie selbst behaupten könnte.

Durch ihren Anspruch auf Rationalität erhebt sich die Homöopathie aus dem Bereich der bloßen Empirie (wo jede neue Beobachtung die jeweils vorige relativiert) auf die Ebene von Prinzipien, deren innerer Zusammenhang zu allen Zeiten derselbe sein muss. Weil Samuel Hahnemann (1755–1843) die Homöopathie als rationale Heilkunde konzipiert hat, kann mithin ihre Vernünftigkeit als solche nicht bereits durch eine Aufzählung von Kasuistiken, sondern nur durch den Versuch einer rationalen Rekonstruktion ihrer Prinzipien erwiesen werden.

Im Gegensatz zu rein historischen Darstellungen der Homöopathie, wo meist zwar die Originalität ihres Begründers, nicht dagegen die Vernünftigkeit seines speziellen Konzepts als solchen beurteilt zu werden pflegt, soll hier nun stichpunktartig skizziert werden, aufgrund welcher logisch nachvollziehbaren Schritte Hahnemann zur Konzeption seiner rationalen Heilkunde kam, deren Ergebnis er schließlich 1810 im ‚Organon der rationalen Heilkunde' der Öffentlichkeit präsentierte.

1. Der Ausgangspunkt von Hahnemanns Streben nach einer rationalen Heilkunde

a) In der Zeit der deutschen Aufklärung, die Hahnemanns Gesinnung zeitlebens prägte, nahmen Kunst und Wissenschaften einen enormen Aufschwung; vor allem Philosophie, Literatur und die Naturwissenschaften entwickelten sich zu einer scheinbar kaum noch zu steigernden Blüte. Der Leitspruch Immanuel Kants „*Sapere aude*" (‚Was ist Aufklärung?' Berl. Wschr. 1784) bezeichnete treffend das allgemeine Bemühen, wie nie zuvor sämtliche Bereiche des Lebens mit dem menschlichen Verstand zu durchdringen.

b) Auf die Heilkunde bezogen bedeutete diese Haltung aber auch eine Ermutigung zu eigenwilligen Theoriebildungen und spekulativen Erklärungen. Während so die verschiedensten Heilsysteme und Schulrichtungen innerhalb der Medizin entstanden, war die Therapie von Krankheiten weiterhin eine bloße „Vermutungskunst" geblieben: Aufgrund des allgemeinen Methodenpluralismus und des Fehlens von allgemein anerkannten Prinzipien bestand am Krankenbett eine erhebliche Unsicherheit.

c) Während nach Hahnemanns Ansicht zwar für den Arzt als „Naturhistoriker" durchaus auch Theorien interessant sein konnten, kam es dem Arzt als „Heilkünstler" ausschließlich auf ein klares Konzept zur Behandlung konkreter Patienten an. Wie nun Hahnemann selbst auf nichtmedizinischem Gebiet immer nur solche Forschungen betrieb, die letztlich auf eine therapeutische Absicht beziehbar waren, galt auch sein ganzes medizinisches Streben der Begründung einer Heilmethode, wonach Krankheiten nicht nur schnell, sanft und dauerhaft geheilt werden konnten, sondern vor allem sicher und rational.

Dazu mussten aber erst die bis dahin bestehenden Hindernisse der Gewissheit in der Heilkunde aufgezeigt und beseitigt werden.

2. Die Kritik an den damaligen Prinzipien der Heilkunde

a) Was die genaue Kenntnis der verwendeten Arzneisubstanzen betraf, so setzte sich Hahnemann sowohl in seinem ‚Apothekerlexikon' eingehend mit ihrer Zubereitung als auch in einem weiteren Werk mit den Zeichen ihrer Verfälschungen auseinander. Dabei wies er auf die Wichtigkeit einer klaren Begrifflichkeit und einer eindeutigen Nomenklatur ebenso hin wie auf die Unverwechselbarkeit jeder Arzneipflanze, was die Möglichkeit von Surrogaten folgerichtig ausschloss. In der therapeutischen Praxis sollten niemals Mischungen von verschiedenen Arzneistoffen verwendet werden, sondern immer nur Einzelmittel, und auch auf die tatsächliche Einnahme derselben durch seine Patienten musste der Arzt sich verlassen können, wenn seine Beobachtungen etwas zur Begründung einer zuverlässigen Arzneikunde beitragen sollten.

b) Bezüglich der zu behandelnden Krankheiten war der Kenntnisstand über ihre eigentliche Natur zur Zeit Hahnemanns äußerst gering. Dementsprechend war auch ihre Klassifizierung in den einzelnen Pathologien oft verschieden. Um so wichtiger war es für Hahnemann daher, die zu behandelnden Krankheitsfälle möglichst genau zu bestimmen und zu differenzieren, ohne sich dabei aber von Spekulationen über | 51
vermeintliche Ursachen, von Schuldogmen oder von Aberglauben leiten zu lassen.

c) Noch unklarer, weil noch schwerer fassbar, waren die Begründungen für die bisherige Anwendung bestimmter Arzneien bei bestimmten Krankheitszuständen. So bestanden für Hahnemann die trüben Quellen der allgemeinen Arzneibehandlung zunächst entweder in blindem Zufall, in parempirischer Laienpraxis, in abergläubischen Vorstellungen wie der Signaturenlehre oder später auch in naturphilosophischen Spekulationen über das innere Wesen von Krankheiten und Arzneien. Da sich eine rationale Heilkunde auf Zufall ebensowenig wie auf das undifferenzierte Urteil von Laien gründen ließ und weder Aberglauben noch unbegründete Spekulation dem menschlichen Verstand ein solides Fundament geben konnten, kamen diese Prinzipien für Hahnemann nicht in Betracht.

Statt dessen bot sich ihm der naturwissenschaftliche Ansatz an, der seit Francis Bacon (‚Novum Organon', 1620) darin bestand, durch gezielte Experimente mit Hilfe von induktiven Schlüssen der Natur ihre Gesetzmäßigkeiten zu entreißen.

3. Der naturwissenschaftliche Ansatz und seine Grenzen in der Heilkunde

a) Mit Hilfe der Chemie, die Hahnemann auch als seine Lieblingswissenschaft bezeichnete, konnten – im Hinblick auf die Arzneimittel – zum Beispiel die Inhaltsstoffe der jeweiligen Substanzen analysiert, Verfälschungen aufgedeckt und die Arzneidosierungen verfeinert werden. Erst als chemisch definierte oder standardisierte Arzneien konnten diese dann in Vergleichsstudien miteinander verglichen beziehungsweise genau voneinander unterschieden werden. – Gar nicht in den Gesichtskreis der Chemie konnte für HAHNEMANN jedoch „das eigentlich Heilsame in den Arzneien“ gelangen, da dies grundsätzlich nur unter der Mitwirkung des lebenden Organismus zu erkennen war und die Chemie so letztlich „von der Vitalität übermeistert“ wurde.

b) Auch Krankheitsbeschwerden konnten in manchen Fällen auf mechanische oder chemisch fassbare Ursachen zurückgeführt werden: Gallensteine, Blasensteine, verschluckte Säure, Knochenfrakturen usw. Bei entsprechender Homogenität des jeweiligen Substrats ließen sich für die chemische beziehungsweise mechanisch-chirurgische Beseitigung dieser Ursachen durchaus vergleichende Untersuchungen anstellen, die schließlich eine Optimierung dieser Therapien ermöglichten. – So sehr HAHNEMANN dieses Vorgehen bei klar erkennbarer Ursache anerkannte, so waren für ihn doch die meisten Krankheitszustände gerade nicht auf mechanische oder chemisch-physikalische Ursachen reduzierbar. Zur Bezeichnung der Andersartigkeit dieser Krankheitszustände sprach HAHNEMANN hier von „dynamischen“ Ursachen.

c) Über den Zusammenhang zwischen mechanischer beziehungsweise chemischer Ursache eines Krankheitszustandes und dessen Therapie herrschte nach HAHNEMANN zu Recht allgemeine Übereinstimmung: Entfernung von eiternden Splittern, von verschlucktem Gift, Reinigung von Wunden usw. Waren Beschwerden eindeutig auf eine bestimmte erkennbare Ursache zurückzuführen, so mussten jene nach Beseitigung dieser auch verschwinden. – Anders lag der Fall für HAHNEMANN allerdings bei den sogenannten dynamischen Krankheiten: Weil diese sich der Reduktion auf mechanische oder chemische Ursachen entzogen, konnten hier mit Hilfe des naturwissenschaftlichen Ansatzes allenfalls Teilmomente eines komplexen dynamischen Geschehens beeinflusst, nicht jedoch Krankheiten als Ganze geheilt werden.

Um auch dynamische Krankheiten in den therapeutischen Griff zu bekommen, musste erst die Ebene der Naturwissenschaften als ungenügend erkannt und ein weiterer Horizont erschlossen werden.

4. Die Erweiterung des Ansatzes zum Zwecke des Begreifens weiterer Erfahrungen

a) Nachdem HAHNEMANN die Zubereitungsart des nach ihm benannten auflöslichen *Mercurius solubilis Hahnemanni* erfunden hatte, ermöglichte ihm die Anwendung eben dieser Substanz bei der Behandlung der venerischen Krankheit 1789 die Beobachtung, dass zur Heilung dieser Krankheit selbst kleinste Mengen dieses Stoffes genügten, vorausgesetzt, dass ein sogenanntes Merkurialfieber erzeugt werden konnte. Da bei der Kleinheit der Dosis eine chemische Wirkung von Merkur auf das venerische Gift auszuschließen war, kam es hier offensichtlich darauf an, den Organismus zu einer fieberartigen Reaktion zu reizen. – Das Konzept der Reizbarkeit als Fähigkeit des Organismus zu einer dynamischen Antwort auf spezifische Reize überstieg nun zwar die Ebene des bloßen Mechanismus und Chemismus, doch konnte nur damit die Möglichkeit einer begrifflichen Fassung auch dynamischer Krankheitsverläufe eröffnet werden.

b) Bei einer Auffassung des menschlichen Körpers als eines auf Reize reagierenden Organismus mussten nun Krankheitssymptome nicht mehr als bloße Folge eines Maschinenschadens, sondern konnten auch als Produkt einer dynamischen Reaktion eines Organismus auf Krankheitsreize angesehen werden. Ebenso ließen sich Arzneiwirkungen als dynamische Reaktionen des Organismus auf Arzneireize auffassen. Eine solche Betrachtung des Organismus implizierte sowohl seine Ganzheit (weswegen es so gesehen auch keine Lokalkrankheiten geben konnte) als auch seine Einheit (weswegen keine zwei Reize nebeneinander in demselben Organismus dauerhaft bestehen konnten). – Wo man nun aber das Verhältnis von Arznei- beziehungsweise Krankheitsreizen einerseits und den Reaktionen von Seiten des Organismus andererseits wiederum nur mechanistisch interpretierte, musste sich schließlich alles auf das Verhältnis von Reiz und Reizbarkeit konzentrieren, das dann therapeutisch praktisch unaufhörlich zu verändern war – wie etwa im Brownianismus.

c) Demgegenüber ließen sich bei der Beobachtung von Krankheitsverläufen jedoch immer wieder spontane Heilungen von Krankheiten feststellen, was die prinzipielle Anerkennung einer Selbstheilungstendenz der Natur nahelegte. Die Heilung einer Krankheit konnte nun aber weder bloß mechanisch noch bloß reizphysiologisch hinreichend erklärt werden, sondern bedurfte zu ihrem Begreifen als übergeordneter, regulativer Idee der Teleologie. Die Anerkennung von Selbstheilungen der Natur wiederum implizierte zudem noch die Dimension ihrer Selbsttätigkeit, da Natur hier ja als Subjekt vorausgesetzt war. – Die begriffliche Erhebung über die Ebene des reinen Mechanismus und Chemismus zum Zwecke des Begreifens darüber hinausgehender Erfahrungen schließt diese Ebene aus dem Ganzen des erweiterten Konzepts übrigens keineswegs aus: Als Moment des Ganzen können einzelne Teilreaktionen des Körpers natürlich mit chemisch-mechanischen Kategorien ausreichend beschrie-
52 ben werden. Der | Nachvollzug der Gesamtkoordination der einzelnen Kausalreihen bei der Heilung einer Krankheit von Seiten des Organismus bedarf allerdings teleologischer Kategorien. Begriffe wie Gesundheit, Krankheit, Heilung usw. können überhaupt nur teleologisch begriffen werden.

5. Die Begründung der prinzipiellen Möglichkeit einer rationalen Heilkunde

a) Da die Anerkennung eines teleologischen Waltens der Natur sogleich durch die Beobachtung von offensichtlich unheilbaren Krankheitsfällen in Frage gestellt wurde, ließ sich eine rein organisch gedachte Naturteleologie nicht halten. Darin, dass die Bestrebungen der rohen Natur zur Heilung von Krankheiten manchmal tatsächlich nicht ausreichten, sah HAHNEMANN allerdings keine Widerlegung seines teleologischen Denkens an sich: Der Sinn der Existenz vermeintlich unheilbarer Krankheiten bestand für ihn vielmehr darin, den menschlichen Geist und die menschliche Liebe anzufeuern, eine rationale Heilkunde zu entwickeln, mit deren Hilfe sich auch diese Krankheiten sinnvoll behandeln ließen.

b) Könnte es aber nicht sein, dass trotz größter Anstrengung des menschlichen Geistes und des Einsatzes aller menschlichen Liebe einige Krankheiten doch immer unheilbar bleiben werden? Diese rein theoretische Möglichkeit konnte HAHNEMANN letztlich nur unter Zuhilfenahme einer theologischen Begründung abweisen: Indem Gott einerseits sowohl die Liebe und Weisheit selbst als auch das konsequenteste Wesen ist, andererseits aber auch den Menschen quälende Krankheiten zugelassen hat, musste er ebenso einen Weg geschaffen haben, wie Krankheiten sicher und rational zu heilen sind. – Da sich dynamische Krankheiten, wie bereits erwähnt, auf eine einfache materielle Ursache prinzipiell nicht zurückführen ließen, musste es hier also möglich sein, auch ohne Auffinden einer solchen Ursache heilen zu können. Für HAHNEMANN folgte dies wiederum daraus, dass Gott nur das möglich machte, was wirklich nötig ist (wie er andererseits das unmöglich machte, was unnütz ist).

c) Wenn nun die prinzipielle Möglichkeit einer rationalen Heilkunde anerkannt war, lag es nur noch an der Menschenliebe und Geistesanstrengung des Menschen, den richtigen Weg zu finden und zu praktizieren, wozu sich HAHNEMANN dann auch mit viel Eifer und unter großen Opfern anschickte. – Während Skeptiker oder Atheisten unter den Ärzten bei verzweifelten Krankheitsfällen in ihren therapeutischen Bemühungen relativ leicht resignieren, erwiesen sich HAHNEMANNS Gottesvertrauen und seine darin begründete Zuversicht als wirksames Gegengewicht zur geistigen und seelischen Schwerkraft und damit auch unter praktisch-sittlichen Gesichtspunkten als durchaus sinnvoll.

Von diesem teleologisch-praktischen Hintergrund aus konnte nun die eigentliche Begründung der Homöopathie erfolgen.

6. Das Auffinden des Simile-Prinzips als Maxime zur Therapie dynamischer Krankheiten

a) Betrachtete man Arzneiwirkungen nicht als chemische Prozesse an bestimmten Teilen des menschlichen Körpers, sondern als Ergebnis einer Auseinandersetzung des ganzen Organismus mit einem bestimmten Arzneireiz, so waren diese natürlich am deutlichsten dann wahrnehmbar, wenn auf den betreffenden Organismus nicht gleichzeitig auch noch andere Reize einwirkten. Aus der methodischen Ausschließung von zusätzlichen Krankheitsreizen bei der Erforschung der Arzneikräfte folgte zum einen die Prüfung an Gesunden, zum anderen erlangte im Hinblick auf die Reinheit der Ergebnisse bei solchen Versuchen eine strikte Beschränkung auf Einzelmittel noch mehr Bedeutung als bisher.

b) Wurden weiterhin Krankheiten nicht als bloße Entgleisung einer sonst funktionierenden Maschine, sondern grundsätzlich als Reaktionen des Organismus auf Krankheitsreize aufgefasst, so konnten auf diese Weise nun auch Beobachtungen begriffen werden, für die man auf der Ebene des Mechanismus keine Erklärung hatte. Dass zum Beispiel eine Krankheit durch eine andere hinzukommende geheilt beziehungsweise suspendiert werden konnte, ließ sich jetzt als Auslöschung beziehungsweise Unterdrückung des ursprünglichen Krankheitsreizes interpretieren. Als Grund dafür, warum Menschenpocken etwa Masern, Mumps und Röteln nur suspendierten, Kuhpocken dagegen heilten, bot sich an, erstere als einander unähnliche, letztere als einander ähnliche Krankheitsreize anzusehen.

c) Wenn nun einerseits sowohl Arzneireize als auch Krankheitsreize den Organismus in einen krankhaften Zustand versetzen konnten, andererseits sich bestimmte Krankheiten aufgrund der ihnen zugrunde liegenden ähnlichen Reizzustände gegenseitig auslöschten beziehungsweise heilten, so konnte dasselbe nun auch mit gezielten Arzneireizen versucht werden, zumal die durch Arzneien induzierbaren krankhaften Verstimmungen des Organismus wesentlich besser steuerbar waren. Dass nämlich auch die von einem Arzneimittel an einem gesunden Organismus hervorgerufenen Symptome denen durch einen Krankheitsstoff erzeugten sehr ähnlich sein konnten, hatte HAHNEMANN bereits in seinem Selbstversuch mit Chinarinde 1790 am eigenen Leib erfahren. – Diese und weitere unter dieser Hinsicht interpretierte Beobachtungen bestärkten HAHNEMANN schließlich in der Überzeugung, ein neues Heilprinzip für dynamische Krankheiten gefunden zu haben. Den Geltungsbereich seines 1796 erstmals veröffentlichten Prinzips „*Similia similibus*" schränkte er dabei auf die Krankheiten ein, bei denen eine klare Ursache weder erkennbar noch entfernbar war, denn ansonsten verdiente nach wie vor die Beseitigung derselben Vorrang vor allem Weiteren.

7. Der Ausbau der homöopathischen Heillehre dynamischer Krankheiten

a) Um nun Krankheiten nach dem *Simile*-Prinzip mit geeigneten Arzneien behandeln zu können, bedurfte es zunächst eines Überblicks über die dynamischen Arzneikräfte der zur Verfügung stehenden Substanzen. Da sich die Fähigkeiten von Arzneistoffen, das menschliche Befinden zu verändern, weder auf der Ebene der Mechanik oder Chemie beschreiben noch in Tierversuchen erforschen ließen, konnten diese nur in Arzneimittelprüfungen an gesunden Menschen aufgefunden werden. In der so ganz im Sinne der experimentellen Methode nur durch reine Beobachtungen unter Beibehaltung der Randbedingungen zustande gekommenen *Materia medica* war nun „alles reine Sprache der befragten Natur", im Unterschied zu naturwissenschaftlicher Forschung allerdings – und das ist entscheidend – der lebenden Natur. Weil es oft schwer war, bei Arzneimittelprüfungen spontan auftretende Symptome von Prüfungssymptomen zu unterscheiden, entwickelte HAHNEMANN diesbezüglich schließlich genaue metho- | dische Anweisungen, die 53
von der Vermeidung von Suggestivfragen bis zur genauen Beachtung der Diät reichten.

b) Ebenso genau wie die Prüfungssymptome von Arzneimitteln waren nun bei der Anamnese des Patienten seine Krankheitssymptome zu erforschen. Da allgemeine Symptome wie Übelkeit, Kopfschmerzen, Durchfall usw. von fast jedem Arzneimittel hervorgerufen werden konnten, waren es vorwiegend die ausgefalleneren Symptome des Patienten, die eine genaue Wahl des dazu passenden homöopathischen Mittels ermöglichten. Dementsprechend spezifizierte HAHNEMANN zunehmend auch die Wertigkeit einzelner Krankheitssymptome: War für ihn zunächst die allgemeine Ähnlichkeit zwischen Krankheits- und Arzneisymptomen wichtig, so sollten später vor allem die stärksten und beschwerlichsten und schließlich die auffallenderen, sonderlichen und charakteristischen Zeichen und Symptome bei der Auswahl des homöopathischen Mittels besonders berücksichtigt werden.

c) Die konsequente Verordnung solcher Arzneimittel, die selbst ähnliche Krankheitserscheinungen hervorbringen konnten, wie sie am zu behandelnden Organismus bereits bestanden, musste logischerweise zu einer anfänglichen Verschlimmerung der Krankheiten während der Behandlung führen. Um diese nur so groß wie nötig und so gering wie möglich zu halten, ging HAHNEMANN ab 1797 dazu über, die verabreichte Arzneidosis immer weiter zu verdünnen. Ohne es voraussehen zu können, konnte er zu seiner Überraschung jedoch keine Grenze der Verdünnung finden, ab der homöopathisch passende Mittel keine heilende Wirkung mehr gezeigt hätten. Um diesem Phänomen, das er zugegebenermaßen „selbst nicht begriff", mehr Plausibilität zu verleihen, sprach er später, in einer Zeit des zunehmenden Einflusses naturphilosophischer Gedanken in der Medizin, von „Potenzierung" der Arzneikraft während des Verdünnungs- und Verschüttelungsprozesses. – Als empirischer Zufallsbefund ist diese Entdeckung – im Gegensatz zu den soeben besprochenen tatsächlichen Grundlagen der Homöopathie – jedoch keineswegs konstitutiv für HAHNEMANNS Konzeption einer rationalen Heilkunde gewesen.

Bei dem soeben vorgeführten Versuch einer Rekonstruktion der Prinzipien der rationalen Heilkunde SAMUEL HAHNEMANNS konnten mehrere logische Schritte unterschieden werden:

1. Als Ausgangspunkt zum einen a) HAHNEMANNS aufklärerischer Geist, zum anderen b) die Unsicherheit in der Heilkunde, woraus sich c) die Dynamik des Strebens nach einer sicheren und rationalen Heilkunde ergab.

2. Die Kritik HAHNEMANNS an den damaligen Prinzipien der Heilkunde, bezüglich a) der verwendeten Arzneimittel, b) der Klassifikationen der Krankheiten und c) der Gründe für die Verabreichung welcher Arzneimittel in welchen Krankheiten.

3. Die Anwendung des naturwissenschaftlichen Ansatzes für die Erforschung a) der Arzneimittel, b) der materiellen beziehungsweise chemischen Ursachen von Krankheiten und c) der kausalen Therapie dieser Krankheiten.

4. Die Erweiterung des zunächst bloß naturwissenschaftlichen Ansatzes durch Anerkennung a) der Reizbarkeit des Organismus, b) der Ganzheit und Einheit des Organismus und c) der Selbstheilungskräfte der Natur.

5. Die Begründung der prinzipiellen Möglichkeit einer rationalen Heilkunde durch a) das Verlassen bloßer Naturteleologie zugunsten einer teleologischen Bestimmung des menschlichen Strebens, b) den theologischen Rückgriff auf Gott als Garant für die Möglichkeit einer rationalen Heilkunde und c) die eigene konkrete Arbeit an der Begründung und Entwicklung einer rationalen Heilkunde.

6. Die Auffindung des *Simile*-Prinzips durch a) die Auffassung von Arzneiwirkungen als Reaktionen des Organismus auf Arzneireize, b) die Auffassung von Krankheitszuständen als Reaktionen des Organismus auf Krankheitsreize sowie die Beobachtung von Heilungen einzelner Krankheiten durch andere ähnliche Krankheiten und c) die Nachahmung dieser Heilungen der Natur durch die Verabreichung ähnlich wirkender Arzneimittel.

7. Der Ausbau der homöopathischen Heillehre durch a) systematische Arzneimittelprüfungen an Gesunden, b) die Entwicklung der Hierarchisierung von Patientensymptomen und c) die stufenweise Verdünnung und Verschüttelung der Arzneigaben.

Soweit die Rekonstruktion der Prinzipien, die HAHNEMANN bei der Begründung seiner rationalen Heilkunde leiteten. Dass diese Konzeption von der akademischen Medizin zunächst allerdings nur wenig beachtet und auch später trotz ihrer ausgedehnten Diskussion in einer Vielzahl von Apologien und Kritiken niemals in ihrem eigentlichen Anspruch anerkannt worden ist, zeigt die Geschichte der Homöopathie ebenso wie auch die Geschichte der Hochschulmedizin. Es ließe sich allerdings aufweisen, dass die meisten Streitpunkte zwischen Homöopathen und sogenannten Allopathen einerseits und sogenannten Halbhomöopathen andererseits auf Missverständnissen bezüglich des ontologischen Status der jeweils vertretenen Prinzipien beruhten.

So glaubten zum Beispiel Allopathen und sogenannte naturwissenschaftlich-kritische Homöopathen gleichermaßen, durch Wirkstoffkonzentrationsberechnungen von Hochpotenzen und den Hinweis auf die LOSCHMIDT'sche Zahl zumindest die Hochpotenz-Homöopathie *ad absurdum* führen zu können. Weil das *Simile*-Prinzip von Homöopathen statt als Handlungsmaxime manchmal auch als Naturgesetz (vergleichbar mit dem Gravitationsgesetz) angesehen wurde, forderten Allopathen demgegenüber folgerichtig naturwissenschaftliche Nachprüfungen sowohl von Arzneimittelprüfungen an Gesunden als auch von homöopathischen Heilungen in Form von klinischen Doppelblindstudien, deren Durchführung stets auf praktisch kaum überwindbare Schwierigkeiten stieß. Andere Homöopathen glaubten wiederum in ihrer Tätigkeit eine vollkommene Alternative zur gesamten naturwissenschaftlichen Medizin sehen zu müssen – ganz im Gegensatz zu HAHNEMANNS Grundhaltung, sich erst nach einer genauen Auslotung der Grenzen der Naturwissenschaft innerhalb der Heilkunde als Ganzer und nur zum Zweck der Heilung auch dynamischer Krankheiten über den rein naturwissenschaftlichen Ansatz zu erheben.

Der Schwierigkeiten, die sich aus der Unsicherheit sowohl der Homöopathen als auch der Allopathen über den Status der Homöopathie innerhalb der Medizin als Ganzer ergaben, ließen sich noch viele weitere aufzählen, wenn hier nicht die zusätzliche Schwierigkeit eines zeitlich begrenzten Rahmens bestünde. Wie aber bereits an diesen wenigen Beispielen zu sehen ist, war es meist lediglich die mangelnde Kenntnis sowohl der Grundlagen als auch der Grenzen der jeweils eigenen Position, die einer fruchtbaren Entwicklung und Selbst- | besinnung der Homöopathie 54
gerade in der Auseinandersetzung mit anderen Konzepten im Wege stand.

Die wesentlichsten die Geschichte der Homöopathie seit jeher bestimmenden Argumentationsmuster nicht nur historisch in ihrer Originalität und Zeitgebundenheit darzustellen, sondern auch philosophisch auf ihre prinzipielle Berechtigung beziehungsweise Vernünftigkeit hin zu untersuchen, wäre sicher ein interessantes und wohl auch folgenreiches Unternehmen. Vorerst mag es aber genügen, mit dem eben vorgeführten Versuch einer rationalen Durchdringung der Konzeption von HAHNEMANNS Homöopathie möglicherweise einen ersten Schritt durch die Skizzierung des Fundaments hierzu getan zu haben.

Die Homöopathie Samuel Hahnemanns als „deuteros plous“ in der Arzneitherapie

Konzeption und Rezeption

In: Nachrichtenblatt der Deutschen Gesellschaft für Geschichte der Medizin, Naturwissenschaft und Technik 1991; 41 (2): 71-72

71 | Unter den zahlreichen im ausgehenden 18. und
beginnenden 19. Jahrhundert entstandenen Heil-
lehren nimmt die von Samuel Hahnemann
(1755–1843) begründete Homöopathie sowohl
hinsichtlich ihrer bis heute reichenden Tradition
als auch ihrer aktuellen Verbreitung eine gewis-
se Sonderstellung ein. Trotz ihrer circa 200-jäh-
72 | rigen Geschichte ist es bisher allerdings nicht
gelungen, den Status der Homöopathie innerhalb
der Medizin als Ganzer so zu bestimmen, dass
dies historischen und philosophischen Ansprü-
chen gleichermaßen hätte genügen können.

Eine historische Betrachtung der Grundkonzeption der Homöopathie, wie sie in den ersten diesbezüglichen Schriften Hahnemanns zu finden ist, und die systematische Herausarbeitung von Hahnemanns Grundintention, Problemstellung und Neukonzeption der Arzneitherapie zeigen jedoch, dass Hahnemann 1. den Primat arzneilicher Kausaltherapie – wo immer sie möglich war – ausdrücklich anerkannte und 2. sein neues Prinzip ursprünglich lediglich als Versuch eines Auswegs aus einer arzneitherapeutischen Aporie ansah, die im gleichzeitigen Fehlen wirksamer Kausaltherapien und rationaler Alternativen dazu bestand. Nach formal-logischen Gesichtspunkten ist die Dynamik von Hahnemanns Entwurf seiner neuen Heilmethode vergleichbar mit der Argumentation Platons bei der Begründung seiner späteren Ideenlehre, die dieser als „*deuteron ploun*“ („zweitbeste Fahrt“, ‚Phaidon‘ 99cd) beim Versagen direkter Kausalerklärungen qualifizierte. Auch die Homöopathie lässt sich als *deuteros plous* beim Fehlen kausaler Arzneitherapien begreifen, was dann aber ein klares Licht auf ihren Status wirft: Als nur zweitbester Weg hat die Homöopathie einerseits der sogenannten „königlichen Straße“ der Kausaltherapie stets den Vortritt zu lassen. Andererseits ist bei der Beurteilung der Homöopathie in ihrer Andersartigkeit immer mit zu berücksichtigen, dass diese ihre Existenz gerade jener Lücke in der Arzneitherapie verdankt, die trotz des Fortschritts im Bemühen um eine Kausaltherapie möglichst aller Krankheiten auch von der modernen naturwissenschaftlich geprägten Medizin bisher nicht geschlossen wurde.

Weder konnte Hahnemann selbst seinen ursprünglichen Ansatz beim weiteren Ausbau seiner Lehre durchhalten, noch gelang es in der weiteren Rezeption seinen Schülern oder auch Gegnern, die Homöopathie konsequent und unmissverständlich in diesem Sinne darzustellen.

Geschichte der Tuberkulin-Therapie

Ihre Begründung durch Robert Koch, ihre Vorläufer und ihre weitere Entwicklung

In: Pneumologie 1991; 45 (10): 776-784

[Summary]

The history of therapy with Tuberculin. Its foundation by Robert Koch, its forerunners and its further development

776 | Since tuberculosis had not been known either in its nature or in its proper therapeutics for thousands of years, Robert Koch (1843–1910) 1882 discovered its germs and 1890 recommended its treatment with *tuberculin*, i.e. an extract of its bacterial cultures. During the „Tuberkulinsturm“ which ensued from the publication of Koch, the substance was at once proved in numerous clinics in many countries. But in spite of sophisticated procedures of production it could not become standard therapy, because of its considerable sideeffects when not being applied accurately. In selected cases, therapy with *tuberculin* is still applied even today.

However, the effort of treating tuberculosis with *tuberculin* had already been made before its propagation by Robert Koch. Yet the forerunners of Koch's therapy with *tuberculin* had not been recognized by scientific medicine at the time, because of lacking plausibility of its fundamental principles – not before Emil von Behring (1854–1917) whithin his scientific researches came to an explicit recognition of the homeo- and isopathic principle of treatment.

Zusammenfassung

Nachdem die Tuberkulose jahrtausendelang weder in ihrem Wesen bekannt gewesen war noch zufriedenstellend therapiert werden konnte, entdeckte Robert Koch (1843–1910) 1882 ihren Erreger und empfahl 1890 ihre Behandlung mit *Tuberkulin*, das heißt einem Extrakt aus ihren Bakterienkulturen. Während des durch Kochs Publikation ausgelösten „Tuberkulinsturms“ wurde die Substanz sogleich in zahlreichen angesehenen Kliniken des In- und Auslands erprobt, konnte sich jedoch – trotz weitestgehender Optimierung des Herstellungsverfahrens – wegen der erheblichen Nebenwirkungen bei unvorsichtiger Dosierung nicht bzw. zumindest nicht als Standardtherapie durchsetzen. In ausgewählten Fällen wird die Tuberkulintherapie jedoch auch heute noch angewandt.

Den Versuch einer Behandlung der Tuberkulose mit *Tuberkulin* gab es allerdings bereits vor ihrer Propagierung durch Robert Koch. Die Vorläufer von Kochs Tuberkulintherapie wurden jedoch aufgrund mangelnder Plausibilität der ihren Konzepten zugrunde liegenden Prinzipien von der naturwissenschaftlich orientierten Medizin nicht beachtet. Erst Emil von Behring (1854–1917) kam im Rahmen seiner naturwissenschaftlichen Forschungen zu einer ausdrücklichen Anerkennung des homöo- und isopathischen Behandlungsprinzips.

Die Entdeckung Robert Kochs

Am 13. November 1990 waren es genau 100 Jahre, dass der damals bereits weltberühmte Robert Koch (1843–1910) in einer Sonderausgabe der ‚Deutschen Medizinischen Wochenschrift‘ eine seiner wohl aufsehenerregendsten Entdeckungen bekannt gab: sein „spezifisches Heilmittel der Tuberkulose“. Wenn er auch die Herstellungsweise desselben erst im Jahr darauf nachreichte und das Mittel dann „*Tuberkulin*“ nannte – im Jahre 1890 empfahl Koch erstmals die Behandlung der Tuberkulose mit einem Extrakt aus Kulturen von den „Tuberkulosebazillen“, die er selbst acht Jahre zuvor als die Ursache der Tuberkulose identifiziert hatte. Obwohl seine Versuche nach eigener Aussage noch nicht ganz abgeschlossen waren, wagte er bereits zu behaupten, „daß beginnende Phthisis durch das Mittel mit Sicherheit zu heilen ist“.[278]

Mit demselben Stoff, der bei einem Kranken das Vollbild der Tuberkulose hervorruft, war es Koch nach eigener Aussage gelungen, „im Anfangsstadium der Phthise behandelte Kranke“
777 „von allen Krankheitssymptomen zu be- | freien, so daß man sie als geheilt ansehen konnte“.[279] – Dass das Mittel auch bei seiner Verabreichung an gesunde Menschen Symptome erzeugen konnte, davon hatte sich Koch durch einen (ebenfalls 1890 veröffentlichten) Selbstversuch überzeugt: nach einer Injektion von 0,25 ml *Tuberkulin* in den eigenen Oberarm bemerkte er nach „3 bis 4 Stunden“ „Ziehen in den Gliedern, Mattigkeit, Neigung zum Husten, Atembeschwerden, welche sich schnell steigerten; in der 5. Stunde trat ein ungewöhnlich heftiger Schüttelfrost ein, welcher fast 1 Stunde andauerte; zugleich Übelkeit, Erbrechen, Ansteigen der Körpertemperatur bis zu 39,6°; nach etwa 12 Stunden ließen sämtliche Beschwerden nach, die Temperatur sank und erreichte bis zum nächsten Tage wieder die normale Höhe; Schwere in den Gliedern und Mattigkeit hielten noch einige Tage an, ebenso lange Zeit blieb die Injektionsstelle ein wenig schmerzhaft und gerötet“.[280]

Zur Vergegenwärtigung der medizinhistorischen Bedeutung des Anspruchs Kochs, das spezifische Heilmittel gegen die Tuberkulose schlechthin gefunden zu haben, sei kurz die Geschichte dieser großen Geißel der Menschheit sowie die bis dahin mögliche Behandlung derselben beleuchtet.

Wie paläopathologische Funde zum Beispiel von Wirbelkaries aus der jüngeren Steinzeit beweisen, gab es die Tuberkulose bereits vor vielen Jahrtausenden.[281] Den hippokratischen Ärzten war sie als Lungen-Phthise gut bekannt und wurde von anderen Formen der Phthise (*phthisis hepatica, phthisis splenica* usw.) abgegrenzt. So werden im ‚Corpus Hippocraticum‘ neben genauen Beschreibungen des Auswurfs, des Bluthustens, des Fiebers sowie der Wirbelsäulendeformitäten auch typische Krankheitszeichen wie Pleurareiben oder das Plätschergeräusch beim Schütteln des Patienten (*Succussio Hippocratis*) genannt. Da man keine spezifische Behandlung der Lungen-Phthise kannte, lag der Wert einer genauen Kenntnis der Symptome jedoch hauptsächlich darin, eine genaue Prognose erstellen zu können. Bezüglich der Ätiologie der Krankheit wurde die Meinung des Volkes, das zu allen Zeiten die Ansteckungsfähigkeit der Phthise fürchtete, von den hippokratischen Ärzten nicht geteilt, sondern als Ursache derselben vielmehr eine Disposition zu einer bestimmten Dyskrasie der Körpersäfte angenommen.[282]

Auf diesem Stand der Beschreibung und Erklärung sowie einer vorwiegend diätetischen, klimatischen und phytotherapeutischen Therapie der Schwindsucht verweilte die Medizin nun fast zwei Jahrtausende, und nicht einmal ein Paracelsus (1493–1541) konnte bezüglich der Lungen-Phthise prinzipiell neue Aspekte finden.[283]

Erst das Aufblühen der Anatomie im 16. und 17. Jahrhundert schaffte die Grundlage für die darauf folgenden pathologisch-anatomischen Erkenntnisse bei der Obduktion von Lungenschwindsüchtigen. So entdeckte François de le Boë, gen. Sylvius (1614–1672) bei seinen Leichen harte Knoten in der Lunge, die er als „Tuberkel“ bezeichnete. Der Begriff „*Tuberculum*“ findet sich zwar bereits bei Celsus (1. Jh. n. Chr.), doch lediglich in der noch unspezifischen Bedeutung von Knötchen ganz allgemein und gleichgültig welcher Beschaffenheit, während Sylvius nun die Vereiterung eben dieser von ihm gefundenen „Tuberkel“ als die Ursache zumindest eines Teils der Phthisisfälle annahm. R. Morton (1637–1698) ging 1689 noch einen

Schritt weiter: für ihn ging die „Tuberkelbildung“ nicht nur einigen Formen, sondern jeder Form von Phthise voraus.[284]

G. L. Bayle (1774–1816) erkannte 1810 schließlich, dass die in den verschiedensten Organen gefundenen Miliartuberkel alle die gleiche Beschaffenheit und einen gleichen Entwicklungsgang haben und daher in einem ätiologischen Zusammenhang stehen müssen.[285] So war die *Phthisis tuberculosa* für ihn kein lokaler, nur auf die Lungen beschränkter Prozess mehr, sondern eine den ganzen Körper betreffende Allgemeinkrankheit, zu deren Bezeichnung er den Begriff „*diathèse tuberculeuse*“ schuf. Während Bayle allerdings noch sechs verschiedene Formen der phthisischen Erkrankungen unterschied, wies sein Schüler Théophile René Hyacinthe Laënnec (1781–1826) 1819 auf die Einheit zwischen den knotigen und den verkäsenden Manifestationen hin.[286] Damit war der bis dahin üblichen Differenzierung der Tuberkel in skrophulöse, syphilitische, karzinomatöse usw. definitiv ein Ende gesetzt. Indem Laënnec nur eine einzige Phthise, nämlich die tuberkulöse, anerkannte, wurde er zum Begründer der „Unitätslehre“. Wie sein Lehrer Bayle fasste er diese Phthise allerdings als bösartige Neubildung auf, deren Ursache unbekannt und deren Verlauf ein schicksalsmäßiger sei, der nicht beeinflusst werden könne.[287]

1834 wurde von Johann Lukas Schönlein (1793–1864) als Bezeichnung für die Gesamtheit der in den Organen und Geweben vorkommenden, durch Knoten und Knötchen charakterisierten krankhaften Veränderungen schließlich der Begriff „Tuberkulose“ geprägt.[288] Diesen ließ Rudolf Virchow (1821–1902) allerdings nicht für alle tuberkulösen Erkrankungen gelten, sondern unterschied streng zwischen Tuberkulose, Skrophulose und Phthise, nahm also in der Frage der Identität der Tuberkulose gegenüber dem Unitarismus Laënnecs einen dualistischen bzw. trialistischen Standpunkt ein. Dass der Tuberkulose aber Tumornatur zukomme und die Tuberkel Neoplasmen sind, darin stimmte er mit Laënnec vollkommen überein.[289]

In eben diese Zeit, als – bei der so gearteten herrschenden Lehrmeinung – nur noch sehr wenige Forscher an die Kontagiosität der Tuberkulose glaubten, fielen die Forschungsergebnisse Jean Antoine Villemins (1827–1894), dem anhand von Inokulationsversuchen an Kaninchen 1865 der Beweis der Überimpfbarkeit der Tuberkulose geglückt war. Die Tuberkulose war für ihn somit „die Auswirkung eines spezifischen Erregers, mit einem Wort eines Virus“. „Einmal in einen Organismus eingedrungen, der für ihn empfänglich ist, muß also dieser Erreger sich und gleichzeitig die Krankheit fortpflanzen, als deren Hauptprinzip und Ursache er tätig ist“.[290]

Entscheidende Konsequenzen haben derartige grundlegende Wandlungen in der Sichtweise eines Krankheitsphänomens natürlich vor allem für die Therapie bzw. Prophylaxe der Tuberkulose. Fasst man letztere – wie etwa Laënnec oder Virchow – als endogen bedingte Neoplasie auf, so kann nach dieser Theorie weder ihr Auftreten verhindert noch die Krankheit selbst geheilt werden. Sieht man dagegen – wie zum Beispiel François Joseph Victor Broussais (1772–1838) – die Tuberkulose als eine Form der Entzündung an, so ist damit zumindest ein therapeutischer Ansatz, nämlich die Behand-
| lung der Entzündung gegeben – sei es nun durch 778
Aderlass, Blutegelanwendungen oder Ähnliches. Begreift man schließlich – wie Villemin – die Tuberkulose als infektiöse Erkrankung, so kann von da an versucht werden, durch entsprechende Hygiene oder Isolation von Kranken eine Weiterverbreitung sowie Neuinfektionen zu verhüten.

Dass sinnvolle therapeutische Maßnahmen nicht immer einer fundierten theoretischen Grundlage bedürfen, sondern ihren Impuls sogar von medizinischen Irrtümern oder rational letztlich niemals ganz fassbaren Kräften beziehen können, – auch dafür gibt es in der Geschichte der Tuberkulose-Behandlung ein Beispiel, nämlich Hermann Brehmer (1826–1899). Ausgehend von Karl von Rokitanskys (1804–1878) Theorie, die Disposition zur Tuberkulose liege in dem Missverhältnis eines zu kleinen Herzens gegenüber zu großen Lungen, erklärte Brehmer 1856 die Tuberkulose für heilbar und begründete die Freiluft-Liegekur, die neben Bewegung in frischer Luft auch diätetische und hydrotherapeutische Maßnahmen umfasste. 1871 eröffnete er in Görbersdorf in Schlesien das erste Sanatorium. Sein Schüler PETER DETTWEILER (1837–1904) baute die Technik der Liegekur weiter aus und wurde 1876 Leiter der ersten deutschen ‚Volksheilstätte Falkenstein' im Taunus. Nach DETTWEILERS Anspruch wurde durch die Kur eine Hebung der Gesamtkonstitution bezweckt, um dadurch die lokale Erkrankung zur Heilung zu bringen – ein Gedanke, der in dieser Allgemeinheit wohl allen naturheilkundlichen Bestrebungen zur Heilung der Phthise in den letzten zwei Jahrtausenden als gemeinsames Fundament zuerkannt werden könnte. Da es nach DETTWEILER weder „eine spezifische Behandlung der Phthise" noch „ein wirklich immunes Klima gibt", könne die „Liegekur" nur bezwecken, „durch persönliche Hygiene und Diät, durch stete Belehrung, Überwachung, durch Beispiel und festgeregelte Tagesordnung" sowie auch „durch die Persönlichkeit des Arztes eine auf die jeweilige Leistungsfähigkeit angepaßte Lebensweise herbeizuführen bzw. zu erzwingen".[291]

Bei diesem Stand der medizinischen Theorie und Praxis hinsichtlich der Erforschung und Behandlung der Tuberkulose gab am 24. März 1882 ROBERT KOCH vor der ‚Physiologischen Gesellschaft' in Berlin – in tendenziöser Abwesenheit VIRCHOWS[292] – die Entdeckung des Erregers der Tuberkulose bekannt. Durch ein neues Färbeverfahren war es KOCH gelungen, nicht nur die sogenannten „Tuberkelbazillen" sichtbar zu machen, sondern auch ihr regelmäßiges Vorkommen in allen Fällen von Tuberkulose nachzuweisen. Darüber hinaus konnte er sie auch isolieren, in Reinkulturen weiterzüchten und durch erneute Injektion derselben in gesunde Tiere bei diesen wieder das Krankheitsbild der Tuberkulose erzeugen. Bei Gesunden wurden die Tuberkelbazillen nie gefunden. Indem KOCH auch den gewöhnlichen Infektionsweg beim Menschen, nämlich das Einatmen in die Lungen sowie den Auswurf mit dem Sputum, angeben konnte, war damit die Grundlage für eine rationale Eindämmung bzw. Prophylaxe dieser Seuche geliefert. „Zum ersten Mal", so schrieb KOCH 1882, war es „gelungen", „den vollen Beweis für die parasitische Natur einer menschlichen Infektionskrankheit, und zwar der wichtigsten von allen, vollständig zu liefern".[293] Ausdrücklich erwähnt sei hier allerdings, dass Koch trotz seiner bakteriologischen Funde die „bedeutende Rolle" „der erworbenen oder vererbten Disposition" des jeweiligen Organismus „in der Ätiologie der Tuberkulose" keineswegs leugnete.[294]

„In der Überzeugung, daß es Heilmittel gegen die Tuberkulose geben müsse", begann KOCH sehr bald, nach Stoffen zu suchen, die das Wachstum der Tuberkelbazillen verhindern können. Tatsächlich fand er „gar nicht wenige", die dies zwar in der Reinkultur vermochten, doch im Tierversuch erwiesen sich all diese als „vollkommen wirkungslos". Als er aber „Substanzen getroffen" hatte, „welche nicht allein im Reagenzglase, sondern auch im Tierkörper das Wachstum der Tuberkelbazillen aufzuhalten imstande" waren, nötigte man ihn, – obwohl seine „Versuche" „noch nicht abgeschlossen" waren – dies doch der Öffentlichkeit mitzuteilen. So berichtete er am 4. August 1890 auf dem ‚Internationalen Medizinischen Kongreß' in Berlin, dass nach Anwendung seines neuen Mittels „bei Meerschweinchen, welche schon in hohem Grade an allgemeiner Tuberkulose erkrankt sind, der Krankheitsprozess vollkommen zum Stillstand gebracht werden kann, ohne daß der Körper von dem Mittel etwa anderweitig nachteilig beeinflußt wird".[295]

Obwohl es „eigentlich" seine „Absicht" war, „die Untersuchungen vollständig zum Abschluß zu bringen", erläuterte KOCH bereits am 13. November 1890 in der schon erwähnten Sonderausgabe der ‚Deutschen Medizinischen Wochenschrift' auch die inzwischen begonnene versuchsweise Anwendung des Mittels am Menschen. Aufgrund eigener Beobachtungen erheblicher Reaktionen wies KOCH hier zunächst darauf hin, dass „der Mensch sich außerordentlich viel empfindlicher für die Wirkung des Mittels als das Meerschweinchen erwiesen" habe.[296] Weit weniger bekannt als der oben zitierte, von KOCH selbst veröffentlichte Selbstversuch zur Wirkung des Tuberkulins sind in diesem Zusammenhang die Versuche, die Koch an seiner damaligen Freundin und späteren zweiten Frau Hedwig Freiberger (1873–1945) durchführte. In ihren Memoiren schrieb diese: „Er rief wieder meine Opferwilligkeit auf und meinen Idealismus, indem er von dem Wert für den Menschen sprach". Und weiter: „Ich könne möglicherweise recht krank werden, aber allzu schlecht würde es ja wahrscheinlich nicht kommen. Sterben würde ich voraussichtlich nicht". Insgesamt habe sie eine Reihe von verschieden verdünnten Tuberkulinlösungen in den Rücken bekommen, die teilweise so starke Reaktionen hervorgerufen hatten, dass sie zeit ihres Lebens Spuren derselben auf dem Rücken davongetragen habe.[297]

Auf eine Dosis von 0,01 ml, das war das vorläufige Ergebnis dieser und ähnlicher Versuche, reagiere ein gesunder Mensch gar nicht, ein tuberkulöser dagegen sowohl mit einer „allgemeinen" als auch „örtlichen Reaktion". Letztere sei vor allem bei Lupuskranken, deren tuberkulöse Affektionen ja offen zutage liegen, gut zu beobachten und bestehe in einer anfänglichen Schwellung und Rötung und anschließenden Zerstörung und Abstoßung des Lupusgewebes. Die Reaktion in den inneren Organen entziehe sich zwar unserer Beobachtung, müsse aber ähnlich vorgestellt werden. Ausdrücklich betonte Koch, dass sein Mittel keineswegs etwa die Tuberkelbazillen töte, sondern lediglich das noch lebendige tuberkulöse Gewebe zum Absterben bringe, weswegen dieses anschließend auch „z.B. durch chirurgische Nachhilfe zu entfernen" sei. „Wo dies nicht möglich ist und nur durch Selbsthilfe des Organismus die Aussonderung langsam vor sich gehen kann, muß durch fortgesetzte Anwendung des Mittels das gefährdete lebende Gewebe vor dem Wiedereinwandern der Parasiten geschützt werden".[298]

779 | Dass das Mittel bei seiner therapeutischen Anwendung „in sehr schnell gesteigerten Dosen gegeben werden kann", erklärte Koch schließlich dadurch, „daß anfangs viel tuberkulöses lebendes Gewebe vorhanden ist und dementsprechend eine geringe Menge der wirksamen Substanz ausreicht, um eine starke Reaktion zu veranlassen; durch jede Injektion wird aber eine gewisse Menge reaktionsfähigen Gewebes zum Schwinden gebracht, und es bedarf dann verhältnismäßig immer größerer Dosen, um denselben Grad von Reaktion wie früher zu erzielen". Einschränkend fuhr Koch allerdings fort: „Ob diese Auffassung und die sich daran knüpfenden Folgerungen richtig sind, das wird die Zukunft lehren müssen. Vorläufig sind sie für mich maßgebend gewesen, um danach die Art und Weise der Anwendung des Mittels zu konstruieren".[299]

Weil die oben geschilderten „Reaktionserscheinungen" in sämtlichen Fällen, wo „irgendein tuberkulöser Prozeß im Körper vorhanden war", auf eine Dosis von 0,01 ml „ausnahmslos eingetreten" waren, bemerkte Koch bereits, „daß das Mittel in Zukunft ein unentbehrliches diagnostisches Hilfsmittel bilden wird". Doch: „Sehr viel wichtiger aber als die Bedeutung, welche das Mittel für diagnostische Zwecke hat, ist seine Heilwirkung".[300] Was diese betraf, so hatte Koch bei „Lupus", „Drüsen- Knochen- und Gelenkstuberkulose" nach der *Tuberkulin*-Behandlung bereits „schnelle Heilung in frischen und leichteren Fällen" und „langsam fortschreitende Besserung bei den schweren Fällen" gesehen.

Etwas schwieriger waren die eigentlichen „Phthisiker" zu behandeln: nach der Erstinjektion von 0,001 ml wurde „dieselbe Dosis solange täglich wiederholt, bis keine Reaktion mehr erfolgte; erst dann wurde auf 0,002 ml gestiegen, bis auch diese Menge reaktionslos vertragen wurde, und so fort immer um 0,001 steigend. Dieses milde Verfahren schien mir namentlich bei solchen Kranken geboten, deren Kräftezustand ein geringer war. [...] Einige noch einigermaßen kräftige Phthisiker wurden aber auch teils von vornherein mit großen Dosen, teils mit forcierter Steigerung in der Dosierung behandelt, wobei es den Anschein hatte, als ob der günstige Erfolg entsprechend schneller eintrat". Sein vorläufiges Behandlungsergebnis fasste Koch folgendermaßen zusammen: „Die im Anfangsstadium der Phthisis behandelten Kranken sind sämtlich im Laufe von 4–6 Wochen von allen Krankheitssymptomen befreit, so daß man sie als geheilt ansehen konnte. Auch Kranke mit nicht zu großen Kavernen sind bedeutend gebessert und nahezu geheilt. Nur bei solchen Phthisikern, deren Lungen viele und große Kavernen enthielten, war, obwohl der Auswurf auch bei ihnen abnahm und das subjektive Befinden sich besserte, doch keine objektive Besserung wahrzunehmen. Nach diesen Erfahrungen möchte ich annehmen, daß beginnende Phthisis durch das Mittel mit Sicherheit zu heilen ist".[301]

„Dringend abraten" wollte KOCH wohlgemerkt davon, „das Mittel etwa in schematischer Weise und ohne Unterschied bei allen Tuberkulösen anzuwenden". Vielmehr „sollte man die ärztliche Kunst in ihre vollen Rechte treten lassen, indem sorgfältig individualisiert wird und alle anderen Hilfsmittel herangezogen werden, um die Wirkung des Mittels zu unterstützen".[302]

Der Tuberkulinsturm

Die Reaktion, die KOCH durch diese seine Veröffentlichung auslöste, ging in die Geschichte der Medizin als der sogenannte „Tuberkulinsturm" ein. Zunächst war man auf der ganzen Welt fast einhellig begeistert. Sogar KOCHS wissenschaftlicher Gegner LOUIS PASTEUR (1822–1895) übermittelte diesem sogleich telegraphische Glückwünsche, und auch der berühmte französische Serologe ALBERT CALMETTE (1863–1933) hielt KOCHS Entdeckung für eine „der schönsten Errungenschaften und der kostbarsten Ausbeuten der Bakteriologie".[303] Die ‚Deutsche Medizinische Wochenschrift' erschien ab sofort nur noch zusammen mit einer Extrabeilage, betitelt ‚Mitteilungen über die mit dem Koch'schen Heilverfahren gewonnenen Ergebnisse', die bald denselben Umfang erreichte wie das jeweilige Hauptheft. Etwa ein Jahr lang erschienen diese Mitteilungen auch als regelmäßig herausgegebene Sonderabdrucke unter dem Titel ‚Robert Koch's Heilmittel gegen die Tuberkulose'.[304]

Wie die in diesen abgedruckten Hunderte von Berichten zeigen, folgte auf die anfängliche Euphorie über gute Heilerfolge im Laufe der Zeit eine zunehmende Ernüchterung – angesichts der immer häufiger beobachteten schweren Schädigungen im Anschluss an Injektionen mit der „Koch'schen Lymphe", wie das Präparat zunächst genannt wurde.

Am 15. Januar 1891 gab KOCH bekannt, dass es sich bei dem Mittel um „ein Glyzerinextrakt aus den Reinkulturen der Tuberkelbazillen" handle und ging bei dieser Gelegenheit kurz auf die bereits geäußerten Einwände ein, dass sein Mittel „den tuberkulösen Prozeß geradezu befördere, also an und für sich schädlich sei". Er selbst konnte dazu „nur sagen, daß alles, was ich in letzter Zeit gesehen habe, mit meinen früheren Beobachtungen im Einklang steht, und daß ich an dem, was ich früher berichtete, nichts zu ändern habe". Zugeben würde er dagegen ohne weiteres, „daß das Mittel [...] bei zu weit vorgeschrittenen Fällen gefährlich werden könne".[305]

Trotz bzw. vielleicht gerade wegen seines anhaltenden Optimismus widmete KOCH seine nächste Veröffentlichung am 22. Oktober 1891 fast ausschließlich der Darstellung seiner inzwischen angestellten Versuche, das im „*Tuberkulin*", wie er es ab jetzt nannte[306], „enthaltene wirksame Prinzip zu isolieren, um es frei von anderen Stoffen anwenden zu können, denen man störende Nebenwirkungen zuschreiben zu müssen glaubte".[307] So bezeichnete er jetzt einen 60%igen Alkoholniederschlag des bisher verwendeten Mittels „vorläufig als gereinigtes *Tuberkulin*", räumte aber ein, dass auch dieses Präparat „bei zu starker Reaktion nicht unbedenkliche Symptome hervorzurufen vermag", und appellierte an seine Kollegen, sich bei weiteren Versuchen nicht „sklavisch an [s]eine Angaben [zu] halten", sondern im Gegenteil vielmehr zu „versuchen [..], etwas Besseres zu schaffen".[308]

All die Anstrengungen KOCHS, sein Mittel von vermeintlichen Verunreinigungen zu befreien, änderten jedoch nichts an der Tatsache, dass dieses von den Ärzten jener Zeit oft zu hoch dosiert und zu knapp hintereinander injiziert wurde, so dass etliche Patienten in wenigen Wochen bis zu 500 mg und mehr erhielten, was zum Teil schwere Komplikationen nach sich zog. Dort, wo das Mittel mit Sorgfalt zur Anwendung kam, wurden wesentlich weniger Schädigungen be-
ob- | achtet. So brachten unter anderem man- 780
gelnde Erfahrung im Umgang mit hoch wirksa-

men Mitteln sowie mangelndes Verständnis der Wirksamkeit selbst kleinster Dosen das *Tuberkulin* innerhalb eines Jahres schließlich in solchen Misskredit, dass bald niemand mehr seine Stimme dafür zu erheben wagte.[309] Zu letzterem Umstand trug auch die Ablehnung dieses Therapieverfahrens durch VIRCHOW bei, für den es zunehmend schwieriger wurde, die Grundsätze seiner Zellularpathologie gegen die der aufstrebenden Bakteriologie zu verteidigen. Dass ein und dieselbe Noxe grundverschiedene pathologische Veränderungen im Organismus erzeugen sollte, war nach seiner Auffassung unbegreiflich. Seiner Position nach konnte nur das Tuberkulose sein, was die von ihm erkannte und erforschte Struktur des Tuberkels aufwies; Phthise war für ihn etwas anderes und die Skrophulose ein Drittes.[310] Überzeugt von der prinzipiellen Unnahbarkeit der KOCH'schen Anschauungen bezeichnete etwa VIRCHOWS Schüler JOHANNES ORTH (1847–1923) KOCHS Propagierung seines vermeintlichen Heilmittels der Tuberkulose von Anfang an als „Tuberkulinschwindel".[311]

Nachdem sich die Wogen des „Tuberkulinsturms" in den folgenden Jahren wieder etwas geglättet hatten, trat KOCH, der sich inzwischen anderen Aufgaben zugewandt hatte, 1897 zum letzten Mal mit einer Arbeit ‚Über neue Tuberkulinpräparate' an die Öffentlichkeit. Hier griff er die Forschungen sowohl seiner Schüler EMIL VON BEHRING (1854–1917) und SHIBASABURO KITASATO (1856–1931) als auch die seines Mitarbeiters RICHARD PFEIFER (1858–1945) auf. Während die ersteren gezeigt hatten, dass man mit filtrierten Kulturflüssigkeiten von Tetanusbakterien Tiere zwar gegen das in diesen enthaltene Tetanustoxin, nicht aber gegen die Tetanusbakterien selbst immunisieren könne, wies letzterer nach, dass durch Kulturen von Cholera- oder Typhusbakterien Tiere zwar gegen die lebenden Bakterien, nicht aber gegen deren Toxine immunisiert werden können. KOCH bemerkte dazu: „Ursprünglich dachte man sich die Immunität gegen Infektionskrankheiten als etwas Einfaches, Unteilbares. Allmählich ist man aber mehr und mehr zu der Einsicht gelangt, daß die Immunität zwar einfach sein kann, aber es nicht sein muß, daß sie auch aus zwei Komponenten, vielleicht sogar aus mehreren zusammengesetzt sein kann".[312]

Da nach KOCH „die Anwendung der Bakterien und ihrer Produkte zu Heil- und Schutzzwecken [..] immer auf eine Art Immunisierung hinaus laufe" und weiterhin „das Ideal einer Immunisierung" immer darin bestehe, den Körper gegen sämtliche Komponenten zu schützen, mussten Tuberkelbazillen demnach in möglichst unverändertem Zustand verwendet werden. Nur weil diese sich als nicht genügend schnell resorbierbar erwiesen hatten, ging KOCH „dazu über, unter Verzicht auf die Gesamtmasse der Tuberkelbazillen resorbierbare Bestandteile aus denselben zu extrahieren und dieselben zu Immunisierungszwecken zu benutzen". Bei fortgesetzter Anwendung seines Glyzerinextraktes, des bisherigen Tuberkulins, erlosch nach KOCHS Beobachtungen allmählich die Reaktionsfähigkeit des Körpers, weshalb er annahm, dass es sich hier um eine Immunisierung lediglich gegen das *Tuberkulin*, nicht aber gegen die Tuberkelbazillen selbst handle. Bei einem alkalischen Extrakt, von KOCH kurz TA genannt, blieb die Reaktionsfähigkeit des Organismus länger erhalten. Nach weiteren Versuchen, dieses noch besser resorbierbar zu machen, gelangte er schließlich zu einem nach dem abschließenden Zentrifugieren übrigbleibenden Rest, kurz TR genannt, das nach KOCHS Aussage „ganz entschieden immunisierend" wirkte.[313]

Zur Herstellung dieses Rest-Tuberkulins waren „hoch virulente lebende Tuberkelbazillen in trockenem Zustande [..] zu verarbeiten", wobei „eine Staubbildung gar nicht zu vermeiden" war. Weil KOCH „die damit verbundene Gefahr [...] für keine geringe" hielt und nach eigener Aussage „bei diesen Versuchen das Gefühl hatte, als ob [er] mit explosiven Stoffen zu tun hätte", habe er die Herstellung schließlich den „Farbwerken von MEISTER, LUCIUS & BRÜNING in Höchst" übergeben.[314]

Der Bericht KOCHS schließt mit seiner Versicherung, „daß weitere Verbesserungen der Präparate selbst nicht mehr zu erwarten sind. Dieselben bestehen aus hochvirulenten, frischen Kulturen, welche unmittelbar vorher noch lebend waren und ohne chemische Eingriffe in den löslichen Zustand übergeführt sind. Etwas Besseres lässt sich in dieser Art nicht darstellen, und was überhaupt mit Tuberkelkulturen zu erreichen ist, das muß mit diesen Präparaten zu erreichen sein".[315]

Von da an hatte sich Koch nicht mehr mit dem *Tuberkulin* beschäftigt. Anderen großen Aufgaben zugewandt, leistete er auch dort Bedeutendes für die Menschheit. Trotz seiner umstrittenen Rolle in dem von ihm ausgelösten „Tuberkulinsturm" blieb sein Ruhm als Entdecker des „Tuberkelbazillus" sowie als Erstbeschreiber eines wichtigen Tests zur Tuberkulosediagnostik ungeschmälert.[316]

Der von Koch inaugurierte Test zur Tuberkulosediagnostik wurde später über die 1907 von Clemens von Pirques angegebene kutane *Tuberkulin*-Impfung,[317] die 1908 von Ernst Moro empfohlene perkutane Tuberkulinprobe[318] und die ebenfalls 1908 von Felix Mendel und C. Mantoux unabhängig voneinander beschriebene intrakutane *Tuberkulin*-Injektion[319] bis zum heute meist verwendeten Tine-Test weiterentwickelt, der 1958 von Rosenthal beschrieben worden ist. Bezüglich der Herstellung gereinigter Präparate veröffentlichte Florence B. Seibert 1934 die Isolation des PPD (*purified protein derivate*)[320] und modifizierte dieses 1941 zum PPD-S. 1949 brachte Hoechst das GT (gereinigte *Tuberkulin*) auf den Markt.[321] Zum Zwecke der Vergleichbarkeit verschiedener Präparate wurde schließlich auf der Kopenhagener Konferenz 1939 die Tuberkulineinheit (TE) eingeführt.[322]

Ein wirksamer und zugleich unschädlicher Impfstoff gegen die Tuberkulose konnte erst entwickelt werden, nachdem Albert Calmette (1863–1933) und C. Guerin 1908 avirulente Bovinusstämme des Mykobakteriums entdeckt hatten.[323] Da die BCG-Impfung allerdings keinen 100%igen Schutz bietet und zudem bei Geimpften die diagnostischen Tuberkulintests nicht verwertbar sind, wird heute von jener wieder abgeraten.

Als Therapeutikum gewann das *Tuberkulin* nach dem „Tuberkulinsturm" und der anschließenden Ernüchterung erst nach 1897 wieder langsam an Bedeutung, als man es tatsächlich in kleinsten Dosen injizierte oder sich auf perkutane Einreibungen desselben beschränkte.[324] Nachdem ab 1944 nacheinander *Streptomycin*,
para-Amino-Sali- | zylsäure, *Isoniazid* sowie die 781
anderen Tuberkulostatica entdeckt worden waren,[325] schien die Tuberkulinbehandlung endgültig obsolet geworden zu sein. Tatsächlich wird sie aber nach wie vor von einigen Autoren – bei geeigneten Fällen – angewandt und empfohlen, wie etwa von H. Kleinschmidt in dem 1958 erschienenen fünfbändigen Handbuch der Tuberkulose:

„Das Indikationsgebiet der Tuberkulinbehandlung ist ein ganz anderes als das der bakteriostatischen Therapie, nämlich die produktiv-zirrhotischen Formen der Lungentuberkulose, und hier ist der Nutzen der dosierten, unter der Schwelle der klinischen Wahrnehmbarkeit ablaufenden und nicht von einer Allgemeinreaktion gefolgten Herdreaktion unbestreitbar. [...] [Bei der] intrakutanen Injektion wird die Dosierung von der zunächst austitrierten Reizschwelle abhängig gemacht. Man hat aber auch, um eine Depotwirkung zu vermeiden, von der intravenösen Applikation Gebrauch gemacht, wobei natürlich mit stärksten Verdünnungen (1:10 Millionen bis 1:10 Milliarden) begonnen werden muß. Hartnäckige Fälle von Skrophulöse wurden als strikte Indikation für eine solch anergisierende Tuberkulinbehandlung bezeichnet. [...] Besonders ausgiebige Anwendung hat die Tuberkulinkur bei Augentuberkulose gefunden; doch wird von ihr heutzutage zur Behandlung des Streustadiums abgeraten. Demgegenüber ist der Erfolg intravenöser Behandlung bei *Subsepsis allergica tuberculosa* und primär chronischer Polyarthritis bemerkenswert. Wechselnde Erfahrungen hat man mit desensibilisierender Behandlung bei Asthma gemacht".[326]

Tuberkulin-Therapie vor Robert Koch und ihre weitere Entwicklung

Die bisher dargestellte Geschichte des Tuberkulins begann mit der Veröffentlichung Robert

KOCHS 1890 bezüglich seines „Heilmittels gegen die Tuberkulose", verlief über den durch die Bekanntmachung dieses Mittels ausgelösten „Tuberkulinsturm" zur klinischen Erprobung desselben und endete mit der Einschränkung des Indikationsgebiets des Tuberkulins als wichtiges Diagnostikum sowie als Impfstoff zur Prophylaxe der Krankheit. Der Autorität und dem Ansehen des durch seine Entdeckung des „Tuberkelbazillus" seit 1882 weltbekannten und verehrten ROBERT KOCH war es zu verdanken, dass das von ihm zur Behandlung der Tuberkulose 1890 empfohlene *Tuberkulin* unverzüglich in namhaften Kliniken des In- und Auslands eingesetzt und im großen Stil getestet wurde. Obwohl schon sehr früh über Beobachtungen von heftigen Verschlimmerungen, ja von Todesfällen nach der Verabreichung des Tuberkulins berichtet worden war, hielt die Mehrzahl der Ärzte dennoch relativ lange an dem Glauben fest, im *Tuberkulin* das Heilmittel der Tuberkulose zu besitzen. Besserungen des Zustandes von tuberkulösen Patienten nach Applikation von *Tuberkulin* wurden begeistert dem neuen Mittel zugeschrieben, Verschlechterungen als notwendiges Durchgangsstadium des nun induzierten Heilungsprozesses aufgefasst und Todesfälle als Anlass genommen, an der Präzisierung der Dosis bzw. an der Entwicklung gereinigterer Präparate weiterzuarbeiten. In ihrem Grundkonzept dagegen wurde die *Tuberkulin*-Therapie – abgesehen etwa von rein zellularpathologisch denkenden Ärzten um VIRCHOW – zunächst von kaum jemandem in Frage gestellt. Erst allmählich, nach zahlreichen erfolglosen und gescheiterten Versuchen, die Tuberkulose durch Injektionen mit *Tuberkulin* zu heilen, verließ aufgrund der unzureichenden Standardisierbarkeit und der damit verbundenen Unsicherheit im konkreten Einzelfall das Gros der Ärzte diese Therapie nach und nach und nur sehr wenige bedienen sich ihrer noch heute.

Eine mit anderem Schwerpunkt geschriebene Geschichte der *Tuberkulin*-Behandlung könnte demgegenüber bereits ein Jahrhundert früher beginnen: Genau 100 Jahre vor KOCHS Selbstversuch, 1790, veröffentlichte SAMUEL HAHNEMANN (1755–1843) einen Selbstversuch mit Chinarinde, einer Substanz, die – so HAHNEMANNS Schlussfolgerung aus seinem Versuch – fieberähnliche Zustände sowohl erzeugen als auch heilen kann.[327] Aus der Verallgemeinerung des hieraus gewonnenen Prinzips, Krankheiten künftig mit solchen Mitteln zu behandeln, die selbst jeweils ähnliche Krankheitszustände hervorrufen können, auch auf andere Krankheiten und Symptome kam HAHNEMANN schließlich dazu, nur noch die sogenannte „homöopathische" Behandlung von Krankheiten als „rational" bzw. „kurativ" anzusehen.[328]

1830 empfahl CONSTANTIN HERING (1800–1880), neben dem an sich selbst bereits geprüften „Schlangengift" auch andere „thierische Gifte" wie zum Beispiel das „Pockengift" oder „Hundswuthgift" zu „potenzieren" und dessen Wirkung auf den menschlichen Organismus in Selbstversuchen zu erforschen, um es später gegebenenfalls „gegen die Folgen des eingeimpften Giftes" therapeutisch anwenden zu können.[329] 1833 berichtete HERING in diesem Zusammenhang nicht nur über Selbstversuche mit dem „Krätzstoff",[330] sondern erwähnte auch eigene Erfolge bei der Behandlung der „geschwürigen Lungensucht" mit dem von ihm aus dem Auswurf von Phthisikern gewonnenen „*Phthisin*".[331] In demselben Jahr erschien in Leipzig die Schrift von JOHANN JOSEPH WILHELM LUX ‚Isopathik der Contagionen', die den Untertitel trägt: ‚Alle ansteckenden Krankheiten tragen in ihrem eigenen Ansteckungsstoffe das Mittel zu ihrer Heilung'. LUX stellte zum Beispiel gegen Hundswut *Hydrophobin*, gegen Pocken *Variolin*, gegen Scharlach *Scarlatin* und gegen Schwindsucht „*Pneumophthisin*" her.[332]

Nach den Angaben von WILLIS A. DEWEY empfahl bereits der 1854 verstorbene Arzt MARTINA in Rio de Janeiro „*Tubercina*" und veröffentlichte 1877 SAMUEL SWAN in New York als erster einen Fall, den er mit „*Tuberkulin*" behandelt hatte, von dem DEWEY schreibt: „Sein Präparat war aus dem Auswurf eines tuberkulösen Patienten, mit Milchzucker verrieben, hergestellt. Er heilte einen Fall von Tuberkulose in vier Wochen".[333] Neben SWAN und BIEGLER in Rochester N.Y. wandte 1880 auch DEWEY selbst in der Abteilung für Lungenschwindsucht des ‚Wards Island Homoeopathic Hospital' in New York „*Tuberkulin*" an, mit dem Erfolg, dass daraufhin „viele der behandelten Fälle eine Besserung zeigten".[334]

Als 1890 Robert Koch sein *Tuberkulin* zur Behandlung der Tuberkulose empfahl, stand den Homöopathen somit – nach der Meinung einiger ihrer Vertreter – „ein besonderes historisches Recht der Teilnahme" zu, da dem Koch'schen Verfahren für sie nichts Neues, sondern lediglich der ihnen wohlbekannte „Gedanke der Verwertung von besonders zubereiteten Krankheitsgiften", verbunden mit der „therapeutischen Ähnlichkeitsbeziehung", „zu Grunde" lag.[335] So nahmen viele Homöopathen Kochs *Tuberkulin* in ihren Arzneischatz auf und berichteten bald über
782 gute Erfolge mit dem- | selben – allerdings in nach der Methodik der Homöopathie potenzierter Form.[336]

Die während der Behandlung mit *Tuberkulin* bei den Patienten neu aufgetretenen Symptome wurden gesammelt und in die homöopathischen Arzneimittellehren aufgenommen.[337] Nebel veröffentlichte 1900 das Ergebnis einer von ihm angestellten und ausgewerteten Arzneimittelprüfung mit „*Tuberculin* C30" an „Initialtuberculösen"[338] und Thacher prüfte das Mittel 1912.[339] Als Fortführung und Synthese dieser Beobachtungen schuf Leon Vannier 1910 bzw. 1947 den Begriff des „Tuberkulinikers", einer Art Konstitutionstyp, der durch bestimmte typische Tuberkulinsymptome charakterisiert ist und der demnach durch *Tuberkulin* zu heilen sei.[340] Bis in die Gegenwart wurde das homöopathische Tuberkulinbild immer wieder neu umrissen.[341]

Verwendet werden in der Homöopathie bis heute vor allem Kochs Alt-*Tuberkulin*, Kochs Rest-*Tuberkulin*, das nach Marmorek gewonnene Tuberkulinserum, das nach Denys aus einer Bouillon filtrierte *Tuberkulin* sowie das nach Burnett aus Sputum und Lungengewebe hergestellte *Bacillin*.[342] Je nach der individuellen Symptomatik eines bestimmten „Tuberkulinikers" wird diesem eines dieser Mittel, und zwar das auf den jeweiligen Typ am besten passende, verabreicht.

Vergleichbar ist die zuletzt skizzierte Geschichte der *Tuberkulin*-Therapie mit der Schilderung zu Anfang insofern, als sich beide tatsächlich vorwiegend um dieselbe Substanz drehen: T.K. (*Tuberkulinum* Koch).

Begann erstere Geschichte mit der kühnen Hypothese eines einzelnen, streng naturwissenschaftlich arbeitenden Bakteriologen, an dessen Seriosität niemand zu zweifeln wagte, wurde letztere durch zahlreiche empirische Beobachtungen mehrerer Generationen von homöopathischen Ärzten ins Dasein gerufen und in Gang gehalten. Während sich erstere Geschichte vor den Augen der gesamten medizinischen und allgemeinen Öffentlichkeit abspielte, mit weltweiter Begeisterung anfing und schließlich mit der definitiven Ablehnung der Tuberkulinbehandlung zumindest als Standardtherapie bei Tuberkulose endete, vollzog sich letztere fast ausschließlich vor den Augen der Homöopathen und der an der Homöopathie interessierten Laien und fand zu keiner Zeit weder weltweite Zustimmung noch weltweite Ablehnung. Muss der Versuch, das *Tuberkulin* als das Therapeutikum der Tuberkulose zu etablieren, nach ersterer Geschichte als gescheitert angesehen werden, so zeigt letztere, dass es bis zum heutigen Tag angewandt wird, allerdings nicht in allen, sondern nur in bestimmten Formen der Tuberkulose bzw. Tuberkulose-Diathese.

Getrennt aufzuführen sind die beiden Geschichten deshalb, weil erstere zur allgemeinen Medizingeschichte gehört, letztere hingegen zur Geschichte der Homöopathie. Da die Bakteriologie eine der wesentlichen Grundsäulen der modernen Medizin ist, herrscht über die historische Bedeutung ihres Begründers Robert Koch im Allgemeinen kein Zweifel – im Gegensatz zu dem von verschiedenen Interessengruppen der Ärzteschaft kontrovers bestimmten Stellenwert des homöopathischen Prinzips innerhalb der Medizin als Ganzer.

Die Gegenüberstellung beider Geschichten zeigt, dass eine und dieselbe therapeutische Idee (hier die Behandlung der Tuberkulose mit *Tuberkulin*) in der wissenschaftlichen Öffentlichkeit verschieden ernst genommen und von führenden

Repräsentanten der etablierten Medizin unterschiedlich stark unterstützt werden kann, je nachdem, ob diese Idee mit den gängigen Vorstellungen und Paradigmen vereinbar erscheint oder nicht. Sowohl das von Hahnemann 1796 veröffentlichte Prinzip der Homöopathie, Krankheiten mit solchen Stoffen zu behandeln, die selbst eine ähnliche Krankheit erzeugen können, als auch das von Lux 1833 publizierte Prinzip der Isopathie, wonach ansteckende Krankheiten mit ihrem eigenen Ansteckungsstoff zu heilen sind, erschienen den Mitgliedern der wissenschaftlichen Gemeinschaft lange zu fremdartig, um ernst genommen zu werden – bis, im Anschluss an die Entdeckung des Tuberkuloseerregers und die ersten Erfolge mit aktiver Immunisierung, dieser Ansatz innerhalb der damit neu erschlossenen Horizonte der medizinischen Wissenschaft sinnvoll erscheinen konnte.[343] – Dadurch, dass es nach den Ansichten eines der führendsten Wissenschaftler jetzt sozusagen logisch erschien, die Tuberkulose mit *Tuberkulin* zu behandeln, war man sogar ungewöhnlich lange bereit, trotz zahlreicher schwerer Nebenwirkungen und Todesfälle an dieser Idee beharrlich festzuhalten.[344]

Die währenddessen von Homöopathen und Isopathen gemachten Erfahrungen mit ihrer Tuberkulinbehandlung konnten, da deren Methodik aus dem Rahmen der seinerzeit naturwissenschaftlich begründbaren Therapien fiel, nicht in den Erfahrungsschatz der etablierten Medizin integriert werden. Emil von Behring (1854–1917), der sich unter anderem wiederholt auch über die Möglichkeiten und Grenzen verschiedener Therapieprinzipien als solcher äußerte,[345] blieb es vorbehalten, bezüglich des Zusammenhangs zwischen den Prinzipien der Homöopathie, Isopathie und der Impfungen eine für alle Seiten gangbare Brücke zu bauen:

„Es ist das unsterbliche Verdienst Jenners, daß er das homöotherapeutische Prinzip [...] bei den Pocken an die Stelle des isotherapeutischen Prinzips [...] gesetzt hat. Das homöotherapeutische Immunisierungsprinzip ist bekanntlich von Hahnemann im homöopathischen Heilprinzip popularisiert und wissenschaftlich diskreditiert worden. Erst dem genialen Eingreifen Pasteurs [...] ist es zuzuschreiben, daß in der medizinischen Wissenschaft der isotherapeutische und homöotherapeutische Gedanke wieder zu Ehren kam. Eine Unterart des homöotherapeutischen Prinzips, die dadurch charakterisiert wird, daß zur Schutzimpfung und Heilimpfung nicht ein belebter Krankheitsstoff, sondern ein von diesem abstammendes unbelebtes Gift gewählt wird, versuchte Robert Koch in seiner Tuberkulinbehandlung nutzbar zu machen [...] Sicher kann man mit der homöotherapeutischen Giftbehandlung bei der Diphtherie, beim Tetanus und bei manchen anderen Infektionen positive Immunisierungsresultate bekommen (Isotoxische Therapie) [...] Meine eigenen Arbeiten auf dem Gebiete der Tuberkulosetherapie rechnen mit dem homöobakteriellen und antibakteriellen Schutz- und Heilprinzip“.[346]

[Anmerkung]

| * Überarbeitete Fassung eines Vortrags, den der Verfasser am 24.01.1990 im Rahmen des Fortbildungskurses D des ‚Deutschen Zentralvereins homöopathischer Ärzte‘ im Hörsaal des ‚Krankenhauses für Naturheilweisen‘ in München-Harlaching hielt. Eine nicht unwesentliche Hilfe bei der Abfassung des Vortrags war das von Herrn Dr. Benno Ostermayr dankenswerterweise zur Mitverwendung überlassene Manuskript seines Aufsatzes ‚Tuberkulose, Tuberkulin, Tuberkulinismus‘, der in dem von Artur Braun und Benno Ostermayr herausgegebenen Homöopathie-Lexikon erscheinen wird. 776

Anthropologie und Medizin

Zum Menschenbild unterschiedlicher therapeutischer Konzepte

In: Allgemeine Homöopathische Zeitung 1992; 37 (3): 95-104, (4): 140-148

Zusammenfassung

95 | Ausgehend von grundsätzlichen Überlegungen zur Anthropologie in der Medizin werden zunächst das Menschenbild, wie es der modernen, naturwissenschaftlich geprägten Medizin zugrunde liegt, und dann dasjenige der Homöopathie dargestellt. Über einen Exkurs zu HAHNEMANNS Begriff vom Menschen werden die Eigenarten und Unterschiede der verschiedenen Ansätze deutlich gemacht sowie ihr jeweiliger Status innerhalb der Heilkunde als solcher bestimmt. Während ein strenger Wissenschaftspositivismus das jeweilige Bild vom Menschen prinzipiell reduziert, ermöglichen teleologisches Denken und der Verzicht auf den Anspruch, Leben als solches erforschen zu können, eine phänomenologische Anerkennung des Menschen in all seinen Dimensionen.

Schlüsselwörter

Anthropologie, Medizin, Naturwissenschaft, Teleologie, Phänomenologie, Homöopathie, Hahnemann

Summary

Proceeding from fundamental reflections on anthropology in medicine, the view of man underlying modern scientific medicine and the view of man in homoeopathy are presented. By means of an excursion into HAHNEMANN'S concept of man the specifities of the different approaches are distinguished, and their status in therapeutics itself explicited. Strict positivism of science always tends to a reduced view of man. On the contrary, teleologic thinking and the renunciation of claiming the capacity to investigate life as such enable a phenomenologic recognition of man throughout all his dimensions.

Keywords

Anthropology, medicine, science, teleology, phenomenology, homoeopathy, Hahnemann

1. Vorbemerkungen zur Anthropologie in der Medizin

Die Frage nach der Natur des Menschen beziehungsweise nach dem Wesen des Menschen erscheint zunächst als eine der so vielen Fragen, die sich der Mensch im Laufe seines Lebens stellt. Und doch ist es eine Frage ganz eigener Art, insofern sie nämlich – im Unterschied zu Fragen nach äußeren Gegenständen unseres Lebens – den fragenden Menschen selbst betrifft, ihn selbst in Frage stellt. Im Gegensatz zu den alltäglichen Fragen nach bestimmten Dingen, Daten und Informationen, die sich weitgehend objektiv beantworten lassen, kann bei der Rückbezüglichkeit der Frage nach dem Menschen auf den Fragen-
den selbst keine einfache und | eindeutige Ant- 96
wort erwartet werden. Denn um den Menschen in seinem Wesen sozusagen objektiv wahrnehmen, feststellen und schließlich in einer Definition festhalten zu können, müsste man sich selbst auf einem neutralen Standpunkt außerhalb des hier thematisierten Menschseins befinden. Gerade die Möglichkeit, nach seinem eigenen Wesen fragen zu können, ist aber bereits ein wesentliches Moment der Natur des Menschen, so dass

auch umgekehrt nur der Mensch selbst die Frage nach seinem eigenen Wesen stellen kann.

Die Aufhellung dieses hermeneutischen Zirkels hat nun nicht nur das negative Ergebnis, dass wir sozusagen alle Hoffnung auf eine objektive beziehungsweise gegenständliche Antwort auf die Frage nach der Natur des Menschen fahren lassen müssen. Indem nämlich die unaufhebbare Selbstbezüglichkeit der Frage gerade dem Menschen als Subjekt eine besondere Bedeutung verleiht, hat die Vergegenwärtigung dieses Zusammenhangs auch eine positive Konsequenz. Nur dadurch nämlich, dass die Antwort nicht von vornherein und ein für allemal feststeht, hat der Mensch selbst eben die Möglichkeit, am Entwurf seines eigenen Menschenbildes mitzuwirken. So wie er sich selbst verstehen will, so kann er sich selbst sehen, und so erscheint er sich dann auch. Erst in dieser prinzipiellen Offenheit im Hinblick auf das eigene Selbstverständnis kann sich überhaupt menschliche Freiheit verwirklichen.

Je nachdem, welches Bild vom Menschen wir uns also machen, erleben und erfahren wir uns selbst auf unterschiedliche Weise. Je nachdem, welche Aspekte am Menschen wir besonders hervorheben und welche wir ausblenden, wird sich unsere Wahrnehmungsfähigkeit dafür entweder schärfen oder aber vermindern. Je nach der Konzeption des Menschen in bestimmten Welt- beziehungsweise Menschenbildern werden schließlich die von dieser Sichtweise hell beleuchteten Stellen und die jeweils blinden Flecke unterschiedlich auf die Wesensmerkmale des Menschen verteilt werden.

Unmittelbar praktische Auswirkungen haben Menschenbilder natürlich auf jede Form des konkreten Umgangs mit Menschen, von der Erziehung, Ausbildung und Beschäftigung des einzelnen bis zur Rechtsprechung in einer Gesellschaft und zur medizinischen Behandlung von Kranken. Gerade in der medizinischen Praxis werden Menschen ja stets gemäß einem bestimmten Heilsystem behandelt, dem selbst wiederum eine bestimmte Konzeption des Menschen und dessen, was an ihm als wesentlich zu erachten ist, zugrunde liegt. Dementsprechend werden von der Vielzahl überhaupt wahrnehmbarer Symptome an einem Patienten immer nur diejenigen praktisch erfasst und zur Diagnosestellung sowie zur Therapiefestlegung verwertet, die in einem konzeptuellen Zusammenhang zum jeweils zugrunde gelegten Heilsystem stehen und innerhalb desselben wichtig erscheinen. Je nach angelegtem Begriffsraster wird sich das Interesse des Arztes bei ein und demselben | Patienten also zum Bei- 97
spiel mehr auf bestimmte Laborparameter, dessen chinesische Pulsqualitäten, charakteristische Nahrungsmittelmodalitäten oder einschneidende Erlebnisse in seiner Kindheit richten.

Zu dieser Bedingtheit des ärztlichen Blicks durch das jeweils vorherrschende Medizinsystem kommt aber noch eine andere, die gesamte Geschichte der abendländischen Wissenschaft prägende Eigenart westlichen Denkens. Während sich etwa in China die Entwicklung der Medizin mehr in einer kontinuierlichen Erweiterung bereits vorhandenen Wissens durch Hinzufügen neuer Beobachtungen und Vorstellungen vollzog, gab es in der abendländischen Medizingeschichte des öfteren Zäsuren beziehungsweise sogenannte Paradigmenwechsel. Wurde im Osten der alte Bestand an Wissen und Erfahrungen niemals angetastet, sondern vielmehr – vergleichbar mit den Jahresringen eines Baumes – lediglich immer weiter ergänzt, so bedeutete ein Paradigmenwechsel im Westen stets die Entwertung alles bisher (unter anderen Paradigmen) Erreichten und einen völligen Neubeginn von Grund auf. Die spezifisch abendländische Art, Wissenschaft voranzutreiben, bestand also seit jeher weniger in einem Ergänzungs- oder Integrations-, als vielmehr in einem Bekämpfungs- und Verdrängungsprozess konkurrierender Ansätze.[347]

2. Das naturwissenschaftliche Menschenbild

Einer der bedeutendsten Einschnitte innerhalb der abendländischen Wissenschaftsgeschichte war zweifellos die Konstituierung der modernen Naturwissenschaft Anfang des 17. Jahrhunderts durch die methodische Beschränkung auf allein durch Experiment und Erfahrung induktiv zu gewinnende Erkenntnisse. Der Hintergrund dieses Neuansatzes in der Naturforschung war hierbei allerdings keineswegs die Einsicht, dass das bisher erlangte Wissen etwa falsch war, sondern lediglich, dass es sich als untauglich zu dem nunmehr erwachenden Interesse an sicherer Naturbeherrschung erwies.

„*Quantum scimus, tantum possumus*" (so viel wir wissen, so viel vermögen wir auch), schrieb FRANCIS BACON (1561–1626), wobei Wissen jetzt so verstanden wurde, wie es THOMAS HOBBES (1588–1679) definierte: „Wissen, was ein Ding ist, heißt wissen, was man damit anstellen kann, wenn man es hat".[348]

Demgegenüber bestand der antike Begriff von Wissen gerade in der Kenntnis dessen, was ein Ding von sich selbst her ist und will, wenn der Mensch eben nicht eingreift – ein Wissen, das dem Zweck des Manipulierens an diesem Ding nicht nur nicht förderlich, sondern meist sogar abträglich ist.

Die zunehmende Einbeziehung der naturwissenschaftlichen Disziplinen, vor allem der Chemie und der Physik, auch in die medizinische Forschung bedeutete nun einerseits auch hier einen raschen Zuwachs sowohl an theoretischen Erkenntnissen als auch an praktischen Eingriffsmöglichkeiten in die chemisch-physikalischen Abläufe innerhalb des menschlichen
98 | Organismus. Zum anderen machte sich aber bald auch die Verengung des Menschenbildes bemerkbar, die sich zwangsläufig daraus ergab, dass naturwissenschaftlich erfassbar eben nur die Eigenschaften und Zusammenhänge am Menschen waren, die sich quantifizieren, reproduzieren und gesetzmäßig beschreiben ließen. Der Mensch wurde zur Maschine, zum „*l'homme machine*",[349] und ist es auch in der weiteren Entwicklung der modernen Medizin bis heute geblieben. Die Spezialisierung der medizinischen Fachdisziplinen vom Augenarzt über den Hautarzt bis zum Nervenarzt bezeugen dies nicht weniger als die neuerliche Etablierung auch einer Psychosomatik, die ja die Wechselwirkung zwischen Psyche und körperlicher Maschine thematisieren soll und dazu eben gerade die Trennung beider Bereiche als eigenen Ausgangspunkt anerkennen und somit verewigen muss.

Doch beschränkt sich die naturwissenschaftliche Vergegenwärtigung des Menschen nicht etwa bloß auf das Gebiet der modernen Medizin. Zum Welt- beziehungsweise Menschenbild wird diese reduktionistische Sichtweise ja erst dadurch, dass sie auch andere Bereiche des Lebens, vorzüglich aber die Antworten auf letzte Fragen des Menschen nach seiner Stellung innerhalb der Welt als Ganzer betrifft. So ist nach dem heutigen „aufgeklärten" naturwissenschaftlichen Weltbild der Mensch samt seiner Umwelt eben das zufällige Resultat einer langen Naturgeschichte, die mit dem Urknall vor etwa 10 Milliarden Jahren begann und über die Entstehung von Sternen und Planeten, der sogenannten „Ursuppe", bestimmter Aminosäuren und Hyperzyklen zu den ersten Lebewesen und schließlich aufgrund von Mutation und Selektion bis zum Menschen einschließlich seiner gesamten Kulturleistungen verlief. Ob es sich dabei um intellektuelle, künstlerische, karitative oder religiöse Leistungen des Menschen handelt – nach der Lehre der Soziobiologie, die dieses Weltbild naturwissenschaftlich zu untermauern versucht, ist alles auf natürliche, sprich kausalmechanische Weise aus Materie und Spielregeln entstanden und so auch erklärbar.

Dementsprechend ist für den Soziobiologen RICHARD DAWKINS beispielsweise „eine Mutter [..] eine Maschine, die so programmiert ist, daß sie alles in ihrer Macht Stehende tut, um Kopien der in ihr enthaltenen Gene zu vererben",[350] und der Begriff „Gott" ist für ihn ein an sich sinnloses Lautgebilde, das die menschlichen Gehirne allerdings wie ein Virus befallen kann und sich wegen des Überlebensvorteils, den es den davon infizierten Menschen bringt, immer weiter verbreitet.[351]

Während das soeben skizzierte naturwissenschaftliche Menschenbild in der modernen Medizin durch die dortige Überlagerung desselben von hippokratischen und karitativen Ansprüchen wohltätiger Ärzte und Pflegekräfte als solches immer nur verdeckt zu Tage tritt, zeigt es sich in der Soziobiologie also in aller Deutlichkeit und Konsequenz. Es ist das Resultat einer seit einigen Jahrhunderten | zu bestimmten Zwecken metho- 99 disch vorgenommenen und dabei vielfach bewährten Reduktion des naturwissenschaftlichen Erfahrungshorizontes auf Quantifizierbarkeit, Reproduzierbarkeit und Gesetzmäßigkeit. So sinnvoll diese methodische Beschränkung sein kann, wenn es darum geht, Angriffspunkte für die technische Manipulation eines Naturgeschehens ausfindig zu machen, so aussichtslos muss andererseits aber auch der Versuch sein, von diesem absichtlich beschränkten Horizont aus das ursprüngliche Phänomen, von dem man ja gerade abstrahiert hat, zu rekonstruieren.

Wenn der Mensch als Ganzer, wie er sich in seiner Lebenswelt erfährt und begreift, mit den Kategorien der strengen Naturwissenschaft nicht adäquat erfasst werden kann, folgt daraus also nicht notwendig, dass etwa Schönheit, Kunst, Liebe, Religion und so weiter „eigentlich“ nur Illusionen oder allenfalls Epiphänomene naturwissenschaftlich erklärbarer Zustände eines materiellen Organismus sind. Nach der Aufdeckung des logischen Undings, von einem Teilbereich aus das Ganze erklären zu wollen, wird vielmehr offenkundig, dass die Prinzipien und die Methodik der Naturwissenschaft grundsätzlich ungeeignet sind, das Wesen des Menschen als Ganzes auch nur in den Blick zu bekommen.

Als Fazit der bisherigen Überlegungen ergibt sich somit, dass das naturwissenschaftliche Menschenbild, auf dem unter anderem auch unsere moderne Medizin beruht, den Menschen als solchen nicht gerecht zu werden vermag.

Gibt es aber überhaupt Alternativen zu diesem Menschenbild? In der philosophischen Anthropologie gewiss, doch auch innerhalb einer praktischen Wissenschaft? Weltweit sicherlich etliche, wie zum Beispiel das universal-kosmologische Menschen- und Weltverständnis, das dem Entsprechungssystem der traditionellen chinesischen Medizin zugrunde liegt, um nur einen der uns inzwischen geläufigeren Ansätze aus dem fernen Osten zu nennen. Doch auch in der abendländischen Medizingeschichte finden sich Konzeptionen vom Menschen und der Behandlung seiner Krankheiten, die dem Wesen des Menschen weitaus näher kommen als eine streng naturwissenschaftlich ausgerichtete Medizintechnologie.

3. Das Menschenbild der Homöopathie

Unter den heute in unserem Kulturkreis praktizierten Heilmethoden fällt hinsichtlich des jeweils zugehörigen Menschenbildes vor allem die Homöopathie auf, weil hier der Mensch in seiner Krankheit in einer phänomenologischen Fülle erfasst und anerkannt wird, die sonst in der Wissenschaft üblicherweise nicht anzutreffen ist. Apologeten wie Kritiker der Homöopathie heben gleichermaßen hervor, dass eine homöopathische Anamnese praktisch alle nur irgendwie verbalisierbaren Bereiche und Dimensionen des Menschen abdeckt. So wird etwa nicht nur nach aktuellen körperlichen Beschwerden gefragt, | son- 100
dern auch nach den konstitutionellen Eigenheiten des Patienten, wie etwa Verlangen oder Abneigungen gegenüber bestimmten Speisen, Wetterfühligkeit, bevorzugte Schlaflage, Modalitäten im Geschlechtsleben und so weiter. Mindestens ebenso wichtig genommen werden aber auch die Geistes- und Gemütssymptome, die zum Beispiel von genau bestimmten Ängsten über Wesenszüge wie Pedanterie oder die Neigung zu Eifersucht und so weiter bis zur manifesten Depression reichen können. Selbst religiöse Erregungszustände werden ebenso wie etwa die Neigung zum Fluchen oder Ähnliches in den zu erhebenden Symptomeninbegriff aufgenommen, so dass in einer homöopathischen Anamnese praktisch alle in einem Gespräch erfassbaren Dimensionen des Menschen angesprochen werden.

Die Kritiker der Homöopathie sehen in dieser eingehenden Befragung der Patienten bis in ihren persönlichsten und intimsten Bereich bereits den ganzen Grund für die allerdings unbestreitbaren therapeutischen Erfolge homöopathischer Ärzte. Dadurch, dass sich der einzelne Patient in seinem innersten Wesen angenommen und ernst genommen fühle, könne der bis dahin blockierte Gesundungsprozess wieder ins Fließen kommen und die ursprünglichen Beschwerden nach und nach auslöschen. Dass der Homöopath seinen

Patienten auch Arzneimittel, meist in Form von kleinen Globuli (Durchmesser circa 1 mm), verordnet, wäre nach dieser Interpretation lediglich eine Art magischer Unterstützung dieses Prozesses im Sinne einer Placebotherapie.

Die Apologeten der Homöopathie verweisen demgegenüber auf ihre Erfolge auch bei Kleinkindern, bei Tieren, ja sogar bei Bewusstlosen, wo das Gefühl des Angenommenwerdens gegenüber der tatsächlichen Einnahme eines Medikaments zu vernachlässigen sei, sowie auf die wiederholte Erfahrung, dass trotz einer eingehenden Anamnese bei der Verordnung eines falschen Mittels keine Besserung eintrete, bis nach etlichen weiteren Gesprächen das schließlich doch gefundene richtige Mittel die Heilung bewirke.[352]

Wie nun die durch Homöopathen zweifellos immer wieder erreichten Heilungen selbst chronischer Krankheiten interpretiert werden mögen, – Tatsache ist, dass dieser Heilmethode ein Menschenbild zugrunde liegt, das sich vom vorhin beschriebenen naturwissenschaftlichen fundamental unterscheidet. Wie konnte aber ein so ausdrücklich nicht-reduktionistisches, phänomenologisches Menschenverständnis, das den Menschen in seiner körperlich-seelisch-geistigen Einheit und Ganzheit anerkennt, nicht nur zur Grundlage eines eigenen Heilsystems werden, sondern sich sogar bis heute in der Therapie halten, obwohl doch seit drei Jahrhunderten der Einfluss der Naturwissenschaften samt ihrem zugehörigen „aufgeklärten“ Weltbild vor allem auch im Bereich der Medizin stetig zugenommen hat?

4. Das Menschenbild Samuel Hahnemanns

Historisch betrachtet gibt es die Homöopathie
101 seit etwa 200 Jahren. | 1790 machte ihr Begründer Samuel Hahnemann (1755–1843) seinen Selbstversuch mit Chinarinde, 1796 veröffentlichte er erstmals sein neues Heilprinzip „*Similia similibus*“, 1807 führte er den Begriff „homöopathisch“ ein und 1810 erschien sein Hauptwerk ‚Organon der rationellen Heilkunde‘. Da die Homöopathie in ihren Prinzipien und ihrer Methodik das Werk eines einzigen Mannes ist, soll zunächst einmal dessen Bildungsweg sowie sein persönliches Menschenbild kurz beleuchtet werden.

Geboren und aufgewachsen ist Hahnemann in Meißen, wo er zunächst von seinem Vater, einem Porzellanmaler, und später in der Fürstenschule ‚St. Afra‘, aus der unter anderen auch Gellert und Lessing hervorgingen, von den dortigen Lehrern im Geist der Aufklärung erzogen wurde. Hatte sein Vater – nach Hahnemanns Autobiographie – bereits „die gesundesten, selbst gefundenen Begriffe von dem, was gut und des Menschen würdig genannt werden kann“, auf ihn „fortgepflanzt“,[353] so wurde diese Grundbildung in der Fürstenschule ‚St. Afra‘ durch das Erlernen der alten Sprachen und die Lektüre der Dichter und Philosophen der Antike wie auch der neueren Zeit vervollständigt. Als 20-jähriger begann Hahnemann in Leipzig Medizin zu studieren, wo er sich einige Semester lang mit der Theorie der damaligen Hochschulmedizin und mit deren Hilfswissenschaften vertraut machte. Nach einer weiteren etwa halbjährigen, vorwiegend praktischen medizinischen Ausbildung in Wien verbrachte Hahnemann schließlich noch eineinhalb Jahre in der Bibliothek des Statthalters von Siebenbürgen, wo er autodidaktisch sowohl seine Sprachkenntnisse erweitern als auch sein Wissen in „einigen Nebenwissenschaften“ vervollständigen konnte. Während dieser Zeit in Hermannstadt war er auch Mitglied der dortigen Freimaurerloge.[354] – Mit dieser seiner bis dahin erworbenen Bildung ging Hahnemann, 24-jährig, nach Erlangen, wo er nach einem halben Jahr in Medizin promovierte, um schließlich als niedergelassener Arzt, zwischenzeitlich aber auch als Chemiker und Übersetzer sowie als medizinischer Schriftsteller den Rest seines Lebens hart zu arbeiten.[355]

Was nun das Menschenbild Hahnemanns betrifft,[356] so konstatiert er zunächst zwar die körperliche Hilflosigkeit und Instinktlosigkeit des Menschen im Vergleich zum Tier, bestimmt ihn andererseits aber auch als „Herrn über die Lebewesen“, der unter anderem durchaus berech-

tigt ist, Tiere, die ihn bedrohen, zu töten. Trotz oder gerade wegen seiner „Zerbrechlichkeit“ ist der Mensch zugleich auch das „edelste aller erschaffenen Wesen“. Da für HAHNEMANN der Mensch ebenso wie auch die übrige Schöpfung „offenbar zum Genuß geschaffen“ ist, streben für ihn alle Menschen natürlicherweise „nach einer Art Glückseligkeit“, wobei wiederum nur der Mensch das rechte Maß auch übersteigen kann. Jeder Einzelne hat hier seine ihm „angewiesene“ individuelle Grenze zu finden und seine Lebensordnung danach einzurichten. „Die Befriedigung
102 unserer tierischen | Bedürfnisse“ hat dabei für HAHNEMANN „keine andere Absicht, als unser Leben, unsere Gesundheit, unser Geschlecht zu erhalten“. Das „größte der körperlichen Güter“ ist die „Gesundheit“, die durch keinen Reichtum zu ersetzen und deren Erhaltung und Wiederherstellung daher die „wichtigste und schwierigste Angelegenheit des Menschen“ ist.

Hinsichtlich der künstlerischen und geistigen Fähigkeiten hebt HAHNEMANN besonders die Erfindungskraft des Menschen hervor und nennt das Brotbacken, den Blitzableiter, Maschinen und Schiffe als Beispiele. Industrie ist in diesem Sinne für HAHNEMANN noch „der Stolz der glücklichsten Nationen“. Dass der Mensch nur einen endlichen Verstand hat und überdies auch nur gemäß seinen Sinneswahrnehmungen erkennen kann, hat zur Folge, dass er auf diese Weise auch irren kann. Der „Unkenntnis“ und der „Kurzsichtigkeit“ des „Pöbels“ setzt HAHNEMANN allerdings das Ideal der Weisheit sowie die Ausbildung und „Veredelung des Geistes“ entgegen. Nur durch letzteren kann sich der Mensch Vorurteilen entledigen und seine Bestimmung als „ein nach zureichenden Gründen handelndes Wesen“ verwirklichen. Als Richtschnur sollte sich sein Handeln stets nur am Guten (bzw. am „Besten“) orientieren. Bezüglich der Herkunft des Geistes schreibt HAHNEMANN, dass jener dem Menschen „von oben eingehaucht“ wurde, und bezeichnet ihn daher auch als „Hauch der Gottheit“ beziehungsweise „Funken der Gottheit“, weshalb der Mensch versuchen sollte, sich „auf der Leiter beseligender Empfindungen, menschenveredelnder Tätigkeiten und weltendurchschauender Kenntnisse“ „dem großen Urgeist zu nähern“.

Die höchste „Zufriedenheit“ erlangt der Mensch nach HAHNEMANN jedoch nicht durch Weisheit allein, sondern vor allem durch „Menschenliebe“, „Menschenbeglückung“ und „Wohltun“. Zu erkennen, wie viele „Wohltaten Gottes“ wiederum uns Menschen bereits zuteil geworden sind, setzt allerdings ein gewisses Maß an Weisheit voraus. Der Sinn einer vernünftigen Erziehung besteht schließlich darin, sowohl Körper, als auch Seele und Geist der Kinder auf die „zweckmäßigste Art auszubilden“. Wenn auch die Menschenbestimmung für HAHNEMANN im „reinen dauerhaften Genuß“ des Lebens selbst besteht, werden die „Kräfte“ des Menschen dabei doch immer schon als „zu höheren Absichten geschaffen“ gedacht. Sofern er seiner „göttlichen Bestimmung“ folgt und durch den „erhabenen Gebrauch seiner Vernunft“ danach strebt, sich „dem großen Urgeist zu nähern“, und dabei auch wohltätig ist, erscheint sich der Mensch also als das „edelste aller erschaffenen Wesen“.

Neben diesen erhabenen Bestimmungen sieht HAHNEMANN sehr deutlich aber auch die Grenzen des Menschen, in welche dieser aufgrund seiner Endlichkeit unentrinnbar verwiesen ist.

So würde für HAHNEMANN das Fassungsvermögen des menschlichen Geistes niemals ausrei-
chen, um | all die physischen, klimatischen, psy- 103
chischen und sonstigen ständig auf uns einwirkenden Einflüsse vollständig und bis ins Kleinste erforschen beziehungsweise überblicken zu können. Ebenso unmöglich ist es nach HAHNEMANN für den Menschen – wegen der Komplexität der dabei beteiligten Reaktionen –, die dynamische Arzneiwirkung, die aus der Verabreichung eines Gemischs verschieden wirkender Arzneistoffe resultiert, vorauszusehen – solange uns dies nicht ein „Gott“, ein „Orakel“ oder ein „prophetischer Geist“ „offenbaren“ wollte. – Über diese eher quantitativen Beschränkungen unseres Geistes hinaus wies HAHNEMANN wiederholt auch auf die qualitativen hin:

Indem für ihn der „irdische Mensch“ „bloß nach Wahrnehmung seiner Sinne erkennen“ kann, ist dessen Erkenntnisvermögen also ebenso durch die relative Grobheit der menschlichen Sinnesorgane begrenzt. So müssten uns nach HAHNEMANNS Ansicht zur „Erkennung" der „unzähligen, unbekannten Kräfte und ihrer Gesetze", die „bei den Verrichtungen der lebenden Organe" „in Wirkung sein" mögen und „die wir nicht einmal ahnen", „unendlich mehr Sinne, als wir haben, und von unendlicher Feinheit verliehen sein". Da dies nicht der Fall ist, „fehlen uns Sterblichen" zur vollständigen Erforschung „der inneren Vorgänge im lebenden Organismus" die hierzu „nötigen festen Punkte" und „Mittelglieder", „von deren nächstem man stufenweise zu den übrigen" „übergehen könnte", „bis an den innersten Urpunkt", „woran der Menschenschöpfer die Bedingung der Krankheit im Heiligtum jener verborgenen Werkstätte knüpfte".

Bezogen auf die Heilkunde bedeutet eine derartige Einschätzung der Möglichkeiten des menschlichen Erkenntnisvermögens freilich, dass die „innere, erste Ursache der Krankheiten" „der menschlichen Schwäche" „ewig verborgen bleiben" wird. Gleiches gilt nach HAHNEMANN auch für alle naturphilosophischen und ähnliche Versuche, das innere Wesen der Krankheit auf spekulativem Wege zu „ergrübeln". Sobald sich das Denken nämlich über die „fünf Sinne" erhebt, sind für HAHNEMANN zum einen der Phantasie und Willkür keine Grenzen mehr gesetzt. Zum anderen wäre eine rein spekulative Theorie, die keinen Bezug zu einer praktischen Therapie hat, wertlos. Analog zu dem „inneren Wesen" von Krankheiten vermag der Mensch auch das „heilende Wesen" von Arzneien weder direkt wahrzunehmen noch durch metaphysische Gedanken zu ergrübeln. Seine Erkenntnismöglichkeit bleibt auch hier stets auf das beschränkt, was sich von den Wirkungen der Arzneien in der Erfahrung ablesen lässt.

Soweit nun HAHNEMANNS persönliches Menschenbild, das sich wie ein roter Faden durch seine gesamten Schriften zieht. Bedeutsam ist dieses Menschenverständnis insofern, als es nicht nur historisch, sondern auch logisch der Begründung der Homöopathie vorausliegt. Sowohl die
104 erhabenen Begriffe der Bestimmung des | Menschen als auch die deutliche Grenzziehung bezüglich seiner Fähigkeiten und Möglichkeiten waren gleich wesentlich an den Überlegungen beteiligt, die HAHNEMANN zu seiner Konzeption einer rationalen Heilkunde führten. Da dies an anderer Stelle bereits näher ausgeführt worden ist,[357] seien hier nur die wesentlichsten Schritte kurz zusammengefasst.

5. Die Bedeutung von Hahnemanns Menschenbild für die Homöopathie

| Zunächst einmal wäre der enorme Impetus von 140
HAHNEMANNS Streben nach einer zuverlässigen Arzneimittel-Heilkunde kaum vorstellbar ohne seine hohe Bewertung der „Menschenliebe" beziehungsweise des „Wohltuns". Da angesichts der Kostbarkeit der Gesundheit und des Wertes jedes Menschenlebens ärztliches Handeln größte Sicherheit verlangt, mussten als erstes die Hindernisse der Gewissheit der damaligen Heilkunde beseitigt werden, zumal diese meist von den Ärzten selbst verschuldet waren. Dieser nun vorgenommenen fundamentalen Kritik der Arzneikunde, die als Ergebnis zum Beispiel den Entschluss zur Selbstbereitung der Arzneimittel, den Verzicht auf die Verwendung von Arzneigemischen, eine genauere Differenzierung der einzelnen Krankheitsfälle, eine Ablehnung von abergläubischen und spekulativen Vorstellungen und vieles andere mehr brachte, lag natürlich HAHNEMANNS Auffassung von den Grenzen des menschlichen Geistes bereits weitgehend zugrunde.

Die beschränkte Anerkennung des naturwissenschaftlichen Ansatzes in der Medizin durch HAHNEMANN war ebenfalls durchaus mit eine Konsequenz seines Strebens nach Sicherheit am Krankenbett. Statt dass nun aber die ausdrückliche Anwendung dieser reduktionistischen Sichtweise auch auf seine eigenen Patienten HAHNEMANNS umfassendes Menschenbild hätte verunsichern oder schmälern können, reduzierte er vielmehr den Geltungsbereich der naturwissenschaftlichen Vergegenständlichung des Menschen auf eben nur solche Krankheiten, die damit adäquat zu erfassen sind. So war die Entfernung von Gallen- oder Blasensteinen für

HAHNEMANN zwar eindeutig ein mechanisches und die Antidotierung einer verschluckten Säure ein chemisches Problem, doch nichtsdestotrotz hatte dieses Denken für ihn bei den sogenannten „dynamischen Krankheiten" seine Grenzen. Obwohl der menschliche Geist die „einfach materiellen Ursachen" einiger Krankheiten durchaus fassen kann, ist ihm nach HAHNEMANN die Erkenntnis der „dynamischen Ursachen" der unzähligen übrigen Krankheiten prinzipiell verwehrt. Dies ergibt sich sowohl aus der Komplexität der Zusammenhänge, als auch aus der Endlichkeit des menschlichen Geistes, die HAHNEMANN zeit seines Lebens immer wieder betonte.

Statt also den Affirmationshorizont der Heil-
141 kunde generell auf quantifizierbare | und reproduzierbare naturwissenschaftliche Fakten einzuschränken, umfasste HAHNEMANNS Erfahrungsbegriff weiterhin die ganze Fülle lebensweltlicher Erscheinungen. Auf diese Weise konnte er nun unbeirrt auch etliche primär mit naturwissenschaftlichen Kategorien nicht erklärbare Phänomene beobachten, wie etwa die unverhältnismäßig starke Allgemeinreaktion des Organismus auf kleinste Arzneidosen oder die Selbstheilung erkrankter Organismen durch die Kraft der eigenen Natur. Das diese Beobachtungen ermöglichende Menschenbild HAHNEMANNS unterschied sich dabei grundsätzlich vom zuvor erwähnten naturwissenschaftlichen, da zum Beispiel weder die Einheit und Ganzheit eines Organismus noch die Selbsttätigkeit einer wie auch immer verstandenen Naturheilkraft mit Begriffen der Naturwissenschaft angemessen erfasst werden können. Auf dieser Ebene des teleologischen Denkens, das kausalmechanische Vorgänge nicht etwa leugnet, sondern lediglich umgreift, konnte aufgrund einiger weiterer Beobachtungen HAHNEMANN schließlich das *Simile*-Prinzip als der Schlüssel zu einer rationalen Behandlung dynamischer Krankheiten erscheinen. So wie nämlich zwei durch bestimmte Krankheitsreize hervorgerufene ähnliche Krankheiten sich gegenseitig auslöschen und damit heilen können, so sollte dies bei einer gegebenen Krankheit auch absichtlich mit Hilfe einer künstlichen, durch einen gezielten Arzneireiz erzeugten ähnlichen Krankheit zu bewirken sein.

Trotz der von ihm kategorisch bestimmten Grenzen des menschlichen Geistes war es für HAHNEMANN also gelungen, ein Heilprinzip aufzufinden und zu formulieren, nach dem selbst chronische Krankheiten schnell, sanft, dauerhaft und vor allem gewiss geheilt werden konnten. Ganz im Einklang mit seinem Menschenbild war es bei der Behandlung von dynamischen Krankheiten nach dem *Simile*-Prinzip für HAHNEMANN nicht nötig, die uns Sterblichen ja doch ewig verborgene innere (geistige) Ursache derselben zu erkennen, sondern vielmehr lediglich, sämtliche mit den fünf Sinnen wahrnehmbare Symptome des Patienten genau zu eruieren. Diese Wahrnehmung der Symptome war aber wohlgemerkt nicht an eine vorherige Vergegenständlichung des Menschen als physikalisch-chemischen Komplex oder Ähnliches gebunden, sondern konnte durch das im Hintergrund stehende Menschenbild HAHNEMANNS die ganze Vielfalt der Phänomenologie jedes einzelnen Patienten berücksichtigen. Durch diese prinzipielle Offenheit der Wahrnehmung wurde es sogar möglich, auch höchst individuelle und eigenartige sowie sonst unerklärliche Symptome eines Menschen unbefangen zu registrieren. Da in einer homöopathischen Anamnese zudem eine annähernd vollständige Erfassung der auffallenden Symptome des Patienten angestrebt wird, kommt auf diese Weise dessen Ganzheit ebenso wie seine Einheit als Individuum zur Geltung.

6. Das Menschenbild der Homöopathie zwischen Heilkunst und Wissenschaft

| Wie man sieht, ist die der Begründung der 142
Homöopathie zugrunde liegende Sichtweise des Menschen als solche nicht nur umfassender, sondern möglicherweise auch menschengemäßer als eine ausschließlich naturwissenschaftliche Vergegenständlichung desselben. Da die Homöopathie allerdings den Anspruch auf Rationalität beziehungsweise Wissenschaftlichkeit sowohl ihrer Prinzipien als auch ihrer Methodik erhebt, muss

das hier dargestellte Menschenverständnis aber auch im Hinblick auf seine wissenschaftliche Integrierbarkeit betrachtet werden. Da auch dies an anderer Stelle bereits geschehen ist,[358] sollen hier nur einige grundsätzliche Probleme kurz angesprochen werden.

Für ARISTOTELES und die auf ihn zurückgehende Wissenschaftstradition gibt es Wissenschaft (*episteme*) immer nur vom Allgemeinen, während der praktische Umgang mit Einzelnen dagegen eine Sache der Kunst (*techne*) ist. Insofern ärztliche Erfahrung aber zunächst immer nur Kenntnis von Einzelnen ist und jegliche Behandlung primär nicht auf die Menschheit als Ganze, sondern auf einzelne Individuen geht, ist und bleibt die Medizin so gesehen natürlich eine Heil-Kunst. Insofern sie dabei allerdings nach allgemeinen Regeln verfährt und über die Kenntnis allgemeiner Zusammenhänge verfügt, ist sie unter dieser Hinsicht auch eine Wissenschaft.[359]

Allgemeinbegriffe wiederum können jedoch nur durch Abstraktion von den übrigen Aspekten eines Gegenstandes gebildet werden beziehungsweise indem man bestimmte Ausschnitte der Gesamtwirklichkeit besonders hervorhebt. Nun hat unter anderen HEGEL gezeigt, dass uns auch ein Einzelnes nie unmittelbar, sondern immer nur vermittelt über Allgemeinbegriffe gegeben ist. Selbst Begriffe wie „dieses“, „hier“, „jetzt“ oder „ich“, mit denen man doch etwas ganz Konkretes und Individuelles zu meinen glaubt, können, ohne sich selbst dabei zu verändern, völlig verschiedene Dinge bezeichnen. So kann „jetzt“ einmal Tag, einmal Nacht, aber auch Mittag oder Abend sein und so weiter. Selbst „ich“ ist, da sich jeder Mensch damit selbst meint, ein so allgemeiner Begriff, dass er nicht geeignet ist, von ihm aus die Individualität eines bestimmten Menschen abzuleiten.[360]

Gerade die Berücksichtigung der Individualität des einzelnen Patienten wird nun aber als eines der wesentlichsten Merkmale der Homöopathie gegenüber der naturwissenschaftlich ausgerichteten Medizin angesehen. Tatsächlich können jedoch selbst die sonderlichsten Symptome in einer homöopathischen Anamnese gar nicht anders als immer nur mit Hilfe von Allgemeinbegriffen ausgedrückt werden, obwohl natürlich ein durch Lokalisation, Sensation und Modalitäten vervollständigtes Symptom durch die Kombination mehrerer solcher Allgemeinbegriffe insgesamt seltener beziehungsweise weniger wahrscheinlich anzutreffen ist. Außerdem lassen | sich 143
Symptome überhaupt nur dann als auffallend erkennen, wenn sie von den allgemeinen beziehungsweise pathognomonischen Zeichen eines normalen Krankheitsverlaufs unterschieden werden können. Auch zur Formulierung eines noch so ausgefallenen Symptoms muss jedoch stets vom ganzen Menschen abstrahiert werden, da jede Hervorhebung des einen auf Kosten einer Zurückdrängung von anderem geht. Rein begrifflich sind also eine „Durstlosigkeit bei Fieber“, ein „Verlangen nach Salz“, ein „Glucksen im Ohr“ oder Ähnliches von derselben Allgemeinheit und Abstraktheit wie etwa eine (auch der naturwissenschaftlichen Medizin bekannte) Morgensteifigkeit einzelner Gelenke, eine rechtsseitige Migräne oder ein bestimmter Hautausschlag.

Der Unterschied zwischen beiden Ansätzen liegt also nicht so sehr in der Individualität versus Allgemeinheit der wahrgenommenen Symptome als solcher, als vielmehr in dem Stellenwert, der ihnen im weiteren diagnostischen und therapeutischen Procedere jeweils zugebilligt wird. Während in der naturwissenschaftlich ausgerichteten Medizin von wahrgenommenen Symptomen gemäß den allgemeinen Lehren der Pathophysiologie und so weiter sogleich zu deren vermeintlichen allgemeinen Ursachen weitergegangen wird, verweilt in der Homöopathie die Betrachtung bei den Phänomenen als solchen und bewertet diese nach den allgemeinen Regeln ihrer Methodik. In beiden Fällen werden Beobachtungen also in Allgemeinbegriffe gefasst und diese dann nach allgemeinen Gesichtspunkten weiterverwertet, was formal dem Vorgehen der Wissenschaft entspricht. In beiden Fällen ist es allerdings Sache der Kunst, dies so zu tun, dass letztlich die Gesundheit des Patienten daraus resultiert.

An dieser Stelle, nämlich beim Begriff der Gesundheit, zeigt sich nun aber definitiv, welches Menschenbild dem jeweiligen Heilsystem

zugrunde liegt. Wollte man zum Beispiel die medikamentöse Rückführung eines erhöhten Labor- oder Blutdruckwertes bereits als Heilung deklarieren, so könnte dies höchstens im Rahmen einer Betrachtung des Menschen als zwar komplizierte, letztlich aber doch passive Maschine geschehen. Würde man Gesundheit dagegen als harmonischen Ausgleich sämtlicher Kräfte und sonstiger Verhältnisse sowohl innerhalb des Menschen als auch zwischen dem Menschen und seiner Umwelt bezeichnen, müsste dazu etwa ein universalkosmologisches Menschen- und Weltverständnis vorausgesetzt werden, wie es zum Beispiel der Yin/Yang-Lehre der traditionellen chinesischen Medizin zugrunde liegt. Sieht man Gesundheit allerdings nicht als einen unter vielen labilen Zuständen des menschlichen Körpers an, sondern als relativ stabile beziehungsweise als eigentliche Normalverfassung des Menschen, bei der die Selbstheilungskräfte des Organismus die ständigen Störeinflüsse von außen wie von innen souverän beherrschen, so kann dies nur auf der Ebene teleologischen Denkens verständlich sein. Wo von Selbstheilungskräften und von
144 | deren therapeutischer Aktivierung die Rede ist, muss als Ziel dieser Kräfte die Gesundheit des Organismus immer schon mitgedacht werden.

Ein teleologisches Streben eines Organismus nach seiner eigenen Gesundheit lässt sich nun aber mit naturwissenschaftlichen Begriffen gar nicht adäquat beschreiben. Sowohl die bei einem Streben implizierten Begriffe wie die Ganzheit, Einheit und Selbsttätigkeit des Organismus als auch Begriffe wie Gesundheit, Krankheit oder Heilung übersteigen eben den Horizont einer Sichtweise, die sich methodisch auf die Erfassung quantifizierbarer und reproduzierbarer Gesetzmäßigkeiten beschränkt. Dies bedeutet aber, dass innerhalb des naturwissenschaftlichen Affirmationshorizontes immer nur ein bestimmter Teilaspekt des Menschen, niemals aber er selbst als Ganzer in seiner Krankheit begriffen werden kann.[361]

Ein teleologisches Verständnis des Menschen, wie es der Homöopathie zugrunde liegt, kann demgegenüber sämtliche wahrnehmbaren Symptome eines Patienten als Produkt einer grundsätzlich zielstrebigen Auseinandersetzung des Organismus mit Krankheitsreizen auffassen und ihnen damit einen relativen Sinn zugestehen. So gesehen beruhen Krankheitssymptome nicht einfach auf einer zufälligen Entgleisung eines sonst ungehindert ablaufenden Mechanismus, sondern zeigen dem Kenner vielmehr an, in welcher Richtung beziehungsweise über welche wahrnehmbaren Durchgangsstadien das Heilungsbestreben des Organismus verläuft. Dass dann natürlich die Selbstheilungskräfte nicht unterdrückt, sondern unterstützt, das heißt zu ihrem eigentlichen Ziel geführt werden sollten, liegt in der Konsequenz dieses Ansatzes. Was die Natur zwar versucht, mit eigenen Mitteln aber nicht ganz erreicht, bedarf also lediglich der Weiterführung durch die Heilkunst. Dementsprechend werden in der Homöopathie ausschließlich solche Arzneireize verwendet, auf welche der Organismus in ähnlicher Weise reagiert wie auf vorangegangene Krankheitsreize, nur eben stärker und gezielter, – um eben sozusagen die Selbsttätigkeit der Lebenskraft aufzurütteln und in Stand zu setzen, die *quasi* auf halbem Weg steckengebliebene Heilung zu vollenden.

Es zeigt sich also, dass das *Simile*-Prinzip innerhalb des beschriebenen teleologischen Menschenbildes durchaus plausibel ist beziehungsweise logisch wie auch historisch auf diesem beruht. Umgekehrt heißt das aber ebenso, dass von einem rein naturwissenschaftlichen Menschenbild aus, wie es am Anfang dargestellt worden ist, das *Simile*-Prinzip als gezielte arzneiliche Anregung der Selbstheilungskräfte eines Organismus nicht verständlich sein könnte. Dies gilt es zu berücksichtigen, wenn in der heutigen Zeit die Wirkungsweise der Homöopathie „rein naturwissenschaftlich" erklärt werden soll, sei es durch irgendeine Art elektromagnetischer Informationsübertragung, durch die Resonanz zwischen vermeintlichen Frequenzen des Arzneimittels mit
denen des Patienten,[362] durch die | Auslösung 145
von in der DNS gefangenen pathogenen Biophotonen,[363] durch eine hierarchische Systemorganisation von Wassermolekülen[364] oder Ähnliches.

7. Schlussbetrachtung und Ausblick

Wie man nun, am Ende dieser Ausführungen, erkennen kann, unterscheidet sich das Menschenbild der Homöopathie von dem der rein naturwissenschaftlich ausgerichteten Medizin in einigen wesentlichen Punkten wirklich grundlegend. Während im naturwissenschaftlichen Welt- und Menschenbild streng genommen nur jene Aspekte des Menschen vorkommen können, die sich quantifizieren, reproduzieren und gesetzmäßig beschreiben lassen, werden diese im Menschenbild der Homöopathie zwar auch berücksichtigt, aber nur als Momente eines größeren Ganzen. Dadurch, dass die methodischen Beschränkungen des naturwissenschaftlichen Erfahrungsbegriffs nicht absolut gesetzt werden, bleibt hier eine Offenheit der Wahrnehmung auch Phänomenen gegenüber, die den Horizont des naturwissenschaftlichen Ansatzes prinzipiell überschreiten. So wird der Mensch nicht etwa nur als die Summe seiner materiellen Teile angesehen, sondern als unteilbarer, lebender und somit teleologisch verfasster Organismus, dem im Gegensatz zu allen übrigen Lebewesen auch eine ihm eigene geistige Dimension offensteht.

Einer der entscheidendsten Gründe für die Verschiedenheit der beiden gegenübergestellten Menschenbilder ist die Einschätzung der Grenzen des menschlichen Verstandes. So dominiert im Bereich der Naturwissenschaften zweifellos ein allgemeiner Positivismus, der einerseits nur das gelten lässt, was sich naturwissenschaftlich beweisen lässt, andererseits aber grundsätzlich alles für naturwissenschaftlich erforschbar hält und daher die Lösung sämtlicher auf diese Weise bisher ungelösten Probleme auf die Zukunft verweist. Indem man hier dem naturwissenschaftlichen Denken unbegrenzte Möglichkeiten zutraut, reduziert sich damit gleichzeitig aber der Mensch und seine Welt auf die Kategorien der Naturwissenschaft. So groß und mächtig der menschliche Verstand also eingeschätzt wird, so klein und eindimensional wird dadurch der Mensch in seinem ganzen Wesen.

Demgegenüber beruht die Homöopathie gerade auf der Überzeugung HAHNEMANNS und seiner Nachfolger, dass der menschliche Geist etwa das innerste Wesen dynamischer Krankheiten prinzipiell niemals wird erforschen können, sei es nun naturwissenschaftlich, naturphilosophisch, durch mystische Eingebungen oder Ähnliches. Was eine dynamische Krankheit ist, lässt sich für HAHNEMANN nur aus ihren Äußerungen, also ihren wahrnehmbaren Symptomen erkennen. Der Verzicht auf eine grenzenlose naturwissenschaftliche Suche nach der *prima causa* eines gegebenen Krankheitszustands ermöglicht andererseits aber die Wahrnehmung eines wesentlich breiteren Spektrums nicht nur an einzelnen Details an einem | bestimmten Patienten, 146
sondern auch an seinen Beschwerden im seelischen und geistigen Bereich. So klein und begrenzt die Reichweite des menschlichen Verstandes hier also eingestuft wird, so groß und reich sowohl an Facetten als auch an Tiefe erscheint der einzelne Mensch schließlich in einer homöopathischen Anamnese.

Diese eigenartige Dialektik zwischen der Einschätzung des menschlichen Erkenntnisvermögens und dem daraus resultierenden Menschenbild führt nun zurück zum Ausgangspunkt unserer Überlegungen. Wenn nämlich, wie zu Anfang dargestellt worden ist, der Mensch beim Entwurf seines eigenen Menschenbildes grundsätzlich nicht festgelegt, sondern frei ist, und dieses wiederum direkt auf sein eigenes Selbst- und Weltverhältnis zurückwirkt, so gewinnt an dieser Stelle die theoretische Erörterung auch eine praktische Bedeutung: Denn je nachdem, wie wir uns selbst verstehen wollen, können und müssen wir uns den Menschen einschließlich seiner kognitiven Fähigkeiten und Grenzen vorstellen. Da es sich hier nicht um objektive Fakten handelt, erfordert jede Entscheidung zu einer bestimmten Sichtweise eine Anerkennungshandlung, die als menschliche Handlung zudem auch die Dimension der Sittlichkeit impliziert.

Obwohl die Anerkennung eines bestimmten Menschenbildes zwar ein Akt der Freiheit ist, bedeutet dies deshalb allerdings nicht Beliebigkeit. Die Anerkennung sollte nur das anerkennen, was auch ohne und vor ihr schon der Fall ist. Sie sollte eine bestimmte Verfasstheit des Menschen nicht erst stiften, sondern nur erinnern. Sie sollte dem Menschen als Ganzen die Fülle seiner Dimensionen wieder zurückgeben, deren Existenz ihm in den letzten Jahrhunderten durch die Naturwissenschaften mehr und mehr bestritten worden ist. – Dies alles braucht nun aber nicht einmal als Akt reiner Menschenfreundlichkeit verstanden zu werden. Die Erweiterung des streng naturwissenschaftlichen Menschenbildes ist – angesichts der potentiellen Gefährlichkeit der modernen Medizin, die sich unter anderem in medikamentösen sogenannten „Nebenwirkungen" wie Allergien, Abhängigkeiten, Krankheiten und Todesfällen zeigt – heute auch zu einer ökologischen Aufgabe ersten Ranges geworden.

[Anmerkung]

95 | * Geringfügig überarbeitete Fassung des Festvortrags „Das Menschenbild in der Homöopathie", gehalten am 13. April 1991 vor der ‚Gesellschaft Homöopathischer Ärzte Wittenberg' im ‚Augusteum' (ehem. Luther-Universität), Wittenberg

Literatur

147 | Boss, M.: ‚Grundriß der Medizin. Ansätze einer phänomenologischen Physiologie, Psychologie, Pathologie, Therapie und zu einer daseinsgemäßen Präventiv-Medizin in der modernen Industrie-Gesellschaft'. Bern, Stuttgart, Wien, 1971.

Braun, A.: ‚Homöopathie und moderne Medizin'. Allg. homöop. Ztg. 228 (1983), 193-201.

Brugger, W. (Hrsg.): ‚Philosophisches Wörterbuch'. 14. Aufl. Freiburg, Basel, Wien, 1976.

Coreth, E: ‚Was ist der Mensch? Grundzüge einer philosophischen Anthropologie'. 4. Aufl. Innsbruck, Wien, 1986.

Dawkins, R.: ‚Das egoistische Gen' (The selfish Gene). Übers. von K. de Sousa Ferreira. Berlin, Heidelberg, New York, 1978.

Hahnemann, S.: ‚Organon der Heilkunst'. 6. Aufl. Textkrit. Ausg. Bearb. und hrsg. von J.M. Schmidt. Heidelberg 1992.

Hahnemann, S.: ‚Reine Arzneimittellehre'. 6 Bde. 2.–3. Aufl. Dresden, Leipzig, 1825–1833.

Hahnemann, S.: ‚Die chronischen Krankheiten, ihre eigentümliche Natur und homöopathische Heilung'. 5 Bde., 2. Aufl. Dresden, Leipzig, Düsseldorf, 1835–1839.

Haehl, R.: ‚Samuel Hahnemann. Sein Leben und Schaffen'. 2 Bde. Leipzig 1922.

Hoede, K.: ‚Samuel Hahnemann'. Quatuor-Coronati-Hefte 5 (1968), 5-31.

Jonas, H.: ‚Organismus und Freiheit. Ansätze zu einer philosophischen Biologie'. Göttingen 1973.

Klunker, W.: ‚Das Selbstverständnis der naturwissenschaftlichen Arzneimedizin und die Homöopathie'. In: ‚Homöopathie in der Diskussion'. Hrsg. von M. Stübler u.a. Leer 1979, S. 185-203.

Lamettrie, J.O. de: ‚L'homme machine'. Leyden 1748.

Löw, R.: ‚Natur und Zweck. Einige neue Aspekte zum Problem der Naturteleologie'. Scheidewege 14 (1984/85), 342-358.

Löw, R.: ‚Genmanipulation. Die geklonte Natur'. Rastatt 1986.

Plessner, H.: ‚Die Stufen des Organischen und der Mensch. Einleitung in die philosophische Anthropologie'. 3. Aufl. Berlin, New York, 1975.

Popp, F.-A.: ‚Neue Horizonte in der Medizin'. Heidelberg 1983.

Resch, G. und Gutmann, V.: ‚Wissenschaftliche Grundlagen der Homöopathie'. Berg 1986.

Schmidt, J.M.: ‚Bibliographie der Schriften Samuel Hahnemanns'. Rauenberg 1989.

Schmidt, J.M.: ‚Die philosophischen Vorstellungen Samuel Hahnemanns bei der Begründung der Homöopathie (bis zum Organon der rationellen Heilkunde, 1810)'. München 1990.

Schmidt, J.M.: ‚Homöopathie und Philosophie. Versuch einer philosophischen Rekonstruktion der Begründung der Homöopathie durch Samuel Hahnemann'. Scheidewege 20 (1990/91), 141-165.

Schmidt, J.M.: ‚Das Konzept einer rationalen Heilkunde bei Samuel Hahnemann – Grundlagen und Schwierigkeiten'. In: Proc. 46th Congr. Liga Med. Homoeop. Internat. May/6–12/1991, Cologne. Mainz 1991, S. 50-54.

Spaemann, R. und Löw, R.: ‚Die Frage Wozu? Geschichte und Wiederentdeckung des teleologischen Denkens'. 2. Aufl. München, Zürich, 1985.

Stapf, E. (Hrsg.): ‚Kleine medicinische Schriften von Samuel Hahnemann'. 2 Bde. Dresden, Leipzig, 1829.

148 | TISCHNER, R.: ‚Geschichte der Homöopathie'. 4 Bde. Leipzig 1932–1939. Bd. 2: Hahnemann. Leben und Werk. Leipzig 1934.

TISCHNER, R.: ‚Samuel Hahnemanns Leben und Lehre'. Ulm 1959.

UNSCHULD, P.U.: ‚Die traditionelle chinesische Medizin im 20. Jahrhundert. Überlebenskampf und Legitimationsstrategien'. Med. hist. Journ. 20 (1985), 263-269.

UEXKÜLL, TH.V. und WESIACK, W.: ‚Theorie der Humanmedizin. Grundlagen ärztlichen Denkens und Handelns'. 2. Aufl. München, Wien, Baltimore, 1991.

VITHOULKAS, G.: ‚Die wissenschaftliche Homöopathie. Theorie und Praxis naturgesetzlichen Heilens' (The science of homeopathy). Übers. von G. BEHNISCH. Göttingen 1986.

Der Simile-Weg als „deuteros plous“ in der Arzneitherapie

Konzeption und Rezeption

In: Documenta Homoeopathica 1992; 12: 51-59

[Text]

51 | Im Jahr 1990 trat die Homöopathie in das dritte Jahrhundert ihrer bis zum Chinarindenversuch HAHNEMANNS von 1790 zurückverfolgbaren Geschichte ein.[365] Im Unterschied zu anderen in jener Zeit entstandenen Heilsystemen, die in der heutigen medizinischen Praxis keine nennenswerte Rolle mehr spielen, konnte die Homöopathie – trotz der unübersehbaren Fortschritte der modernen Medizin im 19. und 20. Jahrhundert – bis heute also einen Platz in der Heilkunde behaupten und sich über viele Länder und Kontinente ausbreiten. Zahlreiche homöopathische Organisationen, Zeitschriften und Kongresse belegen die gesellschaftliche Relevanz dieser Therapieform ebenso wie das zunehmende Interesse an ihr von Seiten der Krankenkassen und Politiker etwa im Rahmen der angestrebten Kostendämpfung im Gesundheitswesen. Von der ‚Deutschen Ärztekammer‘ ist die Homöopathie in Form einer durch sie zu verleihenden Zusatzbezeichnung anerkannt und an allen deutschen medizinischen Fakultäten werden heute Einführungsvorlesungen in die Homöopathie angeboten.

Angesichts dieser relativ festen Etablierung in Staat und Gesellschaft ist es um so verwunderlicher, dass hinsichtlich des eigentlichen Status der Homöopathie innerhalb der Medizin als Ganzer nach wie vor eine beachtliche Unklarheit besteht. So reicht das Spektrum ihrer Einschätzungen vom Anspruch einer apriorisch-mathematischen Heilungs-Gewissheit bei Anwendung des *Simile*-Prinzips[366] bis zur gnädigen Duldung derselben als metaphysischen Überbau einer unschädlichen, weil letztlich pharmakologisch unwirksamen *Placebo*-Therapie.[367]

Um nun das Problem des Status des *Simile*-Prinzips innerhalb der gesamten Arzneitherapie etwas näher zu beleuchten, sollen hier | 52
zunächst einige historische und dann einige philosophische Betrachtungen dazu angestellt werden. – Aufgrund des vorgegebenen zeitlichen Rahmens einerseits und des Umfangs des Gebietes der Homöopathiegeschichte andererseits müssen allerdings viele für diese Fragestellung durchaus interessante Aspekte und Momente unerwähnt bleiben, weshalb das Thema hier unmöglich erschöpfend behandelt werden kann, sondern allenfalls in Form eines groben Überblicks.

Zunächst ein kurzer Blick in die Rezeptionsgeschichte der Homöopathie.

Obwohl SAMUEL HAHNEMANN bereits 1796 sein Prinzip „*Similia similibus*“ veröffentlicht,[368] 1807 den Begriff „homöopathisch“ geprägt[369] und 1810 sein Hauptwerk ‚Organon der rationellen Heilkunde‘ publiziert hatte,[370] begann die eigentliche öffentliche Auseinandersetzung mit der Homöopathie erst in den 20er Jahren des 19. Jahrhunderts.

Als bedeutendster Rezensent von HAHNEMANNS Lehre aus dieser ersten Zeit sei CHRISTOPH WILHELM HUFELAND erwähnt, der 1826 und 1830 in eigens der Homöopathie gewidmeten Schriften das *Simile*-Prinzip grundsätzlich anerkannte, dessen Verallgemeinerung zum einzigen Prinzip aber kritisierte und statt dessen seine Unterordnung unter die Kausalindikation verlangte.[371, 372] Die von HUFELAND selbst angeführten Beispiele für eine Kausaltherapie können aus heutiger Sicht allerdings nicht mehr als eine solche bezeichnet werden.

Den Kristallisationspunkt der bereits in den 1820er Jahren beginnenden innerhomöopathischen Differenzen über die Reichweite des *Simile*-Prinzips bildete ein 1833 erschienener Aufsatz des Homöopathen Traugott Kretzschmar, in dem Krankheitsfälle angeführt wurden, zu deren Behandlung die Homöopathie allein angeblich nicht ausreichte, die aber mit kleinen Aderlässen, einigen Blutegeln und Ähnlichem geheilt werden könnten.[373] Hahnemann selbst bestritt in seiner Erwiderung darauf die Notwendigkeit dieser von ihm als „unhomöopathische Verbrechen" bezeichneten Praktiken und behauptete, selbst seit 40 Jahren keines Aderlasses, keiner Fontanelle, keines Schmerzmittels oder Ähnlichem bedurft zu haben.[374] In einer sehr sachlichen Anmerkung hierzu versuchte nun Moritz Müller, „die Grenzen des homöopathischen Verfahrens" so zu bestimmen, wie sie seines Erachtens sowohl aus Hahnemanns eigenen früheren Äußerungen als auch aus der Natur der
53 Sache folgten. Obwohl auch für Müller der | homöopathische Heilweg eindeutig der vorzüglichste war, gäbe es dennoch auch Ausnahmen von dieser Regel.[375]

Bereits 1833 war es also die Frage nach dem Geltungsbereich der *Simile*-Therapie gewesen, an der – noch zu Lebzeiten Hahnemanns – die Einheit der Homöopathie zerbrochen ist und ihre prinzipielle Spaltung in eine sogenannte „naturwissenschaftlich-kritische" und eine sogenannte „Hahnemannische" Richtung vollzogen wurde. Neben den sogenannten „naturwissenschaftlich-kritischen" Homöopathen, deren Standpunkt in den 1837 von Paul Wolf publizierten „Achtzehn Thesen" klargestellt wurde,[376] verdienen in diesem Zusammenhang noch die sogenannten „Spezifiker" genannt zu werden, deren Position in dem 1836 erschienenen „Offenen Bekenntnis" von Ludwig Griesselich und Friedrich Ludwig Schrön zum Ausdruck kam.[377] Hier wurde das Grundprinzip der Homöopathie zwar als Realität bzw. Wahrheit anerkannt, das von Hahnemann darauf gebaute System jedoch als in sich widersprüchlich und falsch verworfen. Insbesondere bedürfe die Homöopathie nach wie vor auch nicht-homöopathischer Methoden.

Hahnemann selbst – inzwischen in seinem neunten Lebensjahrzehnt – betrachtete das *Simile*-Prinzip unmissverständlich als „ewiges Naturgesetz", dankte der Vorsehung, ihm dieses offenbart zu haben und verteidigte mit schärfsten Worten jede auch noch so berechtigte Kritik an der von ihm aufgestellten „homöopathischen Heillehre".

Mit diesen grundsätzlichen Positionen war nun auch die spätere Rezeptionsgeschichte der Homöopathie vorgezeichnet: Während die „Hahnemannianer" das *Simile*-Prinzip stets als Naturgesetz oder sogar – wie zum Beispiel Paul Dahlke Anfang des 20. Jahrhunderts – als unmittelbare Wirklichkeit, die selbst keiner Begründung mehr bedürfe, auffassten,[378] versuchten die „naturwissenschaftlich Kritischen", es durch eine Übersetzung in die Terminologie der modernen Medizin in diese zu integrieren. So bezeichnete etwa Heinz Schoeler (1948/50) die Homöotherapie als „angewandte Toxikologie"[379, 380] und Hans Ritter (1962) als eine Art von „spezifischer Reiztherapie"[381]. Auch August Bier (1925) sah – in Anknüpfung an die Arndt-Schulz'sche Regel[382] – in der „Reizkörperbehandlung" „eine Art Homöopathie".[383]

Ohne die Ansätze dieser und zahlreicher weiterer Autoren hier darstellen zu können, lässt sich doch zusammenfassend sagen, dass

| 1. zumindest die Praktiker unter den Rezen- 54
senten der Hahnemann'schen Lehre stets auch die Frage nach dem Status des *Simile*-Prinzips behandelten,

2. sich bis heute allerdings keine allgemein anerkannte Antwort auf dieses Problem durchgesetzt hat und

3. fast alle Autoren sich mehr oder weniger ausschließlich mit den Spätwerken Hahnemanns auseinandersetzten.

Dieser letzte Punkt könnte sich nun insofern als bedeutsam erweisen, als Hahnemann gerade seine meistgelesenen Schriften, nämlich die jeweils letzte Auflage des ‚Organons der Heilkunst‘[384] und der ‚Chronischen Krankheiten‘[385], erst in einem Alter von über 80 Jahren fertiggestellt hat. Bis dahin – das sei hier kurz eingeflochten – hatte Hahnemann in einer über 60-jährigen Schaffensperiode insgesamt 27.000 Seiten veröffentlicht.[386] Da sich bei einem vergleichenden Studium des gesamten Werks Hahnemanns jedoch zeigt, dass eben diese Spätwerke durch ihre stark apologetische Ausrichtung denkbar ungeeignet sind, darin den ursprünglichen Ansatz Hahnemanns, der ihn schließlich zur Begründung der Homöopathie führte, zu rekonstruieren, soll dieser nun in seiner ersten die Homöopathie betreffenden Schrift ‚Versuch über ein neues Prinzip zur Auffindung der Heilkräfte der Arzneisubstanzen ...‘ aufgesucht und dargestellt werden.[387]

Als Samuel Hahnemann 1796 in diesem in Hufelands ‚Journal‘ erschienenen Aufsatz sein Prinzip „*Similia similibus*“ erstmals der medizinischen Öffentlichkeit vorstellte, machte er klare Angaben darüber, wo und wie er dieses Prinzip therapeutisch angewandt wissen wollte. Zu diesem Zweck unterschied er innerhalb der „praktischen Arzneikunde“ drei sogenannte „Wege“:

1. die arzneiliche Beseitigung der Grundursache einer Krankheit,

2. die arzneiliche Unterdrückung einzelner Symptome einer Krankheit und

3. die arzneiliche Behandlung von Krankheiten als Ganze mit sogenannten „spezifischen Mitteln“, das heißt mit Mitteln, von denen zwar die Wirksamkeit in bestimmten Krankheitszuständen als erwiesen galt, nicht jedoch der kausale Wirkmechanismus. Die bekanntesten Beispiele für „spezifische Mittel“ waren Chinarinde bei Wechselfieber und Quecksilber bei der venerischen Krankheit.

Bei der Würdigung der verschiedenen Wege im Einzelnen ließ Hahnemann keinen Zwei-
55 fel daran, dass für ihn der erste Weg, also die | Kausaltherapie von Krankheiten, die „königliche Straße“ der Arzneibehandlung und ihr „erhabener Zweck“ „der Würde der Kunst am angemessensten“ sei. Als Beispiele nannte Hahnemann etwa die Beseitigung von langwierigen Magenkrämpfen und allgemeiner Körperschwäche durch die Tötung des dafür verantwortlichen Bandwurms oder die Beendigung einer fieberhaften Verstimmung durch das Erbrechenlassen von verdorbenem Mageninhalt.

Auch den zweiten Weg, die symptomatische Behandlung etwa einer Darmverstopfung durch Abführmittel, von vermehrter Säure im Magen durch Alkalien oder von Schmerzen durch Mohnsaft – wie wiederum Hahnemanns Beispiele lauteten – hielt er unter bestimmten Bedingungen für „richtig, zweckmäßig“ und „hinreichend“.

In den Fällen aber, wo sich weder eine Krankheitsursache eruieren ließ noch – aufgrund einer Tendenz der Krankheit zur Chronifizierung – einzelne Symptome unterdrückt werden sollten, konnte man sich traditionsgemäß mit „spezifischen Mitteln“ behelfen. Trotz der offenbar bewährten Wirksamkeit solcher Mittel war dieses Verfahren für einen aufklärerischen Geist wie Hahnemann insofern allerdings höchst unbefriedigend, als – nach seiner Analyse – sämtliche bis dahin bekannten „spezifischen Mittel“ entweder durch bloßen Zufall aufgefunden oder aber aus der Hausmittelpraxis von Laien übernommen worden waren. Wollte man den „Weg“ der „spezifischen Mittel“ dagegen „geflissentlich“ bzw. aufgrund einsehbarer Prinzipien weiter verfolgen und sowohl neue entdecken als auch die bisher bekannten noch genauer bestimmen, so musste hierzu erst eine rationale Grundlage geschaffen werden.

Hahnemanns Ausgangspunkt, wie er ihn hier selbst beschrieb, war also die Suche nach einem rationalen Prinzip sowohl zur Auffindung neuer „spezifischer“ Arzneimittel als auch zur Erklärung ihrer Wirksamkeit. Auf welche Weise er sich nun anschickte, ein solches Prinzip zu entdecken, kann hier nicht näher erläutert werden. Es sei aber zumindest so viel erwähnt, dass Hahnemann systematische Arzneimittelprüfungen an gesunden Menschen durchführte, die dabei beobachteten Arzneimittelsymptome ohne weitere Interpretationen aufzeichnete und diese mit den ebenso direkt erfassten Symptomen der von diesen Mitteln geheilten Kranken verglich, in deren Ähnlichkeitsbeziehung er schließlich das gesuchte Behandlungs- und Erklärungsprinzip zu erblicken glaubte.[388]

56 | Eine andere Möglichkeit, auf die therapeutische Herausforderung der vielen in ihren Ursachen unbekannten Krankheiten zu reagieren, wäre die wissenschafts-positivistische Haltung gewesen, eben so lange zu forschen, bis von allen Krankheiten sämtliche Ursachen erkannt worden sind. Im Gegensatz zu diesem Programm der Naturwissenschaften, von dem in der Tat spätestens seit dem 19. Jahrhundert die moderne Medizin maßgeblich bestimmt ist, sah HAHNEMANN als praktischer Arzt keine Möglichkeit, innerhalb absehbarer Zeit zur Kenntnis sämtlicher Krankheitsursachen seiner Patienten zu gelangen. Allein aus diesem Grund suchte er nach einem außerhalb dieses Gleises liegenden Weg, wie Krankheiten auch ohne die Kenntnis ihrer *Causa* dennoch rational und sicher geheilt werden könnten. Wie man sieht, verstand sich die unter diesen Voraussetzungen von HAHNEMANN inaugurierte Krankheitsbehandlung nach dem *Simile*-Prinzip ursprünglich also keineswegs etwa als gleichwertiger, sozusagen alternativer Weg zur sogenannten „königlichen Straße" der Kausaltherapie, sondern lediglich als ein Ausweg bzw. Notbehelf bei Ungangbarkeit der letzteren (der weiterhin überall da, wo sie möglich war, der Vorzug gebühren sollte).

Eine ähnliche Situation des Abrückens von den Möglichkeiten natürlicher Kausalerklärung und eines Gegenentwurfs zum Verständnis sonst unbegreiflicher Phänomene findet sich – allerdings in einem philosophischen Zusammenhang – in PLATONS ‚Phaidon' (96 ff.).[389]

SOKRATES erläuterte dort (98 f.) zunächst einige der damaligen Naturkunde bereits bekannten Kausalzusammenhänge, etwa bezüglich der Mechanik von Sehnen und Knochen bei den Bewegungen eines Menschen oder des Transportes von Tönen über die Luft zum Gehör bei Gesprächen usw. Um nun zu erklären, warum etwa ohne Sehnen und Knochen kein Gehen möglich sei, dazu reichte für SOKRATES die Anführung solcher natürlicher Ursachen völlig aus. Um jedoch zu erklären, warum SOKRATES gerade im Gefängnis saß und auf seinen Tod wartete, statt die Möglichkeit der ihm angebotenen Flucht wahrzunehmen, dazu war für ihn allerdings jede Erklärung auf der Ebene von Sehnen und Knochen, also dieser Art natürlicher Kausalität, unzureichend. In Ermangelung einer anderweitigen Begründung für SOKRATES' konkretes und doch wohl vernünftiges Verhalten musste, um dieses verständlich zu machen, nach SOKRATES hier der Horizont einfacher Kausalforschung überschritten und „Zuflucht zu den Ideen" genommen werden.

| Weil dieses Verlassen der Ebene naturkund- 57
licher Kausalerklärungen zum Zwecke des Begreifens bestimmter Phänomene nicht selbstverständlich war, sondern es dazu eines bewussten gedanklichen Gegenentwurfs bedurfte, bezeichnete SOKRATES diesen seinen Ansatz, der von PLATON später zur sogenannten „Ideenlehre" weiterentwickelt wurde, eben als „zweitbeste Fahrt", griech. *„deuteron ploun"*. Obzwar SOKRATES im Laufe seines ganzen Lebens nach eigener Aussage keinen besseren Weg als diesen kennengelernt hatte, ließ er durch dessen Qualifizierung als *„deuteros plous"* keinen Zweifel daran, dass dieser Weg der allgemeinen natürlichen Kausalerklärung nachgeordnet sei. Notwendig war er allein insofern, als durch ihn eine Lücke in der Erklärung empirischer Befunde geschlossen werden konnte, nicht dagegen zwingend in der speziellen von SOKRATES vorgetragenen Form, der – wie bei jedem historischen Entwurf eines Individuums – immer auch eine gewisse Kontingenz zukommt.

Obwohl formal-logisch betrachtet bei SOKRATES' Entwurf von PLATONS späterer „Ideenlehre" und bei HAHNEMANNS Entwurf seiner späteren „homöopathischen Heillehre" eine ähnliche Dynamik vorlag, sollen nun HAHNEMANN und PLATON keineswegs als ebenbürtig nebeneinandergestellt oder in ihrer Bedeutung miteinander verglichen werden. Es soll auch nicht behauptet werden, dass HAHNEMANN etwa aufgrund der Lektüre von PLATONS ‚Phaidon' zu seinem Gegenentwurf einer Heilkunde kam.

Der Wert dieses Vergleichs beider Neuansätze und Abhebungen vom Bereich natürlicher Kausalforschung könnte allerdings darin bestehen, dass dadurch das Verhältnis zwischen dem ursprünglichen Ansatz HAHNEMANNS einerseits und der naturwissenschaftlich-kausal orientierten Medizin andererseits in einem neuen Licht erscheint: Sowohl SOKRATES als auch der frühe HAHNEMANN ließen zunächst die Frage offen, ob sämtliche Phänomene ihres betreffenden Gebiets jemals vollständig von der natürlichen Kausalforschung zu erfassen und zu erklären sein würden. Beide sahen jedoch während ihres Lebens keine Aussicht auf eine absehbare Verwirklichung dieses Ideals. Um aber die kausal nicht bzw. noch nicht erklärbaren Phänomene deshalb nicht im Irrationalen belassen zu müssen, suchten beide nach einem Weg, auch ohne die Kenntnis ihrer Kausalzusammenhänge bestimmte Phänomene auf eine rationale Weise beurteilen und behandeln zu können.

58 | Dass in beiden Fällen aus dem ursprünglich durchaus offenen Ansatz mehr und mehr ein geschlossenes System wurde, führt nun bereits zu dem Gesichtspunkt, mit dem abschließend versucht werden soll, HAHNEMANNS Werk als Ganzes zu beurteilen. So wie SOKRATES' Hypothese, dass es so etwas wie Ideen gebe, von PLATON zu einer systematischen sogenannten „Ideenlehre“ weiterentwickelt und in der weiteren Rezeption schließlich völlig gegenständlich aufgefasst wurde, so baute HAHNEMANN auf seinem zunächst nur versuchsweise angenommenen *Simile*-Prinzip nach und nach eine ganze Heilkunde auf, die von ihm und seinen Schülern am Ende als „naturgesetzliche“ bzw. „göttliche“ „Wahrheit“ angesehen wurde.

Es kann nur noch angedeutet werden, dass in dem Maß, wie in den Schriften HAHNEMANNS zwischen 1796 und 1810 aus dem ‚Versuch eines neuen Prinzips‘ „der einzig heilbringende Weg“ bzw. ein „ewiges Naturgesetz“ wurde, sich auch HAHNEMANNS anfängliche Offenheit gegenüber den Möglichkeiten künftiger Kausalforschung zu der späteren Behauptung wandelte, dass die letzten Ursachen von Krankheiten grundsätzlich niemals zu erkennen seien. Die in eben dieser Zeit von HAHNEMANN zunehmend gebrauchten teleologisch-theologischen Argumentationen der Art, dass den Menschen die Erkenntnis der Krankheitsursachen nur deshalb unmöglich gemacht worden sei, weil diese bei Anwendung der „wahren“ Heilkunst gar nicht gewusst zu werden brauchen, zeigen schließlich, wie sehr Heilsystem und Weltbild HAHNEMANNS immer mehr miteinander verwoben wurden.[390] – Als dann in den 20er und 30er Jahren des 19. Jahrhunderts im Rahmen der allgemeinen Rezeption seiner Lehre die Frage nach den Grenzen des Indikationsbereichs der *Simile*-Therapie öffentlich thematisiert wurde, war HAHNEMANN selbst von seinem zunehmend geschlossenen System bereits so eingenommen, dass er es geradezu als Frevel bzw. Gotteslästerung empfand, dieses in seinen Grundlagen auch nur in Frage zu stellen.

Sollte sich nun die hier erstmals vorgetragene Interpretation des *Simile*-Prinzips als *„deuteros plous“* in der Arzneitherapie in weiteren Forschungen und Diskussionen als nützlich und geeignet erweisen, Missverständnisse, die aus der bisherigen Überbewertung von HAHNEMANNS Spätwerk erwachsen sind, aufzuklären, so wäre es eine wichtige Aufgabe, die über 200-jährige Geschichte der Homöopathie unter diesem neuen Gesichtspunkt zu revidieren.

[Anmerkung]

| *) Vortrag, gehalten auf der 74. Jahrestagung der 51
‚Deutschen Gesellschaft für Geschichte der Medizin, Naturwissenschaft und Technik‘, am 05.10.1991 in Kassel. Vgl. die Zusammenfassung im Nachrichtenbl. Dt. Ges. Gesch. Med. Naturw. Techn. 41 (1991), 71f. sowie die Besprechung durch EBERHARD WOLFF in der Allg. Hom. Ztg. 238 (1993), H. 1 [im Druck].

Vorwort zur Edition

In: Samuel Hahnemann: Organon der Heilkunst. Textkritische Ausgabe der von Samuel Hahnemann für die sechste Auflage vorgesehenen Fassung. Bearb., hrsg. und mit einem Vorwort versehen von Josef M. Schmidt. Heidelberg, Haug-Verlag, 1992, S. IX-XXVIII – Neuausgabe. Heidelberg, Haug-Verlag, 1999, S. IX-XXVIII
Auch in: Samuel Hahnemann: Organon der Heilkunst. Standardausgabe der sechsten Auflage. Hrsg. und bearb. von Josef M. Schmidt. Heidelberg, Haug-Verlag, 1996, S. 373-388. – Neuausgabe. Heidelberg, Haug-Verlag, 1999, S. 373-388

IX | Vor genau 150 Jahren, im Februar 1842, hat der Begründer der Homöopathie, Samuel Hahnemann (1755–1843), das Manuskript für die sechste Auflage seines ‚Organons der Heilkunst' fertiggestellt. Als Vorlage zu der endgültigen Fassung dieses bedeutendsten seiner Werke[391] benutze er ein durchschossenes Exemplar der 1833 erschienenen fünften Auflage, in das er seine Änderungen, Streichungen und Ergänzungen handschriftlich eintrug.

Nachdem dieses Manuskript zunächst 79 Jahre lang unveröffentlicht geblieben war, gaben Richard Haehl 1921 und William Boericke 1922 eine deutsche bzw. englische Ausgabe dieser sechsten Auflage des ‚Organons' heraus. Während Boericke zur Anfertigung seiner englischen Übersetzung das Originalmanuskript tatsächlich vorlag, musste sich Haehl bei seiner deutschen Edition dagegen mit einer Abschrift desselben begnügen.[392] Sämtliche seitdem erschienenen deutschen Ausgaben der sechsten Auflage beruhen ihrerseits wiederum auf der von Haehl.[393] – Eine textkritische Edition von Hahnemanns eigenhändig verfasstem Manuskript ist bislang nicht erstellt worden, obwohl es sich bei diesem für die Homöopathie und ihre Geschichte grundlegenden Werk um ein medizinhistorisches Dokument ersten Ranges handelt.[394]

Die Authentizität der erhaltenen Handschrift ist sowohl aufgrund autographischer und inhaltlicher Kriterien als auch durch Hahnemanns eigene schriftliche Äußerungen zu diesem Werk gesichert. So schrieb dieser im Juni 1841 an seinen Freund Clemens von Bönninghausen:

„Ich bereite die sechste Ausgabe des ‚Organons', wozu ich nur etliche Stunden, Donnerstags und Sonntags anwenden kann" ...[395]

Im Februar 1842 bot Hahnemann das fertige Manuskript seinem Verleger, Herrn Schaub in Düsseldorf, an:

„So eben habe ich, nach 18 monatlicher Arbeit die sechste Edition meines Organons vollendet, welche nun die möglichst vollkommne geworden ist. Sie wird nach dem bisherigen Drucke des Organons 20 bis 22 Bogen betragen, jezt aber nach liberalerem Drucke, wie ich wünsche, wenigstens 24. Das weißeste Papier | und die neuesten Lettern wünsche ich zu ihrer X
Ausstattung, da sie wahrscheinlich meine lezte seyn wird.

Ist es Ihnen gefällig, eine solche \ schöne / Herausgabe zu übernehmen, so bestimmen Sie selbst das Honorar entweder überhaupt oder nach Bogenzahl – wie Sie wollen – nur daß wir Ehre damit einlegen.

Da Hr Arnold ein Bild von mir jeder Ausgabe vorsetzen ließ, was wenig oder keine Aehnlichkeit von mir hatte, so werde ich dafür sorgen, daß Sie wenigstens eine genaue Zeichnung von meinem Gesichte erhalten sollen, die Sie in Düsseldorf gravieren lassen, damit die Nachwelt sich doch einigen Begriff von meinen Gesichtszügen machen könne.

Ich bitte mir nur 10 Freiexemplare aus.

Ist Ihnen dies gefällig, so schreiben Sie mir umgehender Post"[396]

Im August 1842 rechnete HAHNEMANN, wie ein Brief an einen Kollegen bezeugt, mit dem baldigen Erscheinen seines Werkes, indem er von „meiner nächsten Ausgabe (der sechsten) meines Organons" sprach, „welche nächstens erscheinen wird".[397]

Im September 1842 entschuldigte er in einem Brief an VON BÖNNINGHAUSEN die Verzögerung der Veröffentlichung,

> ... „Mein Organon in der 6ten Ausgabe hat noch nicht erscheinen können weil die französische Bearbeitung anfangs nicht in guten Händen war und der deutsche Text kann (wegen Ursachen) nicht vorher erscheinen" ...[398]

und im März 1843 hatte sich laut eines weiteren Briefs an denselben seine Hoffnung auf ein baldiges Erscheinen weitgehend zerschlagen.

> Ich ... „mach Sie auf eine, so Gott will, bald, wenigstens französisch erscheinenden sechsten Ausgabe meines Organons aufmerksam, die Sie in jeder Hinsicht zufrieden stellen wird. Deutsch kann sie wenigstens bei Arnold ihrem alten Verleger schwerlich erscheinen"[399] ...

Soweit HAHNEMANNS eigene schriftliche Zeugnisse zu der von ihm geplanten Herausgabe einer sechsten Auflage des ‚Organons der Heilkunst'.

Nach HAHNEMANNS Tod im Juli 1843 ging das Manuskript zunächst in den Besitz seiner Witwe MELANIE HAHNEMANN D'HERVILLY über, die zeit ihres Lebens allerdings keines der mehrfachen Angebote für eine Publikation desselben anzunehmen bereit war.[400] Laut eines Briefes an CONSTANTIN HERING ließ sie 1865 jedoch eine Abschrift des ‚Organon'-Manuskripts anfertigen.[401] Als im Rahmen des DeutschFranzösischen Kriegs 1870/71 Frau HAHNEMANN, ihre Adoptivtochter SOPHIE und deren Gemahl CARL VON BÖNNING-
XI HAU- | SEN[402] Paris verließen und auf dessen elterliches Gut in Darup (Westfalen) übersiedelten, wurde auch der gesamte Nachlass HAHNEMANNS (einschließlich des ‚Organons') dorthin gebracht. So kam nach Frau HAHNEMANNS Tod 1878 die Familie VON BÖNNINGHAUSEN in den Besitz des sogenannten „Schatzes von Darup". Zwar ließ auch SOPHIE VON BOENNINGHAUSEN dort 1879 eine Abschrift der sechsten Auflage des ‚Organons' fertigstellen,[403] doch nach wie vor verliefen alle zum Zwecke einer Veröffentlichung desselben geführten Verhandlungen erfolglos.

Erst 1920, unter den veränderten politischen und ökonomischen Bedingungen im Anschluss an den Ersten Weltkrieg, gelang es RICHARD HAEHL, mit finanzieller Unterstützung von WILLIAM BOERICKE und JAMES W. WARD aus San Francisco, den Nachlass HAHNEMANNS (einschließlich des ‚Organon'-Manuskripts und einer Abschrift desselben) von der Familie VON BÖNNINGHAUSEN zu erwerben.[404] Nachdem HAEHL das ‚Organon' Ende April 1920 in Darup abgeholt hatte,[405] sandte er dieses offenbar umgehend nach New York, wo es bereits Mitte Mai 1920 von BOERICKE persönlich abgeholt wurde.[406] Dieser präsentierte es im Juni 1920 auf den Jahrestagungen sowohl des ‚American Institute of Homoeopathy' in Cleveland[407] als auch der ‚International Hahnemannian Association', deren Mitglieder das Buch auch anfassen durften.[408] Danach brachte BOERICKE das Manuskript nach San Francisco, wo er seine 1922 erschienene englische Übersetzung erstellte.[409]

Ursprüngliche Erwägungen, das Original später dem ‚American Institute of Homeopathy' bzw. der ‚Smithsonian Institution' für ihre Homöopathie-Ausstellung in Washington zu übergeben, wurden nicht verwirklicht.[410] Nach BOERICKES Tod 1929 hatte zunächst WARD das ‚Organon' in seiner Praxis aufbewahrt, bis dieser es 1933 der ‚Homoeopathic Foundation of California' (deren Büroräume sich im gleichen Gebäude befanden) überreichte.[411] Die gesamte, seit dem Tod WARDS 1939 nach demselben benannte Bibliothek der Foundation[412] wurde im Juli 1940 in den Neubau des wiedereröffneten ‚Hahnemann Hospitals' verlagert.[413] Das ‚Organon' selbst deponierte der damalige Chefarzt, HOWARD M. ENGLE, erst in den Safe des Krankenhauses und, nachdem selbst hieraus ein wertvolles Buch verschwunden war, in den Safe seiner eigenen Praxis.[414] Möglicherweise nahm er es im Juni 1941 sogar mit auf die Jahrestagung des ‚American Institute of Homeopathy' in Virginia.[415] | Aus XII

Platzgründen wurde das Manuskript schließlich in den Tresor des Rechtsanwalts und Direktors der Foundation JOHN L. MCNAB ausgelagert, bis es nach dessen Tod im März 1950 wieder in ENGLES Safe zurückkehrte.

Als HOWARD ENGLE im Oktober 1952 starb, mietete nun dessen Schwägerin und damalige Sekretärin der Foundation, ELSA K. ENGLE, auf eigene Kosten einen Safe zur Aufbewahrung des ‚Organons', erst bei der ‚Bank of America' und ab Mai 1969 bei der ‚Crocker Citizens National Bank'. So konnte PIERRE SCHMIDT, der im Juni 1959, zusammen mit JOST KÜNZLI VON FIMMELSBERG, zur Jahrestagung der ‚International Hahnemann Association' nach San Francisco kam,[416] das Manuskript nur deshalb nicht einsehen, weil Frau ENGLE gerade anderweitige Verpflichtungen hatte. Nach seiner Rückkehr in die Schweiz sandte sie ihm allerdings 1960 und 1962 eigens für ihn angefertigte Dias der gewünschten Passagen.[417]

Als einzigem Homöopathen in all den Jahren gewährte Frau ENGLE lediglich ihrem Hausarzt FREDERIC W. SCHMID 1969 einmal die Möglichkeit, das ‚Organon' in ihrer Wohnung eigenhändig zu begutachten.

1971 wurde anlässlich einer Anfrage von HEINZ HENNE ein Mikrofilm des gesamten Manuskripts erstellt und eine Kopie davon nach Stuttgart gesandt.[418] Danach übergab OTTO E. GUTTENTAG, der ehemalige dortige Professor für Homöopathie, im Einverständnis mit Frau ENGLE das kostbare Werk der ‚University of California, San Francisco', wohin 1961 auch die gesamte Bibliothek der ‚Homeopathic Foundation of California' gelangt war. So konnte GUTTENTAG im Rahmen einer dort organisierten Ausstellung im Juni 1974 Teilnehmern des ‚International Homoeopathic Congress' unter anderem auch das Original von HAHNEMANNS ‚Organon' zeigen.[419]

Ob in der Zwischenzeit jemals irgendjemand bemerkt hat, dass dieses dort verwahrte Manuskript seit nunmehr über zwei Jahrzehnten nicht mehr vollständig war, ist nicht bekannt. Bei seinen Vorarbeiten an einer Mikrofilm-Kopie entdeckte der Bearbeiter dieser textkritischen Ausgabe jedenfalls, dass bereits bei der Mikroverfilmung des Buches offensichtlich ein ganzes Blatt mit der Handschrift HAHNEMANNS gefehlt haben musste.[420] Über eine in Stuttgart aufgefundene Fotokopie eben dieser Seite und den maschinengeschriebenen Vermerk darauf[421] führte die Spur nach San Francisco, wo der | XIII Herausgeber im Nachlass des 1984 verstorbenen FREDERIC SCHMID tatsächlich das Original der vermissten ‚Organon'-Seite fand.[422] So konnte im Januar 1992, im Einvernehmen mit der Witwe IRMGARD SCHMID-MAYBACH, dieses handschriftliche Ausführungen HAHNEMANNS enthaltende Blatt wieder in das ‚Organon'-Manuskript eingefügt werden.[423]

Im Gegensatz zu der von HAEHL für seine ‚Organon'-Ausgabe benutzten Abschrift, die heute als verschollen gilt,[424] befindet sich das Original inzwischen also in sicherer Verwahrung. Gegen Vorlage eines Ausweises ist es Benutzern der Bibliothek grundsätzlich möglich, die Handschrift unter Aufsicht in den ‚Special Collections' einzusehen.[425] Angesichts des Zustandes der darin enthaltenen zahlreichen handbeschriebenen, oft mehrfach aneinandergeklebten Blätter, deren Länge in entfaltetem Zustand die Höhe des Buches teilweise um ein Vierfaches übersteigt, sollte allerdings, wann immer möglich, zunächst der Mikrofilm benutzt werden.[426]

Für die Bearbeitung der vorliegenden textkritischen Edition des ‚Organons' hat sich letzterer allerdings als unzureichend erwiesen. Zum einen wurden bei der Verfilmung nicht in allen Fällen, in denen handschriftliche Eintragungen HAHNEMANNS durch darüber eingeklebte Blätter verdeckt werden, diese auch hochgeklappt und der nur auf diese Weise sichtbare Text eigens abgebildet.[427] Zum anderen sind Streichungen von Worten oder Satzteilen auf der Vorderseite eines Textblattes oft ebenso ausgeprägt sichtbar wie auf dessen Rückseite und daher allein im Original der tatsächlich beschriebenen Seite zuzuordnen. Darüber hinaus sind Ausradierungen von Satzzeichen, Klammern oder Buchstaben als solche auf einem Film ebensowenig zu erkennen wie verschiedene Farbstifte, Bleistiftstärken oder Tintenfarben zu unterscheiden.

An einzelnen Stellen ist die fotographische Wiedergabe durch die Überlagerung von vergilbtem Klebefilm oder sonstigen Klebstoffresten so eingeschränkt, dass hier praktisch keine Entzifferung möglich ist.[428] Schließlich wurden auch mehrfach zusammengelegte Papierstreifen nicht immer weit genug entfaltet und geglättet, was manchmal – aufgrund eines bei der Verfilmung zurückgebliebenen Knicks – die Unleserlichkeit einer oder mehrerer Zeilen nach sich zog.[429]

XIV | Die genannten Unzulänglichkeiten des Films verdeutlichen hinreichend, warum eine seriöse textkritische Bearbeitung dieser Handschrift allein unter konsequenter Benutzung des Originals, also nur im Rahmen eines längeren Studienaufenthalts vor Ort verwirklicht werden konnte. Dementsprechend sei an dieser Stelle der ‚Deutschen Forschungsgemeinschaft', die dem Herausgeber im Rahmen seiner Forschungen zur Geschichte der Homöopathie in San Francisco derzeit einen neunmonatigen Aufenthalt ebenda ermöglicht, somit also in doppelter Hinsicht gedankt. Nur so konnte, neben der Arbeit an der hiesigen Feldstudie, auch HAHNEMANNS ‚Organon'-Manuskript allmählich bis ins kleinste Detail untersucht und das Ergebnis nunmehr der Öffentlichkeit zugänglich gemacht werden.

Der vorliegenden Edition liegt ausschließlich und durchgängig die von HAHNEMANN für die sechste Auflage vorgesehene Fassung des ‚Organons der Heilkunst' zugrunde. Über die bloße Wiedergabe dieser endgültigen Version hinaus wurden hier erstmals aber auch all die Änderungen, welche der Begründer der Homöopathie gegenüber der vorhergehenden Auflage vornahm, als solche abgegrenzt und dargestellt. Sowohl für die historische als auch die medizinische Beurteilung von HAHNEMANNS letzter „Vervollkommnung" seiner Lehre ist es ja gleichermaßen bedeutsam, differenzieren zu können zwischen denjenigen Abschnitten und Formulierungen, die er nachweislich änderte oder verwarf und denen, die er beibehielt.

In textkritischer Hinsicht erschien die Kennzeichnung derjenigen handschriftlichen Abschnitte, die sich auf eingeklebten Blättern befinden, angebracht, da diese bzw. deren Anordnung zweifellos einen gewissen Unsicherheitsfaktor darstellen, welcher in der inhaltlichen Einschätzung der entsprechenden Passagen berücksichtigt zu werden verdient.[430] Aus demselben Grund mussten auch sämtliche der von HAHNEMANNS Schrift abweichenden Handschriften als solche kenntlich gemacht und (nach Möglichkeit) unterschieden werden. Gleiches galt erst recht für die Stellen, an denen das Originalblatt mit HAHNEMANNS Schrift offensichtlich abgerissen und statt dessen ausschließlich Text aus fremder Feder eingefügt worden war.[431] Auch bei den teilweise bis ganz herausgeschnittenen Durchschussblättern, die hier | ebenfalls als XV solche aufgelistet wurden, ist es letztlich nicht sicher, ob diese von HAHNEMANN selbst oder von späterer Hand entfernt worden sind.

Bezüglich der Editionsrichtlinien dieser Ausgabe wurde versucht, nach Möglichkeit die für die geplante sukzessive Herausgabe der Krankenjournale HAHNEMANNS bereits festgelegten Sonderzeichen zu verwenden. Während diese dort allerdings in voller Größe gedruckt werden, um die Form des Originaldokuments weitgehend beizubehalten, steht hier dagegen das Ziel einer flüssigen Lesbarkeit des Textes im Vordergrund, was eine dezentere Gestaltung derselben und damit ihre Verkleinerung gebot. Einige der in den Krankenjournalen benutzten Zeichen mussten allerdings geringfügig modifiziert werden.[432]

Um die Abweichungen der sechsten gegenüber der fünften Auflage graphisch darzustellen, wurden sämtliche handschriftlichen Einfügungen und Ergänzungen kursiv gesetzt sowie alle Tilgungen durch „⌜ ⌝" an ihrem ursprünglichen Ort vermerkt und in einer entsprechenden Anmerkung aufgeführt.[433] Demgegenüber wurde kursiver Druck im Original nun in Form von KAPITÄLCHEN[434] und dort gesperrter Druck hier fett wiedergegeben. Unterstreichungen durch HAHNEMANN wurden im Falle von gedrucktem Text auch hier unterstrichen, innerhalb einer handschriftlichen Ausführung jedoch kursiv und fett gesetzt. Nachträgliche Einfügungen HAHNEMANNS wurden, je nachdem, ob sie über oder unter die Zeile geschrieben sind, mit „\.../" bzw. „/ ...\" wiedergegeben. Zur Kennzeichnung nicht oder nicht sicher lesbarer Buchstaben, Worte oder Satzteile wurde hier das Sonderzeichen „†...†“ verwendet.[435] Griechische Schrift konnte zwar grundsächlich als solche, aus drucktechnischen Gründen allerdings nur ohne Akzente wiedergegeben werden.[436] Bemerkungen des Herausgebers schließlich stehen zwischen doppelten Klammern.

Obwohl die zahlreichen, oft überlangen Fußnoten HAHNEMANNS sich in der zweiten bis fünften Auflage des ‚Organons‘ stets unterhalb des Haupttextes am Ende der jeweiligen Seite befinden, wurden sie hier dennoch so angeordnet wie in der ersten Auflage.[437] Tatsächlich scheint die Positionierung von Anmerkungen als Ganze unmittelbar zwischen die entsprechenden Zeilen des Haupttextes die Übersicht über die Gesamt-
XVI struktur des Werkes um | einiges zu erhöhen.[438]
Auf eine Randpaginierung bzw. Zeilenzählung wurde zum einen deshalb verzichtet, weil die dem Manuskript zugrunde liegende fünfte Auflage des ‚Organons‘ ja allgemein zugänglich ist, und zum anderen, weil eine minutiöse Erfassung etwa auch des Seiten- und Zeilenumbruchs der handschriftlichen Ausführungen HAHNEMANNS mit dem Primat der praktischen Benutzbarkeit dieser Ausgabe nicht vereinbar wäre.[439] Dagegen wurde allerdings die Original-Orthographie und -Interpunktion des Manuskripts konsequent beibehalten,[440] einschließlich der zweifachen Schreibweise der Fußnotenziffer „I)“ bzw. „1)“ – je nachdem, ob dieselbe im Haupttext oder in der Anmerkung steht.[441] Auf redundante Wiederholungen einzelner Zeichen wurde hier jedoch verzichtet.[442]

Als eine der schwierigsten Aufgaben dieser Edition erwies sich die Differenzierung und Identifizierung sämtlicher im Manuskript vorfindbarer Autographen. Zwar konnten neben HAHNEMANNS charakteristischer altdeutscher Handschrift mindestens sieben weitere Handschriften unterschieden werden, von denen fünf den eigentlichen Text betreffen,[443] doch wäre bei einigen derselben auch eine noch weitergehende Unterteilung denkbar.[444] MELANIE HAHNEMANNS Handschrift ließ sich jedenfalls an keiner Stelle sicher nachweisen. Grundsätzlich beruht die hier vorgenommene Abgrenzung der Autographen voneinander vor allem auf einem systematischen Vergleich des jeweiligen Schriftbildes als Ganzen, der spezifischen Schreibweise einzelner Buchstaben, der verwendeten Federstärken und Tintenfarben sowie auf der Hinzuziehung von Schriftproben in Frage kommender Personen.[445] Zum Teil verriet auch eine ungewöhnliche Orthographie die fremde Hand.[446]

Für die Einschätzung der Zuverlässigkeit jener nicht von HAHNEMANN geschriebenen Textstellen (bezogen auf dessen vermeintlich autorisierte Version) empfiehlt sich eine abgestufte Betrachtung der einzelnen Sachverhalte:

So gibt es zwar einzelne Hinweise, dass die Änderungen, die durch eine bestimmte „fremde Handschrift“ vorgenommen wurden, bereits zur Zeit HAHNEMANNS vorlagen,[447] doch muss hier letztlich offenbleiben, wer diese geschrieben bzw. diktiert hat. Andererseits zeigt aber die selektive Musterung dieser Handschrift, dass sie
fast ausschließlich stilistische Verbesserungen | XVII
des Textes betrifft und praktisch nichts am Inhalt des Werkes verändert.[448] Dasselbe gilt – mit Einschränkung – auch für zwei „weitere fremde Handschriften“.[449]

Die in „Kanzleischrift“ verfassten Ausführungen wiederum enthalten nicht selten zusätzliche Einfügungen oder Änderungen in HAHNEMANNS eigener Handschrift. Offensichtlich handelt es sich hier also um Diktate, die von ihm eigenhändig revidiert wurden und deshalb – zumindest in diesen Fällen – als authentisch angesehen werden können.[450] Abschnitte in dieser Schrift, die keine Ergänzungen HAHNEMANNS enthalten, sind zum größten Teil bloße Neufassungen von auch in HAHNEMANNS Schrift vorliegendem Text[451] oder aber rein stilistische Korrekturen. Die einzige inhaltlich relevante Ausnahme hiervon bildet die in § 284, Anm. * zu findende Aussage (in Kanzleischrift), dass „Psora“ auch erblich sein könne[452] – was allerdings im Einklang mit einer anderen, von HAHNEMANN eigenhändig verfassten Bemerkung steht.[453]

HAEHLS handschriftliche Eintragungen schließlich sind zwar als solche eindeutig zu identifizieren,[454] doch erweisen sie sich, was die Beurteilung ihrer Treue zum Original angeht, am problematischsten. Zum einen hinterließ der frühere Herausgeber der sechsten Auflage des ‚Organons' neben zusätzlichen Bemerkungen zur Verdeutlichung schwer lesbarer Zeichen und Silben auch solche, die etwa die Zuordnung von Anmerkungen zu bestimmten Textstellen oder die Reihenfolge der von HAHNEMANN beschriebenen Seiten eines eingeklebten Blattes festlegen.[455] Die Richtigkeit dieser editorischen Entscheidungen ist zwar anzunehmen, entzieht sich jedoch einer nachträglichen Verifikation. Darüber hinaus hat HAEHL nicht nur von ihm vollbeschriebene Blätter („zur besseren Verständigung" oder „weil schwer leserlich") ergänzend in das Manuskript eingeklebt,[456] sondern an mehreren Stellen auch offenbar bestehende größere Lücken des Originals mit eigenen handschriftlichen Eintragungen ausgefüllt. So liegen etwa die Anm. * des § 284 sowie die Anm. 7 und 6/x des § 270 im Original-Manuskript größtenteils bzw. vollständig überhaupt nur in HAEHLS Schrift vor.[457]

Wollte man hier die Echtheit der nicht mehr nachprüfbaren, weil verschollenen Quellen oder gar HAEHLS Seriosität anzweifeln, so hätte dies
XVIII in | der Tat auch inhaltliche Konsequenzen. Nur in dem ausschließlich von HAEHL erhaltenen Teil von § 270, Anm. 7 wird etwa als materieller Verdünnungsgrad einer dritten Potenz die Zahl 1,25 x 10^{-20} und bloß in der Anm. 6/x desselben Paragraphen die Bedingung genannt, unter der ein Arzneimittel speziell auf ein Lokalübel passend verordnet werden sollte. Darüber hinaus ist der allein durch HAEHL überlieferte Teil von § 284, Anm. * die einzige Stelle in HAHNEMANNS Gesamtwerk, an der eine prophylaktische „antipsorische Cur" bei Schwangeren empfohlen und seine jüngste Lehre zur Behandlung chronischer Krankheiten als „Psora-Theorie" bezeichnet wird.[458]

Selbst wenn diese späteren Modifikationen des Manuskripts, die im übrigen auch BOERICKES ‚Organon'-Übersetzung zugrunde liegen, exakt den Wortlaut der von HAEHL verwendeten Abschrift widerspiegeln sollten, bleibt letztlich die Frage nach deren Herkunft und Zuverlässigkeit unbeantwortet. Die Angabe HAEHLS, beim sorgfältigen Vergleich von Original und Abschrift deren wortgetreue Übereinstimmung festgestellt zu haben, relativiert sich zum einen angesichts der äußerst kurzen Zeit, die diesem das Manuskript überhaupt zur Verfügung stand.[459] Zum anderen gab es bei den hier interessierenden Lücken des Originals naturgemäß ohnehin nichts zu vergleichen. Spekulationen schließlich, ob das von HAEHL hier angeführte „Diktat HAHNEMANNS" etwa eine zusätzliche, von der genannten Abschrift verschiedene Quelle war, bringen, solange keines dieser Dokumente auffindbar ist, keine weitere Erkenntnis.[460]

Abgesehen von den genannten, allein durch HAEHLS Eintragungen überlieferten Abschnitten beruht die hier vorliegende Edition durchweg auf dem ansonsten vollständig erhaltenen Original-Manuskript. Aus diesem Grunde erschien es nicht nur unnötig, sondern im gebotenen Rahmen auch praktisch undurchführbar, sämtliche Abweichungen der (nach der Abschrift verfassten) HAEHL'schen Ausgabe hiervon aufzusuchen und anzumerken. Stichproben haben allerdings gezeigt, dass sich jene seit nunmehr 71 Jahren benutzte Ausgabe nicht nur durch eine veränderte Orthographie, Interpunktion und Absatzgliederung, sondern teilweise auch durch die Vertauschung, Einfügung und Auslassung einzelner Silben, Worte und Satzteile vom Original unterscheidet. Demgegenüber enthält – neben der authentischen Widergabe von HAHNEMANNS Manuskript – die jetzige Edition aufgrund der Berücksich- | tigung selbst vorläufiger, nicht ge- XIX
druckter Einträge auch über den endgültigen Text hinausgehende Informationen zur Genesis des Werkes.[461]

Formal ist die Ausgabe in drei Teile gegliedert, von denen der mittlere das eigentliche ‚Organon der Heilkunst' (samt Vorrede, Inhaltsverzeichnis und Einleitung) in seiner letzten Fassung enthält. Der vorausgehende Teil bietet neben einem knappen Einblick in die Geschichte des Buches sowie einer Darstellung der Editionsprinzipien und verwendeten Sonderzeichen auch die Abbildung sämtlicher Manuskriptblätter der §§ 270 und 284 einschließlich ihrer Anmerkungen und HAHNE-

MANNS eingangs zitierten Brief an SCHAUB.[462] Der abschließende Teil besteht zum einen aus textkritischen Anmerkungen, in denen sich unter anderem all die Streichungen HAHNEMANNS von früheren Textabschnitten vollständig abgedruckt finden.[463] Zum anderen gibt ein tabellarischer Anhang schließlich eine Übersicht sowohl über Ausmaß und Verteilung der fremden Handschriften innerhalb des Werkes als auch – in redaktionskritischer Absicht – über die zahlreichen an- und ineinandergeklebten handbeschriebenen Blätter, Einträge des früheren Herausgebers sowie herausgeschnittene Durchschussblätter.

Die Bedeutung der sechsten Auflage des ‚Organons' für Praxis und Geschichte der Homöopathie ergibt sich aus den (nun erstmals umfassend verzeichneten) Änderungen gegenüber der fünften. HAHNEMANN äußert hier neue Gedanken etwa zum Begriff des Dynamischen (§ 11, 269), der Lebenskraft (§ 22, 29, 34, 45) und von Krankheit als solcher (§ 148), zum Status verschiedener Kurarten (§ 22, 52-56) einschließlich der Aderlasstherapie BROUSSAIS' (§ 60, 74), zu Wesen und Therapie der chronischen Miasmen (§ 78, 204, 282, 284), zum Prinzip des Selbstdispensierens (§ 265), der Verordnung von Einzelmitteln (§ 273) und der Verwendung geringster Gaben (§ 276), aber auch zur therapeutischen Berechtigung des Riechens an Arzneien (§ 284), der Anwendung des Magnets (§ 287), des Mesmerismus (§ 288), der Elektrizität und des Galvanismus (§ 286) sowie von Einreibungen (§ 285), Massagen (§ 290) und Bädern (§ 291).

Die wichtigste Neuerung der letzten Auflage besteht aber zweifellos in dem hier erstmals beschriebenen grundsätzlich veränderten Potenzierungsverfahren von Arzneien (§ 270-271) und der damit zusammenhängenden | gänzlich XX
anderen Dosierung und Applikation derselben (§ 161, 238, 246-248, 272, 280-282). Indem jetzt im Prinzip jeder 1:100-Dilutionsschritt durch einen zusätzlichen 1:500-Zerteilungsschritt ergänzt wurde, sollten die so hergestellten Potenzen milder und rascher wirken und – im Gegensatz zu den früher verwendeten Zubereitungen – täglich, selbst über Monate, eingenommen werden können. – Da diese entscheidende Modifikation HAHNEMANNS allerdings erst nach 1921 der Öffentlichkeit bekannt und auch dann zunächst kaum beachtet wurde, kam während des weitaus größten Zeitraums der Homöopathiegeschichte weltweit stets nur das ältere, bis 1833 von HAHNEMANN zwar empfohlene,[464] 1842 von ihm aber revidierte Verfahren zur Anwendung.

Um so deutlicher möge daher die vorliegende Edition – in einer dem Anspruch des Werkes angemessenen wissenschaftlichen Form – sowohl Medizinern als auch Historikern den letzten Willen HAHNEMANNS bezüglich der von ihm vorbereiteten sechsten Auflage seines ‚Organons der Heilkunst' darlegen. Sollte die nunmehr jedem Interessierten zugängliche Ausgabe dazu beitragen, im Zuge systematischer und seriöser Forschung immer mehr Klarheit über das durch Unkenntnis und Vorurteile noch reichlich verdunkelte Gebiet der Homöopathie und ihrer Geschichte zu verbreiten, so hätten Bearbeitung und Herausgabe dieser einzigartigen Handschrift ihren Zweck bei Weitem erfüllt. San Francisco, im Februar 1992

Dr. med. Dr. phil. Josef M. Schmidt

Die bibliographische Erschließung wissenschaftlicher Bibliotheken mittels elektronischer Datenverarbeitung

In: Zeitschrift für Klassische Homöopathie 1992; 36 (4): 156-167

Zusammenfassung

156 | Der zunehmende Einsatz elektronischer Datenverarbeitungs-Systeme auch im Bibliothekswesen hat für die Benutzer wie die Verwalter wissenschaftlicher Bibliotheken gleichermaßen wesentliche Neuerungen gebracht. So können heute nicht nur gezielte Recherchen in Sekundenschnelle ausgeführt, sondern auch die verschiedensten Arten von Bibliotheks-Katalogen relativ einfach und günstig hergestellt werden. Letzteres ist im vergangenen Jahrzehnt mehrfach auch für homöopathische Bibliotheken geschehen, wobei allerdings nicht mehr alle dieser bibliographischen Verzeichnisse dem heutigen Standard der alphabetischen Katalogisierung von Bibliotheks-Beständen sowie der Edierung solcher Kataloge entsprechen. Als Orientierungshilfe für die künftigen Bearbeiter ähnlicher Werke wird exemplarisch die Entstehungsgeschichte eines modernen homöopathischen Bibliotheks-Katalogs dargestellt – von der Erstellung einer geeigneten Systematik über die Erfassung der Daten nach den RAK-WB bis zum endgültigen Fotosatz. Nach einer kurzen Beschreibung der Möglichkeiten elektronischer Bibliotheksverwaltung wird schließlich über den letzten Stand des Projekts einer Vernetzung sämtlicher deutschsprachiger homöopathischer Bibliotheken berichtet.

Stichwörter

Homöopathische Literatur, Bibliothekskataloge, EDV, RAK-WB, LARS

Summary

The increasing use of electronic data processing systems in the management of libraries has produced fundamental innovations for users of scientific libraries as well as for librarians. Thus, today not only can search requests be handled within seconds, but also different types of library catalogues can be produced quite simply and cheaply. The latter has in the last decade also been done in several cases for homeopathic libraries. Nevertheless, not all of these bibliographical indexes come up to present standards in alphabetic cataloguing of library stocks and in editing catalogues. In order to help future workers on similar books, as an example, the genesis of a modern homeopathic library catalogue is described – from the elaboration of a proper systematic, to the recording of the data (according to RAK-WB), to the definitive photocomposition. Finally, the possibilities of electronic library management are described and the actual state of the project to create a network for all the German-speaking homeopathic libraries is reported.

Keywords

Homeopathic literature, library catalogues, EDP, RAK-WB, LARS

1. Neue Dimensionen in der Bibliotheksverwaltung

Wer je im Rahmen wissenschaftlicher Forschung mit den Schwierigkeiten des traditionellen Systems der Katalogisierung von Bibliotheksbeständen zu ringen hatte, wird die Vorteile des zuneh-

157 menden Einsatzes | elektronischer Speichermedien und entsprechender Zugriffssysteme ohne weiteres zu schätzen wissen.

Abgesehen von der zum Teil enormen räumlichen Ausdehnung herkömmlicher alphabetischer Karteikarten-Kataloge (nicht selten über mehrere Hallen oder Stockwerke), waren die dazugehörigen Schlagwort-Kataloge oft lückenhaft beziehungsweise enthielten vorwiegend Querverweise, die den Benutzer von einem Ende des Katalogs zum anderen und von dort wieder zu weiteren Querverweisen führten und so weiter. Hinzu kam noch – vor allem bei der Suche nach älteren Werken – die oft eingeschränkte Leserlichkeit mancher handschriftlicher Eintragungen auf den entsprechenden Karteikarten beziehungsweise in den Band- oder Quart-Katalogen der letzten Jahrhunderte. War ein Titel nicht auffindbar, konnte – nachdem dessen Nichtvorhandensein von einem Bibliothekar auf dieselbe Art nachgeprüft worden war – das Werk über die „Fernleihe" von anderen Bibliotheken angefordert werden. Da man allerdings – aufgrund des festen Standortes der jeweiligen Kataloge – über den Bestand anderer Bibliotheken sozusagen „aus der Ferne" nichts wissen konnte, musste man hier nach Wahrscheinlichkeiten vorgehen: zunächst wurde die dem Verlagsort am nächsten gelegene Universitäts- oder Landesbibliothek angeschrieben, dann die weiter entfernteren desselben Bundeslandes, dann auch andere Länder und so weiter. Einzelne kleinere, dennoch aber oft hochspezialisierte Instituts- oder Krankenhaus-Bibliotheken mit sehr speziellen, seltenen Beständen konnten auf diese Weise, da sie den anfordernden Stellen oft nicht bekannt waren, gar nicht erfasst werden. – Bis man mit Hilfe dieser zeitraubenden Recherchen ein gewünschtes Buch schließlich in die Hände bekam, konnten leicht Wochen, Monate, zum Teil auch Jahre vergangen sein.

Alle die hier nur kurz angedeuteten Unzulänglichkeiten dieses bis vor wenigen Jahrzehnten ausschließlich verfügbaren Systems der Verwaltung und Koordination wissenschaftlicher Bibliotheken werden nun nach und nach immer mehr der Vergangenheit angehören, da es inzwischen möglich ist, zum Beispiel mittels Mikrofiche und Online-Datenbanken sowohl Unmengen an Informationen auf kleinstem Raum zu speichern, als auch die Bestände von Bibliotheken anderer Standorte und Länder direkt abzufragen. Voraussetzung für diese immense Erleichterung und Beflügelung wissenschaftlicher Forschung ist allerdings – und das ist der eigentlich zeitbestimmende Faktor dieser Entwicklung – die Erfassung und Bereitstellung der entsprechenden Datenbanken, das heißt die systematische Katalogisierung der Bestände der jeweiligen Einzelbibliotheken. Dass die einzelnen Verzeichnisse natürlich nach einheitlichen Richtlinien erstellt werden müssen, ergibt sich aus den Erfordernissen des erwünschten Datenaustauschs.

Unter Berücksichtigung eben dieser vordringlichen Aufgabe einer künftigen Bibliothekswissenschaft wurde Ende der siebziger Jahre von der | ‚Kommission des Deutschen Bibliotheks- 158
instituts für Alphabetische Katalogisierung' ein Regelwerk erarbeitet, das „dem Informationsverhalten der Benutzer unserer Zeit gerecht zu werden suchte, das den internationalen Konsens in der Katalogisierung anstrebte und das die zur Präzision zwingenden Ansprüche der elektronischen Datenverarbeitung berücksichtigte".[465] Mit Hilfe einer Förderung durch das ‚Deutsche Bibliotheksinstitut' (DBI) und die ‚Deutsche Forschungsgemeinschaft' (DFG) konnten die zunächst 1977 publizierten ‚Regeln für die alphabetische Katalogisierung' (RAK) – über verschiedene Zwischenstufen – zu den schließlich 1983 veröffentlichten ‚Regeln für wissenschaftliche Bibliotheken' (RAK-WB) ausgearbeitet werden, womit nun „der Standard für eine normale wissenschaftliche Bibliothek festgelegt" war[466] und die bis dahin meist benutzten ‚Instruktionen für die alphabetische Katalogisierung der preußischen Bibliotheken' (‚Preußische Instruktionen', PI) von 1899 abgelöst wurden.

2. Die bisherigen Versuche einer Erschließung homöopathischer Bibliotheken

Sowohl aufgrund der Fülle ihres im Laufe von zwei Jahrhunderten publizierten Arzneischatzes als auch der Vielzahl ihrer historisch und philosophisch gleichermaßen interessanten methodologischen Lehr- und Streitschriften ist es gerade für die Homöopathie von besonderer Bedeutung, dass ihre Vertreter nicht nur über einen generellen Überblick, sondern auch über die Möglichkeit eines raschen Zugriffs zu einschlägiger Literatur verfügen. Im Gegensatz nämlich zu medizinischen Konzepten, deren Erkenntnisse mit dem Wandel von zeitbedingten Methoden und Technologien relativ schnell obsolet wurden und von da an nur noch von historischem Interesse waren, können aufgrund des mehr phänomenologischen und idiographischen Charakters der homöopathischen Arzneimittellehren die vor 200 Jahren beschriebenen Prüfungssymptome heute prinzipiell mit demselben Recht verwendet werden wie damals. Darüber hinaus hätte die gesamte Geschichte der Homöopathie anders verlaufen können, wenn auftauchende Missverständnisse durch ein rechtzeitiges Studium der entsprechenden Grundlagenwerke geklärt worden wären, bevor ein Einlenken in gewissen Streitpunkten nicht mehr möglich war und Spaltungen und Anfeindungen daraus resultierten.

In der Tat erkannten Homöopathen die Wichtigkeit genauer und zuverlässiger bibliographischer Arbeiten – vor allem im letzten Jahrzehnt[467] – in zunehmendem Maße.

• 1982 erschien als erster der mittels elektronischer Datenverarbeitung erstellten Kataloge homöopathischer Bibliotheken der ‚Catalogus van de homoeopathische Bibliotheek' in Utrecht, der 1622 Buchtitel und 118 Zeitschriftentitel in alphabetischer Anordnung enthält. Wenngleich in der Pionierzeit des Computer-Einsatzes zur Katalogisierung auf das Layout noch wenig Wert gelegt wurde, so stellt dieser Katalog doch heute
159 noch ein nützliches | Hilfsmittel für den homöopathischen Forscher dar.

• Ebenfalls 1982 gab Heits einen ‚Registerband der Jahrgänge 1832–1981 der Allgemeinen homöopathischen Zeitung' heraus, in dem versucht wurde, die älteste und bedeutendste Zeitschrift der Homöopathiegeschichte inhaltlich zu erschließen. So erfreulich es ist, dass durch dieses über 600-seitige Werk bereits ein Werkzeug zur groben Orientierung in den Zeitschriftenbänden 1–226 vorliegt, so erweist es sich andererseits aber an etlichen Stellen als lücken- beziehungsweise fehlerhaft, weshalb es nach Möglichkeit noch einmal über- oder neubearbeitet werden sollte.

• 1984 publizierten Baur, Gypser, von Keller und Thomas die von ihnen kompilierte ‚Bibliotheca Homoeopathica, Band I: Zeitschriften', in der die Titel von „682 Periodica" (240 amerikanische, 76 französische, 73 deutsche, 53 indische, 45 englische usw.) zu finden sind.[468] Obgleich es wünschenswert wäre, dass diese Zeitschriften-Auflistung eines Tages um die Angabe der jeweiligen Standorte ergänzt werde, bleibt doch festzuhalten, dass es sich hierbei um die erste internationale Bibliographie dieses Ausmaßes handelt.

• 1984 erschien außerdem die ‚Bibliographie de l'homéopathie' von Rozet, in der circa 2.000 französischsprachige Publikationen aus der Zeit von 1824 bis 1984 aufgeführt sind: 885 Monographien bis zum Jahre 1914, 555 Monographien seit 1914, 113 Zeitschriftentitel und 327 Doktorarbeiten. Das übersichtlich gestaltete und insgesamt recht brauchbare Werk enthält auch spezielle bibliographische Angaben wie Format, Kollationierung, teilweise sogar Standorte der beschriebenen Bücher und ein Sach- und Autorenregister.

• 1988 gaben Günther und Wittern den ‚Katalog der Bibliothek des Homöopathie-Archivs' des Instituts für Geschichte der Medizin der Robert Bosch Stiftung in Stuttgart heraus. Der Katalog besteht aus alphabetisch angeordneten Fotokopien der hauseigenen maschinengeschriebenen Karteikarten und ist vor allem insofern bemerkenswert, als er zum einen den wohl einschlägigsten Bestand an Werken zur Geschichte der Homöopathie enthält, zum anderen die Titelaufnahmen hier „im Grundsätzlichen“ nach den RAK-WB erfolgt sind. Insgesamt umfasst das Homöopathie-Archiv „etwa 1.200 Monographien und etwa 1.400 Zeitschriftenbände“ (nicht Titel!).[469]

• Im gleichen Jahr, 1988, schloss SCHÜTTE den im Rahmen eines von verschiedenen Stiftungen geförderten Forschungsprojekts erstellten ‚Katalog Veterinär-Homöopathischer Literatur von ihren Anfängen bis heute‘ ab, eine fast 300-seitige, im Selbstverlag erschienene Auflistung der wichtigsten Schriften der Veterinärhomöopathie. Der Katalog, der keinen Anspruch auf Vollständigkeit erhebt, ist übersichtlich in drei Teile gegliedert (Hauptkatalog, Selektionskatalog und Register), enthält allerdings keine Standortangaben der aufgeführten Werke.

• 1989 veröffentlichte SCHMIDT die von ihm
160 erstellte ‚Bibliographie der Schriften | Samuel Hahnemanns‘, in der sämtliche Monographien, Zeitschriftenaufsätze, Übersetzungen und Bearbeitungen HAHNEMANNS, darüber hinaus aber auch von diesem verfasste Rezensionen von Werken anderer aufgeführt sind. Nachdem in den bis dato vorhandenen Verzeichnissen der Werke HAHNEMANNS neben teilweise richtigen Angaben auch die Abschreibfehler von zwei Jahrhunderten überliefert worden waren, zeichnet sich dieses ebenso sorgfältig recherchierte wie ansprechend gestaltete Werk durch höchste Genauigkeit und Zuverlässigkeit aus.

• Mit dem 1990 erschienenen ‚Katalog der Bibliothek des Krankenhauses für Naturheilweisen‘ wurde schließlich ein bibliographisches Verzeichnis herausgegeben, das nicht nur durch die Berücksichtigung der RAK-WB heutigen bibliothekarischen Ansprüchen genügt, sondern auch bei seiner Herstellung – von der Erfassung der Daten über die einzelnen Formatierungsschritte bis zur endgültigen Filmbelichtung – den neuesten Stand der Entwicklung sowohl der Dateiverwaltung wie auch der Textverarbeitung einbezog. – Damit der hier erreichte Standard eines Bibliotheks-Katalogs in Zukunft nicht mehr unterschritten zu werden braucht, sei hier kurz berichtet, auf welche technischen Details bei der Erstellung eines solchen besonders zu achten ist.

3. Entstehungsgeschichte des Münchener Bibliotheks-Katalogs

Von der anfänglichen Planung bis zur endgültigen Drucklegung des ‚Katalogs der Bibliothek des Krankenhauses für Naturheilweisen‘ waren drei grundlegende Arbeitsschritte zu vollziehen, die – da sich hieran in der näheren Zukunft nichts ändern wird – auch auf die Herstellung ähnlicher weiterer Kataloge übertragbar sind:

a) Die Erstellung einer Systematik und die Berücksichtigung der RAK-WB

Nach einer generellen Sichtung des Bibliotheksbestandes im April 1989 wurde zunächst eine Systematik erarbeitet, die speziell auf die Gegebenheiten des dortigen Krankenhauses abgestimmt war.[470] Diese bildete im Folgenden die Grundlage für die Vergabe von Signaturen (und damit des neuen Standortes) für die einzelnen Monographien und Zeitschriften.

Die Titelaufnahme orientierte sich grundsätzlich an den RAK-WB in der Form des Regelwerks von 1983, der Einführung von HALLER und POPST sowie der Erfassungsanleitung von HEISCHMANN'[471] abgesehen von wenigen Ausnahmen.[472] So wurde etwa auf nach RAK erlaubte Kürzungen teilweise verzichtet und auch die Vornamen der Autoren wurden in der Schreibweise der Vorlagen übernommen. Die auf den Titelblättern fehlenden oder nur unvollständig angegebenen Vornamen wurden, soweit dies zweifelsfrei möglich war, ergänzt und in der Vorlageform mit eckigen Klammern gekennzeichnet. Bei Übersetzungen wurde der Einheitssachtitel (EST) mitaufgenommen, um das Auffinden der jeweiligen Originalwerke zu erleichtern. Die Zahl der Autoren oder Herausgeber wurde einheitlich auf vier beschränkt, die der Verlage auf drei und die der Erscheinungsorte auf zwei – ansonsten wurde „[u.a.]“ ergänzt. Anonyme Monographien wurden im Autorfeld als „N.N.“ geführt. Firmenzusätze wie zum Beispiel „GmbH“ oder Ähnliches wurden nur bei Verwechslungsmöglichkeiten in eckigen Klammern aufgenommen. Bei fehlenden Angaben bezüglich Erscheinungsort, Verlag, Erscheinungs-

jahr oder Paginierung wurde „o.O.“, „o.V.“, „o.J.“ sowie „o.S.“ vermerkt. Erwiesen sich einzelne Bestände als lückenhaft, so wurden bei Monographien nur die tatsächlich vorhandenen Bände und Seitenzahlen registriert, bei fortlaufenden Zeitschriften dagegen die Lücken unter „L:“ aufgeführt. Sonderdrucke wurden, soweit dies er-
161 sichtlich | war, als solche gekennzeichnet und mit der entsprechenden Literaturstelle versehen.

Auf die Unmenge von nicht zu unterschätzenden Detailfragen, die der Einheitlichkeit halber für das ganze Werk definitiv entschieden und bei der Erfassung sowie beim wiederholten Korrekturlesen konsequent durchgehalten werden mussten, kann hier nicht im Einzelnen eingegangen werden. So beschränkten wir uns zum Beispiel bei den Funktionsbezeichnungen für Autoren auf relativ wenige Abkürzungen wie etwa „[Mitverf.]“, „[Hrsg.]“, „[Bearb.]“ oder „[Übers.]“ und verzichteten dagegen auf Bezeichnungen wie „[Mithrsg.]“, „[Begr.]“, „[Illustr.]“ oder Ähnliches. Englische Bezeichnungen wie „[Ed.]“ oder „[Comp.]“ wurden durch ihre Übertragung ins Deutsche vermieden. Beim Eingeben der jeweiligen Auflage eines Buches berücksichtigten wir lediglich die Zusätze „verm.“ und „verb.“, nicht dagegen „wesentl.“, „bedeut.“, „unveränd.“ und so weiter. Zur Bandaufführung mehrbändiger Werke verwendeten wir „Bd.“, „Vol.“ und „Tome“ je nach der Originalsprache, bei den Seitenangaben jedoch einheitlich „S.“, also nicht „p.“, „pp.“ oder Ähnliches.

Die einzelnen Signaturen wurden schließlich alphanumerisch nach der erwähnten Systematik vergeben, wobei versucht wurde, sämtliche Werke einer bestimmten Buchstabengruppe innerhalb derselben chronologisch durchzunummerieren.

b) Die Erfassung und Aufbereitung der Daten mit LARS

Die technische Grundausstattung für die Erschließung des Bestandes einer wissenschaftlichen Bibliothek mittels EDV besteht in einem Personal Computer [Hardware] sowie in einer Datenbank-Verwaltung [Software]. Bezüglich der letzteren bot sich in München das Programm LARS (‚Leistungsstarkes Archivierungs- und Recherche-System‘) an, da sich dieses bereits in mehreren Instituten der ‚Ludwig-Maximilians-Universität‘ bewährt hatte und in Form einer „Campus-Lizenz“ (Sammelbestellung) über die entsprechende Kontaktstelle relativ günstig zu bekommen war. Die damalige Version wurde im Unterverzeichnis LARS340 installiert und konnte nun durch Eingabe von „LARS“ und eines eigenen Passwortes gestartet werden.[473]

Zunächst einmal muss eine Datenbank angelegt werden. Dazu wählt man im Hauptmenü <Datenbank-Definitionen>, dann <Neuanlegen/Ändern einer Datenbankdefinition>, gibt den Dateinamen und den Pfad an, drückt <Return>, bestätigt mit <J> „Neue Datenbank anlegen“, gibt ggf. einen Kommentar ein, drückt <Return>, dann <F5> für „Start“, trägt die Datenbankdefinition ein, indem man die einzelnen Felder mit <Tabulator> oder <Return> wechselt und bei Optionen den jeweiligen Anfangsbuchstaben eingibt, und drückt schließlich <F5> für „Datenbank anlegen“. (Von der an der Münchener Universität verwendeten 40-zeiligen Datenbankdefinition[474] braucht zur bloßen Erfassung eines Bibliotheksbestandes nur die erste Hälfte der Felder benutzt zu werden.) – Will man seine Datenbankdefinition ausdrucken lassen, wählt man <Drucken Datenbankdefinition>, gibt den Dateinamen der Datenbank ein und startet mit der <Leertaste> den Druckvorgang. Mit <F10> kommt man zurück zum Hauptmenü.

Zur Übernahme einer externen Datei muss bereits eine Datenbank angelegt sein (s.o.), dann kann man im Hauptmenü <Eröffnen einer Datenbank> wählen, den Dateinamen eingeben, <Return> drücken, dann mit <F10> zum Hauptmenü zurückkehren, hier <Übernahme einer externen Datei in die Datenbank> wählen, den Dateinamen, das Laufwerk und den Pfad angeben, schließlich einen Protokolldateinamen eintippen und <Return> drücken. – Dauer der Übernahme einer Datei von circa 500 kB auf einem AT: circa 1 ½ Std.

Zum Eingeben von neuen Daten wählt man im Hauptmenü <Eröffnen einer Datenbank>, gibt den Dateinamen ein, drückt <Return>, wählt <Eintragen in die Datenbank> und gibt nun die Daten ein, wobei man nach Beendigung jedes Dokuments <F5> für „Dokument speichern“ drücken muss, um dann das nächste eingeben zu können. Mit <F10> kommt man immer zurück zum Hauptmenü.

Um Dokumente auszugeben, wählt man <Ausgabe von Dokumenten>, drückt <F2> für „Format-Ausgabe“, gibt sowohl bei „Ausgabe ab Dokumentnummer:“ als auch bei „Ausgabe bis Dokumentnummer:“ die entsprechende Dokumentnummer an und drückt jeweils <Return>. Bei „Format-Datei:“ schaltet man mit <Escape> das Dateiverzeichnis ein, wählt dort die gewünschte Formatdatei, wobei hier grundsätzlich zwischen dem Standardformat „[Dateiname] ST.FMT“ und selbst definierten Forma-
162 ten | „[Format-Dateiname].FMT“ (s.u.) zu unterscheiden ist, drückt 2x <Return>, bestimmt nun die Sortierreihenfolge oder übergeht sie mit <F9> und wählt schließlich bei „Ausgabe:“ – je nachdem – <Bildschirm>, <Drucken> oder <ASCII-Datei>.

Drückt man <Bildschirm>, so kann man dort die endgültige Form der Dokumente betrachten. – Hat man <Drucker> gewählt, kann man nun mit <Escape> die Druckerinformation einschalten, im Falle der Verwendung eines Laser-Druckers als Printer-File „LASER.PDF“ eintragen, den Cursor mit 4x <Return> auf das Feld „Linker Rand:“ setzen, „10“ eintragen, mit 3x <Return> weiter bis zum Feld „LASER.PDF“ gehen, nun mit <Escape> die Druckerinformation wieder ausschalten. Die <Leertaste> startet den Druckvorgang. – Wünscht man eine Ausgabe als ASCII-Datei, so wählt man bei „Ausgabe:“ <ASCII-Datei>, gibt den Dateinamen sowie Laufwerk und Pfad ein und drückt <Return>. Auf diese Weise erstellte ASCII-Dateien können danach über Disketten in andere PCs eingelesen und mit anderen Programmen weiterverarbeitet werden. – Für die vorherige Aufbereitung der erfassten Daten in LARS haben sich folgende vom Verfasser benutzten definierten Formate bewährt:

M1.FMT, [475] eine Abwandlung des Standardformates „[Dateiname]ST.FMT“, das jedoch im Gegensatz zu diesem an der Stelle „AU:“ den Sortierbegriff „# SO“ enthält. Die „Sortierreihenfolge“ unter <Shift>-<F5> ist hier nur: „1. AU Mehr“, was bedeutet, dass sämtliche Autoren alphabetisch angeordnet werden und die Autorzeile jeweils in Großbuchstaben erscheint.

M2.FMT[476] vervollständigt die bereits erfolgte Sortierung mit M1.FMT dahingehend, dass die Dokumente jetzt bei jedem Autor auch nach Titeln und Erscheinungsjahren geordnet sowie mit der Interpunktion der RAK-WB versehen werden. Die „Sortierreihenfolge“ unter <Shift>-<F5> ist hier: „1. AU Erst, 2. TI Erst, 3. EJ“. Der rechte Rand ist dabei mit <Control>-<F6> unendlich weit nach rechts verschoben, um auf diese Weise einen leicht weiterzuverarbeitenden Fließtext zu erhalten, der nicht durch Absatzmarken unterbrochen ist.

ZS.FMT[477] ist im Wesentlichen identisch mit M2.FMT, es fehlt hier aber die Autorzeile. Die Sortierreihenfolge unter <Shift>-<F5> ist: „1. TI Erst, 2. AU Erst, 3. SI Erst“. Der rechte Rand ist auch hier mit <Control>-<F6> unendlich weit nach rechts verschoben.

Um nun die erfasste Datenbank als fertig sortierte ASCII-Datei auf ein Textverarbeitungsprogramm überspielen zu können, geht man folgendermaßen vor:

Erst sondert man die Monographien aus. Dazu wählt man im Hauptmenü <Freie Recherche>, tippt „AU:*“ ein, dann <F5> (für „ohne“) und dann „AUZ:1“, drückt <F2> für „Start-Suche“ und danach noch einmal <F2> für „Format-Ausgabe“. Diese Datei gibt man nun mit M1.FMT als ASCII-Datei aus, wobei ein Dateiname und der Pfad angegeben werden müssen. Dauer bei circa 500 kB auf einem AT: circa 1/4 Std. – Dann definiert man entweder eine neue Datenbank und eröffnet diese oder man löscht den bisherigen Datenbankinhalt (!) und übernimmt die soeben ausgegebene ASCII-Datei vom vorhin festgelegten Pfad, wobei jetzt auch eine Protokolldatei zu benennen ist. Dauer bei circa 500 kB auf einem AT: circa 1 ½ Std. – Anschließend kehrt man mit <F10> ins Hauptmenü zurück und gibt nun die Datei mit M2.FMT als ASCII-Datei aus, unter Angabe eines Dateinamens und des Pfades.

Zur Aussonderung der Zeitschriften wählt man im Hauptmenü wiederum <Freie Recherche>, tippt dann aber „AUZ:1" ein und drückt <F2> für „Start-Suche" sowie <F2> für „Format-Ausgabe". Diese Datei gibt man gleich mit ZS.FMT als ASCII-Datei aus, wobei man ebenso einen Dateinamen und den Pfad angeben muss (s.o.).

c) Die Weiterverarbeitung der Dateien mit WORD o.Ä.

Sowohl die Monographien- als auch die Zeitschriften-Datei kann nun von dem Pfad, wo sie von LARS aus als ASCII-Datei gespeichert worden ist, in ein Textverarbeitungsprogramm geladen und dort weiterformatiert werden.

Arbeitet man mit ‚Word', erstellt man zunächst eine Druckformatvorlage. Für einen Katalog der Größe 17 x 24 cm kann der Verfasser folgende Maße empfehlen: Standardbereich: Abstand oben: 5,3 cm, unten: 4,4 cm, links: 4,2 cm, rechts: 4,3 cm, Fußzeile von unten: 3,9 cm; Standardabsatz: Blocksatz, Zeilenabstand: 10pt, Schriftart: TimesRoman, Schriftgrad: 9pt; Fußnotenabsatz: Blocksatz, Zeilenabstand: 9pt, Schriftart: TimesRoman, Schriftgrad: 8pt; Fußnotenzeichen: Schriftart: Times-Roman, Schriftgrad: 6pt, hochgestellt; Paginie-
163 rungszeile: linker | Einzug: 4,2 cm, Schriftart: TimesRoman, Schriftgrad: 10pt, Tabulator: 16,7 cm, rechts; Überschriftabsatz: zentriert, Schriftart: Times-Roman, Schriftgrad: 11 pt, fett.

Die Paginierungszeilen werden so angelegt, dass die Seitenzahlen bei ungeraden Seiten rechts und bei geraden links erscheinen. Anschließend werden die Überschriften der einzelnen Kapitel eingetragen: „Monographien" bzw. „Zeitschriften".

Die mit Accents geschriebenen Buchstaben müssen bei den seit dem Sortieren durch LARS großgeschriebenen Wörtern jetzt eigens großgeschrieben werden: Man ersetzt also: „ç" [Alt-135] bzw. „é" [Alt-120] durch: „Ç" [Alt-128] bzw. „É" [Alt-144], dagegen: „á" [Alt-160] bzw. „è" [Alt-138] durch: „A" bzw. „E".

Die Silben-Trennungen kann man entweder manuell ausführen, indem man selbst jeweils die erste Silbe jeder Zeile trennt oder aber automatisch, wobei es leicht zur Erschöpfung des Arbeitsspeichers kommen kann. Man speichert dann, beendet das Programm kurz und startet es von neuem, um auf diese Weise den Arbeitsspeicher wirklich vollständig geleert zu haben.

Ein leidiges Problem für ein professionelles Layout sind die als „Schusterjungen" und „Hurenkinder" bezeichneten einzelnen Zeilen am unteren oder oberen Ende einer Seite.

Um „Schusterjungen" auszuschließen, muss man sich zunächst ein Makro anlegen, das im jeweils ersten Absatz eines Eintrags festlegt, dass der „nächste Absatz" auf die „selbe Seite" gedruckt werden soll. Dies geschieht am einfachsten dadurch, dass man jeweils von den sämtliche Einträge voneinander trennenden zwei aufeinanderfolgenden Absatzmarken ausgeht, zu denen man mittels der Suchfunktion „^A^A" gelangen kann. Bei mit Wiederholungs-Funktionen programmierten Makros ist bei deren Ausführung erneut auf die Begrenztheit des Arbeitsspeichers zu achten (s.o.).

Um „Hurenkinder" auszuschließen, schreibt man – unter Benutzung desselben Suchbegriffs („^A^A") – ein Makro, das im vorletzten Absatz jedes Eintrags „nächster Absatz" „selbe Seite" festlegt. Ausführung und Berücksichtigung der Kapazität des Arbeitsspeichers ansonsten wie oben.

Zuletzt wird dann der Seitenumbruch ausgeführt: Paginierung entweder fortlaufend oder beginnend mit einer bestimmten Seitenzahl, Positionierung des Cursors an den Textbeginn, Wahl des (Postscript-) Druckertreibers und Start des Seitenumbruchs.

Ist alles auf diese Weise ausgeführt und die Datei schließlich auf einer Diskette gespeichert, so kann man damit die endgültigen Filmfolien belichten und diese dem Buchdrucker fertig übergeben, ohne das Ganze noch einmal auf Setzfehler hin durchsehen zu müssen.

4. Die Möglichkeiten elektronischer Bibliotheksverwaltung

Wie anfangs bereits angedeutet, bringt der Einsatz von neuen Datenbankprogrammen wesentliche Erleichterungen für den Benutzer wie auch den Verwalter wissenschaftlicher Bibliotheken mit sich. Ist der Bestand einmal erfasst, können nach Belieben Gesamt-, Teil- oder Supplementkataloge erstellt, aber auch Karteikarten, Shelflists, Inventurverzeichnisse und Ähnliches ausgedruckt werden. Der unmittelbarste Vorteil einer elektronisch gespeicherten Datenbank liegt jedoch darin, dass jede beliebige Suchanfrage in Sekundenschnelle bearbeitet werden und die Liste der so gefundenen Titel gleich als (Laser-) Ausdruck mitgenommen werden kann. Im Falle von LARS wirbt der Hersteller sogar damit, dass die Auffindung irgendeiner aus 20.000 gespeicherten Informationen nicht länger als eine Sekunde dauert. Möglich ist diese Geschwindigkeit durch die hier verwendeten „Präfix-B-Bäume“, mittels derer sich Dateien wesentlich komprimieren lassen, sowie durch sogenanntes „*Caching*“, bei dem möglichst viele „*Pages*“ im Hauptspeicher belassen werden und auf diese Weise bei einer „RAM-Recherche“ sofort auffindbar sind.
164 Neben der Schnelligkeit der Durchführung | ist aber auch die Vielseitigkeit der Suchfunktionen hervorzuheben. So können etwa bei LARS nicht nur die DOS-*Wildcards* „*“ und „?“ verwendet oder Fenster mit den jeweiligen Indizes eingeblendet werden, die wiederum die Übernahme der gewünschten Stichworte mittels Tastendruck in die Suchanfrage ermöglichen, sondern es werden generell die letzten dreißig Suchanfragen eigens im Speicher behalten, um nachträglich einige davon auch miteinander kombinieren zu können. Zu letzterem stehen die BOOLE'schen Verknüpfungen „und“, „ohne“, „oder“, „von... bis...“ sowie das Instrument der „Klammerung“ zur Verfügung, womit insgesamt jede denkbare Suche garantiert ist. Erwähnenswert in diesem Zusammenhang ist auch die Möglichkeit der „Mehrfachindexierung“ jedes Feldes bereits bei der Eingabe, was sich auf die Suche letztlich dadurch auswirkt, dass ein bestimmtes Werk wirklich unter jedem einzelnen der eingegebenen Autorennamen oder Schlagworte gefunden wird.

Über ein und dieselbe Datenbank-Definition können nun auch – aufgrund der Rechenfähigkeit des Programms – neben der eigentlichen Literatur-Recherche ebenso auch buchhalterische Aufgaben hinsichtlich Beschaffung und Abrechnung von Neuerwerbungen sowie die Verwaltung von Ausleihe, Vormerkungen, Mahnungen und Ähnlichem abgewickelt werden. Die Bearbeiter der einzelnen Bereiche können sich dabei sogar in verschiedenen Räumen befinden, falls das System – wie im hier beschriebenen Fall – mehrplatzfähig ist.

Da LARS über einen integrierten Maskengenerator verfügt, mit dem Bildschirmmasken den speziellen Erfordernissen jeder einzelnen Bibliothek angepasst werden können, ist es hier möglich, den Benutzern durch die Mitteilung eines speziell für sie bestimmten Passwortes selektiv den Zugang nur zu bestimmten Funktionen des Programms zu ermöglichen. Der Bibliotheksbesucher kann auf diese Weise selbst am Computer recherchieren und sich die gewünschten Informationen ausdrucken lassen, ohne damit gleichzeitig Einblick oder sogar Eingriffsmöglichkeiten in die empfindlichen Datenbereiche zu besitzen. Auf diese Weise ist also eine Öffnung der Datenbank für jedermann mit dem Anliegen des Schutzes persönlicher Informationen vereinbar.

5. Bemühungen um eine Vernetzung homöopathischer Bibliotheken

Nachdem im Juni 1989 die Erfassung des Bestandes der Bibliothek des ‚Krankenhauses für Naturheilweisen‘ mit LARS begonnen hatte, wurden im September 1989 die Leiter homöopathischer Bibliotheken von Herrn Dr. SCHWEITZER vom ‚Deutschen Homöopathischen Zentral-Katalog‘ in Hamburg zu einer Tagung nach Hamburg eingeladen, die schließlich am 15.11.1989 in der dortigen ‚Universitäts- und Staatsbibliothek‘ stattfand. Es ging im Wesentlichen um Fragen der Kommunikation zwischen den einzelnen Bibliotheken sowie des möglichst einheitlichen Aufbaus einer gemeinsamen | homöopa- 165 thischen Datenbank, wobei sich der Hamburger Zentralkatalog als Koordinationsstelle für die kleineren Bibliotheken anbot. Die Erfassung der einzelnen Bestände sollte nach allgemeiner Übereinkunft gemäß den RAK-WB erfolgen. Bezüglich geeigneter Datenbank-Systeme wurden von Herrn SCHÜTTE ALLEGRO und von Herrn Dr. SCHMIDT LARS vorgestellt und von Herrn SCHÜTTE außerdem ein Referat über Probleme bei der Erstellung eines einheitlichen homöopathiespezifischen Thesaurus (Schlagwortkatalog) vorgetragen. Ferner wurden die bereits existierenden Systematiken der Bibliotheken in Stuttgart, München und Hamburg miteinander verglichen, wobei Herr Dr. SCHWEITZER auch auf das von ihm entworfene System einer Dezimal-Klassifikation der gesamten Homöopathie hinwies.

Nachdem im Juni 1990 Herr Dr. SCHWEITZER das ‚Krankenhaus für Naturheilweisen' in München in einem Brief um die Zusendung der dort bereits erfassten Bibliotheks-Daten ersucht hatte, wurden ihm diese im August 1990 in Form von auf Diskette gespeicherten ASCII-Files zugesandt. So konnte in Hamburg das Resultat von über tausend Stunden Arbeit in wenigen Minuten in die dortige Datenbank eingelesen werden. Der Vorteil eines solchen elektronischen Datentransfers liegt hier klar auf der Hand: sämtliche Titel der Hamburger Bibliothek, die auch in München ausgewiesen sind, müssen nun in Hamburg nicht mehr bibliographisch erfasst werden, sondern können direkt per Tastendruck von der Münchener Datenbank ins eigene Verzeichnis kopiert werden.

Die Anregung und Planung weiteren Datenaustauschs war schließlich auch ein Haupt-Thema der am 14.11.1990 in Frankfurt stattgefundenen zweiten Tagung der Leiter homöopathischer Bibliotheken. Nach einer kurzen Vorstellung und Würdigung des inzwischen erschienenen ‚Katalogs der Bibliothek des Krankenhauses für Naturheilweisen' kam man überein, dass zunächst jede Bibliothek erst einmal einen Katalog ihres eigenen Bestands erstellen sollte, zumindest jedenfalls derjenigen Titel, die im Münchener Katalog nicht enthalten sind. Andernfalls genüge es der Hamburger Bibliothek (die den geplanten Gesamtkatalog erstellen möchte) auch, wenn die Titel lediglich im Münchener Katalog angekreuzt werden. Ist ein Titel nämlich in diesem – und damit inzwischen ja auch im Hamburger Computer – erfasst, braucht der dort bereits existierende Eintrag nur noch um den zusätzlichen Standort ergänzt zu werden.

Als derzeit unüberwindbare Schwierigkeit bei dem Vorhaben einer Erfassung sämtlicher Bibliotheks-Bestände wurde die Finanzierung entsprechender Fachkräfte genannt, da hierfür pro Vierteljahr fünfstellige Beträge aufzubringen wären. Nicht jede Bibliothek hat eben das seltene Glück, dass sich zur rechten Zeit dort jemand einfindet, der – zusätzlich zu seiner sonstigen beruflichen Belastung – freiwillig und unentgeltlich diese Arbeit leistet in einer Weise, die in der Katalogisierung homöopathischer | Bibliotheken 166
neue Maßstäbe setzt. – Im übrigen heißt es im Protokoll dieser vorerst letzten Tagung homöopathischer Bibliothekare: „Da wir jetzt das Wesentliche besprochen haben, muß nun erst einmal die Arbeit folgen und all diese Anregungen in die Tat umgesetzt werden. Deswegen soll ... erst in drei Jahren wieder eine Zusammenkunft stattfinden". „Fernziel" bleibe allerdings nach wie vor „eine Gesamterfassung aller Daten der einzelnen Bibliotheken auf EDV und evtl. Erstellung eines Gesamtkatalogs".[478]

Bis dahin bleibt für die Benutzer vorerst noch alles beim Alten.

Literatur

HALLER, K. und H. POPST: ‚Katalogisierung nach den RAK-WB. Eine Einführung in die Regeln für die alphabetische Katalogisierung in wissenschaftlichen Bibliotheken'. 3. Aufl. München, New York, London, Paris 1984.

HEISCHMANN, G.: ‚Bibliotheksverwaltung mit einem Arbeitsplatzrechner. Erfassungsanleitung (am Beispiel des Datenbankprogramms LARS)'. Hrsg. von der Universitätsbibliothek München, Kontaktstelle für Institutsbibliotheken. München 1988.

HORSTMANN, W. und U. HAUSEN: ‚Die Medizinische Bibliothek im Krankenhaus. Modellisten für Bücher und Zeitschriften. Hinweise für Planung,

Einrichtung und Verwaltung'. Hrsg. von d. Arbeitsgemeinschaft f. Med. Bibliothekswesen. Materialien d. Arbeitsstelle f. d. Bibliothekswesen – 13. Berlin 1975.

HASSENMÜLLER, H.: ,Datenrecherche in Hochgeschwindigkeit'. PC-Magazin (1989), Ausg. 20, Sonderdr.

MIDAS MICRO-DATENSYSTEME GMBH (Hrsg.): ,Leistungsstarkes Archivierungs- und Recherchesystem LARS. Bedienungsanleitung'. Frankfurt 1989.

PAULIßEN, D. und A. TERHORST: ,Das große Word 5.0 Buch'. Düsseldorf 1989.

,Regeln für die alphabetische Katalogisierung. RAK. Bd. 1. Regeln für wissenschaftliche Bibliotheken. RAK-WB'. Hrsg. von d. Kommission d. Dt. Bibliotheksinst. f. Alphabet. Katalogisierung unter Vorsitz von FRANZ GEORG KALTWASSER. Wiesbaden 1983.

SCHMIDT, J.M.: ,Die Publikationen Samuel Hahnemanns'. Sudhoffs Arch. 72 (1988), 14-36.

SCHÜTTE, A.: ,Homöopathie in der tierärztlichen Praxis. Forschungsvorhaben'. Allgemeine Homöopathische Zeitung (AHZ) 235 (1990), 19-22.

167 | SCHWEITZER, W.: ,Protokoll über die erste Zusammenkunft der homöopathischen Bibliotheken und deren Leiter zu einem Gedankenaustausch am 15.11.1989 in Hamburg' [unveröff.].

SCHWEITZER, W.: ,Protokoll über die Arbeitstagung der homöopathischen Bibliotheken am 14.11.1990 in Frankfurt/Main' [unveröff.].

SCHWEITZER, W.: ,Jahresbericht 1989 der Homöopathischen Bibliothek Hamburg'. Allgemeine Homöopathische Zeitung (AHZ) 235 (1990), H. 6, S. Xf.

SCHWEITZER, W.: ,Sitzung der Bibliotheken innerhalb des Zentralkatalogs der homöopathischen Bibliotheken des deutschsprachigen Gebietes der Liga medicorum homoeopathica internationalis vom 14.11.1990'. Allgemeine Homöopathische Zeitung (AHZ) 236 (1991), H. 2, S. III.

SCHWEITZER, W.: ,Die homöopathische Bibliothek als Sammelbecken der homöopathischen Erkenntnisse aus 200 Jahren'. In: Proc. 46th Congr. Liga Med. Homoeop. Internat. May/6–11/1991, Cologne. Mainz 1991, S. 116-117.

SCHWEITZER, W.: ,Ikonographie. Sammlung, Dokumentation, Historie und Legenden der Bilder des Hofrates Dr. med. habil. Christian Friedrich Samuel Hahnemann'. Heidelberg 1991.

WERNER, U.: BIBLIO. ,Mehr als ein elektronischer Bücherkatalog. Das elektronische Verwaltungssystem der Bibliothek des Instituts für betriebswirtschaftliche Risikoforschung und Versicherungswirtschaft (INRIVER), München'. Versicherungswirtschaft 44 (1989), 555-560.

Bibliographien, Kataloge u.a.

,Catalogus van de Homoeopathische Bibliotheek. Opgenommen in de Universiteitsbibliotheek Utrecht'. Utrecht 1982.

HEITS, E. (Hrsg.): ,Allgemeine homöopathische Zeitung. Registerband 1832–1981'. Heidelberg 1982.

BAUR, J., K.-H. GYPSER, G. VON KELLER und P.W. THOMAS (Hrsg.): ,Bibliotheca Homoeopathica. Internationale Bibliographie der homöopathischen Literatur. Bd. 1. Zeitschriften'. Gouda 1984.

ROZET, C.: ,Bibliographie de l'homéopathie. Publications en langue française de 1824 à 1984'. Lyon 1984.

GÜNTHER, R. und R. WITTERN (Hrsg.): ,Katalog der Bibliothek des Homöopathie-Archivs. Aus den Beständen des Instituts für Geschichte der Medizin der Robert Bosch Stiftung'. Stuttgart 1988.

SCHÜTTE, A.: ,Katalog Veterinär-Homöopathischer Literatur von ihren Anfängen bis heute'. Schwarzenbek 1988.

SCHMIDT, J.M.: ,Bibliographie der Schriften Samuel Hahnemanns'. Rauenberg 1989.

SCHMIDT, J.M.: ,Katalog der Bibliothek des Krankenhauses für Naturheilweisen'. München 1990.

Rezension

Eberhard Wolff: Gesundheitsverein und Medikalisierungsprozess. Der Homöopathische Verein Heidenheim/Brenz zwischen 1886 und 1945. Tübingen: Tübinger Vereinigung für Volkskunde, 1989, 239 S.

In: Sudhoffs Archiv 1992; 76 (2): 247-248

247 | Wurde Medizingeschichte bis vor wenigen Jahrzehnten fast ausschließlich von Ärzten – meist im Sinne einer medizinischen Fortschritts- und Heroengeschichte – geschrieben, so sind es heute zunehmend Geisteswissenschaftler, die – entsprechend ihrer anderen Qualifikation und Sozialisation – durch die Bearbeitung hauptsächlich sozial-, wirtschafts- und kulturgeschichtlicher Aspekte dieses Faches das Hauptinteresse der Forschung auf sich ziehen. Zentrale Konzepte des gegenwärtigen Trends zur Sozialgeschichtsschreibung der Medizin sind zum einen die Anwendung von Professionalisierungstheorien etwa auf den Wandel des gesellschaftlichen, ökonomischen und politischen Status der Ärzte im letzten Jahrhundert (Claudia Huerkamp und andere), zum anderen der von Michel Foucault 1976 eingeführte Begriff der Medikalisierung zur Interpretation der historischen Herausbildung unseres heutigen industriegesellschaftlichen Gesundheitssystems und des entsprechenden individuellen Gesundheitsverhaltens.

An letzteren knüpft der Volkskundler Eberhard Wolff in seiner 1986 unter Hermann Bausinger in Tübingen als Magisterarbeit erstellten und 1989 für den Druck aktualisierten Studie ‚Gesundheitsverein und Medikalisierungsprozeß' an: Ein „seltener Quellenfund bot [ihm] die Chance", – in Anknüpfung an Roy Porter's Forderung nach einer mehr laienorientierten Geschichtsschreibung (*medical history from below*) – die „Motivationen, Einstellungen, Ideologien und Tätigkeiten" eines württembergischen medizinischen Laienvereins zwischen 1886 und 1945 in ein Verhältnis zu setzen zur parallel dazu stattfindenden Medikalisierung der damaligen Gesellschaft. Konkret handelt es sich um den ‚Verein für Homöopathie und Lebenspflege e.V. Heidenheim/Brenz', dessen fast vollständig erhaltenes Archiv dem Verfasser zur Verfügung stand. Die Aufarbeitung der gedruckten wie auch ungedruckten Quellen ergänzte derselbe teilweise durch selbst durchgeführte (unstandardisierte) Interviews mit Augenzeugen (S. 16f).

Nach längeren Ausführungen zu den „Rahmenbedingungen und Hintergründen" (Homöopathie, Laienmedizin, Heidenheim, Kap. 2) sowie zum Heidenheimer Verein als solchen (Kap. 3.1) kommt der Verfasser schließlich zur Bearbeitung der auf S. 34 von ihm selbst programmatisch aufgeworfenen Fragen (102ff.). Es zeigt sich, dass

- dem Verein aufgrund seiner „freiwilligen aktiven Übernahme der von Staat und Ärzten gesetzten diätetischen Normen" (112) „eine deutlich positive Funktion für die Einübung eines aktiven, zweckrationalen Gesundheitsverhaltens seiner Mitglieder zugeschrieben werden" muss (11.6) (Kap. 3.2),

- „für den Verein die industriegesellschaftlichen Werte Wissenschaftlichkeit, Rationalität und Fortschrittlichkeit ... grundsätzlich positiv bewertete Begriffe darstellten" (137), womit ihm also „ein medikalisierungsfreundliches Bewußtsein attestiert werden" kann (133) (Kap. 3.3),

• „der Verein die fachliche Kompetenz des approbierten Arztes schätzte und ... explizit dessen Behandlungsmonopol akzeptierte“ (148f.), und man sich lediglich bei Bagatellerkrankungen an Laien wandte (wobei der Übergang vom gegenseitigen Erfahrungsaustausch zur Konsultation des Vereinsexperten im Laien-Verein selbst eine Art Professionalisierungsprozess wiederspiegelt) (Kap. 3.4),

• trotz einzelner Widerstände gegen die Tätigkeit bestimmter Ärzte „die Existenz des Vereins .. kaum als Ausdruck einer fehlenden Akzeptanz der ärztlichen Autorität seitens der Patienten zu bewerten“ ist (160) (Kap. 3.5),

• hinsichtlich der „Akzeptanz und teilweisen aktiven Selbstaneignung solidarischer und/oder zukunftsorientierter Sicherung des ökonomischen Gesundheitsrisikos“ der Verein ein „ausgeprägtes Interesse an rationalen Formen der Krankheitsbewältigung und -vorsorge unter Beweis stellte“ (173) (Kap. 3.6),

• im Verein keineswegs pauschal eine „unpolitische Grundeinstellung“ vorherrschte, wenn auch „kein genuines Interesse an einer politischen Behandlung von Gesundheit, sondern ein sekundäres oder reaktives“ vorlag (191f.) (Kap. 3.7),

• auch für die Zeit des Nationalsozialismus dem Verein „ein bedingtes politisches Bewußtsein zuzusprechen“ ist, insgesamt jedoch „der Aspekt des Politischen“ – „im Sinne einer Medikalisierungsfreundlichkeit oder -feindlichkeit“ – „als indifferent bewertet werden“ muss (216) (Kap. 3.8).

248 | Beachtlich sind diese Ergebnisse insofern, als in der Literatur die Ende des 19. Jahrhunderts gleichzeitig sich erhebende medizinische Reformbewegung durchgängig als aus dem Protest gegen die zunehmende Verwissenschaftlichung und Rationalisierung der Medizin (121), gegen den Autoritätsanspruch der Ärzte (139), gegen gesundheitsökonomische (163) und gesundheitspolitische Zwangsmaßnahmen (176) sowie aus einem Verlust der Achtung vor der gelehrten Wissenschaft (153) entstanden dargestellt wird. – Völlig konträr hierzu war die Heidenheimer Vereinsaktivität offensichtlich „der Verbreitung rationalistischer Wertsysteme und Verhaltensweisen, besonders im Bereich der privaten Lebensführung“ dienlich und begünstigte „eine Ablösung traditionaler, subkulturell verfestigter Verhaltensorientierungen und eine Verallgemeinerung bürgerlicher Normen in bezug auf die Einstellung zu Gesundheit, Krankheit und wissenschaftlich orientierter Medizin“ – ganz in Übereinstimmung mit der Medikalisierungsdefinition etwa von REINHARD SPREE (222). Inwieweit dieses Ergebnis nun als Fortschritt oder Rückschritt für das Gesundheitswesen zu betrachten wäre, bleibt in der vorliegenden Untersuchung unbeantwortet, zumal der Medikalisierungsbegriff hier nicht normativ (wie etwa bei IVAN ILLICH), sondern ausschließlich deskriptiv verwendet wird (35f., 222). Ebenso wird auch die Homöopathie als solche lediglich als „eine medizinisch ernstzunehmende Therapieform“ „neben der Schulmedizin“ vorrausgesetzt (222), die Frage nach ihrer eigentlichen „medizinischen Legitimität“ jedoch als „irrelevant“ ausgeblendet (38, Anm. 4).

Einer der kritischsten Punkte der vorgeführten „Mikrostudie“ ist der, dass sie – nach den Worten des Verfassers – von ihrer Anlage her keinerlei „Repräsentativität“ „beanspruchen“ kann (223). Der Heidenheimer Verein unterscheidet sich nämlich von anderen medizinischen Laienvereinen der Zeit sowohl durch seine spezifische geographische Lage (industrialisierte Stadt, in der speziell die Homöopathie relativ weit verbreitet war), als auch durch die Eigenart der von ihm favorisierten Methode (die Homöopathie, im Gegensatz zu anderen Naturheiltherapien), als auch durch die spezifische Sozialstruktur seiner Mitglieder. Dementsprechend wird, neben sehr vorsichtig formulierten Teilergebnissen der Studie („das Bündel an medikalen Verhaltensorientierungen im Verein dürfte damit eine bedingte schichtspezifische Allgemeingültigkeit haben“), das eigentliche Fazit der Untersuchung vom Verfasser letztlich im Konditionalis belassen: Sollte das Beispiel des Heidenheimer Vereins tatsächlich auf die gesamte Laienschaft verallgemeinerbar sein, „so wäre die Eigenbeteiligung der Patienten an ihrer Medikalisierung ... größer gewesen als bisher angenommen“ (226).

Drei Briefe von Richard Haehl an William Boericke aus der Zeit der frühen Weimarer Republik

In: Medizin in Gesellschaft und Geschichte 1993 (1992); 11: 203-218

Summary

218 | Three letters, written by Richard Haehl (1873–1932) of Stuttgart to William Boericke (1849–1929) in San Francisco, were recently found in a private collection in the Bay Area. Both men were physicians and well-known to their professional community as authors. Dating from the early 1920s, these letters give on the one hand an example of continuous good professional connections between Germany and the United States during this period. On the other hand they contain detailed information regarding typical private, social, economic, and political problems of that time – seen by a prominent but nevertheless not very wealthy physician. The documents reflect e.g. Haehl's view of the economic and political changes during the early days of the Weimar Republic, such as inflation and the „Ruhrkampf" in 1923. They also show Haehl's own financial problems and disillusion as a member of the suffering middle class. In addition, the letters shed light on the personal relationship between the two physicians and on the way they communicated about the exchange of books, journals and photographs as well as some critical comments at the time when Haehl was editing his major literary works.

[Einführung]

203 | Während meiner kürzlich beendeten medizinhistorischen Forschungen in San Francisco[479] fand ich letztes Jahr auch eine Sammlung der Korrespondenz William Boerickes (1849–1929), die unter anderem drei bisher unbekannte Original-Briefe von Richard Haehl (1873–1932) enthält.[480] Beide Ärzte waren in Fachkreisen international bekannte Persönlichkeiten und standen über ihren Briefwechsel in relativ enger Verbindung miteinander.

Der in Böhmen geborene William Boericke war der Neffe des Sachsen Franz Edmund Boericke (1826–1901), der im Anschluss an die Revolution von 1848 nach Philadelphia auswanderte und hier ab 1853 mit Rudolph L. Tafel und ab 1869 mit Adolph J. Tafel die heute noch bestehende Arzneimittelfirma ‚Boericke & Tafel' aufbaute. William Boericke selbst kam bereits kurz nach seiner Geburt – etwa zu derselben Zeit wie seine Onkel Franz Edmund und Anton sowie sein Vater Franz Oskar Boericke – nach Philadelphia, promovierte 1880 am dortigen ‚Hahnemann Medical College' und ging anschließend nach San Francisco. Neben seiner fast 50-jährigen ärztlichen Tätigkeit wirkte er dort unter anderem als Gründer und Vorsitzender mehrerer medizinischer Gesellschaften und Organisationen, Gründer und langjähriger Herausgeber einer Zeitschrift,[481] Gründer und langjähriger Professor eines Colleges bzw. Professor an der ‚University of California, Medical School',[482] sowie als Autor zahlreicher Aufsätze und mehrerer Bücher,[483] von denen besonders seine heute noch verwendete Arzneimittellehre bekannt geworden ist.[484] 1922 erschien außerdem seine englische Übersetzung von Hahnemanns sechster Auflage des ‚Organon der Heilkunst'.[485]

Der in Württemberg geborene Richard Haehl promovierte, nachdem er in Deutschland nicht studieren konnte,[486] 1898 ebenfalls am ‚Hahnemann Medical College' in Philadelphia, wo der damalige Bibliothekar und Dozent für Geschichte der Medizin Thomas L. Bradford (1847–1918) ein Interesse an historischem Arbeiten in ihm weckte, das seitdem sein Leben und Wirken maßgeblich bestimmte. So gelang es ihm etwa, nach über 20-jährigen Verhandlungen mit der in Westfalen lebenden Familie von Bönninghausen 1920 den dort aufbewahrten literarischen Nachlass von Samuel Hahnemann zu erwerben, woraufhin Haehl 1921 erstmals die sechste Auflage von dessen ‚Organon der Heilkunst' herausgeben[487] sowie ein privates ‚Hahnemann-Museum' einrichten konnte.[488] Neben seiner ärztlichen Tätigkeit in Stuttgart[489] war er auch Schriftleiter und Sekretär einiger laienmedizinischer Organe[490] und publizierte verschiedene Aufsätze und kleinere Schriften.[491] 1922 erschien seine zweibändige Hahnemann-Biographie, die bald auch ins Englische übersetzt wurde und ihn weit über die Grenzen seiner Heimat hinaus berühmt machte.[492]

Obwohl in der 300-seitigen Autobiographie Richard Haehls William Boericke mit keinem Wort erwähnt wird,[493] verband beide Ärzte doch seit 1906, als sie zusammen in der Hoffnung, Hahnemanns Nachlass zu erwerben, von Stuttgart nach Darup und Münster reisten, eine langjährige Freundschaft.[494] Als es
204 Haehl im April 1920 | schließlich gelungen war, mit von Boericke überwiesenem Geld das Manuskript der sechsten Auflage des ‚Organons' zu kaufen und es durch das damals gerade sehr unsichere Ruhrgebiet unversehrt nach Stuttgart zu bringen,[495] sandte er jenes umgehend zu Boericke, der es in San Francisco dann ins Englische übersetzte.[496] – Neben dieser mehr organisatorischen Zusammenarbeit fand zwischen den beiden Kollegen aber auch ein eingehender fachlicher Austausch statt, der sowohl Informationen über die eigene berufliche Tätigkeit, die neueste Literatur und bestimmte Lehrstühle als auch aktuelle politische Entwicklungen umfasste. Aufgrund des allgemein interessanten Inhalts ihrer Korrespondenz wurden Auszüge daraus wiederholt auch in den jeweiligen Fachzeitschriften veröffentlicht.[497]

Beispielhaft für die damaligen teilweise sehr guten deutsch-amerikanischen Beziehungen zwischen Vertretern derselben Profession sind nun auch die hier erstmals publizierten Briefe Haehls an Boericke. Zum einen zeigen sie, bis in welche Details hinein der Empfänger von den eigenen persönlichen, beruflichen, wirtschaftlichen und politischen Ansichten und Schwierigkeiten in Kenntnis gesetzt wurde. Zum anderen werfen diese Dokumente aber auch inhaltlich ein Licht auf die tatsächliche Situation jener Zeit – vermittelt durch das persönliche Erleben eines zwar relativ prominenten, deshalb finanziell aber keineswegs überprivilegierten Arztes.

Die drei bisher unveröffentlichten Briefe Haehls datieren alle aus den frühen Jahren der Weimarer Republik, die wirtschaftlich vor allem durch die Inflation und außenpolitisch durch die Konfrontation im Westen bei gleichzeitiger Eröffnung der Bündnisoption nach Osten (Rapallo-Vertrag 1922) bestimmt waren.[498] Die Inflation, die mit der hohen Verschuldung des Deutschen Reiches während des Ersten Weltkriegs begonnen hatte, 1919–1920 noch relativ langsam, durch zunehmende Betätigung der Notenpresse bald aber immer schneller verlief, erreichte im November 1923 ihren Höhepunkt und zugleich ihr Ende, als die Rentenbank gegründet und die Rentenmark als Äquivalent von einer Billion Papiermark eingeführt worden war. Der zunehmend rapide Verfall der deutschen Währung hatte sich auch auf die Entwicklung des Dollarkurses ausgewirkt: ein US-Dollar lag im Januar 1922 noch bei 192 Mark, im Juli 1922 bereits bei 420 Mark, im Januar 1923 bei 1.800 Mark, im Juli 1923 bei 100.000 Mark, im Oktober 1923 bei 40 Milliarden Mark und im November 1923 schließlich bei 4,2 Billionen Mark. Durch die rasche Geldentwertung brach nicht nur die Altersversorgung der Mittelschichten, die bis 1914 wesentlich auf erspartem Vermögen beruht hatte, zusammen, sondern weite Kreise des Bürgertums, das mit seinem Vermögen auch Status und Sicherheit dahinschwinden sah, gaben hierfür auch der noch jungen Republik als solcher die Schuld.

Neben den von HAEHL hier aufgeführten Belegen für die wirtschaftlichen Verhältnisse jener Zeit kommentierte er in seinem Brief vom Mai 1923 auch den damaligen Stand des sogenannten Ruhrkampfs, der insgesamt von Januar bis September 1923 dauerte. Im Anschluss an das Urteil der Reparationskommission, Deutschland habe seine Kohlelieferungen vernachlässigt, hatte Frankreich das Ruhrgebiet besetzen lassen, um sich dort „produktive Pfänder" zu sichern. Der von der Reichsregierung daraufhin unterstützte passive Widerstand der Bevölkerung, der gewaltige finanzielle Leistungen vom Reich verlangte, die ihrerseits die Inflation schlagartig beschleu-
205 nigten, | konnte letztlich allerdings nicht durchgehalten, sondern musste aus innerpolitischen und finanziellen Gründen abgebrochen werden. HAEHLS Parteinahme für sein Land, seine Verurteilung der französischen Ausschreitungen und seine angedeutete Appellation an ein Einlenken der USA zeigen ihn zum einen als typisch national denkenden Bürger jener Zeit, zum anderen aber auch als äußerst besorgt über hierdurch in Gang kommende künftige politische Entwicklungen, wie unter anderem bereits das Zitat am Ende des ersten Briefes zeigt.

Innerhalb dieses wirtschaftlichen und politischen Rahmens fristeten nun HAEHL und seine Familie ein eher bescheidenes Dasein, worüber man – im Gegensatz zu seiner Autobiographie – in den hier vorliegenden Briefen auch einiges erfahren kann.[499] Seine eigene ökonomische Lage, die neben der allgemeinen Geldentwertung vor allem durch das Ausbleiben seiner Patienten während der allgemeinen Notlage bedingt war, verbot es ihm nicht nur, sich etwas Urlaub zu gönnen, sondern machte es ihm auch zunehmend unmöglich, etwa die Bücher für das Medizinstudium seines Sohnes sowie genügend Heizmaterial oder Schuhe zu kaufen, um welche er daher seine amerikanischen Freunde zu bitten sich anschickte.[500] Privates berichtete HAEHL von seiner und seines Sohnes Krankheit, den im eigenen Garten angebauten Früchten und Beeren sowie davon, wie er seine Silberhochzeit gefeiert hatte.

HAEHLS Verhältnis zu BOERICKE kann aufgrund des vorliegenden Briefwechsels als sehr herzlich bezeichnet werden, wenngleich hier zweifellos der berufliche Austausch unter Kollegen im Vordergrund stand, etwa bezüglich der Herausgabe von HAHNEMANNS sechster Auflage des ‚Organons', der bereits angekündigten HAHNEMANN-Biographie, eines HAHNEMANN-Bildes, des Austausches von medizinischen Büchern, Zeitschriften und eigenen Fotografien untereinander sowie der Vermittlung einer Krankenschwester. Interessant ist im Zusammenhang mit der Neuerscheinung von ROYAL,[501] wie HAEHL seine persönliche Art, *Materia medica* zu lernen, beschrieb (er wiederholte seit Jahren täglich ein Arzneimittel), wobei ihm gleichzeitig aber bewusst war, dass modernen Ärzten dafür die Zeit abgehen würde. Hinsichtlich der Zukunft der von ihm vertretenen Heilmethode war HAEHL allerdings – zumindest was Deutschland anbelangte – dennoch recht zuversichtlich.[502]

Die Briefe selbst sind in einfachem und mit Germanismen durchsetztem Englisch geschrieben und werden hier – mit Ausnahme offensichtlicher Rechtschreibfehler, deren Korrekturen in eckigen Klammern eingefügt sind – unverändert wiedergegeben.[503]

Die drei Briefe

| Jordanbad bei Biberach a/R, May 13th 1921. 206
My dear Dr. Boericke –

Your letter of April 18th has been received last night. I am not at home at present. My illness forced me to leave practice to my assisting physician[504] and seek recreation in a quiet place. I am feeling somewhat better now and hope to regain health and strength again by and by. I intend to stay here for a few months yet. The postponement of your journey to Germany for next year has been quite a disappointment. Would it not have been delightful and a splendid opportunity to be together with you here, on a most lovely and quiet place – quite among ourselves?

Last week I finished the index to the sixth edition of the Organon. I append Hahnemanns writing on epidemic diseases, as they have never been reprinted in German.[505] Not even Stapfs lesser writings of Hahnemann contain any of these essays.[506] The first copy of the new Organon edition will be yours.

My introduction „Vorrede" to the sixth edition comprises about 70 pages. Some of my collegues, after reading it, thought it to be an excellent essay, quite fit for the purpose and occasion. I shall leave it to you, to translate it entirely for your American edition or to give an extract of it only. Some of the letters have already been translated and published in Bradfords „life of Hahnemann".[507] At all events I wrote to my wife this morning and asked her to send you the type written copy of the whole introduction immediately. Perhaps it will arrive together with this present letter. The manuscript is yours, take it for what it is worth and do whatever you please.[508]

I intend to finish the Hahnemann biography here, working nothing else, but spending a few hours daily to the work. Mr. Hering did not answer as yet.[509] He will probably ask your opinion first.

I am sorry I did not ask you to deposit $ 1.000 in Marks some weeks ago, while the valuta of our German money was on the lowest level. This would have enabled us later on to illustrate the book with a large number of cuts and autographs of the different periods of Hahnemanns life. If at all possible, the coming biography ought to be also a careful collection of Hahnemann pictures. In case of a failure in the intended translation you could have withdrawn your deposit (as it would have been simply a „mark deposit" on your own name) without loosing [losing] one Cent of money. Otherwise I would have gained quite a sum. The value of our German marks seems to be raising rapidly.

It is with a great deal of interest, that I am expecting Dr. Royals book on Homoeopathic Materia Medica.[510] The study of drugs is a tiresome work for the pract[it]ioner and yet it is the most necessary part of our professional studies. Wherever I can get hold of a Homoeopathic Materia Medica – old or new, it does not matter – I buy it, as it gives me a new impetus for the study of the subject and I begin to sit down and study as a faithful medical student symptoms and indications of one remedy after the other, comparing them from the standpoint of personal experience. It has been my habit for years to read one remedy every day or in sleepless nights and I shall stick to it in the future also. I would not be able to practice concienciously [conscientiously] otherwise. It seems to me, the more we
207 study Homoeopathic | Materia Medica, the more we shall be convinced of our little knowledge on drug action, compared to Hahnemann and his early disciples. While I was still a Medical Student of old Hahnemann in Philadelphia[511] I was very proud of my „100" in every examination on Materia Medica. In those happy days I was sure to know much on this subject; to day I know the reverse, in spite of 23 years of quite a successful professional career. Modern physicians, compared to Hahnemann and his early disciples, must divide their time too much for other things, especially diagnosis, pathology, bacteriology, specialities etc. and too little time remains for Homoeopathic Materia Medica studies, which after all is the most important for the general pract[it]ioner.

Thank you very much for Royals ‚Materia Medica', which I hope to receive in due time.

I am very sorry you did not get the Homoeopathische Monatsblätter.[512] I have paid a copy for you in December 1920 (for 1921) giving the manager your entire address. I am writing to day and see that you shall get the remaining number of 1921. I shall also write to Dr. Schwabe of Leipzig[513] and you will get these Journals also.[514] I donot believe the Berlin Journals are to be published at present, for want of money and the high expense of printing paper.[515]

It seems to me I have [had] bad luck lat[e]ly. Last week a heavy thunderstorm and hailing destroyed all my hopes on fruits and berries in my gardens. My wife informs me in a letter, she had never witnessed anything like it. Even leaves and twigs of trees and bushes have been partially destroyed. Is this not a miniature picture of the great thunderstorm going down upon our dear country at present? „Die Saat wird eines Tages aufgehen und böse Früchte tragen" believe me!

Very sincer[e]ly yours

Richard Haehl.

My present ad[d]ress: Dr. Richard Haehl aus Stuttgart Zur Zeit Jordanbad bei Biberach (Württemberg).

Stuttgart, May 10th 1923.

Obere Birkenwald St. 118.

My dear doctor Boericke –

Your letter of March 7th has been received. I am sorry I could not go to the Atlantic City meeting.[516] Conditions in Germany are getting worse and worse. The word „humanity", which has been „the real cause" for your country to take part in the war against Germany, dont [doesn't] seem to exist in the very moment, when it ought to be applied to our affairs. I have lost confidence in everything. There is really no country and no statesman in the world having the courage to

make a stop to the French insanity. Our population living in Westphalia are [is] treated like animals (women whipped!), for no other purpose but because they
208 are true to their own country. Times | will not be too far, that desperation and hopelessness may bring about changes, which are not of any advantage to Germany and France. Read the verdict of the jury on our noble man like Bohlen-Krupp[517] etc!! Are there really no judges in your country, feeling ashamed of their French collegues?! If so, why do they not have the courage to stand up for the victims of French cruelty!

Some time ago I have send you a fine reproduction of the Oil painting „Hahnemann auf dem Sterbebette".[518] Some of my medical friends asked me for a copy. Only a few hundred copies have been reproduced. The picture therefore will be of some value for all times. I was just about to send a copy to Dr. Dewey,[519] but I feel, I have no cause to do so. Do you think Dr. Ward[520] would like to have a copy of it? I should be quite willing to send him the picture, as he gave me all the volumes of the gynaec. and obstetrical homoeop. Journal.[521]

Some time next month a lady patient of mine is returning to her home in San Francisco. I asked her to take a copy of Dr. Stauffers ‚Materia Medica' along for you.[522] I am quite sure you will have your pleasure in reading the unique book. Some time ago a new ‚Materia Medica' has been announced, to be published by Boericke and Tafel (Hindsdale [Hinsdale] being the author).[523] Perhaps you have the kindness to send me a copy of it in exchange to Dr. Stauffers ‚Homoeopathic Materia Medica'.

Dont be afraid for the future of Homoeopathy! Hahnemanns system of medicine is celebrating a rebirth in Southern Germany! We are doing most excellent work in our Homoeopathic Hospital of this city.[524] The name „homoeopathic" hospital is as misnomer here as is the case with so many socalled institutions of your country. Our younger generation is beginning to publish books of excellent homoeopathic spirit. There will be a time, when homoeopathy again begins to spread over the world, having Germany for all time as its true place of culture!

My eldest son[525] has now passed his „Physikum" (midterm examination after five Semesters of medical study) with most excellent results. He is now continuing his studies at Munich. Although this city is more expensive, I permitted him to go there, as he has more opportunity to see clinical cases. I wish he would be at the end of his medical courses! Two students at the same time and difficulties all around us, is almost more than a father can bear! 2 1/2 more years and I hope I shall have an assistent [assistant] of fine qualities in my oldest son! He is an intelligent boy and seems to be specially talented to poetry, which may at all events prove you a fine mental impressionality.[526]

As you dont seem to come to Germany, I wish you would send me your picture for my Hahnemann Room.[527] You deserve it to be one among the true heroes of genuine Homoeopathy. Permit me to send you my picture here. You see, I have kept up my frame fa[i]rly well, being 50 years of age on december 15th of this year.

Our college class of Hahnemann College of Philad. is going to celebrate its 25th year of graduation this year.[528] I have received a number of invitations by fellow students. They dont seem to be able to realize our state of affairs, as they asked me for contributions to the chair of Anatomy. No one has honored old Weaver[529] more than I have and no one of my class mates can feel more grateful to our dear Alma mater, but our conditions are such, that I am simply unable to part with even the slightest amount of my income.

| Mrs. Pollitzer of San Francisco will bring you my 209
personal greetings, together with Stauffers ‚Homoeopathic Materia Medica' –

Yours sincer[e]ly

Richard Haehl.

P.S. Dr. Emil Schlegel, the well known homoeopathic physician of Tübingen is just about to publish a small book „Erläuterungen zu Hahnemanns Organon".[530] He compares some of Hahnemanns paragraphs in the sixth edition to the present state of medical science. It may be well worth of an English translation. I shall send you a copy of it, when it has left the press!

Stuttgart, September 30th 1923.
Obere Birkenwald St. 118
My dear doktor Boericke!

One week ago my wife[531] and myself celebrated our „silver wedding". Of course, the celebration was not in any way like a feet [feat? feast?]. We made a small trip to relatives and remained there, together with our four children, several days. I had not interrupted my medical work for more than one year.[532] Up until one year ago I used to take an annual vacation of at least 4 weeks. Under the dreadful conditions of the present time I had to stay in harness continually, to earn the necessary amount of money for our daily needs. Now, the day before we left Stuttgart, your letter arrived and we were happy to see, that we had still friends in America. This day was a red letter day in our life; in the afternoon a letter came from Hamburg, telling, that Dr. Rabe of New York[533] had send us a food books [box?] by means of the Central Com[m]itee for Relief of distress in Germany. These two letters gave us a new backhold and we left Stuttgart for our little vacation trip with a great deal more ease and happiness.

Our conditions in Germany are getting more and more deplorable. I have always had a lot of courage, but now everything looks dark around me and I dont know what the future will bring on miseries and distress. Food stuffs are getting very scanty and the prices rather exorbitant. Just think of it: One pound of com[m]on potatoes 1,5 Million of Marks; one pound of meat 60–70 Millions. We are now in the habit of eating meat only once in ten days, in other words, we try to live almost entir[e]ly on vegetarian diet. Now, this would not be bad, provided we should have sufficient amounts of fat, butter etc. But this is not the case. For one egg we have to pay four Million of Marks, for one pound of butter 60–80 Millions, for one liter of milk 14 Millions!!!

Now amidst all these troubles in food stuffs, we have not nearly the necessary amount of heating material. I am afraid, many of my countrymen will die on account of insufficient food, or they will be the victims of cold unheated rooms for want of wood and coals. Can you understand how happy I was, to receive your letter and its precious contents? Please accept my warm-hearted thanks of myself and of my entire family. You and Dr. Ward have made us happy and we are very much obliged to you and to him for this generosity and kindness.

210 | The shoes announced in your last letter have not arrived as yet. We shall be very happy to accept them. Shoes and cloths are two articles, which we are scarcely able to buy anymore, on account of the unusual high prices. We shall accept them willingly and thank you and Dr. Ward for this great kindness.

The education of children affords sums at present, that can scarc[e]ly be raised by honest work. Six weeks ago I bought all the books for my eldest son (medical student) necessary for the last two years of his medical education. I then had to pay 4 Million of Marks for them, while to day these books would afford a sum of not less than 50 Milliards of Marks!

If you can spare your Marks in Berlin, please let me have them to buy food for it.

Oktober 6th a young lady of Stuttgart, Miss Else Stark, intends to leave Hamburg for New York. She is a graduate nurse and a fine educated help in the chemical and bacteriological laboratory. She used to assist a surgeon, she is very well versed in the Röntgen-laboratory and she speaks English and French quite well. Do you think she could get a good position anywhere in San Francisco? I enclose a small picture of her and a number of certificat[e]s; you see, it [she] is an unusual bright, intelligent and fine educated girl. She is taking my books along for you to your new library. If she could get a position in San Francisco, she would hand you the books over herself; otherwise they will be mailed to your ad[d]ress by Dr. Stuart Close of Brooklyn.[534] May I ask you, to answer the lady in a few lines, if she could find a good position in San Francisco or not? Her address will be:

Miss Else Stark of Stuttgart, care of Stuart Close, MD. Brooklyn N.Y. 248 Hancock Street.

She will take along to New York the following books for your library:

1). Hahnemanns Leben und Schaffen, bound in two volumes. 2). Hahnemanns Organon 6th edition. 3). Hering-Haehl, domestic physician, latest edition (1923). 4). Keuchhusten. 5). Wechseljahre der Frau; 6). Die wichtigsten Krankheiten der Frauen. 7). Kurze Anleitung zur Hauspraxis. 8). Festschrift zu Hahnemanns Geburtstag.[535].

If I can help you in any way to complete your library I shall be happy to do so. Please, let me know, if you need any special German homoeopathic books.

My medical practice has been flourishing up to August. At present the German people need every Mark to buy the necessary food. They have no time and cannot spare any money for a medical consultation.

I am sorry I must inform you of my eldest son Erich, that he is suffering of a severe illness, which he has probably contracted in one of the largest hospitals of Stuttgart, where he practiced during his summer vacation.

Take once more our heartfelt thanks for your great kindness

from yours gratefully and sincer[e]ly

Richard Haehl.

Grundlagen und Entwicklungen in der Homöopathie

In: Deutsche Medizinische Wochenschrift 1993; 118 (29/30): 1085-1090

[Einführung]

1085 | Nicht erst seit Inkrafttreten der neuen Studienordnung für Medizin – seit 1993 ist die Homöopathie Bestandteil des ‚Gegenstandskatalogs für den Zweiten Abschnitt der Ärztlichen Prüfung‘[536] und damit Lehrfach an den Medizinischen Fakultäten deutscher Universitäten – werden von künftigen Ärzten auch Grundkenntnisse in sogenannten alternativen Therapieverfahren verlangt, wozu auch die Homöopathie gerechnet wird. Schon seit längerem sehen sich niedergelassene Mediziner einer zunehmend in diesem Sinne veränderten Erwartungshaltung ihrer Patienten gegenüber. Dementsprechend steil sind in den letzten Jahren auch die Teilnehmerzahlen an diesbezüglichen ärztlichen Weiterbildungs-und Fortbildungskursen angestiegen.

Angesichts des allgemeinen Trends zu einer vermehrten Einbeziehung bislang als „parauniversitär“ eingestufter Heilmethoden in die reguläre medizinische Ausbildung und Praxis besteht nun ein relativer Nachholbedarf an wissenschaftlich fundierten Arbeiten etwa zu den Prinzipien und Problemen der Homöopathie – erhob sich doch die verfügbare homöopathische Literatur, die aus mehreren tausend Monographien und mehreren hundert Zeitschriftentiteln besteht, bislang eher selten über den Rang unkritischer Apologien bzw. inkompetenter Schmähschriften von Seiten ihrer Gegner.

Neben grundsätzlichen Hindernissen eines ersten Zugangs zur Homöopathie (zum Beispiel ihre eigene, historisch bedingte Terminologie und ihr besonderer, philosophisch erschließbarer Ansatz)[537] liegt eine der Hauptschwierigkeiten des Verständnisses ihrer eigentlichen Grundlagen darin, dass die mannigfachen späteren Modifikationen und Umdeutungen der ursprünglichen Lehre in der bisherigen Literatur meist nicht als solche erkannt bzw. systematisch dargestellt wurden.

Differenzierung der Prinzipien der Homöopathie

Um so wichtiger wäre es daher, bereits zu Beginn jeder eingehenderen Beschäftigung mit der Homöopathie differenzieren zu lernen zwischen

- den Prinzipien, die konstitutiv für die Homöopathie sind – Prinzipien also, mit welchen sie als eigenständige Arzneitherapie steht und fällt,
- den Prinzipien, die von ihrem Begründer erst in vorgerücktem Alter, lange nach der eigentlichen Grundlegung der Homöopathie, ergänzt wurden – Prinzipien also, die sich bewähren oder nicht bewähren können, ohne dass damit die Homöopathie als solche bewiesen oder widerlegt wäre, und
- den Prinzipien, die erst von späteren Homöopathen als „Weiterentwicklungen“ der Lehre eingeführt wurden – Prinzipien also, die mit Vorbehalt zu betrachten und nicht zur Homöopathie im engeren Sinne zu rechnen sind.

Samuel Hahnemann (1755–1843)

Begründet wurde die Homöopathie im Jahr 1796,[538] zu einer Zeit, als in der Medizin ein genereller Pluralismus von Systemen vorherrschte und vor allem die Therapie allgemein anerkannter Grundlagen entbehrte.

Eine sichere, rationale Grundlage für die Arzneitherapie zu schaffen, war aber das Le-

bensziel des 1779 promovierten Arztes SAMUEL HAHNEMANN (1755–1843), eines aufklärerischen Geistes, der sich in relativ jungen Jahren schon bedeutende Verdienste um die Wissenschaft erworben hatte.[539] Bereits kurz nach seiner ersten Niederlassung hatte HAHNEMANN aus Verzweiflung an der desolaten Lage der damaligen Medizin seine Praxis fast ganz aufgegeben und hauptsächlich von der Publikation seiner chemischen, pharmazeutischen, psychiatrischen, hygienischen und gerichtsmedizinischen Forschungen sowie von Übersetzungen medizinischer Standardwerke gelebt. Erst nachdem er
1086 – als Versuch | eines Auswegs aus dieser misslichen therapeutischen Situation[540] – die Homöopathie begründet hatte, wie sie ab 1810 in seinem ‚Organon der rationellen Heilkunde' vorlag,[541, 542] nahm er seine Praxis wieder voll auf, lehrte ab 1812 als Privatdozent an der Universität Leipzig und praktizierte nunmehr bis zu seinem Tod im Alter von 88 Jahren.

Die Grundprinzipien der Homöopathie

Die Verwendung von Einzelmitteln

Bei seiner Kritik der damaligen Heilkunde galt HAHNEMANNS Hauptaugenmerk der Arzneitherapie. Hier verurteilte er aufs Schärfste die gewöhnliche Praxis, Gemische von verschiedenen Arzneisubstanzen zu verabreichen, da man auf diese Weise weder deren Gesamtwirkung voraussehen, noch etwas über die Wirkungsweise der einzelnen Bestandteile lernen könne. Mit HAHNEMANNS Grundsatz, selbst fortan nur noch Einzelmittel zu verwenden, war das erste seiner Prinzipien zur Begründung einer rationalen Arzneitherapie festgelegt.

Die Arzneimittelprüfung an Gesunden

Wollte man etwas über die Wirkungen von Medikamenten erfahren, war man auf die damaligen Arzneimittellehren angewiesen. Diese beruhten meist entweder auf der Überlieferung empirischer Zufallsbefunde durch Laien oder aber auf Spekulationen über vermeintliche „Tugenden" von Arzneistoffen. Da beide Quellen für HAHNEMANN keinen wissenschaftlichen Wert hatten, forderte er statt dessen für jede Arzneisubstanz deren experimentelle Überprüfung am Menschen – und zwar am gesunden Menschen, damit nicht etwa Krankheitssymptome fälschlich als Wirkungen der Arzneien interpretiert würden. Auf diese Weise gelangte HAHNEMANN schließlich zu einer „Reinen Arzneimittellehre", die weder Gerüchte noch Spekulationen, sondern ausschließlich mit den fünf Sinnen wahrgenommene Symptome beinhalten sollte. Mit diesem neuen Ansatz einer experimentellen Pharmakologie stand das zweite Prinzip von HAHNEMANNS rationaler Arzneitherapie fest: die Arzneimittelprüfung an gesunden Menschen.

Das Ähnlichkeitsprinzip

Das eigentlich therapeutische Prinzip, das seiner Lehre schließlich den Namen gab, fand HAHNEMANN aufgrund mehrerer therapeutischer Beobachtungen. Zum einen hatte man bemerkt – nicht zuletzt im Zusammenhang mit der gleichzeitigen Entdeckung der Vakzination durch EDWARD JENNER (1749–1823)[543] –, dass eine Krankheit manchmal durch Hinzutreten einer anderen, ähnlichen ausgelöscht und damit „geheilt" werden konnte (wie etwa die Kuhpocken durch Menschenpocken). Zum anderen hatte HAHNEMANN selbst beobachtet, dass zum Beispiel Chinarinde, die das damalige Spezifikum bei Wechselfieber war, bei einer Arzneimittelprüfung am Gesunden eben solche Symptome erzeugte, wie sie ihm selbst vom Wechselfieber her bereits bekannt waren. HAHNEMANNS Überlegung war nun folgende: Wenn eine natürliche Krankheit durch eine andere, ihr ähnliche natürliche Krankheit ausgelöscht werden konnte, so müsste dies auch mit Hilfe einer bewusst erzeugten, künstlichen Arzneikrankheit möglich sein. Nach mehrjährigen Versuchen fühlte sich HAHNEMANN 1796 schließlich berechtigt, als neues Therapieprinzip folgendes aufzustellen: Behandle Krankheiten mit einem Mittel, das bei der Arzneimittelprüfung an Gesunden solche Symptome hervorbringen kann, die denen des Kranken möglichst ähnlich sind.[544] Mit diesem Grundsatz stand das dritte Prinzip von Hahnemanns rationaler Arzneitherapie fest: das *Simile*-Prinzip (*similia similibus curentur* – Behandle Ähnliches mit Ähnlichem).

Wie der Konjunktiv in „*curentur*" zeigt, hatte Hahnemann im Ähnlichkeitsprinzip ursprünglich lediglich eine therapeutische Maxime gesehen, und noch nicht – wie erst in späteren Jahren – ein vermeintliches „Naturgesetz".

Die Verwendung kleinster Arzneigaben

Wie vorauszusehen, traten bei der Verabreichung solcher Substanzen, die von sich aus ähnliche Symptome erzeugen konnten, wie sie bei den einzelnen Patienten bereits vorlagen, erhebliche Verschlimmerungen ihres Zustandes auf. Dies war nun der Grund für Hahnemann, die Dosis seiner Arzneimittel mehr und mehr zu verkleinern. Durch schrittweises Verdünnen derselben (meist im Verhältnis 1:100) versuchte er, die Stärke seiner Arzneigaben so weit abzuschwächen, dass einerseits zwar ihre Wirkung auf den Organismus noch ausreichend war, andererseits aber die zu erwartende sogenannte Erstverschlimmerung möglichst unauffällig verlaufen sollte. Damit war Hahnemann beim vierten Prinzip seiner rationalen Arzneitherapie angelangt: der Verwendung kleinster Arzneigaben.

Hiermit war – von ihren Prinzipien her – die Begründung der „allgemeinen Homöopathie" abgeschlossen. Sowohl historisch als auch logisch bauen diese Prinzipien aufeinander auf, und alle vier sind konstitutiv für Hahnemanns ursprünglichen Entwurf einer rationalen Arzneitherapie. Was von Seiten Hahnemanns und seiner Schüler nun noch folgte, war zum einen die genaue Prüfung von zahlreichen Arzneistoffen an gesunden Probanden, zum anderen die Ausarbeitung einer verfeinerten Methodik der Anwendung der genannten Prinzipien im konkreten Einzelfall.

Von Hahnemann später ergänzte Prinzipien

Obwohl es Hahnemanns ausdrückliche Ab- 1087
sicht war, eine von Vermutungen und Spekulationen freie rationale und empirisch nachprüfbare Arzneitherapie zu schaffen, und er bloße Theorien und Hypothesen aus der Heilkunde grundsätzlich ausschließen wollte, finden sich eben solche nichtsdestotrotz in seinen eigenen späteren Schriften. Wenn er auch anfangs den zunehmenden Einfluss der Naturphilosophie in der Medizin des beginnenden 19. Jahrhunderts noch kritisiert hatte, so war er doch in den letzten beiden Jahrzehnten seines Lebens weniger von der schon verblassten Aufklärung als mehr und mehr von der Zeit der deutschen Romantik bestimmt.[545, 546]

Aus dieser späten Zeit stammen einige Spekulationen Hahnemanns, die er selbst größtenteils zwar als „nur wahrscheinliche Annahmen" bezeichnete, die aber in der Rezeption seiner Werke oft fälschlicherweise für die eigentlichen Grundlagen der Homöopathie gehalten und entsprechend überbewertet wurden.

Die „Lebenskraft" und ihre „Verstimmung"

Einer der Begriffe, die bei der eigentlichen Begründung der Homöopathie praktisch keine Rolle spielten und erst in den späteren Schriften Hahnemanns zunehmende Bedeutung erlangten, ist der der „Lebenskraft". Erst im letzten Drittel seiner rund 60-jährigen Schaffensperiode versuchte Hahnemann vermehrt, Krankheit als Produkt einer „verstimmten", geistartig vorgestellten „Lebenskraft" zu erklären und Heilung als Resultat einer Einwirkung der Arzneikraft direkt auf diese. Gemäß einer Erläuterung, die Hahnemann fünf Jahre vor seinem Tod gab, werde der „Lebenskraft" durch die Wirkung des homöopathischen Arzneimittels sozusagen ein ähnlicher „Krankheitsfeind" „vergrößert vorgehalten", wodurch jene letztlich veranlasst werde, ihre eigene Energie so weit zu erhöhen, dass sie den Organismus schließlich wieder ganz beherrschen könne.[547]

Zu dieser Art von „Erklärungs-Versuchen“ der homöopathischen Arzneiwirkung ist allerdings zu bemerken, dass sich HAHNEMANN ihres spekulativen Charakters durchaus bewusst war und er ausdrücklich nicht die Absicht hatte, damit etwa die Grundlagen der Homöopathie zu beweisen.

Das „Potenzieren“ von Arzneimitteln

Eine weitere spätere Vorstellung HAHNEMANNS, die dieser erst lange nach der eigentlichen Begründung der Homöopathie erstmals geäußert hat, die dennoch aber meist gerade als das Wesentlichste der Homöopathie angesehen wird, ist das Konzept des „Potenzierens“ bzw. „Dynamisierens“ von Arzneimitteln.

Wie bereits erwähnt, hatte HAHNEMANN zunächst versucht, durch schrittweises Verdünnen seiner Arzneigaben deren Wirkung so weit abzuschwächen, dass die zu erwartende Erstverschlimmerung möglichst mild verlaufen sollte. Zu seiner Überraschung bemerkte er bald, dass – so weit er dieses schrittweise Verdünnen auch trieb – er keine Grenze finden konnte, ab der die Verdünnung eines homöopathisch passenden Mittels keine Wirkung mehr zu zeigen schien. Obwohl ihm die Macht der Suggestion und auch die *Placebo*-Wirkung von reinem Milchzucker nachweislich bekannt waren, nahm er dieses Phänomen ohne derartige Interpretationen zur Kenntnis und bemerkte dazu nur, dass er „es selbst nicht begreife“.[548] – Fast sein ganzes Leben lang behandelte HAHNEMANN allerdings mit Verdünnungsgraden, die von Urtinkturen bis maximal zur 30. Stufe reichten.

Erst 1821, im Rahmen der sich verschärfenden Auseinandersetzungen mit den Leipziger Ärzten und Apothekern, entwickelte HAHNEMANN schließlich das Konzept, dass das mit Reiben und Schütteln verbundene Verdünnen einer Arzneimittel-Auflösung nicht nur deren Entstofflichung, sondern auch deren „Vergeistigung“ bewirken sollte.[549] Durch den „Potenzierungs“-Vorgang, wie er das Verdünnen und Verschütteln ab 1827 nannte,[550] würden die sonst schlummernden Arzneikräfte einer Substanz überhaupt erst freigesetzt und die Auflösung mit jeder „Potenzierung“ stärker wirksam werden. – Die Folge dieser Theorie war zum einen der nunmehr einsetzende Trend von Seiten der orthodoxen Anhänger HAHNEMANNS zur Herstellung und Verwendung von „Hochpotenzen“, zum anderen die Abspaltung der sogenannten naturwissenschaftlich-kritischen Homöopathen, die sich nicht vorstellen konnten, dass mit zunehmender Verdünnung und Verschüttelung einer Substanz deren Wirksamkeit zunehmen sollte.

Bis zum heutigen Tag ist diese Annahme HAHNEMANNS und seiner Nachfolger der eigentliche Stein des Anstoßes der Homöopathie geblieben. Nach wie vor wird mit dem Hinweis auf die LOSCHMIDT'sche Zahl, nach der sich spätestens in einer C12-Auflösung (entsprechend einer Verdünnung von 10^{-24}) kein Molekül der Ausgangssubstanz mehr befinden könne, versucht, die Homöopathie als Ganzes *ad absurdum* zu führen. – Nicht berücksichtigt wird bei dieser Schlussfolgerung, dass es sich bei der Frage der Wirksamkeit von „Hochpotenzen“ lediglich um ein innerhomöopathisches Problem handelt, von dem streng genommen kein einziges der vier genannten Grundprinzipien der Homöopathie betroffen wäre.

| Derzeit liegen etwas über hundert Studien 1088
vor (*in vitro* sowie an Pflanzen, Tieren und Menschen),[551, 552] nach denen selbst ultra-molekulare Verdünnungen und Verschüttelungen in der Lage zu sein scheinen, biologische Effekte auszulösen.[553, 554] Einer kritischen Meta-Analyse dieser Arbeiten zufolge sollen „die bisherigen Ergebnisse zu weiteren, gut durchgeführten Studien berechtigen“.[555]

Die „Psora“ als Ursache chronischer Krankheiten

Auch die von HAHNEMANN mit 73 Jahren aufgestellte „Psora-Theorie“ hatte schwerwiegende Folgen für die weitere Rezeption der Homöopathie. Ausgehend von dem Eingeständnis, dass die „allgemeine Homöopathie“ bei chronischen Krankheiten oft keine Heilung brachte, entwickelte HAHNEMANN eine Theorie, mit deren Hilfe letztlich auch diese Lücke seines Heilsystems geschlossen werden sollte. Nach dieser Hypothese sollten alle nicht-venerischen chronischen Krankheiten auf einer früheren Ansteckung mit Krätze beruhen. Obwohl HAHNEMANN 36 Jahre zuvor als Erreger der Krätze selbst bereits eindeutig die Krätz-Milbe beschrieben hatte,[556, 557] erwähnte er diese hier mit keinem Wort. Vielmehr stellte er sich Wesen und Verlauf der „inneren Krätzkrankheit" oder „Psora" jetzt in Analogie zur Syphilis vor: zunächst eine Ansteckung über die Haut, während einer Inkubationszeit dann Ausbreitung der Krankheit im ganzen Organismus, danach Bildung des lokalen Hautausschlags und bei bloß örtlicher Behandlung desselben schließlich Aktivierung der im Inneren des Organismus schlummernden Gesamt-Krankheit.[558]

Bei allen Unzulänglichkeiten dieses Entwurfs aus heutiger Sicht sollte – ohne hier auf Einzelheiten eingehen zu können – zumindest zweierlei festgehalten werden:

• Erstens bezeichnete HAHNEMANN diesen seinen Entwurf selbst als „Theorie", der lediglich eine bestimmte „Wahrscheinlichkeit" zukomme und nach der man nur so lange verfahren solle, wie es noch keine wahrscheinlichere andere Theorie dazu gebe.

• Zweitens ließ auch die „Psora-Theorie" die Grundprinzipien der Homöopathie unangetastet. Praktisch-therapeutisch änderte sich lediglich der Umfang der zu erhebenden biographischen Anamnese sowie die Einbeziehung auch nur potentiell vorhandener „psorischer" Symptome in die Arzneimittelwahl.

Spätere „Weiterentwicklungen" der Homöopathie

Neben diesen von HAHNEMANN nur in seinen späten Schriften geäußerten Prinzipien finden sich in der homöopathischen Literatur aber auch solche, die erst nach HAHNEMANNS Tod von dessen Nachfolgern als „Weiterentwicklungen" der Homöopathie eingeführt wurden. Auch diese sollten von deren eigentlichen Grundlagen unterschieden werden.

Die Hering'sche Regel

Eine dieser späteren Ergänzungen der homöopathischen Lehre beruhte auf der Beobachtung, dass während der Arzneitherapie von Krankheiten die einzelnen Symptome der Patienten manchmal in einer bestimmten Reihenfolge verschwanden. Nachdem CONSTANTIN HERING (1800–1880) verschiedene Überlegungen zu diesem Thema publiziert hatte,[559, 560] wurde hieraus später folgender Satz extrahiert: „Die Symptome einer Krankheit sollten von oben nach unten, von innen nach außen und in der umgekehrten Reihenfolge ihres Auftretens verschwinden". Obwohl HERING dies so gar nicht formuliert hatte, wurde dieser Satz dennoch fortan als „HERING'sche Regel" tradiert und nicht selten zu den wichtigsten Grundlagen der Homöopathie gerechnet. Manche Autoren sprachen sogar vom „HERING'schen Gesetz", als gäbe es davon keine Ausnahmen.[561, 562]

Streng genommen handelt es sich hierbei um eine Verallgemeinerung einzelner Beobachtungen, die in dieser strikten Form möglicherweise nicht auf die Mehrzahl homöopathischer Heilungsverläufe zutreffen dürfte.

Die „Ultra-Hochpotenzen"

Eine weitere vermeintliche „Weiterentwicklung" war – im Bereich der homöopathischen Posologie (Gabenlehre) die Einführung von „Ultra-Hochpotenzen".

Während HAHNEMANN seine Auflösungen stets im sogenannten Mehrglasverfahren herstellte (er verwendete pro 1:100-Verdünnungsschritt jeweils ein neues Fläschchen), wurde noch zu seinen Lebzeiten von KORSAKOFF bereits mit der Produktion von sogenannten Einglas-„Potenzen" begonnen, zumal sich dieses Verfahren als wesentlich einfacher und billiger erwies (hier wurden sämtliche 1:100-Verdünnungsschritte in ein und demselben Fläschchen vorgenommen). Völlig neue Dimensionen bekam die „Potenzierung" von Medikamenten jedoch, als vor allem in den USA etwa von FINCKE, KENT, SKINNER und H. C. ALLEN Maschinen konstruiert wurden, welche die kontinuierliche

Herstellung selbst höchster „Potenzstufen“ erlaubten.

1089 | Während aber zum Beispiel die Maschine von Skinner zumindest noch das Korsakoff'sche Einglas-„Potenzierungsverfahren“ imitierte, beruhte etwa beim Fluxionspotentiometer von Allen oder Fincke der vermeintliche „Potenzierungsvorgang“ allein auf einer in der Verdünnungsflüssigkeit erzeugten kontinuierlichen Wirbelbildung, die durch einen mit hohem Druck durch eine gewundene Röhre und enge Düsen gepressten Wasserstrahl bewirkt wurde. So kamen 10.000ste, 100.000ste, Millionste und höhere „Potenzen“ auf den Markt und wurden als homöopathische Mittel verordnet, obwohl deren Herstellungsweise mit den ursprünglichen Vorschriften Hahnemanns kaum noch etwas gemeinsam hatte. Erst seit der jüngsten Vergangenheit bemüht man sich auch in den Vereinigten Staaten wieder vermehrt um entweder streng nach Hahnemann oder streng nach Korsakoff hergestellte „Arzneipotenzen“.

Die Kent'schen Arzneimittelbilder

Eine der Hauptschwierigkeiten sowohl für Dozenten als auch Studenten der Homöopathie war immer wieder die Beherrschung der ebenso umfang- wie facettenreichen homöopathischen Arzneimittellehre. James Tyler Kent (1849–1916), selbst langjähriger Professor für *Materia Medica* in Chicago, hatte nun eine besondere Begabung, einerseits durch ein plastisches Ausmalen bestimmter Arzneimittelsymptome, andererseits aber auch durch markante Ergänzungen aus seiner eigenen klinischen Erfahrung, vielen der Arzneimittel eine Art Persönlichkeit zu verleihen bzw. ihre Charakteristika sozusagen zu dramatisieren. Aus den trockenen Listen zusammenhangloser Prüfungssymptome entstanden auf diese Weise die anschaulichen „Arzneimittelbilder“, die bei Studenten aufgrund ihrer leichteren Einprägsamkeit naturgemäß großen Anklang fanden.[563] Diese von Kent ausgelöste Tendenz des Malens von „Arzneimittelbildern“ wirkt bis heute fort, etwa in Form von George Vithoulkas' ‚Essenzen‘[564] oder Catherine Coulters ‚Portraits‘ der homöopathischen *Materia Medica*[565].

Im Gegensatz zu den ursprünglichen Symptomenverzeichnissen, die entweder auf Arzneimittelprüfungen oder auf klinisch verifizierten Heilwirkungen, jedoch stets auf nachprüfbaren Quellen beruhten, hat diese neuere Art von Arzneimittellehren allerdings den Schönheitsfehler, dass hier im Einzelfall zwischen Dichtung und Wahrheit nicht immer sicher zu unterscheiden ist.

Neben diesen drei wichtigsten „Weiterentwicklungen“ der Homöopathie gab es im Laufe ihrer langen Geschichte noch eine Unzahl anderer vermeintlicher Neuerungen oder Abzweigungen, die hier nicht im Einzelnen dargestellt werden können. Stellvertretend seien nur genannt: die Isopathie von Lux, die „Biochemie“ nach Schüßler, die Konstitutionslehre von von Grauvogel, der Tuberkulinismus von Vannier, die Umdeutung der Miasmenlehre durch Ortega oder durch Masi-Elizalde, die Einbeziehung der Psychologie, Astrologie und Mythologie, die Zuordnung homöopathischer Mittel zu bestimmten Akupunkturpunkten usw.

All diese Abzweigungen der Homöopathie im weitesten Sinne ließen sich wesentlich leichter beurteilen und voneinander abgrenzen, wenn man sie an Hahnemanns ursprünglich streng rationalem Ansatz messen und den eigentlichen Grundprinzipien der Homöopathie gegenüberstellen würde.

Sollten sich darüber hinaus Apologeten und Kritiker der Homöopathie zunächst einmal über den Stellenwert der jeweils diskutierten Prinzipien innerhalb dieses Therapiesystems verständigen, müsste es möglich sein, künftig zu einer nüchterneren Betrachtung der Homöopathie als bisher zu gelangen. Indem sie allerdings teilweise von Prinzipien ausgeht, die heute nicht jedermann unmittelbar plausibel erscheinen, und ihre individuelle Anwendung prinzipiell nicht nach Indikationen oder Ähnlichem standardisierbar ist, wird – abgesehen von der allgemeinen Vermittlung ihrer Grundlagen und Methodik – ihre tatsächliche Beherrschung und Ausübung wohl kaum von jedem Arzt zu verlangen sein.

Die Bedeutung der sechsten Auflage des ‚Organons der Heilkunst‘ (1842) für die Pharmakotherapie

In: Homoeopathia Internationalis. (Proceedings of the 48th Congress of the Liga Medicorum Homoeopathica Internationalis. April 24–28, 1993, Vienna). Wien, München, Bern, Maudrich-Verlag, 1993, S. 227-236

Zusammenfassung

227 | Wie jeder Künstler muss auch der Heilkünstler seine Werkzeuge, insbesondere die Arzneimittel und die methodischen Anweisungen zu ihrer Anwendung, nicht nur genauestens kennen, sondern sich auch auf ihre Echtheit verlassen können. Was nun das Werkzeug ‚Organon‘ betrifft, so wurden bislang immer wieder Zweifel an der Zuverlässigkeit der Vorschriften HAHNEMANNS hinsichtlich der Q-Potenzen, wie sie in der 1921 von RICHARD HAEHL publizierten Ausgabe der sechsten Auflage des ‚Organons‘ beschrieben sind, geäußert. Seit 1992 ist nun eine textkritische Ausgabe der sechsten Auflage des ‚Organons der Heilkunst‘ erhältlich, die – im Gegensatz zur HAEHL'schen Edition – ausschließlich auf dem Original-Manuskript HAHNEMANNS beruht und durch die minuziöse Transkription sämtlicher handschriftlicher Passagen deren Echtheit definitiv verbürgt. Somit gibt es also keinen Grund mehr, HAHNEMANNS Ausführungen über die Q-Potenzen zu ignorieren.

In diesem Referat werden zunächst die bisherige Rezeptionsgeschichte der Q-Potenzen und anschließend ihre Voraussetzungen und Entwicklung bis zu HAHNEMANNS letzten Modifikationen seiner früheren Vorschriften geschildert. Es zeigt sich, dass die neuen Anweisungen weniger einen völligen Umsturz alles bis dahin Geäußerten bedeuteten, als vielmehr den logischen Abschluss eines Weges, den HAHNEMANN bereits seit zehn Jahren eingeschlagen hatte. Die Q-Potenzen waren HAHNEMANNS Lösung des therapeutischen Dilemmas, dass der Arzt zur Beschleunigung der Heilung chronischer Krankheiten einerseits geneigt ist, die Gaben einer Hochpotenz möglichst oft zu wiederholen, andererseits aber die dadurch auslösbare Verschlimmerung des Zustands des Patienten ihm eben dies verbietet.

Summary

Like any artist, the practitioner of the healing art should exactly know his tools, i.e. his medicines and the directions for their application. In addition, he should be able to rely on their genuineness. Regarding the tool ‚Organon‘ considerable uncertainty has been expressed by some physicians about the authenticity of HAHNEMANN'S instructions for preparing and applying Q-potencies, as described in the sixth edition of the ‚Organon of Medicine‘ published by RICHARD HAEHL in 1921. Since 1992, however, the first text-critical edition of the sixth edition of the ‚Organon‘ is available. Unlike HAEHL'S edition this one is exclusively based on HAHNEMANN'S original manuscript and, precisely transcribing all its handwriting, vouches for its authenticity. Hence there is no reason left to ignore HAHNEMANN'S instructions concerning Q-potencies.

This paper presents the history of the reception of Q-potencies as well as their prerequisites and evolution up to HAHNEMANN'S final modifications of his earlier directions. As it turns out, these late instructions of HAHNEMANN do not mean a complete change of all his previous opinions. Rather they are the logical completion of a course followed by him for ten years already. Q-potencies were HAHNEMANN'S solution of the following therapeutic dilemma: on the one side physicians are inclined to repeat the dose of a high potency as often as possible in order to accelerate the process of healing; on the other side they should refrain from repeating the dose to avoid violent aggravations of the state of the patient.

[Text]

228 | Was für jede Kunst gilt, nämlich dass zu ihrer höchsten Vervollkommnung entsprechend präzise und zuverlässige Werkzeuge erforderlich sind, trifft nach HAHNEMANN in besonderem Maße auch auf die Heilkunst zu: der Heilkünstler muss sich auf seine „Gesundheitswerkzeuge“ das heißt die Arzneimittel,[566] absolut verlassen können, weshalb er sie nicht nur genau kennen, sondern auch stets von ihrer Echtheit überzeugt sein muss.

Doch nicht nur in den Arzneimitteln sah HAHNEMANN *„Instrumenta“* der Heilkunst,[567] sondern auch in den von ihm entwickelten methodischen Anweisungen zur Ausübung der Homöopathie. So bezeichnete er sein diesbezügliches Lehrbuch ab 1810 eben als ‚Organon‘, was wohl weniger in Anknüpfung an ARISTOTELES' (389–322) ‚Organon‘[568] oder FRANCIS BACONS (1561–1626) 1620 erschienenes ‚Novum Organon‘ geschah, sondern eher an JOHANN HEINRICH LAMBERTS (1728–1777) ‚Neues Organon‘ von 1764. HAHNEMANNS ‚Organon der Heilkunst‘ das von einigen seiner Schüler später auch als „die Bibel der Homöopathie“ bezeichnet wurde, erschien 1833 in der fünften Auflage.

1842, ein Jahr vor seinem Tod, hatte HAHNEMANN allerdings noch das Manuskript für eine sechste Auflage fertiggestellt. Aufgrund ungünstiger Umstände blieben die hier eingearbeiteten neuen Gedanken und Erfahrungen HAHNEMANNS aber 79 Jahre lang unveröffentlicht, bis es RICHARD HAEHL (1873–1932) 1921 gelungen war, zumindest eine auf einer Abschrift dieses Manuskripts beruhende Ausgabe desselben zu publizieren. – Wie oberflächlich allerdings diese HAEHL'sche Ausgabe der sechsten Auflage des ‚Organons‘ von den damaligen Homöopathen wie auch Historikern zunächst rezipiert wurde, soll nun am Beispiel der dort erstmals vollständig beschriebenen Herstellung und Anwendung der 50.000er Potenzen gezeigt werden.

Seltsamerweise erwähnte nicht einmal HAEHL selbst im Vorwort zu seiner ‚Organon‘-Edition diese neue Potenzierungsart, sondern sprach vielmehr nach wie vor von den „Zentesimal“-Potenzen des § 270.[569] Erst in seiner im Jahre darauf erschienenen HAHNEMANN-Biographie schilderte er die veränderte Applikationsart von HAHNEMANNS *„Médica-
ments au globule“* in groben Zügen, inter- | essan- 229
terweise jedoch nicht deren Herstellung.[570] Der Verleger beider Werke war die pharmazeutische Firma WILLMAR SCHWABE.

RUDOLF TISCHNER (1879–1961) widmete in seiner in den 1930er Jahren ebenfalls bei WILLMAR SCHWABE publizierten vierbändigen Homöopathiegeschichte dem kurzen Hinweis auf eine Modifikation der Potenzierungsweise in HAHNEMANNS „Pariser Zeit“ lediglich vier Zeilen[571] und selbst in der 1950 veröffentlichten überarbeiteten Ausgabe dieses Werks genügte ihm die bloß quantitative Angabe des Verdünnungsverhältnisses von 1:50.000, um hierin „eine spiritualistische Auffassung in reinster Form“ zu sehen.[572]

Der erste, der die Anweisungen HAHNEMANNS bezüglich der neuen Potenzen wirklich ernst nahm und tatsächlich ausprobierte, war wohl RUDOLF FLURY (1903–1977), der sich Anfang der 1940er Jahre selbst 50.000er Potenzen herstellte, dafür die Bezeichnung „LM-Potenzen“ einführte und diese in Form von Kügelchen morgens und abends verabreichte.[573] 1950 wurden seine positiven Erfahrungen damit in Lyon publiziert.[574] Auch ADOLF VOEGELI (1898–1993) hatte relativ früh „Fünfzigtausenderpotenzen“ verordnet und empfohlen.[575] JOST KÜNZLI VON FIMMELSBERG (1915–1992) begann etwa ab 1949, sich Quinquagintamillesimalpotenzen zu bereiten und anzuwenden.[576] Ebenso setzte sich PIERRE SCHMIDT (1894–1987) im Rahmen seiner 1952 erschienenen französischen Übersetzung der sechsten Auflage des ‚Organons' eingehend mit den 50.000er Potenzen auseinander,[577] wandte diese selbst jedoch nach eigener Aussage nur etwa 2–3mal pro Jahr an.[578]

1960 führte KÜNZLI schließlich die Bezeichnung „Q-Potenzen" ein und beschrieb noch einmal sehr ausführlich HAHNEMANNS Vorschriften sowohl bezüglich ihrer Herstellung als auch
230 ihrer Anwendung, da seiner Ansicht nach dies | „bisher von keinem Menschen genau so durchgeführt worden" war.[579] Nichtsdestoweniger zeigte eine fünf Jahre später veranstaltete Tagung, wie verschieden manche Anweisungen HAHNEMANNS immer noch interpretiert wurden: so begannen einige Homöopathen ihre Behandlung etwa grundsätzlich mit der Q1, andere mit der Q6 und wieder andere mit der Q18.[580]

Erst seit Ende der 1950er Jahre wurden sogenannte LM-Potenzen auch von pharmazeutischen Firmen angeboten und deren Herstellungsvorschriften schließlich auch ins ‚Homöopathische Arzneibuch' aufgenommen,[581] doch gab es dennoch bis in die allerjüngste Vergangenheit keinen Hersteller, bei dem man original nach HAHNEMANN hergestellte Q-Potenzen beziehen konnte.[582]

Als Vorwand, sich gar nicht erst mit den Q-Potenzen auseinandersetzen zu müssen, wurden immer wieder grundsätzliche Zweifel an der Echtheit der Vorschriften, wie sie in der HAEHL'schen ‚Organon'-Ausgabe zu lesen sind, geäußert. Dieser vordergründigen Art von Skepsis ist nun seit dem Jahr 1992, in dem – genau 150 Jahre nach HAHNEMANNS Fertigstellung seines Manuskripts – die komplette textkritische Ausgabe desselben erschienen ist, der Boden entzogen. Während eines knapp einjährigen Forschungsaufenthalts in San Francisco, wo sich HAHNEMANNS Original-Manuskript seit 1920 befindet, konnte der Bearbeiter und Herausgeber desselben nicht nur jede handschriftliche Veränderung dieses Werks im Detail nachprüfen, sondern als Resultat seiner vollständigen Transkription 1992 also die erste deutsche Ausgabe, die ausschließlich auf dem Original beruht, publizieren.[583] – Mit dieser textkritischen Ausgabe hat nun das „Werkzeug" ‚Organon' einen Grad an Zuverlässigkeit erreicht, wie er auch von den „Gesundheitswerkzeugen" Arzneien gefordert wird, damit jeder Heilkünstler stets von ihrer Echtheit überzeugt sein könne.[584]

| Ein systematischer Vergleich mit HAEHLS 231
Ausgabe von 1921, die nicht direkt auf dem Original, sondern auf einer Abschrift beruht, wurde zwar bisher noch nicht durchgeführt, doch konnte zumindest bezüglich der Herstellung und Dosierung der Q-Potenzen die Authentizität der dort abgedruckten Vorschriften durchwegs bestätigt werden. – Da nun die Forderung HAHNEMANNS „Macht's nach – aber macht's genau und sorgfältig nach!"[585] künftig auch auf die Q-Potenzen zu beziehen sein wird, ist es wohl nützlich, sich zunächst einmal deren Sinn und Zweck klarzumachen, was sich am besten anhand einer kurzen Darstellung ihrer historischen Entwicklung aufzeigen lässt.

Nachdem HAHNEMANN 1796 das *Simile*-Prinzip publiziert hatte,[586] verwendete er bereits im Jahr darauf erstmals den Begriff „dynamisch",[587] womit er fortan die unmittelbare Einwirkung von Arzneimitteln auf die „lebende Faser" bzw. die „Nerven" eines Organismus meinte. Wandte man nun Arzneien nach dem *Simile*-Prinzip an, also bei Zuständen spezifischer Empfindlichkeit von Seiten des Patienten, so erwiesen sich die gewöhnlichen Gaben bald als viel zu stark wirkend. Aus diesem Grund empfahl HAHNEMANN bereits bei der Scharlach-Epidemie von 1800 eine Auflösung von nur einem 24-Millionstel Gran *Belladonna*, von der nur alle drei Tage einige Tropfen einzunehmen waren.[588]

Sollte – etwa bei sehr robusten Personen – die Wirkung dieser kleinen Gaben etwas verstärkt werden, so konnte dies nach HAHNEMANNS Erfahrung unter Verwendung folgender zwei Prinzipien erfolgen:

1. durch die Auflösung und innige Vermischung der jeweiligen Arzneigabe in einem Glas Wasser, da bei dessen Einnahme nun mehr Nerven berührt würden,[589] und

2. durch die Verteilung der Gesamtdosis auf mehrere Einzeldosen. So erwies sich nach HAHNEMANN zum Beispiel die Wirkung von

232 täglich zwei Tropfen, | über fünf Tage gegeben, stärker als die von zehn Tropfen, die auf einmal genommen werden.[590]

Für beide Prinzipien stellte HAHNEMANN sogar ein mathematisches Verhältnis auf, das er in jeder der ersten fünf Organon-Auflagen drucken ließ.[591]

Über diese praktischen Grundsätze hinaus war HAHNEMANN aber auch theoretisch von der unendlichen Teilbarkeit der Materie überzeugt. So musste für ihn selbst der kleinste Teil der höchsten Verdünnung immer noch „Etwas" von der ursprünglichen Substanz enthalten und konnte unmöglich zu „Nichts" werden.[592]

Ausgehend von diesen Konzepten gelangte HAHNEMANN in den folgenden Jahren schließlich zu immer höheren Verdünnungsgraden: So erwähnte er 1806 bereits eine Verdünnung, die nur noch „ein Quintilliontel Gran" enthielt, was der C15 entspricht,[593] 1809 war er bei einem „Sextilliontel Gran" was der C18 entspricht,[594] angelangt und 1816 schließlich bei einem „Dezilliontel eines Grans", was der C30 entspricht.[595]

Erst zu diesem Zeitpunkt ging HAHNEMANN nun schrittweise dazu über, eine Art Standardisierung der Herstellung dieser „Verdünnungen", wie er sie noch immer nannte, einzuführen. 1816 beschrieb er erstmals die systematische Verdünnung und Verschüttelung einer Tinktur im Verhältnis 1:100 bis zur C30 [596] und 1818 gab er ein Beispiel für die systematische Verreibung von unlöslichen Stoffen mit Milchzucker im Verhältnis 1:100 bis zur C2.[597] 1821 schließlich nannte er die Zahl von zehn Schüttelschlägen pro Verdünnungsschritt.[598]

Inzwischen war HAHNEMANN jedoch auch immer mehr Anfeindungen ausgesetzt gewesen, zumal er ja nicht nur an der Leipziger Universität eigene Vorlesungen über seine unerhörte Lehre hielt, sondern auch strikt auf dem Selbstdispensieren seiner Arzneien bestand. Um HAHNEMANNS Posologie lächerlich zu machen, verglichen seine Gegner die hohen Verdünnungen
233 bald mit der | Auflösung eines Arznei-Tropfens im Genfer See. In der Auseinandersetzung mit diesen und ähnlichen Argumenten entwickelte HAHNEMANN 1821 schließlich folgendes bis dahin von ihm so noch nicht geäußerte Konzept: Arzneistoffe seien nicht tote Substanzen, sondern geistige Wesen bzw. Kräfte, die im rohen Zustand zwar in gebundener bzw. erstarrter Form vorliegen, die jedoch durch eine besondere Zubereitung entbunden, entfaltet und entwickelt werden können, wodurch ihre Wirkung zunehmend schneller und heftiger werde.[599]

Ganz im Einklang mit diesen Vorstellungen begrenzte HAHNEMANN 1824 nun die Zahl der Schüttelschläge pro Verdünnungsstufe auf zwei und die Dauer der Verreibung pro Stufe auf jeweils eine Stunde, damit, wie er schrieb, „die Kraftentwicklung derselben gemäßigt bleibt".[600] Darüber hinaus beschrieb er jetzt auch die Zerteilung eines Tropfens auf mohnsamengroße Streukügelchen aus Zucker.[601] – Erst nachdem praktisch alle Elemente seines neuen Verfahrens des schrittweisen Verdünnens, Verreibens und Verschütteins von Arzneisubstanzen eingeführt waren, prägte HAHNEMANN 1827 dafür schließlich den Begriff des „Potenzierens".[602]

In seinem 1828 erschienenen Werk über die chronischen Krankheiten gab HAHNEMANN als nächstes – im Zusammenhang mit seiner Entdeckung der kolloidalen Auflösbarkeit unlöslicher Substanzen – eine sehr genaue Vorschrift, wie von den Arzneisubstanzen zunächst grundsätzlich eine C3-Trituration herzustellen sei, die ab dieser Potenz dann in Form von Dilutionen weiterverarbeitet werden solle.[603] – Genau diese Vorschrift findet sich als Anm. 1 im § 270 der sechsten Auflage des ‚Organons' und bildet die Grundlage für die Herstellung jeder Q-Potenz.

Trotz des in allen sechs ‚Organon'-Auflagen beibehaltenen Grundsatzes, dass „jede ... fortschreitende ... und .. zunehmende Besserung ... jede Wiederholung irgendeines Arznei-Gebrauchs .. ausschließt"[604], bemühte sich HAHNEMANN bereits ab 1832, die Zeit des Abwartens
nach der Gabe einer Hoch- | potenz soweit wie 234
möglich zu verkürzen, um dadurch die Heilung vor allem chronischer Krankheiten zu beschleunigen. Er fand nun, dass – im Gegensatz zu seiner bisherigen Ansicht – eine Wiederholung derselben Gabe selbst bei chronischen Krankheiten

nötig und auch möglich sei. So könnten zum Beispiel feinste Gaben von *Sulphur* C30 – ggf. unter Verwendung von Zwischenmitteln – durchaus in Abständen von 7–14 Tagen etwa 4–10mal wiederholt werden. In akuten Krankheiten könne man die Gabe einer C30 sogar alle paar Stunden wiederholen.[605] Aufgrund der beiden neuen Grundsätze, 1. dass die Arzneien umso mehr ausrichten, je öfter sie wiederholt werden können und 2. dass sich diese umso öfter wiederholen lassen, je kleiner ihre Gaben sind, betonte HAHNEMANN nun auch vermehrt das bloße Riechenlassen an den Arzneien.[606] – Dieses 1832 veröffentlichte Vorwort HAHNEMANNS wurde im Jahr darauf auch ins ‚Organon' aufgenommen,[607] wo es nun in einem neu eingefügten Paragraphen hieß: „Die Gabe derselben Arznei wird ... so lange wiederholt, ... bis dasselbe Mittel aufhört, Besserung zu bringen".[608]

In der zweiten Auflage der ‚Chronischen Krankheiten' betonte HAHNEMANN 1835 zwar weiterhin die „Grundregel", jede Gabe „auswirken zu lassen, solange ... die Besserung ... zunimmt", nannte als „zulässige Ausnahme" nun aber die Fälle, wo während der Behandlung einer chronischen Krankheit die Besserung – ohne sonstige Verschlimmerung – nach 7–14 Tagen still steht. Hier sei es möglich und auch nötig, die Gabe derselben Arznei zu wiederholen, und zwar in „gleicher Kleinheit" jedoch in möglichst abgeändertem Potenzgrad, also etwa erst C30, dann C18, dann C24, dann C12 oder C6 usw. Darüber hinaus ließe sich die Potenz auch dadurch erhöhen und somit verändern – und hier erinnerte sich HAHNEMANN an die eingangs genannten Prinzipien, die er schon 30 Jahre zuvor angewandt hatte –, dass man die Gabe in ein Glas Wasser mittels Umrühren „auflöst" und dessen
235 Einnahme zum Beispiel über | drei Tage verteilt.[609] – Auf eben diesem Prinzip beruhen auch die Einnahmevorschriften der Q-Potenzen.[610]

1837 hatte HAHNEMANN dieses Verfahren bereits wesentlich weiter ausgebaut: Er beschrieb nun die Auflösung eines Arzneikügelchens in 7 bis 20 Esslöffeln Wasser, den Zusatz von etwas Weingeist zum Zwecke der besseren Haltbarkeit, die tägliche bzw. stündliche Einnahme eines Esslöffels, je nachdem, ob eine chronische oder akute Krankheit vorliegt, das Schütteln der Flüssigkeit vor jedem Einnehmen mit 5–6 Arm-Schlägen, um den Dynamisierungs-Grad jedesmal zu verändern, usw. – alles Vorschriften, die sich als nahezu identisch mit denen für die Q-Potenzen erweisen. Der einzige prinzipielle Unterschied zu letzteren war nur die hier noch angegebene absteigende Reihenfolge der Potenzstufen, also zuerst die C30, dann die C24 usw. Da auf die angegebene Weise jede Arzneigabe auf 15–30 Tage und weiter „zerteilt" werden konnte, war HAHNEMANN nach eigener Aussage nun „keine Potenzierung" mehr „zu stark", weswegen er auch ab sofort statt der vorübergehend zwei nun wieder zehn Arm-Schläge pro Potenzstufe empfahl.[611] – Merkwürdigerweise fehlt dieses kurze Vorwort in der 1896 erschienenen, ansonsten durchaus vollständigen englischen Übersetzung der Chronischen Krankheiten von LOUIS H. TAFEL. Der Verleger dieses Standardwerks war die von TAFELS Brüdern mitbegründete Arzneimittelfirma ‚Boericke & Tafel'.[612]

1839 ging HAHNEMANN schließlich insofern noch weiter, als er jetzt sogar „10, 20, 50, und mehr starke Stoß-Schläge" pro Potenzierungs-Stufe nannte – was wiederum den für die Q-Potenzen vorgeschriebenen 100 Schlägen schon auffallend nahe kam.[613]

So viel war hinsichtlich der Potenzierungs- und Darreichungsart homöopathischer Arzneien von HAHNEMANN also noch zu seinen Lebzeiten veröffentlicht | worden. Vergleicht man diese 236
Angaben mit den diesbezüglichen Vorschriften HAHNEMANNS für die Q-Potenzen, wie sie uns einzig und allein in seinem Manuskript für die sechste Auflage des ‚Organons' erhalten sind, so fällt auf, dass eigentlich das Wenigste davon wirklich neu ist: Überraschend sind in Bezug auf die Herstellung weder die systematische C3-Trituration, noch die daran anschließenden Dilutionen im Verhältnis 1:100, noch die 100 Schüttelschläge pro Potenzstufe, und in Bezug auf die Anwendung weder die Auflösung eines Globuli in 7–3 Esslöffeln Wasser, noch der Zusatz von etwas Weingeist, noch das 8–12malige Schütteln der Flasche vor jedem Einnehmen,

noch die weitere Auflösung eines Esslöffels in einem Glas Wasser, noch das starke Umrühren desselben, noch die tägliche bzw. stündliche Einnahme eines Teelöffels dieser Auflösung über Monate, solange die Besserung anhält. – Wirklich neu waren bei der Herstellung allenfalls der zusätzliche Zerteilungsschritt eines Tropfens auf 500 Kügelchen pro Potenzierungsstufe und bei der Verabreichungsart die kontinuierlich aufsteigende Reihenfolge der Potenzen. Doch selbst die Zerteilung eines Tropfens auf Streukügelchen sowie die Verabreichung eines Medikaments in zunehmender Verdünnung waren als Elemente aus HAHNEMANNS Handwerkszeug ebenfalls schon bekannt, nur eben nicht in dieser systematischen Anordnung.

Die Bedeutung der sechsten Auflage des ‚Organons', für dessen Authentizität nunmehr die seit 1992 erhältliche textkritische Ausgabe bürgt, liegt also – zumindest was die Q-Potenzen betrifft – weniger in einem völligen Umsturz alles bis dahin von HAHNEMANN Gelehrten, wie dies noch 1961 etwa PIERRE SCHMIDT empfand,[614] als vielmehr lediglich in einer relativ geringfügigen, doch folgenreichen Modifikation bereits bekannter Anweisungen, die in dieser Kombination allerdings den Höhepunkt und Abschluss einer kontinuierlichen therapeutischen Entwicklung bildeten. Die Q-Potenzen stellten HAHNEMANNS Lösung des Problems der massiven Verschlimmerungen bei zu rascher Wiederholung von Einzelgaben dar. So war nach seinem eigenen Anspruch 1842 also das „vollkommenste" Verfahren der Pharmakotherapie beschrieben, womit nun eigentlich erst das „*cito, tuto et iucunde*" des CELSUS (1. Jh.) bzw. das von HAHNEMANN selbst propagierte „schnelle, sanfte und dauerhafte" Heilen gewährleistet war.

Alternative oder Anachronismus?

Die Behandlung chronischer Krankheiten mittels Homöopathie

In: Chronische Erkrankungen und ihre Bewältigung. Hrsg. von Claus Hammer und Venanz Schubert. Starnberg, R.S. Schulz-Verlag, 1993, S. 202-246

[Einführung]

203 | Während in der modernen, nach Art der Naturwissenschaften betriebenen Medizin neue Methoden und neue Medikamente in zunehmender Geschwindigkeit ihre jeweiligen Vorläufer ablösen, ist die Homöopathie sowohl in ihren Grundprinzipien als auch in ihrem Arzneischatz seit zwei Jahrhunderten praktisch unverändert geblieben. Beharrlich berufen sich ihre Vertreter nach wie vor auf die Schriften des vor hundertfünfzig Jahren verstorbenen Begründers dieser Therapieform, und auch die übrigen homöopathischen Standardwerke des letzten Jahrhunderts werden derzeit unvermindert nachgedruckt und verwendet.

Auf den ersten Blick mag diese Art von Konservativismus als Indiz für die Rückständigkeit der Homöopathie – verglichen mit der einem so raschen Wandel unterliegenden übrigen Medizin – erscheinen. Doch wäre es andererseits nicht auch wünschenswert, anstelle kurzlebiger Statistiken über die Wahrscheinlichkeit bestimmter Wirkungen der jeweils aktuellen Medikamente ein beständiges Wissen bezüglich der Heilkräfte gewisser Arzneimittel zu besitzen, das von Generationen von Ärzten kumuliert und bestätigt wurde? – Eben diesen Anspruch erhebt die Homöopathie:

• Indem sie nämlich ihre „Arzneimittelprüfungen" seit jeher grundsätzlich nur an gesunden Menschen durchführte und sich bei deren Auswertung ausschließlich auf mit den fünf Sinnen wahrnehmbare Symptome beschränkte, sollte das Ergebnis derselben praktisch unabhängig von jedem inzwischen möglicherweise stattgefundenen Wandel sowohl des Spek- | trums, Verlaufs oder 204
der Diagnostik von Krankheiten als auch von inzwischen überholten Lehrmeinungen sein. Die *Materia medica homoeopathica* sollte so gesehen sozusagen ein zeitloses Wissen über die Wirkungen ihrer Arzneien enthalten, weshalb sie auch als ‚Reine Arzneimittellehre' bezeichnet wird und heute dieselbe Gültigkeit beansprucht wie vor zweihundert Jahren.

• Auch die Methodik, wie ein Patient befragt bzw. was an ihm untersucht werden soll, ist im Laufe der Geschichte der Homöopathie prinzipiell die gleiche geblieben. Im Gegensatz etwa zur naturwissenschaftlich geprägten Medizin, wo der Zustand eines Kranken nach Möglichkeit auf messbare bzw. technisch dokumentierbare Befunde reduziert wird (nach Maßgabe der jeweils verfügbaren Apparate), und auch im Gegensatz zu anderen auf besonderen Prämissen beruhenden therapeutischen Systemen (wie etwa der Psychosomatik, der traditionellen chinesischen Medizin und anderen) zeichnet sich die Homöopathie durch eine eher phänomenologische Auffassung des Menschen aus. Dadurch, dass sie körperliche Beschwerden ebenso wie psychische, geistige, konstitutionelle oder charakterliche Auffälligkeiten eines Patienten grundsätzlich als solche anerkennt und als Phänomene bestehen lässt, ohne sie auf die Kategorien bestimmter Erklärungssysteme zu reduzieren, war die Homöopathie auch insofern nicht vom Wandel diagnostischer Kriterien in der Medizin betroffen. Durch ihre prinzipielle Offenheit sämtlichen Aspekten des Menschen gegenüber konnte also auch die Art der Anamnese-Erhebung über zwei Jahrhunderte unverändert beibehalten werden.[615]

• Die Weise, wie die Symptomenreihen der Arzneimittelprüfungen an Gesunden mit denen des jeweiligen Patienten in therapeutischer Absicht zu verknüpfen sind, ist hier schließlich durch das Ähnlichkeitsprinzip gegeben, das innerhalb
205 | der Homöopathie als solcher ohnehin keiner
Veränderung unterliegen kann, da es konstitutiv für diese ist. Der Name „Homöopathie" beruht nämlich auf den griechischen Wörtern *„homoios"* (ähnlich) und *„pathos"* (Leiden). Das Ähnlichkeits- oder *Simile*-Prinzip besagt, dass Kranke mit einem solchen Arzneimittel zu behandeln sind, das möglichst ähnliche Symptome an einem gesunden Menschen hervorrufen kann, wie sie bei dem zu behandelnden Patienten gerade vorliegen. „Homöopathisch" ist eine arzneiliche Substanz – bezogen auf einen erkrankten Menschen – also dann und nur dann, wenn dessen aktuelle Symptome sich mit den Prüfungssymptomen des Mittels an gesunden Menschen decken.

Da große Dosen homöopathisch angezeigter Arzneien erfahrungsgemäß eine momentane Verschlimmerung des Zustandes des Patienten auslösen können, werden in der Homöopathie meist sehr kleine Gaben einzelner Arzneimittel verwendet – was sich in der therapeutischen Praxis nicht nur aus diesem Grund als Vorteil erwies: Weil die stoffliche Wirkung hoher Verdünnungen von Arzneimitteln nahezu gleich Null ist, konnte jedes nicht genau homöopathisch passende, jedoch in kleiner Dosis verabreichte Mittel zumindest keinen Schaden anrichten.

Dieses Vorgehen steht nun zwar im Gegensatz zur sonstigen Praxis in der Medizin, Medikamente stets in so hohen materiellen Dosen zu applizieren, dass man sich ihres Effekts auf den Organismus sicher sein kann. Doch haben nicht gerade in der langfristigen Behandlung chronischer Krankheiten die „unerwünschten" Wirkungen der zur Linderung verabreichten hochdosierten Medikamente manchmal geradezu fatale Folgen, die im Einzelfall nicht sicher vorauszusehen sind?

In der Tat ist die Furcht vor irreversiblen arzneilichen Nebenwirkungen sowie vor Medikamenten-Abhängigkeiten eines der Hauptmotive, die vor allem chronisch Kranke sich zunehmend von der „Schulmedizin" ab- und „alternativen" Heilmethoden zuwenden lassen. Als weitere Be-
weggründe werden un- | ter anderem etwa der 206
Wunsch nach einer „ganzheitlichen", „natürlichen", „ökologischen", „kurativen" und „kostensparenden" Behandlung genannt. Im Rahmen dieser generellen Suche nach Alternativen stoßen Patienten gewöhnlich auch auf die Homöopathie, die zudem sogar bei chronischen Krankheiten die Möglichkeit „schneller, sanfter und dauerhafter" Hilfe in Aussicht stellt.

So einfach nun das Grundprinzip der Homöopathie „Behandle Ähnliches mit Ähnlichem" zu sein scheint, als so komplex erweist sich allerdings die spezielle Theorie des darauf aufgebauten Heilsystems. Zwar sollte die „allgemeine Homöopathie" ursprünglich als rationale, das heißt auf deutlich einzusehenden Prinzipien beruhende Heilkunde begründet werden [vgl. 7], doch beinhalten ihre späteren Modifikationen bezüglich der Behandlung chronischer Krankheiten auch Hypothesen und Behauptungen, die teilweise inzwischen widerlegt sind. Des weiteren wird jeder interessierte Laie, der sich auch nur oberflächlich mit der Homöopathie befassen möchte, unweigerlich auf die ihr eigentümliche schrittweise Verdünnung und Verschüttelung von Arzneimitteln bzw. die „Hochpotenzen" stoßen – einschließlich des hier meist angeführten *Placebo*-Einwandes, des Verweises auf die LOSCHMIDT'sche Zahl und der Forderung nach kontrollierten klinischen Studien. Da die theoretische Auseinandersetzung mit diesen Streitpunkten nicht nur geeignet ist, der homöopathischen Lehre grundsätzlich Plausibilität zu verleihen bzw. zu versagen, sondern auch unmittelbare Konsequenzen für die praktische Behandlung hat, seien im Folgenden auch die Hauptargumente dieser Diskussion in Grundzügen zusammengestellt. Gleiches gilt für die diesen vorangestellte Übersicht über historische Hintergründe und die Entwicklung dieser Therapieform, zumal heutige Wissenschaftler erfahrungsgemäß oft Schwierigkeiten haben, sich in den Geist früherer Zeiten zu versetzen.

Ist die Behandlung chronischer Krankheiten mittels Homöopathie heutzutage also eine echte Alternative oder ein bloßer Anachronismus?

207 | Um die Frage von hinten anzupacken: Als Anachronismus könnte sie leicht erscheinen, wenn man hört, welche Begriffe sie zum Teil heute noch verwendet: die „Verstimmung der Lebenskraft“ des Menschen, die „geistartige, dynamische Wirkung“ von Arzneimitteln, die „Potenzierung“ von Arzneistoffen, die auf der Verdünnung und Verschüttelung derselben beruhen soll, die „Miasmen“ als Ursache chronischer Krankheiten usw. Wenn nun solche Begriffe uns Heutigen, die wir mit gänzlich anderen Kategorien aufgewachsen und sozialisiert worden sind, fremd sind und uns nicht mehr zeitgemäß erscheinen, so besagt dies allerdings noch nichts über deren Richtigkeit oder Falschheit. Es zeigt eigentlich nur, dass wir diese Begriffe nicht einfach unreflektiert verwenden können, sondern immer auch die Zeit, aus der sie stammen, mitbedenken müssen.

Der Begründer der Homöopathie und seine Zeit

Die Entwicklung der Medizin seit der Zeit Samuel Hahnemanns (1755–1843)

Betrachten wir zunächst, in groben Umrissen, einige Meilensteine der Medizingeschichte der letzten hundertfünfzig Jahre – Errungenschaften, die man von unserem heutigen Erkenntnisstand sozusagen abziehen müsste, um sich dem Horizont der damaligen Medizin zu nähern.

Vor 1850 gab es zwar bereits eine Art „Physiologie“, aber unter ganz anderen Voraussetzungen als in der uns seit Johannes Peter Müller (1801–1858) als Physiologie bekannten Wissenschaft. In der Pathologie herrschte lange ein Pluralismus von Anschauungen, bis Rudolf Virchow (1821–1902) mit seiner „Zellularpathologie“ 1858 hier ein klares und einheitliches Paradigma schuf. Claude Bernard (1813–1878) publizierte 1865 seine grundlegende Schrift ‚Einführung in das Studium der experimentellen Medizin‘, die das Wesen der nun folgenden naturwissenschaftlich ausgerichteten Medizin auf den Punkt brachte. Vor der Entdeckung der Antisepsis 1867 durch Joseph Lister | (1827–1912) 208
war weder der Aufschwung noch die bis heute anhaltende Entwicklung der Chirurgie möglich. Vor dem eindeutigen Nachweis des Erregers der Tuberkulose 1882 durch Robert Koch (1843–1910) war an eine wissenschaftliche Bakteriologie nicht zu denken. 1885 glückte Louis Pasteur (1822–1895) die Immunisierung gegen Tollwut, und 1890 veröffentlichte Emil von Behring (1854–1917) seine Versuche mit Diphtherie- und Tetanus-Serum, wodurch wieder eine neue Disziplin in der Medizin entstanden war.

Zur selben Zeit setzte Paul Ehrlich (1854–1915) mit seiner Rezeptortheorie den Grundstein der heutigen Chemotherapie, die seitdem auf dem Paradigma beruht, dass Medikamente als chemisch definierbare Substanzen über das Blut zu bestimmten (an den Erfolgsorganen postulierten) Rezeptoren gelangen müssten, um dort wirken zu können. Die Entdeckung der Röntgenstrahlen 1896 durch Wilhelm Conrad Röntgen (1845–1923) läutete wieder eine neue Epoche der Diagnostik, aber auch der Therapie ein. Um die Jahrhundertwende brachte Sigmund Freud (1856–1939) mit dem Begriff des „Unbewussten“ und der hierauf angewandten Psychoanalyse Bereiche des Menschen zur Sprache, für welche die Medizin bis dahin keine eigenen Kategorien hatte. Vor der Entdeckung der Antibiotika, wie zum Beispiel des Penicillins 1928 durch Sir Alexander Fleming (1881–1955), gab es keinerlei gezielte antibiotische Behandlung, und vor der Aufdeckung des genetischen Codes 1953 durch James D. Watson (1928–) und Francis H. Crick (1916–2004) schließlich war an so etwas wie Gentechnologie natürlich nicht zu denken.

Was bleibt nun übrig, wenn man von all diesen Errungenschaften der modernen naturwissenschaftlich ausgerichteten Medizin abstrahieren wollte?

Die Medizin zur Zeit Hahnemanns

Trotz des Noch-nicht-Vorhandenseins der modernen Medizin gab es auch zu Hahnemanns Zeit eine Art von Medizin, die sich hauptsächlich in folgenden Richtungen bzw. Schulen darstellte:

209 | Hermann Boerhaave (1668–1738), der damalige medizinische Lehrmeister Europas, vertrat eine Iatromechanik bzw. Mechanopathologie, das heißt, er versuchte, die Vorgänge im Organismus vorwiegend mit mechanischen Gesetzen zu erklären. Georg Ernst Stahl (1659–1734) dagegen war mit seinem psychodynamistischen Konzept einer den Körper belebenden und regierenden Seele Hauptvertreter des Animismus. Albrecht von Haller (1708–1777) differenzierte den auf Glisson zurückgehenden Begriff der Irritabilität und wandte das Begriffspaar Irritabilität und Sensibilität vor allem auf seine reizphysiologischen Versuche über die Muskelbewegung an.

John Brown (1735–1788) erhob die Erregbarkeit zum Zentralbegriff seiner Krankheitslehre, nach der es nur zweierlei Krankheitsursachen geben sollte: zu viel Erregung (Sthenie) und zu wenig Erregung (Asthenie). Auf Franz Anton Mesmer (1734–1815) geht der Begriff des „Mesmerismus" bzw. des „tierischen Magnetismus" zurück, da Mesmer für seine Behandlung von Krankheiten mit sogenannten „Strichen" bekannt geworden ist. Wesentlich handfester war die damals sehr verbreitete Aderlasstherapie bei sogenannten „entzündlichen" Krankheiten, die vor allem François Josef Victor Broussais (1772–1828) in einer Quantität anwandte und propagierte, dass dies unter dem Begriff „Vampirismus" in die Geschichte der Medizin einging. Edward Jenner (1749–1823) veröffentlichte 1798 seine zwei Jahre zuvor erfolgreich durchgeführte Vaccination, das heißt die Pockenimpfung am Menschen mit Kuhpocken-Lymphe. Von Christoph Wilhelm Hufeland (1762–1836) ist vor allem seine Schrift „Makrobiotik" bzw. „Die Kunst, das menschliche Leben zu verlängern" bekannt, doch gab dieser berühmte Arzt (den unter anderen Goethe, Schiller und Herder konsultierten) auch eine wichtige Zeitschrift heraus, nämlich das ‚Journal der praktischen Arzneikunde', in dem auch Hahnemann fünfzehn Arbeiten publizierte.

Nachdem die Naturphilosophie in den ersten Jahrzehnten des neunzehnten Jahrhunderts großen Einfluss auf die Medizin gehabt hatte, begründete Johann Lukas Schönlein (1791–
1864) | schließlich die „naturhistorische Schule", 210
die sich zunächst nur auf die Erfahrung stützen wollte, schließlich aber doch wieder ein eigenes Krankheitssystem aufstellte. Die desolate Lage der Medizin des frühen neunzehnten Jahrhunderts, besonders im Hinblick auf die Therapie, von der man oft nicht wusste, ob sie wirklich mehr nützt als schadet, spiegelt sich schließlich wider in der Wiener Schule des „therapeutischen Nihilismus", dessen Hauptvertreter Joseph Dietl (1804–1878) war. Nach den Angaben dieser Schule war die sogenannte „diätetische Behandlung", die aus einer Wassersuppe und Abwarten bestand, den sonst üblichen Methoden eindeutig überlegen: Bei der Behandlung von Pneumonien zum Beispiel hatte diese Methode nur 7 Prozent Todesfälle zu verzeichnen, während es unter der Behandlung mit Aderlass, Brechweinstein oder Ähnlichem 20 Prozent waren.

Philosophische Hauptströmungen zur Zeit Hahnemanns

Von den Philosophen der deutschen Aufklärung und des deutschen Idealismus seien exemplarisch nur zwei genannt: Immanuel Kant (1724–1804) und Friedrich Wilhelm Joseph von Schelling (1775–1854).[616]

Kants Verdienst war sein Versuch einer Versöhnung von Rationalismus (wie er im Wolff'schen System vorlag) und dem Empirismus von David Hume (der ihn bekanntlich nach eigener Aussage „aus seinem dogmatischen Schlummer aufgeweckt" hat). Das *„Sapere aude*, habe Mut, dich deines eigenen Verstandes zu bedienen", das Kant 1784 zum Wahlspruch der Aufklärung erklärt hatte, findet sich – außer bereits bei Horaz – auch in den Werken Hahnemanns wieder. Das Hauptinteresse des kriti-

schen KANT war, die Metaphysik in den sicheren Gang einer Wissenschaft zu bringen. Zu diesem Zweck nahm er die sogenannte „kopernikanische Wende“ in der Philosophie vor, wonach sich fortan nicht mehr unsere Erkenntnis nach den in der Erfahrung vorgefundenen Gegenständen,
211 sondern die Gegenstände mögli- | cher Erfahrung
sich nach unseren apriorischen Begriffen (den zwei Anschauungsformen und zwölf Kategorien) zu richten hätten. Die Möglichkeit apriorischer Erkenntnis, wie sie die Wissenschaft fordert, wäre hiermit zwar gegeben, doch um den Preis, dass über das „Ding an sich“ keine wissenschaftliche Aussage mehr möglich wäre.

Die von KANT eingeleitete Wende zum Subjekt bildete schließlich den Ausgangspunkt der Systeme von FICHTE, HEGEL und SCHELLING. So heißt es etwa bei SCHELLING: „Über die Natur philosophieren heißt so viel als die Natur schaffen“, was die zunehmende Wichtigkeit der Rolle des Subjekts bei der Erkenntnis der Wirklichkeit zum Ausdruck bringt. SCHELLING hatte auch ein beachtliches Interesse an der Medizin. Ihm schwebte vor, „die Heilkunde auf sichere Prinzipien und ihre Ausübung auf unfehlbare Regeln zurückzubringen“. Die Arzneiwissenschaft betrachtete er dabei als die Krone und Blüte aller Naturwissenschaften. Ein zentraler Begriff in seinen medizinischen Konzepten war der von JOHN BROWN übernommene Begriff der „Erregbarkeit“, den SCHELLING jedoch als synthetischen Begriff der Faktoren Sensibilität und Irritabilität fasste, wobei unter „Sensibilität“ jetzt organische Rezeptivität und unter „Irritabilität“ organische Tätigkeit zu verstehen war. SCHELLINGS Bedeutung für die damalige Medizin zeigt sich auch darin, dass ihm 1802 von der Medizinischen Fakultät der Universität Ingolstadt/Landshut (ab 1826 ‚Ludwig-Maximilians-Universität‘ München) die Ehrendoktorwürde verliehen wurde.

Hahnemanns Leben und Ausbildung

In dieser Zeit lebte also SAMUEL HAHNEMANN, nämlich von 1755 bis 1843. In seiner Geburtsstadt Meißen (Sachsen) besuchte er zuerst die Lateinische Stadtschule, dann als *Extraneus* die Fürstenschule ‚St. Afra‘, aus der unter anderen auch LESSING und GELLERT hervorgingen. 1775 begann HAHNEMANN sein Medizinstudium in Leipzig, ging nach zwei Jahren
jedoch nach Wien ans ‚Spital der | Barmher- 212
zigen Brüder‘, wo die Ausbildung bereits patientenbezogener war. Der dortige Chefarzt JOSEPH VON QUARIN (1733–1814) nahm HAHNEMANN als Einzigen auch zu seinen Privatpatienten mit. Aufgrund finanzieller Schwierigkeiten, für die HAHNEMANN nichts konnte, musste er vorübergehend eine Bibliothekarsstelle in Hermannstadt (Siebenbürgen) annehmen, wo er sich weitere eineinhalb Jahre autodidaktisch vor allem in Sprachen und Naturwissenschaften weiterbildete. 1779 studierte er noch ein Semester in Erlangen, wo er schließlich promovierte.

| 1780, mit 25 Jahren also, ließ sich HAHNE- 213
MANN als praktischer Arzt nieder, was in der damaligen Zeit keineswegs eine gesicherte Existenz bedeutete, weswegen er auch seine als Student begonnene Übersetzertätigkeit von medizinischen Schriften weiterführte. Darüber hinaus widmete er sich in zunehmendem Maß auch chemischen Studien und begann, die Ergebnisse dieser Forschungen ebenso wie eigene medizinische Beobachtungen zu veröffentlichen.

Nachdem er sich 1812 in Leipzig habilitiert hatte, hielt er dort 17 Semester lang Vorlesungen über die inzwischen von ihm begründete Homöopathie. Als ihm das Selbstdispensieren seiner Arzneien dort verboten wurde, verließ HAHNEMANN 1821 Leipzig und praktizierte dann in Köthen und ab 1835 – bis zu seinem Tod mit 88 Jahren – in Paris.

HAHNEMANN zog etwa dreißigmal um in seinem Leben. Am längsten, nämlich bis zu seinem zwanzigsten Lebensjahr, weilte er in Meißen. Seine Studienzeit (1775–1779) verbrachte er – wie geschildert – in Leipzig, Wien, Hermannstadt und Erlangen. Dann folgten die „Wanderjahre“, in denen er sich innerhalb von 25 Jahren in etwa zwanzig verschiedenen Orten niederließ. Diese liegen bis auf Hamburg, Altona und Mölln alle in Sachsen, Sachsen-Anhalt, Thüringen und Niedersachsen. Erst ab 1805, nach seinem fünfzigsten Lebensjahr also, wurden seine Aufenthaltszeiten länger (1805 Torgau, 1811 Leipzig, 1821 Köthen, 1835 Paris) und die Motive für seine Ortswechsel klarer.

Seine erste Frau, HENRIETTE KÜCHLER, die HAHNEMANN 1782 in Gommern heiratete, begleitete ihn durch 47 Jahre Ehe auf allen Umzügen, bis sie 1830 in Köthen starb. Sie hatte insgesamt elf Kinder zur Welt gebracht, von denen eines bei der Geburt und eines im Säuglingsalter starb. So hatte die Familie schließlich acht erwachsene Töchter und einen Sohn (FRIEDRICH), der auch homöopathischer Arzt wurde. 1835 heiratete HAHNEMANN, als Achtzigjähriger, zum zweiten Mal, nämlich die 35-jährige Französin MELANIE D'HERVILLY, mit der er seinen Lebensabend in Paris verbrachte.

Hahnemanns Verdienste um die Wissenschaft

214 | Für die Beurteilung eines neuen medizinischen Systems ist es manchmal wichtig, zu wissen, ob dessen Begründer lediglich aus Unkenntnis der eigentlichen medizinischen Grundlagenfächer zu seinem System kam oder ob er sozusagen trotz der Beherrschung der Medizin und der Naturwissenschaften seiner Zeit eine eigene Heilkunde entwickelte. Deshalb seien hier einige wissenschaftliche Verdienste HAHNEMANNS aufgeführt, die sich dieser ganz unabhängig von der Begründung der Homöopathie erwarb und die ihm in den entsprechenden Fachkreisen auch einiges Ansehen einbrachten.

So verfasste HAHNEMANN zum Beispiel anlässlich einer eingehenden Beschäftigung mit der Gerichtsmedizin 1786 eine in der Pharmakologie vielbeachtete Monographie ‚Über die Arsenvergiftung'. Als Frucht seiner chemischen Forschungen entdeckte HAHNEMANN 1787 die nach ihm benannte „HAHNEMANN'sche Weinprobe" auf Bleizucker, die später in verschiedenen Ländern amtlich eingeführt wurde, und 1788 die Herstellung eines nach ihm benannten auflöslichen Quecksilberpräparats, das auch heute noch als *„Mercurius solubilis Hahnemanni"* bezeichnet wird. Die Pharmazie bereicherte HAHNEMANN um eine 1787 publizierte Monographie über ‚Die Kennzeichen der Güte und Verfälschung der Arzneimittel' sowie um sein vierbändiges ‚Apothekerlexikon', das auch nach Ansicht heutiger Pharmaziehistoriker das Wissen der damaligen Zeit sachkundig zusammenfasst.

Innerhalb der Psychiatrie-Geschichte war HAHNEMANN – noch vor PHILIPPE PINEL (1745–1826) – einer der ersten, die in der Behandlung psychisch Kranker neue Wege beschritten. Anstatt, wie damals üblich, „Irre" in „Narrenhäuser" zu sperren, wo sie angekettet und geschlagen wurden und am Wochenende von der Bevölkerung gegen ein Eintrittsgeld besichtigt und geneckt werden konnten, leitete HAHNEMANN 1792 ein Jahr lang eine private Anstalt, wo er einen geisteskranken Patienten Tag und Nacht zwar unter größten Opfern, aber auf humane Art
und | schließlich mit dem Erfolg betreute, dass 215
dieser seinen Beruf wieder aufnehmen konnte.

Auch was die Hygiene betrifft, vertrat HAHNEMANN in seinen Veröffentlichungen von 1792 und 1795 richtungweisende Ansichten der Seuchenbekämpfung, obwohl damals noch keine Erreger von Infektionskrankheiten nachgewiesen werden konnten. In seiner Verurteilung des Aderlasses sowie anderer schwächender Maßnahmen war HAHNEMANN zwar nicht der Einzige, doch lässt sich die öffentliche Parteinahme gegen eine schädliche Praxis auch als Verdienst um die Medizin betrachten. Das gleiche gilt für seine pragmatische Maxime, keine Arzneigemische zu verordnen, weil man sonst nichts über die Wirkung ihrer einzelnen Bestandteile erfahren könne.

Aufgrund seiner Verdienste um die Wissenschaft wurde HAHNEMANN 1791 zum Mitglied einiger wissenschaftlicher Gesellschaften gewählt, zum Beispiel in die ‚Leipziger Ökonomische Gesellschaft' und in die ‚Mainzer Kurfürstliche Akademie der Wissenschaften'. 1790 erhielt er einen Ruf an die Medizinische Fakultät der Universität Wilna, den er jedoch ablehnte. 1798 war HAHNEMANN für die Berufung an die zu gründende Universität in Mitau vorgesehen, doch winkte er auch hier ab.

Hahnemanns Publikationen

HAHNEMANN hat im Laufe seines Lebens insgesamt 27.000 Seiten publiziert.[617] Seine für die Homöopathie wichtigsten Arbeiten davon sind folgende:

Zunächst seine 1790 erschienene Übersetzung von WILLIAM CULLEN'S ‚Materia medica', in der HAHNEMANN zwar erstmals seinen Chinarindenversuch beschrieben, die Homöopathie damit aber eigentlich noch nicht begründet hatte. Erst in der Schrift ‚Versuch über ein neues Prinzip zur Auffindung der Heilkräfte der Arzneisubstanzen' von 1796 formulierte er zum erstenmal das Ähnlichkeitsprinzip. 1805 erschien sowohl die erste Arzneimittellehre, die auf Arzneimit-
216 telprüfungen an Gesunden beruht | (‚Fragmenta de viribus medicamentorum sive in sano corpore humano observatis', in lateinischer Sprache), als auch das erste Lehrbuch der Homöopathie, die ‚Heilkunde der Erfahrung'. Letzteres war der Vorläufer des 1810 erschienenen ‚Organons der rationellen Heilkunde', das HAHNEMANN in den folgenden Auflagen in ‚Organon der Heilkunst' umbenannte. Die erste ‚Reine Arzneimittellehre' in deutscher Sprache erschien ab 1811 in sechs Bänden und insgesamt drei Auflagen. Die 1828 publizierten vier Bände der ‚Chronischen Krankheiten' schließlich enthalten HAHNEMANNS „Psora-Theorie" sowie die Prüfungen der „antipsorischen" Arzneien.

Neben seinen veröffentlichten Werken hinterließ HAHNEMANN auch 54 gebundene Krankenjournale, in denen er die Behandlung seiner Patienten dokumentiert hatte. Diese 37 deutschen und 17 französischen Journale befinden sich heute im Institut für Geschichte der Medizin der Robert-Bosch-Stiftung in Stuttgart und sollen nach und nach im Rahmen medizinhistorischer Doktorarbeiten transkribiert und herausgegeben werden. Die deutschen Journale 2, 3, 4, 5 und 34 sowie das französische Journal 5 liegen bereits vor, weitere sind in Bearbeitung. Anhand dieser Journale lässt sich zum Beispiel rekonstruieren, welche Patienten HAHNEMANN behandelte, welche Arzneimittel er verordnete, in welcher Zubereitung, in welchem zeitlichen Abstand usw.

Die Lehre der Homöopathie

Das Werden der Homöopathie

Die Begründung der „allgemeinen Homöopathie" durch HAHNEMANN vollzog sich in den Jahren zwischen 1790 und 1810.

Im Jahre 1790 veröffentlichte HAHNEMANN seinen Selbstversuch mit Chinarinde, bei dem er beobachtete, dass die Einnahme von Chinarinde bei ihm gerade jene Symptome hervorrief, die er bereits von einem in Siebenbürgen selbst durchgemachten Wechselfieber her kannte. Ohne weitergehende Schlüsse daraus zu | ziehen, 217
bemerkte er hier: „Substanzen, welche eine Art von Fieber erregen, löschen die Typen des Wechselfiebers aus." 1796 formulierte er erstmals das Prinzip „*Similia similibus*", nach dem man vorgehen sollte, um für möglichst jede Krankheit ein spezifisches Arzneimittel aufzufinden und den einzelnen Kranken anzupassen. 1807 nannte HAHNEMANN seine neue Methode „homöopathisch", und 1810 findet sich im ‚Organon' schließlich der volle Wortlaut des Ähnlichkeitsprinzips: „*Similia similibus curentur*" – übersetzt: Behandle Ähnliches mit Ähnlichem. Damit war die „allgemeine Homöopathie" begründet.

Erst 1828 modifizierte HAHNEMANN diese – zum Zwecke einer erfolgreicheren Behandlung chronischer Krankheiten – durch seine „Psora-Theorie", was jedoch an den Grundprinzipien der Homöopathie nichts änderte.

Die Grundprinzipien der Homöopathie

Die Grundprinzipien der Homöopathie sind folgende:

- das Ähnlichkeitsprinzip „*Similia similibus curentur*", das heißt die Maxime „Behandle Ähnliches mit Ähnlichem",
- die Arzneimittelprüfungen an Gesunden, in denen untersucht wird, welche Symptome bestimmte Arzneimittel an gesunden Menschen hervorzubringen in der Lage sind,
- die Verwendung von Einzelmitteln, das heißt die prinzipielle Ablehnung von Arzneigemischen, und

- die Verwendung kleinster Gaben, da Arzneien, die bei einem Kranken eine ähnliche Symptomatik bewirken wie die bereits vorliegende, sonst zu erheblichen Verschlimmerungen des Zustandes führen könnten.

Verschiedene Arten von „Similia similibus“

Wenn man vom *Simile*-Prinzip und insbesondere von vermeintlichen Vorläufern der Homöopathie HAHNEMANNS spricht, ist es ratsam, dabei zu differenzieren, auf was sich das jeweilige *Simile*
218 | beziehen soll. So kann man etwa zwischen einem scheinbaren, magischen, theoretischen, physiologischen und oberflächlich-homöopathischen *Simile* unterscheiden:[618]

Wenn also zum Beispiel im ‚Corpus Hippocraticum‘ empfohlen wird, Erbrechen durch ein Erbrechen erregendes Mittel zu beheben, so scheint dies zwar eine Behandlung von Ähnlichem mit Ähnlichem zu sein, doch ist der Grundgedanke hier der, den schädlichen Stoff, der den Brechreiz verursacht, durch ein wirksames Emetikum zu beseitigen. Eine kulturgeschichtlich sehr frühe Form der Anwendung des Ähnlichkeitsprinzips findet sich dagegen im Ähnlichkeitszauber bzw. Sympathieglauben von Naturvölkern, wonach etwa das Tragen von Amuletten die Eigenschaften bestimmter Tiere usw. übertragen soll. Auch die Signaturenlehre, nach der zum Beispiel gelbe Pflanzen bei Gelbsucht wirksam sein sollen oder Ähnliches, lässt sich diesem Bereich der vorwiegend magischen Simileauffassung zuordnen.

Auch innerhalb der klassischen Medizingeschichte finden sich Empfehlungen der Behandlung nach dem Ähnlichkeitsprinzip. GALEN bezog die Ähnlichkeitsbeziehung allerdings auf die vier Elemente, so dass zum Beispiel eine „heiße“ Krankheit mit einem „heißen“ Mittel zu behandeln wäre, und PARACELSUS auf die sogenannte „Anatomie“ der Pflanzen bzw. Krankheiten, zum Teil aber auch auf die Physiognomie im Sinne der Signaturenlehre, auf die Astrologie usw., so dass man hier besser von einem theoretischen *Simile* spricht. Manchmal werden Mittel auch aufgrund von physiologischen Überlegungen – wie etwa zur „Stoffwechselanregung“ oder zur „Ausleitung“ (was immer das bedeuten mag) – verordnet. Oder es wird nur ein einzelnes Symptom des Kranken, zum Beispiel Husten, beachtet und ein hierzu homöopathisches Mittel lediglich aufgrund dieser „bewährten Indikation“ verabreicht – dann hat man es mit einem oberflächlich-homöopathischen Simile zu tun.

Von all den genannten *Simile*-Arten kann nun das echt-homöopathische *Simile* unterschieden werden. Bei der Arznei-Verordnung nach dem
HAHNEMANN'schen *Simile*-Prinzip sollte | näm- 219
lich stets der gesamte Symptomeninbegriff des jeweiligen Patienten verwendet werden. Nur aufgrund der Gesamtheit der Zeichen und Symptome, die der Kranke bietet, ließe sich aus der homöopathischen Arzneimittellehre letztlich ein Mittel auswählen, das dem Krankheitszustand des Patienten am meisten in Ähnlichkeit entsprechen würde.

Die Hierarchisierung von Symptomen

Aus der praktischen Unmöglichkeit, bei einer Arzneiwahl sozusagen eine hundertprozentige Übereinstimmung zwischen Patientensymptomen und Arzneimittelsymptomen herzustellen, resultiert für den homöopathischen Arzt die Notwendigkeit, aus der Fülle der Beschwerden, die der Patient schildert, und den Zeichen und Symptomen, die er selbst mit seinen fünf Sinnen an ihm wahrnimmt, die für die homöopathische Mittelfindung wichtigsten auszuwählen. Dies geschieht durch die sogenannte Hierarchisierung der Symptome.

Es würde zu weit führen, alle hierzu verwendeten Kategorien von Symptomen einzeln aufzuführen und zu erläutern. Wissen sollte ein Patient jedoch, dass zum Beispiel die sogenannten Lokalsymptome, wegen derer er primär den Arzt konsultiert, in der Wichtigkeitsskala der Symptome meist ganz am Ende stehen.

Als wesentlichste werden dagegen die auffallenden, sonderlichen und charakteristischen Symptome betrachtet, wobei sich Symptome als an sich auffallend erweisen können (Landkartenzunge oder Ähnliches), durch ihre Modalität (Erbrechen beim Schleimräuspern oder Ähnliches), durch ihre Lokalisation (Hautausschläge nur in Gelenkbeugen oder Ähnliches), durch ihr besonderes Gefühl (Gefühl einer Wimper im Auge oder Ähnliches), durch ihre Erstreckung (Kopfschmerzen bis zum Zungengrund oder Ähnliches), durch ihren Beginn und ihr Ende (wellenförmiger Kopfschmerz oder Ähnliches), durch die Kombination von konträren Symptomen (Schlaflosigkeit mit Schläfrigkeit oder Ähnliches), durch ihre Periodizität (Neuralgie jeden Tag zur gleichen Stunde oder Ähnliches) oder durch das Fehlen eines erwarteten Symptoms (Durstlosigkeit bei Fieber oder Ähnliches).

220 | Als am nächstwichtigsten werden üblicher-
weise die Geistes- und Gemütssymptome angesehen, und zwar zunächst die Veränderungen im Gemütsbereich (Selbstmordneigung oder Ähnliches), dann im Vernunftbereich (Delirium oder Ähnliches) und schließlich im Bereich des Angelernten (Gedächtnisschwäche für Namen oder Ähnliches). Im weiteren werden die Allgemeinsymptome herangezogen, die den Menschen in seiner Ganzheit betreffen. So fragen Homöopathen ihre Patienten etwa nach Wetterfühligkeit (Kopfschmerzen vor Gewittern oder Ähnliches), Sekret- und Wundverhalten (wundmachender Schnupfen, verzögerte Wundheilung oder Ähnliches), Verlangen oder Abneigung gegenüber bestimmten Nahrungsmitteln (Abneigung gegen Fisch oder Ähnliches), Schlafverhalten (Schlaflage, wiederkehrende Träume oder Ähnliches) und Mensessymptomen (Menses immer nur nachts oder Ähnliches).

Auch ursächliche Gesichtspunkte werden – sofern eruierbar – in die homöopathische Verordnung einbezogen (Folge von Schreck, von Baden in kaltem Wasser oder Ähnliches). Sodann folgen meist noch die Begleitsymptome (beim Husten Schmerzen in der rechten Hüfte oder Ähnliches), die Alternantien (Kopfschmerzen abwechselnd mit Magenschmerzen oder Ähnliches) und schließlich die bereits erwähnten Lokalsymptome (Gelenkschmerzen oder Ähnliches).

Dass eine nach solchen Gesichtspunkten geführte Anamnese und deren Auswertung einen relativ großen Zeitaufwand erfordert, braucht nach diesem kurzen Überblick kaum weiter erläutert zu werden.

Die „Potenzierung" von Arzneimitteln

Unter den Grundprinzipien der Homöopathie wurde neben dem *Simile*-Prinzip, den Arzneimittelprüfungen an Gesunden und der Verwendung von Einzelmitteln bereits auch die Verwendung kleinster Gaben aufgeführt. Diese Besonderheit hatte ihren Grund ursprünglich in der Beobachtung, dass starke Gaben teilweise zu erheblichen Erstverschlimmerungen führten. Grundsätzlich könnte jedoch – bei entsprechend vorsichtiger
Dosie- | rung – auch mit Urtinkturen homöo- 221
pathisch behandelt werden, was HAHNEMANN zunächst auch wirklich tat. Dass Arzneien aber selbst nach wiederholter Verdünnung und Verschüttelung immer noch homöopathisch zu wirken schienen, war für HAHNEMANN letztlich ein Zufallsbefund, den er nicht vorhersehen konnte. Auf diese Weise gelangte er aber schließlich zu dem von ihm später „Potenzieren" genannten Verfahren der schrittweisen Verdünnung und Verschüttelung von Arzneisubstanzen.

HAHNEMANN verwendete hauptsächlich die Verdünnungsverhältnisse 1:100 und 1:50.000, also „Potenzierungen", die man heute als C- und Q-Potenzen bezeichnet (von lateinisch „*centum*" und „*quinquagintamilia*").

Bei der Herstellung von C-Potenzen werden auf einen Tropfen des Arzneimittels 100 Tropfen Lösungsmittel (verdünnter Alkohol) getropft, und das Ganze wird 10-mal verschüttelt. Auf diese Weise erhält man eine C1-Auflösung der Ausgangssubstanz. Gibt man davon einen Tropfen in ein frisches Gläschen, tropft darauf wieder 100 Tropfen Lösungsmittel und verschüttelt das Ganze wieder 10-mal, so erhält man eine C2-Auflösung der Ausgangssubstanz usw. Mit der letzten Auflösung benetzt man schließlich – um einer besseren Haltbarkeit willen – kleine Zuckerkügelchen, sogenannte Globuli, die der Patient dann auf der Zunge zergehen lässt.

Zur Herstellung von Q-Potenzen wird vorher eine C3-Trituration der Ausgangssubstanz zubereitet. Dies geschieht dadurch, dass man ein

Gran (60 mg) der Arznei mit 100 Gran Milchzucker eine Stunde lang in einem Mörser verreibt, davon ein Gran entnimmt und wieder mit 100 Gran Milchzucker verreibt und davon wiederum ein Gran entnimmt und nochmals mit 100 Gran Milchzucker verreibt. Ein Gran dieser C3-Trituration wird nun in 500 Tropfen Lösungsmittel aufgelöst. Ein Tropfen davon wird in ein leeres Gläschen gegeben, darauf werden 100 Tropfen Lösungsmittel getropft, und das Ganze wird 100-mal verschüttelt. Mit einem Tropfen werden nun circa 500 Zuckerkügelchen be-
222 feuchtet, was schließlich Q1-Globuli | ergibt. Zur „Weiterpotenzierung" wird ein Q1-Globulus zunächst in einem Tropfen Lösungsmittel aufgelöst, dieser wird dann in ein frisches Gläschen gegeben und mit 100 Tropfen Lösungsmittel betropft, und die Auflösung wird 100-mal verschüttelt. Die Befeuchtung weiterer Zuckerglobuli (wieder im Verhältnis 1:500) ergibt Q2-Globuli usw.

Dadurch, dass bei letzterem Verfahren nach jeder flüssigen 1:100-Verdünnung das Befeuchten der Globuli eine weitere Verdünnung des stofflichen Anteils im Verhältnis von 1:500 bewirkt, ergibt sich pro „Potenzstufe" insgesamt also ein Verdünnungsschritt von 1:50.000, woraus sich der Name „Fünfzigtausenderpotenzen" oder „Q-Potenzen" erklärt.

Die Entwicklung von „Hochpotenzen"

HAHNEMANN selbst steigerte die „Potenzstufen" der von ihm verordneten Mittel allmählich. So bewegte er sich 1790 mit seinen Arzneigaben noch im Gran-Bereich und scheute sich nicht, bei Wechselfieber Chinarinde auch in sogenannter heroischer Dosierung zu verordnen: zum Beispiel circa 1.000 Gran (circa 50 g) innerhalb von 24 Stunden. 1799 nannte er bei *Hyoscyamus* (Bilsenkraut) allerdings bereits eine Dosis von 1/60 Gran, 1801 empfahl er bei Scharlachfieber ein 24millionstel Gran von *Belladonna* und ein 5millionstel Gran von *Opium*, 1806 erwähnte er bereits eine „Quintilliontel"-Auflösung (C15), 1809 ein „Sextilliontel" (C18) von Arsen, 1816 ein „Dezilliontel" (C30) von Arsen und 1826 ein „Vigesilliontel" (C60) von *Thuja*.

1829 empfahl er die C30 als Standardgabe. So schrieb er in einem Brief an SCHRETER: „Ich billige es nicht, wenn Sie die Arzneien höher als zu [C36] und [C60] potenzieren wollen – einmal muss doch die Sache ein Ziel haben und kann nicht ins Unendliche gehen. – Bei der festen Bestimmung aber, dass die homöopathischen Arzneien sämtlich bis [C30] verdünnt und potenziert werden sollten, entsteht ein gleichartiges Verfahren in den Kuren aller Homöopathiker, ... da sie ... mit gleichen Werkzeugen | arbeiten." 223
1842 beschrieb HAHNEMANN – im Manuskript der letzten Auflage seines ‚Organons' – die Herstellung der Q-Potenzen.[619] Soweit bisher aus seinen Schriften und Krankenjournalen bekannt ist, ging er selbst nie weiter als bis zur 200sten „Potenz".

Nichtsdestoweniger wurden in der weiteren Entwicklung der Homöopathie immer höhere „Potenzen" hergestellt (allerdings mit Hilfe von Maschinen bzw. im KORSAKOFF'schen „Einglasverfahren"). JAMES TYLER KENT (1849–1916) etwa, einer der bedeutendsten Vertreter der amerikanischen Homöopathie, verwendete vor allem die „Potenzstufen" 200, 1.000, 10.000, 100.000 und 1.000.000. Selbst bei der Verabreichung dieser „Ultra-Hochpotenzen" bemerkte er bei seinen Patienten noch Verschlimmerungen von Symptomen und schloss daraus auf deren auch kurative Kraft. Eine 13millionste „Potenz" des Schlangengifts *Lachesis* ließ er speziell für seine Frau herstellen, die jahrelang an Schlaflosigkeit und Schwäche gelitten hatte und durch dieses homöopathische Mittel angeblich geheilt wurde.

Die Diskussion um die Homöopathie

Größenordnung der stofflichen Verdünnung einzelner „Potenzstufen"

Der Einwand, homöopathische Dilutionen entsprächen der Verdünnung eines Tropfens Arzneisubstanz im Genfer See, wurde bereits 1821 vorgebracht und von HAHNEMANN in Form einer Darlegung des prinzipiellen Unterschieds beider Verfahren beantwortet. Nach seinem in diesem Zusammenhang erstmals geäußerten Konzept des „Potenzierens“ ließen sich die „geistartigen“ Arzneikräfte, die im rohen Zustand der Arzneisubstanzen in diesen nur schlummerten, durch bestimmte mechanische Einwirkungen auf diese (wie Reiben oder Schütteln) immer weiter „freisetzen“ bzw. „entwickeln“ und so in ihrer Wirksamkeit letztlich steigern.

224 | Zur Verdeutlichung der tatsächlichen Größenordnung der stofflichen Verdünnung bei den jeweiligen „Potenzstufen“ seien hier nur einige einfache Berechnungen angestellt: Der Bodensee (wie etwa auch der Genfer See) enthält zum Beispiel circa 50 km^3 Wasser, was (bei einer Gleichsetzung von 20 Tropfen = 1 ml) etwa 10^{18} Tropfen entspricht. Das rein numerische Verhältnis zwischen Arzneisubstanz und Lösungsmittel, wie es in einer C9-Auflösung vorliegt, entspräche also dem Verhältnis eines Tropfens zu dem Volumen des Bodensees. Stellt man sich die Erdkugel als reine Wasserkugel vor, so wäre bei einem ungefähren Erddurchmesser von 12.740 km ihr Volumen nach der Formel $4/3\ r^3\ \pi$ circa 10^{12} km^3, was etwa 10^{28} Tropfen entspricht. Das rein numerische Verhältnis zwischen Arzneisubstanz und Lösungsmittel, wie es in einer C14-Auflösung vorliegt, entspräche also dem Verhältnis eines Tropfens zum Volumen der gesamten Erdkugel. Nimmt man weiter an, dass die Gesamtmasse des Kosmos circa 10^{56} g beträgt, so würde das (bei 1 Gran = 60 mg) etwa $1{,}6 \times 10^{57}$ Gran entsprechen. Das rein numerische Verhältnis zwischen Arzneisubstanz und Lösungsmittel, wie es in einer C29-Auflösung vorliegt, wäre also kleiner als das Verhältnis eines Grans zur Masse des gesamten Kosmos. Mit anderen Worten: Spätestens ab der C30 wäre das rein numerische Verhältnis zwischen Arzneisubstanz und Lösungsmittel praktisch nicht mehr vorstellbar.

Theoretische Berechnung versus praktische Erfahrung

Obwohl der Einwand mit dem Bodensee bzw. Genfer See also schon seit mindestens 1821 besteht, hatte sich HAHNEMANN dadurch nicht beirren lassen. Wenn sich etwas in seiner prakti-
schen Erfahrung als wirksam erwies, nach theo-
retischen Berechnungen jedoch nicht wirksam
sein konnte, so war dies für ihn weniger ein
Grund, seine diesbezüglichen Erfahrungen an-
zuzweifeln, als vielmehr, einen Fehler in der
Theorie zu vermuten. Sein Standpunkt hierzu
kommt deutlich in seinem Buch „Die | chroni- 225
schen Krankheiten“ zum Ausdruck, wo er noch 1835 schrieb, dass eine C30 „20, 30, 40 Tage und länger“ eine Wirkung zeige; „dieser wahre Satz gehört nicht unter die zu begreifen sein sollenden, noch zu denen, für welche ich blinden Glauben fordere. Ich fordere gar keinen Glauben dafür und verlange nicht, dass dies jemandem begreiflich sei. Auch ich begreife es nicht; genug aber, die Tatsache ist so und nicht anders. Bloß die Erfahrung sagt's, welcher ich mehr glaube als meiner Einsicht“.

Wirksamkeitsnachweise von „potenzierten“ Arzneimitteln

Weil sich die Wirksamkeit von „potenzierten“ Arzneimitteln – trotz der Berichte von homöopathischen Ärzten und Patienten über ihre diesbezüglichen eigenen Erfahrungen – als theoretisch so unvorstellbar erwies, wurden immer wieder naturwissenschaftliche Wirksamkeitsnachweise gefordert und auch durchgeführt. Diese können eingeteilt werden in

- Studien *in vitro*, wo zum Beispiel Enzymaktivitäten bestimmt oder hämatologische Tests verwendet wurden, und
- Studien *in vivo*:
- An Pflanzen wurden vor allem Wachstums- und Intoxikationsstudien durchgeführt.
- An Tieren wurden Arzneimittelprüfungen, Intoxikationsstudien, Therapie- und sonstige Studien vorgenommen.
- An Menschen wurden seit dem Bestehen der Homöopathie immer wieder Arzneimittelprüfungen, aber auch kontrollierte klinische Studien durchgeführt, seit etwas mehr als zehn Jahren zusätzlich mit Individualisierung der Probanden, um so dem besonderen Ansatz der Homöopathie besser gerecht zu werden.

In vitro-Studien (Auswahl)

Die folgende Auflistung einiger ausgewählter Studien, die hier nicht im Einzelnen besprochen werden, könnte lediglich zeigen, dass es zum Teil
226 recht interes- | sante biologische Modelle gibt,
an denen sich die Wirksamkeit von „Hochpotenzen“ nach naturwissenschaftlichen Standards überprüfen ließe.[620] Zunächst also einige *In vitro*-Studien:

• Nach BOYD (1954) beschleunigte Quecksilberchlorid D61–D71 die Hydrolyse-Rate von Stärke durch Malzdiastase (n > 500, doppelblind, p = 0.009–0.0004).

• Nach COLAS et al. (1975) hemmte *Phytolacca* C5–C15 in zunehmendem Maß den Lymphoblasten-Transformationstest (LTT), nämlich um 28–73 %. Mit der Urtinktur kam es dagegen zu einer Steigerung des Tests.

• Nach BELON (1987) hemmten *Histamin* C6 und C17 den Basophilen-Degranulationstest (BDT) am Blut von Neurodermitikern (n = 30, hochsignifikant).

• Nach BENVENISTE (1988) bewirkten Anti-Ig-E-Antikörper C1–C60 Degranulationen von basophilen Granulozyten, die Ig-E-Antikörper an ihrer Oberfläche trugen, in 40–60 % (randomisiert, kontrolliert, doppelblind, hochsignifikant).

Studien an Pflanzen (Auswahl)

Bei Wachstumsstudien an Pflanzen zeigten sich charakteristische sinusförmige Kurven. Wurde eine Pflanze von einer bestimmten „Potenz“ in ihrem Wachstum zunächst gefördert, so wurde dieses bei den nächsthöheren „Potenzstufen“ gehemmt, bei den nächsthöheren „Potenzstufen“ wieder gefördert usw.

• Nach KOLISKO (1961) beeinflussten Eisensulfat, Antimon- oder Kupfersalze bis zur D30 das Wachstum von Weizen- und anderer Pflanzensamen (p = 0.05).

• Nach KOFFLER (1965) und WANNAMAKER (1966) beeinflusste *Sulphur* D12, D24, D60 und C2000 das Zwiebelwachstum (signifikant).

• Nach JONES et al. (1983) beeinflusste *Pulsatilla* C1–C13 das Wachstum von Hefen und Weizensamen (signifikant).

In Intoxikationsstudien wurden Pflanzen erst mit einem bestimmten Stoff vergiftet und an-
schließend mit demselben Stoff in | „Hochpo- 227
tenz“ „behandelt“, wonach dann vergleichend ihre Erholungszeiten bestimmt wurden.

• Nach BOIRON et al. (1970) vermehrte Kupfersulfat C15 bei mit Kupfersulfat vergifteten Algen Wachstum (um 60 %), Chlorophyllsynthese (um 88 %) und Atmung (um 51 %); keine Wirkung hatte Kupfersulfat dagegen auf nicht vergiftete Algen.

Studien an Tieren (Auswahl)

Intoxikationsstudien an Tieren zeigten ähnliche Ergebnisse:

• Nach CIER et al. (1966 und 1970) und SHARMA (1982) wirkte *Alloxan* C7–C30 präventiv und therapeutisch bei *Alloxan*-induziertem Diabetes von Kaninchen und Mäusen; zwar verdünntes, aber nicht verschütteltes *Alloxan* zeigte dagegen keine Wirkung.

• Nach FISHER (1982) vermehrte *Plumbum* C200 die Bleiausscheidung bei mit Blei intoxikierten Ratten; auch *Penicillamin* zeigte diese Wirkung, nicht dagegen bloßes Wasser oder Alkohol (n = 24, hochsignifikant).

• Nach CAZIN (1986) senkte Arsen C5–C15 bei mit (radioaktiv markiertem) Arsen vergifteten Ratten den Arsen-Blutspiegel und erhöhte die Elimination über Stuhl und Urin (n = 696, randomisiert, p < 0.001).

Bei längerer Verabreichung von „Hochpotenzen“ ließen sich bei Tieren auch regelrechte Vergiftungserscheinungen beobachten, wie sie zum Teil bereits von unvorsichtig durchgeführten Arzneimittelprüfungen bekannt waren.

• Nach STEARNS (1925) verminderte Kochsalz (NaCl) D30–D1400, das täglich über sechs Monate verabreicht wurde, bei Meerschweinchen Appetit, Gewicht und Aktivität sowie die Reproduktionsrate (31 %) und erhöhte die Sterberate (n = 212, kontrolliert).

• Nach Prasad (1978) und Kumar et al. (1981) hatte *Pulsatilla* C30 und C200 bei Ratten eine gestagenähnliche, *Caulophyllum* C200 eine östrogenähnliche Wirkung (kontrolliert, signifikant).

228 | Auch klinische Therapiestudien wurden an Tieren durchgeführt:

• Nach Wolter (1980) behob *Caulophyllum* D30 die Wehenschwäche des Hausschweins; nicht dagegen in „Tiefpotenzen" ($n = 42$, doppelblind, signifikant).

• Nach Day (1984) verminderte *Caulophyllum* C30 bei Zuchtsauen die Zahl der Totgeburten und der Totgebärenden (kontrolliert, $p = 0.018$ bzw. $p = 0.034$).

Stellvertretend für zahlreiche sonstige Tierstudien könnten noch folgende Beobachtungen genannt werden:

• Nach Boyd (1954) beeinflusste *Strophanthin* C32 die Frequenz des Froschherzens (49 % gegenüber 2,8 %).

• Nach Singh et al. (1971) wirkte *Variolinum* D20 bei Meerschweinchen präventiv gegen Pockeninfektion; die therapeutische Wirkung erwies sich als geringer ($n = 40$, kontrolliert).

• Nach Keysell (1984 und 1985) hatte *Hypericum* C30 bei Mäusen eine messbare stark analgetische Wirkung, die durch den *Morphium*-Antagonisten *Naloxon* aufhebbar war ($n = 100$, randomisiert, kontrolliert, doppelblind, $p < 0.01$).

Klinische Studien an Menschen (Auswahl)

Die ersten Statistiken, die den Vorzug der Homöopathie gegenüber der „Allöopathie" belegen sollten, gab es bereits vor hundertfünfzig Jahren. So schrieb Buchner 1843, dass bei der Cholera-Epidemie von 1831 unter „allöopathischer" Behandlung von 20.000 Patienten 50 Prozent starben, unter homöopathischer Behandlung von 1.557 Patienten nur 6 Prozent – eine Untersuchung, die den Anforderungen moderner Statistik wohl kaum gewachsen wäre.

• Nach Paterson et al. (1941) ließen Diphtherie-Toxoid C30 und *Diphtherinum* C201 positive Schick-Teste (Aussage: zu wenig Antitoxin vorhanden, Diphtherie-Impfung erforderlich) in 60 Prozent negativ werden; in der Kontrollgruppe in 5 Prozent.

• Paterson führte im Zweiten Weltkrieg (1944) an Freiwilligen eine Studie zur Prophylaxe und Therapie der Auswirkungen von Senfgas-Angriffen durch, deren Ergebnis von Owen et | 229
al. (1982) bestätigt wurde; danach verminderten Senfgas C30, *Rhus toxicodendron* und *Kalium bichromicum* prophylaktisch und therapeutisch die Zahl tiefer Verbrennungen durch Senfgas ($n = 40$, kontrolliert, doppelblind, hochsignifikant).

• Nach Campbell (1976) war *Arnica* C1000 hochwirksam bei Quetschungen (einfachblind).

• Nach Pinsent et al. (1986) verminderte *Arnica* C30 bei Zahnextraktionen Schmerzen ($p < 0.05$) bzw. starke Schmerzen ($p < 0.025$) ($n = 59$, doppelblind).

• Nach Reilly et al. (1986) reduzierte ein Gemisch von Pollen C30 die Heuschnupfensymptome von Pollen-Allergikern und senkte deren Antihistaminika-Verbrauch ($p = 0.01$). Es traten auch Erstverschlimmerungen ($p < 0.05$) auf ($n = 144$, randomisiert, kontrolliert, doppelblind).

Während bei den meisten früheren Studien zu diesem Thema fast ausschließlich untersucht wurde, ob „Hochpotenzen" überhaupt irgendeinen reproduzierbaren Effekt an Pflanzen, Tieren oder Menschen zeigen, werden seit etwas mehr als zehn Jahren auch Versuche unternommen, die Spezifität einzelner Arzneimittel bei bestimmten aus der Arzneimittellehre bekannten Symptomen zu überprüfen:

• Nach einer Studie von Gibson et al. (1980) besserte eine individuelle homöopathische Behandlung bei Patienten mit chronischer Polyarthritis (die nach den ARA-Kriterien diagnostiziert werden musste) Schmerzempfinden, Beweglichkeit der Gelenke, Morgensteifigkeit, Funktionsindex und Laborwerte; es wurde jedem Patienten individuell sein Konstitutionsmittel verordnet, wobei aber weder Arzt noch Patient wussten, ob die tatsächlich eingenommenen Globuli *Verum* oder *Placebo* waren ($n = 46$, doppelblind, $p < 0.01$).

• Nach Brigo (1987) senkten *Belladonna, Cyclamen, Gelsemium, Ignatia, Lachesis, Natrium muriaticum, Silicea* oder *Sulphur*, jeweils in der C30 gegeben, die Anfallshäufigkeit von Migräne hochsignifikant ($p < 0.000001$ unter *Verum* gegenüber $p = 0.04$ unter *Placebo*); hier wurden nur solche Migräne-Patienten in die Studie
230 aufgenom- | men, deren Beschwerden in das Mittelbild eines dieser acht Arzneimittel passten ($n = 60$, randomisiert, kontrolliert, doppelblind). Das Urteil der Patienten über den Erfolg: In der *Verum*-Gruppe bezeichneten 47 Prozent den Erfolg als „sehr gut", 33 Prozent als „gut"; in der *Placebo*-Gruppe dagegen 7 Prozent als „sehr gut" und 7 Prozent als „gut".

• Nach Schwab (1990) bewirkte *Sulphur* C30, C200 und C1000 bei ausgewählten (*Sulphur*-)Patienten eine Besserung ihres Zustandes, aber auch Erstverschlimmerungen sowie neue (*Sulphur*-)Symptome ($n = 46$, randomisiert, kontrolliert, doppelblind, $p < 0.001$ – letzteres heißt, dass der Unterschied zwischen dem Ergebnis der *Verum*- und demjenigen der *Placebo*-Gruppe zu 99,9 % nicht auf Zufall beruht).

Eine Meta-Analyse der bis dahin publizierten kontrollierten klinischen Studien ergab schließlich folgendes:

• Nach Kleijnen et al. (1991) zeigten von 105 analysierten Studien 81 positive Wirkungen der Homöopathie, wobei die meisten Arbeiten allerdings von geringer methodologischer Qualität gewesen seien; doch habe es „auch viele Ausnahmen „ gegeben. Fazit: „Das positive Ergebnis berechtigt zu weiteren, gut durchgeführten Studien".

Soweit der aktuelle Stand der Wirksamkeitsnachweise von „Hochpotenzen". Alle hier aufgeführten Studien befassten sich mit „Potenzen", deren chemischer Wirkstoffgehalt gleich Null war.

Physikalische Aspekte „potenzierter" Arzneimittel

„Hochpotenzen" wurden aber auch nach rein physikalischen Kriterien untersucht. So war zum Beispiel Radioaktivität bei „potenzierten" radioaktiven Substanzen lediglich bis zur C9-Auflösung (im „Mehrglasverfahren") nachweisbar (Ducassou et al. 1973 und andere) – was ganz dem berechneten stofflichen Gehalt dieser Auflösung entsprach: Nach der Loschmidt'schen Zahl enthält ein Mol einer Substanz bekanntlich 6,02 x 10^{23} Moleküle. Daraus wird gefolgert,
dass spätestens ab einer C12-Auflösung | (10^{-24}) 231
kein Molekül der Ausgangssubstanz mehr darin enthalten sein kann.

Auch physikalische Einflüsse auf die Wirksamkeit von „Potenzen" wurden beobachtet. So konnten „potenzierte" Arzneimittel offenbar durch Erhitzen inaktiviert werden (Boiron et al. 1971 und andere). Darüber hinaus wurde auch eine Abhängigkeit vom Herstellungsverfahren, also von der Anzahl der Schüttelschläge, der Dauer der Pausen zwischen den „Potenzierungs"-Schritten usw. beschrieben (Jones et al. 1983 und andere).

Schließlich konnten anscheinend sogar physikalisch messbare Unterschiede zwischen „Potenzen" und bloßen Verdünnungen festgestellt werden. „Potenzen" bewirkten demnach – im Gegensatz zu bloßen Verdünnungen – unter anderem Veränderungen der Stromstärke- und Spannungskurven in Elektrolytlösungen (Kurven mit Minima und Maxima; Beier 1954), der Licht-Extinktion (Wurmser et al. 1948), der Dielektrizitätskonstante (Brucato et al. 1966 und andere), der Steighöhe in Kapillargefäßen (Kurven mit Minima und Maxima; Kumar et al. 1981), der Spektrallinien in der Kernspinresonanz-Spektrographie (NMR; Sacks 1985 und andere), der Relaxationszeiten der Protonen des Wassers (Lasne et al. 1976), der Thermolumineszenz-Energie (Gutmann et al. 1986) usw.

Naturwissenschaftliche Hypothesen zur Wirkungsweise von „Potenzen"

Diese und weitere Befunde gaben Anlass zu naturwissenschaftlichen Hypothesenbildungen über die Wirkungsweise von „potenzierten" Arzneimitteln. So stellten Barnard et al. (1967) die *Imprint*-Hypothese auf, wonach die Information des Ausgangsstoffs in das Lösungsmittel sozusagen eingedrückt werde. Diese Hypothese besteht bis heute, in unterschiedlichen Modifizierungen:

• Barnard et al. (1967) stellten sich vor, dass die Information des Arzneistoffs in Form von stereospezifischen, isotaktischen Wasserpolymeren gespeichert und weitergegeben werde.

232 | • Nach Kumar et al. (1981) geschieht die Informationsspeicherung durch eine bestimmte Anordnung der elektrischen Dipole Wasser und Milchzucker.

• Nach Sharma (1982) wird die Information über die Elektronen der äußersten Elektronenhülle von Arznei- und Lösungsmittel übertragen.

• Nach Popp (1977 und 1983) beruht die von allen Zellen ausgehende ultraschwache Photonenstrahlung auf einem von der DNS ausgehenden kohärenten Biophotonen-Feld; die beim „Potenzieren" eines Arzneimittels angeregten kohärenten Zustände höherer Ordnung (im Sinne dissipativer Strukturen) sollten demnach die bei Krankheit gestörte Kohärenz des Photonen-Feldes des Organismus wiederherstellen können.

• Nach Luu et al. (1980 und 1985) sind die entscheidenden Informationseinheiten des Wassers dreidimensionale Cluster mit Wasserstoffbrückenbindungen.

• Nach Ludwig (1985) und Smith (1987) kann die Wasserstruktur durch elektromagnetische Wellen geprägt werden; im Resonanzspektrum des Lösungsmittels ist die Information des Arzneistoffs enthalten und kann mit den Eigenfrequenzen des Organismus in Multiresonanz treten.

• Nach Resch und Gutmann (1986) besitzt Wasser, analog zur Systemorganisation von Festkörpern, als organisches Pseudomakromolekül eine hohe Ordnungsstruktur; „Potenzieren" führt über eine Veränderung der strukturmodifizierenden Zentren zu einer Präzisierung der Information des Arzneistoffs.

Wirkkriterien homöopathischer Arzneimittel. Abgrenzung vom Placebo-Effekt

Ganz unabhängig von den Ergebnissen vermeintlicher Doppelblindstudien zum Wirksamkeitsnachweis oder von Hypothesen zum Wirkungs-
mechanismus „potenzierter" Arzneisubstanzen | 233
beanspruchen erfahrene homöopathische Ärzte allerdings ihrerseits, durchaus auch über klinische Kriterien zu verfügen, um eine Arzneiwirkung von einem *Placebo*-Effekt abgrenzen zu können.[621] Neben der Wirksamkeit bei Pflanzen, Tieren, Bewusstlosen und Säuglingen seien dies vor allem die charakteristischen Erstverschlimmerungen nach der Gabe von „Arzneipotenzen", das Auftreten von charakteristischen Nebensymptomen bei unvollkommener Ähnlichkeit zwischen Krankheits- und Arzneisymptomen, eine zu beobachtende Wirkumkehr im Sinne einer Arzneimittelprüfung bei zu langer Einnahme einer „Arzneipotenz" sowie die Wirkungslosigkeit nicht richtig gewählter Mittel (als Argument gegen den *Placebo*-Einwand). Außerdem sah man die einzelnen Wirkungen – ohne dass diese konkret voraussehbar wären – sich innerhalb des aus den Arzneimittelprüfungen bekannten Bereichs entfalten. Darüber hinaus konnten viele Symptome aus Arzneimittelprüfungen offenbar auch klinisch verifiziert werden.

Nach dem nun beendeten Exkurs in die Welt der randomisierten, kontrollierten Doppelblindstudien sowie der physikalischen Messverfahren und der naturwissenschaftlichen Hypothesenbildung, in die eine Beschäftigung mit dem *Placebo*-Einwand gewöhnlich zu führen pflegt, bleibt nun die Entwicklung der speziellen Lehre Hahnemanns zur Behandlung chronischer Krankheiten zu betrachten.

Die homöopathische Behandlung chronischer Krankheiten: Die „Psora-Theorie"

Hahnemanns Ausgangspunkt

Nachdem Hahnemann 1810 im ‚Organon der rationellen Heilkunde' die Homöopathie in umfassender Weise begründet und lehrbuchartig dargestellt hatte, bemerkte er nach eigener Aussage bereits ab 1816, dass sie in ihrer damaligen Form
zumindest | nicht alle Krankheiten zu heilen ver- 234
mochte. Bei „akuten Krankheiten, epidemischen

Seuchen, sporadischen Fiebern und venerischen Krankheiten“ war für ihn zwar die allgemeine homöopathische Behandlung „jedem allöopathischen Verfahren überlegen“, doch über die homöopathische Behandlung chronischer Krankheiten konnte er nur sagen: „Ihr Anfang war erfreulich, die Fortsetzung minder günstig, der Ausgang hoffnungslos.“ Dieser missliche Zustand veranlasste HAHNEMANN, zwölf Jahre lang an der Entwicklung einer Modifikation seiner Lehre zu arbeiten, so dass schließlich auch chronische Krankheiten homöopathisch heilbar würden.

Hahnemanns Beobachtungen und Folgerungen

Die 1828 von HAHNEMANN erstmals dargestellte „Psora-Theorie“ beruht logisch auf fünf Beobachtungen und Analogieschlüssen:

1. Wenn man bestimmte Symptome einer chronischen Krankheit behandelte, konnten diese zwar vorübergehend verschwinden, kehrten dann aber in abgeänderter Gestalt wieder. Daraus schloss HAHNEMANN, dass die behandelten Symptome nicht die ganze Krankheit repräsentierten, sondern nur einen Teil eines tief liegenden Ur-Übels.

2. Chronische Krankheiten zeigten einen chronischen Verlauf, wie er zum Beispiel von der Syphilis bekannt war. Daraus schloss HAHNEMANN, dass auch dem gesuchten Ur-Übel – wie eben der Syphilis, von der man dasselbe annahm – ein chronisches *Miasma* zugrunde liegen müsse.

3. Bei fast allen chronisch kranken Patienten konnte ein Krätz-Ausschlag in der Vorgeschichte nachgewiesen werden. Daraus schloss HAHNEMANN, dass chronische Krankheiten generell auf eine Infektion mit Krätze zurückzuführen seien.

4. Die Unterdrückung eines Krätz-Ausschlags führte oft zur Exazerbation einer bereits bestehenden chronischen Krankheit. Daraus schloss
235 HAHNEMANN, dass der Krätz-Ausschlag | selbst
nur ein vikariierendes (stellvertretendes) Lokalsymptom für die eigentliche „innere Krätzkrankheit“ sei – wie er das im übrigen auch für den Schanker der Syphilis annahm.

5. Bei den 20 Prozent der Patienten schließlich, wo sich kein früherer Krätz-Ausschlag eruieren ließ, erwiesen sich HAHNEMANNS „antipsorische“ Mittel dennoch als hilfreich. Daraus folgerte HAHNEMANN, dass die Krätzkrankheit hier „schon in der Wiege“ (1828, 1835) oder durch „Erbschaft“ (1842) übertragen worden sein musste.

Neben diesen allgemeinen Beobachtungen und Folgerungen führte HAHNEMANN in seinem grundlegenden Werk aber auch über fünfzig Symptome aus der Literatur an, die nach der Beseitigung eines vikariierenden Hautausschlags aufgetreten waren; die Beispiele reichten von „Bluthusten“ über „Wasserkopf“ bis zu „Knochenfraß“ und „Wahnsinn“. HAHNEMANN sah darin Belege für die Gefährlichkeit der inneren Krätzkrankheit.

Selbst beobachtet hatte HAHNEMANN, der nach eigener Aussage selber „nie psorisch war“, die über fünfzig vermeintlichen „Zeichen der noch schlummernden Psora“, eines Zustands, in dem man sich zwar leidlich gesund fühle, aber bereits geringste Anlässe unverhältnismäßig heftige Krankheiten auslösen könnten. Zu diesen Zeichen rechnete er unter anderem Nasenbluten, Wadenkrämpfe oder Abneigung gegen Milch.

Auch die über vierhundert Symptome der „offenbaren Psora“, die HAHNEMANN hier auflistete, hatte er alle selbst beobachtet, und zwar ausschließlich an solchen chronisch Kranken, die eine Krätz-Ansteckung in der Vorgeschichte hatten und erfolgreich mit „antipsorischen“ Arzneien behandelt worden waren. Diese letzteren Symptome waren für ihn nun die eigentlichen „Elemente, aus denen sich das ... Krätz-Siechtum zu der unübersehbaren Zahl chronischer Krankheiten zusammensetzt“.

Die „Psora“ war für HAHNEMANN also eine innere Krätzkrankheit, die durch Ansteckung über die Haut übertragen werde und die zunächst – als vikariierendes Symptom – einen Hautausschlag bilde. Würde dieser durch eine rein äußere
| Behandlung unterdrückt, so würde die innere 236
Krätzkrankheit auflodern und sich in Form einer chronischen Krankheit äußern, welche die unterschiedlichsten Gestalten annehmen könne. Bei

deren Behandlung sollten demnach – über die aktuellen Symptome der vorliegenden chronischen Krankheit hinaus – stets auch die übrigen Symptome der „offenbaren Psora“ berücksichtigt werden.

An der homöopathischen Entsprechung zwischen Krankheits- und Arzneimittel-Symptomen hatte sich durch diese späte Modifikation der Homöopathie allerdings nichts geändert.

Hahnemanns Einteilung und historische Pathologie der chronischen Krankheiten

Nach Hahnemanns Einteilung gäbe es überhaupt nur drei verschiedene Arten von chronischen Krankheiten:

- zunächst die beiden venerischen Krankheiten Syphilis und Sykosis, die zusammen etwa ein Achtel aller chronischen Krankheiten auszumachen schienen; behandelt wurde die Syphilis (die es nach Hahnemanns Angaben seit 1493 gab) mit *Mercurius solubilis* C30 und die Sykosis (die nach Hahnemann besonders seit den französischen Kriegen 1809–1814 sehr verbreitet war) vor allem mit *Thuja occidentalis* C30;
- die übrigen sieben Achtel aller chronischen Krankheiten, also alle nicht-venerischen, hatten für Hahnemann ausnahmslos den gleichen Ursprung: „Psora“; hier war das Hauptmittel *Sulphur*, jedoch kamen – je nach individueller Symptomatologie – auch die übrigen „antipsorischen“ Arzneien in Frage.

Der Versuch Hahnemanns, sozusagen historisch zu beweisen, dass „Psora“ die älteste chronisch-miasmatische Krankheit der Menschheit sei, kann einer kritischen Beurteilung der von ihm zitierten Quellen allerdings nicht standhalten: Die hebräischen Wörter „*garab*“, „*yaläpät*“ und „*sara'at*“ – wie sie sich im Buch ‚Leviticus‘ des Alten Testaments finden – bezeichnen keinen
237 Krätz- | Ausschlag, sondern sie bedeuten (in der Reihenfolge ihrer Nennung) „Ekzem“, „Lichen“ und „Lepra“. Auch bei dem von Hahnemann angeführten „Sankt-Antonius-Feuer“ des Mittelalters handelte es sich nicht um eine Abart der Krätze, sondern um eine *Secale*-Vergiftung, den Ergotismus. Hahnemanns Platon- sowie sein Cicero-Zitat schließlich lassen beide keine medizinische Schlussfolgerung zu.[622]

Der Status der „Psora-Theorie“

Hahnemann war sich bei seiner Modifikation der allgemeinen Homöopathie, die er ausdrücklich „Psora-Theorie“ nannte, des Hypothesencharakters derselben durchaus bewusst. Da diese Theorie auf Analogieschlüssen beruhte, die keine zwingenden Schlüsse sind, hatte sie selbst in Hahnemanns Augen nur eine „analoge Wahrscheinlichkeit“, die er allerdings auf 99 Prozent schätzte. Solange aber – so forderte Hahnemann – keine bessere Theorie als Grundlage für die Behandlung chronischer Krankheiten existiere, sollten die Bezweifler der Theorie diese durch eigene Anwendung erst einmal selbst nachprüfen: „*Negantis est probare*.“

Die praktischen Konsequenzen, welche die „Psora-Theorie“ für die Behandlung chronisch Kranker mit sich brachte, bestanden hauptsächlich darin, dass bei chronischen Krankheiten fortan ausschließlich „antipsorische“ Mittel verordnet werden sollten, das heißt Arzneimittel, die nicht nur auf die aktuellen Symptome homöopathisch passen, sondern auch auf die potentiellen anderen „psorischen“ Symptome.

Konkret folgte daraus die Notwendigkeit einer eingehenderen biographischen Anamnese sowie die Verwendung von sogenannten Polychresten, also „vielnützigen“ Mitteln, die in Arzneimittelprüfungen an Gesunden erfahrungsgemäß eine große Anzahl von Symptomen hervorbringen und sich dadurch ebenso vielen (potentiellen) Symptomen des Patienten anpassen lassen konnten.

Praktische Hinweise und Ausblick

Homöopathie als idiographische Wissenschaft

| Die für viele nun naheliegende praktische Frage, 238
welche Krankheiten denn vorzüglich mit Homöopathie zu behandeln seien, ließe sich, falls überhaupt, nur indirekt beantworten – aufgrund der prinzipiellen, methodologischen Verschiedenheit

der Homöopathie von allen anderen Formen der Medizin. Die genannte Frage setzt nämlich bereits voraus, dass bei der Behandlung von kranken Menschen prinzipiell von deren individuellen Besonderheiten abstrahiert werden könne und lediglich die „Krankheits"-Diagnose über Therapie und Prognose der Patienten zu entscheiden habe. Ganz im Gegensatz hierzu wird in der Homöopathie aber versucht, den einzelnen Kranken gerade in seiner Individualität zu erforschen und das Arzneimittel letztlich aufgrund der Totalität der bei ihm aufgefundenen Zeichen und Symptome auszuwählen, wobei die eigentliche Krankheitsdiagnose eine eher untergeordnete Rolle spielt. Anstatt vorwiegend nach allgemeinen Gesetzmäßigkeiten und Korrelationen zwischen abstrahierten Begriffen zu suchen und zu handeln, trachten Homöopathen also von ihrem Anspruch her danach, jedem einzelnen Kranken in seiner individuellen Einmaligkeit und Unvergleichlichkeit gerecht zu werden.

Zur Bezeichnung des prinzipiellen Unterschieds dieser beiden Ansätze erwies sich das 1904 von dem Neukantianer WILHELM WINDELBAND (1848–1915) geprägte Begriffspaar „nomothetisch" und „idiographisch" als naheliegend:

• Nomothetische Wissenschaften (von griechisch „*nomos*", Gesetz, und „*tithemi*", setzen) sind demnach primär auf allgemeine Gesetzmäßigkeiten ausgerichtet; dieses Bestreben sei vor allem in den Naturwissenschaften anzutreffen.

• Idiographische Wissenschaften (von griechisch „*idios*", eigen, und „*graphein*", schreiben)
239 befassen sich demnach mit | dem Einmaligen, Besonderen, Individuellen, wie dies vor allem für die Kulturwissenschaften typisch sei.

Der Homöopathie-Historiker RUDOLF TISCHNER (1879–1961) hat diese Unterscheidung 1916 in den Bereich der Medizin übertragen und die naturwissenschaftlich orientierte Medizin den nomothetischen Wissenschaften zugeordnet, die Homöopathie dagegen mehr den idiographischen.

Indikationen für eine homöopathische Behandlung

Seit HIPPOKRATES ist in der Medizin der Grundsatz allgemein anerkannt, dass vor jeder Behandlung eine genaue Diagnose zu stehen habe. Auch hinsichtlich des Prinzips, dass, wo eine eindeutige Ursache für eine Krankheit zu finden ist, deren Beseitigung, falls möglich, allem weiteren vorauszugehen habe, herrscht im Allgemeinen Übereinstimmung selbst unter Ärzten unterschiedlichster therapeutischer Spezialisierung. Bei funktionellen Regulationsstörungen aber, wo weder ein Anhalt für organische Schäden noch für eine lebensgefährdende Situation zu bestehen und wo gerade keine klare Ursache abgrenzbar zu sein scheint, würde ein Homöopath allerdings einen Versuch mit homöopathischen Mitteln angezeigt finden. Über solche methodologischen Selbstbestimmungen hinaus halten die Vertreter der Homöopathie die Grenze ihres Indikationsbereichs aber auch für abhängig von der Ausbildung, den Fähigkeiten und der Erfahrung des jeweiligen Therapeuten.

Während Krankheiten mit definitiven morphologischen Veränderungen, zum Beispiel Gallensteine, Krebs, Leberzirrhose, Pankreasinsuffizienz oder Ähnliches, im Allgemeinen primär chirurgisch, chemotherapeutisch, radiologisch, substitutiv etc. und höchstens ergänzend homöopathisch behandelt werden, wird bei vorwiegend funktionellen Erkrankungen in der Homöopathie also versucht, mittels entsprechender Behandlung gezielt die Selbstheilungskräfte des Organismus anzuregen. Da reguläre Pharmaka und homöopathische Arzneimittel verschiedene Ansatzpunkte im Organismus | zu haben und so- 240
zusagen auf verschiedenen Ebenen zu wirken scheinen, wäre eine gleichzeitige Behandlung von beiden Seiten her nicht grundsätzlich ausgeschlossen. In der Tat wurden und werden zahlreiche Patienten, die etwa wegen Asthma bronchiale, Migräne, Neurodermitis, Colitis ulcerosa, chronischer Polyarthritis, Hypertonus oder Ähnlichem „schulmedizinischer" Medikamente bedürfen, homöopathisch mitbehandelt. Je nach individuellem Fall konnte auf diese Weise die Dosis der benötigten Steroide, Analgetika, Anti-

rheumatika, Immunsuppressiva usw. zuweilen deutlich reduziert werden, was angesichts der beträchtlichen unerwünschten „Neben"-Wirkungen dieser Medikamente jeweils einen beachtlichen Erfolg bedeutete.

Infektionskrankheiten werden, sofern ein obligatorisch pathogener Erreger vorliegt, der vom Organismus gewöhnlich nicht überwunden werden kann (Syphilis oder Ähnliches), konventionell grundsätzlich antibiotisch behandelt. Sofern es sich aber um chronisch rezidivierende Infekte mit fakultativ pathogenen Erregern handelt (rezidivierende Sinusitiden, chronische Zystitis oder Ähnliches), legen Homöopathen ihr Hauptaugenmerk weniger auf die ubiquitären Keime als vielmehr auf die Anfälligkeit des betreffenden Menschen für solche Krankheiten. Dementsprechend wird hier durch eine konstitutionelle homöopathische Behandlung des Einzelfalls beabsichtigt, die Disposition des Patienten zu diesen Infekten zu beseitigen (sogenannte „Therapie des Terrains").

Bei Mangelkrankheiten (Minerale, Vitamine oder Ähnliches) werden zum einen die jeweiligen Stoffe gewöhnlich substituiert bzw. vermehrt in der Nahrung zugeführt. Gleichzeitig versuchen Homöopathen aber auch, deren Resorption als solche durch eine Regulationstherapie wie die Homöopathie anzuregen. Bei Allergien wird üblicherweise gefordert, möglichst sämtliche Allergene konsequent zu meiden. Darüber hinaus versuchen Homöopathen ebenso, durch eine individuelle konstitutionelle Therapie die allgemeine Reaktionslage des überempfindlichen Organismus zu normalisieren. Bei genetisch fixierten Defekten (Mukoviszidose oder Ähnlichem) kann der Genotyp zwar meist (noch) nicht
241 verän- | dert werden, doch wurden nach homöopathischer Behandlung in einzelnen Fällen Verbesserungen im Phänotyp, also der tatsächlichen Ausprägung der Krankheit, beobachtet. Bei sogenannten psychosomatischen Krankheiten dürften bestimmte Persönlichkeitsstrukturen oder Umweltfaktoren wohl kaum allein medikamentös zu verändern sein, doch konnten im Verlauf unterstützender homöopathischer Behandlung einzelne Patienten anscheinend auch psychisch stabilisiert und zum Beispiel psychotherapeutische Maßnahmen erleichtert werden. Rein funktionelle Krankheiten schließlich entziehen sich, sofern sie organisch „ohne Befund" sind (Dysmenorrhöe, vegetative Dystonie, Sterilität oder Ähnliches), im Allgemeinen zwar einer spezifischen regulären Pharmakotherapie, konnten allerdings mit regulativen Therapien wie der Homöopathie im Einzelfall nachweisbar erfolgreich behandelt werden.

Besonders wirksam erwies sich – nach dem Urteil ihrer Vertreter – die Homöopathie ganz allgemein bei Kindern, die offensichtlich schneller und deutlicher auf verabreichte Arzneimittel reagieren als Erwachsene. Als besonderer Vorzug der Homöopathie vor anderen Arten der Arzneitherapie wird schließlich die Behandlung von Schwangeren genannt, da aufgrund des nur regulativen Charakters der Homöopathie sowie der meist nichtstofflichen Arzneigaben hier keine teratogenen Wirkungen zu erwarten seien.

Die größte Gefahr, die mit einer homöopathischen Therapie verknüpft sein könnte, bestünde nach dem bisherigen eigentlich darin, dass sie auch dort angewandt wird, wo primär andere Maßnahmen der regulären Medizin angezeigt wären, und so zum Schaden des Patienten wertvolle Zeit verstreicht. Um dies zu vermeiden, müsste die Ausübung der Homöopathie ausschließlich auf solche Therapeuten beschränkt werden, die nicht nur ihre eigene Spezialität, sondern das gesamte Feld der Medizin zu überblicken imstande sind. Denn um eine Grenze als solche zu erkennen, muss man bekanntlich gleichzeitig schon über sie hinaus sein.

Besonderheiten einer homöopathischen Behandlung

| Aus der Sicht des Patienten fällt bei der Konsul- 242
tation eines homöopathischen Arztes zunächst auf, wieviel Zeit er einem gewöhnlich lässt, sämtliche Beschwerden in aller Ausführlichkeit zu schildern, und wie genau er oft bis ins kleinste Detail bei Symptomen nachfragt, die mit dem Leiden, wegen dem man eigentlich kommt, scheinbar nicht das Geringste zu tun haben. Nachdem er sich – bei einem chronischen

Fall – etwa ein bis zwei Stunden lang alle Einzelheiten notiert hat, blättert er meist in einigen seiner voluminösen Repertorien und mehrbändigen Arzneimittellehren, oder er befragt seinen mit ebendiesen Werken bestückten Computer. Als Resultat dieser Bemühungen kommt es dann schließlich (im Falle der Verordnung einer C-Potenz) zu der einmaligen Gabe einiger kleiner weißer Zuckerkügelchen oder (im Falle der Verordnung einer Q-Potenz) zu der Anweisung, täglich eine Auflösung solcher Kügelchen in Wasser einzunehmen.

Solange dann eine Besserung des Zustands anhält, sollte man (nach der Verabreichung einer C-Potenz) lediglich abwarten bzw. (bei Behandlung mit einer Q-Potenz) mit der Einnahme fortfahren; wenn jedoch eine Verschlechterung eintritt oder sich neue, bisher unbekannte Symptome zeigen, sollte man sich wieder melden und sämtliche Veränderungen genau berichten. Ein Krankheitsverlauf „von innen nach außen", also zum Beispiel die vorübergehende Verschlechterung eines Hautausschlags bei gleichzeitiger Aufhellung der Stimmung, wird unter einer homöopathischen Therapie im Allgemeinen als gutes Zeichen angesehen, während der umgekehrte Fall als „Unterdrückung" sowie als Anlass zur Revision des Mittels gewertet wird. Die Einnahme von Kaffee, Tee sowie sonstiger „arzneilicher" Getränke und Nahrungsmittel sollte während der gesamten Behandlung möglichst vollständig unterbleiben, da man annimmt, dass diese Substanzen die Wirkung homöopathischer Mittel antidotieren oder zumindest verändern könnten.

243 | Eine homöopathische Behandlung erfordert also nicht nur vom Therapeuten, sondern auch vom Patienten ein hohes Maß an Aufmerksamkeit, Beobachtungsgabe und Disziplin.

Hilfe durch homöopathische Behandlung

Die Frage nach den Erfolgen homöopathischer Therapie stößt auf dieselben methodologischen Schwierigkeiten wie die nach ihren speziellen Indikationen. Da Arzneimittel in der Homöopathie primär nicht nach Krankheitsdiagnosen, sondern aufgrund des Symptomeninbegriffs des jeweiligen Patienten verordnet werden, könnte es zum Beispiel vorkommen, dass von zehn verschiedenen Patienten, die alle – nach regulär-medizinischen Begriffen – an ein und derselben Krankheit leiden, jeder durch ein anderes homöopathisches Mittel behandelt wird und möglicherweise auch eine Besserung erfährt. Wo es aber keine eineindeutige Zuordnung zwischen bestimmten Krankheiten und den bei diesen angewandten Medikamenten gibt, lassen sich keine Gruppen einheitlich behandelter Patienten bilden und mit anderen, ebenso einheitlich, aber anders behandelten Gruppen vergleichen, was die Basis einer überprüfbaren Statistik wäre. Die Frage „Wie erfolgreich ist die Homöopathie bei... ?" könnte demnach also grundsätzlich niemals mit Prozentzahlen oder Ähnlichem beantwortet werden.

Ob homöopathisch „potenzierte" Arzneien überhaupt eine Wirkung haben, könnte sich nach Art der bereits aufgeführten Wirksamkeitsnachweise zeigen lassen. Ob bzw. inwieweit die Behandlung eines bestimmten Individuums aber zu einer Heilung oder Besserung des Krankheitszustandes führen wird, darüber könnte es in der Homöopathie – ebensowenig wie in der übrigen Medizin – ohnehin niemals eine apriorische Sicherheit, sondern allenfalls Wahrscheinlichkeiten geben. Doch selbst in der mit empirischen Statistiken abgesicherten regulären Pharmakotherapie würde es einem Patienten wenig helfen, zu wissen, dass sich ein Medikament etwa nur bei fünf Prozent der Pro- | banden als unwirksam 244
erwiesen habe oder eine bestimmte irreversible Nebenwirkung nur bei einem Prozent derselben aufgetreten sei, wenn er selber einer der Betroffenen wäre.

Der Umstand, dass die Homöopathie dem Versuch einer statistischen Festlegung ihrer Wirksamkeit entgleitet, scheint indes auch eine positive Konsequenz zu haben. Indem hier nämlich grundsätzlich primär nicht nach Krankheitsnamen, sondern stets nach der jeweils vorliegenden Symptomatik behandelt wird, lässt sich eigentlich kein Fall denken, wo homöopathische Hilfe praktisch nicht möglich oder es sozusagen „zu spät" für sie wäre. Selbst bei sonst als „aussichtslos" bezeichneten Endzuständen sogenannter unheilbarer Krankheiten könnten auf diese Weise prinzipiell immer Anhaltspunkte für eine differenzierte, individuelle Behandlung gefunden werden. Anstatt Schmerzen ausschließlich durch bewusstseinstrübende Betäubungsmittel zu unterdrücken, könnte mit Hilfe homöopathischer Behandlung hier sozusagen bis zum letzten Atemzug versucht werden, nicht nur das allgemeine Befinden zu bessern, sondern auch Schmerzzustände nebenwirkungsfrei zu lindern und so dem Patienten einen würdigen, menschlichen Tod zu ermöglichen.

Die Behandlung chronischer Krankheiten mittels Homöopathie: Alternative oder Anachronismus?

Wenn nun abschließend versucht werden sollte, die Ausgangsfrage zu beantworten, so müsste dazu unter anderem wohl auch der diesbezügliche Standpunkt des Begründers der Homöopathie berücksichtigt werden. So überzeugt nun HAHNEMANN einerseits von der Richtigkeit und Unersetzbarkeit der von ihm inaugurierten Ähnlichkeitstherapie war, so unmissverständlich bezeichnete er andererseits die Kausaltherapie von Krankheiten ausdrücklich als die „königliche Straße“ in der Behandlung, der überall da, wo sie gangbar sei, der Vorzug gebühre.[623]

Eine Alternative könnte die Homöopathie demnach nur für solche Krankheitsfälle sein, wo
245 (noch) keine direkte kausale Arz- | neitherapie
bekannt bzw. möglich ist – zu dieser Gruppe scheinen allerdings die meisten chronischen Krankheiten zu gehören. Da nun wiederholt günstige Wirkungen von homöopathischen Mitteln auf den Verlauf von zuvor therapieresistenten chronischen Krankheiten beschrieben wurden, müsste die Homöopathie – zumindest in diesen Fällen – nachträglich sozusagen als Alternative zur jeweils vorausgegangenen Behandlung angesehen werden. Ein wenig verallgemeinernd, könnte man daher einen Versuch mit ihr möglicherweise überall dort als legitim betrachten, wo andernfalls nur die langfristige medikamentöse Palliation von Symptomen übrigbliebe; außerdem sollte dabei die Schwere des Krankheitszustandes die Regulationsfähigkeit des Organismus nicht übersteigen – der Patient sich also nicht gerade etwa in einem akuten Schub einer Neurodermitis, Polyarthritis oder Ähnlichem befinden.

Als Anachronismus könnte man die Behandlung chronischer Krankheiten mittels Homöopathie eigentlich erst dann bezeichnen, wenn wirklich für alle Krankheiten eine direkte kausale Arzneitherapie bekannt bzw. möglich wäre. Erst dann gäbe es für die Homöopathie, die ihre Existenz gerade dieser Lücke in der regulären Pharmakotherapie von Krankheiten verdankt, sozusagen keine Indikationen mehr. Bis zum lückenlosen Vorhandensein einer kausalen Arzneitherapie sämtlicher Krankheiten – was im Moment überhaupt nicht absehbar zu sein scheint – könnte die Homöopathie dagegen als eine eigenständige Bereicherung der Heilkunst angesehen werden, die weiterhin gepflegt, erforscht und – unter den genannten Einschränkungen – von chronisch Kranken in Anspruch genommen werden sollte.

[Abbildung]

| Samuel Hahnemann (1755–1843), der Begründer der 212
Homöopathie. Neben Edward Jenner (1749–1823) ist er angeblich der meistabgebildete Arzt der Medizingeschichte. Das hier wiedergegebene Gemälde von Henry Scheffer (1798–1862) ist allerdings erst nach dem Tod Hahnemanns, nämlich 1845, entstanden.[624]

[Zum Autor]

| Dr. med. Dr. phil. JOSEF M. SCHMIDT, geboren 1954 202
in München, studierte von 1973 bis 1980 Medizin an der Universität München – Promotion (Dr. med.) 1980. Ab 1981 war er als Assistenzarzt, u.a. im ‚Klinikum rechts der Isar‘ der Technischen Universität München, tätig. Im Rahmen seines Zweitstudiums der Philosophie, Theologie und Geschichte der Medizin, ebenfalls an der Universität München, war er von 1987 bis 1988 Stipendiat der ‚Robert-Bosch-Stiftung‘ – Promotion (Dr. phil.) 1989 mit einer Dissertation über die philosophischen Grundlagen der Homöopathie.

Nach mehrjähriger Weiter- und Fortbildung in Homöopathie und Naturheilverfahren arbeitete er von

1989 bis 1991 als Stationsarzt im ,Krankenhaus für Naturheilweisen' in München-Harlaching; gleichzeitig hielt er eine zweisemestrige Vorlesung zur Geschichte der Homöopathie am ,Institut für Geschichte der Medizin' der Ludwig-Maximilians-Universität München, an dem er seit 1988 als freier Mitarbeiter tätig ist.

In den Jahren 1991/92 war JOSEF M. SCHMIDT ,Research Associate' an der ,University of California, San Francisco', wo er mit Hilfe eines Stipendiums der ,Deutschen Forschungsgemeinschaft' die historische Entwicklung der Homöopathie ebendort erforschte und daneben am ,Department of the History of Health Sciences' amerikanische Homöopathiegeschichte las. Seit 1992 ist er Lehrbeauftragter für ,Homöopathie, Geschichte und konzeptuelle Inhalte' an der Medizinischen Fakultät der Ludwig-Maximilians-Universität München.

Zahlreiche Veröffentlichungen; für seine textkritische Edition von HAHNEMANNS Manuskript zur sechsten Ausgabe des ,Organons der Heilkunst' wurde ihm 1992 der ,Professor-Alfons-Stiegele-Forschungspreis für Homöopathie' verliehen.

Bericht über die Jahres-Konferenz des National Center for Homeopathy im März 1992 in San Francisco

In: Allgemeine Homöopathische Zeitung 1993; 238 (1): 34-38

[Tagungsbericht]

34 | Nachdem die Homöopathie in den Vereinigten Staaten von Amerika Ende des 19. Jahrhunderts weltweit wohl nicht nur ihren größten Aufstieg, sondern Anfang des 20. Jahrhunderts auch ihren tiefsten Fall erlebt hat, werden von dort inzwischen erneut Rekordzahlen gemeldet – hinsichtlich ihrer in den letzten beiden Jahrzehnten stattgefundenen raschen Expansion: So stieg der Absatz homöopathischer Medikamente etwa von den späten 1970er bis Anfang der 1980er Jahre angeblich um circa 1.000 %, nahm seitdem um circa 20 % pro Jahr zu und hat derzeit einen Jahresumsatz von fast 100 Millionen Dollar erreicht (das heißt circa 1 ‰ des Umsatzes der „regulären" pharmazeutischen Industrie).

Gegenüber dieser ökonomischen Entwicklung nimmt sich die Zahl homöopathischer Ärzte in den USA – verglichen mit der Zeit vor 100 Jahren, als etwa jeder siebte Arzt von einem homöopathischen College graduiert war – relativ gering aus: nach wie vor sind es nur etwa 300 für das ganze Land. Den bedeutendsten Anteil an der neuerlichen Verbreitung der Homöopathie haben daher sicherlich die verschiedenen nicht-ärztlichen *Health Professionals* sowie Laienorganisationen, wie etwa das 1974 gegründete ‚National Center for Homeopathy', das derzeit über mehr als 6.000 Mitglieder, 155 ‚Affiliated Study Groups' (Minimum 10 Teilnehmer), ein Vermögen von über $ 300.000,– und einen Jahresumsatz von circa $ 400.000,– verfügt. Dem Selbstbewusstsein dieser Organisation entsprechend sollte ihre vom 27. bis 29. März 1992 im luxuriösen ‚Parc Fifty Five Hotel' in San Francisco abgehaltene Jahrestagung nach eigenen Erwartungen „die größte homöo- | pathische Konferenz des Jahrhunderts" werden. 35

In der Tat war die Tagung mit circa 450 Teilnehmern aus den USA, Kanada, Lateinamerika, Europa und Südafrika sehr gut besucht, wovon allerdings nur 180 *Health Professionals* im weitesten Sinne (72 MDs, 15 DOs, 16 DCs, 31 RNs, 7 PAs, 8 OMDs, 6 CAs, 19 NDs, 4 DPMs, 1 DDS, 1 DVM) und somit über die Hälfte der Konferenzteilnehmer medizinische Laien waren. Da wohl selbst unter amerikanischen *Health Professionals* die wenigsten keine Mühe hatten, die oft zahlreichen bzw. kombiniert aufgeführten Titel-Abkürzungen auf den Namensschildern ihrer Kollegen zu dechiffrieren, war im Konferenz-Programm eine Liste der häufigsten Titel abgedruckt. Die wichtigsten davon waren:

CA (‚Certified Acupuncturist'), CNP (‚Certified Nurse Practitioner'), CVA (‚Certified Veterinary Acupuncturist'), DAc (‚Doctor of Acupuncture'), DC (‚Doctor of Chiropractic'), DDS (‚Doctor of Dentistry'), DHt (‚Diplomate of Homeotherapeutics'), DHANP (‚Diplomate of the Homeopathic Academy of Naturopathic Practitioners'), DHMS (‚Diplomate of Homeopathic Medicine and Surgery'), DMD (‚Doctor of Medical Dentistry'), DNBHE (‚Diplomate of the National Board of Homeopathic Examiners'), DO (‚Doctor of Osteopathy'), DOM, OMD (‚Doctor of Oriental Medicine'), DPM (‚Doctor of Podiatric Medicine'), DVM (‚Doctor of Veterinary Medicine'), FAAFP (‚Fellow of the American Academy of Family Practitioners'), FCAH (‚Fellow of the Canadian Academy of Homeopathy'), FNP (‚Family Nurse Practitioner'), HMD (‚Homeopathic Medical Doctor'), LAc (‚Licensed Acupuncturist'), MD (,Doctor of Medicine'), MFHom (,Member of the Faculty of Homeopathy'), MRCP (,Member of the Royal College of Physicians'), ND (,Doctor of Naturopathy'), NMD (,Doctor of Naturopathy, Arizona'), PA (,Physicians Assistant'), CAP (,Certified Physician's Assistant'), RN (,Registered Nurse'), RSHom (,Registered with the Society of Homeopaths'), RPh (,Registered Pharmacist'). – Zu diesen *„Professional Degrees"* kamen noch folgende *„University Degrees"*: BS (,Bachelor of Science'), MA (,Master of Arts'), MB (,Medicinae Baccalaureus'), MPH (,Master of Public Health'), MS (,Master of Science'), PhD (,Doctor of Philosophy').

Sponsoren der Konferenz waren – neben dem ,National Center for Homeopathy' – zum einen das 1844 gegründete ,American Institute of Homeopathy' (AIH), dem satzungsgemäß nur MDs, ODs und DDSs angehören können, und deren Mitgliederzahl derzeit bei etwas über 100 liegt, sowie die 1877 gegründete ,California State Homeopathic Medical Society' (CSHMS), die derzeit circa 150 Mitglieder zählt, von denen allerdings nur circa 30 MDs sind. Korporative Sponsoren waren die Firmen ,Boericke & Tafel' (seit 1835 bestehend), ,Boiron' (gegr. 1932, seit 1982 in USA) und ,Biological Homeopathic Industries' (gegr. durch RECKEWEG).

Das Motto der Konferenz, für deren Teilnahme Ärzte CME Credits (*Continuing Medical Education*) angerechnet bekamen, lautete ,The Emergence of Homeopathy in Mainstream Medicine'. In diesem Sinne galt es am ersten Abend, Indizien für das vermeintliche Heraustreten der Homöopathie aus ihrer bisherigen Randexistenz anzuführen: So zitierte DANA ULLMAN, MPH, der Organisator und Moderator der Konferenz, unter anderem Berichte über die große Akzeptanz der Homöopathie von Seiten der Bevölkerung in Europa sowie die Nachricht von der Bewilligung eines 1 Millionen-$-Projekts der ,University of Maryland' zur Erforschung der Einsetzbarkeit von komplementärer Medizin in der Schmerzbekämpfung. DAVID TAYLOR REILLY, MD, MRCP, MFHom, Festredner von der ,Glasgow University' in Schottland, berichtete über die Planung und Auswirkung seiner in ,The Lancet' 1986 veröffentlichten Heuschnupfen-Studie. JENNIFER JACOBS, MD, MPH, frühere Präsidentin der ,International Foundation for Homeopathy' (IFH) deutete an, dass sie im Rahmen ihres kürzlichen Forschungsaufenthalts in Nicaragua bei der homöopathischen Behandlung akuter Diarrhöen von Kindern „statistisch signifikante Ergebnisse" fand, die sie allerdings erst noch publizieren müsse.

MICHAEL CARLSTON, MD, DHt, Assistant Clinical Professor am ,Department of Family and Community Medicine' der ,University of California, San Francisco', stellte sein ,Family Practice Residency Program' im ,Sonoma County Hospital' in Santa Rosa vor, wo interessierte *Residents* (vergleichbar mit Ärzten im Praktikum) die homöopathische Behandlung von Patienten mitverfolgen und diskutieren können. ANANDA ZAREN, RN, schließlich erzählte von ihren Erfahrungen, die sie 1988 im Rahmen einer Einladung an die Abteilung für Gynäkologie und Geburtshilfe des ,Krankenhauses Siegenheim' (zwischen Marburg und Kassel, Chefarzt: Dr. DRÄHNE) bei der homöopathischen Mitbehandlung dortiger Patientinnen machte.

| Zu Beginn des nächsten Tages sprach REILLY 36
über seine neue Asthma-Studie, die zwar bereits abgeschlossen war, deren Ergebnisse er allerdings bis zu ihrer Veröffentlichung nicht mitteilen durfte, weswegen sich sein Referat eben auf die Erläuterung methodologischer Fragen beschränkte. Beeindruckend war nichtsdestotrotz seine geistreiche und nach allen Seiten höchst kritische Darstellung der prinzipiellen Schwierigkeiten einer solchen Studie: Die Homöopathen überraschte er sowohl mit von ihm beobachteten *Placebo*-Reaktionskurven, die sämtliche Möglichkeiten der klassischen homöopathischen Verschlimmerungs-/Besserungs-Kurven einschlössen, als auch mit seiner Aussage, dass man es bei Heilungen immer auch mit „einer Form von Magie" zu tun habe bzw. mit „einem unerforschten Gebiet der Medizin, das noch faszinierender als die Homöopathie" sei. Das sanktionierte Vorgehen der regulären Medizin wiederum lasse sich für REILLY leichter begreifen, wenn man es mit

Begriffen aus der Religion beschreibt: Um ein gefordertes magisches Ritual zu vollziehen (statistische Signifikanz zu erbringen), muss erst ein bestimmtes Opfer erbracht werden (Geldmittel für eine Studie) und zwar auf einem bestimmten Altar (‚The Lancet‘).

Als nächstes stellte Ullman einen (nicht unproblematischen) Weg vor, die *Materia medica* durch ein Studium der Natur der jeweiligen Substanz zu bereichern: So ließe sich etwa von der linksseitigen Lage der Organe der Buschmeister (*Lachesis*), dem mangelnden Sexualleben der Arbeits-Bienen (*Apis*), dem baldigen Tod des weiblichen Tintenfischs nach dem Eierlegen (*Sepia*) usw. auf das jeweilige Arzneimittelbild schließen. Danach sprach Jeff Lester, DO, über sein Verständnis von homöopathischer Medizin, und David Warkentin, PA, der Entwickler von ‚MacRepertory‘, ‚Reference-Works‘ und ‚HomeoNet‘, verglich verschiedene Repertorien miteinander. Die weiteren Vorträge dieses Tages befassten sich mit der praktischen homöopathischen Behandlung bestimmter Krankheitsgruppen: Janet Zand, ND, OMD, sprach über die Behandlung von Abhängigkeiten und Suchten, Randall Neustetter, OMD, LAc, über Halsbeschwerden und Asthma bei Kindern, Jacquelyn Wilson, MD, DHt, über Ohr-Infektionen und Michael Carlston, MD, DHt, über Atemwegserkrankungen. Ananda Zaren, RN, zeigte einen Video-Fall einer deutschen Patientin mit Leukorrhoe, deren sämtliche Veränderungen über 15 Monate (von ihrer Frisur und Kleidung über ihre Haltung und Zutraulichkeit bis zum schließlichen Versiegen des Ausflusses) in allen Follow-ups auf eine einmalige, zu Beginn der Behandlung verabreichte Gabe *Arsenicum* 1M bezogen wurden.

Als eines der „Highlights“ des Tages wurde von vielen der gemeinsame Vortrag ‚Penetrating the Essence‘ von Bill Gray, MD, DHt, und Jonathan Shore, MD, DHt, aufgefasst. Nachdem anhand der an die Wand projizierten astrologischen *Radices* beider Redner belegt wurde, wie ideal sie sich in ihren Anlagen und Fähigkeiten ergänzen, sprach zunächst Shore über ‚Das Zen der Fallaufnahme‘ sowie ‚Die Kunst des Zuhörens‘, wobei Vergleiche mit Freuds Methode der freien Assoziation und der katholischen Beichte ebenso wie Weisheiten chinesischer Philosophen angeführt wurden. In Anknüpfung hieran bemerkte Gray, dass sein Lehrer George Vithoulkas bei schwierigen Fällen gewöhnlich vor dem Patienten zu gähnen begann – wohl um sich dabei tief zu entspannen und „das Dilemma sich selbst lösen zu lassen“. Zu beachten sei jedoch, dass bei einer homöopathischen Behandlung nicht die Persönlichkeit des Patienten, sondern nur seine Pathologie, das heißt „die Beschränkung seiner physischen, emotionalen und mentalen Freiheit“, verändert werden könne. Auf die Frage, welche Relevanz eigentlich das Arzneimittel angesichts dieser spirituellen Dimensionen in dem Prozess der Fallaufnahme habe, antwortete Gray, dass ein Psychotherapeut mit guter Arzneimittelkenntnis wohl ein besserer Therapeut wäre, und Shore zitierte aus dem ‚Yi Jing‘: „Früher konnte man durch Gebete heilen, aber jetzt, da die Menschen verdorben sind, braucht man dazu Medikamente“.

Der Vormittag des letzten Tages begann mit dem Bericht des ‚National Center for Homeopathy‘ über den ‚Zustand der Amerikanischen Homöopathie‘. Die Einzeldarstellungen reichten vom Finanzbericht des Schatzmeisters über die Vorstellung eines neuen Adressenverzeichnisses von Homöopathen, die Besprechung der letzten Ausgabe der Zeitschrift ‚Homeopathy Today‘, die Erläuterung der Reorganisation der Sommerkurse in Beverly, Massachusetts, und der affilierten Arbeitsgruppen bis hin zu Fragen bezüglich der rechtlichen Situation der Homöopathie in den einzelnen Staaten, der Finanzierung von klinischer For- | schung, des Verhaltens angesichts 37
bestimmter gesundheitspolitischer Entwicklungen sowie der Vereinheitlichung der Lizenzierung von Homöopathen. Zu letzterem Zweck sollen ab Ende 1992 für alle *„Health Professionals“* vom ‚Council for Homeopathic Certification‘ (CHC) einheitliche Prüfungen in Homöopathie abgehalten werden, die zur Bezeichnung CCH (‚Certificate in Classical Homeopathy‘) führen. Die Ärzte (MDs) unter den „Homöopathen“ (!) konnten hierfür allerdings nicht

gewonnen werden: sie werden weiterhin vom ,American Board of Homeotherapeutics' (ABHt) zum DHt (,Diplomate in Homeotherapeutics') geprüft.

Im Zusammenhang mit einem Bericht über den Stand des seit Jahren laufenden Prozesses gegen den homöopathischen Arzt GEORGE GUESS, MD, DHt, in North Carolina (weil er „nicht gemäß dem vorherrschenden Standard der Medizin praktiziere") wurde auch das Projekt des ,Homeopathic Community Council' (HCC) vorgestellt, einer Vereinigung von Mitgliedern des ,American Institute of Homeopathy' (AIH), des ,National Center for Homeopathy' (NCH), der ,International Foundation for Homeopathy' (IFH), der ,Homeopathic Nurses Association' (HNA) und der ,Homeopathic Academy of Naturopathic Physicians' (HANP). Wenn etwa jeder Patient dieser Mitglieder zu einem Beitrag von $ 1,– gebeten werde, könne mit dem so erworbenen Geld die Homöopathie nicht nur bewahrt und wirksam verteidigt, sondern auch gezielt gefördert werden. Von Seiten der Ärzteschaft war auch noch von Bestrebungen in Richtung einer Anerkennung der Homöopathie als ärztliche *„Speciality"* die Rede sowie einer eigenen Gebührenziffer in den RBRVS-Codes (,Resource Based Relative Value Scale').

Als einer der besten Vorträge dieses Tages wurde allgemein derjenige von ROGER MORRISON, MD, DHt, und NANCY HERRICK, PA, beide aus der ,Hahnemann Medical Clinic' in Albany (früher in Berkeley), California, über „die homöopathische Behandlung von unter konventioneller Medikation stehenden Patienten" gewertet. Anhand einer ausgeteilten Übersicht von Möglichkeiten wurden verschiedene Strategien einer kombinierten homöopathischen und allopathischen Behandlung dargestellt sowie an Beispielen (Akne, Asthma, Osteoporose, Hyperthyreose, Ekzem, Psoriasis, Arthrose, Polyarthritis) erläutert. Besonders das Ausschleichen von Steroiden sollte stets nur in sehr kleinen Schritten und in Abständen von jeweils mehreren Wochen erfolgen. Von beiden Rednern wurde wiederholt auf die Begrenztheit der Hilfe durch Homöopathie sowie auf die Wichtigkeit einer guten Kommunikation mit „allopathischen" Kollegen hingewiesen. In den übrigen Referaten des Tages sprachen schließlich JENNIFER JACOBS, MD, MPH, über die homöopathische Behandlung der Diarrhöe, STEVE SUBOTNICK, DPM, MS, über Sportverletzungen, ALAN LEVINE, MD, über akute Angstzustände, PEGGY CHIPKIN, BS, RN, FNP, über Konstitutionstypen bei Kindern, IFEOMA IKENZE, MD, über „homöopathisches Denken" und STEPHEN MESSER, ND, DHANP, über Homöopathie in der Geriatrie.

In den Pausen zwischen den Vorträgen hatte man nicht nur Gelegenheit, sich am Bücherstand von ULLMANS ,Homeopathic Educational Service' mit älterer und neuerer homöopathischer Literatur sowie mit Audio-Cassetten einzudecken, sondern auch an einem eigenen Stand die Computerprogramme ,MacRepertory', ,ReferenceWorks', ,Foxglove' und ,HomeoNet' auf Macintosh-Computern auszuprobieren. Darüber hinaus hatten die wichtigsten homöopathischen pharmazeutischen Firmen Stände aufgebaut, wie zum Beispiel ,Boiron', ,Boericke & Tafel', ,Biological Homeopathic Industries', ,Dolisos America', ,Hahnemann Pharmacy', ,Luyties Pharmacal Company' (gegr. 1853), ,Standard Homeopathic Company', ,Washington Homeopathic Products', ,Weleda Pharmacy' – aber auch ,Min Tong/Tashi Enterprise' (chinesische Heilkräuter) und andere. Den Konferenzteilnehmern wurde aber auch Gelegenheit geboten, Bekannte zu treffen oder Kollegen unterschiedlichster Herkunft kennenzulernen – etwa bei dem von der Firma ,Boiron' anlässlich ihres 60-jährigen Jubiläums gegebenen Empfangs oder während des gemeinsamen Abendessens mit anschließendem Tanzabend.

Als Rahmenprogramm bot die älteste amerikanische (seit 1835 bestehende) homöopathische pharmazeutische Firma, ,Boericke & Tafel', einen Ausflug nach Santa Rosa, California, an, wohin sie 1989 ihre Hauptniederlassung (von Philadelphia) verlegt hatte – aufgrund des besseren Marktes an der Westküste. In einer sehr informativen Führung durch das Werk betonte Frau Dr. SABINE HOCKENJOOS, Schweizer Apothekerin und Leiterin der Niederlassung, vor allem die seit

einigen Jahren hier verwirklichte lückenlose Do-
38 kumentation | sämtlicher Herstellungsschritte der
Arzneimittel. Auf diese Weise werden pro Charge über 20 Seiten Papier produziert, womit sich aber die Herkunft jedes verkauften Fläschchens rekonstruieren lasse. Die Herstellung der Arznei-Potenzen geschieht im übrigen ähnlich wie in der Mutterfirma DHU in Karlsruhe, also in Behältern, die Mengen von 10 kg der jeweiligen Substanz fassen usw. Als historische Kostbarkeit konnte schließlich die ansehnliche homöopathische Bibliothek der Firma besichtigt werden sowie das Schreibpult, an dem WILLIAM BOERICKE in den Jahren 1920–1922 seine englische Übersetzung der sechsten Auflage von HAHNEMANNS ‚Organon der Heilkunst' anfertigte.

Der dreitägige Hauptteil der Jahres-Konferenz des ‚National Center for Homeopathy' wurde umrahmt von einem zuvor abgehaltenen ‚Homeopathic Study Group Workshop' sowie einem am Tag danach stattgefundenen und von der ‚Association for Pediatric Homeopathy' gesponserten ‚Difficult Child Workshop', an dem noch einmal circa 200 Personen teilnahmen. Zusammenfassend lässt sich sagen, dass die Konferenz gut organisiert war, viele Anregungen und Möglichkeiten zur Auseinandersetzung bot und dabei auch äußerst interessante Einblicke in die gegenwärtige Lage der Homöopathie in den Vereinigten Staaten gewährte.

Die Entwicklung der Homöopathie in den Vereinigten Staaten

In: Gesnerus 1994; 51 (1/2): 84-100

Summary

84 | After an enormous spread in the United States of America during the 19th century homeopathy had almost completely vanished from the scene by the beginning of the 20th century. For the past two decades, however, it seems once again to experience a kind of renaissance. Major aspects of this development – in terms of medical and cultural history, sociology, politics, and economics – are illustrated on the basis of a general history of homeopathy in the United States. Using original sources, a first attempt is made to reconstruct the history of homeopathy in San Francisco which has some institutional peculiarities that make it unique within the whole country.

Zusammenfassung

Auf die rasche Verbreitung der Homöopathie in den USA im 19. Jahrhundert folgte ihr fast vollständiger Niedergang zu Beginn des 20. Jahrhunderts, an den sich seit etwa zwei Jahrzehnten eine Art Renaissance dieser Heilmethode anzuschließen scheint. Die wichtigsten medizin- und kulturhistorischen, soziologischen, politischen und ökonomischen Faktoren dieser Entwicklung werden zunächst anhand der allgemeinen Geschichte
85 der Homöopathie in den USA darge- | stellt. Anschließend wird erstmals versucht, anhand von Originalquellen die besondere Geschichte der Homöopathie in San Francisco zu rekonstruieren, die aufgrund ihrer vor allem institutionellen Besonderheiten einzigartig innerhalb des ganzen Landes ist.

[Einführung]

Sowohl ihren steilsten Aufstieg als auch ihren tiefsten Fall hat die Homöopathie in den Vereinigten Staaten von Amerika erlebt: nachdem dort zur Zeit ihrer weitesten Verbreitung (vor etwa 100 Jahren) jeder achte Arzt von einem homöopathischen College graduiert worden war[625], hatte die Homöopathie gegen Mitte des 20. Jahrhunderts praktisch keine nennenswerte Bedeutung mehr im amerikanischen Gesundheitswesen[626]. Erst in jüngster Zeit ist sie, als eine der neuerdings von weiten Bevölkerungskreisen favorisierten „alternativen“ Heilmethoden, wieder zu einem politisch und ökonomisch ernstzunehmenden Faktor geworden. Ihre Popularität ist groß, und der Jahresumsatz der homöopathischen pharmazeutischen Industrie liegt derzeit bei $ 100 Millionen, was immerhin etwa einem Promille des Umsatzes der „regulären“ pharmazeutischen Industrie (etwa $ 60 Milliarden) entspricht[627].

Im Folgenden soll nun versucht werden, einen historischen Überblick über die wichtigsten Etappen und Determinanten dieser Entwicklung zu geben.

Die Geschichte der Homöopathie in den USA

Die Homöopathie, begründet von SAMUEL HAHNEMANN (1755–1843) in den Jahren von 1796 bis 1810,[628] kam in den 20er Jahren des 19. Jahrhunderts auf zwei verschiedenen Wegen nach Amerika: erstens über den amerikanischen Arzt dänischer Abstammung HANS BURCH GRAM (1786–1840) 1825 nach New York und zweitens über den deutschen Arzt WILHELM WESSELHOEFT (1794–1858) und den Schweizer Arzt

Heinrich Detweiler (1795–1887) 1828 nach Pennsylvania, wo – unter Mitwirkung des 1833 immigrierten deutschen Arztes Constantin Hering (1800–1880) – in Allentown 1835 die deutschsprachige ‚Nordamerikanische Akademie der homöopathischen Heilkunst' gegründet wurde.[629] In diesen ersten Jahrzehnten des 19. Jahrhunderts waren in Amerika in der Medizin einerseits – noch extremer als in Europa – die heroischen Praktiken des Aderlassens, Purgierens
86 usw. (Benjamin Rush [1745–1813] | und andere) vorherrschend, andererseits gab es als Alternativen hierzu die „*Indian Doctors*", die „*Botanics*" sowie den Thomsonianismus (Samuel Thomson [1769–1843]). Die beiden letzteren Richtungen verschmolzen in den 1840er Jahren zur sogenannten ‚Eklektischen Schule'. Obwohl sich die homöopathischen Ärzte von den Anhängern dieser Sekten grundlegend dadurch unterschieden, dass sie über dieselbe medizinische Schul-Ausbildung verfügten wie ihre „regulären" Kollegen, wurden sie von diesen von Anfang an als zu diesen Gruppen von Außenseitern gehörig betrachtet.[630]

Nachdem 1844 als erste landesweite ärztliche Organisation das ‚American Institute of Homeopathy' gegründet worden war, organisierten sich 1847 auch die regulären Ärzte in der ‚American Medical Association' (AMA) und verboten gleichzeitig in ihrem ‚Code of Ethics' jegliche Zusammenarbeit mit homöopathischen Ärzten, denen von da an reguläre Institutionen verschlossen waren.[631] Anstatt, wie erwartet, als eigene medizinische Schule auszusterben, gelang es den Homöopathen und ihren Anhängern nun allerdings, begünstigt durch die liberale Gesetzgebung, eigene Colleges, Krankenhäuser, Apotheken usw. zu gründen, die bis zum Ende des 19. Jahrhunderts eine ansehnliche Zahl erreichten: 1898 waren es 20 homöopathische Colleges, 66 allgemeine und 74 spezialisierte homöopathische Krankenhäuser, 57 homöopathische Apotheken, 9 nationale homöopathische Gesellschaften, 33 Staats-, 85 lokale und 39 andere homöopathische Gesellschaften.[632] Das erste wie auch das letzte der zum Teil recht kurzlebigen insgesamt über 100 verschiedenen homöopathischen Colleges war das 1848 inkorporierte ‚Homeopathic Medical College of Pennsylvania', aus dem inzwischen das renommierte ‚Hahnemann University Medical Center' hervorgegangen ist.[633]

Die beträchtliche Popularität und finanzielle Unterstützung der sich damals rasch ausbreitenden Homöopathie erklären manche Autoren damit, dass jene – „*sophisticated*" und europäischer Herkunft – im Gegensatz zu den anderen Sekten jener Zeit vor allem die vermögenden und einflussreichen Kreise der Mittel- und Oberschicht der großen Städte ansprach.[634] Ein weiterer wesentlicher Faktor war zweifellos aber auch die philosophische Nähe zwischen Homöopathie und dem damals in Amerika relativ weit verbreiteten Swedenborgianismus, was sich konkret so äußerte, dass sowohl zahlreiche bedeutende Homöopathen bekannte Swedenborgianer (Hering, Kent, Boericke und andere) waren als auch umgekehrt Geistliche und sonstige Anhänger dieser Sekte, also medizinische Laien, als eifrige Verbreiter der Homöopathie fungierten.[635] Von
einzelnen Historikern wird behauptet, dass | sich 87
die Anhängerschaft der Homöopathie zu großen Teilen aus früheren Thomsonianisten rekrutierte, doch sprechen etwa ebenso viele Argumente auch gegen diese These.[636] Medizinisch-psychologische Gründe für die große Akzeptanz der Homöopathie von Seiten der Bevölkerung bestanden wiederum in der guten Verträglichkeit der homöopathischen Mittel, den relativ geringen Nebenwirkungen und der durch die methodische Vorschrift des Individualisierens vorgegebenen größeren Zuwendung des Arztes zu seinen Patienten.

In der zweiten Hälfte des 19. Jahrhunderts näherten sich die beiden getrennt voneinander existierenden und sich bekämpfenden medizinischen Schulen zunehmend einander an: Die reguläre Medizin verließ die heroischen Praktiken vergangener Jahrzehnte, verwandte vermehrt Einzelmittel sowie geringere Dosen von Medikamenten und übernahm zahlreiche Substanzen aus der homöopathischen *Materia medica* in ihren eigenen Arzneischatz.[637] Andererseits benutzten immer mehr Homöopathen auf eine empirische und eklektische Weise oft dieselben regulären Fertigpräparate unbekannten Inhalts wie ihre „allopathischen“ Kollegen. Die Folgen dieser Annäherung waren einerseits 1881 die Gründung der ‚International Hahnemannian Association‘, mit der sich die Puristen unter den Homöopathen von ihren „eklektischen“ Kollegen distanzierten. Andererseits führte die Tendenz von Seiten zahlreicher regulärer Ärzte, das nach wie vor bestehende Verbot der Zusammenarbeit mit homöopathischen Kollegen zunehmend laxer auszulegen, 1882 zu einer Spaltung der sich damals unter der AMA erst langsam konstituierenden regulären ärztlichen Profession – die erst 1903 wieder vereint werden konnte, nachdem der alte ‚Code of Ethics‘ von 1847 völlig revidiert worden war.[638]

Als Hauptursache für den letztendlichen Untergang der homöopathischen Schulen werden als erstes meist die großen Entdeckungen und Fortschritte der naturwissenschaftlichen Medizin, vor allem der Pathologie und Bakteriologie, gegen Ende des Jahrhunderts genannt. Obwohl die diesbezüglichen Forschungsergebnisse zunächst noch kaum Konsequenzen für die Therapie hatten, waren diese Errungenschaften langfristig zweifellos ein wesentlicher Faktor der weiteren Entwicklung. Dennoch erscheint es durchaus vorstellbar, dass die Geschichte unter anderen soziologischen, ökonomischen und politischen Randbedingungen anders hätte verlaufen können. Zieht man etwa die Geschichte des medizinischen Ausbildungswesens mit heran, so zeigt sich zum Beispiel, dass die medizinischen Schu-
88 len, die von | den zu Beginn des 19. Jahrhunderts noch allein für die Lizenzierung von Ärzten zuständigen medizinischen Gesellschaften geschaffen worden waren, sich gegen Mitte des Jahrhunderts rasch verselbstständigten und zunehmend in Konflikt mit letzteren gerieten. Auf der Seite der zahlreichen privaten, von Studiengebühren abhängigen und miteinander um die Gunst der Studenten konkurrierenden Schulen bestand primär ein Interesse an möglichst großen Studentenzahlen sowie an möglichst einzigartigen Professoren. Dem stand das Interesse der Gesellschaften an einer Beschränkung der Ärztezahl und an einer Standardisierung der ärztlichen Ausbildung gegenüber. In diesem Konfliktfeld vollzog sich die Formierung der AMA sowie die Professionalisierung der amerikanischen Ärzteschaft. Gegen Ende des Jahrhunderts kristallisierten sich schließlich als gemeinsame Ziele sowohl der medizinischen Gesellschaften und Lizenzierungs-Gremien als auch eines führenden Blocks von Colleges folgende heraus: Anhebung der Aufnahmebedingungen, Spezifizierung der Curricula, Beseitigung der finanzschwächsten privaten Schulen und Reduzierung der Zahl der Absolventen.[639]

Begünstigt wurde die nun folgende landesweite medizinische Ausbildungs-Reformbewegung durch die Expansion der Städte, den Ausbau an Kommunikationsmitteln, den Eindruck der wissenschaftlichen Erfolge der Medizin in Deutschland und Frankreich, wo es wesentlich weniger medizinische Fakultäten, dabei aber wesentlich mehr Vollzeit-Professoren gab, sowie den nationalen Wunsch nach Unabhängigkeit von Europa auch in der medizinischen Wissenschaft. Finanziell ermöglicht wurde die Reform aber durch die etwa um die Jahrhundertwende entstandenen großen Stiftungen amerikanischer Philanthropen, deren bedeutendste die ‚Carnegie Foundation‘ (1906) und die ‚Rockefeller Foundation‘ (1913) waren. So besaßen zum Beispiel alle medizinischen Colleges zusammen 1891 ein Vermögen von knapp $ ½ Million; demgegenüber gaben zwischen 1903 und 1934 neun Stiftungen allein $ 150 Millionen an medizinische Institutionen.[640]

Zunächst wurde 1893 ‚Johns Hopkins Medical School‘ nach dem Vorbild deutscher Universitäten mit Vollzeit-Fakultät, modernen Labors, Forschungseinrichtungen und anderem ausgestattet.[641] Ab 1896 wurden dann im ‚Journal‘ der AMA jährlich ein Bericht über sämtliche medizinischen Colleges der USA publiziert, wo die Aufnahmebedingungen, Studentenzahlen, Zahl der im Lizenzierungsverfahren durchgefallenen Kandidaten und Ähnliches öffentlich gemacht wurden. Dieses 1883 gegründete ‚Journal‘ erwies sich als eines der bedeutendsten Werkzeuge, mit denen die AMA gegen | Anfang des 20. Jahr- 89
hunderts letztlich zum eindeutigen Vertreter der nun erst geeinten und zentralisierten ärztlichen

Profession wurde.[642] Die Mitgliederzahl der medizinischen Gesellschaften, die an die AMA angeschlossen waren, verdoppelte sich von 1901 bis 1908 von 35.000 auf 70.000.[643]

Für dieselbe Zeit lässt sich auch die an Bedeutung zunehmende ökonomische Rolle der aufblühenden pharmazeutischen Industrie für die Entwicklung der AMA aufzeigen: Während laut ‚Code of Ethics' von 1847 sowie einem Beschluss der Treuhänder des ‚Journal' der AMA von 1883 Anzeigen von Fertigpräparaten zunächst verboten waren, wurde dies – nachdem Ideal und Wirklichkeit bereits weit auseinanderklafften – 1895 formal revidiert, woraufhin sich in den nächsten zehn Jahren das Einkommen aus Anzeigen verzehnfachte und 1909 mit $ 150.000 pro Jahr bereits die Haupteinnahmequelle der AMA geworden war.[644]

1906–1907 ließ das 1905 gegründete ‚AMA Council on Medical Education' die einzelnen Colleges von Vertretern der AMA sowie der Lizenzierungs-Behörden besuchen und in Qualitäts-Klassen einteilen. Dieses Unternehmen wurde schließlich vereint mit der 1906 gegründeten ‚Carnegie Foundation for the Advancement of Teaching' und das Ergebnis 1910 durch Abraham Flexner veröffentlicht[645] – was weitreichende Folgen hatte.

Gemessen am neu festgelegten Standard, der sich an ‚Johns Hopkins Medical School' als Modell orientierte, hatte die Mehrzahl der damals existierenden Colleges nun keine Existenzberechtigung mehr. 20 Schulen schlossen angeblich noch vor der Publikation des Reports, um in diesem gar nicht erst erwähnt zu werden, und 92 weitere fusionierten entweder mit anderen oder schlossen zwischen 1904 und 1915 angesichts der Diskrepanz zwischen den nun festgesetzten Standards und ihren finanziellen Möglichkeiten für immer ihre Pforten – darunter relativ viele homöopathische Colleges sowie fast alle „schwarzen" Colleges. Da man keine mögliche Rolle für die kleineren privaten Schulen sah, wurden praktisch alle finanziellen Mittel auf den Ausbau vor allem der großen, renommierten Universitäten konzentriert. Während der wirtschaftlichen Depression verringerten sich die Zuschüsse aus Stiftungsgeldern zwar wieder, doch war bis dahin bereits die moderne Struktur von großen, gut ausgerüsteten medizinischen Zentren unwiderruflich etabliert.[646]

Obwohl John D. Rockefeller senior sich selbst homöopathisch behandeln ließ und in Briefen ausdrücklich wünschte, dass es weiterhin auch homöopathische Schulen geben solle, kanalisierten sein Sohn sowie dessen Berater | Starr 90
J. Murphy und Frederick T. Gates die Millionen der Stiftung so, dass keines der homöopathischen Colleges etwas davon erhielt. Bis 1960 sind insgesamt circa $ 600 Mill. in die Reform der regulären medizinischen Colleges geflossen; demgegenüber verfügten von den letzten homöopathischen Colleges etwa das ‚Hahnemann Medical College of Philadelphia' 1921 über ein Gesamtvermögen von $ 325.000 und das ‚Hahnemann College of Chicago' über $ 537.000.[647]

Kritiker der damaligen politischen Entscheidungen sprechen heute von „*antihomeopathic bias*" des Flexner-Reports, mit dem Argument, dass sowohl die Kriterien des damals festgesetzten medizinischen Standards speziell die homöopathischen Colleges benachteiligten, als auch Flexner selbst in seinem Report, der dann die Grundlage für die Entscheidungen von Seiten der Stiftungen über die Förderungswürdigkeit einzelner Projekte bildete, offen gegen die Homöopathie Partei ergriff.[648] Von den 22 homöopathischen Colleges von 1900 gab es 1913 noch zehn, 1919 noch fünf, 1923 noch zwei – die schließlich innerhalb der nächsten Jahrzehnte den Unterricht in Homöopathie endgültig einstellten.[649] Das letzte homöopathische Diplom wurde 1950 in Philadelphia ausgestellt.[650]

Als absehbar wurde, dass es innerhalb der Universitäten für die Homöopathen keinen Nachwuchs mehr geben konnte, gründeten sie 1921 die ‚American Foundation for Homeopathy', deren Aufgabe es sein sollte, eine Postgraduierten-Weiterbildung für Ärzte zu organisieren. Die fortan jährlich durchgeführten Sommerkurse in Millersville, Pennsylvania, erwiesen sich jedoch als weitaus ineffektiver als die bisherige studienbegleitende homöopathische Ausbildung von Studenten.[651] 1974 ging aus dieser Foundation das

,National Center for Homeopathy' hervor, das nun auch Laien einbezog und dessen Konzept der ,Affiliated Study Groups' sich so großer Beliebtheit erfreute, dass es heute davon bereits über 155 (Minimum 10 Personen) in den USA gibt und die Gesamtmitgliederzahl der Organisation bei über 6.000 liegt. Im Gegensatz zur neuerlichen Verbreitung der Homöopathie unter Laienpraktikern liegt die Zahl der organisierten homöopathischen Ärzte allerdings lediglich bei etwas über 100 für das ganze Land.[652]

Homöopathische Arzneimittel können seit dem ,Food, Drug and Cosmetic Act' von 1938 – bis auf einzelne Ausnahmen – ohne Rezept in Drogerien gekauft werden (OTC-drugs, *over the counter*), sind in ihrem Status als Medikamente von den modernen Standards eines möglicherweise verlangten Wirksamkeitsnachweises heute aber zunehmend bedroht.

Die Geschichte der Homöopathie in San Francisco

91 | Innerhalb dieses nationalen Rahmens spielte sich auch die lokale Geschichte der Homöopathie in San Francisco ab. Naturgemäß beginnt diese Geschichte erst während der Zeit des Goldrauschs, als mit der ersten großen Einwanderungswelle der „1849er" allerdings bereits etwa 1.300 bis 1.500 Ärzte unterschiedlichster Herkunft und Überzeugung nach Kalifornien kamen, was bald nicht nur zu einem starken Methodenpluralismus, sondern angeblich vorübergehend auch zu der höchsten Ärztedichte pro Patient der damaligen Welt führte.[653] Demgegenüber nahm sich die Zahl der ersten Homöopathen in Kalifornien eher gering aus. 1849 kam Benjamin Ober, 1850 Moritz Richter, der erste Homöopath San Franciscos, und 1853 praktizierten dort auch Eckel, Cushing, Bryant, Springsted und Kafka, von denen die meisten deutscher Herkunft waren. Diese ersten Homöopathen waren den übrigen kalifornischen Ärzten rechtlich zunächst gleichgestellt, bis in den 1870er Jahren das Gerücht von einem geplanten, die medizinische Praxis reglementierenden Gesetz jene veranlasste, sich zu organisieren. So wurde 1871 die ,California State Medical Society of Homeopathic Practitioners' gegründet, von der sich 1874 die ,Pacific Homeopathic Medical Society of the State of California' abspaltete. Um die Differenzen zwischen der älteren mehr eklektischen und der neueren strikteren Gesellschaft zu versöhnen, wurde 1877 die ,California State Homeopathic Medical Society' gegründet, der 1878 schließlich als einziger von den dreien das Recht der Lizenzierung homöopathischer Ärzte zugesprochen wurde und die bis heute besteht. 1885 waren von etwa 200 kalifornischen Homöopathen 56 ihre Mitglieder.[654]

Angesichts der geographischen Isolation und Entfernung von den übrigen homöopathischen Zentren des Landes wurde ab 1881 die Einrichtung eines eigenen homöopathischen Colleges geplant, 1882 mit dem ,California Homoeopath' eine eigene Zeitschrift gegründet und schließlich 1884 das ,Hahnemann Medical College of San Francisco' eröffnet. Um auch ein eigenes Krankenhaus betreiben zu können, wurde die Bezeichnung des College 1887 in ,Hahnemann Hospital College of San Francisco' abgewandelt. Ein im selben Jahr eröffnetes Krankenhaus wurde jedoch bereits ein Jahr danach wieder geschlossen – unter anderem aufgrund interner Streitigkeiten, mangelnder Unterstützung von Seiten der homöopathischen Ärzte, der unzureichenden Bezahlung der Professoren, von denen die meisten ehrenamtlich unterrichteten, sowie „Schwierigkeiten mit der Nachbarschaft", die sich offenbar belästigt fühlte.[655]

| Nachdem das College weder einen festen 92
Sitz noch die finanziellen Mittel hatte, ein eigenes Gebäude zu erwerben, wurde bereits 1892 zum ersten Mal ein Plan zur Affilierung mit der Universität vorgeschlagen, jedoch nicht weiter verfolgt. Trotz zu befürchtender finanzieller Einbußen entschloss sich das ,Hahnemann Hospital College of San Francisco' bereits 1894 – noch vor den meisten Colleges im Osten der USA – zu einem erweiterten Curriculum von fortan vier Jahren mit je sieben Monaten Dauer. Nach einer Zeit finanzieller Bedrängnis schlug man 1897 erneut einen Plan der Affilierung mit der Universität vor, der von dieser jedoch „aus ökonomi-

schen Gründen“ abgelehnt wurde. Durch diese Entscheidung eher stimuliert als entmutigt, konnten von den Homöopathen San Franciscos nun relativ rasch $ 10.000 für den Bau eines eigenen College-Gebäudes beschafft, 1899 der Grundstein gelegt und alsbald der neue Bau in Betrieb genommen werden.[656]

Ab 1896 wurde von dem homöopathischen Ärztepaar JAMES W. und FLORENCE WARD das ‚Homeopathic Sanatorium‘ in San Francisco betrieben, das zunächst 15 Betten hatte, sich 1899 aber vergrößerte und dessen erwirtschafteter Gewinn zum Teil dem späteren ‚Hahnemann Hospital‘ gestiftet wurde. Im Zuge der Planung des letzteren formierte sich das College 1902 unter einer neuen Satzung, die auch die Integrierung einer Ausbildungsschule für Krankenschwestern enthielt, zum nunmehrigen ‚Hahnemann Medical College of the Pacific‘.[657] 1903 hatte man bereits $ 80.000 gesammelt, 1905 wurde der Grundstein gelegt und 1906 das Gebäude offiziell eröffnet. Das schon eine Woche später in San Francisco ausgebrochene Erdbeben und Feuer richtete jedoch auch hier beträchtlichen Schaden an, so dass die eigentliche Inbetriebnahme schließlich erst 1907 erfolgen konnte. Das Krankenhaus hatte zunächst 130 und ab 1908 140 Betten und wurde als mit den neuesten Ausrüstungen eingerichtet sowie als das modernste *„up-to-date Hospital on the Pacific Coast“* beschrieben.[658]

Im Zusammenhang mit dem bereits erwähnten FLEXNER-Report, bei dem das ‚Hahnemann Medical College of the Pacific‘ nicht besonders gut abschnitt,[659] trennten sich 1910 das College und das Krankenhaus institutionell voneinander, indem letzteres fortan von der neu gegründeten ‚Hahnemann Hospital Corporation‘ verwaltet wurde. Ab 1915 begann das College, mit der ‚University of California, Medical School‘, bezüglich einer Verschmelzung beider Schulen zu verhandeln. 1916 willigten beide Parteien in dieses „große Abenteuer Kaliforniens“ ein, woraufhin das Eigentum des College an die Universität überging und zwei Professuren, eine für ‚Homeopathic Materia Medica‘ und eine für ‚Applied Homeopathic Therapeutics‘ an der Universität
93 | eingerichtet wurden.[660] Erstere Stelle vertrat ab 1915 WILLIAM BOERICKE aus San Francisco,[661] letztere ab 1917 ANSON HILL aus New York.[662] Nach drastischen Kürzungen von deren Gehältern durch die Universität 1920/21 (von $ 3.000 auf $ 600 bzw. von $ 3.200 auf $ 1.200 pro Jahr)[663] traten diese zurück. Nachfolger von ersterem wurde 1921/22 sein Sohn GARTH W. BOERICKE aus Philadelphia,[664] von letzterem THOMAS MCGAVACK und PAUL WYNE.

Ein weiteres Verschmelzungs-Abkommen wurde 1918 zwischen der Universität und dem ‚Hahnemann Hospital‘ geschlossen, wonach dieses 1919 in den Besitz der Universität überging und von jener geführt und verwaltet wurde, wobei den Homöopathen allerdings das Recht, ihre Patienten dort selbst zu betreuen, erhalten blieb.[665] 1930 gab die Universität im Zusammenhang neuer feuerpolizeilicher Vorschriften, deren Erfüllung erhebliche Investitionen verlangt hätte, das Krankenhaus wieder an die ‚Hospital Corporation‘ der Homöopathen zurück, die das Gebäude 1931 abreißen und an derselben Stelle ein neues errichten ließen, das 1941 eröffnet wurde. 1971 wurde an dieser Stelle ein drittes Mal ein neuer Bau erstellt, 1975 der Name des Krankenhauses von ‚Hahnemann-Hospital‘ in ‚Marshal Hale Memorial Hospital‘ umgeändert,[666] und 1988 fusionierte dieses mit dem anliegenden ‚Children’s Hospital‘, das seinerseits 1991 mit dem ‚Presbyterian Hospital‘ zum heutigen ‚California Pacific Medical Center‘ verschmolz. Schon seit mehreren Jahrzehnten wird in dem Haus keine Homöopathie mehr betrieben.

Indirekt betroffen war hiervon auch die Entwicklung der Homöopathie-Lehrstühle an der Universität. Wie bereits 1920/21, wurden die Gehälter der beiden homöopathischen Professoren 1933 noch einmal drastisch gekürzt (von $ 1.500 und $ 1.200 auf insgesamt $ 900 pro Jahr), mit der Begründung, dass die Zins-Erträge aus dem 1916 vom ‚Hahnemann College‘ übernommenen ‚Homeopathic Teaching Fund‘ nur noch $ 1.000 pro Jahr betrugen. Außerdem würden die beiden Dozenten weder ihre volle Zeit ihrer Arbeit an der Universität widmen (jeder hatte eine eigene Praxis in der Stadt) noch hätten diese die akademischen Qualifikationen, die eine re-

guläre Professur an der Universität rechtfertigen würden.[667] McGavack trat daraufhin 1934 zurück[668] unter dem Hinweis, bei dem geringen Gehalt finanziell vor allem auf seine Praxis angewiesen zu sein, sowie der Beschuldigung, dass man ihn an der Universität systematisch an seinen Forschungen zur Homöopathie gehindert habe.[669] Obwohl von Seiten der Universitätsleitung durchaus „*sympathetic interest in homeopathy*" (Präsident Sproul)[670] bzw. Wohlwollen einzelnen Homöopathen gegenüber (Dekan Por-
94 ter) vorhanden war (einige ließen | sich selbst
bzw. ihre Familien sogar homöopathisch behandeln)[671] und es – im Hinblick auf künftige Stifter – als nicht opportun erschien, das Abkommen von 1916 unter Rückgabe des Vermögens schon wieder zu lösen, stand 1935 in den erneuten Verhandlungen die diesbezügliche Entscheidung der Universität in Frage.[672] Wäre in der Zwischenzeit nicht Otto E. Guttentag aus Deutschland nach San Francisco gekommen, der eben jene akademischen Qualifikationen mitbrachte, die sich die Universität wünschte, hätte das 1936 schließlich beschlossene revidierte Abkommen zwischen der Universität und dem ‚Hahnemann Medical College of the Pacific', das nun genau auf die Person Guttentags zugeschnitten war, wohl nicht mehr zustande kommen können.[673] So wurde Otto E. Guttentag 1936 (*full-time*) ‚Assistant Professor and Chair of Homeopathy' und 1940 ‚Associate Professor and Chair of Homeopathy'.[674]

Da zum einen die eigentlich homöopathische Ausbildung Guttentags nicht sehr umfassend war, zum anderen bei den Studenten die Grundlagen für ein wirkliches Verständnis der homöopathischen Prinzipien angeblich nicht vorausgesetzt werden konnten, verlagerte Guttentag den Schwerpunkt seiner Vorlesungen von der konkreten homöopathischen *Materia medica* und Therapie bald auf die Behandlung allgemein anthropologischer, philosophischer und ethischer Fragen. Während sich Guttentag durch Veröffentlichungen und Seminare vor allem zu diesen Gebieten qualifizierte, nahm die von Anfang an geringe Zahl seiner Studenten kontinuierlich ab.[675] 1942 bot er der Universität im Rahmen der „*national emergency*" des Zweiten Weltkriegs an, seinen elektiven Homöopathie-Kurs zu streichen,[676] was sich allerdings aufgrund der auf dem Abkommen mit dem College beruhenden Lehrverpflichtung der Universität aus juristischer Sicht als problematisch erwies.

Als Guttentag 1958 seine Beförderung zum Full Professor beantragte, wurde ihm bzw. dem ‚Hahnemann Medical College of the Pacific' von Seiten der Universität zur Auflage gemacht, sich mit einer Änderung der Bezeichnung der Professur einverstanden zu erklären – da die Homöopathie inzwischen ein so kleines Gebiet sei, dass sich dafür keine volle Professur rechtfertigen ließe. Aufgrund einer nachträglich undurchsichtigen und später tatsächlich angezweifelten Abstimmung nur einzelner Vertreter des ‚Hahnemann Medical College of the Pacific' stimmten diese schließlich der Umbenennung der Professur in ‚Samuel Hahnemann Professor of Medical Philosophy' zu, womit das Wort „Homöopathie" fortan eliminiert war.[677] 1962 wurde Guttentag nun Full Professor, ab 1967 bezog er als weiterhin affilierter Emeritus ein reduziertes Ge-
halt, 1990 wurde er schließlich ganz | emeritiert 95
und im Januar 1992 verstarb er. Seine aus Universitätsmitteln mitfinanzierte Stelle wurde inzwischen gestrichen und der noch verbliebene ‚Homeopathy Teaching Fund' dem ‚Department of the History of Health Sciences' übergeben – zur Verwendung für Gastvorträge zur Geschichte der Homöopathie oder Ähnliches

Im Zusammenhang mit Guttentags Beförderung zum Full Professor, die für die Homöopathen gleichzeitig den Verlust ihres Einflusses an der Universität bedeutete, gründete Elsa K. Engle 1959 die ‚California Women's Homeopathic Association', deren anfangs circa 150 Mitglieder in den folgenden Jahrzehnten beträchtliche Geldmittel für homöopathische Forschung beschafften.[678] Vermittelt durch Guttentag wurden der ‚University of California, San Francisco', folgende Stiftungen überreicht: 1974 $ 25.000 für ein ‚Hahnemann Lectureship in Correlative Pharmacology'[679] (dessen Erträge für bisher sieben Gastvorträge, 1975–1989, verwendet wurden), 1980 $ 30.000 für ‚Research on the Delineation of Hahnemann's Simile Phenomenon',[680] 1983 $ 17.000 für ein ,Scholarship for Student Research in the Field of Homeopathy'[681] sowie 1990 weitere $ 17.500 für ,Scholarly Studies in the Field of Clinical Homeopathy'.[682] Diese nach wie vor in der UCSF vorhandenen Mittel blieben bisher weitgehend unangetastet – angeblich mangels geeigneter und qualifizierter Anträge für konkrete Forschungsvorhaben.

Nachdem das bedeutungslos gewordene ,Hahnemann Medical College of the Pacific' in den 1970er Jahren von seinem verbliebenen Vorstand nicht mehr weiterbetrieben worden und damit juristisch nicht mehr existent war, versuchte 1982 der in den 1950er Jahren eingewanderte deutsche homöopathische Arzt Frederic W. Schmid, dieses im Alleingang zu revitalisieren. Durch die Nachzahlung der Steuern der letzten Jahre (circa $ 50) schaltete er auf legale Weise den früheren Vorstand (zu dem auch Guttentag gehörte) aus und machte sich selbst so zum Präsidenten des College. In dieser Funktion versuchte er lange vergeblich, an der Universität wieder einen Homöopathie-Kurs für Studenten aufzubauen, bis ihm dies 1983 – trotz der Universität gegenüber geäußerter Bedenken von Seiten Guttentags – schließlich erlaubt wurde. Nach einigen Monaten Lehrtätigkeit starb Frederic Schmid allerdings 1984 – am Abend nach seiner letzten Vorlesung – an Herzversagen.[683]

Die jüngste Geschichte der Homöopathie in San Francisco beginnt etwa Mitte der 1970er Jahre, als vor dem Hintergrund eines sich breit machenden „New-Age"-Bewusstseins vor allem in Berkeley ein stark vermehrtes Interesse an alternativen Heilmethoden entstand. So wurde von den „neuen" homöopathischen Ärzten der Bay Area etwa Georgos Vithoulkas aus Athen,
96 | der 1966 am ,Homeopathic Medical College' in Bombay/Indien graduiert worden war, 1978 Gastvorlesungen an der UCSF sowie an der ,California Academy of Sciences' vermittelt, die in der Presse einiges Aufsehen erregten.[684] 1977 war bereits die homöopathische ,Hering Clinic' in Berkeley gegründet worden, aus der 1985 die größere ,Hahnemann Medical Clinic', ebenfalls in Berkeley, hervorging, die sich 1992 erneut vergrößerte und nach Albany, California, umzog.[685] An der UCSF unterrichtet derzeit Michael Carlston, Assistant Clinical Professor am ,Department of Family and Community Medicine' der Universität ein ,Family Practice Residency Program' im ,Sonoma County Hospital' in Santa Rosa, California, in dem er interessierte *Residents* (vergleichbar mit Ärzten in der Weiterbildung zum Allgemeinarzt) in die Grundlagen der homöopathischen Anamnese und Therapie einführt. Im März 1992 schließlich fand in San Francisco die Jahreskonferenz des ,National Center for Homeopathy' statt, an der etwa 450 Personen teilnahmen, von denen zwar über die Hälfte medizinische Laien waren, die 72 anwesenden Ärzte für ihre Teilnahme aber dennoch CME-Credits angerechnet bekamen.[686]

Zusammenfassung und Ausblick

Die bisher erfassten Aspekte der Geschichte der Homöopathie weisen darauf hin , dass es weniger wissenschaftsimmanente Gründe (etwa Studien zum Wirksamkeitsnachweis der Homöopathie oder Ähnliches) als vielmehr eine Reihe von historischen, soziologischen, politischen, kulturellen und ökonomischen Bedingungen waren, die die Entwicklung (Aufstieg, Fall und Weiterbestehen) dieser Heilmethode in den USA bestimmten. Neben den Ärzten und ihren Gesellschaften und Institutionen kam dabei auch den Laien (Patienten, Geistlichen, Lehrern usw.) und ihren Organisationen eine nicht unbeachtliche Rolle zu. Berücksichtigt man zudem auch die der homöopathischen Lehre als solcher prinzipiell immanenten Schwierigkeiten und Widersprüche sowie den epistemologischen Unterschied ihres Ansatzes von dem der regulären Pharmakologie, der von Streitern beider Seiten nicht immer klar gesehen wurde, so wird deutlich, dass die Geschichte der Homöopathie sicherlich in Form eines Ineinandergreifens verschiedenster Faktoren zu schreiben sein wird, dem einfache Be- oder Entschuldigungen einzelner Parteien nicht gerecht werden können. Da gerade auch die jüngsten Entwicklungen etwa in der Bay Area zeigen, dass die von vielen bereits tot geglaubte Homöopathie auch heute wieder echte Begeisterung zu

97 erwecken vermag, wird diese | Geschichte wesentlich aber eine unabgeschlossene bleiben, wie die der „regulären“ Medizin auch.

[Anmerkung]

84 | * Im Rahmen eines Forschungsstipendiums der ‚Deutschen Forschungsgemeinschaft‘ hatte der Autor 1991/92 die Möglichkeit, den Ursachen und Hintergründen des Aufstiegs, Niedergangs und Fortbestehens der Homöopathie in den USA bzw. speziell in San Francisco nachzugehen, wo noch Anfang des 20. Jahrhunderts ein homöopathischer Lehrstuhl an einer Staatsuniversität eingerichtet worden war, der bis in die 1950er Jahre hinein bestand. – Obwohl die Auswertung des Materials (Archivalien, Interviews usw.) noch nicht abgeschlossen ist, können hier bereits erste Erkenntnisse aus dieser Studie einem größeren Publikum zugänglich gemacht werden.

Die Selbstversuche Robert Kochs (1890) und Samuel Hahnemanns (1790) und ihre Folgen

Ein kritischer Vergleich

In: Nachrichtenblatt der deutschen Gesellschaft für Geschichte der Medizin, Naturwissenschaft und Technik 1994; 44 (2): 69

Im Rahmen seiner 1890 veröffentlichten (vermeintlichen) Entdeckung eines „spezifischen Heilmittels der Tuberkulose" berichtete ROBERT KOCH (1843–1910) nicht nur von seinen diesbezüglichen Tierversuchen, sondern auch von einem Selbstversuch: der Injektion von 0,25 ml *Tuberkulin* in den eigenen Oberarm. Dieser und weitere Versuche – etwa an seiner späteren Frau HEDWIG FREIBERGER – ermöglichten ihm schließlich genaue Dosierungs-Angaben der von ihm nun empfohlenen *Tuberkulin*-Therapie. KOCHS Vorschlag wurde an zahlreichen Kliniken begeistert aufgegriffen und getestet und – trotz überwiegender Misserfolge von Anfang an – erst nach einigen Jahren als allgemeine Therapie definitiv verworfen.

Hundert Jahre zuvor, 1790, hatte SAMUEL HAHNEMANN (1755–1843) einen Selbstversuch mit Chinarinde durchgerührt, der ihn schließlich zu dem Prinzip der Homöopathie führte, Krankheiten mit solchen Stoffen zu behandeln, die an Gesunden ähnliche Erscheinungen hervorrufen können, wie sie der Kranke zeigt. Unter eben dieser Vorstellung behandelte CONSTANTIN HERING (1800–1880) bereits 1833 „geschwürige Lungensucht" angeblich erfolgreich mit aus dem Auswurf von Phthisikern gewonnenem „*Phthisin*" und JOHANN JOSEPH WILHELM LUX, der Begründer der Isopathie, empfahl in demselben Jahr „*Pneumophthisin*" gegen Schwindsucht. Seitdem wurden und werden in der Homöopathie zunehmend verfeinerte und differenzierte *Tuberkulin*-Präparate verwendet – je nach individueller Indikation.

Eine Gegenüberstellung beider Ansätze und ihrer medizingeschichtlichen Folgen zeigt, dass dieselbe therapeutische Idee (die Behandlung der Tuberkulose mit *Tuberkulin*) unterschiedliche Rezeptionen erfahren kann – je nachdem, ob sie den Mitgliedern der jeweiligen wissenschaftlichen Gemeinschaft plausibel erscheint oder nicht. Da die theoretische Begründung der Homöopathen für ihr Vorgehen nicht allgemein überzeugen konnte, wurden deren vermeintliche Erfolge entweder bezweifelt oder als unerklärbar übergangen. Nachdem allerdings eine Autorität der etablierten Medizin wie ROBERT KOCH prinzipiell dieselbe Idee propagierte (jedoch in einem naturwissenschaftlichen Kontext), wurden erstaunlich lange sehr diskrete Erfolge der *Tuberkulin*-Therapie bereits als Bestätigung der Theorie, die häufigen massiven Misserfolge dagegen als möglicherweise lediglich vorübergehende Mängel in deren Anwendung interpretiert.

Erst EMIL VON BEHRING (1854–1917) versuchte, beide Konzepte aufeinander zu beziehen, als er 1905 Immunisierungen *expressis verbis* als einen Spezialfall des „homöopathischen" bzw. „isopathischen Heilprinzips" auffasste.

Die ‚Fragmenta de viribus medicamentorum positivis'

In: Allgemeine Homöopathische Zeitung 1995; 240 (3): 91-98

Zusammenfassung

91 | Die erste „reine Arzneimittellehre" und das erste Repertorium der Homöopathiegeschichte (1805 von HAHNEMANN publiziert) wurden in der bisherigen Rezeption meist ungenügend gewürdigt – vermutlich, weil beide bis heute nur im lateinischen Original vorliegen. Neben einer kurzen Erläuterung der historischen Bezüge wird hier erstmals eine deutsche Übersetzung von HAHNEMANNS Vorwort angeboten, das bereits die wesentlichen methodologischen Gesichtspunkte für Arzneimittelprüfungen enthält.

Schlüsselwörter

Fragmenta, Hahnemann, Reine Arzneimittellehre, Repertorium, Geschichte der Homöopathie.

Summary

The first „*materia medica pura*" and the first repertory in the history of homoeopathy (published by HAHNEMANN in 1805) has not received proper attention. One reason may be that only the latin original is available. This paper provides an outline of the historical context and for the first time a German translation of HAHNEMANN'S preface with early methodological considerations of drug provings.

Keywords

Fragmenta, Hahnemann, materia medica pura, repertory, history of homoeopathy.

[Einführung]

Neben dem Ähnlichkeitsprinzip, das der Homöopathie 1807 ihren Namen gab, ist eines ihrer fundamentalsten Prinzipien die Arzneimittelprüfung an Gesunden.[687] Zwar wurden Medikamente im Lauf der Geschichte der Medizin auch früher schon hin und wieder an gesunden Menschen getestet und von ANTON STOERCK (1753– 1803) sogar entsprechend den Ergebnissen solcher Versuche therapeutisch einzusetzen versucht,[688] doch blieb deren systematische Integration in ein eigenes Konzept der Medizin SAMUEL HAHNEMANN (1755–1843) vorbehalten.

In seinem Neuentwurf einer rationalen Heilkunde verwarf dieser kategorisch die Möglichkeit, Heilkräfte der Arzneisubstanzen etwa aus deren äußeren Eigenschaften (Geschmack, Geruch oder Ähnlichem), aus deren chemischer Zusammensetzung, aus spekulativen Analogien (Signatur oder Ähnlichem) oder dergleichen herzuleiten. Die einzig mögliche sichere Art schien ihm vielmehr die Erforschung ihrer tatsächlichen Wirkung am Menschen zu sein – und zwar am gesunden, damit die beobachteten Symptome „rein", das heißt nicht von Krankheitsbeschwerden überlagert, anzutreffen seien. Erst aufgrund dieser Vorarbeit (der Schaffung einer „reinen Arzneimittellehre") konnte schließlich versucht werden, über die | den Krankheitssymptomen des 92
Patienten ähnlichen Prüfungssymptome der Arzneimittel ein spezifisches Mittel für jeden individuellen Krankheitszustand zu finden.[689]

1796, in der ersten Veröffentlichung seines Prinzips „*Similia similibus*", skizzierte HAHNEMANN bereits von über 50 Arzneidrogen deren Wirkungen auf Gesunde, die – wie er dabei zu zeigen versuchte – genau mit deren Heilwirkungen übereinstimmten. Bei der Beschreibung jener „Wirkungen" bewegte er sich allerdings noch weitgehend innerhalb der Konzepte und Terminologie der damaligen Medizintheorien.[690]

Die erste von HAHNEMANN publizierte Arzneimittellehre, die ausschließlich auf „reinen" Beobachtungen beruhte, war sein 1805 in lateinischer Sprache erschienenes Werk ‚Fragmenta de viribus medicamentorum positivis...'.[691] Der erste Band enthält auf 269 Seiten die Prüfungssymptome von 27 Arzneimitteln,[692] der zweite Band einen 470-seitigen, alphabetischen Index dazu (eine Art Repertorium). Die erste deutsche ‚Reine Arzneimittellehre' erschien dagegen erst 1811–1821 in sechs Bänden, mit den Symptomen von 63 Substanzen. 1828–1830 folgten schließlich ‚Die chronischen Krankheiten', mit den Symptomen von 22 antipsorischen Mitteln.[693]

Im gleichen Jahr wie die ‚Fragmenta' (1805) war – als methodologisches Grundgerüst der nunmehr im wesentlichen konstituierten Homöopathie – die ‚Heilkunde der Erfahrung' erschienen,[694] aus der 1810 schließlich das ‚Organon der rationellen Heilkunde' hervorging. Die Selbstsicherheit, die HAHNEMANN hinsichtlich seiner Lehre nunmehr erlangt hatte, zeigte sich in der 1805 publizierten Schrift bereits dadurch, dass er ab jetzt – im Gegensatz zu früher, als er in der Natur generell noch die „Wegweiserin" der Heilkunde sah – betonte, die Medizin müsse „mehr tun", als nur die Natur nachzuahmen.[695] In einer dritten, im gleichen Jahr publizierten Monographie wies HAHNEMANN unter anderem die Hilfswissenschaften (Physik, Chemie, Botanik, Anatomie, Physiologie) – was „ihren Einfluß auf das Heilgeschäft" angeht – in ihre Grenzen, zumal „das eigentlich Heilsame in den Arzneien gar nicht in ihren Gesichtskreis gelangt".[696]

Bei diesem Stand der Entwicklung der Homöopathie schrieb HAHNEMANN das hier erstmals in deutscher Übersetzung vorgelegte Vorwort zu seiner lateinischen Arzneimittellehre.[697] Es stellt in groben Zügen die Essenz dessen dar, was sich später im ‚Organon' in den §§ 105–145 über die Arzneimittelprüfungen an Gesunden findet.[698] Im Vergleich mit der letzten Fassung des ‚Organons', in der Begriffe wie „Lebenskraft", „geistartige *Dynamis*", „Potenzen", „Psora" usw. zur Erläuterung praktischer Anweisungen herangezogen werden, fällt bei diesem frühen Text der weitgehend ideologiefreie, empiristische Stil des „jungen" (50-jährigen) HAHNEMANN auf. Kurz und prägnant wird hier berichtet, was sich unter welchen Voraussetzungen beobachten lässt, und auch begriffliche Unterscheidungen, wie etwa
„primäre" | und „sekundäre" Arzneikräfte (V)*, 93
beziehen sich auf empirisch nachprüfbare Sachverhalte.

Bereits zu diesem frühen Zeitpunkt differenzierte HAHNEMANN auch drei Grade der Zuverlässigkeit von Prüfungssymptomen: 1. häufiger, 2. seltener und 3. nur ein einziges Mal beobachtete bzw. unter unklaren Umständen zustandegekommene Symptome, die er typographisch verschieden darstellte (VI f.). Am Ende der von HAHNEMANN selbst sowie von anderen beobachteten Symptome jedes Medikaments ergänzte er außerdem dazu passende Stellen aus der Literatur, wenngleich jenen zitierten Autoren gar nicht bewusst war, dass sie die „reinen", „positiven" Kräfte der jeweiligen Arznei aufzeichneten.[699]

Bemerkenswert ist, dass HAHNEMANN offenbar von Anfang an die Notwendigkeit von Repertorien einsah. In dem 1805 in lateinischer Sprache verfassten Index-Band (dem ersten Repertorium der Homöopathiegeschichte) werden für jedes Symptom jedoch nicht nur die Abkürzungen der entsprechenden Arzneimittel, sondern stets auch die jeweilige Seitenzahl und Symptomnummer im ersten Band angegeben, um den so gewonnenen Hinweis auf ein Mittel durch eine anschließende Überprüfung in der Arzneimittellehre bestätigen oder verwerfen zu können. Das letzte Wort sollte also auf jeden Fall die *Materia medica* behalten. Außer diesem Index hat HAHNEMANN kein weiteres Repertorium publiziert.[700]

* Die römischen Ziffern bezeichnen die Seitenzahlen des Vorworts.

Übersetzung des Vorworts der ‚Fragmenta de viribus medicamentorum positivis'

Fragmenta de viribus medicamentorum positivis sive in sano corpore humano observatis

93 | *Lipsiae*, 1805

III: *Praefatio*

Quae corpus mere nutriunt, Alimenta, quae vero sanum hominis statum (vel parva quantitate ingesta) in aegrotum – ideoque et aegrotum in sanum – mutare valent, Medicamenta appellantur.

94 | *Instrumentorum artis suae habere notitiam quam maxime perfectam, primum artificis est officium, medici vero esse, nemo, proh dolor, putat./*

IV: *Quid enim medicamina per se efficiant, id est, quid in sano corpore mutent, perscrutari, ut inde pateat, quibus in Universum morbis conveniant, nemo hucdum medicorum, quantum scio, curavit.*

Vires Medicaminum, dum iis in morborum conflictu utimur, non quae ipsae per se sint apparent, sed morbi symptomatis transformatae – phaenomena mixtae prorsus naturae et complicatae, quae parempiricos reddunt medicos, dum iis nituntur, et parum ad artem veram exercendam conferunt. Has relativas nominare liceat vires.

Equidem vero satius duxi, medicamenta nulla aegroto corpori adhibere, nisi ea, quorum vires in sano corpore (absolutas vel positivas vocare libet) perspectas antea haberem et, si modo licuit, perspectissimas et/

V: *exploratas. Experimente maxima quidem ex parte in me ipso, partim vero et in aliis cepi, quos noveram sanissimos et a morbo aperto alienissimos.*

95 | *Medicamenta simplicia vires edunt in corpus sanum sibi unumquodque proprias, non tamen omnes simul vel in una et constanti serie, aut cunctas in singulis hominibus, sed hodie forsan has, illas cras, hanc primam in Cajo, illam tertiam in Titio, ita tamen ut et Titio aliquando usu veniat, quod Cajus inde sensit heri.*

Medicina quaevis alias vires citius edit, alias serius, quae ambae sibi utcumque oppositae sunt et dispares, immo e diametro oppositae; illas vires primarias vel primi ordinis nuncupo, has secundarias vel secundi ordinis./

VI: *Habet enim in justa dosi unaquaeque medicina tempus sibi proprium et fere definitum agendi in corpus humanum, brevius, longius, quo transacto omnia a medicamine profecta symptomata una exspirant.*

Quarum itaque medicinarum effectus pro natura ipsarum brevi decurrit spatio, horum vires primariae intra paucas horas apparent et disparent, post illas secundariae apparent, et non minus cito disparent. Hora vero ipsissima, qua vis quaelibet sese exserere soleat, constanter determinari nequit, partim ob naturam hominis diversam, partim ob dosium differentiam.

| *Quod majusculis typis expressum est symptoma, crebrius observavi, rarius vero quod minoribus literis excusum est.* 96

Uncinis ( ) inclusa dubitanter profero, utpote non nisi semel a me ob-/

VII: *servata, nec in casu satis integro, claro. Interdum veracitas hominis non satis probata hos uncinos addidit, vel si homo ingenii paululum hebetis erat, vel dietae aliqua vitia commiserat.*

Medicamina aliquot observavi, quorum operationis curriculum duobus, tribus vel pluribus paroxysmis constat, ambas vires et primarias et secundarias complectentibus, illas quidem, ut in universum dixi, primo loco, has vero seeundo loco procedentes.

Nonnunquam et tertii cujusdam ordinis vires observasse mihi visus sum.

Quae reliquias nominavi symptomata, ea non occurrunt nisi, ubi enormis dosis enormes susscitavit tumultus, tumque diutius justo aliquae, vel primae classis vires vel secundariae remanent, hae vel illae, ut fert cujuslibet hominis natura, vel in hanc morbositatem vel in illam potissimum prona./

| VIII: *Per mediocres vel parvas doses fere non nisi primi ordinis vires in conspectum veniunt, secundi ordinis minus. Illas inprimis curavi* 97

utpote ad artem medicam exercendam maxime aptas et scitu dignissimas.

Quatenus observare mihi datum est, veritati litavi scrupulosissime, religiosissime. Utamur his qualibuscumque; nemo me melius novit, quam manca sint et tenuia.

Adjeci ad calcem cujuslibet medicaminis ea, quae scriptores medicinae de positivis medicamentorum viribus quasi aliud agendo adnotarunt.

Pars secunda indicem complectetur.

H.

Bruchstücke der positiven bzw. der am gesunden menschlichen Körper beobachteten Arzneikräfte

93 | Leipzig, 1805

III: Vorwort

[Dinge], die den Körper bloß ernähren, werden Nahrungsmittel genannt, die jedoch den gesunden Zustand des Menschen (selbst in kleiner eingenommener Quantität) in den kranken – und deshalb auch den kranken in den gesunden – verändern können, Medikamente.

94 | Von den Werkzeugen seiner Kunst eine möglichst perfekte Kenntnis zu haben, dies ist die erste Pflicht des Künstlers, dass sie jedoch die des Arztes sei, glaubt, oh Schmerz, niemand./

IV: Das, was nämlich die Medikamente für sich bewirken, das heißt, was sie am gesunden Körper verändern, zu erforschen, damit daher offenbar werde, zu welchen Krankheiten sie im Allgemeinen passen, darum hat sich bisher niemand unter den Ärzten, soviel ich weiß, gekümmert.

Die Kräfte der Medikamente erscheinen, solange wir sie im Konflikt der Krankheiten anwenden, nicht als das, was sie für sich sind, sondern durch Symptome der Krankheit abgeändert – als Phänomene der völlig vermischten und komplizierten Natur, die die Ärzte zu Parempirikern machen, solange sie sich darauf stützen, und tragen wenig zur wahren Ausübung der Kunst bei. Diese Kräfte könnte man relative nennen.

Ich habe jedoch freilich für besser gehalten, keine Medikamente am kranken Körper anzuwenden als die, deren Kräfte ich am gesunden Körper (man nenne sie absolute oder positive) vorher überprüfte und, wenn es nur möglich war, genauestens überprüfte und/

V: erprobte. Gerade die größten Versuche habe ich zum Teil an mir selbst, zum Teil aber auch an anderen angestellt, von denen ich wusste, dass sie sehr gesund und von einer offensichtlichen Krankheit weit entfernt waren.

| Einfache Medikamente bringen an einem ge- 95
sunden Körper die ihnen jeweils eigenen Kräfte hervor, aber nicht alle gleichzeitig oder in einer einzigen konstanten Folge oder alle zusammen an einzelnen Menschen, sondern heute vielleicht diese, morgen jene, diese erste bei GAJUS, jene dritte bei TITIUS, doch so, dass auch bei TITIUS irgendwann eintritt, was GAJUS gestern davon spürte.

Jede beliebige Medizin bringt die einen Kräfte schneller, die anderen später hervor, die sich beide, wie nur immer, entgegengesetzt und verschieden sind, ja diametral entgegengesetzt; jene Kräfte nenne ich primäre oder der ersten Ordnung, diese sekundäre oder der zweiten Ordnung./

VI: Es hat nämlich in der richtigen Dosis jede Medizin ihre eigene und ungefähr begrenzte Zeit des Wirkens auf den menschlichen Körper, kürzer, länger, und wenn diese vorüber ist, hören alle von dem Medikament hervorgerufenen Symptome zugleich auf.

Bei den Medikamenten also, bei denen ihrer Natur nach die Wirkung in kurzer Zeit abläuft, erscheinen und verschwinden deren primäre Kräfte innerhalb weniger Stunden, nach jenen treten die sekundären auf und verschwinden nicht weniger schnell. Die genaue Stunde jedoch, in der sich irgendeine Kraft spürbar zu machen pflegt, kann man nicht genau festlegen, zum Teil wegen der unterschiedlichen Natur des Menschen, zum Teil wegen der unterschiedlichen Dosierung.

| Ein Symptom, das in Großbuchstaben ausge- 96
druckt ist, habe ich häufiger beobachtet, was in Kleinbuchstaben gedruckt ist, jedoch seltener.

Die in Klammern ( ) gesetzten veröffentliche ich unter Vorbehalt, da sie ja nur ein einziges Mal von mir be-/

VII: obachtet wurden, und zwar in einem nicht genügend zweifelsfreien, klaren Fall. Zuweilen fügte die nicht genügend erprobte Wahrhaftigkeit eines Menschen diese Klammern hinzu oder wenn ein Mensch von ein wenig schwerfälligem Verstand war oder er irgendwelche Diätfehler gemacht hatte.

Ich habe einige Medikamente beobachtet, deren Wirkungsverlauf in zwei, drei oder mehr Anfällen besteht und beide Kräfte, sowohl die primären als auch die sekundären, umfasst, wobei freilich jene, wie ich es im Allgemeinen gesagt habe, an erster Stelle, diese jedoch an zweiter Stelle auftreten.

Manchmal schien es mir, als hätte ich auch Kräfte einer dritten Ordnung beobachtet.

Die Symptome, die ich die Übriggebliebenen genannt habe, treten nur auf, wo eine enorme Dosis einen enormen Aufruhr erregt hat, und dann bleiben länger als recht irgendwelche Kräfte, teils die der ersten Klasse, teils die der zweiten, diese oder jene, wie es die Natur jedes Menschen mit sich bringt, sei es, dass sie hauptsächlich zu dieser oder zu jener Krankheit geneigt ist./

97 | VIII: Durch mittlere oder kleine Dosen kommen fast nur die Kräfte der ersten Ordnung zum Vorschein, weniger die der zweiten Ordnung. Um jene kümmerte ich mich besonders, nämlich um die der Ausübung der medizinischen Kunst am meisten angemessenen und kenntniswürdigsten.

Soweit es mir gegeben ist, [diese] zu beobachten, habe ich mich genauestens und gewissenhaftest der Wahrheit verschrieben. Lasst uns diese anwenden, wie auch immer sie sind; niemand weiß besser als ich, wie mangelhaft und schwach sie sind.

Bei jedem Medikament habe ich am Ende angefügt, was die Schriftsteller der Medizin von den positiven Kräften der Medikamente – indem sie gewissermaßen etwas anderes abhandeln – vermerkt haben.

Der zweite Teil umfasst den Index.

H[AHNEMANN]

[Anmerkung]

| * Zur Veröffentlichung angenommen am 19. Dezem- 91
ber 1994

Literatur

| HAHNEMANN, S.: ‚Versuch über ein neues Prin- 98
zip zur Auffindung der Heilkräfte der Arzneisubstanzen, nebst einigen Blicken auf die bisherigen‘. J. d. pract. Arzneykunde u. Wundarzneykunst 2 (1796), 391-439, 465-561.

HAHNEMANN, S.: ‚Fragmenta de viribus medicamentorum positivis sive in sano corpore humano observatis‘. 2 Bde. Joh. Ambros. Barth Verlag, Leipzig 1805 (a).

HAHNEMANN, S.: ‚Heilkunde der Erfahrung‘. J. d. pract. Arzneykunde u. Wundarzneykunst 22 (1805), 5-99 (b).

HAHNEMANN, S.: ‚Aeskulap auf der Wagschale‘. Steinacker Verlag, Leizpig 1805 (c).

HAHNEMANN, S.: ‚Organon der Heilkunst. Textkritische Ausgabe der 6. Auflage (1842)‘. Bearb. und hrsg. von J.M. SCHMIDT. Karl F. Haug Verlag, Heidelberg 1992.

SCHMIDT, J.M.: ‚Bibliographie der Schriften Samuel Hahnemanns‘. Siegle Verlag, Rauenberg 1989 (a).

SCHMIDT, J.M.: ‚Die Materia medica Samuel Hahnemanns‘. In: Jb. Inst. Gesch. Med. Robert Bosch Stiftg. Hrsg. von W.F. KÜMMEL. Bd. 6 für 1987. Hippokrates Verlag, Stuttgart 1989, S. 111-127 (b).

SCHMIDT, J.M.: ‚Die philosophischen Vorstellungen Samuel Hahnemanns bei der Begründung der Homöopathie (bis zum „Organon der rationellen Heilkunde“, 1810)‘. Sonntag Verlag, München 1990 (a).

SCHMIDT, J.M.: ‚Die literarischen Belege Samuel Hahnemanns für das Simile-Prinzip (1807–1829)‘. In: Jb. Inst. Gesch. Med. Robert Bosch Stiftg. Hrsg. von W.F. KÜMMEL. Bd. 7 für 1988. Hippokrates Verlag, Stuttgart 1990, S. 161-187 (b).

SCHMIDT, J.M.: ‚Das Konzept einer rationalen Heilkunde bei Samuel Hahnemann – Grundlagen und Schwierigkeiten‘. In: Proc. 46th Congr. Liga Med. Hom. Intern., May 6–11, 1991, Cologne. Natura-med, Sonderausgabe, Kirchheim Verlag, Mainz 1991, S. 50-54.

SCHMIDT, J.M.: ‚Grundlagen und Entwicklungen in der Homöopathie‘. Dt. Med. Wschr. 118 (1993), 1085-1090.

TISCHNER, R.: ‚Geschichte der Homöopathie‘. 1. Teil. Verlag Dr. Willmar Schwabe, Leipzig 1932.

Anmerkungen zu dem Buch von Klaus-Dieter Bock

‚Wissenschaftliche und alternative Medizin. Paradigmen – Praxis – Perspektiven'

In: Erfahrungsheilkunde 1995; 44 (6): 438-441

[Rezension]

438 | Die Tatsache, dass laut neuerer Umfragen „weniger als 5 % der Allgemeinärzte ausschließlich schulmedizinisch behandeln" und „durchschnittlich jeder Arzt vier alternative Methoden verwendet" (169), dass also „die andauernde Existenz alternativer Richtungen sich nicht wegleugnen läßt" (99) bzw. „ein nicht kleiner Teil der Medizinstudenten später eine ganz andere Art von Medizin betreibt, als ihnen an der Universität gelehrt wurde" (155), müsste nach dem Dafürhalten des Verfassers des vorliegenden Buches „eigentlich ein ständig heftig schmerzhafter Stachel im Fleische der medizinischen Fakultäten" sein (211). Seit seiner Emeritierung 1988 vom Universitätsklinikum Essen sei ihm andererseits aber „bewußt" geworden, dass medizinische Fakultäten „beinahe ein geschlossenes System, eine geschlossene Gesellschaft bilden", die „durch die gemeinsame Überzeugung, das herrschende Paradigma der wissenschaftlichen Medizin sei das einzig richtige und brauchbare, gekennzeichnet ist" (131 f.).

Aufgrund seiner jetzt erlangten „sozialen Unabhängigkeit", frei geworden „von Gruppen- oder Zunftzwängen" sowie „von Rücksichtnahmen auf Empfindlichkeiten", macht es sich der seit vier Jahren in Kreuth/Oberbayern eine internistische Privatpraxis betreibende Verfasser zur Aufgabe, die wissenschaftliche und alternative Medizin gleichermaßen einer eingehenden Analyse zu unterziehen. Das Leitmotiv seiner Kommentierung praktisch aller Aspekte der Heilkunde, die „auf der lebenslangen *quasi* naiven ... unmittelbaren Beobachtung dessen, was sich in der Praxis der Medizin und in ihren Institutionen abspielt, basiert" (4), scheint die Abwehr der Forderung einzelner Vertreter alternativer Heilmethoden nach einem „Paradigmenwechsel" in der Medizin zu sein.

Ausgehend von diesem durch THOMAS S. KUHN geprägten Begriff sowie dessen Modifizierung durch WOLFGANG STEGMÜLLER unter Einbeziehung des strukturalistischen Theoriekonzepts von SNEED definiert der Verfasser zu Beginn seiner Arbeit „ein umfassendes Paradigma der heutigen wissenschaftlichen Medizin" (23). Dieses postuliert zum einen die Leib-Seele-Einheit des Menschen, die in Gesundheit und Krankheit stets zusammen reagiere und deren Natur nur teilweise bekannt sei. Zum anderen soll das stoffliche Substrat mit den Gesetzen der Physik und Chemie zu erfassen, die geistig-seelischen Funktionen dagegen durch die Psychologie zu beschreiben sein. Schließlich: „Ausgehend von diesen Voraussetzungen entwickelt die medizinische Wissenschaft empirisch rationale Verfahren zur Erkennung, zur Behandlung und zur Vorbeugung von Krankheiten" (24). Warum dieses Paradigma, das angeblich „die gesamte Medizin umfaßt" und von der „wissenschaftlichen Gemeinschaft" der „Mediziner und Ärzte aller Teilgebiete, die der Schulmedizin anhängen, geteilt" wird (202), gerade so zu lauten habe, wird nicht begründet. Wohl aber wird behauptet, dass der letzte Paradigmenwechsel in der Medizin im 19. Jahrhundert stattgefunden habe und entscheidend für die Durchsetzung des neuen

Paradigmas sein therapeutischer Erfolg gewesen sei (25f.).

Indirekt offenbart sich der Zweck der Formulierung dieses „Paradigmas" aber bei der nun folgenden Betrachtung alternativer Ansätze in der Medizin: weder die Sozialmedizin (31 ff.), noch die sogenannte Erfahrungsmedizin (34ff.) oder Ganzheitsmedizin (38ff.), noch die Physikalische Medizin (40ff.), noch die Phytotherapie (43ff.), noch die psychosomatische oder anthropologische Medizin (50ff.) gingen über dieses Paradigma hinaus – womit sichergestellt wäre, dass von diesen Disziplinen aus „ein Paradigmenwechsel nicht in Frage" komme. Im Gegenteil: entweder befänden sie sich noch auf der vorwissenschaftlichen Stufe des *„post hoc ergo propter hoc*-Fehlschlusses" und damit außerhalb des Standards kontrollierter Studien der „wissenschaftlichen Medizin" – oder aber Teile davon wären bereits längst zum „Bestandteil der Schulmedizin" geworden. Selbst die Psychosomatik sei ja *de facto* Psychotherapie, was sich mit dem „methodischen Dualismus" des vom Verfasser angegebenen Paradigmas („empirisch-analytische Methode" für den körperlichen Teil, „phänomenologisch-hermeneutische Methode" für den seelischen Teil des Menschen) durchaus vereinbaren lasse und sich im übrigen in der vom ‚Deutschen Ärztetag' neu eingeführten Gebietsbezeichnung ‚Facharzt für Psychotherapeutische Medizin' richtig widerspiegle (57ff.).

Allein die anthroposophische Medizin und die Homöopathie sollen hier insofern eine Ausnahme bilden, als erstere auf dem „spekulativen, geistig-mystischen, *quasi* religiösen Ideensystem" ihres Begründers Rudolf Steiner beruhe (65) und letztere auf den beiden „Dogmen" des „Simileprinzips" und des „Potenzierens" (67ff.): „hier herrscht ein anderes Paradigma" (71). Obgleich „nicht wenige Ärzte", die ja „von Berufs wegen Pragmatiker" sind, einen „Paradigmenpluralismus praktizieren" („man handelt, ohne Theorien oder Paradigmen zu reflektieren mit
439 dem Ziel, dem Patienten zu helfen oder | ihn wenigstens zufriedenzustellen") (78) bzw. „dementsprechend zwei oder sogar dreigleisig handeln" (207), seien nach Ansicht des Verfassers die drei verschiedenen Paradigmen dennoch „untereinander unvereinbar", „inkommensurabel", das heißt sie „schließen einander aus" (77, 206). „Weil nur ein Paradigma richtig sein kann", könnten diese Ärzten aber „dann – ähnlich einem Heilpraktiker – überhaupt nicht mehr ‚theoriegeleitet' handeln" (207).

Nach der Auffassung des Verfassers sei „die wissenschaftliche Medizin hinsichtlich der Akzeptanz eines Heilmittels völlig frei, mit einer Ausnahme: Es muß wirken, und zwar durch seine Wirksubstanz" (85). Aus dieser „Ausnahme" leite sich die Forderung von „Wirksamkeitsstudien" ab, wobei der „Doppelblindversuch" bzw. ‚kontrollierte Versuch die Methode der Wahl, der Königsweg" sei (91). In Fortführung von Francis Bacons *„experientia ordinata"* im 17. Jahrhundert und Paul Martinis „Methodenlehre" von 1932 solle hierdurch versucht werden, den „magischen Teil der Therapie" (*Placebo*-Effekt, Spontanheilung und anderes) abzugrenzen vom rein „stofflichen Effekt einer Arznei". „Die Beweislast für die Wirksamkeit einer Therapie liegt im übrigen bei dem, der sie empfiehlt." (97)

Von dieser Position aus erscheinen nun die alternativen Heilverfahren (eigentlich *per definitionem*!), auch die anthroposophische Medizin und die Homöopathie, als „nicht durch kontrollierte klinische Studien bewiesen" – womit eine vermeintliche Bedrohung des herrschenden Paradigmas der „wissenschaftlichen Medizin" insbesondere durch die andersartigen Paradigmen der letzteren beiden Ansätze ausgeschlossen werden könne.

Obwohl die heutige „Schulmedizin" somit konkurrenzlos und die innerhalb ihrer Geschichte erfolgreichste Art von Medizin sei, die sich „auf der ganzen Welt durchgesetzt" habe (207), sei sie dennoch, „seit sie existiert, aus vielfältigen Gründen kritisiert worden" (99). Fast alle Kritikpunkte betreffen nach Ansicht des Verfassers jedoch – um es vorwegzunehmen – nicht „das Paradigma der wissenschaftlichen Medizin" als solches, sondern Organisationsmängel, Gedankenlosigkeiten und Defizite im Rahmen der Technisierung der Medizin, der ärztlichen Basisversorgung, der Institution des Krankenhauses, der Universitätskliniken, der Art der Kommunikation mit dem Patienten usw.

Einer ausführlichen Besprechung praktisch aller vom Verfasser wahrgenommener Missstände des heutigen Gesundheitswesens einschließlich ihrer Verbesserungsvorschläge ist daher die zweite Hälfte des Buches (99 ff.) gewidmet. So sollte seines Erachtens etwa der „Existenzkampf der Ärzte" durch eine „Reduzierung der Zahl der Studenten um 30–40 %" („durch verschärfte Prüfungen") (102), die „Abschaffung des Kassenarztwesens" (107), den „Übergang zum Kostenerstattungssystem" (101 f.), eine Vereinfachung der Gebührenordnung und die Aufwertung der „sprechenden Medizin" (103) gemildert werden. Der allgemeinen Kostensteigerung sollte durch die Beseitigung „des in Deutschland einmaligen Kurwesens" (106) und durch „Zusatztarife" für Sportunfälle sowie für Alternativverfahren (107) gegengesteuert werden.

Im Krankenhaus sollte das Personal – allen mit gutem Beispiel voran stets der Arzt – freundlicher zu den Patienten sein (110 ff.), die Aufnahmeprozedur erleichtert werden (111), eine Atmosphäre der Ruhe herrschen (112), der Arbeitsrhythmus auf die Bedürfnisse des Patienten angepasst werden (113), die Organisationsverwaltung in den Händen eines „qualifizierten angestellten Betriebswirtes" (116) und die ärztliche Verantwortung ungeteilt und zurechenbar beim jeweiligen Chefarzt liegen (118), die Abteilungsgröße 40–50 Betten nicht überschreiten (120), ein Teil des Chefarzthonorars an das Krankenhaus sowie an Mitarbeiter abgegeben werden (121 f.), das Finanzierungssystem von Krankenhäusern (Pflegesatz und anderes) um Anreize zur Sparsamkeit bereichert werden (122 f.)usw.

Da es auf Intensivstationen keinen Ersatz für die verwendete Technik gebe, liege es um so mehr an der Humanität des Personals, auch die emotionalen Bedürfnisse der Patienten zu befriedigen und ethisch kritische Situationen zu meistern (124 ff.).

An Universitätskliniken, an denen „Schulmedizin gelehrt" wird (131), sollte – wie etwa im Essener Modell, das der Verfasser ausführlich schildert (139 ff.) – trotz der Sachzwänge zur Spezialisierung die Einheit der Inneren Medizin unbedingt erhalten werden (etwa durch Integration der Abteilungen in ein „Zentrum für Innere Medizin") (140); das Liquidationsrecht der Chefärzte sollte beibehalten (138) und von Konsiliaruntersuchungen ausgiebig Gebrauch gemacht werden (142). Hinsichtlich des Studiums sollte der Numerus clausus „wesentlich verschärft" (145) und Prüfungen wieder mündlich abgehalten werden (146), die Hauptvorlesung wieder im „Frontalunterricht" stattfinden, das Ausbildungsziel „der weiter- und fortbildungsfähige Arzt" sein und die Approbation erst nach Beendigung der Weiterbildung erteilt werden (148). Die klassische Zweiteilung des Studiums in Vorklinik und Klinik sollte beibehalten (152), Anatomie, Pathophysiologie und Klinische Pharmakologie aufgewertet, das „ökologische Stoffgebiet" dagegen reduziert werden (153f.).

Vor allem aber sollten den Studenten die „wissenschaftstheoretischen Grundlagen" bzw. die „Theorie der wissenschaftlichen Medizin, mit ihrem Paradigma" vermittelt werden (154). „Die Auseinandersetzung mit den alternativen Richtungen muß schon an der Universität geführt werden" – in Form einer „Gemeinschaftsvorlesung,
an der die besten | und kritischsten Köpfe der 440
Fakultät beteiligt sind" (155). Das Prestige der Lehre sollte angehoben und mehr Lehrpersonal geschaffen (156), die „enorme Vergeudung von kostbarer Arbeitszeit", bedingt durch eine „Überbürokratisierung" und „Gremienflut" an den Universitäten, reduziert (159) und die Verbeamtung der Professoren auf Lebenszeit erst nach zweimal fünf Jahren der Bewährung vorgenommen werden (164). Der Forschungsrückstand in der Allgemeinmedizin sollte „auf wissenschaftlicher Basis" nachgeholt (168), die „Beziehungen zwischen universitärer Forschung und pharmazeutischer Industrie" gepflegt (169ff.) und die Zahl von Publikationen deutlich eingeschränkt werden (173f.).

Das Gespräch mit dem Patienten sollten Ärzte sehr wichtig nehmen (einschließlich Aufklärungspflicht), zumal der Verfasser in „Kommunikationsstörungen" „ein schweres, vielleicht das schwerste Defizit unserer ärztlichen Versorgung“ sieht, das, „obwohl es nichts mit der ‚Schulmedizin‘ zu tun hat“, „ihr zugerechnet wird“ (177ff.). In diesem Zusammenhang erweise sich der „Beipackzettel“ von Medikamenten „in seiner heutigen Form nicht nur als ein Haupthindernis einer guten ‚Compliance‘, sondern auch ein mit jeder verkauften Arzneimittelpackung täglich hunderttausendfach verteiltes Pamphlet gegen die wissenschaftliche Medizin“. Das hier erzeugte Bild einer aggressiven, lebensgefährlichen „wissenschaftlichen Medizin“ werde von „alternativen Heilern aller Richtungen“ bereitwillig übernommen und verstärkt (182).

Im letzten Kapitel kommt der Verfasser abschließend auf die „alternative Medizin“ zurück. Als ihren Anwendungsbereich definiert er „spontan heilende Krankheiten, Befindensstörungen, chronische Leiden, insbesondere Schmerzzustände sowie jene unheilbaren Krankheiten, bei denen auch die Schulmedizin zumindest kurativ nicht helfen kann“ (188). Der „Wirkungsnachweis“ „für die substantielle Wirkung“ stehe hier noch aus, und „über die tatsächliche Häufigkeit von Nebenwirkungen und Schäden herrscht in weiten Bereichen Unklarheit“. Während deren „Gesamtzahl vermutlich doch geringer als bei der Pharmakotherapie“ sei, sei „das Verhältnis zum potentiellen Nutzen“ dagegen „sehr ungünstig“ (189).

Obwohl ein „objektives Bedürfnis nach alternativer Medizin“ „zu verneinen“ sei (191), „steht dem offenbar ein subjektives Bedürfnis von Teilen der Bevölkerung gegenüber“ (192). Gründe dafür sieht der Verfasser in den „Urängsten“ der Menschheit, verbunden mit einer Lockerung der Bindung an die Religion (194), aber auch in einer „Neigung zum Mystizismus“ besonders der Deutschen sowie in der Lücke, die die „Schulmedizin“ durch ihren „Mangel an Behandlungskonzepten für leichte, ‚banale‘, spontan heilende Krankheiten und Befindensstörungen“ gelassen habe. Doch „wäre die Schulmedizin im Rahmen ihres Paradigmas ohne weiteres in der Lage“, dieses Defizit sowie sonstige „Mängel, Unzuträglichkeiten und Gedankenlosigkeiten in Praxen und Kliniken“ „zu beseitigen“ – „täte sie beides, würde der Alternativmedizin zum größten Teil die Grundlage entzogen“ (195).

Fazit: „Selbstverständlich kann und sollte die Alternativmedizin nicht einfach generell ‚verboten‘ werden“ (195) und „selbstverständlich ist es Homöopathen, Anthroposophen oder Phytotherapeuten und ihren Vereinigungen und Förderern unbenommen, Weiterbildungskurse für approbierte Ärzte abzuhalten“ (198), doch angesichts „der seit Jahrzehnten fehlgeschlagenen Versuche des Wirksamkeitsnachweises“ sollten weder „Lehrstühle“ dafür eingerichtet noch „öffentliche Gelder zu ihrer Förderung ausgegeben“ (199) noch ihre Anwendung von der sozialen Krankenversicherung übernommen werden (197).

Weder das Ergebnis dieses eher „konservativen Buchs“ (VII) noch die zu ihm hinführenden „Argumente“ sind im Grunde spektakulär. Es sollten auch lediglich die Schriften der Rechtsmediziner Otto Prokop und Irmgard Oepen, auf deren Verdienste der Verfasser ausdrücklich hinweist (211), um die Perspektive eines „schulmedizinischen“ Internisten bereichert werden.

Im ganzen bleiben dessen Analysen und Lösungsvorschläge durchaus im Rahmen der in den ärztlichen Ständeorganen diskutierten Argumente. Etwas naiv mutet dabei die Behauptung des Verfassers an, dass im Falle eines positiven Resultates einer kontrollierten Studie das entsprechende „alternative“ Verfahren sofort „in die ‚offizielle‘ Medizin eingegliedert“ würde (191) – zumal er an anderer Stelle bekennt, dass es selbst innerhalb der „Schulmedizin“ „kaum eine größere Studie gibt, die nicht in dem einen oder anderen Punkt kritisiert werden kann“ (96). Etwas schwankend ist die Argumentation des Verfassers auch hinsichtlich des ökonomischen Aspekts der alternativen Medizin: Während er einerseits kritisiert, dass sich diese „Luxus-(pseudo)medizin“ nur „wohlhabende Privatpatienten“ leisten können (40, 132), empfindet er es andererseits als „Glück“, dass „die soziale Krankenversicherung diesen Schwindel nicht bezahlt“ (191) – so dass aber letztlich „die meist selbst zu tragenden enormen Kosten“ „oft genug die gesamten Ersparnisse dieser verzweifelten Menschen aufzehren“

(193), „Kranke“ also „rücksichtslos ausgeplündert werden“ (196).

Störend und etwas „unwissenschaftlich“ wirkt im übrigen die andauernde Einstreuung von biographischen Angaben des Verfassers: dass er „eigene Erfahrung mit einem EKG-Diagnosecomputer“ hatte (12), selbst „die Behandlung der progressiven Paralyse durch künstliche Malariainfektion“ angewandt hat (42), „sich der Psychosomatik gegenüber in der Situation eines ent-
441 täuschten Liebha- | bers“ befindet (64), „als interner Konsiliarius und als Besucher in auswärtigen Kliniken“ „viele Wachstationen“ kannte (131), „Liquidationsrecht besessen“ hat (138), auf „langjährige Tätigkeit in einem Facharztprüfungsausschuss der Ärztekammer“ (141) sowie auf die „Mitwirkung in vielen Berufungsverfahren“ der Universität zurückblicken kann (163), sein „Leben lang nur Originalpräparate forschender Firmen verordnete“ (172) u.v.a.m. – all dies brächte dem Leser nur dann eine wichtige Zusatzinformation, wenn die Glaubwürdigkeit von Abhandlungen und Beweisen von der Persönlichkeit oder Autorität des Autors abhängen würde, was in der Wissenschaft aber nicht der Fall sein darf.

Interessant, weil sonst kaum irgendwo nachzulesen, sind dagegen die detaillierten Schilderungen des „Innenlebens“ einer Medizinischen Fakultät, etwa das genaue Procedere bei einem Berufungsverfahren oder Ähnliches (162) – doch haben diese Abschnitte wiederum nur einen sehr peripheren Bezug zum eigentlichen Thema.

Philosophisch ließen sich der Rationalitätsbegriff des Verfassers (66) hinterfragen und medizinsoziologisch etwa die kulturschaffenden Aspekte der alternativen Medizinszene oder Ähnliches ergänzen. Die Behauptung des Verfassers, dass ein „Paradigmenpluralismus“ nicht möglich sei (77ff.), scheint durch seine aktuale Wirklichkeit sowohl hierzulande als auch vor allem im fernen Osten widerlegt zu werden. Traditionelle Chinesische Medizin wird in diesem sonst so umfassenden Buch – außer indirekt (7, 207) – nicht erwähnt.

Das Buch als Ganzes ist zwar wegen des kleinen, engen Drucks und der langen, dichten Sätze relativ mühsam zu lesen, doch kann es insofern als eine Bereicherung der Literatur bezeichnet werden, als es sozusagen „paradigmatisch“ die Sichtweise der aktuellen Situation unseres Gesundheitssystems durch einen „schulmedizinischen“ Internisten darstellt, dessen Sozialisation, Berufserfahrung und Reflexionsniveau repräsentativ sein dürfte für einen Großteil der akademischen Vertreter der heutigen „wissenschaftlichen Medizin“.

[Anmerkung zum Titel des Buches]

| * Springer, Berlin u.a. 1993. X. 226 Seiten 438

Die Verbreitung der Homöopathie in den USA

In: Homöopathie 1796–1996. Eine Heilkunde und ihre Geschichte. Hrsg. von Sigrid Heinze. Berlin, Ed. Lit. Europe, 1996, S. 101-114

[Einführung]

101 | Die Geschichte der Homöopathie in den Vereinigten Staaten wird von ihren Verteidigern ebenso wie von ihren Kritikern häufig als Beleg für die jeweils eigene Position herangezogen. So sehen die Befürworter der Homöopathie in ihrer raschen Ausbreitung unter der liberalen amerikanischen Gesetzgebung des 19. Jahrhunderts einen gleichsam historischen Beweis für die Wirksamkeit dieses Heilverfahrens. Sie weisen daraufhin, dass kein anderes der zu Beginn des 19. Jahrhunderts entstandenen Medizinsysteme an dessen Ende eine derartige Erfolgsbilanz aufweisen konnte wie die Lehre SAMUEL HAHNEMANNS.[701] Da auch für die anderen Heilsysteme grundsätzlich die gleichen Ausgangsbedingungen bestanden hätten, spreche dies unzweifelhaft für die therapeutische Überlegenheit der Homöopathie; wäre sie dagegen eine nur auf dem *Placebo*-Effekt und ärztlicher Suggestion beruhende Therapieform, hätte sie ebenso verschwinden müssen wie die zahlreichen anderen, heute nur noch aus der Medizingeschichte bekannten Heilverfahren.

Die Kritiker der Homöopathie verweisen demgegenüber eher auf den seit Anfang des 20. Jahrhunderts zu beobachtenden Niedergang der Homöopathie in den Vereinigten Staaten, der schließlich zu ihrem Ausschluss aus der universitären medizinischen Ausbildung und Wissenschaft führte. Dies sei um so beachtlicher, als die Homöopathen in den USA um die Jahrhundertwende über eine größere Zahl eigener Schulen, Krankenhäuser, Organisationen, Zeitschriften und auch Lehrstühle an staatlichen Universitäten verfügten als sonst irgendwo auf der Welt. Offensichtlich sei die Homöopathie durch die Fortschritte der modernen Medizin zu einer überkommenen Lehre geworden, deren Prinzipien sich im übrigen „nicht naturwissenschaftlich beweisen" ließen.

Es fällt auf, dass Befürworter wie Kritiker damit unterstellen, dass der historische Verlauf der Verbreitung eines Heilsystems allein oder zumindest maßgeblich von seiner therapeutischen Wirksamkeit abhängigsei. Diese These ist durch die Geschichte der Medizin aber hinreichend widerlegt; sie ist gerade im Hinblick auf den steilen Aufstieg und den tiefen Fall der Homöopathie in Nordamerika insofern überholungsbedürftig, als hier soziologische, philosophische und kulturelle Faktoren, vor allem aber ökonomische, politische und organisatorische Rahmenbedingungen die Entwicklung bestimmten, die im Folgenden beschrieben werden sollen.

Die frühen Jahre

Etwa drei Jahrzehnte nach ihrer Begründung durch SAMUEL HAHNEMANN im Jahre 1796[702] wurde die Homöopathie von deutschsprachigen Ärzten in Amerika eingeführt. Nachweislich brachte HANS BURCH GRAM sie zuerst 1825 von Europa nach New York; HEINRICH DETWILLER und WILHELM WESSELHOEFT begannen 1828, in Pennsylvania homöopathisch zu praktizieren, indem sie den Anweisungen der medizinischen Literatur folgten, die ihnen der
Homöopath ERNST STAPF aus Naum- | burg zu- 102
gesandt hatte. Nachdem der Hahnemannschüler CONSTANTIN HERING sich 1833 in Pennsylvania niedergelassen hatte, wurde nur zwei Jahre später auf sein Betreiben die ‚Nordamerikanische

Akademie der homöopathischen Heilkunst' in Allentown/Pennsylvania gegründet. Der überwiegende Teil ihrer Fakultätsmitglieder sowie das Lehrmaterial und die Unterrichtssprache waren deutsch. Von dieser Keimzelle aus verbreiteten Dozenten und Absolventen der Akademie die neue Lehre im ganzen Land. Während sich 1835 nur in New York und Pennsylvania einige homöopathische Ärzte fanden, praktizierten Homöopathen 1840 bereits in sechzehn verschiedenen Bundesstaaten.[703] 1848 wurde in Philadelphia mit dem ,Homeopathic Medical College of Pennsylvania' schließlich das erste homöopathische College gegründet.

Die politisch-ökonomischen, aber auch die medizinischen Bedingungen, unter denen sich die Ausbreitung der Homöopathie in Nordamerika vollzog, waren – strategisch gesehen – in dieser frühen Phase außerordentlich günstig.[704] So bestand im Zeitalter der sogenannten „heroischen Medizin" das therapeutische Handwerkszeug eines „regulären" Arztes fast ausschließlich aus der Aderlasslanzette sowie Unmengen an Kalomel, einem Speichelfluss erregenden Quecksilberchlorid; bis in die zweite Hälfte des 19. Jahrhunderts hinein galt der Aderlass als Standardtherapie, ja als Allheilmittel bei nahezu jeder Krankheit. Daneben traktierten die Ärzte ihre Patienten mit Schröpfköpfen und Blutegeln, mit Blasen ziehenden Pflastern sowie schweißtreibenden, abführenden und Erbrechen auslösenden Mitteln. Erst gegen Mitte des Jahrhunderts begannen auch die regulären Ärzte, diese vor allem für die Patienten allzu „heroischen" Behandlungsmethoden zu kritisieren und stellten sich die Frage, ob diese eigentlich mehr schadeten als nutzten.[705]

Neben dieser regulären Medizin gab es in Amerika seit jeher auch eine Volksmedizin, in der sowohl Heilpflanzen als auch Gebete und mystische, zum Teil auch abergläubische Praktiken verwendet wurden. In dieser Tradition stand SAMUEL THOMSON (1769–1843), ein Farmer ohne reguläre medizinische Ausbildung, der mit seinem allgemein verständlichen System und seinen pflanzlichen Arzneimitteln, die er 1813 patentieren ließ, zum Begründer einer ersten alternativen Medizinbewegung geworden war. Während der „Thomsonianismus" fast ausschließlich von Laienheilern praktiziert und vorwiegend von der ländlichen Bevölkerung getragen wurde, war die Homöopathie, die bald darauf als Alternative zur damaligen Schulmedizin auftrat, von Anfang an
eine | primär von Ärzten vertretene Lehre. Bei- 103
de Schulen profitierten davon, dass sie mit ihren milden Mitteln und geringen Dosen den gequälten Patienten als Erlösung von den drastischen Methoden der regulären Medizin erschienen.

Die Verbreitung der Homöopathie wurde unter anderem dadurch erleichtert, dass in den 1840er Jahren die Ende des 18. Jahrhunderts erlassenen Gesetze zur Zulassung von Ärzten im antimonopolistischen Geist der ,Jacksonian Democracy' wieder abgeschafft wurden, so dass fortan auch „irreguläre" Heiler und Quacksalber legal praktizieren konnten. Die Homöopathie konnte sich in dieser spezifisch amerikanischen Situation nun frei entfalten, da sie mit dieser Liberalisierung von der Anerkennung durch die reguläre Medizin unabhängig geworden war. So konnten beispielsweise schon früh homöopathische Gesellschaften und homöopathische Colleges gegründet werden, zumal sich auch weite Kreise der finanzkräftigen Oberschicht für die Homöopathie begeisterten und diese großzügig förderten.[706] Von großer Bedeutung war auch, dass bei Cholera- oder Typhusepidemien ohne Reglementierungen rein homöopathisch behandelt werden konnte und statistische Vergleiche ergaben, dass die Homöopathen dabei bessere Behandlungsergebnisse erzielten als ihre schulmedizinischen Konkurrenten.

Erste Professionalisierungsschritte

Noch bevor die regulären Ärzte Amerikas überhaupt daran dachten, sich landesweit zu organisieren, hatten die Homöopathen bereits 1844 das ,American Institute of Homeopathy' (AIH) und damit die erste nationale Ärztevereinigung gegründet. Neben der Überarbeitung und Erweiterung der homöopathischen Arzneimittellehre, der sogenannten *Materia medica*, war es das erklärte Ziel des AIH, einen möglichst hohen ärztlichen Standard zu garantieren. Daher wurden zum einen ausschließlich Ärzte aufgenommern, die zum anderen darüber hinaus eine gute homöopathische Ausbildung erhalten hatten. Dieser Vorreiterrolle innerhalb der Geschichte der medizinischen Professionalisierung entsprach auch die selbstbewusste Überzeugung der Homöopathen, eine „wissenschaftlichere" Medizin zu praktizieren als ihre regulären Kollegen. Denn im Gegensatz zu dem damaligen Nebeneinander kurzlebiger und sich bekämpfender Theorien beruhte die Homöopathie auf einem System von festen Prinzipien, die sich seit Jahrzehnten nicht verändert hatten.

Als Hinweis auf die damalige allgemeine Wertschätzung der Homöopathie kann die Tatsache gelten, dass Samuel Hahnemann 1832 zum Ehrenmitglied der regulären ‚Medical County Society' von New York ernannt wurde. Auch in frühen Presseberichten über die Homöopathie findet man häufig durchaus positive Einschätzungen, und nur gelegentlich werden darin die Hochpotenzen und die Psora-Theorie Hahnemanns lächerlich gemacht. Reguläre Ärzte wiesen bei kritischer Betrachtung der Homöopathie durchaus auf ihre guten Seiten hin und hoben etwa die mildere Behandlung der Patienten hervor. Als der bekannte Arzt-Schriftsteller Oliver Wendell Holmes 1842 die Homöopathie als *„Delusion"* abqualifizierte, besprach der homöopathische Arzt A.H. Okie das Buch Holmes' auf eine so scharfsinnige Weise, dass seine Gelehrsamkeit selbst in einer regulären medizinischen Zeitschrift gewürdigt wurde. Generell wur-
104 den die | homöopathischen Ärzte damals von den regulären Medizinern als zwar andersdenkende, aber doch seriöse und gut ausgebildete Kollegen anerkannt. Das änderte sich erst, als die Homöopathie so weit an Boden gewonnen hatte, dass sie zu einer ernsthaften Konkurrenz geworden war.

Die reguläre Ärzteschaft hatte unterdessen zunehmend an Prestige verloren. Durch die bereits erwähnte Abschaffung der Zulassungsgesetze und die gleichzeitige Erschließung des amerikanischen Westens waren ab den 1830er Jahren viele kleinere und von Studiengebühren abhängige Colleges gegründet worden, deren Zahl sich bis 1850 nahezu verdoppeln sollte. Da einheitliche Ausbildungsrichtlinien noch fehlten, unterboten sich die einzelnen Colleges in ihrer Konkurrenz um hohe Studentenzahlen bald gegenseitig mit immer niedrigeren Studienanforderungen. Die Folge war, dass zunehmend auch solche Ärzte promoviert wurden, die kaum lesen und schreiben konnten. Der Ansehensverlust verschärfte sich noch dadurch, dass Auseinandersetzungen in der Ärzteschaft häufig in aller Öffentlichkeit ausgetragen wurden und unpopuläre Gebührenordnungen einzelner medizinischer Gesellschaften verabschiedet worden waren. Um ihr verlorenes Ansehen wieder zurückzugewinnen, beschlossen die regulären Ärzte, einen Mindeststandard für die Ausbildung festzulegen und sich nach außen hin als einheitlich auftretende Gruppe zusammenzuschließen. Ähnlich wie die Homöopathen drei Jahre zuvor, gründeten sie 1847 die ‚American Medical Association' (AMA), die unverzüglich einen Verhaltenskodex (‚Code of Ethics') erließ, der jegliche Zusammenarbeit mit Ärzten verbot, die nach einem „exklusiven Dogma" praktizierten (‚Consultation Clause').[707] Hiermit war eines der Hauptziele der Gründung der AMA verwirklicht und eine geschlossene Front gegen die homöopathischen Ärzte errichtet: Weder durfte nun ein Student, der einmal bei einem homöopathischen Lehrer studiert hatte, in ein reguläres College aufgenommen werden, noch durfte sich ein regulärer Arzt mit einem Homöopathen fachlich beraten, um eine zweifelhafte Diagnose abzuklären.

Diese Ausgrenzungspolitik begünstigte die Verbreitung der Homöopathie jedoch eher, weil die Homöopathen dadurch bei der Bevölkerung noch an Unterstützung gewannen. Außerdem war es ihnen ja ein Leichtes, den regulären Colleges und Gesellschaften den Rücken zu kehren und eigene homöopathische zu gründen. Der Zweck der ‚Consultation Clause' war insofern fehlgeschlagen. Doch die regulären Ärzte mussten den Kampf gegen die homöopathische Konkurrenz auf diese fragwürdige Weise führen, da sie weder bessere Heilerfolge noch eine wissenschaftliche Grundlage für ihre therapeutische Praxis vorzuweisen hatten und sich auch keineswegs größerer

Beliebtheit bei den Patienten erfreuten oder eine privilegierte staatliche Unterstützung erhielten.

Ausgrenzungspolitik

Als in der zweiten Hälfte des 19. Jahrhunderts die ersten städtischen Krankenhäuser gegründet wurden und die Homöopathen gleiche Rechte bei der Besetzung der Abteilungen forderten, erwies sich die geschlossene Abwehrhaltung der regulären Ärzte allerdings als wirksam. Während die Stadtverwaltungen meist sogar bereit waren, etwa ein Viertel der Stationen den homöopathi-
105 schen Ärzten zuzuteilen, konn- | ten die regulären Ärzte Zugeständnisse dieser Art durch Androhung eines Boykotts bis etwa 1880 verhindern. Ähnliches wiederholte sich, als die Homöopathen während des Amerikanischen Bürgerkriegs (1861–1864) forderten, gleichberechtigt als Militärärzte eingesetzt zu werden; obwohl ihre Forderung von etlichen Politikern unterstützt wurde, – unter anderem, weil homöopathische Medikamente wesentlich billiger waren – konnten die regulären Ärzte auch diese Bastion bis in die 1870er Jahre erfolgreich verteidigen.

In der Aufbauphase nach dem Bürgerkrieg verschärfte die AMA ihre Maßnahmen zur Säuberung von homöopathischen Elementen. Hatte sie schon 1855 von allen regionalen medizinischen Gesellschaften verlangt, den ‚Code of Ethics' anzuerkennen, erzwang sie nun in den 1870er Jahren, dass sämtliche ihrer homöopathischen Mitglieder zu entlassen seien. Da diese Anweisung den Satzungen einzelner Gesellschaften widersprach, kam es gelegentlich zu Gerichtsprozessen, in denen langjährige und erfolgreiche Mitglieder angeklagt wurden, nach den Prinzipien der Homöopathie praktiziert zu haben. Obwohl die AMA ihre strikte Linie ausnahmslos durchsetzen konnte, gewannen die ausgestoßenen „Märtyrer-Homöopathen" angesichts dieser offensichtlichen Verletzung der von der amerikanischen Verfassung garantierten Grundrechte an Sympathie bei der Presse und in der Bevölkerung.

Die Intoleranz der AMA nahm aber noch weiter zu. Reguläre Ärzte konnten bald schon allein deswegen aus medizinischen Gesellschaften ausgeschlossen werden, weil sie ein einziges Mal mit einem homöopathischen Arzt zusammengearbeitet hatten. Erfuhr ein regulärer Arzt beispielsweise davon, dass er von einem Homöopathen zu einer Beratung gebeten worden war, so konnte es vorkommen, dass er lieber vor der Tür des Patienten umkehrte und ihn seinem Schicksal überließ, als den Ausschluss aus der AMA zu riskieren. Die von der AMA betriebenen Säuberungskampagnen nahmen zuletzt geradezu absurde Züge an; so wurde ein Arzt aus einer medizinischen Gesellschaft ausgestoßen, weil er seine Ehefrau, eine Homöopathin, konsultiert hatte, und ein anderer, weil er es gewagt hatte, einen „regulären" Artikel in einer homöopathischen Zeitschrift zu veröffentlichen.

Einen weiteren Kampfplatz zwischen Homöopathie und regulärer Medizin stellten in der zweiten Hälfte des 19. Jahrhunderts die mit Steuergeldern unterstützten Staatsuniversitäten dar. Ein aufschlussreiches Beispiel bietet in diesem Zusammenhang die ‚University of Michigan', an der eine einflussreiche homöopathische Gruppe in den 1860er Jahren eine gesetzliche Auflage durchsetzen konnte, dass dort auch Homöopathie zu lehren sei. Die Anstellung homöopathischer Dozenten hätte zu jener Zeit aber den Ausschluss aller übrigen dort lehrenden Professoren sowie sämtlicher künftiger Absolventen aus der AMA nach sich gezogen und somit die gesamte Universität ruinieren können. Nachdem die Fakultät etwa ein Jahrzehnt Widerstand geleistet hatte, musste sie schließlich doch in einem Kompromiss zwei Professoren für homöopathische Therapeutik und *Materia medica* anstellen. Da sich die Ausbildung eines homöopathischen von der eines regulären Arztes aber nur noch in diesen beiden alternativen Fächern unterschied, besuchten nun beide Studentengruppen gemeinsam die „neutralen" Vorlesungen der regulären
| Professoren (Anatomie, Physiologie, Chemie, 106
Chirurgie etc.). Andererseits reichte es aber bereits aus, einen künftigen Homöopathen in einem regulären Fach unterrichtet zu haben, um von der AMA der Verletzung des ‚Codes of Ethics' beschuldigt zu werden. Tatsächlich mussten sich

die vom Ausschluss bedrohten Professoren vor dem nun einberufenen Schiedsgericht der AMA schließlich mit Argumenten wie diesem verteidigen, dass nicht einmal im kirchlichen Bereich Vertreter eines religiösen Dogmas dafür bestraft würden, dass sie gelegentlich auch für zufällig anwesende Ungläubige predigten. Nach einem weiteren Jahrzehnt der Verhandlungen und der Rechtsunsicherheit wurde der Fakultät 1881 von der AMA schließlich doch erlaubt, auch zukünftige homöopathische Ärzte zu unterrichten, sofern die regulären Professoren sich verpflichteten, keine Diplome für Homöopathen zu unterzeichnen – was aber stillschweigend dennoch geschah.

Jenseits der „heroischen Medizin"

In der zweiten Hälfte des 19. Jahrhunderts begann sich die Praxis der regulären Medizin beträchtlich zu verändern. Nicht zuletzt bedingt durch die mit unendlich geringen Dosen erzielten Erfolge der Homöopathen wuchs bei den regulären Ärzten die Bereitschaft, den Selbstheilungskräften des Organismus mehr zu vertrauen und zum Beispiel die Dosis von Kalomel oder die Verordnung von Aderlässen drastisch zu begrenzen. Etliche neue Medikamente waren aus dem homöopathischen Arzneischatz übernommen worden, ebenso wie das Prinzip der Verwendung von Einzelmitteln.[708]

Unter den an homöopathischen Colleges ausgebildeten Ärzten wiederum praktizierten die wenigsten wirklich streng und ausschließlich nach den in HAHNEMANNS ‚Organon der Heilkunst' niedergelegten Prinzipien.[709] Viele dieser Homöopathen standen etwa den Hochpotenzen oder der Psora-Theorie skeptisch gegenüber und verschrieben neben niedrigen Potenzen auch Fertigpräparate der regulären Medizin. So hätte also nichts dagegen gesprochen, diese „Eklektiker" auch in die regulären medizinischen Gesellschaften aufzunehmen, da sie ja nicht nach einem bestimmten „exklusiven Dogma" behandelten und damit nicht gegen den ‚Code of Ethics' verstießen.

Die homöopathische Ärzteschaft stand in den 1870er Jahren somit vor dem Problem, wie sie in einer Welt ohne „heroische" Medizin, von der sie sich früher scharf hatte abgrenzen können, ihre Identität bewahren konnte, zumal das starre Festhalten an Dogmen im Zeitalter naturwissenschaftlicher Entdeckungen keine Zukunftsperspektive zu haben schien. Während eklektische Homöopathen wie EGBERT GUERNSEY zugunsten einer liberalen Vereinigung beider Schulen sogar bereit waren, ihr „*Sectarian Label*" abzulegen, warnten andere vor der gefährlichen Illusion, dass sich der „orthodoxe Löwe sozusagen neben dem homöopathischen Lamm niederlegen würde".

Den entgegengesetzten Weg schlug der „Hahnemannianer" ADOLPH VON LIPPE ein, indem er alle Homöopathen aufforderte, eine Art Glaubensbekenntnis (‚Declaration of Homeopathic Principles') zu unterzeichnen, um so die eigenen Reihen von Ketzern zu reinigen. Eine Minderheit der Vertreter der reinen Lehre grenzte sich schließlich 1881 durch die Gründung der | 107
‚International Hahnemannian Association' (IHA) von der Mehrheit der eher eklektisch gesinnten „homöopathischen" Ärzte ab. Damit zeichnete sich eine Spaltung der homöopathischen Ärzteschaft ab, die für die nächsten acht Jahrzehnte bestehen blieb.

Angesichts dieser weitreichenden Veränderungen in beiden konkurrierenden Lagern begann sich in den 1880er Jahren auch die Haltung der regulären Ärzte merklich zu wandeln. Man stellte nicht nur fest, dass die homöopathischen Ärzte immer zahlreicher geworden waren und sich teilweise auch der schulmedizinischen Methodik öffneten, sondern anerkannte gleichzeitig, dass sie eine gute medizinische Ausbildung hatten. Nicht zuletzt aufgrund des mittlerweile erheblichen finanziellen Anreizes einer Zusammenarbeit mit den homöopathischen Kollegen wurde der alte ‚Code of Ethics' immer mehr als ein überholtes Disziplinierungsinstrument empfunden. Darüber hinaus verband sich die Abneigung gegen Verstaatlichungsbestrebungen und „Gewerkschaftsgeist", wie er dem alten ‚Code' anhaftete, mit der jetzt vorgebrachten Sorge um die Patienten, zu deren Wohl nun auch eine Beratung mit homöopathischen Kollegen zulässig sein sollte. Weil diese liberalere Einstellung allerdings mehr unter den spezialisierten Ärzten in den Großstädten der Ostküste anzutreffen war als in der regulären Ärzteschaft insgesamt, kam es anlässlich dieser Frage auch bald zur Spaltung ihrer Organisation. Als sich die ‚New York State Medical Society' 1882 einen neuen ‚Code of Ethics' gab, demzufolge Ärzte mit jedem „legal qualifizierten medizinischen Praktiker" konsultieren konnten, wurde sie noch im gleichen Jahr von der ‚AMA Convention' ausgeschlossen, die künftig alle Delegierten ein Treueversprechen (‚Code of Allegiance') unterschreiben ließ. Eine konservative Minderheit dieser New Yorker Ärzte gründete daraufhin 1884 die dem alten ‚Code' verpflichtete ‚New York State Medical Association', um auf diese Weise wieder als Mitglieder der AMA anerkannt zu werden. 1885 drohte diese nun zwei Jahrzehnte dauernde Spaltung sogar den 9. ‚International Medical Congress' in Washington, D.C , zu vereiteln, weil gerade die renommiertesten und für die noch junge amerikanische Wissenschaft repräsentativsten Ärzte den neuen ‚Code' vertraten und die AMA keinen davon zu diesem Kongress zulassen wollte.

Die homöopathischen Ärzte zeigten sich von dem liberalen Geist der Vertreter des neuen ‚Codes' interessanterweise relativ wenig beeindruckt; für sie handelte es sich um „die alte Einladung der Spinne an die Fliege". Nachdem die Verfolgung der Homöopathen fehlgeschlagen sei, so fürchtete man, wolle die reguläre Ärzteschaft nun bloß an ihnen verdienen, sie ihrer Individualität berauben und durch Einschmelzung in die eigene Standesorganisation letztlich auslöschen.

Gemeinsame Interessen

Als in den letzten Jahrzehnten des 19. Jahrhunderts neue Sekten (Osteopathen, Chiropraktiker, Christian Science usw.) auf den medizinischen Markt drängten und das Ansehen der medizinischen Abschlüsse durch Aufdeckung einiger skandalöser „Diplomfabriken" weiter erschüttert wurde, waren sich homöopathische und reguläre Ärzte darin einig, dass die Zulassungsgesetze verschärft werden müssten. Während bislang jeder, der ein beliebiges medizinisches Diplom vorweisen konnte, | praktizieren durfte, sollten 108
Zulassungen künftig nur noch denjenigen Ärzten erteilt werden, die ihre medizinische Qualifikation in einer Prüfung vor einem offiziellen Zulassungsgremium nachgewiesen hatten.

Um die Zusammensetzung dieser Gremien kam es allerdings bald zu Auseinandersetzungen. Während die strengen Homöopathen eine gemeinsame Einrichtung, in der die regulären Ärzte die Mehrheit haben würden, kategorisch ablehnten, befürworteten die Liberalen diesen Vorschlag, um künftig jeden Anschein von Sektenhaftigkeit zu vermeiden. Für konservative, AMA-treue reguläre Ärzte war dagegen eine Zusammenarbeit mit Homöopathen in einem gemischten Gremium grundsätzlich undenkbar, während ihre progressiveren Kollegen diese Möglichkeit begrüßten. Entsprechend den jeweiligen regionalen Kräfteverhältnissen wurden nun sowohl gemischte (etwa 1884 in Massachussets) als auch getrennte Zulassungsgremien (etwa 1891 in New York) gebildet.

In den 1880er und 1890er Jahren zeichnete sich auf Seiten der regulären Ärzteschaft eine Tendenz zu mehr Toleranz und Kommunikation mit den Homöopathen ab. Im Gegensatz zu den 1850er Jahren drohte die reguläre ärztliche Belegschaft eines Krankenhauses in Chicago jetzt zum Beispiel nicht mehr mit ihrem Rücktritt, als ab 1881 per Verfügung ein Viertel der Stationen von homöopathischen Ärzten versorgt wurde. Ab 1888 nahm die ‚Massachusetts Medical Society' auch Absolventen homöopathischer Colleges als gleich gut ausgebildete Mitglieder auf, sofern sie die Homöopathie widerrufen hatten, und im Jahre 1894 erkannte die ‚Association of American Medical Colleges' sogar offiziell homöopathische Schulen als den regulären ebenbürtig an. Homöopathischer Arzt zu sein, war nun auch kein Hinderungsgrund mehr, in die Armee aufgenommen zu werden. Viele reguläre Ärzte fragten sich, wieso die Homöopathen ihrerseits noch so sehr an ihrem verfallenen „Warenzeichen" hingen. Sie wiesen darauf hin, wie wenig Unterschiede in der tatsächlichen Praxis von Ärzten beider Schulen bestünden, und einige erklärten öffentlich, dass sie mit Homöopathen zusammenarbeiten würden. Nach einer strukturellen inneren Reform erreichte die AMA 1903 durch eine Revision des alten ‚Codes of Ethics' schließlich die Wiedervereinigung der seit 1882 über der Frage der Konsultation mit Homöopathen gespaltenen regulären Ärzteschaft. Fortan durften alle legal praktizierenden Ärzte, auch wenn sie an einem homöopathischen College studiert hatten, in reguläre medizinische Gesellschaften aufgenommen werden.

Gegenüber dieser zunehmenden Selbstsicherheit der regulären Ärztevereinigung ähnelten die gleichzeitigen Maßnahmen des ‚American Institute of Homeopathy' zur Ausgrenzung „untreuer" Mitglieder eher den Gepflogenheiten der alten AMA. Drei Beispiele mögen das verdeutlichen: Nachdem der schon erwähnte EGBERT GUERNSEY die Universalität des *Simile*-„Gesetzes" in Frage gestellt und vorgeschlagen hatte, den Namen Homöopathie abzulegen und dafür die Bezeichnung „Neue Schule" anzunehmen, wurde er 1890 von seiner homöopathischen Gesellschaft ausgestoßen und die von ihm herausgegebene Zeitschrift aus der Liste der vom AIH anerkannten Publikationen gestrichen. Als der Dekan der homöopathischen Abteilung der ‚University of Michigan', H .L. OBETZ, den Vorschlag machte, beide sich immer ähnlicher werdenden
109 | Schulen zu verschmelzen, wurde er 1893 vom AIH seiner Pflichten enthoben. Schließlich diskutierte das AIH 1910 sogar darüber, solche Mitglieder aus der homöopathischen Ärzteschaft auszuschließen, die zusätzlich einer regulären Gesellschaft beigetreten waren.

Auf die Angebote regulärer Ärzte, sich in ihre Gesellschaften aufnehmen zu lassen und die homöopathischen Grundsätze naturwissenschaftlich zu untersuchen, reagierten die Homöopathen eher misstrauisch und defensiv. Für sie war es offensichtlich, dass die regulären Ärzte mehr denn je davon überzeugt waren, auf diese Weise die Homöopathie als Ganze auflösen zu können. Pläne zur gemeinsamen Erforschung der Homöopathie scheiterten meist an der Ablehnung von Seiten der befragten Stiftungen.

Eine Zusammenarbeit war aber dennoch auf zwei Gebieten notwendig geworden. Zum einen ermutigten die getrennten Zulassungsgremien für reguläre und homöopathische Ärzte auch andere medizinische Gruppen (Osteopathen, Chiropraktiker, Christian Science und andere), ihr Recht auf ähnliche eigene Einrichtungen anzumelden. Diese Gefahr versuchte man dadurch zu bannen, dass reguläre, homöopathische und eklektische Ärzte in Zukunft jeweils ein gemischtes Gremium bildeten und als Prüfungsvoraussetzung von jedem Kandidaten eine vierjährige Ausbildung an einem medizinischen College verlangten. Zum anderen befürworteten im Jahre 1912 beide Schulen gemeinsam das Gesetz zur Einrichtung eines nationalen Gesundheitsministeriums und stießen damit auf den heftigen Widerstand der ‚National League for Medical Freedom', einer starken Laienorganisation zur Verhinderung staatlicher und professioneller medizinischer Maßnahmen. Als im Jahre 1900 die Homöopathen in der amerikanischen Landeshauptstadt das weltweit größte HAHNEMANN-Denkmal einweihten, war der Höhepunkt der Verbreitung ihrer Schule bereits überschritten.[710]

Der ab der Jahrhundertwende deutlich werdende institutionelle Niedergang der Homöopathie in den USA liegt vor allem | in der von der 110
AMA langfristig geplanten medizinischen Ausbildungsreform begründet. Um den erschreckend schlechten Ausbildungsstand der Ärzte zu verbessern, setzte die ‚Association of American Medical Colleges' 1895 eine Studiendauer von mindestens vier Jahren fest. Ab 1896 veröffentlichte das JAMA (‚Journal of the American Medical Association') jährlich die Abschlussergebnisse der Collegeabsolventen, die vor den inzwischen eingerichteten Zulassungsgremien ihre Prüfungen abgelegt hatten. Dabei zeigte sich, dass die Versagensquoten der homöopathischen Kandidaten sich von denen der regulären nicht unterschieden. In den Zulassungsprüfungen wurden aber nur die für alle Ärzte verbindlichen Fächer geprüft, nicht dagegen homöopathische Therapeutik und *Materia medica*. Dadurch verloren diese im straff auf das Ausbildungsziel ausge-

richteten Lehrplan den Stellenwert, den ihnen frühere Generationen von Homöopathen zugemessen hatten. Immer mehr Absolventen homöopathischer Schulen waren daher zwar nach dem neuesten Stand der Medizin ausgebildete Ärzte, „Homöopathen“ aber fast nur noch dem Namen nach.

Niedergang der Homöopathie

Im Jahre 1910 publizierte ABRAHAM FLEXNER seine von der ‚Carnegie Foundation for the Advancement of Teaching‘ unterstützte Untersuchung über die Umsetzung der neuen Ausbildungsrichtlinien.[711] Im Hintergrund stand dabei das erklärte Ziel, die Zahl der medizinischen Colleges, die im Jahre 1904 noch 166 betragen hatte, auf 31 zu reduzieren. Diesem Report zufolge erfüllten drei Viertel der medizinischen Schulen des Landes nicht annähernd die von der ‚Johns Hopkins Medical School‘ gesetzten Standards, die nach deutschem Vorbild seit den 1890er Jahren Vollzeitfakultäten und modernste Forschungslabors umfassten. Obwohl das Ergebnis des FLEXNER-Reports für beide Schulrichtungen die Schließung der meisten ihrer Colleges bedeutete, wurden die finanzschwächeren homöopathischen Institutionen wesentlich schwerer davon getroffen als diejenigen der regulären Medizin, die durch öffentliche Stiftungen und die aufblühende pharmazeutische Industrie gefördert wurden. So waren bereits 1909 die Anzeigen pharmazeutischer Produkte in der verbandseigenen Zeitschrift JAMA zur Haupteinnahmequelle der AMA geworden. Die Gelder der großen Stiftungen, selbst die der ‚Rockefeller Foundation‘, deren Stifter der Homöopathie wohlgesonnen war, wurden ausnahmslos für den Ausbau der großen regulären medizinischen Zentren eingesetzt, während sämtliche homöopathischen Colleges leer ausgingen. Bis 1960 sind insgesamt circa 600 Millionen Dollar in die Reform der regulären medizinischen Schulen geflossen. Demgegenüber verfügten 1921 von den letzten homöopathischen Colleges das in Philadelphia über ein Gesamtvermögen von lediglich circa 300.000 Dollar und das in Chicago über circa 500.000 Dollar.

Unter der von der AMA bestimmten Politik wurden die Weichen für die Medizin des 20. Jahrhunderts gestellt, die durch zunehmende Spezialisierung, Apparatemedizin, Betonung der Palliativ- und Notfallmedizin, Verflechtungen mit der pharmazeutischen Industrie, staatliche Unterstützung, internationale Standardisierbarkeit und nicht zuletzt eine strikte Zeitökonomie gekennzeichnet ist, wie sich an der relativ geringen Honorierung des ärztlichen Gesprächs ablesen lässt.
Durch | die einseitige Ausrichtung an dieser an 111
immer größeren Großklinika gelehrten Einheitsmedizin wurde weder die Notwendigkeit von alternativen Ansätzen noch die Möglichkeit der Einrichtung kleinerer Medizinschulen erwogen.

Von den 1900 existierenden 22 homöopathischen Colleges gab es 1913 noch zehn, 1919 noch fünf und 1923 nur noch zwei in New York und Philadelphia, die beide noch in der ersten Hälfte des Jahrhunderts den Unterricht in Homöopathie einstellten. Diejenigen Schulen, die ihre Türen nicht gleich für immer schlossen, gaben entweder den Namen „homöopathisch“ auf, um sich den Vorteil eines „regulären“ Diploms zu erhalten, oder verschmolzen mit regulären Schulen, an denen Homöopathie dann allenfalls in Form freiwilliger Vorlesungen angeboten wurde. Während in den ersten beiden Jahrzehnten des 20. Jahrhunderts in ‚Harvard‘, ‚Tufts‘, ‚Columbia‘, ‚Johns Hopkins‘ und anderen führenden regulären Schulen die Zahl der Einschreibungen deutlich zunahm, sank sie im gleichen Zeitraum in fast allen homöopathischen Colleges rapide ab. 1923 legten im ganzen Land nur noch 49 homöopathische Ärzte ihr Examen ab – im Vergleich zu 420 im Jahre 1903.

Um das gänzliche Verschwinden der Homöopathie zu verhindern, gründete 1921 JULIA M. GREEN mit einer Gruppe von Hochpotenz-Homöopathen eine Stiftung, die ‚American Foundation of Homeopathy‘, die eine Weiterbildung in Homöopathie für schulmedizinisch ausgebildete Ärzte organisieren sollte. Diese Stiftung kritisierte die noch existierenden, von dem mehr eklektisch ausgerichteten AIH unterstützten, homöopathischen Colleges als ungenügend und bezog in ihr neues Konzept zur Verbreitung der Homöopathie bewusst auch Laien und öffentliche Werbung ein. Da dies gegen die Berufsethik des AIH verstieß, verweigerte es die Zusammenarbeit mit der Stiftung. Aufgrund der zu geringen ärztlichen Nachfrage gelang es allerdings auch ihr nicht, den fortschreitenden Niedergang der Homöopathie aufzuhalten.

Trotz der verschärften Anforderungen an den
112 medizinischen Schulen erhielten | die beiden letzten homöopathischen Colleges in New York und Philadelphia von der AMA weiterhin erstklassige Bewertungen (Class A) und wurden von ihr als gleichwertig anerkannt.

1935 bestimmte das ‚AMA Council on Medical Education and Hospitals' schließlich, dass ab 1938 die von ihm herausgegebene Liste der anerkannten Schulen und Krankenhäuser keine „sektiererischen Namen" mehr enthalten dürfe. Um weiterhin für Studenten attraktiv zu bleiben, was im amerikanischen Hochschulwesen gleichbedeutend damit ist, ökonomisch überleben zu können, musste das ‚New York Homeopathic Medical College' daher 1936 endgültig das „*Homeopathic*" aus seinem Namen streichen. Als letzten Hinweis auf ihre homöopathische Vergangenheit trägt die aus dem ‚Hahnemann Medical College' hervorgegangene renommierte ‚Medical School' der ‚Hahnemann University' in Philadelphia heute noch den Namen des Begründers der Homöopathie. Nur wenige der dort studierenden Mediziner wissen allerdings, wer dieser SAMUEL HAHNEMANN war oder was Homöopathie ist und welche Bedeutung diese Heilkunde früher in den USA hatte.

Ab Ende der 1930er Jahre, als die amerikanische Ärzteschaft eine sozialisierte Medizin abwenden wollte, arbeiteten AIH und AMA wieder relativ eng und kollegial zusammen. Im Anschluss an diese Zeit harmonischen Einvernehmens hegten etliche Homöopathen die Hoffnung, dass die AMA die Homöopathie als Spezialgebiet der Inneren Medizin anerkennen würde. Zu diesem Zweck wurde 1946 der „nichtsektiererische" Begriff „*Homeotherapy*" eingeführt und in den 1960ern das ‚American Board of Homeotherapeutics' eingerichtet. Trotz jahrzehntelanger Bemühungen der zunehmend überalterten Homöopathen blieb die AMA jedoch bei ihrer Ablehnung dieses Ansinnens.

Renaissance der Homöopathie

Als die Homöopathie gegen Mitte des 20. Jahrhunderts ihren Tiefpunkt erreicht hatte, kehrte schließlich die seit 1881 vom AIH abgespaltene Fraktion der ‚International Hahnemannian Association' (IHA) 1959 wieder in die Mutterorganisation zurück. Homöopathische Colleges waren inzwischen völlig aus der medizinischen Landschaft verschwunden, und selbst an den wenigen Staatsuniversitäten, wo vorübergehend Professuren für freiwillige homöopathische Vorlesungen eingerichtet wurden, war das Interesse der vielbeschäftigten Studenten weitgehend geschwunden. Nachdem klar geworden war, dass die Homöopathie ihren Nachwuchs allein aus der Ärzteschaft nicht mehr gewinnen konnte und auch die Verbreitung der Homöopathie bei den Laien nicht den erhofften Nachfragedruck auf die Ärzte ausgelöst hatte, definierte das 1974 gegründete ‚National Center for Homeopathy' im Jahre 1980 die Homöopathie als „*Postgraduate Speciality of Medicine Practiced by Licensed Health Care Professionals*". Die Unterrichtung von Laien sollte sich lediglich auf Ratschläge zur Versorgung von häuslichen Notfällen beschränken. Die Einbeziehung von zugelassenen nicht-ärztlichen Therapeuten in die professionelle „*Homeopathic Community*" bei gleichzeitiger Abgrenzung gegenüber unkontrollierter Laienpraxis erwies sich unter den gegebenen Umständen als die erfolgversprechendste Strategie, um die bereits tot geglaubte Homöopathie wiederzubeleben.

| Bereits Ende der 1970er Jahre war mit dem 113
griechischen Homöopathen GEORGE VITHOULKAS, der am ‚Homeopathic Medical College' in Bombay/Indien ausgebildet und durch die „Neuen Homöopathen" nach Berkeley/California eingeladen worden war, eine neue Ära der Homöopathie eingeleitet worden.[712] Die Zahl der Schulen und „Akademien", die Homöopathie in einem drei- bis vierjährigen Programm für zuge-

lassene Praktiker (neben Ärzten also auch Akupunkteure, Krankenschwestern, Chiropraktiker, Vertreter der Traditionellen Chinesischen Medizin u.v.a.m.) unterrichten, nahm seitdem um ein vielfaches zu. Auch an den drei ‚Naturopathic Colleges‘ (Portland/Oregon, gegr. 1956; Seattle/Washington, gegr. 1984; sowie Toronto/Ontario, gegr. 1978) ist Homöopathie seither einer der Schwerpunkte des jeweils vierjährigen Lehrplans. Inzwischen wurde mit dem vom ‚Council for Homeopathic Certification‘ (CHC) zu vergebenden ‚Certificate in Classical Homeopathy‘ (CCH) ein einheitlicher innerhomöopathischer Standard geschaffen. Die im nach wie vor bestehenden AIH organisierten homöopathischen Ärzte lassen sich allerdings weiterhin vom ‚American Board of Homeotherapeutics‘ (ABHt) zum ‚Diplomate in Homeotherapeutics‘ (DHt) prüfen.[713] 1982 waren bereits in den drei Bundesstaaten Connecticut, Arizona und Nevada vom Gesetzgeber wieder homöopathische Zulassungsgremien (‚Homeopathic Licensing Boards‘) eingeführt worden, die Ärzten nach bestandener Prüfung das Praktizieren der Homöopathie erlauben.

Wenn auch die Zahl der im AIH organisierten homöopathischen Ärzte derzeit nur etwa 200 beträgt, so erlebt die Homöopathie in den USA doch seit den 1980er Jahren eine Art Renaissance. Wie die Gesundheitsbewegung wird sie gegenwärtig zwar vorwiegend vom Engagement junger *Health Care Professionals* und von Laienorganisationen getragen, dürfte mit der Zeit aber auch auf die Ärzte zurückwirken. Der Anteil derjenigen Patienten, die alternativen Methoden gegenüber aufgeschlossen sind und die sich mit diesen behandeln lassen, ist heute jedenfalls erstaunlich hoch.[714] Insofern liegt die Vermutung nahe, dass die Geschichte der Homöopathie in den Vereinigten Staaten noch keineswegs zu Ende ist.

[Abbildungen]

Vorwort des Herausgebers

In: Samuel Hahnemann: Organon der Heilkunst. Standardausgabe der sechsten Auflage. Hrsg. und bearb. von Josef M. Schmidt. Heidelberg, Haug-Verlag, 1996, S. IX-X. – Neuausgabe. Heidelberg, Haug-Verlag, 1999, S. IX-X

[Ausgabe von 1996]

IX | Die vorliegende Standardausgabe von Samuel Hahnemanns letzter Fassung des ,Organons der Heilkunst' entstand als pragmatische Synthese zweier fundamentaler Leser-Interessen: dem Anspruch auf maximale Zuverlässigkeit bzw. Verbürgung des Inhalts und dem gleichzeitigen Wunsch nach einer handlichen, die Aneignung des Textes möglichst erleichternden Form.

Die Authentizität der Standardausgabe ist dadurch gesichert, daß sie ausschließlich auf der 1992 erschienenen textkritischen Ausgabe des von Hahnemann 1842 fertiggestellten Manuskriptes für die sechste Auflage des ,Organons' beruht. Zur Erleichterung des Leseflusses wurden daraus die zahlreichen textkritischen Zeichen und Anmerkungen entfernt, alle Kursivsetzungen rückgängig gemacht und das Buch selbst in das bewährte traditionelle Format gebracht.

Die Orthographie und Interpunktion Hahnemanns wurde, um das Original möglichst wenig zu verfälschen, durchgängig beibehalten. Lediglich die Überschriften und die Paragraphen-Nummern vor jedem Kapitel werden hier einheitlich ohne Punkt und fett dargestellt („§ 1" statt „§. 1."). Fett wiedergegeben werden neben gesperrt gedruckten Passagen des Originals nun auch Hahnemanns handschriftliche Unterstreichungen. Kursiver Druck im Original ist in Form von Kapitälchen dargestellt. Die Beibehaltung der Positionierung von Hahnemanns Anmerkungen im Haupttext erlaubte es, sämtliche Fußnoten-Zeichen einheitlich als * wiederzugeben. Einige minimale Tippfehler der textkritischen Ausgabe (einzelne Buchstaben und Satzzeichen) sind berichtigt worden.

X | Im Anhang finden sich – als historische Reminiszenzen – die Vorworte der beiden bisher existierenden deutschen Ausgaben der sechsten Auflage des ,Organons'. 1921 hatte Richard Haehl eine Abschrift von Hahnemanns Manuskript als ,Organon der Heilkunst', „nach der handschriftlichen Neubearbeitung Hahnemanns für die 6. Auflage" herausgegeben, auf der bis vor kurzem alle übrigen deutschsprachigen ,Organon'-Ausgaben beruhten. Erst 1992 erfolgte die textkritische Herausgabe von Hahnemanns Original-Manuskript, der einzig legitimen Quelle, die sich seit 1921 in San Francisco befindet.

Inhaltlich wurde die Haehl'sche Edition bereits durch die textkritische Ausgabe, die für die Fachwelt inzwischen einzig maßgeblich ist, überholt. Die formal geglättete und dabei inhaltlich unverändert präzise Standardausgabe ist nun dazu konzipiert, das Vermächtnis des Begründers der Homöopathie auch dem breiteren Leserkreis im genauen Wortlaut zugänglich zu machen. So kann die Homöopathie – 200 Jahre nach ihrer Begründung – mit auf den neuesten Erkenntnisstand gebrachtem, qualitätsgesichertem „Werkzeug"(*Organon*) das dritte Jahrhundert ihrer bewegten Geschichte antreten.

München, im Februar 1996

Dr. med. Dr. phil. Josef M. Schmidt

[Zusatz zur Neuausgabe von 1999]

X | Für die Neuauflage der Standardausgabe waren abgesehen von der Korrektur einzelner Satzzeichen und Buchstaben sowie der Ergänzung griechischer Akzente und *Spiritus* keine Veränderungen des Textes nötig.

München, im November 1998

Dr. med. Dr. phil. Josef M. Schmidt

Die Homöopathie Hahnemanns zwischen Dogmatik und Dynamik

In: Zurück zu den Wurzeln. 200 Jahre Homöopathie. Jubiläumskongress, Luzern, 1./2.11.1996. Omida-Verlag, Küssnacht am Rigi 1997, S. 15-29

15 | Die Homöopathie ist im Jahr 1996 200 Jahre alt geworden – im Gegensatz zu sämtlichen anderen Therapiesystemen aus jener Zeit, die heute nur noch historische, aber keine praktische Bedeutung mehr besitzen. Zwei Jahrhunderte hindurch ist ihre Tradition nicht abgerissen, sondern wurde von vielen Generationen homöopathischer Ärzte und Patienten, etwa über homöopathische Zeitschriften, homöopathische Vereine, homöopathische Ausbildungsstätten, homöopathische Krankenhäuser, homöopathische Apotheken und homöopathische Laienorganisationen, lebendig erhalten. Zumindest im deutschen Sprachraum ist die Homöopathie eigentlich jedem ein Begriff; kaum jemand hat das Wort noch nie gehört oder gelesen oder etwa auf dem Fenster einer Apotheke geschrieben gesehen (neben seinem Gegenbegriff, der „Allopathie").

Was aber ist Homöopathie? Was verstanden bzw. verstehen ihre Verfechter und Widersacher, aber auch die Geschichtsschreiber darunter? Kann man davon ausgehen, dass sie ein allgemein verbindlich definierter Gegenstand ist, oder scheint es eher „angemessen, alles das als Homöopathie zu bezeichnen, was die Menschen der letzten zweihundert Jahre dafür hielten"?[715] Tatsächlich finden sich in der älteren ebenso wie in der neueren Literatur nicht nur bei den Kritikern, sondern auch unter den dezidiertesten Vertretern der Homöopathie die unterschiedlichsten Ansichten darüber, was denn Homöopathie sei. Es scheint fast, als sei „Homöopathie" ein mehr emotional besetztes als inhaltlich definiertes Wort, durch dessen bloßes Aussprechen oder Bekenntnis man sich bereits die Sympathie der „homöopathischen Gemeinschaft" verschaffen und die Antipathie der konventionellen Medizin zuziehen kann.

Zur Abgrenzung gegenüber der missverständlichen Verwendung des Begriffs durch andere Interessengruppen hat der ‚Deutsche Zentralverein homöopathischer Ärzte' kürzlich folgende Definition aufgestellt: „Die Homöopathie ist eine ärztliche Therapieform mit Einzelarzneien, welche am Menschen geprüft sind und in der Regel in potenzierter Form nach dem Ähnlichkeitsprinzip verordnet werden." Abgesehen davon, ob diese Definition gut oder schlecht, richtig oder falsch ist: Was autorisiert eigentlich Delegierte eines homöopathischen Vereins im ausgehenden 20. Jahrhundert dazu, festzulegen, was unter Homöopathie zu verstehen sei? Zahlenmäßige Abstimmung kann das Kriterium dafür nicht gewesen sein, denn sonst würden sie sicherlich von homöopathisch praktizierenden Heilpraktikern, die es nach dieser Definition gar nicht geben dürfte, überstimmt werden. Die einzig gerechtfertigte Basis für derartige Entscheidungen dürfte doch nur Sachkenntnis sein, praktische, historische, philosophische und wohl auch politische. Was aber könnte die Grundlage solcher Sachkenntnis sein?

Da sämtliche Formen und Verzweigungen der Homöopathie weltweit immerhin die eine Gemeinsamkeit haben, dass sie sich alle auf den Begründer der Homöopathie, SAMUEL HAHNEMANN, berufen, kommt diesem die höchste, von allen anerkannte Autorität in dieser Frage zu. Um die Homöopathie zu verstehen bzw. zu lernen und zu lehren, ist es daher unumgänglich, immer wieder „zurück zu den Wurzeln" zu gehen und sich die Voraussetzungen, Ansprüche und Konzepte Hahnemanns bei der Begründung und Entwicklung seiner neuen Heilkunst zu vergegenwärtigen.

Aufgrund der historischen Zeitdifferenz ist uns die Homöopathie Hahnemanns nicht mehr direkt gegeben; sie liegt uns aber vor in Form seiner zahlreichen Publikationen, Krankenjournale und Patientenbriefe. Hahnemanns gesamtes publiziertes Werk umfasst allerdings 27.000 Seiten; sein homöopathisches Hauptwerk (die jeweils letzte Auflage des ‚Organons der Heilkunst', der
16 ‚Reinen Arzneimittellehre' und der | ‚Chronischen Krankheiten') immerhin noch circa 4.500 Seiten. Die Frage nach dem Ursprung der Homöopathie Hahnemanns lässt sich aber naturgemäß weniger aus seinem Spätwerk als vielmehr durch eine systematische Analyse seiner frühen Schriften, etwa der bis 1810 publizierten 15.000 Seiten, beantworten (wie sie seit 1990 vorliegt).[716]

Das letzte uns erhaltene Vermächtnis aus Hahnemanns Feder wiederum ist sein 1842 fertiggestelltes Manuskript für die sechste Auflage des ‚Organons'. Aufgrund verschiedener widriger Umstände konnte es allerdings erst im 20. Jahrhundert veröffentlicht werden: 1921 auf der Grundlage einer handschriftlichen Abschrift von Richard Haehl und erst 1992, also genau 150 Jahre nach Fertigstellung, auf der Basis des Originalmanuskripts als textkritische Ausgabe.[717]

Zwischen den frühen Schriften und dem Spätwerk spannt sich nun der Bogen der Homöopathie Hahnemanns, doch nicht durchgängig als einheitlicher Block bestimmter Prinzipien und Dogmen, sondern oft auch in der Gestalt von Vorläufigkeiten, Zwischenergebnissen und Arbeitshypothesen – als Ausdruck einer kontinuierlichen Entwicklung und Dynamik. Obwohl die Homöopathie 1796 begründet und in ihrer Methodik bereits 1805 weitgehend niedergelegt war, verfeinerte und veränderte sie Hahnemann zeit seines Lebens, in Details wie auch in Grundsätzlichem. Je nachdem, welche Phase seines Schaffens man sich aus seinem Gesamtwerk heraus vergrößert, wird man also zu unterschiedlichen Ergebnissen in der Bestimmung der Homöopathie Hahnemanns kommen.

Aus diesem Grunde wurde vorgeschlagen, einen frühen und einen späten Hahnemann zu unterscheiden. Diese Unterscheidung hat sowohl historisch als auch inhaltlich/methodologisch etwas für sich. Zum einen konnten praktisch alle Schüler Hahnemanns der Frühform der Homöopathie, wie sie etwa in der ersten Auflage des ‚Organons' von 1810 niedergelegt war, noch folgen. Die Abgrenzung von Seiten der kritischen „Halb-Homöopathen" betraf ausschließlich die späteren Modifikationen Hahnemanns an seiner Lehre. Zum anderen liegen zwischen den beiden „Homöopathien" Hahnemanns zwei Paradigmenwechsel: erstens die Annahme, dass wiederholtes Verdünnen und Verschütteln bzw. Verreiben einer Substanz ihre Arzneikraft nicht etwa vermindere, sondern erhöhe; zweitens das Übersteigen der reinen Phänomenologie der aktuellen Symptomatik durch das Einbeziehen der Zeitdimension bei der Anamnese von chronischen Krankheiten. Es scheint, als sei der Unterschied zwischen den Ansätzen der frühen und späten Homöopathie unüberbrückbar – und doch stammen beide vom gleichen Menschen, von Samuel Hahnemann. In seiner Person könnte also der Faden gefunden werden, der beide miteinander verbindet.

Hahnemann lebte von 1755 bis 1843, das heißt nicht nur vor der Begründung der Zellularpathologie durch Rudolf Virchow (1858) und der Begründung der Bakteriologie durch Robert Koch (1882), sondern auch vor der Begründung der Rezeptortheorie und Chemotherapie durch Paul Ehrlich und vielen anderen Meilensteinen der heutigen modernen Medizin, die wir von unserem heutigen Horizont erst einmal abziehen müssen, um uns dem Stand der Heilkunde zur damaligen Zeit zu nähern. Gegen Ende des 18. Jahrhunderts herrschten vor allem die Systeme des Iatromechanikers Hermann Boerhaave und des Animisten Georg Ernst Stahl vor, doch bestand vor allem um die Jahrhundertwende ein enormer Pluralismus von Heilsystemen, zu denen etwa die übertriebene Aderlasstherapie Victor Broussais', der Brownianismus und der Mesmerismus gehörten.

Hahnemann studierte Medizin in Leipzig, Wien und Erlangen und promovierte 1779. In seinen ersten Jahren als niedergelassener Arzt beschäftigte er sich eingehend mit chemischen, pharmazeutischen, gerichtsmedizinischen und hygienischen Forschungen und übersetzte medizinische Standardwerke aus dem Englischen und Französischen. Nachdem er 1796 die Homöopathie begründet hatte, habilitierte er sich 1812 an der Universität Leipzig und hielt dort 17 Semester lang Vorlesungen zu seiner neuen Heilmethode. Als ihm das Selbstdispensieren seiner Arzneimittel verboten wurde, siedelte Hahnemann 1821 nach Köthen über, wo er sein Werk über ‚Die chronischen Krankheiten' verfasste. Als Achtzigjähriger zog er mit seiner zweiten Frau 1835 nach Paris, wo beide zusammen bis zu seinem Tod mit 88 Jahren eine ausgedehnte Praxis führten.

Wissenschaftlich war Hahnemann nicht nur voll auf der Höhe seiner Zeit, sondern erwarb sich auch – noch vor seiner Begründung der Homöopathie – bedeutende Verdienste. So verfasste er etwa ein vierbändiges ‚Apothekerlexikon', eine viel beachtete gerichtsmedizinische Abhandlung über die Arsenvergiftung und entdeckte eine Weinprobe auf Bleizucker sowie das auflösliche Quecksilberpräparat „*Mercurius solubilis Hahne-*
17 *manni*". In der Psychiatrie beschritt er noch vor | Philippe Pinel, der als „Befreier der Irren von ihren Ketten" gilt, neue Wege und auch in Fragen der Hygiene und der Gesundheitspolitik vertrat er höchst moderne Ansichten.

Was für ein Mensch war nun Hahnemann? Wes Geistes Kind war er?

Hahnemanns Weltbild lässt sich in seinen Schriften von seiner frühen Jugend bis zu seinem Tod nachverfolgen und erweist sich praktisch als konstant. Laut seiner Autobiographie hatte sein Vater „die gesundesten, selbstgefundenen Begriffe von dem, was gut und des Menschen würdig genannt werden kann" an ihn weitergegeben. Dadurch, dass ihn sein Vater oft mit einer Denkaufgabe einschloss, wurde er von ihm systematisch zum selbstständigen Denker erzogen. In diesem Sinne charakterisierte Hahnemann den wahren Arzt als einen, „der keinem System geschworen hat, nichts ununtersucht verwirft oder aufs Wort für bar annimmt und der das Herz hat, selbst zu denken und eigenhändig zu handeln".

Hahnemann vertrat einen undogmatischen Deismus im Sinne der Aufklärung und hatte ein teleologisch geordnetes Weltbild, das sich in etwa aus dem rationalistischen Wolff'schen System ergab. Mit 22 Jahren wurde er in eine Freimaurerloge aufgenommen, was in der damaligen Zeit unter gebildeten Männern durchaus keine Seltenheit war (so waren etwa Goethe, Mozart, Fichte u.v.a.m. ebenfalls Freimaurer). Insofern ist der Einfluss dieses gesellschaftlich sicherlich mit motivierten Schrittes auf Hahnemanns späteres Wirken nicht überzubewerten, wenngleich sich etwa die Protektion durch seinen Logenbruder Herzog Ferdinand von Anhalt-Köthen später als nützlich erweisen sollte.

Mit 24 Jahren interessierte er sich für den Materialismus von Holbachs, dessen ‚Systeme de la Nature' er übersetzen wollte. Es ist anzunehmen, dass ihn auch der Positivismus d'Alemberts und die Empfindsamkeit Rousseaus beeinflussten. Dem Christentum im konfessionellen Sinne stand Hahnemann zwar fern, er vertrat aber eine „natürliche Religion" und äußerte sich als über Siebzigjähriger sehr anerkennend über die „göttliche Weisheit" des Konfuzius.

Gott war für Hahnemann Liebe und Weisheit und das konsequenteste aller Wesen. Des Menschen Bestimmung sei es, sich diesem „großen Urgeist" „auf der Leiter beseligender Empfindungen, menschenveredelnder Tätigkeiten und weltendurchschauender Kenntnisse" zu nähern. Des Menschen körperliche Schwäche und Anfälligkeit für Krankheiten widerspreche der Güte und Weisheit des Schöpfers nicht; vielmehr müsse sie als Erziehungsmittel gesehen werden. Durch körperliche Unzulänglichkeit sollten der menschliche Geist und die menschliche Liebe angeregt werden, eine rationale und zuverlässige Heilkunde zu schaffen. Auch die Endlichkeit des menschlichen Erkennens bilde dabei keinen absoluten Einwand, da diese lediglich die theoretische „Ergrübelung“ der letzten Ursachen von Krankheit und Heilung verhindere, nicht jedoch die sorgfältige Beobachtung von sinnlich wahrnehmbaren Zeichen und Symptomen und die zweckmäßige therapeutische Anwendung des so erworbenen Wissens. Nach Hahnemanns Überzeugung mache Gott unmöglich, was unnütz sei; er mache aber auch möglich, was wirklich nötig sei. Zweifel an der grundsätzlichen Möglichkeit einer Heilkunde bzw. der Heilbarkeit von Krankheiten wies Hahnemann als Gotteslästerung zurück.[718]

Daraus erklärt sich Hahnemanns grundsätzliche Gegnerschaft zu all jenen medizinischen Systemen, die den Menschen in seiner Fülle und Unergründbarkeit durch eine Reduktion auf Kategorien einzelner Hilfswissenschaften erklären wollten, sei es der Chemie, Physik, Anatomie, Physiologie, Naturphilosophie usw. Hahnemann lehnte die rationalistische Tradition der Medizin ab, die sich für ihn von Galen (129–199) über Avicenna (980–1036) bis Friedrich Hoffmann (1660–1742) und John Brown (1735–1788) erstreckte. Viel mehr fühlte er sich der Tradition der Empiriker verpflichtet, deren Hauptvertreter für ihn Hippokrates (460–370), Aretäus (1. Jh.) und Thomas Sydenham (1624–1689) waren.

Während rationalistische Ärzte davon ausgehen, dass jede Krankheit von einer nächsten Ursache (*causa proxima*) herrührt, die aufgefunden und durch eine gezielte therapeutische Intervention beseitigt werden kann, bezweifeln die Empiriker unter den Ärzten, ob solche postulierten Ursachen überhaupt existieren, geschweige denn aufgefunden oder beseitigt werden können. Für sie ist der Organismus eine Art Black Box, dessen vollständige Erforschung und Erkenntnis unseren menschlichen Verstand übersteigt. Die Aufgabe des Arztes sei demnach einzig und allein die genaue Beobachtung sinnlich wahrnehmbarer Phänomene bzw. Veränderungen am Organismus (in Gesundheit und Krankheit, vor und nach Arzneimittelgabe usw.) und die Ableitung von therapeutischen Regeln aus dem so gewonnenen Erfahrungsschatz.[719]

| Hahnemanns Begründung der allgemeinen 18
Homöopathie vollzog sich in den Jahren zwischen 1790 und 1810; erst in den 1820er Jahren folgten noch größere Modifikationen.

Bei seinem 1790 durchgeführten Selbstversuch mit Chinarinde beobachtete Hahnemann, dass sie bei ihm gerade jene Symptome hervorrief, die er von einem in Siebenbürgen selbst durchgemachten Wechselfieber her bereits kannte. Mit seiner Folgerung „Substanzen, welche eine Art von Fieber erregen, löschen die Typen des Wechselfiebers aus“ war – nach Hahnemanns späterer rückblickender Interpretation – die „Morgenröte“ der neuen Heillehre angebrochen.

Sechs Jahre später (1796) verallgemeinerte Hahnemann diese und ähnliche Beobachtungen zum eigentlichen Simileprinzip. In dieser Publikation bezeichnete er allerdings die Beseitigung offenbarer Ursachen von Krankheiten (etwa die Tötung eines Bandwurms bei Magenkrämpfen oder das Erbrechenlassen von verdorbenem Mageninhalt) ausdrücklich als die „königliche Straße“ der Arzneibehandlung, der – wo sie durchführbar sei – der Vorzug gebühre. Wo diese nicht möglich sei, müsse man sich mit „spezifischen Mitteln“ behelfen, Mitteln also, von denen zwar die Wirksamkeit in bestimmten Krankheitszuständen bekannt war, nicht jedoch ihr Wirkmechanismus. Über die wenigen bis dato bekannten Spezifika (wie Chinarinde bei Wechselfieber und *Mercurius* bei Syphilis) hinaus sollte es nach Hahnemann allerdings „so viele Spezifika geben, als es verschiedene Zustände der einzelnen Krankheiten gibt“. Das Prinzip, nach dem neue spezifische Mittel aufgefunden und individuellen Krankheitszuständen zugeordnet werden sollten, sah Hahnemann jetzt in Arzneimittelprüfungen an Gesunden sowie der therapeutischen Verwendung desjenigen Mittels, dessen Prüfungssymptome den Patientensymptomen ähnlich waren (*Similia similibus*).[720]

Im folgenden Jahr (1797) berichtete Hahnemann über heftige Erstverschlimmerungen nach der Gabe einer dem Krankheitszustand ähnlichen Arznei (*Veratrum album* bei einer Darmkolik), was ihn dazu veranlasste, deren Dosis fortan nach und nach zu verkleinern. Ab diesem Jahr taucht auch der Begriff „dynamische Wirkung" in Hahnemanns Schriften auf.

1805 wies Hahnemann die Hilfswissenschaften Physik, Chemie, Botanik, Anatomie und Physiologie, was „ihren Einfluss auf das Heilgeschäft" angehe, in ihre Grenzen, zumal „das eigentlich Heilsame in den Arzneien gar nicht in ihren Gesichtskreis gelangt". 1807 prägte Hahnemann den Begriff „homöopathisch", durch den die gesamte übrige Arzneitherapie zur „Allöopathie" wurde. Ab 1808 betrachtete Hahnemann seine bisherige Behandlungsmaxime als „Naturgesetz". 1810 war die Begründung der allgemeinen Homöopathie abgeschlossen. Das ‚Organon der rationellen Heilkunde' enthielt erstmals den vollen Wortlaut des Ähnlichkeitsprinzips: *Similia similibus curentur.*

Die Grundprinzipien der Homöopathie waren damit

1. die Verwendung von Einzelmitteln, also die prinzipielle Ablehnung von Arzneigemischen,

2. die Arzneimittelprüfung an Gesunden, in der untersucht wird, welche Symptome ein Arzneimittel an gesunden Menschen hervorzubringen in der Lage ist,

3. das Ähnlichkeitsprinzip, das heißt die Maxime „Behandle Ähnliches mit Ähnlichem", und

4. die Verwendung kleinster Gaben.

In seiner ‚Reinen Arzneimittellehre', erschienen 1811–1821 in sechs Bänden, beschrieb Hahnemann die Arzneimittelprüfungs-Symptome von 63 Substanzen. Geprüft wurden vorwiegend Pflanzen, aber auch Metalle bzw. Minerale (Eisen, Gold, Silber, Zinn, Quecksilber, Arsen), chemische Stoffe („Ätzstoff-Tinktur", Kochsalzsäure, Phosphorsäure) und die Kräfte des Magneten.

Neben den langen Symptomenverzeichnissen für jede einzelne Substanz versuchte Hahnemann in den jeweiligen Vorbemerkungen für einige „Polychreste" auch eine kurze Charakterisierung der Patienten, für die das jeweilige Mittel „vorzüglich passen" müsste (*Nux vomica*, *Ignatia*, *Pulsatilla*, *Rhus toxicodendron*, *Bryonia*, Chinarinde). Diese eher spärlichen Angaben Hahnemanns regten spätere Homöopathen zur Schaffung von „Arzneimittelbildern" für jedes Medikament an.

Für etwa ein Drittel der Arzneimittel gab Hahnemann auch an, bei welchen Krankheiten sie sich besonders bewährt hatten. So wirkte *Mercurius* zum Beispiel besonders gut bei Syphilis (1811), *Veratrum album* bei bestimmten Arten von Kachexien (1817), *Aurum* bei Melancholie, *Camphora* als „schätzbares Palliativ" bei Influenza, *Sulphur* bei Krätze (1818), *Spongia* bei Kropf (1821) usw. Das waren die Vorläufer der späteren „bewährten Indikationen".

| Zur Veranschaulichung seiner Auffassung der 19
Homöopathie als eines Wissens (um das Heilmittel) „im Voraus", also bereits vor seiner Anwendung am Kranken, veröffentlichte Hahnemann 1816 – einmalig in seinen gesamten Schriften – zwei homöopathisch geheilte Fälle aus seiner Praxis (mit *Bryonia alba* Urtinktur und *Pulsatilla* C12).

1816 führte Hahnemann mit der Beschreibung des Verdünnens und Verschütteins von Arzneiauflösungen im Verhältnis 1:100 erstmals eine gewisse Standardisierung ein (RAL, Bd. 2, S. 27, 68). 1818 beschrieb er für feste Substanzen erstmals die Trituration im Verhältnis 1:100 (RAL, Bd. 4, S. 91, 266 f.). Gleichwohl war für Hahnemann zu jener Zeit ein Tropfen einer Urtinktur entsprechend dem größeren stofflichen Gehalt derselben durchaus noch eine stärkere Gabe als ein Tropfen etwa einer C12-Auflösung.

Erst um 1821, als er aufgrund des Dispensierverbots von Leipzig nach Köthen umziehen musste, findet sich eine grundsätzliche Änderung dieses Konzeptes der Arzneimittelwirkung in Hahnemanns Schriften. Ab jetzt sollte mit fortschreitender Verdünnung von Arzneimittelauflösungen deren Wirkung nicht mehr abgeschwächt werden, sondern kontinuierlich zunehmen. Arzneien seien nicht tote Substanzen, sondern geistige Wesen bzw. Kräfte, die im rohen Zustand in gebundener bzw. erstarrter Form vorliegen. Sie können durch eine besondere Zubereitung entbunden, entfaltet und entwickelt werden, wodurch ihre Wirkung schneller und heftiger werde. Ein Tropfen einer mit zehn Schüttelschlägen zubereiteten C1-Verdünnung habe nunmehr (1821) „fast dieselbe Stärke von Arzneikraft“ wie ein Tropfen der Urtinktur, so dass sich auch bei weiterer Fortsetzung dieses Verfahrens „wenig oder keine Kraft-Abnahme in der Wirkung“ ergebe.

1824 nannte er erstmals mohnsamengroße „Streukügelchen“ aus Zucker zur Zerteilung eines Tropfens Arzneiauflösung (RAL, Bd. 2, S. 80; ‚Organon‘, § 310). 1826 bezeichnete er eine C60-Verdünnung von *Thuja* „nicht etwa schwächer an Kraft als die minder verdünnten“, sondern „an arzneilicher Wirkung eher stärker und stärker geworden“. 1827 schließlich prägte HAHNEMANN den Begriff des „Potenzierens“ für das schrittweise Verdünnen, Verschütteln oder Verreiben von Arzneimitteln. 1829 empfahl er die C30 als Maximal- bzw. als Standardgabe.

Obwohl der Einwand, eine Hochpotenz entspreche der Auflösung eines Tropfens im Genfersee, schon seit 1821 besteht, hatte sich HAHNEMANN dadurch nicht beirren lassen. Wenn sich etwas in seiner praktischen Erfahrung als wirksam erwies, nach theoretischen Berechnungen, jedoch nicht wirksam sein konnte, so war dies für ihn weniger ein Grund, seine diesbezüglichen Erfahrungen anzuzweifeln, als vielmehr, einen Fehler in der Theorie zu vermuten. Er schrieb dazu: Dass eine C30 „20, 30, 40 Tage und länger“ eine Wirkung zeigt – „dieser wahre Satz gehört nicht unter die zu begreifen sein sollenden, noch zu denen, für welche ich blinden Glauben fordere. Ich fordere gar keinen Glauben dafür und verlange nicht, daß dies jemandem begreiflich sei. Auch ich begreife es nicht; genug aber, die Tatsache ist so und nicht anders. Bloß die Erfahrung sagt’s, welcher ich mehr glaube als meiner Einsicht“ (CK, Bd. 1, 1828, 1835).

Eine weitere erhebliche Erweiterung seiner Lehre stellte HAHNEMANNS 1828 publizierte Theorie der chronischen Krankheiten dar.

Bereits ab 1816 hatte er bemerkt, dass die Homöopathie in ihrer damaligen Form zumindest nicht alle Krankheiten zu heilen vermochte. Bei „akuten Krankheiten, epidemischen Seuchen, sporadischen Fiebern und venerischen Krankheiten“ war für ihn die allgemeine homöopathische Behandlung zwar „jedem allöopathischen Verfahren überlegen“, doch über die homöopathische Behandlung chronischer Krankheiten konnte er nur sagen: „Ihr Anfang war erfreulich, die Fortsetzung minder günstig, der Ausgang hoffnungslos.“

Aufgrund verschiedener Beobachtungen und Schlussfolgerungen kam HAHNEMANN schließlich zu folgendem Konzept: Chronische Krankheiten beruhen auf einer „inneren Krätzkrankheit“ (Psora), deren chronisches *Miasma* durch Ansteckung oder durch Erbschaft (‚Organon‘, 1842, § 284, Anm.) übertragen werde. Zunächst bilde sich – als vikariierendes (stellvertretendes) Symptom – ein Hautausschlag, der die Gefährlichkeit der inneren Krankheit sozusagen in Schach halte. Bei dessen Unterdrückung durch bloß äußere Behandlung lodere die ansonsten „schlummernde“ „innere Krätzkrankheit“ auf und manifestiere sich in einer der vielen Formen chronischer Krankheiten. Bei deren Behandlung sollten demnach – über die aktuellen Symptome der vorliegenden chronischen Krankheit hinaus – stets auch die übrigen Symptome der „offenbaren Psora“ berücksichtigt werden. – An der homöopathischen Entsprechung zwischen Krankheits- und Arzneimittelsymptomen hatte | sich durch 20
diese späte Modifikation der Homöopathie allerdings nichts geändert.

Nach HAHNEMANNS Einteilung gab es nur drei verschiedene Arten von chronischen Krankheiten. Die beiden venerischen Krankheiten Syphilis und Sykosis machten nach seiner Schätzung zusammen etwa 1/8 aller chronischen Krankheiten aus. Behandelt wurde die Syphilis mit *Mercurius solubilis* C30 und die Sykosis vor allem mit *Thuja occidentalis* C30. Die übrigen 7/8 aller chronischen Krankheiten, also alle nichtvenerischen, hatten für HAHNEMANN ausnahmslos den gleichen Ursprung: „Psora“. Hier war das Hauptmittel *Sulphur*, jedoch kamen – je nach individueller Symptomatologie – auch die übrigen „antipsorischen“ Arzneien in Frage.

HAHNEMANN war sich bei seiner Modifikation der allgemeinen Homöopathie, die er „Psora-Theorie“ nannte (‚Organon‘, 1842, § 284, Anm.), des Hypothesen-Charakters derselben durchaus bewusst. Da diese Theorie auf Analogieschlüssen beruhte, die keine zwingenden Schlüsse sind, hatte sie selbst in HAHNEMANNS Augen nur eine „analoge Wahrscheinlichkeit", die er allerdings auf 99 % schätzte (CK, 1835, Bd. 1, S. 100). Solange aber – so HAHNEMANN – keine bessere Theorie als Grundlage für die Behandlung chronischer Krankheiten existiert, sollten die Bezweifler der Theorie diese durch eigene Anwendung erst einmal selbst nachprüfen: „*Negantis est probare*."

Als „antipsorische" Arzneimittel beschrieb HAHNEMANN vor allem Substanzen pflanzlicher, tierischer, metallischer bzw. tellurischer sowie chemischer Herkunft und gab für fast jedes Mittel zum Teil seitenlange Listen von Krankheitszuständen an, bei denen es sich als „vorzüglich hilfreich" erwiesen hatte.

Die letzte, endgültige Modifikation der homöopathischen Posologie (Gabenlehre) stellte HAHNEMANNS Entwicklung der Q-Potenzen dar, deren Herstellung und Anwendung er erstmals und ausschließlich 1842 im Manuskript der letzten Auflage seines ‚Organons' beschrieb. Diese Ausschließlichkeit hatte zur Folge, dass das letzte Vermächtnis HAHNEMANNS bis zum Erscheinen der HAEHL'schen ‚Organon'-Ausgabe (1921) der homöopathischen Welt unbekannt geblieben war und auch dann noch bis zum Erscheinen der textkritischen Ausgabe (1992) in seiner Authentizität angezweifelt und größtenteils ignoriert wurde. Dabei war diese neue Potenzierungsart für HAHNEMANN weniger ein Umsturz seiner bisherigen Praxis als vielmehr der End- und Höhepunkt einer kontinuierlichen Entwicklung hinsichtlich der Dosierungsvorschriften homöopathischer Arzneimittel.

Bei der Ausarbeitung seiner Anweisungen zur Herstellung und Einnahme von Q-Potenzen konnte HAHNEMANN fast durchgängig auf früher bereits selbst gefundene Regeln zurückgreifen. Dazu gehören die Auflösung der Arznei in Wasser, die Verteilung der Gabe auf mehrere Tage (1801), das standardisierte Verdünnungsverhältnis 1:100 (1816), die Verwendung von Zucker-Globuli (1824), die standardisierte C3-Trituration (1828), die Verkürzung der Intervalle zwischen den einzelnen Gaben (1832), die Änderung des Potenzgrades bei wiederholten Gaben (1835), das Schütteln des Arzneifläschchens vor jeder Einnahme (1837) und die „50 und mehr starken Stoß-Schläge" pro Potenzierungsstufe (1839).

Fast alle Elemente der Herstellung und Einnahme von Q-Potenzen waren von HAHNEMANN also noch zu seinen Lebzeiten veröffentlicht worden, allerdings stets auf C-Potenzen bezogen. Das wirklich Neue, das sich nur in HAHNEMANNS Manuskript zur sechsten Auflage des ‚Organons' findet, war der Einschub des zusätzlichen Zerteilungsschritts eines Tropfens auf 500 Kügelchen pro Potenzierungsstufe. Hierdurch sollten die Q-Potenzen bei unverminderter Arzneikraft milder wirken und daher täglich bzw. stündlich wiederholt werden können. Damit hatten sie einen bedeutenden Vorteil gegenüber den C-Potenzen, deren Nachteil vor allem in der Gefahr erheblicher Erstverschlimmerungen und den langen Wartezeiten bis zur nächsten Gabe bestand.[721]

Auch das Konzept HAHNEMANNS, Krankheit als „Verstimmung der Lebenskraft" zu begreifen, taucht in seinen Schriften erst relativ spät in den 1820er Jahren auf. Da diese Vorstellung in den früheren Werken HAHNEMANNS völlig fehlt und damit bei der Begründung der Homöopathie praktisch keine Rolle spielte, ist sie also nicht konstitutiv für die Homöopathie, sondern lediglich ein später Versuch, sich ihre Wirkungsweise plausibel zu machen.

HAHNEMANN hatte in seinem Leben zwei verschiedene Erklärungsversuche für das *Simile*-Prinzip vorgelegt. Der eine basierte auf dem Konzept einer durch das Arzneimittel hervorgerufenen Kunstkrankheit, die mit der ebenfalls als Entität gedachten natürlichen Krankheit interagiere – je nachdem, ob sich beide ähnlich oder unähnlich seien. Bei unähnlichen werde eine neue hinzutretende Krankheit von einer stärkeren bestehenden Krankheit abgehalten (wie etwa eine Herbstruhr | von einer chronischen 21
Krankheit), eine neue stärkere Krankheit könne aber eine schwächere bestehende Krankheit suspendieren (wie etwa Pocken die Masern, die

dann nach Abheilen der Pocken ihren Krankheitsverlauf fortsetzen) oder sie komplizieren. Sind die beiden Krankheiten ähnlich (wie etwa Kuhpocken und Menschenpocken), vernichte bzw. heile die stärkere die schwächere. Dies seien für HAHNEMANN reine „Erfahrungssätze“ (Hlk. d. Erf., 1805), „auf deren szientifische Erklärung wenig ankomme“ (‚Organon‘, 1842, §28).

Einen „noch wahrscheinlicheren Erklärungs-Versuch“ legte HAHNEMANN fünf Jahre vor seinem Tod vor, indem er annahm, dass durch die Einwirkung der homöopathischen Arznei „der Lebenskraft ihr Krankheitsfeind vergrößert vorgehalten“ werde, woraufhin diese veranlasst und gezwungen werde, „ihre Energie zu erhöhen“ und wieder selbst die Herrschaft über den Organismus zu übernehmen (CK, 1838, Bd. 4, S. V-VIII).

Beide Interpretationen spiegeln HAHNEMANNS unterschiedliche Einschätzung der Rolle der Naturheilkraft wider. Betonte er in seinen frühen Jahren noch, die prinzipiell sinnvoll handelnde Natur in ihren Anstrengungen zu unterstützen, so traute er ihr in seiner späteren Zeit fast nichts mehr zu, sondern erwartete alle Hilfe für den Patienten von der Homöopathie. Hand in Hand mit HAHNEMANNS steigendem Selbstbewusstsein bezüglich der Mächtigkeit seiner Heilkunst sank also seine Meinung gegenüber der Naturheilkraft, die er zunächst als Führerin anerkannt hatte, nun aber als der unbedingten Unterstützung durch die Kunst bedürftig einschätzte.

Ausgehend von HAHNEMANNS Weltbild wurde versucht, die wichtigsten Stationen seiner Begründung und Weiterentwicklung der Homöopathie aufzuzeigen. Rückblickend und zusammenfassend können dabei drei Hauptgruppen aufeinander folgender Prinzipien (logisch wie auch chronologisch) unterschieden werden.

• Die Prinzipien des Rationalismus, Deismus sowie seine Anthropologie und sein teleologisches Denken ziehen sich seit HAHNEMANNS frühesten Veröffentlichungen (1775) praktisch unverändert durch alle seine Werke.

• Die Grundprinzipien der Homöopathie, also Einzelmittel, Arzneimittelprüfungen an Gesunden, *Simile*-Prinzip und die Verwendung kleinster Gaben, tauchen 1796 in HAHNEMANNS Schriften auf und bleiben in sämtlichen weiteren Publikationen konstant.

• Das Konzept des Potenzierens von Arzneimitteln, die Psora-Theorie und die Krankheitsauffassung als einer Verstimmung der Lebenskraft äußerte HAHNEMANN dagegen erst ab den 1820er Jahren, behielt sie dann aber ebenfalls bei.

Während die erste Auflage des ‚Organons‘ (1810) von diesen letzten Ergänzungen HAHNEMANNS noch gänzlich frei war (obwohl darin die Homöopathie in ihren Grundlagen bereits vollständig begründet und beschrieben war), können in der sechsten Auflage (1842) mindestens drei verschiedene Schichten unterschieden werden:

• Unterbau: HAHNEMANNS weltanschauliche Standpunkte.

• Mittelbau: Die Grundprinzipien der Homöopathie, die von allen Homöopathen anerkannt werden.

• Überbau: Spekulationen des späten HAHNEMANN, die in der Rezeption umstritten waren und sind.

Weil diese Ebenen in HAHNEMANNS Spätwerk meist innig miteinander verflochten sind, ist es für Anfänger, die gleich mit der Lektüre des ‚Organons‘ beginnen, oft nicht leicht, sich darin zurechtzufinden.[722]

Trotz mancher vermeintlicher Diskontinuitäten und Inkonsistenzen der Homöopathie HAHNEMANNS scheint ihre Einheit letztlich durch die Einheit der Person ihres Begründers, der sie in ihren frühen wie späten Stadien ja als seine Heillehre ansah, verbürgt zu sein. So hat selbst für diejenigen Homöopathen, die in ihrer kritischen Hinterfragung bereits über die Sekundärliteratur hinaus und bei den Quellen angelangt sind, ein *„Hahnemann dixit“* meist den Status einer letzten Begründung, über die nicht mehr hinaus gefragt werden kann.

Ein konkreter Mensch bildet nun einerseits zwar eine Einheit, ein Ganzes, ein Individuum. Andererseits ist er aber auch etwas Zusammengesetztes (lat. *concretus*, zusammengesetzt)

– körperlich (aus Organen, Zellen, Molekülen usw.), seelisch (aus Gefühlen, Wünschen, Ängsten usw.) und geistig (aus Gedanken, Werten, Idealen usw.). Ähnlich wie bei einem Mosaik, das nur dann und deshalb eine gelungene Einheit bildet, wenn alle seine dazu notwendigen Bausteine erstens vorhanden und zweitens richtig platziert sind, kann auch das Wesen und die geistige Gestalt eines Menschen wohl nur dann als adäquat erfasst gelten, wenn zumindest die hauptsächlichsten ihn bestimmenden Kräfte und deren relative Wertigkeit richtig beschrie-
22 ben sind. Im | Gegensatz zum statischen Mosaik kann sich das Verhältnis bzw. die Hierarchisierung der einen Menschen konstituierenden Elemente allerdings im Laufe seines Lebens, ja von Augenblick zu Augenblick, ändern, doch lassen sich durchaus längerfristigere von kurzfristigeren Antrieben unterscheiden. Die Gesamtheit der jeweiligen Impulse würde dann einen bestimmten Menschen erst als ihn selbst konstituieren – langfristige mehr sein Wesen und seinen Charakter, kurzfristigere eher momentane Stimmungen und Launen.

Anstatt sich immer nur auf die konkrete Entität und Autorität Hahnemanns zu berufen, könnte nun einmal versucht werden, die Genese und Entwicklung der Homöopathie aus der Dynamik der jeweils vorherrschenden geistigen Kräfte, die den real existierenden Hahnemann zu jedem Zeitpunkt erst konstituierten, zu rekonstruieren. Auch eine Symphonie lässt sich ja nur aus dem dynamischen Verhältnis der ihr zugrunde liegenden Akkorde, Harmonien, Leitmotive, Rhythmen usw. erfassen. Obwohl sie letztlich eine Einheit bildet, ist die Proportion der sie konstituierenden Momente in jedem Augenblick doch eine andere.

Im Falle Hahnemanns lassen sich die zentralsten Leitmotive seines Lebens vor allem aus seinen zahlreichen, unermüdlichen Äußerungen zur hohen geistigen und sittlichen Bestimmung des Menschen ablesen. Für Hahnemann war der Mensch das edelste aller Wesen und dazu geschaffen, durch Vervollkommnung seiner emotionalen, praktischen und geistigen Fähigkeiten Glückseligkeit zu finden und dabei Gott die Ehre zu geben. Gegen Ende des 18. Jahrhunderts unterschieden sich rhetorische Topoi dieser Art zwar nicht allzu sehr von denen eines Großteils anderer Zeitgenossen, doch kann retrospektiv aus der Biographie Hahnemanns abgeleitet werden, dass es sich in seinem Falle bei dieser Betonung des Strebens nach Höherem weniger um ein sympathieheischendes Lippenbekenntnis handelte als vielmehr um eine sein Leben und Wirken bestimmende Konstante, die er mit großer Ernsthaftigkeit und Konsequenz vertrat.

Dieses starke Interesse an einem geistigen und sittlichen Leben stand in Hahnemanns Innerem wohl an höchster Stelle und muss daher einer der wesentlichsten Impulse für die Begründung und ebenso auch für die Weiterentwicklung der Homöopathie gewesen sein. Diese auf den ersten Blick harmlose Feststellung verliert sofort alles Anekdotische und bekommt eine unerwartete Brisanz, wenn man bedenkt, unter welch veränderten Rahmenbedingungen heute versucht wird, die Homöopathie zu begründen bzw. zu rechtfertigen. Damals war es für einen gebildeten Menschen noch möglich, sich eine Heilkunde, ja selbst die Art der sich erst langsam konstituierenden Naturwissenschaften, so zu entwerfen, dass diese mit einem schönen, sittlichen und erfüllenden Leben vereinbar war. Damit befand man sich während der Zeit der Aufklärung, des deutschen Idealismus und auch der Romantik in bester philosophischer Gesellschaft. Die typische Frage von Naturphilosophen wie Schelling lautete: Wie muss Natur, Geist, Materie, Organisches, Anorganisches usw. gedacht (konstruiert) werden, damit erstens der Zusammenhang zwischen diesen Begriffen enträtselbar ist und zweitens (und dabei nicht weniger wichtig) ich mich als sittliches und geistiges Wesen begreifen kann?[723] Der Ausgangspunkt war damit klar und unwiderruflich das Interesse der Vernunft und des Gemüts an einer erkennbaren und sittlichen Welt; das Ziel bzw. das Gesuchte war eine Wissenschaftslehre bzw. – in Hahnemanns Fall – die Grundlegung einer rationalen Heilkunde, deren Rahmenbedingungen durch das genannte unhintergehbare Interesse abgesteckt waren.

Heute scheint das Verhältnis gerade umgekehrt zu sein. Unwiderruflich vorgegeben scheinen zu sein: der an den heutigen medizinischen Fakultäten vorherrschende Anspruch auf Naturwissenschaftlichkeit; die Verflechtungen der Medizin mit der pharmazeutischen Industrie; die festen Strukturen der professionalisierten Ärzteschaft sowie der Krankenkassen; die staatlichen Vorgaben zur Kostensenkung usw. usf. Gesucht ist heute eine Möglichkeit, unter ebendiesen Rahmenbedingungen einigermaßen sittlich und erfüllt leben zu können sowie in einer Nische dieses Systems eine Existenzberechtigung der Homöopathie zu finden. Die Frage scheint heute zu lauten: Was muss ich tun, wie muss ich praktizieren, was muss ich nachweisen, um von den bestehenden Institutionen anerkannt oder zumindest geduldet zu werden? Entsprechend diesen gesamtgesellschaftlichen Vorgaben bemüht man sich von homöopathischer Seite eben, zum Beispiel die Wirksamkeit homöopathischer Arzneimittel gegenüber *Placebo* nach pharmakologischen Standards nachzuweisen, naturwissenschaftlich plausible Hypothesen für die Wirksamkeit ultramolekularer Verdünnungen zu entwerfen, die Kostenersparnis homöopathischer gegenüber herkömmlicher Behandlung zu belegen, *expressis verbis* die Grenzen der Homöopathie zu definieren, um sich forensisch abzusichern usw.

Es scheint, als hätte heute das Streben nach Anpassung an das bestehende System und die
23 Erfüllung gesell- | schaftlicher Ansprüche jenen Stellenwert in der Hierarchie der inneren Werte-Ökonomie eingenommen, den früher bei zahlreichen Gebildeten der Drang innehatte, sich eine schöne, wohl geordnete geistige Welt zu schaffen. Dieses inzwischen oftmals nur noch rudimentär vorhandene Streben nach einem überschaubaren, wohnlichen Kosmos, in dem sich das Leben lohnt, zieht heute im Konfliktfall meist wie selbstverständlich den Kürzeren. – Einige Beispiele aus der Entwicklung der Homöopathie HAHNEMANNS mögen dies verdeutlichen.

Heute scheint es völlig klar zu sein, dass es unheilbare Krankheiten gibt. Wer eine solche diagnostiziert bekommt, habe eben Pech gehabt und keine Chance mehr; jede Hoffnung auf Heilung sei überflüssig, ja geradezu dumm und naiv. Diese Meinung scheint aus heutiger Sicht unmittelbar einleuchtend zu sein, durch Statistiken bewiesen, in der Praxis verifiziert. HAHNEMANN dagegen konnte zu seiner Zeit noch theologisch argumentieren, dass es keine unheilbaren Krankheiten geben könne: so etwas zu behaupten wäre geradezu Gotteslästerung! So wahr es einen weisen und gütigen Gott gebe, müsse es auch für jede Krankheit ein Heilmittel geben; es liege nur an den Ärzten, dieses im Einzelfall zu finden. So stark war in HAHNEMANN das Interesse an einer Welt, in der er sich als sittlicher und intelligenter Arzt verwirklichen konnte, dass er, wie er selbst sagt, „eher alle Schulsysteme der Welt verschworen hätte, als diese Gotteslästerung stattfinden zu lassen" (1808). Die Radikalität, mit der HAHNEMANN für sich also die prinzipielle Möglichkeit einer Heilkunde klärte, bevor er sich darauf einließ, macht die innere Hierarchisation seines Strebens nach Vervollkommnung in einer sinnvollen und sittlichen Aufgabe deutlich.

Auch der semiotische Ansatz HAHNEMANNS hinsichtlich der Arzneimittelprüfung und Anamneseerhebung beruht auf derselben Argumentation. Mag ein heutiger naturwissenschaftlich ausgebildeter Mediziner durchaus nachvollziehen und zugestehen, dass nach der Gabe einer Substanz in einer Arzneimittelprüfung an Gesunden bestimmte Symptome auftreten und dass ein konkreter Patient diesen ähnliche Symptome habe, so bereitet es ihm doch größte Schwierigkeiten, „einzusehen", warum diese Substanz für diesen Patienten deshalb das heilende Arzneimittel darstellen soll, und auch Homöopathen kommen hier rasch in Argumentationsnot. Man versucht, naturwissenschaftliche kausale Mechanismen als Erklärungen oder zumindest als Hypothesen zu finden, oder verweist auf die Empirie bzw. auf klinische Studien, was Kritiker aber meist nicht wirklich befriedigt. Letztlich sind auch die Homöopathen mit dieser Situation der Beweisnot unzufrieden, weil sie einerseits etwas praktisch anwenden, was sie andererseits weder sich selbst noch anderen theoretisch ausreichend plausibel machen können.

HAHNEMANN dagegen hatte andere innere Präferenzen: höher als der Wunsch, Erklärungen für seine bisherigen Erfahrungen zu suchen, war bei ihm der Impetus, überhaupt eine Heilkunde zu schaffen, innerhalb der es möglich war, mit (mathematischer) Gewissheit zu heilen, was für ihn wiederum erst die Voraussetzung dafür war, als sittliches und geistiges Wesen ärztlich tätig zu sein. Wäre dies für HAHNEMANN nicht vorab gesichert gewesen, wäre er lieber in der Gerichtsmedizin, in der Chemie oder bei der Schriftstellerei geblieben. Auch an diesem kritischen Punkt argumentierte HAHNEMANN wieder theologisch: Da aus Gottes Liebe und Vernunft und Konsequenz folgt, dass es eine sichere Heilkunde geben müsse, da andererseits aber oft weder die Ursachen von Krankheiten noch die Wirksubstanzen von Arzneistoffen erkennbar sind, sei diese Kenntnis offenbar gar nicht nötig, um Krankheiten zu heilen. Aus den genannten Prämissen folge vielmehr, dass es möglich sein müsse, allein mit Hilfe dessen, was direkt wahrnehmbar ist (das sind die Symptome der Patienten sowie der gesunden Probanden), Kranke zu heilen. Krankheiten müssen sich also in den Krankheitssymptomen und die Arzneikräfte der geprüften Substanzen sich in den Prüfungssymptomen dem, der sie sehen könne, „offenbaren“. Akzeptiert man diese Logik, erscheint das Simileprinzip tatsächlich als das einzig mögliche rationale und sichere Heilprinzip. HAHNEMANNS Hauptproblem war damit für ihn gelöst, alles Weitere waren für ihn *minor problems*. Im Gegensatz zur heutigen Situation hatte er zum Beispiel kein Problem damit, dass der Begriff der Offenbarung mit den Begriffen der modernen, naturwissenschaftlich orientierten Medizin nicht kompatibel ist.

An vielen weiteren Stellen der Homöopathie HAHNEMANNS lassen sich ähnliche Problematiken und ähnliche Lösungen finden. Das Simileprinzip impliziert zum Beispiel die grundsätzliche Ganzheit und Einheit des Menschen. Dies wiederum bedeutet, dass ein Patient immer nur als Ganzer erkranken und es Lokalkrankheiten daher prinzipiell nicht geben könne. Daraus folgte für die Lehre, dass ein Patient auch eine Warze am Finger oder an der Nase so lange mit sich herumzutragen habe, bis sein Arzt ein homöopathisches Mittel gefunden hat, auf das hin sie
24 sich zurück- | bildet. Das strikte Verbot lokaler Therapien wurde allerdings von HAHNEMANN bei der Behandlung von Feigwarzen selbst teilweise abgemildert, als er ihre gleichzeitige lokale Bepinselung mit *Thuja*-Tinktur erlaubte (‚Organon‘, 1842, § 282, Anm.) – ein Zugeständnis des Empirikers HAHNEMANN an den Systematiker HAHNEMANN. Aus heutiger Sicht, das heißt unter anderen erkenntnistheoretischen Bedingungen bzw. unter einer anderen Hierarchisierung der Wichtigkeit menschlicher Interessen, scheint es unangebracht zu sein, auf einer abstrakten Einheit des Menschen zu beharren und deshalb auf eine zum Beispiel chirurgisch mögliche rasche Beseitigung von störenden Hautanhängseln zu verzichten. Man könne ja klinische Studien durchführen und gegebenenfalls anhand von Messungen der Langzeitauswirkungen ihre vermeintliche Unbedenklichkeit belegen.

Als letztes Beispiel dieser noch weiter fortsetzbaren Aufzählung möge die Genese der Psora-Theorie betrachtet werden. HAHNEMANN hatte erkannt, dass die allgemeine Homöopathie in Epidemien und akuten Krankheiten zwar erfolgreicher als die damalige reguläre Medizin war, doch seine gute Beobachtungsgabe und sein kritischer Geist verboten es ihm, die Misserfolge bei chronischen Krankheiten zu übersehen. Einem modernen, naturwissenschaftlich ausgerichteten Bewusstsein wäre es an dieser Stelle möglich gewesen, anzunehmen, dass dieser Bereich der chronischen Krankheiten vielleicht jenseits der Grenze des (zumindest mit der Homöopathie) Heilbaren liege, oder gar an der Homöopathie als Ganzes zu zweifeln. HAHNEMANN dagegen fuhr nach der Konstatierung seiner bisherigen Misserfolge sogleich fort: „Und dennoch war die Lehre selbst auf die unumstößlichsten Pfeiler der Wahrheit gestützt und wird es ewig sein“ (CK, 1828, Bd. 1, S. 6). Nachdem er nun bei den meisten chronisch Kranken eine Krätz-Infektion in der Vorgeschichte gefunden hatte, bestimmte wieder das Interesse an einer Lösung, die es ihm erlaubte, sich nicht nur als scharfsinniger und wohltätiger Arzt, sondern geradezu als Werkzeug der Vorsehung zu begreifen, die nun folgende Argumentation. Die Vorgaben waren also: die Homöopathie musste gerettet, durfte also allenfalls erweitert oder geringfügig modifiziert werden, und HAHNEMANNS Leben und Wirken musste dadurch eine Vollendung erfahren. Bei diesem Anspruch war *a priori* klar, dass nicht etwa die Ursache nur einiger, sondern aller chronischer Krankheiten aufzufinden war, wobei sich das damals am weitesten verbreitete *Miasma* dazu förmlich anbot. (Vorstellbar wäre auch eine Theorie frühkindlicher Traumata, Verrenkungen der Wirbelsäule, örtlicher Wasseradern oder Ähnliches gewesen – niemals aber zum Beispiel eine Auflistung verschiedener Differentialdiagnosen, von denen ein Teil gar nicht und der Rest oft nur palliativ zu behandeln sei, wie dies aus der Sicht der modernen Medizin erscheinen mag.)

Mit den genannten Beispielen soll nun weder gesagt werden, dass die Homöopathie HAHNEMANNS nichts als eine beliebige Konstruktion eines Schöngeistes sei, noch, dass die heutige, naturwissenschaftlich ausgerichtete Medizin sozusagen die „eigentliche“ Realität erfasse. Beide Ansätze, der homöopathische wie der naturwissenschaftliche, sind Entwürfe von sicherlich ehrenwerten Ärzten, beide verdanken sich wohl größtenteils edler und gemeinnütziger, zum Teil aber auch nicht ganz uneigennütziger Absichten. Beide sind möglich, wie die Geschichte beweist, beide sind insofern gleich real. Keiner ist absolut falsch, keiner ist absolut richtig. Weder der eine noch der andere wird von nur guten oder nur schlechten Menschen favorisiert und praktiziert. Der Unterschied liegt hier vielmehr lediglich in einer kleinen Verschiedenheit, die allerdings gigantische Konsequenzen hat. Es ist der Unterschied in der Hierarchisation der Antriebe, die zur Konstituierung des jeweiligen Heilsystems führten und weiterhin führen.

Spätestens an dieser Stelle wird nun deutlich, dass sich das Phänomen Homöopathie auf einer nur medizinischen Ebene ebenso wenig begreifen lässt wie auf einer allein historischen.

Die moderne Medizin und ihre Hilfswissenschaften können in klinischen Studien zum Beispiel bewährte Indikationen verifizieren oder falsifizieren, in Tier- oder Laboruntersuchungen die vermeintliche Wirksamkeit von ultramolekularen Verdünnungen nachzuweisen versuchen, physikalische Unterschiede zwischen Hochpotenzen und reinem Lösungsmittel aufspüren und kybernetische oder andere Modelle zur Veranschaulichung des vermeintlichen Wirkmechanismus entwerfen usw. Die Homöopathie ist aber mehr als all dies zusammen. So wenig das Kausalprinzip, das den Naturwissenschaften schon immer zugrunde liegt, durch seine wiederholte Anwendung bewiesen wird, so wenig kann auch das Simileprinzip oder die Semiotik von Prüfungssymptomen auf diese Weise gerechtfertigt oder widerlegt werden.

Die Medizingeschichte wiederum kann vielfältige Parallelen und Unterschiede der Homöopathie zu anderen zeitgenössischen Heilmethoden aufzeigen, Fak- | toren für ihre Verbreitung 25
oder Verfolgung herausarbeiten, ihren sozioökonomischen Stellenwert in verschiedenen Epochen bestimmen, Biographien ihrer bedeutendsten Vertreter verfassen usw. Doch die Homöopathie als Ganzes ist damit nicht vollständig in den Griff zu bekommen. Indem sich die Geschichtsschreibung außerdem als vermeintlich neutral und nur deskriptiv begreift, hat sie keine Möglichkeit, den relativen (oder auch nur den therapeutischen) Wert verschiedener Ansätze zu beurteilen, geschweige denn die Frage nach deren Berechtigung bzw. Sinn zu stellen.

Ist die Reflexion einmal an diesem Punkt angelangt, ist bereits das Reich der Philosophie betreten. Hier kann verhandelt werden, welcher Lebensentwurf (und damit auch indirekt: welcher Entwurf einer Heilkunde) sinnvoller ist und welcher weniger, welche logischen Implikationen damit jeweils verbunden sind und welche Haltungen und Zielverfolgungen einem guten und schönen Leben eher dienlich sind als andere. Grundsätzlich ist ja weder die Natur des Menschen noch der Sinn des Lebens eine neutrale, unabhängige Größe, die ohne eigene Mitwirkung irgendwo außerhalb des Betrachters aufgefunden werden könnte. Obwohl bzw. gerade weil man sich selbst nie ganz objektiv gegenüberstehen kann, sondern immer schon mitten im eigenen, konkreten Leben steht, hat man aber auch die Möglichkeit bzw. die Freiheit, durch kleine, selbst getätigte Weichenstellungen sein ganzes Leben zu verändern. Die kolossalen Auswirkungen von geistigen Umdenkprozessen oder inneren Umstrukturierungen kann jeder am eigenen Leibe, im Privatbereich, aber auch in seinen gesellschaftlichen Auswirkungen erfahren. Man denke nur an die individuellen, sozialen, politischen und sonstigen Folgen, die bestimmte Religionen oder Ideologien, aber auch geistige Ausrichtungen wie zum Beispiel Wissenschaftspositivismus, Profitmaximierung, Umweltbewusstsein, Emanzipation usw. usf. nach sich ziehen können. Je nachdem, in welche Ordnung wir die zahlreichen, förmlich in der Luft liegenden, als prinzipielle Verkörperungs- und Identifikationsmöglichkeiten sich uns anbietenden geistigen Kräfte bringen, das heißt, wie wir sie in uns hierarchisieren, so, in dieser Weise, konstituieren wir uns, so sind wir dann eben.

Genau an diesem Punkt scheiden sich aber auch die Geister. Ungeachtet der Zeit- und Ortsgebundenheit spezieller geistiger Bewegungen scheint es in allen Epochen zumindest zwei Hauptgruppen von Menschen gegeben zu haben: die mehr materialistisch und die mehr idealistisch Eingestellten. So sprach Platon bereits von der „*Gigantomachía peri tes ousías*" (vom Riesenstreit über das Sein) zwischen denen, die alles von unten, und denen, die alles von oben erklären wollen (‚Sophistes', 246), und Fichte konstatierte lapidar: „Was für eine Philosophie man wähle, hängt davon ab, was man für ein Mensch ist" und meinte dabei die grundsätzliche Entscheidung zwischen Dogmatismus und Idealismus (1. Einl. i. d. W.sch.lehre, 1797, Kap. 5).

Nach dem Gesagten scheint es also genauso wichtig zu sein, die Innendimension des Begründers einer Heilkunde zu berücksichtigen wie die äußeren Umstände, mit denen er zu kämpfen hatte oder die ihm entgegenkamen. So wie man einen Philosophen nur dann versteht, wenn man seine Frage verstanden hat, so könnte der Schlüssel zum Verständnis der Homöopathie Hahnemanns auch in dessen oberstem Problem liegen, das etwa so lautete: Wie ist eine Heilkunde möglich, die es mir erlaubt, wirklich zu heilen und mich dabei als sittliches und geistiges Wesen begreifen zu können?

Die heutige, naturwissenschaftlich ausgerichtete Medizin steht dagegen in einer hierzu nahezu konträren Tradition. Seit dem 17. Jahrhundert lautet die alles dominierende Frage der Wissenschaften und der Industrie und größtenteils auch der Medizin: Wie lässt sich die Natur am sichersten beherrschen? Im Gegensatz zu früheren Epochen wurde daher seit Francis Bacons Zeiten versucht, mit Schrauben und Zwingen der Natur ihre Geheimnisse zu entreißen, wobei die dadurch gewonnenen Ergebnisse oft mehr über den Frager als über die Befragte aussagten.

Hahnemann stand nun am Schnittpunkt dieser beiden widersprüchlichen Strömungen: Einerseits vertrat er – vor allem in seinen jüngeren Jahren – grundsätzlich einen Wissenschaftspositivismus, der ihn hoffen ließ, die Heilkunde aus ihrem Status einer „Vermutungskunst" in den Rang einer sicheren Wissenschaft erheben zu können. Andererseits wirkte selbst in seinem Bekenntnis zur aufgeklärten, „natürlichen Religion" noch die lange Tradition einer Bescheidenheit gegenüber den Möglichkeiten menschlicher Erkenntnis nach, wie sie in der Scholastik so formuliert worden war: „*credo, ut intelligam*" (ich glaube, damit ich erkennen möge, Anselm von Canterbury, 11. Jh.). Wie gezeigt wurde, wäre ohne seinen Glauben an einen weisen und gütigen Schöpfer weder Hahnemanns Begründung der Homöopathie noch ihre Weiterentwicklung zustande gekommen. Freimütig gab er zum Beispiel durchaus | zu, die lange Wirksamkeit einer 26
Hochpotenz (C30) „selbst nicht zu begreifen". Obwohl er zwar, wo immer es ging, „zu wissen wagte" (*aude sapere*), war das Eingeständnis seines Nichtverstehens unerwarteter Effekte für ihn keineswegs das Schlimmste. Schlimmer wäre es für ihn gewesen, wenn keine Heilkunde möglich gewesen wäre, innerhalb der er erfolgreich praktizieren und sich gleichzeitig als sittliches und geistiges Wesen erleben und begreifen konnte.

Aus diesem Grunde wäre die moderne Iatrotechnologie für Hahnemann, würde er heute leben, wohl keine Alternative. Die Umsetzung des Ziels der Naturbeherrschung, das diese ja anvisiert, scheint nämlich mit dem hohen Preis seiner Rückwirkung auf das Menschenbild und damit auf die Grundlagen der Lebensqualität verbunden zu sein. Je größer und anmaßender die Möglichkeit des eigenen Verstandes, die Natur und damit auch den Menschen zu erkennen und zu beherrschen, eingeschätzt wird, desto kleiner und eindimensionaler erscheint letztlich, wenn man ihn völlig auf naturwissenschaftliche Kategorien reduziert hat, der Mensch und desto unwichtiger und sinnloser sein individuelles Leben. Je kleiner und bescheidener dagegen die Reichweite des menschlichen Verstandes eingestuft wird, desto größer, reicher und mehrdimensionaler wirkt der Mensch und desto wunderbarer das Mysterium seines Lebens. Obwohl letztere Einstellung, also eine Haltung der Ehrfurcht und Selbstdisziplin, die Qualität des Lebens des Einzelnen wie auch der Gesellschaft erhöhen kann, wird das auch heute vorhandene Interesse daran anderen Interessen (etwa dem der Naturbeherrschung) untergeordnet. Antike Philosophen hätten gefragt: Was nützt uns alles Wissen und alle Naturbeherrschung, wenn uns dabei die Freude und Lust an der Unerschöpflichkeit des Lebens abhanden kommt, am Erzählen von Geschichten, an der Anrufung der Götter, an der Erzeugung des Schönen in der Kunst usw.? Trotz bereits vorhandener technischer Möglichkeiten wurde das Programm der Naturbeherrschung früher nie so monoman durchgezogen wie erst ab der Neuzeit, eben aufgrund anderer Prioritäten.

Zu HAHNEMANNS Zeit war es offensichtlich noch möglich, die Prioritäten ähnlich zu setzen wie in der klassischen Antike. Hatten sich während der deutschen Klassik und Romantik noch Geist und „Realität" die Waage gehalten, so gewann nach HAHNEMANNS Tod – mit der Industrialisierung – die sogenannte Realität in Form von Materialismus und Technik endgültig die Oberhand. Dementsprechend wird heute zum Zwecke der Steigerung der Lebensqualität diese nicht – philosophisch – dort gesucht, wo sie einst verloren ging, sondern sie wird psycho-/biometrisch zu messen und technisch zu optimieren versucht.

Die Auseinandersetzung um die Homöopathie, das lässt sich inzwischen erkennen, ist also keineswegs ein nur medizinisches Problem. Ließen sich die von ihr für sich in Anspruch genommenen und von der modernen Hochschulmedizin einem sogenannten *Placebo*-Effekt zugerechneten Heilungen mittels einer klar definierten Versuchsanordnung, die beiden Ansätzen gerecht wird, objektiv überprüfen, wäre der Konflikt längst ausgestanden. Beide Seiten müssten sich dem Ausgang eines *experimentum crucis* beugen und zur Tagesordnung übergehen.

Doch erstens sind die methodischen Prämissen der beiden Systeme miteinander inkompatibel und beide Parteien benutzen Immunisierungsstrategien als von vornherein bestehende Hintertürchen, um ein nicht erwünschtes Ergebnis abzuschwächen oder ganz zu negieren. War die homöopathische Therapie zum Beispiel nicht erfolgreich, so lag das aus der Sicht der Homöopathen nicht an der Homöopathie als solcher, sondern am einzelnen Homöopathen, der lediglich das richtige Mittel nicht gefunden habe, oder an der mangelnden Qualität der verwendeten Arzneimittel, an unterdrückender allopathischer Begleitmedikation, an Heilungshindernissen wie früheren Impfungen, Amalgamfüllungen usw. War die homöopathische Therapie dagegen erfolgreich, lag dies aus der Sicht der Hochschulmedizin an Spontanremissionen, *Placebo*-Effekten, Fehlern im Studien-Design, heimlicher zusätzlicher allopathischer Therapie usw.

Zweitens ist in den meisten Fällen gar nicht ausgemacht, was eigentlich jeder der Kontrahenten unter Homöopathie versteht. Da sie eine schwierig zu erlernende, eigenständige Disziplin ist, ist es praktisch ausgeschlossen, dass ein unter anderen Paradigmen ausgebildeter konventioneller Mediziner auf Anhieb oder nach nur flüchtiger Beschäftigung einen richtigen Begriff davon erlangt. (Auf homöopathische Ärzte trifft der umgekehrte Vorwurf in der Regel nicht zu: sie haben ja selbst eine konventionelle medizinische Ausbildung durchlaufen.) Zu dieser Unsicherheit im Einkreisen des Gegenstandes gehört auch das oft auftauchende Missverständnis, zu fordern, das

Simileprinzip naturwissenschaftlich zu beweisen. Wie ein Axiom wird ein Prinzip (lat. *principium*, Anfang, Ausgangspunkt) aber immer schon vorausgesetzt; jeder Beweis ist demgegenüber auf
27 bestimmte | Voraussetzungen angewiesen, die selbst gerade nicht beweisbar sind.

Drittens, und am wichtigsten, involviert die Homöopathie, wie gezeigt wurde, noch ganz andere Dimensionen, die sich nur philosophisch thematisieren und aufzeigen lassen. Sie berührt letzte Fragen nach dem Sinn und Zweck unseres Lebens und grundsätzlich möglicher Lebensentwürfe. Losgelöst vom geistigen und seelischen Hintergrund ihres Begründers könnten von seiner Homöopathie daher immer nur Teile erfasst werden. Gerade die wichtigsten Verbindungsglieder bzw. das sie vereinende, geistige Band würde fehlen. Eine Heilmethode, die durch künstlich erzeugte elektromagnetische Felder vermeintliche elektromagnetische Felder des Patienten verändert, wäre noch keine Homöopathie im Sinne Hahnemanns, selbst wenn beide Felder einander ähnlich wären!

Die Homöopathie Hahnemanns wurde nämlich noch vor der definitiven Vergegenständlichung des Menschen als materielles, biochemisches, kybernetisches, quantenmechanisches oder sonstiges (reduktionistisches) Gebilde begründet. Dies ist die große Schwierigkeit, wenn es heute um ihre Integration in den eben darauf eingestellten Wissenschaftsapparat geht. Dies ist aber auch die große Chance, sich an das zu erinnern, was im letzten Jahrhundert der Medizin abhanden gekommen ist. In Hahnemanns Gedankenkosmos hatte der Mensch noch eine Innendimension, die nicht bloßes Epiphänomen neuronaler Ströme von Gehirnzellen war, sondern unhintergehbare letzte Instanz, der man bedeutende Rechte zugestand – etwa beim Entwurf des eigenen Lebensplanes oder einer rationalen Heilkunde. Rational hieß für Hahnemann nie so etwas wie logische Sterilität, sondern immer auch das Einbeziehen der Perspektive dieses eigentlichen Lebensquells des Menschen. Höchst irrational wäre es für ihn gewesen, den Menschen als restlos naturwissenschaftlich erklärbar zu halten.

Vergegenständlichungen des Menschen, wie sie in der Naturwissenschaft unvermeidbar sind, werden dann problematisch, wenn sie zu Weltbildern verallgemeinert werden. Aus der spielerischen, absichtlichen Beschränkung des eigenen Horizontes zum Zwecke einer spezifischen Fragestellung wird dann unversehens eine Globalsicht des Menschen und des Universums. So glaubt man heute vielfach ohne weiteres, dass sich nach einem vermeintlichen Urknall Sterne und Planeten, über die Ursuppe und Hyperzyklen darauf erste Lebewesen und über Mutation und Selektion schließlich die Gattung Mensch samt aller Kulturleistungen entwickelt habe. Auf die Spitze getrieben wird das diesem Weltbild zugrunde liegende Programm, alles, samt dem Innenleben des Menschen, mit Materie und Spielregeln, das heißt streng kausalmechanisch, zu erklären, in der Soziobiologie. So definiert zum Beispiel Richard Dawkins eine Mutter als „eine Maschine, die so programmiert ist, dass sie alles in ihrer Macht Stehende tut, um Kopien der in ihr enthaltenen Gene zu vererben“ und der Begriff „Gott“ ist für ihn ein Lautgebilde, das menschliche Gehirne wie ein Virus befallen kann und sich wegen des Überlebensvorteils, den es den davon Infizierten gewährt, immer weiter verbreitet. Glücklicherweise wird dieses unmittelbar aus dem naturwissenschaftlichen Ansatz resultierende Menschenbild selbst von streng naturwissenschaftlich ausgebildeten Ärzten normalerweise durch hippokratische und karitative Ansprüche überlagert und daher nicht in dieser Radikalität vertreten, was innerhalb dieses Paradigmas aber nicht begründbar, sondern lediglich inkonsequent ist.

Hat man nämlich aus der unendlichen Fülle des Lebens und der Welt erst einmal alles bis auf Materie und sogenannte Naturgesetze ausgeblendet und schließlich nur noch Fakten vor sich, so ist es an diesem Punkt nicht mehr möglich, eine Ethik zu begründen. Aus bloßem Sein folgt nie ein Sollen. So lassen sich in pluralistischen Gesellschaften, die man sich aus atomistischen und grundsätzlich egoistischen Einzelnen zusammengesetzt vorstellt, deren Interessen meist nur durch Gewalt (diktatorischer Machtspruch oder demokratische Abstimmung), nicht aber durch die Berufung auf eine allen gemeinsame Vernunft koordinieren. Erst wenn hinter den genannten kritischen Punkt zurückgegangen wird und Dimensionen wie Subjektivität, Gott, Geist, Gemüt usw. und deren vektorielle Verfasstheit anerkannt statt kategorisch ausgegrenzt werden, ergibt sich eine reale Basis zur Begründung einer Ethik.

Die Anerkennung der Innendimension und der Bestimmung des Menschen, wie sie für HAHNEMANN eine Selbstverständlichkeit war, scheint heute zwar wesentlich schwieriger, deshalb aber nicht weniger wichtig zu sein. Sie ist ein Akt der Freiheit, doch nicht der Beliebigkeit. Sie sollte nur das anerkennen, was auch ohne und vor ihr schon der Fall war, das heißt, sie sollte eine bestimmte Verfasstheit des Menschen nicht erst stiften, sondern nur erinnern. Auf diese Weise könnte sie dem Menschen die Fülle seiner Dimensionen und Entfaltungsmöglichkeiten zurückgeben, die ihm durch den Siegeszug der
28 | Naturwissenschaften mehr und mehr bestritten worden sind. Dies braucht nun nicht nur als Akt reiner Menschenfreundlichkeit verstanden zu werden. Eine Revision bzw. Erweiterung des streng naturwissenschaftlichen Menschenbildes ist – angesichts der potentiellen Gefährlichkeit der modernen Medizin, die sich unter anderem in medikamentös verursachten Allergien, Abhängigkeiten, Krankheiten und Todesfällen zeigt – heute auch zu einer ökologischen Aufgabe ersten Ranges geworden.

Ausgehend vom Versuch einer Bestimmung der Homöopathie HAHNEMANNS ist die Untersuchung nun bei letzten Fragen der Anthropologie und Ethik angekommen. Dies mag auf den ersten Blick verwundern, doch wäre die Homöopathie wirklich etwas Abgegrenztes, Wohldefiniertes, das seinen festen Platz in der Systematik der Naturwissenschaften oder der Medizingeschichte hätte, so wäre sie dort wahrscheinlich in einer mit einem klaren Etikett versehenen Schublade verschwunden und mit der Zeit vergessen worden. Indem sie aber so weit durch alle Disziplinen verzweigt ist und praktisch alle Dimensionen des menschlichen Lebens beinhaltet, ist und bleibt sie geradezu eine Herausforderung, über den Zusammenhang dieser sonst so disparaten Gebiete nachzudenken. Dadurch, dass die Beschäftigung mit der Homöopathie HAHNEMANNS dazu zwingt, hinter die letzten beiden Jahrhunderte unserer Medizin- und Wissenschaftsgeschichte zurückzugehen, bietet sich dem Interessierten die seltene Möglichkeit, die in manchen Aspekten ganz andere Welt eines damaligen Arztes gleichsam von innen kennen zu lernen. Gelänge es dann, die Essenz bzw. das Charakteristische davon in unsere Zeit zurückzutransformieren, würde dies neue Gestaltungsmöglichkeiten hinsichtlich der Weiterentwicklung der Homöopathie eröffnen.

Wer anerkennen kann, dass das Interesse an der Gestaltung einer Heilkunde und letztlich eines Kosmos, in dem man sich geistig und seelisch wohl fühlen kann, so legitim ist wie das Interesse an der Heilung von Krankheiten, wird die von HAHNEMANN aufgestellten Dogmen in einem milderen Licht bewerten. Etwas vereinfachend lässt sich sagen, dass all die Stellen des homöopathischen Gebäudes, an denen HAHNEMANN bei der Begründung theologisch argumentierte, dem modernen Leser als Dogmen erscheinen. Neben dem Simileprinzip sind dies vor allem die Semiotik der Krankheitssymptome und der Arzneimittelprüfungssymptome und eigentlich auch die strikte Ausgrenzung allopathischer Zusatztherapien. In der Verurteilung der Leipziger „Bastard-Homöopathen“ ob ihrer „unhomöopathischen Verbrechen“ (1832) zeigte sich der religiöse Eifer einer entrüsteten Seele, die das ihr so teure und geliebte medizinische Gebäude vor dem unmittelbar bevorstehenden Zusammenbruch retten wollte.

Andere Eckpunkte der Lehre wurden unter weniger dramatischen Umständen aufgestellt, mehr aus strategischen Gründen, obwohl HAHNEMANN von der Sache her grundsätzlich auch offen für das Gegenteil gewesen wäre. Erinnert sei hier an den ‚Organon‘-Paragraphen (274b) über die vermeintliche Verwendungsmöglichkeit von Doppelmitteln, den HAHNEMANN bereits in den Druck gegeben hatte, dann aber doch noch auf den Rat einiger Schüler hin kurz vor Drucklegung zurücknahm (1833). Oder seine Interpretation der Cholera-Behandlung mit Kampfer als letztlich doch homöopathisch, eben dem System der Homöopathie zuliebe, obwohl er auch die Möglichkeit sah, sie als antiseptische Abtötung der Cholera-Erreger zu interpretieren (1831). Bei all diesen und ähnlichen Fixierungen ist zu berücksichtigen, dass es HAHNEMANN wohl nicht um die Durchsetzung vordergründiger Eigenwilligkeiten ging, sondern um die Rettung der Homöopathie als der aus seiner Sicht einzigen Möglichkeit, sichere, rationale, wohltätige und erhebende Heilkunde zu betreiben.

Neben einem verbesserten Verständnis für HAHNEMANNS Unnachgiebigkeit in manchen Punkten erleichtert die Berücksichtigung seiner eigentlichen, innersten Interessen auch den Nachvollzug seiner bis ins hohe Alter dynamischen Veränderungen der Lehre, besonders was die Posologie angeht. Da es sich hier aus seiner Sicht um ausschließlich empirisch zu lösende Fragen handelte, die keine grundsätzlichen Konsequenzen für die Lehre als Ganze hatten, gab es hier kaum etwas, was er nicht variierte, um das jeweilige Optimum herauszufinden: das Verdünnungsverhältnis, die Zahl der Schüttelschläge, die Intervalldauer zwischen den einzelnen Gaben, den Potenzierungsgrad, aufsteigende und absteigende Reihen usw. Nicht immer strich HAHNEMANN beim Überarbeiten seiner Schriften allerdings konsequent sämtliche alte Stellen, so dass sich daher in ein und demselben Werk teilweise alte und neue Vorschriften gleichzeitig finden, was gründliche Leser oft verunsichert.

Als Fazit für den Umgang mit den Homöopathien des späten 20. Jahrhunderts ergibt sich Folgendes: Wer nicht nur homöopathische Mittel im Sinne der Definition des Gesetzgebers ver-
29 ordnen, sondern | tatsächlich Homöopath von innen sein möchte, müsste wohl mit der geistigen Gestalt des Begründers der Homöopathie in größtmöglicher Ähnlichkeit übereinstimmen. Da die einen Menschen bewegenden und konstituierenden Kräfte in ihrer Totalität wohl mehr oder weniger bei sehr vielen Ärzten vorhanden sind, wird es vor allem auf eine möglichst ähnliche Hierarchisation derselben ankommen. Bei wem der Drang zum Entwurf sowie zur Aufrechterhaltung und Verteidigung einer Sichtweise, die es erlaubt, sich als Arzt als geistiges und sittliches Wesen zu begreifen, an oberster Stelle steht, könnte demnach zum engeren Kreis der echten Hahnemannianer gehören. Natürlich müssen heute andere wissenschaftliche Erkenntnisse berücksichtigt werden, als sie HAHNEMANN zu seiner Zeit bekannt waren. So stark der Drang nach naturwissenschaftlicher Erkenntnis bei HAHNEMANN auch war, so stand dieser in seiner inneren Hierarchie wohl doch höchstens an zweiter Stelle. Auch der Wunsch, sich selbst und seine sehr große Familie materiell zu versorgen, war sicherlich ein mächtiger Antrieb seines unermüdlichen Schaffens, doch folgte dieser vermutlich höchstens an dritter Stelle.

Diese versuchsweise vorgeführte Hierarchisierung einiger der hauptsächlichsten Antriebskräfte HAHNEMANNS will nun keineswegs wiederum als Dogma, sondern vielmehr als dynamisches Angebot aufgefasst werden, in dieser Richtung weiterzudenken. Mit diesem Paradigma der Hierarchisation der zentralen Lebensimpulse könnten zum Beispiel die heutigen Vertreter neuerer Homöopathieschulen an HAHNEMANN gemessen werden. Die Gretchenfrage würde lauten: Steht insgeheim nicht doch Punkt 2 oder Punkt 3 an oberster Stelle? Wo dagegen die innere Hierarchisierung HAHNEMANNS vorliegt, würde die Homöopathie in echt HAHNEMANN'schem Geist fortgeführt werden.

Da nicht ein für allemal feststeht, was der Mensch und was Medizin ist, bleibt jeder Arzt dazu aufgerufen, sich an der inhaltlichen Ausgestaltung der Anthropologie und der Heilkunde zu beteiligen, wobei es legitim ist, sich sein Leben und seinen Beruf so zu entwerfen, dass man dabei nicht nur anderen Menschen helfen, sondern ebenso seine Bestimmung als Mensch verwirklichen kann. Unter diesem Aspekt lassen sich aber auch die Menschenbilder der neueren Homöopathie-Schulen inhaltlich miteinander vergleichen und beurteilen. Will man sich zum Beispiel wirklich als ein in einer bestimmten Frequenz schwingender konzentrischer Kegel begreifen, dessen Frequenzebene von der Resonanzfrequenz eines Zuckerkügelchens verschoben werden kann?

Oder will man sich wirklich als ein Konglomerat von Wahnvorstellungen begreifen, von denen es niemals eine völlige Befreiung geben sollte und hinter denen das Nichts lauert? Oder will man sich so begreifen, wie THOMAS VON AQUIN das Wesen des Menschen gefasst hat – im klassisch teleologisch-christlichen Sinne? usw. usf.

Wie auch immer die individuelle Entscheidung des Homöopathen ausfallen mag, fest steht, dass hier – zumindest im Falle einer bewussten Auseinandersetzung – der ganze Mensch gefordert wird, seine logische Urteilskraft ebenso wie sein Gemüt, sein Inneres wie sein Äußeres. Während die moderne, naturwissenschaftlich ausgerichtete Hochschulmedizin von Ärzten unterschiedlichster Weltanschauungen studiert und angewandt wird, ohne dass sich deren Verschiedenheit auf die gelehrte Methodik und ausgeübte Praxis auswirkt, sind in der Homöopathie – selbst am Ende des 20. Jahrhunderts – nach wie vor Medizin und Ethik bzw. Physik und Metaphysik innig und unauflösbar miteinander verbunden. Vielleicht ist dies einer der Hauptgründe für ihre ungebrochene, derzeit wieder zunehmende Attraktivität.

Die esoterische und exoterische Sichtweise der Homöopathie

Zwei Seiten derselben Medaille?

In: Proceedings of the 52nd Congress of the Liga Medicorum Homoeopathica Internationalis, May 28 – June 1, 1997, Seattle/Washington. Edmonds/Washington, American Institute of Homeopathy, 1997, S. 193-198

[Abstract]

The esoteric and exoteric view of homeopathy – Two sides of the same medal?

193 | The notions „esoteric“ and „exoteric“ are used in German idealistic philosophy (HEGEL) to contrast the view from within (in the process of thinking) with the view from outside (on resultant thoughts). They can also be used to present new perspectives of homeopathy.

Homeopathic literature, for the most part, explains homeopathy esoterically, i.e. as seen through the eyes of devoted practitioners, in terms of faithful obedience to universal laws, eternal truth, divine revelation, etc. (see KENT'S ‚Philosophy‘). In contrast to this, critical medical colleagues usually look upon homeopathy exoterically as a system based on speculation and dogmatism without clear evidence of efficacy in controlled clinical trials, etc.

It was their kind of reaction to the critics' exoteric view that divided homeopaths into those who adopted the critics' way of reasoning and tried to prove their own claims scientifically, and those who ignored outward criticism and just kept on performing their healing work according to the legacy of the master. Both positions, however, are one-sided and have severe shortcomings.

Since thoughts, approaches, and views are not neutral facts but, as seen from within, rather germs that tend to spread out or keys that open new dimensions or even maelstroms with a powerful suction, they may also have a decisive influence on therapeutical practice. By means of an invariable faith in and esoteric adherence to the doctrine of homeopathy the doctor is likely to get out of it the maximum effect which would probably be impossible to achieve with a skeptical and suspicious exoteric attitude towards its principles.

But however powerful the restriction of one's horizon to a strict esoteric view of homeopathy proves to be at times – it can also become detrimental to the patient, if it is not balanced by a realistic exoteric view of one's own limits. Even if the admission of a self-critical spirit may curtail some otherwise possible therapeutic results, in the long run a less extreme, mixed position is safer for the majority of patients, besides being the only way to communicate and collaborate with mainstream medicine and the legislator.

Keeping the balance between the esoteric and the exoteric view of homeopathy can be viewed as an art that is dependent on virtues and bound to ethics. Homeopathy, therefore, is not merely a medical method. Its wise application also involves spiritual, artistic, and ethical dimensions on the part of the practitioner.

[Text]

Meine sehr verehrten Damen und Herren, liebe Kolleginnen und Kollegen!

Die meisten von Ihnen werden mit mir wohl darin übereinstimmen, dass das Leben, besonders das menschliche, ein großes Geheimnis ist.

Wer könnte wirklich behaupten, sich selbst zu kennen, das Rätsel von Geburt und Tod gelöst zu haben oder auch nur genau erklären zu können, was Liebe, was Tugend, was Erkenntnis oder was Gesundheit, Krankheit oder Heilung ist?

Gleichwohl sind wir aber dennoch alle überzeugt, dass es auf der Welt auch vernünftig zugeht, und bemühen uns, das, was uns wichtig erscheint, mit Hilfe der Vernunft zu begreifen – nicht zuletzt in der Hoffnung, uns dadurch das Leben erleichtern zu können. So sind unsere gesamte Zivilisation und Kultur, die Wissenschaften wie die Religionen, das Ergebnis und Zeugnis dessen, was im Laufe der Jahrtausende von Menschen als vernünftig angesehen wurde. Die Versuche, die Welt auf vernünftige Art zu ordnen und sich einen „Kosmos" (griech. Ordnung, Schmuck) zu gestalten, waren in verschiedenen Epochen und Kontinenten allerdings höchst verschieden. Dies gilt auch für die philosophische Betätigung der menschlichen Vernunft, die sich während der Zeit des „deutschen Idealismus" in Georg Wilhelm Friedrich Hegels (1770–1831) System des absoluten Geistes auf beeindruckende Weise verselbstständigte.

Hegel überwand die traditionelle Auffassung, dass beim Erkennen ein menschliches Subjekt sein Erkenntnisvermögen *quasi* instrumental auf bestimmte Gegenstände richte. Vielmehr ließ Hegel den Geist selbst zum Subjekt werden, der sich im Medium des menschlichen Denkens und Handelns entfalte und darin letztlich zu sich
194 selbst | komme. Auf diese Weise konnten nun sämtliche Bereiche des geistigen Lebens – von der Logik und Ästhetik über die Rechts-, Geschichts- und Naturphilosophie bis zur Philosophiegeschichte (die im nun erreichten philosophischen System ihr Ende finden sollte) – als notwendige Stufen des sich in ihnen entwickelnden Weltgeistes dargestellt werden.

Die grundsätzliche Schwierigkeit jeder Hegel-Rezeption besteht nun darin, dass gegenüber diesem Ansatz eigentlich nur zwei Positionen möglich sind: entweder man akzeptiert, dass es außerhalb des Geistes nichts gibt, was gedacht werden kann (auch kein „Ding an sich"), und begreift sich selbst als dessen Werkzeug – dann befindet man sich bereits mitten im System und hat keine Möglichkeit mehr, es als solches zu hinterfragen; oder man versucht, Hegels Ansatz als Ganzen zu kritisieren – und beweist aus dessen Sicht damit nur, noch nicht verstanden zu haben, dass es außerhalb des Denkens (des absoluten Geistes) kein sonstiges Denken (und damit auch kein Kritisieren) geben könne. Hegel selbst nannte letztere Sichtweise, sich Gedanken sozusagen von außen anzusehen und über sie zu befinden, ohne sich auf sie eingelassen zu haben, „exoterisch". „Die esoterische Betrachtung Gottes, der Identität, des Erkennens und der Begriffe" dagegen sei „die Philosophie selbst" (‚Enzyklopädie', III, 393). Insofern, als Hegels System jeden x-beliebigen Gedanken – esoterisch – als einen eigenen begreifen und ihm seinen Platz im großen Ganzen zuweisen kann, lässt es sich – exoterisch gesehen – als ein totalitäres bezeichnen, da es praktisch alles umfasst und es dazu kein Außen mehr gibt.

Eine ganz ähnliche Struktur weisen – formal betrachtet – seit jeher die monotheistischen Religionen auf. Nachdem zum Beispiel der alttestamentarische Gott Jahwe einen Bund mit seinem auserwählten Volk geschlossen und diesem zugleich verboten hatte, andere Götter neben ihm zu haben (‚Exodus' 20,3), konnte, ja musste aus der Sicht der Gläubigen alles, was sich seitdem ereignete, – esoterisch – als Resultat des Wirkens dieses einen Gottes betrachtet und erklärt werden. Wer zu heilsgeschichtlichen Erklärungen dagegen – exoterisch – auch andere Götter mit heranzog, disqualifizierte sich dadurch als Häretiker oder Gotteslästerer.

Genau dieselbe Art von Rationalität zieht sich nun wie ein roter Faden auch durch die abendländische Wissenschafts- und Medizingeschichte. Im Vergleich etwa zum alten China, wo die logische Widersprüchlichkeit gleichzeitig praktizierter Heilverfahren nie als besonderes Problem gesehen wurde, scheint das Charakteristische westlicher Wissenschaftstradition gerade der Anspruch jedes neu auftauchenden Systems auf universelle Gültigkeit zu sein. Das Bekenntnis zu einem Paradigma implizierte im Westen immer die Verwerfung aller anderen.

Eine besonders prominente Stelle nimmt in eben dieser Tradition die Homöopathie ein, dessen Begründer sich – wie vor ihm bereits Paracelsus (1493–1541) – als Martin Luther (1483–1546) der Medizin begriff und tatsächlich eine Art konfessioneller Spaltung der Ärzteschaft in „Homöopathen“ und“Allöopathen“ auslöste. Während Samuel Hahnemann (1755–1843) in seinen frühen Jahren sein neues Prinzip *„Similia similibus“* noch lediglich als hermeneutische Maxime auffasste, deren praktische Tauglichkeit letztlich von ihrer empirischen Bewährung abhänge, war er in seiner späteren Zeit mehr und mehr davon überzeugt, mit Hilfe göttlicher Vorsehung das einzig wahre Heilgesetz der Natur entdeckt zu haben. Indem nun aber Heilerfolge nur noch auf dieses eine Grundprinzip bezogen und Erklärungen für Misserfolge nur noch in dessen fehlerhafter Anwendung gesucht wurden, war die Homöopathie zu einem allumfassenden, sich selbst genügenden System geworden. Wer von Hahnemanns Schülern – esoterisch – in seiner ärztlichen Praxis ausschließlich darauf vertraute, wurde vom Meister als sein treuer Jünger anerkannt; wer dagegen – exoterisch – gelegentlich auch andere Heilmethoden zu Hilfe nahm, wurde der „Bastard-Homöopathie“ bzw. „unhomöopathischer Verbrechen“ bezichtigt.

Bei diesen unhintergehbaren Vorgaben grundsätzlicher Art von Seiten des Begründers der neuen Schule blieb für die folgenden Generationen reiner Hahnemannianer allein die Aufgabe, – ähnlich wie Exegeten der Heiligen Schrift – die angeblich ewigen Wahrheiten unter veränderten historischen Rahmenbedingungen auf neue Beobachtungen und Erkenntnisse anzuwenden und dadurch die Lehre weiter zu differenzieren. Sowohl Ausgangspunkt als auch Ziel derartiger Weiterentwicklungen war allerdings stets das *Simile*-Prinzip: zum einen konnte man versuchen, empirisch herauszufinden, unter welchen Variationen bestimmter Variablen sich die Zahl homöopathischer Heilungen vergrößern ließ, zum anderen konnten im Bereich der Methodik die Voraussetzungen und Bedingungen präzisiert werden, unter denen Heilungen nach dem Ähnlichkeitsprinzip überhaupt zu erwarten seien. Beide Wege einer – esoterischen – Bereicherung der Homöopathie lassen sich exemplarisch am Werk James Tyler Kents (1849–1916) veranschaulichen, dessen ‚Vorlesungen zur homöopathischen Philosophie‘ den meisten der hier Anwesenden gut bekannt sein dürften.

Kent war davon überzeugt, dass die einzig wahre, das heißt wissenschaftliche und kurative Heilmethode die Homöopathie sei, wie sie in der fünften Auflage des ‚Organons der Heilkunst‘ von Hahnemann (1833) dargestellt worden war. Im Laufe seiner dreißigjährigen homöopathischen Praxis konnte Kent immer wieder feststellen, wie sehr zum einen ein immer tieferes und eingehenderes Studium von Hahnemanns Anweisungen seine Heilerfolge verbesserte, darüber hinaus erleichterte er sich und seinen Nachfolgern durch eigene Beiträge zur homöopathischen Methodik auch selbst den Weg dazu. So spezifizierte er zum Beispiel – bei der Bearbeitung sowohl seines Repertoriums als auch seiner *Materia medica* – die hohe Wertung der allgemeinen (*general*), eigenartigen (*peculiar*) und Geistes- und Gemütssymptome (*mind*) sowie die relativ niedrige der gewöhnlichen (*common*) und vor allem der pathologischen Veränderungen, verwandte | aufgrund ihrer schärferen Wirksamkeit 195
praktisch nur Hochpotenzen, und zwar in einer aufsteigenden Serie von Graden (30th, 200th, 1m, 10m, 50m, cm, dm, mm), und beschrieb detaillierte Regeln für die zweite Verschreibung – je nach der Reaktion auf die erste wirksame Verordnung, wobei er sehr großen Wert auf die von Constantin Hering (1800–1880) vorgeschlagene Richtung und die Reihenfolge der Symptomenbesserung bei Heilungen legte.

Kent hatte diese und weitere Regeln zwar einerseits aus seiner praktischen Erfahrung heraus entwickelt, doch lag andererseits seinem Denken von Anfang an eine bestimmte, von Emanuel Swedenborg (1688–1772) inspirierte Philosophie zugrunde, deren Kenntnis er für das rechte Verständnis der Homöopathie unabdingbar hielt und seinen Schülern auch dementsprechend eindringlich ans Herz legte. Kent unterschied eine materielle und eine spirituelle Welt, wobei erstere aus gröberen, mit den Sinnen wahrnehmbaren und quantifizierbaren Substanzen bestehe, letztere dagegen aus unsichtbaren, sich nur qualitativ unterscheidenden sogenannten „einfachen Substanzen" (*simple substance*). Als Beispiele für solche einfachen oder „ursprünglichen Substanzen" (*primitive substance*), die eine Art vierten – nämlich unsichtbaren – Zustand der Materie darstellen sollten, nannte KENT die Elektrizität, Gravitation, Kohäsion, Hitze bzw. Energie, den Magnetismus, aber auch Licht, Intelligenz und Gott. Da materielle Körper an sich tot seien, komme ihnen nur durch „einfache Substanzen", deren Einfluss (*influx*) sich über viele Abstufungen hinweg vollziehe, Leben und Ordnung zu. Der eigentliche Mensch sei demnach nicht sein eigener physischer Leib, sondern sein Inneres, speziell sein Wille, sein Verstand und sein Handeln.

Indem nun KENT diese Art von Metaphysik auf die Medizin übertrug, wurden nicht nur aus der Lebenskraft HAHNEMANNS, sondern auch aus Krankheitsursachen und potenzierten Arzneimitteln „einfache Substanzen", wobei es möglich sein sollte, durch Verdünnen bzw. Potenzieren der letzteren deren innere Qualität unendlich weit zu steigern. Jede Substanz enthalte ein bestimmtes Bild des Menschen und strebe danach, sich selbst auf dessen Kosten über ihn zu erheben (LW 470). Erhöhte Empfänglichkeit für Krankheit sei wiederum Ausdruck innerer Unordnung des Menschen, also von falschem Wollen, Denken oder Handeln. Da die allgemeinen, eigentümlichen und psychischen Symptome dem Inneren des Menschen zugeordnet wurden, bedeute nur deren Verschwinden – nicht das gewöhnlicher, pathologischer Symptome – die Heilung des ganzen Patienten.

Die strikte Befolgung dieser Philosophie hatte nun unter anderem die Konsequenzen, dass sich jede Krankheit moralisierend auf Sünde zurückführen ließ (Psora auf die Erbsünde, Syphilis und Sykosis auf unsittliche Handlungen), dass Patienten, die zum Beispiel Empfängnisverhütung betrieben (Ph 33) oder keine deutlichen individuellen Symptome aufwiesen (Ph 238), als unbehandelbar bzw. unheilbar eingestuft und Kranke, die ihre Symptome nicht aufschreiben wollten, von jeder weiteren Behandlung ausgeschlossen wurden (Ph 202), dass Patienten auch bei schlimmsten Beschwerden die Einnahme palliativer Medikamente untersagt und statt dessen von ihnen verlangt wurde, Symptomen-Verschlimmerungen unter homöopathischer Behandlung auszuhalten usw. – Wer vor diesen oder ähnlichen Zumutungen an seine Patienten zurückschreckte, wurde von KENT als Einfaltspinsel („*simpleminded creature*") oder als Dreckskerl („*groveller in muck and mire*") (Ph 28) beschimpft und darauf hingewiesen, dass die Befolgung des homöopathischen Heilgesetzes schließlich wichtiger sei als das Leben des Patienten („*the death of a patient is nothing in comparison with violation of the law on the part of the doctor*", Ph 137).

Wohl in Anbetracht der Schwierigkeiten etlicher seiner Schüler, ihm wirklich in allen Punkten ohne wenn und aber zu folgen, lehrte KENT sehr detailliert auch sämtliche aus seiner Sicht für das wahre Verständnis seiner Lehre nötigen persönlichen und philosophischen Voraussetzungen. So sei zunächst einmal Selbstdisziplin wichtig, „um überhaupt ein Mensch zu werden" (Ph 203), aber auch Vertrauen, Treue, Demut, Reinheit, Unschuld sowie Gehorsam gegenüber der Wahrheit und Liebe zur Homöopathie. Einen Patienten richtig beurteilen könne nur derjenige, der nicht nur die *Materia medica* beherrsche und im Beobachten geschult sei, sondern auch selbst die höchste Stufe des Menschseins erreicht habe, von der aus dann „alle Abstufungen hinunter bis zum niedrigsten Bild" des Menschen studiert werden können (LW 463).

Grundsätzlich müsse ein Schüler der Homöopathie erst einmal akzeptieren lernen, dass Gesetze die Welt regieren, die sich durch Erfahrung nicht ändern, sondern höchstens bestätigen lassen (Ph 19,43), dass man Theologie und Homöopathie nicht trennen dürfe (Aph 641), dass man die göttliche Vorsehung anerkennen (Ph 99) und das Wort Gottes als historisch akzeptieren müsse (Ph 155), dass es nur einen richtigen Weg gebe (Ph 264), dass das Ähnlichkeitsgesetz universelle Gültigkeit habe (LW 487), dass man an die homöopathische Doktrin glauben müsse wie an eine Tatsache (LW 385) und dass die Homöopathie eine vollkommene Wissenschaft sei (Ph 286). Vorurteilslosigkeit setzte Kent gleich mit dem „Erlernen aller Wahrheiten und Lehren der Homöopathie“ (Ph 181) bzw. der Anerkennung von Gesetz und Autorität (Ph 62). „Dinge, die nicht mit dem Prinzip übereinstimmen, sollten nicht zugegeben werden“ (Ph 47), zumal „man es sich nicht leisten könne, bei Prinzipien liberal zu sein“ (Aph 655). Um der Versuchung zu widerstehen, Patienten zur Linderung ihrer Beschwerden manchmal auch nicht-homöopathische Arzneien zu geben, müsse man „in sich ein neues Gewissen heranwachsen lassen“ (Aph 661).

Abgeschlossen wurde diese auf dem Bekenntnis zu den erwähnten Glaubenssätzen beruhende – esoterische – Sichtweise der Homöopathie durch Kents zirkuläre Definition eines homöopathi-
196 schen Arzneimittels als desjenigen, das | den jeweiligen Patienten wirklich geheilt habe (Ph 236), weshalb es also – *per definitionem* – keine nicht-heilsamen homöopathischen Mittel geben könne (Aph 680). Wo der erhoffte Erfolg dennoch ausbleibt, liege das entweder am Patienten (lasterhaftes Leben, Idiosynkrasie oder Ähnliches), an der Schwere seiner Krankheit (pathologischer Endzustand, Reaktionslosigkeit oder Ähnliches), an einer vermeintlichen allöopathischen Vorbehandlung (Unterdrückung der wahlanzeigenden Symptome oder Ähnliches), an der Inkompetenz des Homöopathen (falsche Mittelwahl, falsche Potenzhöhe, zu rasche Wiederholung der Arznei oder Ähnliches), an der Unreinheit des Arzneimittels (unzuverlässiger Hersteller oder Ähnliches) usw. usf. Wie auch immer – das Gesetz selbst stehe in jedem Falle unanfechtbar da (LW 488).

Wer Hahnemann für den größten Heiler aller Zeiten, Kent für einen wahren Hahnemannianer und das *Simile*-Prinzip für das von Gott geoffenbarte Heilgesetz schlechthin hält, dem wird Kents – esoterische – Philosophie sicherlich sehr plausibel erscheinen. Von einem anderen Weltbild, etwa dem naturwissenschaftlichen, aus betrachtet, ließe sich Kents Geringschätzung der Pathologie und Bakteriologie, der objektiven körperlichen Symptomatik und der Pharmakologie roher, unverdünnter Substanzen sowie seine Bevorzugung subjektiver, vor allem psychischer Symptome als Kriterium sowohl der Arzneimittelverordnung als auch der Verlaufsbeurteilung und seine Verwendung extrem verdünnter Arzneiauflösungen allerdings eher als ein Ausweichen vor den Erfordernissen naturwissenschaftlicher Forschung in eine der messenden Überprüfung unzugängliche Nische der Medizin interpretieren. So gesehen würden – exoterisch – vor allem die mangelnde Objektivierbarkeit, Quantifizierbarkeit, Reproduzierbarkeit und Vergleichbarkeit der Ergebnisse Kents mit denen nicht-homöopathischer Therapien ins Auge stechen – Kategorien, die in seinem esoterischen Gedankenkosmos keine Rolle spielen. Statt eines kontinuierlichen Prozesses naturwissenschaftlicher Hypothesenbildung und deren experimenteller Verifikation bzw. Falsifikation könnte man – aus exoterischer Perspektive – bei Kent auch zahlreiche Beispiele einer *Petitio principii* finden, also logisch unhaltbarer Versuche, zu beweisende Sätze durch andere unbewiesene Sätze zu beweisen – was innerhalb der esoterischen Sichtweise nicht besonders auffällt, da hier logische Lücken in der Regel durch beredte Affirmationen überbrückt werden. Ebenso ließe sich – exoterisch – der naturalistische Fehlschluss aufdecken, der darin besteht, allgemeine metaphysische Ideen (Gesetzmäßigkeit der Welt, Inneres und Äußeres von Substanzen, Influx von Spirituellem zu Materiellem, Moralität usw.) mit konkreten medizinischen Begriffen kurzzuschließen und synonym zu verwenden (*Simile*-Prinzip als oberstes Naturgesetz, allgemeine und eigentümliche Symptome als Repräsentanten des inneren Menschen, gewöhnliche Symptome als Ausdruck des äußeren Menschen, Sünde als Ursache der Anfälligkeit für Krankheiten usw.) – eine Problematik, die esoterisch überhaupt nicht erkennbar ist.

Wie Hegel könnte auch Kent seinen – exoterischen – Kritikern vorhalten, sie wären eben intellektuell oder gar charakterlich nicht in der Lage, die wirklich wirksamen Prinzipien des Lebens zu verstehen und von daher sein System angemessen zu durchdringen bzw. – esoterisch – nachzuvollziehen. Wer dessen Wahrheit erkannt habe, würde es nicht mehr kritisieren, weshalb – exoterische – Kritik immer nur mangelndes Verständnis des Kritikers beweise. Über diese logische Immunisierung hinaus könnten KENT und seine Anhänger natürlich – esoterisch – auf ihre zahlreichen im Vertrauen auf das Ähnlichkeitsgesetz gelungenen praktischen Heilungen verweisen – die für einen exoterischen Betrachter allerdings auch das Ergebnis zufälliger, suggestiver oder sonstiger, bisher noch nicht bekannter (nicht-homöopathischer) Ursachen sein könnten. Selbst die historische Tatsache der weltweiten Verbreitung der Homöopathie, die in den verschiedenen Erdteilen höchst unterschiedlich verlaufen ist, lässt sich zwar – esoterisch– als das jeweilige Ergebnis wissenschaftlicher Kämpfe um die Anerkennung der vermeintlich unbezweifelbaren, von Seiten der Schulmedizin aber dennoch geleugneten Wirksamkeit der Homöopathie darstellen, ebenso aber auch – exoterisch – unter ausdrücklichem Ausklammern des medizinischen Aspektes schlüssig auf die vielfaltigen politischen, sozialen, ökonomischen, kulturellen, personellen und nationalen Besonderheiten in den einzelnen Ländern zurückführen.

Beide Ansätze erweisen sich insofern als einseitig und begrenzt, als die jeweils andere Sichtweise offensichtlich doch über Kategorien und Argumente verfügt, die in der eigenen weder enthalten noch nachvollziehbar sind. So wie es keine Position im Raum gibt, von der aus die ganze Erde gleichzeitig überblickt werden kann, so eröffnet wohl auch im übertragenen Sinne die Einnahme eines beliebigen Standpunktes zwar die Möglichkeit der Beleuchtung einer bestimmten Seite eines Gegenstandes, verschließt aber gleichzeitig immer auch die der anderen (Seite der Medaille). Jede Absolutsetzung einer spezifischen Sicht, sei sie weltanschaulicher, politischer oder medizinischer Art, würde somit stets den Verlust der dazu komplementären Wirklichkeit bedeuten.

So glorreich und faszinierend die Paradeseite totalitärer Systeme auf den ersten Blick erscheinen mag – solange nur Systemkonformes vorgefühlt wird, so unschön und bedrückend zeigt sich bei näherem Hinsehen meist auch ihre Schattenseite – nämlich im Umgang mit dem, was aus dem allgemeinen, legitimierten Rahmen herausfällt. Um die etwa in das eigene wissenschaftliche System nicht integrierbaren Daten „unschädlich" zu machen, wurden diese im Allgemeinen meist ignoriert, bezweifelt, relativiert, uminterpretiert, rationalisiert oder entwertet, aber auch geleugnet, unterdrückt oder vernichtet. Beispiele solcher Abwehrmechanismen in der Medizin sind etwa die *Placebo*-Interpretation homöopathischer Heilungen von Seiten der Pharmakologie, aber auch KENTS Schutzbehauptung, Bakterien seien nicht Ursache, sondern nur ein Produkt von Krankheiten, oder sein Herunterspielen noch so heftiger Leiden von Patienten, sofern für sie mangels | verwertbarer Symptome kein homöo- 197
pathisches Mittel gefunden werden kann.

Über diese vorwiegend epistemologischen Gesichtspunkte hinaus hat das Verhältnis zwischen der esoterischen und exoterischen Sichtweise der Homöopathie aber auch eine praktische Dimension. Ähnlich wie bei Prüfungen von Arzneisubstanzen werden Menschen, die für bestimmte Sichtweisen empfänglich sind, auch bei deren freiwilliger Aneignung Auswirkungen davon verspüren. So zeitigt eben nicht nur die Lektüre religiöser und schöngeistiger Schriften eine Geist und Gemüt beruhigende, erhebende und belebende Wirkung, sondern auch eine Vertiefung in die esoterische Sichtweise der Homöopathie, die darüber hinaus unter anderem auch Enthusiasmus, Zuversicht, Durchhaltevermögen, Ernsthaftigkeit, ein Gefühl der Sicherheit, Zufriedenheit und Freude am Beruf hervorbringen kann. Ein mit diesen und ähnlichen Attributen ausgestatteter Homöopath wird gewöhnlich auch Gründlichkeit beim Studium der *Materia medica* an den Tag legen, Sorgfalt bei der Untersuchung seiner Patienten, Konzentration bei der Ausweitung von Anamnesen und Besonnenheit bei der Verabreichung des homöopathischen Arzneimittels. Er wird nicht leicht vor schwierigen Fällen kapitulieren und gewöhnlich einen von seiner Sache völlig überzeugten, ja absorbierten Eindruck bei den Kranken hinterlassen.

Je weiter ein Prüfer dagegen unter den Einfluss der exoterischen Sichtweise der Homöopathie gerät, desto ausgeprägter könnten sich in ihm unter anderem Skepsis, Misstrauen, Unsicherheit, Unwille, Pauschalisierungstendenz, Demotivation und letztlich Oberflächlichkeit der Anamnesen, Analysen und Verordnungen entwickeln. Entsprechend stark würde infolgedessen seine Neigung sein, bei unklaren Fällen entweder Gemische verschiedener Arzneimittel, oft in kurzen Abständen hintereinander, oder nebenher auch allöopathische Medikamente zu verwenden sowie bei geringsten Verschlimmerungen der Symptomatik gleich das gesamte Behandlungskonzept zu ändern.

So harmlos und gleichwertig die beiden Sichtweisen bei bloß theoretischer Betrachtung zu sein scheinen, so weitreichende Konsequenzen ergeben sich offenbar für den, der in ihren Bann gerät. Weit davon entfernt, neutrale Tatsachen zu sein, die sich in nebeneinander in einem Regal stehenden Büchern nachschlagen und vergleichen lassen, erweisen sich Ansätze und Sichtweisen eher als hochinfektiöse Keime einer durch sie erst ermöglichten und perpetuierten Entwicklung, als Schlüssel zur Eröffnung neuer, ungeahnter Dimensionen oder als eine Art Strudel, von dem man, je tiefer man hineingerät, desto unwiderbringlicher mitgerissen wird. Anhand dieser Bilder lässt sich nun einerseits die Schwierigkeit einer Verständigung, geschweige denn einer Aussöhnung zweier jeweils tief im Sog eines bestimmten Ansatzes steckender Kontrahenten ermessen. Zum anderen ist an dieser Stelle der Untersuchung die Zuflucht zu Metaphern deshalb nötig, weil sich auf der Ebene des nur Faktischen, Rationalen und streng Beweisbaren keine praktischen Kategorien für einen adäquaten Umgang mit dieser Art von dynamischen Phänomenen gewinnen lassen.

Je weiter man bei einer Gratwanderung von dem schmalen Weg abkommt, desto schwieriger wird es im Allgemeinen, über steile Abhänge gegen die Schwerkraft wieder nach oben zu klettern. Durch leichte Variationen des Weges kann zwar ein Teil der angrenzenden Felswände im Detail erkundet werden, den besten Überblick und Ausblick gewährt allerdings nur ein Standpunkt direkt auf dem Grat, genau zwischen den beiden Abgründen. Wie lassen sich nun – auch im übertragenen Sinn – zunächst die eigene, meist partielle, einseitige Sichtweise als eine solche erkennen, wie dann die eigenen Freiheitsgrade zur Einnahme anderer Positionen entdecken, wie auch die entgegengesetzten Perspektiven erfahren und wie letztlich die beide Seiten überblickende Gipfelposition auffinden und erreichen?

Die Aneignung einer jeden Technik erfordert gewöhnlich – neben einer gewissen Begabung – ein bestimmtes Training, das wiederum diverse Fähigkeiten (wie zum Beispiel Konzentrations-, Auffassungs- und Differenzierungsvermögen) und Tugenden (wie etwa Fleiß, Hingabe, Ehrlichkeit usw.) voraussetzt. Jede dieser Fähigkeiten und Tugenden kann nun einzeln geübt werden; ihr gezielter und gekonnter Einsatz sowie die Optimierung ihrer wechselseitigen Proportion ist dagegen eine Frage der Kunst, die wiederum lediglich dem ihr vorgegebenen Ziel verpflichtet ist. In der Medizin steht die Kunst im Dienste der Heilung von Menschen, woraus sich ihre ethische Dimension ergibt, die für den Arzt ein höchstes Maß an Sittlichkeit impliziert.

Des Arztes oberste Pflicht ist und bleibt also, „kranke Menschen gesund zu machen, was man Heilen nennt" (‚Organon', § 1). Bestünde nun ein gesicherter, positiver Zusammenhang zwischen der esoterischen Sichtweise der Homöopathie und den daraus resultierenden Heilerfolgen, würde sich diese Pflicht erweitern zur Forderung nach einer weitestgehenden Aneignung dieser Sicht. Bestünde der einzige Schutz vor unbescheidenen Übergriffen des esoterischen Ansatzes zum Schaden des Patienten im Gegengewicht einer exoterischen Sichtweise der Homöopathie, müsste die Pflicht des Arztes auch deren gezielte Einübung umfassen. Selbst wenn die kritische Beleuchtung der eigenen Grenzen den Optimismus einer sonst rein esoterischen Sicht dämpfen und einige daran geknüpfte Heilungspotentiale beschränken würde, wäre dieser ausgewogenere Weg im Hinblick auf andernfalls unvermeidliche Kompetenzüberschreitungen doch der sicherste. Nur wenn Homöopathen in der Lage sind, in esoterischen und exoterischen Kategorien gleichermaßen zu denken und zu sprechen, ist im übrigen echte Kommunikation mit der akademischen Medizin sowie mit dem Gesetzgeber möglich und langfristig eine Ghettoisierung der Homöopathie zu verhindern.

Des Arztes höchste Kunst bestünde letztlich darin, jederzeit die Balance zwischen der esoteri-
198 schen und exoterischen | Sichtweise der Homöopathie (die beide wichtig, im Übermaß allerdings gefährlich sind) zu halten. Dies zu können, setzt allerdings eine Vielzahl von Fähigkeiten und Tugenden voraus – unter anderem etwa den Mut, die Geborgenheit einer beglückenden esoterischen Sicht zu verlassen und – dem Patienten zuliebe – exoterisch auch deren dunkle Seiten, wie Grenzen und Risiken, zu bestimmen. Homöopathie ist demnach nicht einfach eine medizinische Methode. Ihre richtige Anwendung involviert offensichtlich eine ganze Reihe von geistigen, künstlerischen und ethischen Dimensionen von Seiten des homöopathischen Praktikers, die daher bereits in seiner Ausbildung angesprochen und entwickelt werden sollten.

Die von HAHNEMANN begründete Heilkunst basiert aber sicherlich auf noch mehr als den hier genannten Momenten. Auf wie vielen genau, wird wahrscheinlich niemals definitiv aufgezählt werden können. Obzwar schon so oft – auch soeben wieder – auf verschiedenste Weise versucht worden ist, die Homöopathie mit Hilfe der Vernunft zu begreifen, wird sie wohl dennoch auch weiterhin ihren Platz unter den großen Rätseln der Medizin behalten.

[Abkürzungen]

Aph = JAMES TYLER KENT, Aphorisms and Precepts, Chicago 1897, Indian edition

Ph = JAMES TYLER KENT, Lectures on Homoeopathic Philosophy, Lancaster 1900, Indian edition

LW = JAMES TYLER KENT, Lesser Writings, Chicago 1926, Indian edition

Historische Grundlagen – Hahnemann und seine Schüler

In: Homöopathie-Jahrbuch 1997/98. Stuttgart, Sonntag-Verlag, 1997, S. 238-276
Auch in: Homöopathie-Wegweiser 1999/2000. Stuttgart, Sonntag-Verlag, 1999, S. 303-341
Auch in: Homöopathie-Wegweiser 2002/2003. Stuttgart, Sonntag-Verlag, 2002, S. 287-324

1. Samuel Hahnemann – Begründer, Entwickler und Verteidiger der Homöopathie

1.1 Die Bedeutung Hahnemanns

238 | Ähnlichkeitstherapie im weitesten Sinne gab es zu allen Zeiten der Geschichte der Medizin. Je nach dem sich wandelnden Affirmationshorizont einzelner Epochen und ihrer ärztlichen Protagonisten zeigte sie sich in den unterschiedlichsten Gestaltungen. So verwandten etwa die Empiriker des Altertums die „*homoiou metábasis*" (*transitio similis*) als ein heuristisches Prinzip zur Arzneimittelfindung. Bei Paracelsus findet sich therapeutisches Analogiedenken in vielfältigen Ausprägungen: bei der Behandlung von Bergkrankheiten mit dem sie hervorrufenden mineralischen Stoff (zum Beispiel Arsen), bei der Benennung von Krankheiten nach den sie heilenden Pflanzen („*Morbus helleborinus*" und andere), bei der Verordnung von Arzneien nach Signaturen, nach der Übereinstimmung ihrer (unsichtbaren) „Anatomien", nach astrologischen Entsprechungen usw. In der Volksheilkunde werden seit jeher „Sympathiemittel" (auch Talismane, Amulette und Ähnliches) nach magischen Vorstellungen gebraucht, wie sie teilweise auch von Schamanen verwendet werden. Der Ähnlichkeitsgedanke zieht sich aber auch durch die Philosophie-, Religions- und Kulturgeschichte: Aristoteles' Auffassung der Tragödie als *Katharsis* basiert darauf ebenso wie das christliche Evangelium der Überwindung des Todes durch seine Berührung oder der Mythos der Heilung des Telephos (durch Achill) bzw. Amfortas (durch Parsifal) „durch den Speer, der die Wunde schlug".

• Unter Homöopathie im engeren Sinne wird heute weltweit die spezifische Form von Ähnlichkeitstherapie verstanden, die Samuel Hahnemann in der Zeit der deutschen Aufklärung und der deutschen Romantik geprägt hat.

Hahnemanns Anspruch war, eine rationale (und das hieß zu seiner Zeit: nur auf sinnlicher Erfahrung und vernünftigen Analogieschlüssen beruhende) Arzneitherapie zu begründen.

• Als ihr Prinzip gab er an, Krankheiten mit dem Arzneimittel zu behandeln, das in Arzneimittelprüfungen an Gesunden dem Patienten möglichst ähnliche Symptome hervorruft.

Als Kind seiner „aufgeklärten" Zeit wollte Hahnemann von Paracelsus' „unverständlichem Kauderwelsch" zwar nichts wissen und grenzte sich *expressis verbis* auch von der Signaturenlehre und der Spagyrik bzw. Alchemie und Ähnlichem ab. Gleichwohl stand er als Empiriker
aber in | einer Tradition von Ärzten, denen trotz 239
verschiedener kultureller, wissenschaftlicher und individueller Rahmenbedingungen doch gemeinsam war, aufgrund einer eher vitalistischen Auffassung des Organismus therapeutisch zu einer Art von Simileprinzip gekommen zu sein.

• Hahnemanns Homöopathie erwies sich unter allen übrigen Ansätzen von Ähnlichkeitstherapie als das einzige System, das klar definiert und nachvollziehbar genug war, um sich sowohl als eigenständige Lehre in der Medizin zu etablieren, als auch über Generationen von Schülern bis zum heutigen Tag zumindest in den Grundprinzipien bestehen zu bleiben.

Eine große Zahl von begeisterten Anhängern und dankbaren Patienten verhalf ihr darüber hinaus zu einer weiten Verbreitung in vielen Ländern rund um die Erde. Trotz häufiger innerhomöopathischer Differenzen und Schulbildungen blieb die Einheit der Homöopathie gerade dadurch gewährleistet, dass sich alle ihre Vertreter stets auf denselben „Meister" beriefen und weiterhin berufen. Die Definition der eigenen Identität als Nachfolger Hahnemanns erhellt aber auch, warum bei Homöopathen die Beschäftigung mit der Geschichte dieser Heilmethode, besonders aber mit ihrem Begründer, einen in der Medizin sonst unüblich hohen Stellenwert besitzt.

Wer war also Samuel Hahnemann, in welcher Zeit lebte und wirkte er, welche Werke hinterließ er der Nachwelt und wie begründete, entwickelte und begrenzte er seine „neue Heillehre"?

1.2 Der historische Rahmen

Hahnemann lebte in einer turbulenten Zeit. Die stärkste geistige Bewegung der europäischen Neuzeit seit der Reformation, die Aufklärung, hatte während seiner Kindheit auch Deutschland erreicht und bewirkte Neuordnungen auf allen Gebieten. Politisch spiegelte sich ihr Einfluss im aufgeklärten Absolutismus Friedrichs des Großen (1712–1786) wider, aber auch in der Unabhängigkeitserklärung der Vereinigten Staaten von Amerika (1776) und der Französischen Revolution (1789), die das bis dahin unterprivilegierte Bürgertum an die Macht brachte.

Überlieferte Autoritätsgläubigkeit wurde durch ein mutiges Vertrauen in die Selbstständigkeit der Vernunft abgelöst. In den Geisteswissenschaften waren die bedeutendsten Vertreter der deutschen Aufklärung Lessing, Herder und Kant, der 1784 als ihren Wahlspruch „*Sapere aude*" prägte: „Habe den Mut, dich deines eigenen Verstandes zu bedienen". Nach einer Bewegung schöpferisch-genialischer Opposition gegen die geistige Enge der Aufklärung (Sturm und Drang) erhob sich mit Goethe und Schiller die deutsche Dichtung zur Klassik. In
Wien wirkten | die Klassiker der Musik Haydn, 240
Mozart und Beethoven. Die Philosophie mündete in der Auseinandersetzung mit Kants kritischen Schriften in den deutschen Idealismus von Fichte, Hegel und Schelling, dessen Naturphilosophie in engem Kontakt mit den Früh-Romantikern (Schlegel, Tieck, Novalis und anderen) entstand.

Neben dem kulturellen und wissenschaftlichen Aufschwung war Hahnemann aber auch von den Folgen der damaligen Kriege betroffen, etwa des Siebenjährigen Kriegs (1756–1763) oder der Koalitionskriege gegen Frankreich (1792–1805). Die Herrschaft Napoleons in Europa wurde erst mit der Völkerschlacht bei Leipzig 1813 gebrochen.

Die Zeit der Restauration nach dem Wiener Kongress (1814–1815) war geprägt vom Gegensatz nationaler und liberaler Bestrebungen (Wartburgfest) und der konservativen Politik Metternichs (Karlsbader Beschlüsse). Geistesgeschichtlich bedeutsam waren neben den erwähnten Philosophen des deutschen Idealismus die Gebrüder Humboldt, Schleiermacher, Schopenhauer sowie die Spät-Romantiker E.T.A. Hoffmann, von Eichendorf und andere. Führende deutsche Musiker waren Weber, Schubert, Schumann und Mendelssohn-Bartholdy. Das die Goethezeit noch bestimmende Gleichgewicht zwischen Geist und Welt musste schließlich einer wachsenden Übermacht der Wirklichkeit weichen (Entwicklung der Technik, Industrialisierung, politisch-soziale Bewegung). Die Märzrevolution von 1848 hatte Hahnemann bereits nicht mehr erlebt.

Hahnemann lebte nicht nur vor bahnbrechenden technischen Erfindungen wie etwa der des elektrischen Lichts, des Telefons oder des Benzin-Motors, sondern auch vor der Konstituierung der uns heute vertrauten modernen Medizin. Um sich den Stand der damaligen Heilkunde zu vergegenwärtigen, müssen vom heutigen medizinischen Kenntnisstand erst einmal die wichtigsten Errungenschaften der letzten beiden Jahrhunderte abgezogen werden: etwa die durch Johannes Peter Müller (1801–1858) inaugurierte naturwissenschaftliche Physiologie, die von Ru-

Dolf Virchow (1821–1902) 1858 begründete Zellularpathologie, die von Claude Bernard (1813–1878) 1865 niedergelegte Methodik der experimentellen Medizin, die durch Joseph Lister (1827–1912) 1867 entdeckte Antisepsis und der damit ermöglichte Aufschwung der Chirurgie, die durch Robert Kochs (1843–1910) Nachweis von Krankheitserregern begründete Bakteriologie, die auf Louis Pasteur (1822–1895) und Emil von Behring (1854–1917) zurückgehende Immunologie und Serologie, die auf der Rezeptortheorie Paul Ehrlichs (1854–1915) beruhende Chemotherapie, die sich seit der Entdeckung Wilhelm Conrad Röntgens (1845–1923) entwickelnde Radiologie, die von Sigmund Freud (1856–1939) eingeführte Psychoanalyse, die seit der Entdeckung des Penicillins 1928 durch Alexander Fleming (1881–
241 1955) verbreitete Anti- | biotika-Therapie sowie die durch die Aufdeckung des genetischen Codes 1953 durch James D. Watson (1928–) und Francis H. Crick (1916–2004) ermöglichte Gentechnologie.

Innerhalb des damaligen, aus heutiger naturwissenschaftlicher Sicht äußerst beschränkten Horizontes konkurrierten zu Hahnemanns Zeit eine Vielzahl medizinischer Schulen um die Gunst der Ärzte und Patienten. Hermann Boerhaave (1668–1738), der damalige medizinische Lehrmeister Europas, vertrat eine Iatromechanik, das heißt er versuchte, die Vorgänge im Organismus vorwiegend mit mechanischen Gesetzen zu erklären. Georg Ernst Stahl (1659–1734) war mit seinem psychodynamistischen Konzept einer den Körper belebenden und regierenden Seele Hauptvertreter des Animismus. Albrecht von Haller (1708–1777) differenzierte den Begriff der Irritabilität zu dem Begriffspaar Irritabilität und Sensibilität, mit dem er die Funktion von Muskeln und Nerven zu erklären versuchte. John Brown (1735–1788) erhob die Erregbarkeit zum Zentralbegriff seiner Krankheitslehre, nach der es nur zweierlei Krankheitsursachen geben sollte: zu viel Erregung (Sthenie) oder zu wenig Erregung (Asthenie). Auf Franz Anton Mesmer (1734–1815) geht der Begriff des „Mesmerismus“ bzw. „tierischen Magnetismus“ zurück, da Mesmer von ihm postulierte magnetische Eigenschaften des Menschen therapeutisch nutzte. Die weit verbreitete Aderlasstherapie praktizierte und propagierte vor allem François Josef Victor Broussais (1772–1828) in einer Quantität, dass dies unter dem Begriff „Vampirismus“ in die Geschichte der Medizin einging. Edward Jenner (1749–1823) veröffentlichte 1798 seine zwei Jahre zuvor erfolgreich durchgeführte Vaccination, das heißt Pockenimpfung am Menschen mit Kuhpocken-Lymphe. Von Christoph Wilhelm Hufeland (1762–1836) ist vor allem seine Schrift ‚Makrobiotik‘ bzw. ‚Die Kunst, das menschliche Leben zu verlängen‘ bekannt, doch gab dieser berühmte Arzt (den unter anderem Goethe, Schiller und Herder konsultierten) auch das ‚Journal der praktischen Arzneikunde‘ heraus, in dem Hahnemann fünfzehn Arbeiten publizierte.

Nachdem die Naturphilosophie in den ersten Jahrzehnten des 19. Jahrhunderts großen Einfluss auf die Medizin gehabt hatte, begründete Johann Lukas Schönlein (1791–1864) die „naturhistorische Schule“, die sich zunächst nur auf die Erfahrung stützen wollte, schließlich aber doch wieder ein eigenes Krankheitssystem aufstellte. Die desolate Lage der Medizin des frühen 19. Jahrhunderts, besonders im Hinblick auf die Therapie, von der man oft nicht wusste, ob sie wirklich mehr nützte oder schadete, spiegelte sich schließlich wider in der Wiener Schule des „therapeutischen Nihilismus“, dessen Hauptvertreter Joseph Dietl (1804–1878) war. Nach den Angaben dieser Schule war die „diätetische Behandlung“, die in einer Wassersuppe und Abwarten bestand, den sonst üblichen Methoden eindeutig überlegen: Bei der Behandlung von Pneumonien zum | Beispiel hatte diese Methode 242
nur 7 % Todesfälle zu verzeichnen, während es unter der Behandlung mit Aderlass, Brechweinstein oder Ähnlichem 20 % waren.

1.3 Hahnemanns Leben, Wirken und Werke

Christian Friedrich Samuel Hahnemann wurde am 10. April 1755 als Sohn eines nicht gerade wohlhabenden Porzellanmalers geboren. Er besuchte zunächst drei Jahre die lateinische Stadtschule seiner Geburtsstadt Meißen, bis er auf Geheiß des Vaters eine kaufmännische Lehre antreten musste, aus der er aber entlief. Aufgrund seiner Begabung, besonders für die alten Sprachen, bekam der Junge schließlich einen Freiplatz an der Fürstenschule ‚St. Afra', aus der unter anderem auch Lessing und Gellert hervorgingen. Im Gegensatz zu seinen Mitschülern, denen er zum Teil Nachhilfeunterricht gab, durfte Hahnemann dort sehr früh sehr frei studieren. Nach selbst gefundenen Maximen beschränkte er sich auf das gründliche Studium nur derjenigen Fächer, die ihm wichtig erschienen. Auch als Hahnemann 1775 in Leipzig sein Medizinstudium begann, wurden ihm durch die Vermittlung eines Gönners die Studiengebühren erlassen. Dennoch ging er nach zwei Jahren ausschließlich theoretischer Vorlesungen nach Wien ans ‚Spital der Barmherzigen Brüder', wo es bereits eine praktische Ausbildung am Krankenbett gab. Der dortige Leiter und Leibarzt der Kaiserin Maria Theresia, Joseph von Quarin (1733–1814), nahm Hahnemann als Einzigen auch zu seinen Privatpatienten mit. Hahnemann schrieb später: „Ihm verdanke ich, was Arzt an mir genannt werden kann". Aufgrund finanzieller Schwierigkeiten, für die Hahnemann nichts konnte, musste er nach einem 3/4 Jahr eine Bibliothekarsstelle in Hermannstadt in Siebenbürgen annehmen, wo er sich weitere eineinhalb Jahre autodidaktisch vor allem in Sprachen und Naturwissenschaften weiterbildete. Während seiner Zeit in Siebenbürgen konnte er nicht nur viele Fälle von Wechselfieber (Malaria) beobachten und behandeln, sondern erkrankte auch selbst daran. 1779 studierte er noch ein Semester in Erlangen und promovierte dort mit seiner Arbeit über die Ätiologie und Therapie von Krampfleiden.

1780, mit 25 Jahren, ließ sich Hahnemann als praktischer Arzt nieder, was keineswegs eine gesicherte Existenz bedeutete. Er führte daher seine als Student begonnene Übersetzertätigkeit von medizinischen Schriften weiter, widmete sich in zunehmendem Maß auch chemischen Studien und begann, die Ergebnisse dieser Forschungen ebenso wie eigene medizinische Beobachtungen zu veröffentlichen. 1781/82 konnte er als Amtsphysikus in Gommern und einige Jahre später sogar als Vertreter des Stadtphysikus von Dresden ausgiebige medizinische Erfahrungen | 243
sammeln. Die Hoffnung, dessen Nachfolger zu werden, zerschlug sich aber ebenso wie die Spekulation auf einen Lehrstuhl in der Gerichtsmedizin. Zu jener ruhelosen Zeit zeigte sich Hahnemann als vielseitig begabter, ideenreicher und innovativer Gelehrter, der eben Schwierigkeiten hatte, eine – aus seiner Sicht – ihm angemessene Position bzw. Aufgabe zu finden.

In diesem Zusammenhang sind wohl auch seine häufigen Ortswechsel zu sehen. Während seiner 1880 beginnenden Wanderjahre ließ er sich innerhalb von 25 Jahren in über 20 verschiedenen Orten nieder: Hettstedt, Dessau, Gommern, Dresden, Lockwitz, Leipzig, Stötteritz, Gotha, Georgenthal, Molschleben, Göttingen, Pyrmont, Braunschweig, Wolfenbüttel, Königslutter, Altona, Hamburg, Mölln, Machern, Eilenburg, Wittenberg, Dessau. Die Orte liegen fast alle in Sachsen, Sachsen-Anhalt, Thüringen und Niedersachsen. Erst ab 1805, im Alter von 50 Jahren also, wurden seine Aufenthaltszeiten länger und die Motive für seine Ortswechsel klarer (1805 Torgau, 1811 Leipzig, 1821 Köthen, 1835 Paris). Über die Hintergründe seiner häufigen Umzüge äußerte sich Hahnemann nie genau, doch spielten Konflikte mit der jeweiligen Ärzte- und Apothekerschaft sicher eine entscheidende Rolle, zumal er schon früh seine Medikamente selbst dispensierte.

In Gommern hatte Hahnemann 1782 Henriette Küchler (1764–1830) geheiratet, die Stieftochter des Apothekers, in dessen Labor Hahnemann chemische Studien durchführte. Henriette Hahnemann begleitete ihn durch 47 Jahre Ehe und brachte insgesamt 11 Kinder zur Welt, von denen eines bei der Geburt und eines im Säuglingsalter starb. So hatte die Familie schließlich acht erwachsene Töchter und einen

Sohn (Friedrich), der auch homöopathischer Arzt wurde.

Nachdem Hahnemann 1796 die Prinzipien der Homöopathie und 1810 das ‚Organon der rationellen Heilkunde' veröffentlicht hatte, habilitierte er sich an der Universität Leipzig mit einer medizinhistorischen Analyse griechischer, lateinischer und arabischer Quellen zur Verwendung der Heilpflanze *Veratrum album* in der Antike und hielt ab 1812 siebzehn Semester lang Vorlesungen für Medizinstudenten über seine neue Heilmethode. Zusammen mit seinen Studenten führte Hahnemann in dieser Zeit viele Arzneimittelprüfungen durch und publizierte diese schließlich in der ‚Reinen Arzneimittellehre'. Als ihm das Selbstdispensieren seiner Arzneien in Leipzig verboten wurde, zog Hahnemann 1821 nach Köthen, wo ihm sein Patient und Logenbruder Herzog Ferdinand von Anhalt-Köthen das Selbstdispensieren gestattete und ihm überdies den Hofrattitel verlieh. Hahnemann hatte dort bald eine gut gehende Praxis, so dass er einen Assistenzarzt zu seiner Entlastung beschäftigte. Die Patienten kamen teilweise von weither oder korrespondierten mit Hahnemann, der – abgesehen vom Hofe des Herzogs, von dem er ein
244 ansehnliches Gehalt bezog – | keine Hausbesuche mehr machte. Während dieser Zeit entstand Hahnemanns Theorie der chronischen Krankheiten.

1829, zu seinem fünfzigjährigen Doktorjubiläum, erschienen Gäste aus aller Welt. Hahnemann erhielt unter anderem ein „Gratulationsdiplom" der Erlanger medizinischen Fakultät, die Ehrenmitgliedschaft der ‚Naturforschenden Gesellschaft von Altenburg' sowie eine zweibändige Sammlung seiner ‚Kleinen medizinischen Schriften', herausgegeben von Ernst Stapf. Auf dieser Feier wurde auch der spätere ‚Homöopathische Zentralverein' ins Leben gerufen. Im Jahr darauf verstarb Hahnemanns Frau Henriette.

1835 heiratete Hahnemann, in seinem achtzigsten Lebensjahr, zum zweiten Mal. Die 34-jährige französische Malerin und Dichterin Mélanie d'Hervilly-Gohier (1800–1878) war Ende 1834 von Paris nach Köthen gereist, um sich von ihm behandeln zu lassen. Nach drei Monaten ließen sich die beiden trauen und nach weiteren fünf Monaten teilte Hahnemann sein Vermögen unter seinen Kindern auf und zog mit seiner neuen Gattin nach Paris. Mélanie Hahnemann hatte sich rasch in die Homöopathie eingearbeitet, so dass beide dort eine ausgedehnte Praxis führen konnten. Die Patienten kamen aus allen Teilen Europas und allen gesellschaftlichen Schichten, auch viele Adelige und prominente Künstler waren darunter. Bis zu seinem Tod mit 88 Jahren hielt Hahnemann Sprechstunden ab, korrespondierte mit seinen Patienten und machte auch wieder Hausbesuche.

Hahnemann wurde 1843 in aller Stille auf dem Friedhof von Montmartre beerdigt. 1898 wurde sein Sarg zum Prominenten-Friedhof Père Lachaise überführt.[724]

Hahnemann hatte im Laufe seines Lebens insgesamt 27.000 Seiten publiziert, wobei aber nicht alle Schriften die Homöopathie betreffen.[725] Für die Homöopathie von Bedeutung ist aber zum Beispiel seine 1790 erschienene Übersetzung von William Cullens ‚Materia medica', in der Hahnemann seinen berühmten Chinarindenversuch beschrieb. In der Schrift ‚Versuch über ein neues Prinzip zur Auffindung der Heilkräfte der Arzneisubstanzen ...' von 1796 formulierte er dann zum erstenmal das Ähnlichkeitsprinzip. 1805 erschien sowohl die erste Arzneimittellehre, die auf Arzneimittelprüfungen an Gesunden beruht (in lateinischer Sprache, ‚Fragmenta de viribus medicamentorum sive in sano corpore humano observatis') als auch das erste Lehrbuch der Homöopathie, die ‚Heilkunde der Erfahrung'. Dieses war der Vorläufer des 1810 erschienenen ‚Organons der rationellen Heilkunde', das Hahnemann in den folgenden Auflagen in ‚Organon der Heilkunst' umbenannte. Die erste ‚Reine Arzneimittellehre' in deutscher Sprache erschien ab 1811 in sechs Bänden und insgesamt drei Auflagen. Die 1828–1830 publizierten vier Bände der ‚Chronischen Krankheiten' schließlich enthalten
Hahnemanns „Psora-Theorie" | sowie die Prü- 245
fungssymptome der „antipsorischen" Arzneien.

Eine zweite Auflage erschien 1835–1839 in fünf Bänden.

Neben seinen veröffentlichten Werken hinterließ Hahnemann auch 54 gebundene Krankenjournale, in denen er die Behandlung seiner Patienten dokumentiert hatte. Diese 37 deutschen und 17 französischen Journale befinden sich heute im ‚Institut für Geschichte der Medizin' der ‚Robert Bosch Stiftung' in Stuttgart und werden nach und nach im Rahmen von medizinhistorischen Doktorarbeiten transkribiert und herausgegeben. Die deutschen Journale 2, 3, 4, 5 und 34 sowie das französische Journal 5 liegen bereits vor, weitere sind in Bearbeitung. Anhand dieser Journale lässt sich zum Beispiel rekonstruieren, welche Patienten Hahnemann behandelte, welche Arzneimittel er verordnete, in welcher Zubereitung, in welchem zeitlichen Abstand usw.

1.4 Hahnemanns geistiger Hintergrund

Prinzipien, die er einmal als richtig erkannt hatte, blieb Hahnemann – trotz aller damit verbundenen Unannehmlichkeiten – leidenschaftlich treu. Dies gilt nicht nur für medizinische Erfahrungssätze, sondern vor allem für Hahnemanns Weltbild, das sich von seiner frühen Jugend bis zu seinem Tod unverändert nachverfolgen lässt. Laut Hahnemanns Autobiographie hatte sein Vater „die gesundesten, selbstgefundenen Begriffe von dem, was gut und des Menschen würdig genannt werden kann", an ihn weitergegeben. Dadurch, dass ihn sein Vater oft mit einer Denkaufgabe einschloss, wurde er von ihm systematisch zum selbstständigen Denker erzogen. In diesem Sinne charakterisierte Hahnemann den wahren Arzt als einen, „der keinem System geschworen hat, nichts ununtersucht verwirft oder aufs Wort für bar annimmt und der das Herz hat, selbst zu denken und eigenhändig zu handeln".

Hahnemann vertrat einen undogmatischen Deismus im Sinne der Aufklärung und hatte ein teleologisch geordnetes Weltbild, das sich in etwa aus dem rationalistischen Wolff'schen System ergab. Mit 22 Jahren trat er in eine Freimaurer-Loge ein, mit 24 Jahren interessierte er sich für den Materialismus von Holbachs, dessen ‚Systeme de la Nature' er übersetzen wollte. Es ist anzunehmen, dass ihn auch der Positivismus d'Alemberts und die Empfindsamkeit Rousseaus beeinflussten. Dem Christentum im konfessionellen Sinne stand Hahnemann, der protestantisch getauft war, zwar fern, er vertrat aber eine „natürliche Religion" und äußerte sich als über 70-jähriger sehr anerkennend über die „göttliche Weisheit" des Konfuzius.

Gott war für Hahnemann Liebe und Weisheit und das konsequenteste aller Wesen. Des Menschen Bestimmung sei es, sich diesem
„großen | Urgeist" „auf der Leiter beseligender 246
Empfindungen, menschenveredelnder Tätigkeiten und weltendurchschauender Kenntnisse" zu nähern. Des Menschen körperliche Schwäche und Anfälligkeit für Krankheiten widerspreche der Güte und Weisheit des Schöpfers nicht, da sie als Erziehungsmittel gesehen werden müssen. Sie sollten den menschlichen Geist und die menschliche Liebe anregen, eine rationale und zuverlässige Heilkunde zu schaffen. Auch die Endlichkeit des menschlichen Erkennens bilde dabei keinen absoluten Einwand, da diese zwar die theoretische „Ergrübelung" der letzten Ursachen von Krankheit und Heilung verhindere, nicht jedoch die sorgfältige Beobachtung von sinnlich wahrnehmbaren Zeichen und Symptomen und die zweckmäßige therapeutische Anwendung des so erworbenen Wissens. Nach Hahnemanns Überzeugung mache Gott nur das unmöglich, was unnütz sei, er mache andererseits aber auch möglich, was wirklich nötig sei. Zweifel an der grundsätzlichen Möglichkeit einer Heilkunde bzw. der Heilbarkeit von Krankheiten wies Hahnemann als Gotteslästerung zurück.[726]

Daraus erklärt sich Hahnemanns grundsätzliche Gegnerschaft zu all jenen medizinischen Systemen, die den Menschen in seiner Fülle und Unergründbarkeit durch eine Reduktion auf Kategorien einzelner Hilfswissenschaften erklären wollten, sei es der Chemie, Physik, Anatomie, Physiologie, Naturphilosophie usw. Hahnemann lehnte die rationalistische Tradition der Medizin ab, die sich für ihn von Galen (129–199) über Avizenna (980–1036) bis Friedrich Hoffmann (1660–1742) und John Brown (1735–1788) erstreckte. Viel mehr fühlte er sich der Tradition der Empiriker verpflichtet, deren Hauptvertreter für ihn Hippokrates (460–370), Aretäus (1. Jh.) und Thomas Sydenham (1624–1689) waren.

Während rationalistische Ärzte davon ausgehen, dass jede Krankheit von einer nächsten Ursache (*causa proxima*) herrührt, die aufgefunden und durch eine gezielte therapeutische Intervention beseitigt werden könne, bezweifeln die Empiriker unter den Ärzten, ob solche postulierten Ursachen überhaupt existieren, geschweige denn aufgefunden oder beseitigt werden können. Für sie ist der Organismus eine Art Black Box, dessen vollständige Erforschung und Erkenntnis unseren menschlichen Verstand übersteigt. Die Aufgabe des Arztes sei demnach einzig und allein die genaue Beobachtung sinnlich wahrnehmbarer Phänomene und Veränderungen am Organismus (in Gesundheit und Krankheit, vor und nach Arzneimittelgabe usw.) und die Ableitung von therapeutischen Regeln aus dem so gewonnenen Erfahrungsschatz.[727]

Für die Beurteilung eines neuen medizinischen Systems ist es oft interessant zu wissen, ob sein Begründer es lediglich aus Unkenntnis der Grundlagenfächer aufstellte, oder ob er trotz der Beherrschung der Medizin und der Naturwissenschaften seiner Zeit eine eigene Heilkunde
247 | entwickelte. Folgende wissenschaftliche Verdienste, die ihm in Fachkreisen entsprechendes Ansehen einbrachten, erwarb sich Hahnemann unabhängig von der Begründung der Homöopathie:

Anlässlich einer eingehenden Beschäftigung mit der Gerichtsmedizin verfasste Hahnemann 1786 eine in der Pharmakologie vielbeachtete Monographie ‚Über die Arsenvergiftung'. Als Frucht seiner chemischen Forschungen entdeckte Hahnemann 1787 die ‚Hahnemannsche Weinprobe' auf Bleizucker, die später in verschiedenen Ländern amtlich eingeführt wurde. 1788 gelang ihm die Herstellung eines heute noch nach ihm benannten auflöslichen Quecksilberpräparats (*Mercurius solubilis Hahnemanni*). Die Pharmazie bereicherte Hahnemann 1787 um eine Monographie über ‚Die Kennzeichen der Güte und Verfälschung der Arzneimittel' sowie um sein vierbändiges ‚Apothekerlexikon', das aus pharmaziehistorischer Sicht das Wissen der damaligen Zeit sachkundig zusammenfasst.

Innerhalb der Psychiatriegeschichte war Hahnemann – noch vor Philippe Pinel (1745–1826) – einer der ersten, die in der Behandlung Geisteskranker neue Wege beschritten. Anstatt, wie damals üblich, psychotische Patienten in sogenannte Narrenhäuser zu sperren, wo sie angekettet und geschlagen wurden und am Wochenende von der Bevölkerung gegen ein Eintrittsgeld besichtigt und geneckt werden konnten, leitete Hahnemann 1792 ein Jahr lang eine private Irrenanstalt, wo er einen prominenten geisteskranken Patienten (Klockenbring) Tag und Nacht zwar unter größten Opfern, aber auf humane Art und schließlich mit dem Erfolg betreute, dass dieser seinen Beruf wieder aufnehmen konnte.

Auch hinsichtlich der Hygiene vertrat Hahnemann in seinen Veröffentlichungen von 1792 und 1795 sehr moderne Ansichten der Seuchenbekämpfung, obwohl damals noch keine Erreger von Infektionskrankheiten nachgewiesen werden konnten. Er empfahl den Ärzten, Patienten in Krankenhäusern nur in gut durchlüfteten Räumen zu besuchen, dabei einen Kittel zu tragen, beim Pulsfühlen das Gesicht vom Patienten abzuwenden und – über 50 Jahre vor Semmelweis – sich danach die Hände in Essigwasser zu waschen. In seiner Verurteilung des Aderlasses sowie anderer schwächender Maßnahmen war Hahnemann zwar nicht der Einzige, doch lässt sich die öffentliche Parteinahme gegen eine schädliche Praxis auch als Verdienst um die Medizin betrachten. Das gleiche gilt für seine pragmatische Maxime, keine Arzneigemische zu verordnen, weil man sonst nichts über die Wirkung ihrer einzelnen Bestandteile erfahren könne.

Aufgrund seiner Verdienste um die Wissenschaft wurde Hahnemann 1791 zum Mitglied einiger wissenschaftlicher Gesellschaften ge-

wählt, etwa in die ‚Leipziger ökonomische Gesellschaft‘ und in die ‚Mainzer Kurfürstliche Akademie der Wissenschaften‘. 1790 erhielt er
248 einen Ruf | an die medizinische Fakultät der Universität Wilna, den er jedoch ablehnte. 1798 war HAHNEMANN für die Berufung an die zu gründende Universität in Mitau vorgesehen, doch winkte er auch hier ab.

Philosophisch lässt sich HAHNEMANNS Begründung der Homöopathie schlüssig aus den Prämissen seines Weltbildes einerseits und dem Stand seiner wissenschaftlichen Kenntnisse andererseits ableiten:

• Analog zum Aufschwung der Künste und Wissenschaften, besonders der Physik, Chemie und Philosophie, wollte HAHNEMANN auch die Medizin, die bislang noch eine „Vermutungskunst“ (laut FRANCIS BACON) geblieben war, in den Rang einer sicheren Wissenschaft erheben.

Dazu mussten erst die Hindernisse beseitigt werden, für die die Ärzte selbst verantwortlich waren. Um aus der ärztlichen Praxis wirklich etwas lernen zu können, mussten die verordneten Arzneimittel genau gekannt, Verfälschungen verhindert, die Nomenklatur der Heilpflanzen verbessert, Surrogate beseitigt, die Verordnung von Arzneigemischen abgelehnt und eine gute Mitarbeit der Patienten sichergestellt werden.

Die Krankheitszustände der Patienten sollten weniger nach spekulativen Einteilungen klassifiziert, als vielmehr möglichst genau beobachtet und differenziert beschrieben werden. Eine rationale, verantwortungsvolle Therapie dürfe sich, so forderte HAHNEMANN, weder auf Zufallsfunde, „parempirische“ Laienpraxis (im Sinne unkritischer Ansammlung von Erfahrungen) noch auf Aberglauben, die Signaturenlehre oder auf naturphilosophische Spekulationen berufen.

Hier bot sich der damals aufkommende naturwissenschaftliche Ansatz an. Nach HAHNEMANN konnte die Chemie die Inhaltsstoffe der Arzneisubstanzen zwar exakt analysieren, Verfälschungen aufdecken, die Dosierungen verfeinern und eine gewisse Standardisierung gewährleisten. Einige Krankheitsbeschwerden, etwa bei Gallen- oder Blasensteinen, verschluckten Säuren, Knochenfrakturen und Ähnlichem, konnten mechanisch oder chemisch beseitigt werden.

• Da die Mehrzahl der inneren Krankheiten aber weder mechanisch noch chemisch erklärbar war, gelangte hier der naturwissenschaftliche Ansatz an seine Grenzen.

Zur Erweiterung des Ansatzes bezog HAHNEMANN nun die Beobachtung mit ein, dass es etwa bei der Behandlung der Syphilis mit *Mercurius solubilis* weniger auf die Dosis ankam, als vielmehr darauf, den Organismus zu einer Fieberreaktion zu reizen, mit der die Krankheit dann zu überwinden war. Erklärbar war dies nicht mehr mit Dosis-Wirkungs-Relationen, sondern nur unter folgendem Konzept:

• Der Organismus reagiert als Einheit und als Ganzer auf Reize, und zwar teleologisch (zielgerichtet), das heißt in Richtung auf Wiederherstellung seiner Gesundheit.

| Damit war der Weg zum *Simile*-Prinzip geeb- 249
net. HAHNEMANNS Chinarindenversuch konnte nun vor dem Hintergrund gesehen werden, dass sowohl Krankheitssymptome als auch Arzneimittelsymptome Produkte einer Reaktion des Organismus auf spezifische Reize (Krankheitsreize bzw. Arzneimittelreize) sind. Die Erfahrung zeigte ihm dann noch, dass unähnliche Reize sich lediglich suspendieren bzw. unterdrücken, ähnliche dagegen sich gegenseitig überstimmen und auslöschen.[728]

1.5 Hahnemanns Begründung und Entwicklung der Homöopathie

Historisch betrachtet vollzog sich die Begründung der „allgemeinen Homöopathie“ in den Jahren zwischen 1790 und 1810:

Während seiner Übersetzung der Arzneimittellehre von WILLIAM CULLEN (1790) kam HAHNEMANN auf die Idee, einen Selbstversuch mit Chinarinde zu unternehmen. Dabei beobachtete er, dass die Einnahme von Chinarinde bei ihm gerade jene Symptome hervorrief, die er bereits von einem in Siebenbürgen selbst durchgemachten Wechselfieber her kannte. Ohne weitergehende Schlüsse daraus zu ziehen, bemerkte er hier: „Substanzen, welche eine Art von Fieber erregen, löschen die Typen des Wechselfiebers aus". Damit war – nach HAHNEMANNS späterer rückblickender Interpretation – die „Morgenröte" der neuen Heillehre angebrochen.

Sechs Jahre später (1796) verallgemeinerte HAHNEMANN diese und ähnliche Beobachtungen zum eigentlichen Simileprinzip. An dieser Stelle bezeichnete er allerdings die Beseitigung offenbarer Ursachen von Krankheiten (etwa die Tötung eines Bandwurms bei Magenkrämpfen oder das Erbrechenlassen von verdorbenem Mageninhalt) ausdrücklich als die „königliche Straße" der Arzneibehandlung, der – wo sie durchführbar sei – der Vorzug gebühre. Wo diese nicht möglich sei, müsse man sich mit „spezifischen Mitteln" behelfen, Mitteln also, von denen zwar die Wirksamkeit in bestimmten Krankheitszuständen bekannt war, nicht jedoch ihr Wirkmechanismus. Über die wenigen bis dato bekannten Spezifika (wie Chinarinde bei Wechselfieber und *Mercurius* bei Syphilis) hinaus sollte es nach HAHNEMANN allerdings „so viele Spezifika geben, als es verschiedene Zustände der einzelnen Krankheiten gibt". Das Prinzip, nach dem nun neue spezifische Mittel aufgefunden und individuellen Krankheitszuständen zugeordnet werden sollten, sah HAHNEMANN jetzt in Arzneimittelprüfungen an Gesunden sowie der therapeutischen Verwendung desjenigen Mittels, dessen Prüfungssymptome den Patientensymptomen ähnlich waren (*Similia similibus*).[729]

250 | Im folgenden Jahr (1797) berichtete HAHNEMANN erstmals über heftige Erstverschlimmerungen nach der Gabe einer dem Krankheitszustand ähnlichen Arznei (*Veratrum album* bei einer Kolik), was ihn dazu veranlasste, deren Dosis fortan nach und nach zu verkleinern. Ab diesem Jahr taucht auch der Begriff „dynamische Wirkung" in HAHNEMANN Schriften auf.

1801 erklärte HAHNEMANN im Rahmen seiner Propagierung eines Vorbeugungsmittels gegen Scharlachfieber (ein 24-Millionstel Gran *Belladonna*), dass kleine Arzneigaben „nicht atomisch, sondern bloß dynamisch wirken" und zwar um so stärker, je größer die Empfindlichkeit des Kranken sei. Als Antidot gegen künstlich erzeugte Symptome gab HAHNEMANN hier bereits „Riechen an Kampfer-Auflösung" an. Des weiteren unterschied er 1801 erstmals zwischen (erkennbaren) materiellen Krankheitsursachen, die zu entfernen seien, und (postulierten) dynamischen Krankheitsursachen, deren Kenntnis dem Menschen zwar nicht möglich, zur Heilung aber auch nicht nötig sei.

• Jeder Krankheitsfall sei stets „als ein eigenes Individuum anzusehen".

1805 wies HAHNEMANN in der Schrift ‚Äskulap auf der Waagschale' die Hilfswissenschaften Physik, Chemie, Botanik, Anatomie und Physiologie, was „ihren Einfluß auf das Heilgeschäft" angehe, in ihre Grenzen, zumal „das eigentlich Heilsame in den Arzneien gar nicht in ihren Gesichtskreis gelangt". 1807 prägte HAHNEMANN den Begriff „homöopathisch", durch den die gesamte übrige Arzneitherapie letztlich zur „Allöopathie" wurde. Ab 1808 betrachtete HAHNEMANN seine bisherige Behandlungsmaxime als „Naturgesetz". 1810 war die Begründung der allgemeinen Homöopathie abgeschlossen. Das ‚Organon' enthielt erstmals den vollen Wortlaut des Ähnlichkeitsprinzips: *Similia similibus curentur.*

Die Grundprinzipien der Homöopathie waren damit folgende:

1. die Verwendung von Einzelmitteln, also die prinzipielle Ablehnung von Arzneigemischen,
2. die Arzneimittelprüfungen an Gesunden, in denen untersucht wird, welche Symptome jedes Arzneimittel an gesunden Menschen hervorzubringen in der Lage ist,
3. das Ähnlichkeitsprinzip, das heißt die Maxime „Behandle Ähnliches mit Ähnlichem" und
4. die Verwendung kleinster Gaben.

Die Verwendung kleinster Gaben hatte ihren Grund ursprünglich in der Beobachtung, dass starke Gaben teilweise zu erheblichen Erstverschlimmerungen führten. Grundsätzlich könnte jedoch – bei entsprechend vorsichtiger Dosierung
– auch mit Urtinkturen homöopathisch behandelt | 251
werden, was HAHNEMANN zunächst auch wirklich tat. Dass sich selbst auf die Gabe wiederholt verdünnter und verschüttelter homöopathischer Arzneien immer noch Wirkungen zeigten, war

auch für HAHNEMANN letztlich ein Zufallsbefund, den er nicht vorhersehen konnte.

HAHNEMANN hatte die „Verdünnungsstufen" der von ihm verordneten Mittel allmählich gesteigert. 1790 hatte er sich mit seinen Arzneigaben noch im Gran-Bereich bewegt und sich nicht gescheut, bei Wechselfieber Chinarinde auch in „heroischer" Dosierung zu verordnen: zum Beispiel circa 1.000 Gran (60 g) innerhalb von 24 Stunden. 1799 nannte er bei *Hyoscyamus* bereits eine Dosis von 1/60 Gran, 1801 empfahl er bei Scharlachfieber ein 24-Millionstel Gran von *Belladonna* und ein 5-Millionstel Gran von *Opium*, 1806 erwähnte er bereits eine „Quintilliontel"-Auflösung (C15), 1809 ein „Sextilliontel" (C18) und 1816 ein „Dezilliontel" (C30) von Arsen.

Während seiner Zeit in Leipzig erschien HAHNEMANNS ‚Reine Arzneimittellehre' in sechs Bänden (1811–1821), die zusammen die Arzneimittelprüfungs-Symptome von 63 Substanzen enthalten. Geprüft wurden vorwiegend Pflanzen, aber auch Metalle (Eisen, Gold, Silber, Zinn, Quecksilber), chemische Stoffe („Ätzstoff-Tinktur", Kochsalzsäure, Phosphorsäure), giftige Substanzen (Arsen) und die Kräfte des Magneten.

Neben den langen Symptomenverzeichnissen für jede einzelne Substanz versuchte HAHNEMANN in den Vorbemerkungen dazu erstmals – allerdings nur für einige „Polychreste" – auch eine kurze Charakterisierung des Patienten, für die das jeweilige Mittel „vorzüglich passen" müsste. So sollte sich *Nux vomica* besonders für Menschen eignen, die „feurigen, eifrigen, hitzigen Temperaments" bzw. „zu stürmischem Zorne aufgelegt" sind, die „viel Gesichtsröte" und Beschwerden von „täglichem Kaffeetrinken" sowie von „Kopfanstrengungen" haben (1811). Bei *Ignatia* sollten „schnelle Abwechslung von Lustigkeit und Weinerlichkeit" vorherrschen und bei *Pulsatilla* ein „schüchternes, weinerliches, zu innerlicher Kränkung und Ärgernis geneigtes, wenigstens mildes und nachgiebiges Gemüt", verbunden mit „Frostigkeit", „Durstlosigkeit", Einschlafstörungen, sowie bei Frauen eine leichte Verspätung der Periode. Bei *Rhus toxicodendron* hob er die Verschlimmerung in Ruhe und bei *Bryonia alba* die Verschlimmerung bei Bewegung als auffallend hervor (1816), bei Chinarinde die „Schwäche von Säfteverlusten" (1817). Diese eher spärlichen Angaben HAHNEMANNS regten spätere Homöopathen zur Schaffung von sogenannten Arzneimittelbildern für jedes Medikament an.

Für etwa ein Drittel der Arzneimittel gab HAHNEMANN an, bei welchen Krankheiten sie sich besonders bewährt hatten. *Mercurius* wirkte
| zum Beispiel besonders gut bei Syphilis (1811), 252
Ipecacuanha bei einigen Arten von Wechselfiebern, *Veratrum* bei bestimmten Arten von Kachexien (1817), *Hyoscyamus* bei „Zerrüttungen der Geistes- und Gemütsorgane", *Aurum* bei Melancholie, *Camphora* als „schätzbares Palliativ" bei Influenza, *Sulphur* bei Krätze (1818), *Spongia* bei Kropf (1821) usw. Das waren die Vorläufer der späteren „bewährten Indikationen".

Zur Veranschaulichung seiner Auffassung der Homöopathie als eines Wissens um das Heilmittel „im voraus", also bereits vor seiner Anwendung am Kranken, veröffentlichte HAHNEMANN 1816 – einmalig in seinen gesamten Schriften – zwei homöopathisch geheilte Fälle aus seiner Praxis (mit *Bryonia* Urtinktur und *Pulsatilla* C12).

1816 führte HAHNEMANN mit der Beschreibung des Verdünnens und Verschütteins von Arzneiauflösungen im Verhältnis 1:100 erstmals eine gewisse Standardisierung ein. 1818 beschrieb er für feste Substanzen erstmals die Trituration im Verhältnis 1:100.

Gleichwohl war für HAHNEMANN zu jener Zeit ein Tropfen einer Urtinktur entsprechend dem materiellen Stoffgehalt durchaus noch eine stärkere Gabe als ein Tropfen etwa einer C12-Auflösung.

1.6 Hahnemanns spätere Modifikationen der Homöopathie

Zeitgleich mit HAHNEMANN Umzug von Leipzig nach Köthen (aufgrund des Dispensier-Verbotes) findet sich in seinen Schriften ab 1821 auch eine Art innerer Wende hinsichtlich seines Konzepts der Arzneimittelwirkung:

War HAHNEMANN zunächst davon ausgegangen, dass die Wirkung von Arzneimittelauflösungen mit fortschreitender Verdünnung abgeschwächt werde, äußerte er ab jetzt die Überzeugung, dass die Wirkung dabei kontinuierlich zunehme. Arzneien seien nicht tote Substanzen, sondern geistige Wesen bzw. Kräfte, die im rohen Zustand in gebundener bzw. erstarrter Form vorlägen. Sie könnten durch eine besondere Zubereitung entbunden, entfaltet und entwickelt werden, wodurch ihre Wirkung schneller und heftiger werde. Ein Tropfen einer mit zehn Schüttelschlägen zubereiteten C1-Verdünnung habe nunmehr (1821) „fast dieselbe Stärke von Arzneikraft" wie ein Tropfen der Urtinktur, so dass sich auch bei weiterer Fortsetzung dieses Verfahrens „wenig oder keine Kraft-Abnahme in der Wirkung" ergebe.

1824 nannte er erstmals mohnsamengroße „Streukügelchen" aus Zucker zur Zerteilung eines Tropfens Arzneiauflösung. 1826 bezeichnete er eine C60-Verdünnung „nicht etwa schwächer an Kraft als die minder verdünnten", sondern „an arzneilicher Wirkung eher stärker und stärker
253 | geworden". 1827 schließlich prägte HAHNEMANN den Begriff des „Potenzierens" für das schrittweise Verdünnen, Verschütteln oder Verreiben von Arzneimitteln, in der Vorstellung, dass dadurch deren vorher an die Materie gebundenen Arzneikräfte freigesetzt und entfaltet werden.

Dennoch empfahl er aber 1829, in einem Brief an SCHRETER, die C30 als Maximal- bzw. Standardgabe: „Ich billige es nicht, wenn Sie die Arzneien höher als zu [C36] und [C60] potenzieren wollen – einmal muß doch die Sache ein Ziel haben und kann nicht ins Unendliche gehen. – Bei der festen Bestimmung aber, daß die homöopathischen Arzneien sämtlich bis [C30] verdünnt und potenziert werden sollten, entsteht ein gleichartiges Verfahren in den Kuren aller Homöopathiker, ... da sie ... mit gleichen Werkzeugen arbeiten". Obwohl der Einwand, eine Hochpotenz entspreche der Auflösung eines Tropfens im Genfer See, schon seit 1821 besteht, hatte sich HAHNEMANN dadurch nicht beirren lassen. Wenn sich etwas in seiner praktischen Erfahrung als wirksam erwies, nach theoretischen Berechnungen jedoch nicht wirksam sein konnte, so war dies für ihn weniger ein Grund, seine diesbezüglichen Erfahrungen anzuzweifeln, als vielmehr, einen Fehler in der Theorie zu vermuten. Er schrieb dazu (1828, 1835): Dass eine C30 „20, 30, 40 Tage und länger" eine Wirkung zeigt – „dieser wahre Satz gehört nicht unter die zu begreifen sein sollenden, noch zu denen, für welche ich blinden Glauben fordere. Ich fordere gar keinen Glauben dafür und verlange nicht, daß dies jemandem begreiflich sei. Auch ich begreife es nicht: genug aber, die Tatsache ist so und nicht anders. Bloß die Erfahrung sagt's, welcher ich mehr glaube als meiner Einsicht".

Eine weitere, recht eigenwillige Erweiterung seiner Lehre stellt HAHNEMANNS 1828 publizierte Theorie der chronischen Krankheiten dar – die allerdings an den Grundprinzipien der Homöopathie nichts änderte.

Bereits ab 1816 hatte HAHNEMANN bemerkt, dass die Homöopathie in ihrer damaligen Form zumindest nicht alle Krankheiten zu heilen vermochte. Bei „akuten Krankheiten, epidemischen Seuchen, sporadischen Fiebern und venerischen Krankheiten" war für ihn zwar die allgemeine homöopathische Behandlung „jedem allöopathischen Verfahren überlegen" – doch über die homöopathische Behandlung chronischer Krankheiten konnte er nur sagen: „Ihr Anfang war erfreulich, die Fortsetzung minder günstig, der Ausgang hoffnungslos".

Die 1828 von HAHNEMANN erstmals dargestellte „Psora-Theorie" zur Erklärung der Besonderheiten bei chronischen Krankheiten beruhte auf fünf Beobachtungen und Analogieschlüssen:

| 1. Wenn man bestimmte Symptome einer 254
chronischen Krankheit behandelte, konnten diese zwar vorübergehend vergehen, kehrten dann aber in abgeänderter Gestalt wieder. Daraus schloss HAHNEMANN, dass die behandelten Symptome nicht die ganze Krankheit repräsentierten, sondern nur einen Teil eines tief liegenden Ur-Übels.

2. Chronische Krankheiten zeigten einen chronischen Verlauf, wie er zum Beispiel von der Syphilis bekannt war. Daraus schloss HAHNEMANN, dass auch dem gesuchten Ur-Übel – wie eben der Syphilis, von der man dasselbe annahm – ein chronisches *Miasma* zugrunde liegen müsse.

3. Bei fast allen chronisch kranken Patienten konnte ein Krätz-Ausschlag in der Vorgeschichte nachgewiesen werden. Daraus schloss HAHNEMANN, dass das gesuchte chronische *Miasma* zusammen mit der Krätze übertragen werde.

4. Die Unterdrückung eines Krätz-Ausschlags führte oft zur Exazerbation einer bereits bestehenden chronischen Krankheit. Daraus schloss HAHNEMANN, dass der Krätz-Ausschlag selbst nur ein vikariierendes (stellvertretendes) Lokalsymptom für die eigentliche „innere Krätzkrankheit“ sei – wie er das im übrigen auch für den Schanker der Syphilis annahm.

5. Bei den 20 % der Patienten schließlich, wo sich kein früherer Krätz-Ausschlag eruieren ließ, erwiesen sich HAHNEMANNS „antipsorische“ Mittel dennoch als hilfreich. Daraus folgerte HAHNEMANN, dass das für die „innere Krätzkrankheit“ verantwortliche *Miasma* hier „schon in der Wiege“ (1828, 1835) oder durch „Erbschaft“ (1842) übertragen worden sein musste.

HAHNEMANN (der nach eigener Aussage selbst „nie psorisch war“) gab nun über 50 Zeichen der „noch schlummernden Psora“ und über 400 Symptome der „offenbaren Psora“ an. Erstere würden auf einen Zustand hinweisen, in dem man sich zwar selbst leidlich gesund fühle, wo aber bereits geringste Anlässe unverhältnismäßig heftige Krankheiten auslösen könnten (zu diesen Zeichen rechnete er zum Beispiel Nasenbluten, Wadenkrämpfe, Abneigung gegen Milch usw.). Letztere dagegen seien die eigentlichen „Elemente, aus denen sich das ... Krätz-Siechtum zu der unübersehbaren Zahl chronischer Krankheiten zusammensetzt“.

Die „Psora“ war für HAHNEMANN also eine innere Krätzkrankheit, die durch Ansteckung mit einem chronischen *Miasma* über die Haut übertragen werde, und die zunächst – als vikariierendes (stellvertretendes) Symptom – einen Hautausschlag bilde. Würde dieser durch eine rein äußere Behandlung unterdrückt, so würde die innere Krätzkrankheit auflodern und sich in Form einer chronischen Krankheit äußern, die die unterschiedlichsten Gestalten annehmen könne. Bei deren Behandlung sollten demnach – über die aktuellen Symptome der vorliegenden chronischen Krankheit hinaus – stets auch die übrigen,
hier aufgelisteten | Symptome der „offenbaren 255
Psora“ berücksichtigt werden. – An der homöopathischen Entsprechung zwischen Krankheits- und Arzneimittel-Symptomen hatte sich durch diese späte Modifikation der Homöopathie allerdings nichts geändert.

Nach HAHNEMANNS Einteilung gab es nur drei verschiedene Arten von chronischen Krankheiten. Die beiden venerischen Krankheiten Syphilis und Sykosis machten nach seiner Schätzung zusammen etwa 1/8 aller chronischen Krankheiten aus. Behandelt wurde die Syphilis mit *Mercurius solubilis* C30 und die Sykosis vor allem mit *Thuja occidentalis* C30. Die übrigen 7/8 aller chronischen Krankheiten, also alle nicht-venerischen, hatten für HAHNEMANN ausnahmslos den gleichen Ursprung: „Psora“. Hier war das Hauptmittel *Sulphur*, jedoch kamen – je nach individueller Symptomatik – auch die übrigen „antipsorischen“ Arzneien in Frage.

HAHNEMANN war sich bei seiner Modifikation der allgemeinen Homöopathie, die er ausdrücklich „Psora-Theorie“ nannte, des Hypothesen-Charakters derselben durchaus bewusst. Da diese Theorie auf Analogie-Schlüssen beruhte, die keine zwingenden Schlüsse sind, hatte sie selbst in HAHNEMANNS Augen nur eine „analoge Wahrscheinlichkeit“, die er allerdings auf 99 % schätzte. Solange aber – so HAHNEMANN – keine bessere Theorie als Grundlage für die Behandlung chronischer Krankheiten existiert, sollten die Bezweifler der Theorie diese durch eigene Anwendung erst einmal selbst nachprüfen: „*Negantis est probare*“.

Die praktischen Konsequenzen, die die „Psora-Theorie“ für die Behandlung chronisch Kranker mit sich brachte, bestanden hauptsächlich darin, dass bei chronischen Krankheiten sogenannte „antipsorische“ Mittel verordnet werden sollten, das heißt Arzneimittel, die nicht nur auf die aktuellen Symptome homöopathisch passen, sondern auch auf die potentiellen anderen, „psorischen" Symptome. Konkret folgte daraus die Notwendigkeit einer eingehenderen biographischen Anamnese sowie die Verwendung von sogenannten Polychresten, das heißt „vielnützigen" Mitteln, die in Arzneimittelprüfungen an Gesunden eine große Anzahl von Symptomen hervorbringen und dadurch ebenso vielen (potentiellen) Symptomen des Patienten in Ähnlichkeit entsprechen könnten.[730]

Als „antipsorische" Arzneimittel beschrieb HAHNEMANN vor allem Substanzen pflanzlicher, tierischer, metallischer bzw. tellurischer sowie chemischer Herkunft und gab für fast jedes Mittel zum Teil seitenlange Listen von Krankheitszuständen an, bei denen es sich als „vorzüglich hilfreich" erwiesen hatte (bewährte Indikationen).

Die letzte, endgültige Modifikation der homöopathischen Posologie (Gabenlehre) stellt HAHNEMANNS Entwicklung der Q-Potenzen dar, deren Herstellung und Anwendung er erstmals 1842 im Manuskript der letzten Auflage seines ‚Organons' beschrieb.[731]

256 | Diese neue Potenzierungsart war für HAHNEMANN allerdings weniger ein Umsturz seiner bisherigen Praxis, als vielmehr der End- und Höhepunkt einer kontinuierlichen Entwicklung hinsichtlich der Dosierungsvorschriften homöopathischer Arzneimittel.

Bereits kurz nach der Begründung des Ähnlichkeitsprinzips 1796 hatte HAHNEMANN damit begonnen, zur Vermeidung von Erstverschlimmerungen die Arzneigaben immer weiter zu verringern. Für den Fall, dass – etwa bei sehr robusten Personen – die Wirkung einer kleinen Gabe wieder etwas verstärkt werden sollte, empfahl er 1801 zwei Prinzipien:

- die Auflösung und innige Vermischung der Arzneigabe in einem Glas Wasser, da bei dessen Einnahme mehr Nerven berührt würden, und
- die Verteilung der Gesamtdosis auf mehrere Einzeldosen. So erwies sich etwa die Wirkung von täglich zwei Tropfen, über fünf Tage gegeben, stärker als die von zehn Tropfen, die auf einmal eingenommen wurden.

Ausgehend von dem Konzept der unendlichen Teilbarkeit der Materie gelangte HAHNEMANN in den folgenden Jahren zu immer höheren Verdünnungsgraden und führte schließlich auch das Verhältnis 1:100 als standardisierten Verdünnungsschritt ein. 1821 setzte er die Zahl der Schüttelschläge auf zehn pro Verdünnungsstufe fest.

Gemäß seinem im gleichen Jahr entwickelten neuen Konzept der Wirkungssteigerung von Arzneistoffen durch wiederholte Verdünnung und Verschuldung begrenzte HAHNEMANN 1824 die Zahl der Schüttelschläge auf zwei damit „die Kraftentwicklung derselben gemäßigt bleibt". Nun beschrieb er auch die Zerteilung eines Tropfens auf mohnsamengroße Streukügelchen (Globuli) aus Zucker. 1827 prägte er für sein Verfahren den Begriff des „Potenzierens".

1328 standardisierte HAHNEMANN die Herstellung einer C3-Trituration, durch die auch unlösliche Substanzen löslich wurden und als Dilutionen weiterverarbeitet werden konnten. Genau diese Vorschrift nahm er später als Grundlage für die Herstellung jeder Q-Potenz.

1832 ging HAHNEMANN dazu über, die Intervalle zwischen den einzelnen Gaben deutlich zu verkürzen und etwa eine kleinste Gabe *Sulphur* bereits nach 1–2 Wochen zu wiederholen.

1335 empfahl er bei Behandlungsfällen, in denen die Besserung nach 1–2 Wochen still stand, die Gabe derselben Arznei zu wiederholen, allerdings in abgeändertem Potenzgrad. Das war, wie bereits 1801 beschrieben, durch Auflösung der Potenz in einem Glas Wasser und Verteilung der Einnahme über mehrere Tage möglich. Auf demselben Prinzip beruhen die Einnahmevorschriften der Q-Potenzen.

1837 hatte HAHNEMANN dieses Verfahren bereits relativ weit ausgebaut. Er beschrieb die Auflösung eines Arzneikügelchens in Wasser, die Einnahme eines Esslöffels daraus und das Schüt-
teln der Flüssigkeit vor | jedem Einnehmen, um 257
den Dynamisierungsgrad jedesmal zu verändern. Diese Vorschriften sind nahezu identisch mit de-

nen für Q-Potenzen. Da auf diese Weise jede Arzneigabe auf 15–30 Tage und mehr „zerteilt" werden konnte, war Hahnemann nun „keine Potenzierung" mehr „zu stark", weshalb er ab jetzt statt vorübergehend zwei wieder zehn Armschläge pro Potenzstufe festlegte.

1839 empfahl er „10, 20, 50 und mehr starke Stoß-Schläge" pro Potenzierungsstufe, was den für die Q-Potenzen vorgeschriebenen 100 Schlägen schon sehr nahe kam.

Damit waren fast alle Elemente der Herstellung und Einnahme von Q-Potenzen von Hahnemann noch zu seinen Lebzeiten veröffentlicht worden, allerdings stets auf C-Potenzen bezogen. Das wirklich Neue, das sich nur in Hahnemann Manuskript zur sechsten Auflage des ‚Organons' findet, war der Einschub des zusätzlichen Zerteilungsschritts eines Tropfens auf 500 Kügelchen pro Potenzierungsstufe. Hierdurch sollten die Q-Potenzen bei unverminderter Arzneikraft milder wirken und daher täglich bzw. stündlich wiederholt werden können. Damit hatten sie einen bedeutenden Vorteil gegenüber den C-Potenzen, deren Nachteil vor allem in der Gefahr erheblicher Erstverschlimmerungen und den langen Wartezeiten bis zur nächsten Gabe bestand.[732]

1.7 Propagierung und Abgrenzung der Homöopathie durch Hahnemann

Hahnemann bediente sich verschiedenster Methoden, seine Lehre zu verbreiten und zu verteidigen. Seine ersten Publikationen (1796, 1805) wurden von der Ärzteschaft wenig beachtet. Als sein ‚Organon der rationellen Heilkunde' von August Friedrich Hecker 1810 in einer über 100-seitigen Rezension scharf kritisiert wurde, antwortete Hahnemann darauf mit einer ebenso umfangreichen eigenen Monographie, die er allerdings unter dem Namen seines Sohnes, des damals 24-jährigen Medizinstudenten Friedrich Hahnemann, erscheinen ließ. Die Wirkung dieser akribischen Gegenkritik war allerdings gering. 1811 versuchte Hahnemann, durch einen in Leipzig angebotenen praktischen Einführungskurs Ärzte für die Homöopathie zu gewinnen, doch kam der Kurs aus Mangel an Nachfrage nicht zustande. Hahnemann habilitierte sich nun in der Hoffnung, durch Vorlesungen an der Leipziger Universität das Interesse der Studenten an seiner neuen Lehre zu wecken. Der Kreis seiner ernsthaften Hörer schrumpfte allerdings bald zu einer kleinen Gruppe von Anhängern zusammen, mit denen Hahnemann jedoch zahlreiche Arzneimittelprüfungen durchführen konnte. Zu der dazu gebildeten Arbeitsgemeinschaft gehörten Ernst Stapf, Gustav Wilhelm Gross, Franz Hartmann, Carl Gottlieb Franz, Christian | Gottlob Carl Horn- 258
burg, Theodor Johannes Rückert, Wilhelm Eduard Wislicenus und Christian Friedrich Langhammer.

Aufgrund der geringen Akzeptanz seiner Lehre bei den Medizinern versuchte Hahnemann ab 1813 auch, durch Aufsätze in „Intelligenzblättern" wie dem ‚Allgemeinen Anzeiger' seinen neuen Ansatz unter gebildeten Laien bekannt zu machen. 1814 erklärte er in einem Artikel diesem nichtärztlichen Leserkreis sogar den Gebrauch einiger homöopathischer Mittel (*Bryonia*, *Rhus toxicodendron*, *Hyoscyamus* und andere) für ein gerade „herrschendes Nerven- und Spitalfieber" (Typhus). Auch durch seinen in diesem Forum 1816 ausgetragenen Disput mit Professor Dzondi über die Behandlung von Verbrennungen zog Hahnemann die Aufmerksamkeit des Publikums auf sich und seine Lehre. Für Hahnemann war nach dem Ähnlichkeitsprinzip nicht Eintauchen in kaltes Wasser, sondern warmer Weingeist oder Terpentinöl anzuwenden.

Mit der zunehmenden Ausbreitung der Homöopathie unter den Laien vermehrte sich dann auch deren Beachtung von Seiten der Ärzte, wie die nun erschienenen Kritiken dokumentieren.

In den Mittelpunkt des öffentlichen Interesses geriet die Homöopathie schließlich 1820, als Fürst Karl von Schwarzenberg, der ehemalige Oberbefehlshaber in der Völkerschlacht bei Leipzig (1813), zur Nachbehandlung eines Schlaganfall-Rezidivs eigens von Prag nach Leipzig zu Hahnemann reiste. Nach einem halben Jahr durchaus erfolgreicher homöopathischer und diätetischer Therapie erlitt VON SCHWARZENBERG einen heftigen Rückfall, an dem er zwei Wochen später verstarb. HAHNEMANN hatte diese kritische Phase drei Monate vorher exakt vorausgesagt und – nachdem er von der Mitbehandlung des Fürsten durch dessen (allöopathischen) Leibarzt VON SAX erfahren hatte – seine Behandlung fünf Tage vor VON SCHWARZENBERGS Tod abgebrochen.

Die Homöopathie als solche war damit zwar weithin bekannt geworden, doch hatte HAHNEMANN mit seinem prominentesten Patienten auch sein Recht auf das Selbstdispensieren seiner Arzneien in Leipzig verloren. Dies war für die Homöopathie insofern von vitalem Interesse, als sich hochverdünnte homöopathische Dilutionen chemisch nicht von verdünntem Alkohol unterscheiden ließen, also möglicher Betrug von Seiten missgünstiger Apotheker nicht aufgedeckt werden konnte. Bereits 1819 hatten die Leipziger Apotheker eine Klage gegen HAHNEMANN wegen Verletzung ihrer Privilegien beim Rat der Stadt eingereicht, die für ihn 1820 das vorläufige Verbot des Selbstdispensierens brachte, das auch durch ein negatives Gutachten von der Leipziger medizinischen Fakultät untermauert wurde. Nur weil sich VON SCHWARZENBERG in Leipzig persönlich an den sächsischen König FRIEDRICH AUGUST wandte, konnte das definitive Verbot abgewehrt werden. Eineinhalb Monate nach dem Tod des Fürsten (1820) wurde es allerdings offiziell in Kraft gesetzt.

259 | Der Umzug HAHNEMANN nach Köthen 1821 erwies sich als Einschnitt in der weiteren Entwicklung der Homöopathie. HAHNEMANN hatte in dem kleinen Residenzstädtchen wesentlich weniger Möglichkeiten, mit seinen immer selbstständiger werdenden Schülern zu kommunizieren und die Entwicklung der Medizin weiter zu verfolgen. Es ist anzunehmen, dass seine wissenschaftliche Vereinsamung ein bedeutender Faktor seiner nun folgenden Modifizierung und Abgrenzung der Homöopathie war.

Ab seiner Köthener Zeit war HAHNEMANN vor allem auf die Reinerhaltung und Abgrenzung seiner in ihren Grundlagen nunmehr festgelegten Lehre gegenüber Kritikern und Abweichlern bedacht. So sprach er sich zum Beispiel zunächst gegen die Gründung einer homöopathischen Zeitschrift aus, über die er keine Kontrolle haben würde, versöhnte sich aber schließlich mit diesem Vorhaben, als feststand, dass sie von seinem treuen Schüler ERNST STAPF herausgegeben würde (1822).

1831 fand HAHNEMANN als wirksames Mittel bei der asiatischen Cholera die Einnahme von 1–2 Tropfen Kampfer-Spiritus in Urtinktur, alle fünf Minuten. Indem HAHNEMANN das „Choleramiasma" als ein „unseren Sinnen entfliehendes lebendes Wesen menschenmörderischer Art" beschrieb, war er einer der wenigen, die zu der Zeit das ansteckende Wesen dieser Infektionskrankheit richtig interpretierten und eine antiseptische Therapie empfahlen. Da aber andererseits nach HAHNEMANNS Anspruch Heilungen nur durch Homöopathie zustande kommen konnten, war er nun im Zwiespalt und schwankte mehrmals zwischen den Interpretationsmöglichkeiten, das empirisch wirksame Arzneimittel *Camphora* als antiseptisches (gegen das *Miasma* wirkendes) oder homöopathisches (auf das Symptomenbild der Patienten passendes) Heilmittel aufzufassen.

Die 1831 erschienene Streitschrift ‚Die Allöopathie' spiegelt in ihren scharfen Polemiken dagegen klar die kompromisslose Haltung HAHNEMANN gegenüber allen nicht-homöopathischen Maßnahmen wider. Auch 1832 grenzte sich HAHNEMANN in einem Aufsatz im ‚Leipziger Tageblatt' scharf gegen die „Leipziger Halb-Homöopathen", „Bastard-Homöopathen" bzw. „homöopathisch-allöopathischen Zwitter" ab, die zwar Homöopathie betrieben, die Allöopathie dabei aber nicht vollständig aufgeben wollten. Die offene und rigorose Scheidung der Homöopathen in von HAHNEMANN anerkannte und von HAHNEMANN nicht anerkannte überschattete auch von Anfang an den letztlich erfolglosen Versuch, in Leipzig ein homöopathisches Krankenhaus zu etablieren und zu betreiben.

1833 nahm HAHNEMANN zur Isopathie von JOHANN JOSEPH WILHELM LUX in der Weise Stellung, dass „das *Miasma*" in „hoch potenziertem" und damit verändertem Zustand kein *Ison* mehr, sondern doch nur ein „*Simillimum*" sei.

Damit war gesagt, dass es keiner eigenen Isopathie bedürfe, da diese bei näherer Betrachtung in Homöopathie aufgehe.

260 | Bei seiner Ankunft in Paris wurde HAHNEMANN 1835 von den französischen Homöopathen freudig begrüßt. Die beiden homöopathischen Gesellschaften, die ‚Sociéte Homéopathique Galicane‘ und die ‚Sociéte Homéopathique de Paris‘, hatten ihn schon vorher zu ihrem Ehrenvorsitzenden ernannt. Vor ersterer hielt HAHNEMANN eine Begrüßungsansprache, bei der er aber gleichwohl betonte, dass er nur reine Homöopathen als seine Schüler betrachte. Aufgrund seiner ausgedehnten Praxistätigkeit einerseits und seiner Enttäuschung bzw. Verbitterung über die Widerspenstigkeit der deutschen Homöopathen andererseits verzichtete HAHNEMANN in seinen Pariser Jahren so gut wie ganz darauf, die Entwicklung der Homöopathie in Deutschland weiterzuverfolgen, geschweige denn dort noch selbst zu intervenieren.[733]

Wie jede neue Heillehre bedurfte auch die Homöopathie zu ihrer Entstehung und Entwicklung der freien Entfaltung innovativer, progressiver Impulse, zu ihrer Abgrenzung und Konsolidierung aber auch des gezielten Einsatzes versammelnder, konservativer Kräfte. Diese beiden Momente einer ineinandergreifenden Dialektik mit meist fließenden Übergängen traten bei HAHNEMANN in verschiedenen Lebensabschnitten in jeweils unterschiedlicher Ausprägung hervor.

Nach der Begründung und einer noch unbefangenen Entwicklung des ‚Neuen Prinzips zur Auffindung der Heilkräfte der Arzneisubstanzen‘ trat um 1808 eine erste Verfestigung bzw. Erstarrung der Lehre ein, als aus der Maxime „*Similia similibus*“ ein unumstößliches „Naturgesetz“ wurde. Das anschließende produktive Jahrzehnt der Arzneimittelprüfungen und Auseinandersetzungen an der Leipziger Universität endete 1821 mit HAHNEMANN Diktum,

- dass jede Substanz umso arzneikräftiger wirkt, je weiter man sie durch Verdünnen, Verreiben und Verschütteln entstofflicht.

Nach mehreren zurückgezogenen Jahren der Beobachtung und Behandlung vorwiegend chronisch Kranker präsentierte HAHNEMANN 1828 von Köthen aus schließlich seine Psora-Theorie, die er – zumindest bis sie jemand praktisch widerlegen würde – von seinen „echten Schülern“ durchaus anerkannt und befolgt wissen wollte.

In den Phasen zwischen der Setzung dieser Marksteine der homöopathischen Dogmatik war HAHNEMANN allerdings bis ins hohe Alter ein experimentierfreudiger Forscher und Praktiker, wie vor allem Aufzeichnungen in seinen Krankenjournalen belegen. Die Entwicklung und Testung der Q-Potenzen bis zu ihrer schriftlichen Fixierung im Jahr vor seinem Tod ist ein Beispiel dafür, wie HAHNEMANN seine jeweils früheren Ansichten immer wieder revidierte, das heißt entweder verwarf oder von neuem aufgriff – je nach den aktuellen Erfordernissen der Praxis.

Keines der manchmal zu Dogmen erklärten Prinzipien der Homöopa- | thie hat bis heute den 261
Status einer naturwissenschaftlich eindeutig bewiesenen oder allgemein anerkannten Wahrheit erlangt, so dass sie sich streng genommen nach wie vor im Stadium von (in der Praxis bewährten) Arbeitshypothesen befinden. Zwar gibt es zahlreiche Argumente für die Homöopathie als Ganze, die denjenigen, die ihr gewogen sind und vertrauen, unmittelbar einleuchten und plausibel erscheinen, vor allem natürlich den Ärzten und Patienten, die gute Erfahrungen damit gemacht haben. Doch gibt es andererseits aus der Sicht andersdenkender Kollegen und Kritiker keinen wirklich zwingenden, sie nötigenden Grund, zur Homöopathie konvertieren zu müssen, und für mehrfach enttäuschte Patienten keinen schlüssigen Beweis, dass ihnen nur die Homöopathie und wirklich nichts anderes helfen könne.

Innerhalb der „homöopathischen Gemeinschaft“ gibt es heute eine Vielzahl von Schulen, die sich zwar alle grundsätzlich auf HAHNEMANN berufen, sich aber gerade durch das Mehr oder Weniger an Freiheit unterscheiden, die sie sich bei der Exegese seiner Schriften nehmen. Dies zu erkennen, sollte mit das Ziel einer breit angelegten, soliden Grundausbildung künftiger Homöopathen sein. Entsprechend den eigenen Neigungen kann so die Entscheidung für oder gegen eine bestimmte Richtung dann bewusst getroffen werden. Letztlich bleibt es doch die Sache jedes einzelnen Homöopathen, die von Hahnemann hinterlassene Lehre eher dogmatisch aufzufassen oder aber dynamisch weiterzuentwickeln. Für beide Ansätze gibt es Belege beim Meister.

2. Die ersten Schüler Hahnemanns – Tradierung, Differenzierung und Spaltung der Homöopathie

263 | Nach dem Erscheinen des ‚Organons der rationellen Heilkunde' (1810) und Hahnemanns Habilitation (1812) begann dieser eine achtjährige Lehrtätigkeit an der Universität Leipzig. War er bis dahin vermutlich der Einzige gewesen, der nach seinem neuen System praktizierte, gewann er nun seine ersten Schüler.

Schon zu Hahnemann Lebzeiten kristallisierten sich allerdings zwei unterschiedliche Gruppen von Schülern heraus: die ihm in allen seinen Entwicklungen treu folgenden sogenannten Hahnemannianer und die eklektisch zwischen zu übernehmenden und nicht zu übernehmenden Teilen seiner Lehre differenzierenden sogenannten freien oder kritischen Homöopathen.[734]

Eine weitgehende Übereinstimmung bestand unter den sich als Homöopathen bezeichnenden Ärzten und Studenten zwar hinsichtlich der im ‚Organon' dargelegten Grundprinzipien der Homöopathie, also der Gabe von Einzelmitteln, der Arzneimittelprüfungen an Gesunden, des *Simile*-Prinzips und der Verwendung kleinster Gaben. Problematisch erschien aber zum einen das Verhältnis der Homöopathie als Ganzer zur sogenannten Allöopathie. Während die Kritischen das Recht beanspruchten, von Fall zu Fall individuell zu entscheiden, ob homöopathisch oder allöopathisch zu behandeln sei, forderte Hahnemann von jedem „echten" Schüler die Ausschließlichkeit homöopathischer Praxis.

Zum anderen schieden sich die Geister der Homöopathen an Hahnemanns späteren Weiterentwicklungen seiner Lehre. Vor allem die Hypothese der Wirkungssteigerung einer Arzneisubstanz durch kontinuierliches Potenzieren sowie die Psora-Theorie, nach der alle chronischen Krankheiten auf eine frühere Infektion mit dem *Miasma* der Krätze zurückgehen sollten, war für viele der späteren Schüler Hahnemanns nicht nachvollziehbar.[735]

Es fällt auf, dass die frühen Schüler Hahnemanns, die sich meist noch als Studenten in Leipzig (in den 1810er Jahren) für die Homöopathie begeisterten, ihm größtenteils auch später in all seinen Entwicklungen treu blieben. Diejenigen dagegen, die als bereits allöopathisch erfahrene Ärzte erst während Hahnemanns Köthener Zeit (in den 1820er Jahren) die Homöopathie kennenlernten, tendierten dagegen eher zu kritischeren Positionen.

Zu den frühen Jüngern der Homöopathie gehörte zum Beispiel Jo- | hann Ernst 264
Stapf (1788–1860), einer der treuesten Anhänger Hahnemanns. Er war bereits 1813 mit ihm in Verbindung getreten und blieb immer in engem Kontakt mit ihm. Er beteiligte sich besonders an den Arzneimittelprüfungen und prüfte 32 Mittel an sich selbst. Ab 1822 gab er das ‚Archiv für homöopathische Heilkunst' heraus. Stapf war und blieb die stärkste Stütze des „Hahnemannianismus".

Auch Gustav Wilhelm Gross (1794–1847) war einer der ersten und treuesten Anhänger Hahnemanns, den er als Medizinstudent in Leipzig kennengelernt hatte. Seine Beobachtungsgabe machte ihn zu einem der besten Kenner der Arzneimittelwirkungen. Gross praktizierte von Anfang an ausschließlich homöopathisch und publizierte zahlreiche Aufsätze in dem von ihm mitbegründeten ‚Archiv'. Als Sprachrohr Hahnemanns trat er besonders durch seine Erwiderung auf Heinroths ‚Anti-Organon' hervor. Wegen seiner unkritischen Begeisterung etwa für die Isopathie und die Hochpotenzen von Jenichen sowie seiner Vermittlungsversuche mit den Allöopathen distanzierte sich aber Hahnemann in den 1830er Jahren öffentlich von ihm.

Franz Hartmann (1796–1853) wiederum begann zunächst als treuer Jünger Hahnemanns, geriet in den 1820er Jahren aber unter den Einfluss des kritischen Homöopathen Moritz Müller und wahrte seitdem seine Unabhängigkeit von Hahnemann. Hartmann publizierte 1831 das erste Lehrbuch der homöopathischen ‚Therapie akuter Krankheitsformen'. Seine Gliederung nach Krankheitsdiagnosen war der erste Versuch eines Brückenschlags zur Schulmedizin, an der Hahnemann allerdings die ungenügende Individualisierung kritisierte.

Zu den späteren, Hahnemann gegenüber distanzierten Schülern ist vor allem Moritz Müller (1784–1849) zu zählen, der führende Kopf und der erste Vertreter der später naturwissenschaftlich-kritisch genannten Richtung der Homöopathie. Er hatte fast ein Jahrzehnt eine gut gehende herkömmliche Praxis geführt, bis er nach dem Tod seiner Tochter etwa ab 1820 homöopathisch zu praktizieren begann. Seit seinem Artikel ‚Prüft alles und das Gute behaltet' (1821) trat er öffentlich für die Homöopathie ein, vermied aber bewusst jeglichen persönlichen Kontakt zu Hahnemann, um seine Unabhängigkeit zu wahren. Die Notwendigkeit von Arzneimittelprüfungen an Gesunden als Voraussetzung für Heilungen von Kranken erkannte er zwar uneingeschränkt an, das Ähnlichkeitsprinzip jedoch nur mit der Einschränkung, dass über seinen Geltungsbereich nur die Erfahrung entscheiden könne. Im Gegensatz zu Hahnemanns Ausschließlichkeitsanspruch sah er im homöopathischen Verfahren zwar eine wertvolle Ergänzung zur Medizin, hielt aber die Antipathie, die Allöopathie sowie die Hilfswissenschaften weiterhin für unentbehrlich. Ab 1829 hielt Müller als erster nach Hahnemann Vorlesungen zur Homöopathie an der Universität Leipzig.

265 | Durch den promovierten Arzt Carl G. Caspari (1789–1828) wurde die Homöopathie 1823 zum ersten Mal von Seiten der regulären Medizin beurteilt und in vielem positiv bewertet. Schon kurze Zeit später vertrat Caspari auch den Standpunkt der Hahnemannschüler, die homöopathische Behandlung nach Symptomen sei die eigentlich ursächliche. Er verfasste 1825 das erste ‚Homöopathische Dispensatorium', 1826 den ersten ‚Homöopathischen Haus- und Reisearzt' und schließlich zwei Schriften über homöopathische Diätetik. Durch diese Popularisierung schuf er als neue Buchgattung die Homöopathie für Laien. Sie wurde von Hahnemann und seinen Anhängern mit größtem Vorbehalt betrachtet.

Der praktische Arzt Friedrich Rummel (1793–1854) wandte sich nach anfänglicher Gegnerschaft 1825 der Homöopathie zu. Er gehörte zu dem Arzneiprüferverein um Hahnemann. 1832 begründete er die ‚Allgemeine Homöopathische Zeitung'. Wegen seiner Eigenständigkeit wurde er von Hahnemann erst hoch geschätzt, später aber abgelehnt.

Gottlieb Ludwig Rau (1779–1840), ein hochgebildeter Privatdozent und angesehener Hofrat, trat nach gewissenhafter Prüfung 1824 in besonnener Weise für die Homöopathie ein. Als ihre Hauptvorzüge rühmte er die leichteren, schnellen und dauerhaften homöopathischen Heilungen und verfasste mehrere eigenständige Monographien zur Homöopathie.

Mag durch diese erste grobe Einteilung der Schüler Hahnemann in frühe und etwas spätere die beginnende Polarisierung während der ersten beiden Jahrzehnte der Rezeption der Homöopathie noch zutreffend beschrieben sein, lassen sich die Positionen der nächsten beiden Jahrzehnte am besten durch eine Dreigliederung charakterisieren. Je nach ihren vorwiegenden Neigungen gruppierten sich die Homöopathen nämlich um je eine der drei ersten homöopathischen Ärzte-Zeitschriften, deren jede ihre eigene Konzeption und Gemeinde besaß und deren jeweilige Ausrichtung sich in etwa als orthodox, liberal und kritisch bezeichnen ließe.

1.) Stapfs 1822 gegründetes ‚Archiv für die homöopathische Heilkunst' war die erste und ein Jahrzehnt auch die einzige homöopathische Ärzte-Zeitschrift, die die Möglichkeit eines „freien Ideenaustauschs" unabhängig von Hahnemann bot. So konnten sich von Beginn an nicht nur strenge Hahnemannianer, sondern auch die freieren Homöopathen darin zu Wort melden. Durch Hahnemanns Einfluss auf Stapf behielten freilich seine Anhänger die Oberhand.

Neben theoretischen Aufsätzen und neuen Arzneimittelprüfungen brachte das ‚Archiv' auch

Krankengeschichten, die ja in Hahnemanns Schriften – mit einer Ausnahme – nicht zu finden waren. Die meisten Berichte schilderten relativ
266 genau die Gesamtheit der Symptome des Pa- | tienten, zu deren „auffallendsten" Erscheinungen dann das entsprechende Arzneimittel gewählt wurde. Daneben fand aber auch die schulmedizinische Krankheitsdiagnose Beachtung und immer mehr auch der Charakter der Arznei. Bei den Arzneimittelprüfungen wurden – im Gegensatz zu Hahnemanns rein summarischer Auflistung – die Symptome getrennt nach den Probanden dargestellt und ihre Zeitabfolge vermerkt.

Der Leitartikel des ersten Heftes stammte von Moritz Müller, der eine von Hahnemann unabhängige, vermittelnde Position zwischen der Homöopathie und der Allöopathie vertrat. Müller spielte in der in den folgenden Jahren im ‚Archiv' ausgetragenen Auseinandersetzung mit den Gegnern der Homöopathie eine sehr wichtige Rolle. Als führender Kopf der homöopathischen Gegenkritik ließ ihn Hahnemann, trotz seiner teilweise häretischen Ansichten, zunächst gewähren (und verhängte erst wesentlich später seinen Bannstrahl über ihn). Als ihm sein unabhängiger Standpunkt von Hahnemanns Jüngern schließlich doch übel genommen wurde, zog sich Müller 1826 aus der Mitarbeit am ‚Archiv' zurück.

2.) Als Gegengewicht zur bis dahin einzigen homöopathischen Zeitschrift gründete der kritische Homöopath Rummel 1832 die ‚Allgemeine Homöopathische Zeitung'. Als Mitherausgeber zog er je einen kritischen und einen orthodoxen Homöopathen heran: den von Hahnemann unabhängigen, unter Müllers Einfluss stehenden Hartmann und den Hahnemann-Anhänger Gross. In der Redaktion dieser Zeitschrift überwogen in den 1830er Jahren die kritischen Homöopathen, so dass nunmehr die Vorherrschaft der Hahnemannianer überwunden war.

In diesem Forum wurde 1833 die kritische Diskussion über Hahnemanns kurz zuvor im ‚Leipziger Tageblatt' erschienenes ‚Wort an die Leipziger Halbhomöopathen' ausgetragen.

Der Kristallisationspunkt dieser innerhomöopathischen Differenzen über die Reichweite des Simileprinzips war ein Aufsatz von Traugott Kretzschmar in der neuen Zeitschrift, in dem Krankheitsfälle angeführt wurden, zu deren Behandlung die Homöopathie allein angeblich nicht genügte. Hahnemann bestritt in seiner Erwiderung die Notwendigkeit etwa von Aderlässen, Blutegeln und ähnlichen Praktiken, die er als „unhomöopathische Verbrechen" bezeichnete. In einer sehr sachlichen Anmerkung versuchte Moritz Müller, „die Grenzen des homöopathischen Verfahrens" so zu bestimmen, wie sie seines Erachtens sowohl aus Hahnemanns eigenen früheren Äußerungen als auch aus der Natur der Sache folgten. Für Müller war der homöopathische Heilweg zwar der „vorzüglichste", doch ließ er auch Ausnahmen zu.

• Mit diesem Streit war die Spaltung der Anhänger Hahnemanns in „freie", kritische Homöopathen und orthodoxe Hahnemannianer, die sich bereits in den 1820er Jahren angebahnt hatte, definitiv vollzogen.

| 3.) Ab 1834 erschien die Zeitschrift ‚Hygea', 267
die hauptsächlich von Ludwig Griesselich herausgegeben wurde. Diese Zeitschrift wollte *expressiv verbis* nicht vermitteln, sondern bemühte sich um klare Begriffe und Abgrenzung der Positionen.

• Das bedeutete Kampf nach zwei Seiten: sowohl gegen die Hahnemannianer als auch gegen die traditionelle Medizin.

Man anerkannte zwar das Simileprinzip, die Arzneimittelprüfungen und die relativ kleinen Gaben, verteidigte aber auch das Recht der Allöopathie, wo immer diese zweckmäßiger erschien. Die eigene Richtung nannte man die „spezifische", doch setzte sich das Wort nicht durch. Die drei führenden „Spezifiker" waren Schrön, Griesselich und Arnold.

Friedrich Ludwig Schrön (1804–1854) bekämpfte in seinem Hauptwerk 1834 vor allem Hahnemanns Behauptung, der „Inbegriff der Symptome" sei die einzige Heilanzeige, zumal Hahnemann selbst chronische Miasmen als Ursache berücksichtigte. Er lehnte die Psora-

Theorie und die Potenzierung von Arzneimitteln ab und befürwortete die Erforschung der Krankheitsursachen. Ihm galt die Homöopathie als ein gleichberechtigtes Verfahren neben dem „antipathischen“ und „heteropathischen“.

LUDWIG GRIESSELICH (1804–1848) hatte sich 1828–1832 in die Homöopathie eingearbeitet und persönlich HAHNEMANN, STAPF, GROSS, MÜLLER, RUMMEL und andere bedeutende Homöopathen aufgesucht. Im Ähnlichkeitsprinzip sah er „eine große Wahrheit“, doch gegen die Hochpotenzen, die Isopathie und Ähnliches nahm er in seinen Beiträgen polemisch Stellung und berichtete bewusst auch über misslungene homöopathische Behandlungen.

JOHANN WILHELM ARNOLD (1801–1873) war homöopathischer Arzt, ab 1825 Privatdozent für Physiologie in Heidelberg und von 1835 bis 1840 außerordentlicher Professor in Zürich. In seinen reizphysiologischen Tierversuchen zeigte er, dass eine Vorbehandlung mit einer kleinen Dosis eine wesentlich erhöhte Reizbereitschaft gegenüber derselben Arznei erzeugte. In seinem Hauptwerk von 1851 sprach er sich für die Berücksichtigung vorerst noch nicht verstehbarer Erscheinungen und die Erforschung anatomischer und physiologischer Zusammenhänge aus. Zur Abgrenzung gegen die Homöopathie der Hahnemannianer gebrauchte er den Begriff „idiopathisches Heilverfahren“, der sich aber ebenfalls nicht durchsetzte.

Ab 1832 spiegelte STAPFS ‚Archiv‘, deutlicher als im ersten Jahrzehnt seines Bestehens, die HAHNEMANN'sche Richtung wider, da die kritischen Homöopathen jetzt ihre eigenen Zeitschriften hatten. Beiträge kritischer Homöopathen (etwa von RUMMEL, BÄRTL oder GOULLON) waren nun eher Ausnahmen und auch sonstige Weiterentwicklungen der Homöopathie wurden hier nicht weiter verfolgt. 1848, als GROSS gestor-
268 ben und | kaum jüngere Hahnemannianer nachgerückt waren, wurde die Zeitschrift allerdings eingestellt.

JOSEPH ATTOMYR (1807–1856) verfasste mehrere Arbeiten im ‚Archiv‘, in denen er versuchte, über den rein idiographischen HAHNEMANN'schen Ansatz hinaus zu Verallgemeinerungen zu kommen. Er fasste Krankheiten nach Gattungen zusammen (zum Beispiel Schlaganfall, Dysenterie, Krupp), die er wiederum nach dem Heilmittel in Arten differenzierte (etwa *Aloe*-, Arsenik- oder *Colocynthis*-Dysenterien). ATTOMYR war von der Naturphilosophie beeinflusst und stand in heftigem Streit mit den kritischen Homöopathen, besonders mit GRIESSELICH.

Auch CONSTANTIN HERING (1800–1880) spielte ab den 1830er Jahren eine prominente Rolle in STAPFS ‚Archiv‘. Er war ein begeisterter Hahnemannianer und späterer Autor homöopathischer Standardwerke. Große Verdienste erwarb er sich als Arzneimittelprüfer. Schon als Student hatte er sich 1821 zur Homöopathie bekannt und mit HAHNEMANN korrespondiert. 1827 war er im Rahmen einer Expedition nach Surinam (Südamerika) gegangen, wo er unter anderem das Schlangengift *Lachesis* an sich selbst prüfte. 1833 gründete er in Allentown bei Philadelphia mit anderen die ‚Nordamerikanische Akademie für die homöopathische Heilkunst‘ und 1848 das erste amerikanische homöopathische College, das ‚Homeopathic Medical College of Pennsylvania‘.

Als HAHNEMANN 1835 – ermüdet und verbittert vom Streit mit seinen „untreuen“ Schülern – Deutschland verlassen hatte, um mit seiner Frau MÉLANIE seinen Lebensabend in Paris zu verbringen, nutzten die kritischen Homöopathen die Gelegenheit, sich über die Grundlagen und Grenzen ihres eigenen *common sense* zu verständigen. So erschienen 1836 fast gleichzeitig drei programmatische Arbeiten, die die (jeweils revidierte) homöopathische Lehre in Form von Lehrsätzen zusammenfassten.

- Die kürzeste Darstellung war das von RAU erstellte ‚Sendschreiben an alle Verehrer der rationellen Heilkunst nebst Thesen über Homöopathik‘.

- Das ‚Offene Bekenntnis über Heilkunst im allgemeinen und Homöopathie im besonderen‘ von GRIESSELICH und SCHRÖN war wesentlich ausführlicher und schilderte klar und entschieden den Standpunkt der „freien“ Homöopathen.

Durch lange Anmerkungen erwies es sich aber als wenig übersichtlich.

• Die gelungenste der drei Arbeiten waren die ‚Achtzehn Thesen für Freunde und Feinde der Homöopathie' von Paul Wolf (1795–1857), die von Rummel und Gross durchgesehen und etwas erweitert worden waren. Sie wurden auf der Versammlung des ‚Homöopathischen Zentralvereins' in Magdeburg 1836 verlesen und einstimmig angenommen.

269 | Im Vorwort erklärte Wolf die Prinzipien des Einzelmittels, der Arzneimittelprüfungen an Gesunden, der kleinen Gaben sowie das Simileprinzip als „das Wesentliche der Homöopathik" bzw. „das einzige Objekt des Streites". Von später in die ursprüngliche Lehre „eingewebten" Ansichten und Behauptungen distanzierten sich die kritischen Homöopathen ebenso wie ihre schulmedizinischen Gegner.

Im Einzelnen wies Wolf den Vorwurf zurück, Homöopathie behandle rein symptomatisch. Unbestreitbare Ursachen von Krankheiten würden im Gegensatz zu „erspekulierten" selbstverständlich berücksichtigt, ebenso die „innere Übereinstimmung der natürlichen und Arzneikrankheiten in bezug auf Sitz, Art und Charakter". Unter den „unerkennbaren" „Veränderungen im Inneren" sei kein materielles, organisches Substrat, sondern nur „die rein dynamische Seite des Ursächlichen" zu verstehen. Wolf lehnte Hahnemanns Psora-Theorie und das Konzept des Potenzierens als „absolute Krafterhöhung" ab, kritisierte Mängel in den Arzneimittelprüfungen und betonte die Wichtigkeit einer schulmedizinischen Ausbildung. Die Naturheilkraft wurde ausdrücklich anerkannt und der Begriff „homöopathisch" dahingehend geklärt, dass er sich nicht auf die Verdünnung eines Arzneimittels, sondern „einzig auf dessen Verhältnis zur Krankheit" beziehen dürfe. Abschließend wurden die Schwierigkeiten möglicher Wirksamkeitsnachweise homöopathischer Mittel erörtert.

Diese klassische Schrift, sozusagen die ‚Magna Charta' der kritischen Homöopathen, hatte allerdings nicht die erhoffte Wirkung, weil sie nicht, wie vorgesehen, in Hufelands ‚Journal' erschien, sondern – bedingt durch den Tod Hufelands – in Stapfs ‚Archiv', das von der konventionellen Medizin kaum beachtet wurde.

Die Hahnemannianer widmeten sich währenddessen weniger politischen Aktivitäten, als vielmehr der mühsamen Arbeit an den Werkzeugen der Homöopathie, etwa den ersten Repertorien. Im Gegensatz zu Arzneimittellehren, die pro Arzneimittel die jeweiligen Symptome abhandeln, sind Repertorien nach Symptomen gegliedert und geben an, durch welche Arzneimittel diese an Gesunden erzeugt bzw. an Kranken geheilt werden können. Beim Erstellen von Repertorien, vergleichbar der Arbeit an einem Wörterbuch, erwarben sich auch nicht-ärztliche Homöopathen große Verdienste.

Clemens Franz Maria von Bönninghausen (1785–1864) war zum Beispiel Jurist, hatte aber auch naturwissenschaftliche und medizinische Vorlesungen besucht und insbesondere eine umfassende botanische Bildung. Seine Hauptwerke sind das ‚Systematisch-alphabetische Repertorium der homöopathischen Arzneien' (1832) sowie sein ‚Therapeutisches Taschenbuch für Ärzte' (1846). Von Bönninghausen war aufgrund der eigenen Heilung durch den Homöopathen August Weihe | 1828 zur Homöo- 270
pathie gekommen. Er wurde ein strenger Hahnemannianer, bekam 1843 ohne besondere medizinische Prüfung die Befugnis zur Ausübung der ärztlichen Tätigkeit und verordnete besonders in den letzten Jahrzehnten seines Lebens nur Hochpotenzen. Obwohl er kein Arzt war, stellte ihm Hahnemann das beste Zeugnis unter seinen Schülern aus.

Georg Heinrich Gottlieb Jahr (1800–1875) war zunächst Lehrer, wandte sich dann der Homöopathie zu und wurde von Hahnemann mit der Fertigstellung der zweiten Auflage der ‚Chronischen Krankheiten' beauftragt. Jahrs Hauptwerk ‚Handbuch der Hauptanzeigen für die richtige Wahl der homöopathischen Heilmittel' (1834) wurde trotz mancher Oberflächlichkeiten viel beachtet und bald ins Französische und Englische übersetzt. Er verfasste außerdem eine zweibändige Arzneimittellehre (‚Symptomen-Kodex', 1844) und ein Therapie-Handbuch (‚Klinische Anweisungen ...', 1849). Jahr wurde schließlich in Paris ohne besondere Prüfung die Ausübung des ärztlichen Berufs erlaubt, wo er bis zu Hahnemanns Tod in engem Kontakt mit diesem stand.

Die ersten großen homöopathischen Arzneimittellehren nach Hahnemann wurden allerdings von kritischen Homöopathen verfasst: von Carl Georg Christian Hartlaub (1795–1839), Karl Friedrich Trinks (1800–1868), Alfons Noack (1809–1887) und Clothar Müller (1818–1877). Während Arzneimittellehren bei Hahnemann zunächst (weitgehend) reine Verzeichnisse der Prüfungssymptome der jeweiligen Arzneimittel waren, wurden von diesen Autoren zunehmend auch klinische und physiologische Gesichtspunkte berücksichtigt.[736]

Wie man bereits an diesen Beispielen erkennen kann, stammt die Literatur, die heute ja weiterhin in der homöopathischen Praxis verwendet wird, aus höchst unterschiedlichen Traditionen.

Jede Heilmethode bedarf zu ihrer Tradierung und Präsenz über die Jahrhunderte vieler Generationen von engagierten Vertretern, die sie erlernen, verstehen, praktizieren und weiter unterrichten. Die hier kurz beleuchteten Diskrepanzen und Aufspaltungen der ersten Schüler Hahnemanns mögen genügen, eine Vorstellung von der Problematik einer einfachen, vermeintlich neutralen Rezeption einer Lehre wie der Homöopathie, die von ihrem experimentierfreudigen Begründer fast ein halbes Jahrhundert hindurch immer wieder modifiziert worden ist, zu bekommen. Bedenkt man allerdings, dass diese Veränderungen durch Hahnemann nicht im luftleeren Raum, sondern stets unter spezifischen medizinhistorischen Rahmenbedingungen erfolgt sind, könnte hieraus vielleicht eine neue, weiterführende Perspektive gewonnen werden, die abschließend kurz skizziert werden soll.

Hahnemann hatte um die Jahrhundertwen-
271 de – als Ausweg aus der | Orientierungslosigkeit der sich in ihrer tiefsten Krise befindlichen traditionellen Medizin – die Grundprinzipien der Homöopathie streng empirisch und rational begründet. Die in den 1820er Jahren von ihm formulierten hypothetischen Ergänzungen der allgemeinen Homöopathie fielen dagegen in eine Zeit, als an den medizinischen Fakultäten die Ära naturphilosophischer Spekulationen bereits im Abklingen war und man zunehmend auf naturwissenschaftliche Forschung und statistische Absicherung setzte.

Aus der Sicht einer unkritischen Fortschritts-Geschichte der Medizin scheint Hahnemann der allgemeinen Entwicklung der Medizin durch die Begründung einer rationalen Heilkunde also zunächst voraus gewesen, dann aber durch seine späten, „romantischen" Ideen hinter den allgemeinen Fortschritt zurückgefallen zu sein. Damit wäre die allgemeine, erst recht aber die spezielle Homöopathie zum Anachronismus geworden.

Dialektisch aufgelöst ließen sich Hahnemanns Ansätze und Konzepte aber auch jeweils als Gegenbewegung zum gerade herrschenden Trend der an den Universitäten gelehrten Medizin begreifen: In einer ersten Abwendung von bloß theoretischem, akademischem Bücherwissen baute er zunächst auf eine „Heilkunde der Erfahrung". Aus einer Kritik des Methodenpluralismus, der Unsicherheit und der Spekulationen der herkömmlichen Medizin heraus begründete er dann eine „rationale Heilkunde", die sogar den Anspruch erhob, „mit mathematischer Gewißheit" heilen zu können. In Abgrenzung zur sich inzwischen selbst „rational" nennenden akademischen Medizin strich Hahnemann dieses Wort aus der zweiten Auflage seines ‚Organons der Heilkunst' und begriff sich künftig vermehrt als „echter Heilkünstler". Im Gegensatz zu den drastischen Mitteln der heroischen Medizin war Hahnemanns Ideal die sanfte Heilung von Krankheiten mit kleinstmöglichen Gaben. Erst relativ spät, als das allgemeine medizinische Denken zunehmend materialistischer wurde, taucht in Hahnemanns Schriften der Begriff der Lebenskraft und das Konzept ihrer Verstimmung im Sinne von Krankheit auf. Auf dem Höhepunkt seines Streites mit den Leipziger Apothekern und Ärzten um das Selbstdispensieren seiner Arzneistoffe beschrieb Hahnemann schließlich sein Konzept des Potenzierens. Und erst als medizinische Spekulationen, gegen die er selbst jahrzehntelang polemisiert hatte, ihren einstigen Stellenwert bereits verloren und weniger beachtet wurden, veröffentlichte Hahnemann seine gewagteste eigene Spekulation, die Psora-Theorie.

Hatte Hahnemann also zu verschiedenen Zeitpunkten nicht immer wieder andere, neue Einseitigkeiten der zeitgenössischen Medizin unter die Lupe genommen und ihr – jeweils in Form eines spezifischen Gegenentwurfs – sozusagen ihre blinden Flecke vorgehalten? So gesehen be-
272 | stünde das Wesen der Homöopathie im Widerspruch bzw. im Sich-Annehmen um die von der Hochschulmedizin methodisch ausgegrenzten Bereiche.

Sollte das Wesen der Homöopathie aber – zumindest zu einem beträchtlichen Teil – Opposition bzw. Komplementarität zur jeweils herrschenden Art von Medizin sein, würden es aber gerade diejenigen Nachfolger Hahnemanns verfehlen, die bestimmte zeitbedingte Aussagen des Meisters – ohne Berücksichtigung der dazu konstitutiven medizinhistorischen Begleitumstände – unvermittelt in eine spätere Zeit transferieren wollten. Unhistorisch gedacht wäre es dann zum Beispiel, wenn Homöopathen – innerhalb eines vorwiegend naturwissenschaftlich geprägten Umfeldes – nur die frühen, rationalen Ansätze Hahnemanns anerkennen und versuchen wollten, diese naiv in eine sich zwar ebenfalls rational begreifende, jedoch weitgehend unter entgegengesetzten Prinzipien arbeitende moderne Medizin zu integrieren. Ebenso abwegig wäre es dann aber auch, wenn Homöopathen – innerhalb einer eher schwärmerischen und spiritualistischen Gemeinde – späte, historisch bedingte Hypothesen Hahnemanns zum eigentlichen Kern der Homöopathie erklären und deren assoziative Verknüpfung mit einer Unzahl anderer (alter und neuer) Spekulationen als Weiterentwicklung der Methodik betrachten wollten. In beiden Fällen würde nur eine, die jeweils opportune Seite des ganzen Komplexes der homöopathischen Lehre herausgearbeitet und vertreten werden.

• Die richtige Frage müsste vielmehr jederzeit lauten: wie würde Hahnemann mit seinem „fast in Flammen auflodernden Widerlegungsgeist" (Hahnemann über sich selbst, 1795) auf die Herausforderungen der heutigen Zeit reagieren und handeln?

• Welche alternativen Konzepte würde er der inzwischen weltweit standardisierten Palliativmedizin und Iatrotechnologie entgegensetzen?

• Auf welche Weise würde er versuchen, der Vielzahl unterschiedlicher homöopathischer Schulen eine einheitliche Richtung (zurück) zu geben?

Auf jeden Fall würde er sich aber gegen eine Relativierung der Grundlagen der homöopathischen Methodik verwahren. Bestimmte Prinzipien bleiben eben konstitutiv für die Homöopathie: ohne diese würde sie aufhören, sie selbst zu sein.

Wie auch immer der Geist der Homöopathie letztlich zu fassen sein mag – eines scheint sich nach den vorausgegangenen Überlegungen doch abzuzeichnen:

| Solange sich fast die gesamte Therapie der 273
konventionellen Medizin innerhalb des Paradigmas „*Contraria contrariis*" bewegt, solange wird es auch eine eigenständige *Simile*-Medizin geben, die sich ebensowenig dauerhaft abschütteln lässt wie der eigene Schatten. In welcher Form diese aber jeweils sowohl authentische Homöopathie als auch zeitgemäße Heilkunde sein kann, muss jede Generation von Homöopathen selbst für sich herausfinden.

3. Zeittafel zur Biographie Hahnemanns

| Allgemeine Geschichte / Aufenthaltsorte Hahne- 274
manns / Leben Hahnemanns / Werke Hahnemanns / Entwicklung der Methodik:

1756–63 Siebenjähriger Krieg, 1762 Rousseau: Emil / 1755 Meißen / 1755 geboren, 1767–70 Lateinschule, 1770–75 Fürstenschule St. Afra / 1775 Valediktion / (Weltanschauung: Deismus, Teleologie, Anthropologie)

1776 Unabhängigkeitserklärung der Vereinigten Staaten von Amerika / 1775 Leipzig, 1777 Wien, 1777 Herrmannstadt, 1779 Erlangen / Medizinstudium an der Universität Leipzig, Spital d. Barmherzigen Brüder (v. Quarin), Bibliothekar in Siebenbürgen (Malaria), Promotion in Medizin / 1779 Dissertationsschrift (lat.) / (Beherrschung der „Schulmedizin „)

1781 Kant: Kritik der reinen Vernunft, 1789 französische Revolution / 1780 Hettstedt, 1781 Dessau, 1781 Gommern, 1784 Dresden, 1788 Lockwitz, 1789 Leipzig / Praxis, Übersetzungen, pharmazeutische, chemische und gerichtsmedizinische Forschungen, 1782 1. Heirat: Henriette Küchler, 1782 und 1785 Stadtphysikus / 1786 Über die Arsenvergiftung, 1788 Über die Weinprobe auf Eisen und Blei, 1789 Genauere Bereitungsart des auflöslichen Quecksilbers / (Empiriker), (Forscher), 1789 „Mercurialfieber"

1790 Mozart: Cosi fan tutte / 1790 Stötteritz / 1790 Chinarindenversuch / 1790 Übersetzung von Cullens Materia medica / 1790 „Morgenröte" der neuen Heillehre

1792–1805 Koalitionskriege (Napoleon) / 1792 Gotha, 1793 Molschleben, 1794 Göttingen, 1794 Pyrmont, 1795 Braunschweig / 1792 Leiter einer psychiatrischen Anstalt / 1792/95 Freund der Gesundheit, 1793–99 Apothekerlexikon / (1792 Hahnemanns Beschreibung der Tötung von Krätzmilben)

275 | Allgemeine Geschichte / Aufenthaltsorte Hahnemanns / Leben Hahnemanns / Werke Hahnemanns / Entwicklung der Methodik:

1798 Jenner: Inquiry... (Pockenimpfung), 1799 Schelling: 1. Entwurf eines Systems der Naturphilosophie / 1796 Wolfenbüttel, 1796 Königslutter, 1799 Altona, 1800 Hamburg / 1796 Begründung der Homöopathie / 1796 Versuch über ein neues Prinzip zur Auffindung der Heilkräfte der Arzneisubstanzen / 1796 Einzelmittel, Arzneimittelprüfung an Gesunden, Similia similibus, kleine Gaben

(1800 Scharlachepidemie), 1803 Reichsdeputationshauptschluss / 1800 Mölln, 1801 Machern, 1801 Eilenburg, 1803 Wittenberg, 1804 Dessau / ab 1799 Krankenjournale (insges. 54) / 1801 Über die Kraft kleiner Gaben der Arzneien, 1803 Der Kaffee in seinen Wirkungen / 1801: „1/24 Milliontel Belladonna" (C3), auch „Riechen" an der Arznei (fortan Erhöhung der „Verdünnungen")

1806 Kontinentalsperre gegen England, 1807 Goethe: Faust I, Hegel: Phänomenologie des Geistes, 1809/10 W.v. Humboldt: Gründung der Universität Berlin / 1805 Torgau / 1805: 1. Lehr buch der Homöopathie, 1. Reine Arzneimittellehre und 1. Repertorium (lat.) / 1805 Heilkunde der Erfahrung, Fragmenta de viribus medicamentorum positivis... (lat.), Äsculap auf der Waagschale, 1810 Organon der rationellen Heilkunde / 1805 „Erfahrungsheilkunde", 1807 Einführung des Begriffs „homöopathisch", 1810 „rationale Heilkunde"

1813 Völkerschlacht bei Leipzig (Schwarzenberg), (1813 Typhus-Epidemie), 1814–15 Wiener Kongress (Metternich) / 1811 Leipzig / 1811 Medizinisches Institut, 1812 Habilitation an der Universität Leipzig, 1812–21 Privatdozent an der Universität Leipzig / 1812 Habilitationsschrift (lat.), 1811–21 Reine Arzneimittellehre (6 Bde.), 1819 Organon der Heilkunst, 2. Aufl. / 1811–21 „reine" Symptomenverzeichnisse, zusammen mit einigen Charakterisierungen von Arzneimitteln und etlichen klinisch bewährten Indikationen, 1819 „Heilkunst"

| Allgemeine Geschichte / Aufenthaltsorte 276
Hahnemanns / Leben Hahnemanns / Werke Hahnemanns / Entwicklung der Methodik:

1815–48 Biedermeier, Vormärz, (1822–48 Stapfs Archiv), 1828 Harnstoff-Synthese, (1831 Choleraepidemie), (1832 Gründung der Allgemeinen Homöopathischen Zeitung), (1834–48 Hygea) / 1821 Köthen / 1821 Hofrat und Leibarzt von Fürst Ferdinand von Anhalt-Köthen, Praxis, 1829 50-jähriges Doktorjubiläum, Gründung des späteren Homöopathischen Zentralvereins, 1830 Tod von Henriette Hahnemann / 1822–27 Reine Arzneimittellehre, 2. Aufl. (6 Bde.), 1824 Organon der Heilkunst, 3. Aufl., 1828–30 Die chronischen Krankheiten (4 Bde.), 1829 Organon der Heilkunst, 4. Aufl., 1830–33 Reine Arzneimittellehre, 3. Aufl. (nur Bd. 1 und 2), 1833 Organon der Heilkunst, 5. Aufl. / 1821 definitive Wende zum Dynamisationsgedanken, 1827 Einführung des Begriffs „potenzieren", 1828 Psora-Theorie, antipsorische Arzneimittel, 1829 Standardgabe C 30, 1831 antimikrobielle Behandlung der Cholera (Camphora-Spiritus)

1835 Dampfeisenbahn Nürnberg-Fürth, 1837 Daguerreotypie / 1835 Paris / 1835 2. Heirat: Mélanie d'Hervilly-Gohier, gemeinsame Praxis, 1843 Tod Hahnemanns, Beerdigung auf dem Friedhof Montmartre / 1835–39 Die chronischen Krankheiten, 2. Aufl. (5 Bde.), 1842 Beendigung des Manuskripts zur 6. Aufl. des Organons der Heilkunst / 1842 Beschreibung der Q-Potenzen

1848 Revolution / / 1898 Überführung der Leiche Hahnemanns auf den Friedhof Père Lachaise (Paris) / 1921 Herausgabe einer Abschrift des Manuskripts Hahnemanns zur 6. Aufl. des Organons (R. Haehl), 1992 Textkritische Herausgabe des Originalmanuskripts Hahnemanns (J. M. Schmidt)

Die Homöopathie Hahnemanns

In: Patientenforum Homöopathie 1998; 4 (1): 23-24, (2): 21-22, (3): 21-22, (4): 21-22

1. Hahnemanns Leben und Wirken

23 | Seit jeher ist es nicht nur homöopathischen Therapeuten, sondern auch vielen Patienten, denen mittels Homöopathie geholfen werden konnte, ein Bedürfnis, sich näher mit Ursprung und Wesen dieser besonderen Therapierichtung zu befassen.

Je mehr mündliche oder schriftliche Quellen dazu allerdings befragt werden, desto mehr weichen die einzelnen Antworten voneinander ab und es erweist sich als schwer, hier eine klare, allgemein gültige und anerkannte Antwort zu finden. Einigkeit besteht aber darin, dass sich alle heute bekannten Formen der Homöopathie in ihrem Kern auf die vor etwa 200 Jahren von ihrem Begründer bereits in allen wesentlichen Punkten festgelegte Urform der Homöopathie zurückführen lassen. Aus diesem Grunde ist es sinnvoll und wichtig, – als Basis für ein vertieftes Verständnis – sich zunächst einmal HAHNEMANNS Leben und Wirken, seinen geistigen Hintergrund sowie seine spezifische Art der Entwicklung und Modifikation der Homöopathie zu vergegenwärtigen.

CHRISTIAN FRIEDRICH SAMUEL HAHNEMANN wurde am 10. April 1755 als Sohn eines Porzellanmalers geboren. Er besuchte drei Jahre lang die lateinische Stadtschule seiner Geburtsstadt Meißen, bis er auf Geheiß des Vaters eine kaufmännische Lehre antreten musste, aus der er aber entlief. Aufgrund seiner Begabung, besonders für alte Sprachen, bekam der Junge einen Freiplatz an der Fürstenschule ‚St. Afra', aus der unter anderem auch LESSING und GELLERT hervorgingen. Im Gegensatz zu seinen Mitschülern, denen er zum Teil Nachhilfeunterricht gab, durfte HAHNEMANN dort sehr früh sehr frei studieren. Nach selbst gefundenen Maximen beschränkte er sich auf das gründliche Studium nur derjenigen Fächer, die ihm wichtig erschienen. Auch als HAHNEMANN 1775 in Leipzig sein Medizinstudium begann, wurden ihm durch die Vermittlung eines Gönners die Studiengebühren erlassen. Dennoch ging er nach zwei Jahren theoretischer Vorlesungen nach Wien ans ‚Spital der Barmherzigen Brüder', wo es bereits eine praktische Ausbildung am Krankenbett gab. Der dortige Leiter und Leibarzt der Kaiserin MARIA THERESIA, JOSEPH VON QUARIN (1733–1814), nahm HAHNEMANN als Einzigen auch zu seinen Privatpatienten mit. HAHNEMANN schrieb später: „Ihm verdanke ich, was Arzt an mir genannt werden kann". Aufgrund finanzieller Schwierigkeiten, für die HAHNEMANN nichts konnte, musste er nach einem 3/4 Jahr eine Bibliothekarsstelle in Hermannstadt in Siebenbürgen annehmen, wo er sich weitere eineinhalb Jahre autodidaktisch vor allem in Sprachen und Naturwissenschaften wei-
terbildete. Während seiner Zeit | in Siebenbürgen 24
konnte er nicht nur viele Fälle von Wechselfieber (Malaria) beobachten und behandeln, sondern erkrankte auch selbst daran. 1779 studierte er noch ein Semester in Erlangen und promovierte dort mit einer Arbeit über die Ursachen und Behandlung von Krampfleiden.

Hahnemanns Wanderjahre

1780, mit 25 Jahren, ließ sich HAHNEMANN als praktischer Arzt nieder, was in keiner Weise eine gesicherte Existenz bedeutete. Er führte daher seine als Student begonnene Übersetzertätigkeit von medizinischen Schriften weiter, widmete sich in zunehmendem Maß auch chemischen Studien und begann, die Ergebnisse dieser Forschungen ebenso wie eigene medizinische Beobachtungen zu veröffentlichen. 1781/82 konnte er als Amtsphysikus in Gommern und einige Jahre später sogar als Vertreter des Stadtphysikus von Dresden ausgiebige medizinische Erfahrungen sammeln. Die Hoffnung, dessen Nachfolger zu werden, zerschlug sich aber ebenso wie die Spekulation auf einen Lehrstuhl in der Gerichtsmedizin. Zu jener ruhelosen Zeit zeigte sich HAHNEMANN als vielseitig begabter, ideenreicher und innovativer Gelehrter, der eben Schwierigkeiten hatte, eine – aus seiner Sicht – ihm angemessene Position bzw. Aufgabe zu finden.

In diesem Zusammenhang sind wohl auch seine häufigen Ortswechsel zu sehen. Während seiner 1780 beginnenden Wanderjahre ließ er sich innerhalb von 25 Jahren in über 20 verschiedenen Orten nieder: Hettstedt, Dessau, Gommern, Dresden, Lockwitz, Leipzig, Stötteritz, Gotha, Georgenthal, Molschleben, Göttingen, Pyrmont, Braunschweig, Wolfenbüttel, Königslutter, Altona, Hamburg, Mölln, Machern, Eilenburg, Wittenberg, Dessau. Die Orte liegen fast alle in Sachsen, Sachsen-Anhalt, Thüringen und Niedersachsen. Erst ab 1805, im Alter von 50 Jahren also, wurden seine Aufenthaltszeiten länger und die Motive für seine Ortswechsel klarer (1805 Torgau, 1811 Leipzig, 1821 Köthen, 1835 Paris). Über die Hintergründe seiner häufigen Umzüge äußerte sich HAHNEMANN nie genau, doch spielten Konflikte mit der jeweiligen Ärzte- und Apothekerschaft sicher eine entscheidende Rolle, zumal er schon früh seine Medikamente selbst dispensierte.

In Gommern hatte HAHNEMANN 1782 HENRIETTE KÜCHLER (1764–1830) geheiratet, die Stieftochter des Apothekers, in dessen Labor HAHNEMANN chemische Studien durchführte. HENRIETTE HAHNEMANN begleitete ihn durch 47 Jahre Ehe und brachte insgesamt 11 Kinder zur Welt, von denen eines bei der Geburt und eines im Säuglingsalter starb. So hatte die Familie schließlich acht erwachsene Töchter und einen Sohn (FRIEDRICH), der auch homöopathischer Arzt wurde.

Die Geburtsstunde der Homöopathie

Nachdem HAHNEMANN 1796 die Prinzipien der Homöopathie und 1810 das ‚Organon der rationellen Heilkunde‘ veröffentlicht hatte, habilitierte er sich an der Universität Leipzig mit einer medizinhistorischen Analyse griechischer, lateinischer und arabischer Quellen zur Verwendung der Heilpflanze *Veratrum album* (Weiße Nieswurz) und hielt ab 1812 siebzehn Semester lang Vorlesungen für Medizinstudenten über seine neue Heilmethode. Zusammen mit seinen Studenten führte HAHNEMANN in dieser Zeit viele Arzneimittelprüfungen durch und publizierte diese schließlich in der ‚Reinen Arzneimittellehre‘. Als er auch in Leipzig auf das Selbstdispensier-Verbot verwiesen wurde, zog HAHNEMANN 1821 nach Köthen, wo ihm sein Patient Herzog FERDINAND von Anhalt-Köthen das Selbstdispensieren gestattete und ihm überdies den Hofrattitel verlieh. HAHNEMANN hatte dort bald eine gut gehende Praxis, so dass er einen Assistenzarzt zu seiner Entlastung beschäftigte. Die Patienten kamen teilweise von weither oder korrespondierten mit HAHNEMANN, der – abgesehen vom Hofe des Herzogs, von dem er ein ansehnliches Gehalt bezog – keine Hausbesuche mehr machte. Während dieser Zeit entstand Hahnemanns Theorie der ‚Chronischen Krankheiten‘.

1829, zu seinem fünfzigjährigen Doktorjubiläum, erschienen Gäste aus aller Welt. HAHNEMANN erhielt unter anderem ein „Gratulationsdiplom“ der Erlanger medizinischen Fakultät, die Ehrenmitgliedschaft der ‚Naturforschenden Gesellschaft von Altenburg‘ sowie eine zweibändige Sammlung seiner ‚Kleinen medizinischen Schriften‘, herausgegeben von ERNST STAPF. Im Jahr darauf verstarb seine Frau HENRIETTE.

1835 heiratete HAHNEMANN, in seinem achtzigsten Lebensjahr, zum zweiten Mal. Die 34-jährige französische Malerin und Dichterin MÉLANIE D'HERVILLY (1800–1878) war Ende 1834 von Paris nach Köthen gereist, um sich von ihm behandeln zu lassen. Nach drei Monaten ließen sich die beiden trauen und nach weiteren fünf Monaten teilte HAHNEMANN sein Vermögen unter seinen Kindern auf und zog mit seiner neuen Gattin nach Paris. MÉLANIE HAHNEMANN hatte sich rasch in die Homöopathie eingearbeitet, so dass beide dort eine ausgedehnte Praxis führen konnten. Die Patienten kamen aus allen Teilen Europas und allen gesellschaftlichen Schichten, auch viele Adelige und prominente Künstler waren darunter. Bis zu seinem Tod mit 88 Jahren hielt HAHNEMANN Sprechstunden ab, korrespondierte mit seinen Patienten und machte auch wieder Hausbesuche.

HAHNEMANN wurde 1843 in aller Stille auf dem Friedhof von Montmartre beerdigt. 1898 wurde sein Sarg zum Prominenten-Friedhof Pere Lachaise überführt.

[Abbildung]

24 | Hahnemanns Geburtshaus in Meißen

[Literatur]

24 | Aus: Homöopathie-Jahrbuch 1997/ 98, Sonntag-Verlag, Stuttgart. Abdruck (überarbeitet) mit freundlicher Genehmigung des Verlags

[Anmerkung der Redaktion]

23 | Dr. med. Dr. phil. JOSEF M. SCHMIDT, Arzt am Münchner Krankenhaus für Naturheilweisen, wird uns mit seinen medizinhistorischen Beiträgen über die Homöopathie HAHNEMANNS durch die Ausgaben dieses Jahres begleiten. Beginnen wird SCHMIDT in diesem Heft mit HAHNEMANNS Leben und Wirken, in der Ausgabe 2/98 stellt uns SCHMIDT HAHNEMANNS geistigen Hintergrund vor. HAHNEMANNS Begründung und Entwicklung der Homöopathie heißt Teil 3 dieser Serie. SCHMIDT wird seine Betrachtungen in der Dezember-Ausgabe des Patientenforums mit einem Beitrag über HAHNEMANNS spätere Modifikation der Homöopathie beenden.

2. Hahnemanns geistiger Hintergrund

21 | Im Gegensatz zu modernen medizinischen Publikationen, deren objektivistischer, neutraler Sprachstil keinen Raum für das Einflechten persönlicher Ansichten und Anliegen des Autors lässt, war es zur Zeit HAHNEMANNS noch legitim und üblich, heilkundliche Erfahrungen im Lichte der eigenen weltanschaulichen Überzeugung darzustellen, ja in wissenschaftlichen Fragen sogar theologisch zu argumentieren. Indem nun HAHNEMANN – wie auch andere zeitgenössische Gelehrte – kein Hehl aus seinen philosophischen und ethischen Vorstellungen machte, sondern diese in seinen Veröffentlichungen frei bekannte, ist es heute wiederum möglich, aus seinen zahlreichen, weit verstreuten diesbezüglichen Äußerungen den geistigen Hintergrund seines Forschens, Denkens und Wirkens zu rekonstruieren.

HAHNEMANNS Weltbild erweist sich in all seinen wichtigen Schriften als konstant; von seiner frühen Jugend bis zu seinem Tod lässt es sich unverändert nachverfolgen. Laut HAHNEMANNS Autobiographie hatte sein Vater „die gesundesten, selbstgefundenen Begriffe von dem, was gut und des Menschen würdig genannt werden kann“, an ihn weitergegeben. Dadurch, dass ihn sein Vater oft mit einer Denkaufgabe einschloss, wurde er von ihm systematisch zum selbstständigen Denker erzogen. In diesem Sinne charakterisierte HAHNEMANN den wahren Arzt als einen, „der keinem System geschworen hat, nichts ununtersucht verwirft oder aufs Wort für bar annimmt und der das Herz hat, selbst zu denken und eigenhändig zu handeln“.

HAHNEMANN vertrat einen undogmatischen Deismus im Sinne der Aufklärung und hatte ein teleologisch geordnetes Weltbild, das sich in etwa aus dem rationalistischen WOLFF'schen System ergab. Mit 24 Jahren interessierte er sich für den Materialismus VON HOLBACHS, dessen ‚Systeme de la Nature‘ er übersetzen wollte. Es ist anzunehmen, dass ihn auch der Positivismus D'ALEMBERTS und die Empfindsamkeit ROUSSEAUS beeinflussten. Dem Christentum im konfessionellen Sinne stand HAHNEMANN zwar fern, er vertrat aber eine „natürliche Religion“ und äußerte sich als über 70-Jähriger sehr anerkennend über die „göttliche Weisheit“ des KONFUZIUS.

Teleologisches Menschenbild

Gott war für HAHNEMANN Liebe und Weisheit und das konsequenteste aller Wesen. Des Menschen Bestimmung sei es, sich diesem „großen Urgeist“ „auf der Leiter beseligender Empfindungen, menschenveredelnder Tätigkeiten und weltendurchschauender Kenntnisse“ zu nähern. Des Menschen körperliche Schwäche und Anfälligkeit für Krankheiten widerspreche der Güte und Weisheit des Schöpfers nicht, da sie als Erziehungsmittel gesehen werden müsse. Sie sollten den menschlichen Geist und die menschliche
22 Liebe anregen, eine rationale und | zuverlässige Heilkunde zu schaffen. Auch die Endlichkeit des menschlichen Erkennens bilde dabei keinen absoluten Einwand, da diese zwar die theoretische „Ergrübelung“ der letzten Ursachen von Krankheit und Heilung verhindere, nicht jedoch die sorgfältige Beobachtung von sinnlich wahrnehmbaren Zeichen und Symptomen und die zweckmäßige therapeutische Anwendung des so erworbenen Wissens. Nach HAHNEMANNS Überzeugung mache Gott unmöglich, was unnütz sei, er mache aber auch möglich, was wirklich nötig sei. Zweifel an der grundsätzlichen Möglichkeit einer Heilkunde bzw. der Heilbarkeit von Krankheiten wies HAHNEMANN als Gotteslästerung zurück.

Daraus erklärt sich HAHNEMANNS grundsätzliche Gegnerschaft zu all jenen medizinischen Systemen, die den Menschen in seiner Fülle und Unergründbarkeit durch eine Reduktion auf Kategorien einzelner Hilfswissenschaften erklären wollten, sei es der Chemie, Physik, Anatomie, Physiologie, Naturphilosophie usw. HAHNEMANN lehnte die rationalistische Tradition der Medizin ab, die sich für ihn von GALEN (129–199) über AVIZENNA (980–1036) bis FRIEDRICH HOFFMANN (1660–1742) und JOHN BROWN (1735–1788) erstreckte. Viel mehr fühlte er sich der Tradition der Empiriker verpflichtet, deren Hauptvertreter für ihn HIPPOKRATES (460– 370), ARETÄUS (1. Jh.) und THOMAS SYDENHAM (1624–1689) waren.

Während rationalistische Ärzte davon ausgehen, dass jede Krankheit von einer nächsten Ursache (*causa proxima*) herrührt, die aufgefunden und durch eine gezielte therapeutische Intervention beseitigt werden kann, bezweifeln die Empiriker unter den Ärzten, ob solche postulierten Ursachen überhaupt existieren, geschweige denn aufgefunden oder beseitigt werden können. Für sie ist der Organismus eine Art Black Box, dessen vollständige Erforschung und Erkenntnis unseren menschlichen Verstand übersteigt. Die Aufgabe des Arztes ist demnach einzig und allein die genaue Beobachtung sinnlich wahrnehmbarer Phänomene und Veränderungen am Organismus (in Gesundheit und Krankheit, vor und nach Arzneimittelgabe usw.) und die Ableitung von therapeutischen Regeln aus dem so gewonnenen Erfahrungsschatz.

Verdienste um die Wissenschaft

Für die Beurteilung eines neuen medizinischen Systems ist es oft interessant, zu wissen, ob sein Begründer dieses lediglich aus Unkenntnis der Grundlagenfächer aufstellte, oder ob er trotz der Beherrschung der Medizin und der Naturwissenschaften seiner Zeit eine eigene Heilkunde entwickelte. Folgende wissenschaftliche Verdienste, die ihm in Fachkreisen entsprechendes Ansehen einbrachten, erwarb sich HAHNEMANN unabhängig von der Begründung der Homöopathie:

Anlässlich einer eingehenden Beschäftigung mit der Gerichtsmedizin verfasste HAHNEMANN 1786 eine in der Pharmakologie vielbeachtete Monographie ‚Über die Arsenvergiftung‘. Als Frucht seiner chemischen Forschungen entdeckte er 1787 die ‚Hahnemannsche Weinprobe‘ auf Bleizucker, die später in verschiedenen Ländern amtlich eingeführt wurde. 1788 gelang ihm die Herstellung eines heute noch nach ihm benannten auflöslichen Quecksilberpräparats (*Mercurius solubilis Hahnemanni*). Die Pharmazie bereicherte HAHNEMANN 1787 um eine Monographie über ‚Die Kennzeichen der Güte und Verfälschung der Arzneimittel‘ sowie um sein vierbändiges ‚Apothekerlexikon‘, das aus heutiger pharmaziehistorischer Sicht das Wissen der damaligen Zeit sachkundig zusammenfasst.

Innerhalb der Psychiatriegeschichte war HAHNEMANN – noch vor PHILIPPE PINEL

(1745–1826) – einer der ersten, die in der Behandlung Geisteskranker neue Wege beschritten. Anstatt, wie damals üblich, psychotische Patienten in sogenannte Narrenhäuser zu sperren, wo sie angekettet und geschlagen wurden und am Wochenende von der Bevölkerung gegen ein Eintrittsgeld besichtigt und geneckt werden konnten, leitete HAHNEMANN 1792 ein Jahr lang eine private Irrenanstalt, wo er einen prominenten geisteskranken Patienten (KLOCKENBRING) Tag und Nacht zwar unter größten Opfern, aber auf humane Art und schließlich mit dem Erfolg betreute, dass dieser seinen Beruf wieder aufnehmen konnte.

Auch hinsichtlich der Hygiene vertrat HAHNEMANN in seinen Veröffentlichungen von 1792 und 1795 sehr moderne Ansichten der Seuchenbekämpfung, obwohl damals noch keine Erreger von Infektionskrankheiten nachgewiesen werden konnten. Er empfahl den Ärzten, Patienten in Krankenhäusern nur in gut durchlüfteten Räumen zu besuchen, dabei einen Kittel zu tragen, beim Pulsfühlen das Gesicht vom Patienten abzuwenden und – circa 50 Jahre vor SEMMELWEIS – sich danach die Hände in Essigwasser zu waschen.

In seiner Verurteilung des Aderlasses sowie anderer schwächender Maßnahmen war HAHNEMANN zwar nicht der Einzige, doch lässt sich die öffentliche Parteinahme gegen eine schädliche Praxis auch als Verdienst um die Medizin betrachten. Das gleiche gilt für seine pragmatische Maxime, keine Arzneigemische zu verordnen, weil man sonst nichts über die Wirkung ihrer einzelnen Bestandteile erfahren könne.

Aufgrund seiner Verdienste um die Wissenschaft wurde HAHNEMANN 1791 zum Mitglied einiger wissenschaftlicher Gesellschaften gewählt, etwa in die ‚Leipziger ökonomische Gesellschaft' und in die ‚Mainzer Kurfürstliche Akademie der Wissenschaften'. 1790 erhielt er einen Ruf an die medizinische Fakultät der Universität Wilna, den er jedoch ablehnte. 1798 war HAHNEMANN für die Berufung an die zu gründende Universität in Mitau vorgesehen, doch winkte er auch hier ab.

Literatur

JOSEF M. SCHMIDT: ‚Die philosophischen Vorstellungen Samuel Hahnemanns bei der Begründung der Homöopathie (bis zum Organon der rationellen Heilkunde, 1810)'. München, Sonntag-Verlag, 1990

[Anmerkung der Redaktion]

Dr. med. Dr. phil. JOSEF M, SCHMIDT, Arzt am 21
Münchner Krankenhaus für Naturheilweisen, begleitet uns mit seinen medizinhistorischen Beiträgen über die Homöopathie HAHNEMANNS durch die Ausgaben dieses Jahres. In dieser Ausgabe 2/98 stellt uns SCHMIDT HAHNEMANNS geistigen Hintergrund vor. HAHNEMANNS Begründung und Entwicklung der Homöopathie heißt Teil 3 dieser Serie. SCHMIDT wird seine Betrachtungen in der Dezember-Ausgabe des Patientenforums mit einem Beitrag über HAHNEMANNS spätere Modifikationen der Homöopathie beenden.

3. Hahnemanns Begründung und Entwicklung der Homöopathie

Unter den in Teil 1 und 2 erwähnten, von unse- 21
ren heutigen Verhältnissen in einigem abweichenden historischen und philosophischen Rahmenbedingungen vollzog sich nun – zwischen 1790 und 1810 – die Begründung der „allgemeinen Homöopathie" HAHNEMANNS.

Während seiner Übersetzung der Arzneimittellehre von WILLIAM CULLEN (1790) kam HAHNEMANN auf die Idee, einen Selbstversuch mit Chinarinde zu unternehmen. Dabei beobachtete er, dass die Einnahme von Chinarinde bei ihm gerade jene Symptome hervorrief, die er bereits von einem in Siebenbürgen selbst durchgemachten Wechselfieber her kannte. Ohne weitergehende Schlüsse daraus zu ziehen, bemerkte er hier: „Substanzen, welche eine Art von Fieber erregen, löschen die Typen des Wechselfiebers aus". Damit war – nach HAHNEMANNS späterer rückblickender Interpretation – die „Morgenröte" der neuen Heillehre angebrochen.

Sechs Jahre später (1796) verallgemeinerte HAHNEMANN diese und ähnliche Beobachtungen zum eigentlichen Simileprinzip. In der entsprechenden Publikation bezeichnete er allerdings die Beseitigung offenbarer Ursachen von Krankheiten (etwa die Tötung eines Bandwurms bei Magenkrämpfen oder das Erbrechenlassen von verdorbenem Mageninhalt) ausdrücklich als die „königliche Straße" der Arzneibehandlung, der – wo immer durchführbar – der Vorzug gebühre. Wo dies nicht möglich sei, müsse man sich mit „spezifischen Mitteln" behelfen, Mitteln also, von denen zwar die Wirksamkeit in bestimmten Krankheitszuständen bekannt war, nicht jedoch ihr Wirkmechanismus. Über die wenigen bis dato bekannten Spezifika (wie Chinarinde bei Wechselfieber und *Mercurius* bei Syphilis) hinaus sollte es nach Hahnemann allerdings „so viele Spezifika geben, als es verschiedene Zustände der einzelnen Krankheiten gibt".

Similia similibus curentur

Das Prinzip, nach dem neue spezifische Mittel aufgefunden und individuellen Krankheitszuständen zugeordnet werden sollten, sah Hahnemann jetzt in Arzneimittelprüfungen an Gesunden sowie der therapeutischen Verwendung desjenigen Mittels, dessen Prüfungssymptome den Patientensymptomen ähnlich waren (*Similia similibus*).

Im folgenden Jahr (1797) berichtete Hahnemann erstmals über heftige Erstverschlimmerungen nach der Gabe einer dem Krankheitszustand ähnlichen Arznei (*Veratrum album* bei einer Kolik), was ihn dazu veranlasste, deren Dosis fortan nach und nach zu verkleinern. Ab diesem Jahr taucht auch der Begriff „dynamische Wirkung" in Hahnemanns Schriften auf.

1801 erklärte Hahnemann im Rahmen seiner Propagierung eines Vorbeugungsmittels gegen Scharlachfieber (ein 24-Millionstel Gran *Belladonna*), dass kleine Arzneigaben „nicht atomisch, sondern bloß dynamisch wirken" und zwar umso stärker, je größer die Empfindlichkeit
22 des Kranken sei. Als Antidot gegen | künstlich erzeugte Symptome gab Hahnemann hier bereits „Riechen an Kampfer-Auflösung" an. Des weiteren unterschied er 1801 erstmals zwischen (erkennbaren) materiellen Krankheitsursachen, die zu entfernen seien, und (postulierten) dynamischen Krankheitsursachen, deren Kenntnis dem Menschen zwar nicht möglich, zur Heilung aber auch nicht nötig sei. Jeder Krankheitsfall sei stets „als ein eigenes Individuum anzusehen".

1805 wies Hahnemann in der Schrift ‚Äskulap auf der Waagschale' die Hilfswissenschaften Physik, Chemie, Botanik, Anatomie und Physiologie, was „ihren Einfluß auf das Heilgeschäft" angehe, in ihre Grenzen, zumal „das eigentlich Heilsame in den Arzneien gar nicht in ihren Gesichtskreis gelangt". 1807 prägte Hahnemann den Begriff „homöopathisch", durch den die gesamte übrige Arzneitherapie zur „Allöopathie" wurde. Ab 1808 betrachtete Hahnemann seine bisherige Behandlungsmaxime als „Naturgesetz". 1810 war die Begründung der allgemeinen Homöopathie abgeschlossen. Das ‚Organon' enthielt erstmals den vollen Wortlaut des Ähnlichkeitsprinzips: *Similia similibus curentur.*

Grundprinzipien der Homöopathie

Die Grundprinzipien der Homöopathie waren damit folgende:

1. die Verwendung von Einzelmitteln, also die prinzipielle Ablehnung von Arzneigemischen,
2. die Arzneimittelprüfungen an Gesunden, in denen untersucht wird, welche Symptome jedes Arzneimittel an gesunden Menschen hervorzubringen in der Lage ist,
3. das Ähnlichkeitsprinzip, das heißt die Maxime „Behandle Ähnliches mit Ähnlichem" und
4. die Verwendung kleinster Gaben.

Die Verwendung kleinster Gaben hatte ihren Grund ursprünglich in der Beobachtung, dass starke Gaben teilweise zu erheblichen Erstverschlimmerungen führten. Grundsätzlich könnte jedoch – bei entsprechend vorsichtiger Dosierung – auch mit Urtinkturen homöopathisch behandelt werden, was Hahnemann zunächst auch wirklich tat. Dass sich selbst nach der Gabe wiederholt verdünnter und verschüttelter homöopathischer Arzneien immer noch Wirkungen zeigten, war auch für Hahnemann letztlich ein Zufallsbefund, den er nicht vorhersehen konnte. Hahnemann hatte die „Verdünnungsstufen" der von ihm verordneten Mittel allmählich gesteigert. 1790 hatte er sich mit seinen Arzneigaben noch im Gran-Bereich bewegt und sich nicht gescheut, bei Wechselfieber Chinarinde auch in „heroischer" Dosierung zu verordnen: zum Beispiel circa 1.000 Gran (60g) innerhalb von 24 Stunden. 1799 nannte er bei *Hyoscyamus* bereits eine Dosis von 1/60 Gran, 1801 empfahl er bei Scharlachfieber ein 24-Millionstel Gran von *Belladonna* und ein 5-Millionstel Gran von *Opium*, 1806 erwähnte er bereits eine „Quintilliontel"-Auflösung (C15), 1809 ein „Sextilliontel" (C18) und 1816 ein „Dezilliontel" (C30) von Arsen.

Während seiner Zeit in Leipzig erschien HAHNEMANNS ‚Reine Arzneimittellehre' in sechs Bänden (1811–1821), die zusammen die Arzneimittelprüfungs-Symptome von 63 Substanzen enthalten. Geprüft wurden vorwiegend Pflanzen, aber auch Metalle (Eisen, Gold, Silber, Zinn, Quecksilber), chemische Stoffe („Ätzstoff-Tinktur", Kochsalzsäure, Phosphorsäure), giftige Substanzen (Arsen) und die Kräfte des Magneten.

Neben den langen Symptomenverzeichnissen für jede einzelne Substanz versuchte HAHNEMANN in den Vorbemerkungen dazu erstmals – allerdings nur für einige „Polychreste" (vielnützige Mittel) – auch eine kurze Charakterisierung der Patienten, für die das jeweilige Mittel „vorzüglich passen" müsste. So sollte sich *Nux vomica* besonders für Menschen eignen, die „feurigen, eifrigen, hitzigen Temperaments" bzw. „zu stürmischem Zorne aufgelegt" sind, die „viel Gesichtsröte" und Beschwerden von „täglichem Kaffeetrinken" sowie von „Kopfanstrengungen" haben (1811). Bei *Ignatia* sollten „schnelle Abwechslung von Lustigkeit und Weinerlichkeit" vorherrschen und bei *Pulsatilla* ein „schüchternes, weinerliches, zu innerlicher Kränkung und Ärgernis geneigtes, wenigstens mildes und nachgiebiges Gemüt", verbunden mit „Frostigkeit", „Durstlosigkeit", Einschlafstörungen, sowie bei Frauen eine leichte Verspätung der Periode. Bei *Rhus toxicodendron* hob er die Verschlimmerung in Ruhe und bei *Bryonia* die Verschlimmerung bei Bewegung als auffallend hervor (1816), bei Chinarinde die „Schwäche von Säfteverlusten" (1817). Diese eher spärlichen Angaben HAHNEMANNS regten spätere Homöopathen zur Schaffung von sogenannten Arzneimittelbildern für möglichst viele Medikamente an.

Für etwa ein Drittel der Arzneimittel gab HAHNEMANN an, bei welchen Krankheiten sie sich besonders bewährt hatten. *Mercurius* wirkte zum Beispiel besonders gut bei Syphilis (1811), *Ipecacuanha* bei einigen Arten von Wechselfiebern, *Veratrum* bei bestimmten Arten von Kachexien (1817), *Hyoscyamus* bei „Zerrüttungen der Geistes- und Gemütsorgane", *Aurum* bei Melancholie, *Camphora* als „schätzbares Palliativ" bei Influenza, *Sulphur* bei Krätze (1818), *Spongia* bei Kropf (1821) usw. Das waren die Vorläufer der späteren „bewährten Indikationen".

Zur Veranschaulichung seiner Auffassung der Homöopathie als eines Wissens um das Heilmittel „im voraus", also bereits vor seiner Anwendung am Kranken, veröffentlichte HAHNEMANN 1816 – einmalig in seinen gesamten Schriften – zwei homöopathisch geheilte Fälle aus seiner Praxis (mit *Bryonia* Urtinktur und *Pulsatilla* C12).

1816 führte HAHNEMANN mit der Beschreibung des Verdünnens und Verschüttelns von Arzneiauflösungen im Verhältnis 1:100 erstmals eine gewisse Standardisierung ein. 1818 beschrieb er für feste Substanzen erstmals die Trituration im Verhältnis 1:100. Gleichwohl war für HAHNEMANN zu jener Zeit ein Tropfen einer Urtinktur entsprechend dem materiellen Stoffgehalt durchaus noch eine stärkere Gabe als ein Tropfen etwa einer C12-Auflösung.

Literatur

JOSEF M. SCHMIDT: ‚dtv-Atlas zur Homöopathie'. München 1999 [im Druck]

[Anmerkung der Redaktion]

| Dr. med. Dr. phil, JOSEF M. SCHMIDT, Arzt am 21
Münchner Krankenhaus für Naturheilweisen, begleitet uns mit seinen medizinhistorischen Beiträgen über die Homöopathie HAHNEMANNS durch die Ausgaben dieses Jahres. HAHNEMANNS Begründung und Entwicklung der Homöopathie heißt Teil 3 dieser

Serie. SCHMIDT wird seine Betrachtungen in der Dezember-Ausgabe des Patientenforums mit einem Beitrag über HAHNEMANNS spätere Modifikationen der Homöopathie beenden.

4. Hahnemanns spätere Modifikationen der Homöopathie

21 | Obwohl 1810 die Begründung der Homöopathie in ihrer allgemeinen Form abgeschlossen war, modifizierte sie HAHNEMANN in den 1820er Jahren noch an einigen entscheidenden Stellen.

Das Potenzieren

Eine grundsätzliche Änderung seines Konzeptes der Arzneimittelwirkung findet sich in seinen Schriften 1821, als er sich aufgrund des Dispensierverbots genötigt sah, von Leipzig nach Köthen umzuziehen. War HAHNEMANN zunächst davon ausgegangen, dass die Wirkung von Arzneimittelauflösungen mit fortschreitender Verdünnung abgeschwächt werde, äußerte er ab jetzt die Überzeugung, dass die Wirkung dabei kontinuierlich zunehme. Arzneien seien nicht tote Substanzen, sondern geistige Wesen bzw. Kräfte, die im rohen Zustand in gebundener bzw. erstarrter Form vorliegen. Sie können durch eine besondere Zubereitung entbunden, entfaltet und entwickelt werden, wodurch ihre Wirkung schneller und heftiger werde. Ein Tropfen einer mit zehn Schüttelschlägen zubereiteten C1-Verdünnung habe nunmehr (1821) „fast dieselbe Stärke von Arzneikraft" wie ein Tropfen der Urtinktur, so dass sich auch bei weiterer Fortsetzung dieses Verfahrens „wenig oder keine Kraft-Abnahme in der Wirkung" ergebe.

1824 nannte HAHNEMANN erstmals mohnsamengroße „Streukügelchen" aus Zucker zur Zerteilung eines Tropfens Arzneiauflösung. 1826 bezeichnete er eine C60-Verdünnung „nicht etwa schwächer an Kraft als die minder verdünnten", sondern „an arzneilicher Wirkung eher stärker und stärker geworden". 1827 schließlich prägte HAHNEMANN den Begriff des „Potenzierens" für das schrittweise Verdünnen, Verschütteln oder Verreiben von Arzneimitteln, in der Vorstellung, dass dadurch deren vorher an die Materie gebundenen Arzneikräfte freigesetzt und entfaltet werden.

Obwohl der Einwand, eine Hochpotenz entspreche der Auflösung eines Tropfens im Genfer See, schon seit 1821 besteht, hatte sich HAHNEMANN dadurch nicht beirren lassen. Wenn sich etwas in seiner praktischen Erfahrung als wirksam erwies, nach theoretischen Berechnungen jedoch nicht wirksam sein konnte, so war dies für ihn weniger ein Grund, seine diesbezüglichen Erfahrungen anzuzweifeln, als vielmehr, einen Fehler in der Theorie zu vermuten. Er schrieb dazu (1828, 1835): Dass eine C30 „20, 30, 40 Tage und länger" eine Wirkung zeigt – „dieser wahre Satz gehört nicht unter die zu begreifen sein sollenden, noch zu denen, für welche ich blinden Glauben fordere. Ich fordere gar keinen Glauben dafür und verlange nicht, daß dies jemandem begreiflich sei. Auch ich begreife es nicht; genug aber, die Tatsache ist so und nicht anders. Bloß die Erfahrung sagt's, welcher ich mehr glaube als meiner Einsicht".

Die chronischen Krankheiten

Eine weitere aufsehenerregende Erweiterung der Lehre war HAHNEMANNS 1828 publizierte Theorie der chronischen Krankheiten. Bereits ab 1816 hatte er bemerkt, dass die Homöopathie in ihrer damaligen Form nicht alle Krankheiten
zu heilen ver- | mochte. Bei „akuten Krankhei- 22
ten, epidemischen Seuchen, sporadischen Fiebern und venerischen Krankheiten" war für ihn zwar die allgemeine homöopathische Behandlung „jedem allöopathischen Verfahren überlegen" – doch über die homöopathische Behandlung chronischer Krankheiten konnte er nur sagen: „Ihr Anfang war erfreulich, die Fortsetzung minder günstig, der Ausgang hoffnungslos".

Aufgrund verschiedener Beobachtungen und Schlussfolgerungen kam HAHNEMANN schließlich zu folgendem Konzept: Chronische Krankheiten beruhen auf einer „inneren Krätzkrankheit" (Psora), deren chronisches *Miasma* durch Ansteckung oder durch Erbschaft (‚Organon', 1842, § 284, Anm.) übertragen werde. Zunächst bilde sich – als vikariierendes (stellvertretendes) Symptom – ein Hautausschlag, der die Gefährlichkeit der inneren Krankheit sozusagen in Schach halte. Bei dessen Unterdrückung durch bloß äußere Behandlung lodere die ansonsten „schlummernde" „innere Krätzkrankheit" auf und manifestiere sich in einer der vielen Formen chronischer Krankheiten. Bei deren Behandlung sollten demnach – über die aktuellen Symptome der vorliegenden chronischen Krankheit hinaus – stets auch die übrigen Symptome der „offenbaren Psora" berücksichtigt werden. – An der homöopathischen Entsprechung zwischen Krankheits- und Arzneimittel-Symptomen hatte sich durch diese späte Modifikation der Homöopathie allerdings nichts geändert.

Nach HAHNEMANNS Einteilung gab es nur drei verschiedene Arten von chronischen Krankheiten. Die beiden venerischen Krankheiten Syphilis und Sykosis machten nach seiner Schätzung zusammen etwa 1/8 aller chronischen Krankheiten aus. Behandelt wurde die Syphilis mit *Mercurius solubilis* C30 und die Sykosis vor allem mit *Thuja occidentalis* C30. Die übrigen 7/8 aller chronischen Krankheiten, also alle nicht-venerischen, hatten für HAHNEMANN ausnahmslos den gleichen Ursprung: „Psora". Hier war das Hauptmittel *Sulphur*, jedoch kamen – je nach individueller Symptomatologie – auch die übrigen „antipsorischen" Arzneien in Frage.

HAHNEMANN war sich bei seiner Modifikation der allgemeinen Homöopathie, die er ausdrücklich „Psora-Theorie" nannte, des Hypothesen-Charakters derselben durchaus bewusst. Da diese Theorie auf Analogie-Schlüssen beruhte, die keine zwingenden Schlüsse sind, hatte sie selbst in HAHNEMANNS Augen nur eine „analoge Wahrscheinlichkeit", die er allerdings auf 99 % schätzte. Solange aber – so HAHNEMANN – keine bessere Theorie als Grundlage für die Behandlung chronischer Krankheiten existiert, sollten die Bezweifler der Theorie diese durch eigene Anwendung erst einmal selbst nachprüfen: „*Negantis est probare*". Als „antipsorische" Arzneimittel beschrieb HAHNEMANN vor allem Substanzen pflanzlicher, tierischer, metallischer bzw. tellurischer sowie chemischer Herkunft und gab für fast jedes Mittel zum Teil seitenlange Listen von Krankheitszuständen an, bei denen es sich als „vorzüglich hilfreich" erwiesen hatte.

Die Q-Potenzen

Die letzte, endgültige Modifikation der homöopathischen Gabenlehre stellte HAHNEMANNS Entwicklung der 50.000er- oder Q-Potenzen dar, deren Herstellung und Anwendung er erstmals und ausschließlich 1842 im Manuskript der letzten Auflage seines ‚Organons' beschrieb. Diese Ausschließlichkeit hatte zur Folge, dass das letzte Vermächtnis HAHNEMANNS bis zum Erscheinen der HAEHL'schen ‚Organon'-Ausgabe (1921) der homöopathischen Welt unbekannt geblieben war und auch dann noch bis zum Erscheinen der textkritischen Ausgabe (1992) in seiner Authentizität angezweifelt und größtenteils ignoriert wurde. Dabei war diese neue Potenzierungsart für HAHNEMANN weniger ein Umsturz seiner bisherigen Praxis, als vielmehr der End- und Höhepunkt einer kontinuierlichen Entwicklung hinsichtlich der Dosierungsvorschriften homöopathischer Arzneimittel.

Bei der Ausarbeitung seiner Anweisungen zur Herstellung und Einnahme von Q-Potenzen konnte HAHNEMANN fast durchgängig auf früher bereits selbst gefundene Regeln zurückgreifen. Dazu gehörten die Auflösung der Arznei in Wasser, die Verteilung der Gabe auf mehrere Tage (1801), das standardisierte Verdünnungsverhältnis 1:100 (1816), die Verwendung von Zucker-Globuli (1824), die standardisierte C3-Trituration (1828), die Verkürzung der Intervalle zwischen den einzelnen Gaben (1832), die Änderung des Potenzgrades bei wiederholten Gaben (1835), das Schütteln des Arzneifläschchens vor jeder Einnahme (1837) und die „50 und mehr starken Stoß-Schläge" pro Potenzierungsstufe (1839).

Fast alle Elemente der Herstellung und Einnahme von Q-Potenzen waren von HAHNEMANN also noch zu seinen Lebzeiten veröffentlicht worden, allerdings stets auf C-Potenzen bezogen. Das wirklich Neue, das sich nur in HAHNEMANNS Manuskript zur sechsten Auf tage des

'Organons' findet, war der Einschub des zusätzlichen Zerteilungsschritts eines Tropfens auf 500 Kügelchen pro Potenzierungsstufe. Hierdurch sollten die Q-Potenzen bei unverminderter Arzneikraft milder wirken und daher täglich bzw. stündlich wiederholt werden können. Damit hatten sie einen bedeutenden Vorteil gegenüber den C-Potenzen, deren Nachteil vor allem in der Gefahr erheblicher Erstverschlimmerungen und den langen Wartezeiten bis zur nächsten Gabe bestand.

Literatur

'Organon der Heilkunst. Textkritische Ausgabe der von Samuel Hahnemann für die sechste Auflage vorgesehenen Fassung'. Bearb., hrsg. und mit einem Vorw. vers. von JOSEF M. SCHMIDT. Heidelberg, Haug-Verlag, 1992.

SAMUEL HAHNEMANN: 'Organon der Heilkunst. Standardausgabe der sechsten Auflage. Auf der Grundlage der 1992 vom Hrsg. bearb. textkrit. Ausg. des Manuskriptes Hahnemanns (1842)' hrsg. von JOSEF M. SCHMIDT. Heidelberg, Haug-Verlag, 1996.

[Anmerkung der Redaktion]

| Dr. med. Dr. phil. JOSEF M. SCHMIDT, Arzt am 21
Münchner Krankenhaus für Naturheilweisen, begleitete uns mit seinen medizinhistorischen Beiträgen über die Homöopathie HAHNEMANNS durch die Ausgaben dieses Jahres. Dr. SCHMIDT beendet seine Betrachtungen in dieser Ausgabe des Patientenforums mit einem Beitrag über HAHNEMANNS spätere Modifikationen der Homöopathie (Teil 4).

Geschichte der Homöopathie

In: Homöopathische Literatur 98/99. St. Peter, Sunrise-Verlag, 1998, S. 102

[Gastkommentar]

Einen Menschen versteht man offensichtlich dann am besten, wenn man seine Geschichte kennt. Zahlreiche Konflikte und Auseinandersetzungen des sich entwickelnden Subjekts mit konkreten Lebens-Problemen und Umwelt-Einflüssen haben jeden von uns geprägt und zu dem gemacht, was er heute ist. Dabei hätte diese Dynamik unter anderen sozialen und ökonomischen Rahmenbedingungen oft ganz anders verlaufen können – wie in der Homöopathie.

Gerade die Homöopathiegeschichte ist reich an Beispielen, wie dieselben Grundideen (bzw. Teil-Aspekte davon) sich in verschiedenen Ländern und Epochen in höchst unterschiedlicher Weise entwickelten, je nachdem, welche Personen bzw. Vereine sich ihrer annahmen, wie die politischen und wirtschaftlichen Verhältnisse, der Organisationsgrad der orthodoxen Ärzteschaft, der Zeitgeist usw. waren. Die Einsicht, dass sich der eigentliche Kern der Homöopathie stets nur vermittelt über notwendigerweise zeit-, orts- und personengebundene Gesichter zeigen kann, hat neben einer gewissen Desillusionierung aber auch etwas Befreiendes: verleiht sie dem sonst möglicherweise nur einem einzigen Lehrer (dogmatisch) ergebenen Schüler doch einen weiteren Horizont sowie Gelassenheit im Umgang mit anderen Schulen. Gerade in unserer schnelllebigen Zeit, in der sich neue Konzepte (auch der Homöopathie) innerhalb von wenigen Jahren ablösen, ein wichtiges Vermögen!

Darüber hinaus erscheint unter historischer Betrachtungsweise auch die heute an den Universitäten etablierte Medizin als weniger absolut, sondern vergleichsweise als der jüngere, materialistischere Ansatz.

Philosophie der Homöopathie

In: Homöopathische Literatur 98/99. St. Peter, Sunrise-Verlag, 1998, S. 100

[Gastkommentar]

Welcher Homöopath wüsste nicht, was Homöopathie ist? Vor allem: Wenn es der Fachmann nicht wüsste, wer dann? Und doch findet man kaum jemanden, dessen Definition nicht die eine oder andere Einseitigkeit aufweisen und sich bei genauerem Durchdenken als unhaltbar erweisen würde. Um was wird dann aber eigentlich gestritten – im Namen dieses Wortes, das wie kaum ein anderes in der Medizin geeignet ist, die Gemüter der Menschen zu erhitzen und tiefe Gräben weltanschaulicher Art zwischen ihnen aufzureißen?

Erkenntnis, das versuchte bereits SOKRATES zu zeigen, vollzieht sich gewöhnlich als Prozess über verschiedene Stufen:

1. Die anfängliche naive vermeintliche Gewissheit („Das ist doch ganz einfach...“), die von der Unkenntnis alternativer Positionen lebt, schlägt nach deren Gewahrwerden um

2. in einen allgemeinen Relativismus, nach dem Motto „Jeder hat eben seine eigene, persönliche Ansicht und insofern recht“.

3. Erst die Einsicht, dass weder die Anzahl grundsätzlicher Denkmöglichkeiten noch deren logischer Kombinierbarkeit unendlich ist, ermöglicht schließlich das differenzierte, systematische Begreifen eines Gegenstandes – etwa der Homöopathie.

Indem uns die Frage nach den Grundlagen der Homöopathie unweigerlich aber auch veranlasst, als Zeitgenossen HAHNEMANNS die großen Philosophen der Aufklärung und des deutschen Idealismus zu studieren und deren Welt zu erschließen, die wiederum auf uns zurückwirkt und uns erzieht und bildet, hat diese Beschäftigung auch eminent praktische, nämlich pädagogische und ethische Dimensionen und Konsequenzen.

Philosophie der Homöopathie – als Weg.

52. Kongress der Liga Medicorum Homeopathica Internationalis in Seattle/Washington 28.5.–1.6.1997

In: Allgemeine homöopathische Zeitung 1998; 243 (2): 76-79, (3): 113-117, (4): 159-161, (5): 208

[Tagungsbericht]

76 | Während noch Anfang des 20. Jahrhunderts die stolzen, vierstelligen Mitgliederzahlen des 1844 gegründeten ‚American Institute of Homeopathy' (AIH) die homöopathische Welt in Staunen versetzten (vom 15 Jahre älteren ‚Deutschen Zentralverein Homöopathischer Ärzte' wurden diese erst in den letzten Jahren erreicht), beträgt die Zahl der im AIH zusammengeschlossenen homöopathischen Ärzte heute nur noch 120 für das ganze Land. In dem neu herausgegebenen Verzeichnis des ‚American Board of Homeotherapeutics' findet man landesweit sogar nur ganze 40 Ärzte, die die Zusatzbezeichnung ‚Diplomate of Homeotherapeutics' (DHt) tragen – was allerdings nichts über die weitaus größere Zahl homöopathisch arbeitender *Health Care Professionals* bzw. die Dunkelziffer homöopathischer Laienpraktiker besagt (vgl. dazu J.M. Schmidt: ‚Bericht über die Jahres-Konferenz des NCH 1992 in San Francisco', AHZ 238,1993, 34-38).

Anders als in der konventionellen Medizin, die in den Vereinigten Staaten heute eine ihrer Hochburgen hat, war es für die kleine Minderheit amerikanischer homöopathischer Ärzte also keineswegs leicht, Kollegen aus aller Welt zum 52. Internationalen Liga-Kongress in ihrem Land – noch dazu an dessen Nordwestküste – zu versammeln. So blieb die Teilnehmerzahl mit circa 150 Personen (MDs, NDs, MPHs etc.) deutlich hinter der sonst üblichen zurück – was nachträglich unter anderem auf die Koinzidenz mit einer Tagung der ‚International Foundation for Homeopathy' (IFH), ebenfalls in Seattle, zurückgeführt wurde. Und statt der sonst üblichen Simultanübersetzungen in alle vier Liga-Sprachen wurde – bis auf eine Ausnahme – generell nur die Übersetzung vom Englischen ins Spanische angeboten.

Die Palette der Themen (circa 45 Haupt- und 15 Nebenvorträge) war breit gefächert: von klinischen und epidemiologischen Studien zur Homöopathie sowie experimenteller Grundlagenforschung über gesundheitspolitische Aspekte, *Materia medica*, Arzneimittelprüfungen und Kasuistiken bis zu historischen und philosophischen Abhandlungen.

Wayne Jonas (Alexandria/VA/USA), ein früherer Künzli-Schüler, der seit 1995 in dem vom amerikanischen Kongress 1992 etablierten ‚Office of Alternative Medicine' (OAM) des ‚National Institute of Health' (NIH) arbeitet, hielt den Eröffnungsvortrag über die Zukunft der komplementären und alternativen Medizin. Er wies darauf hin, dass 80 % der auf der Welt praktizierten Medizin auf traditioneller Praxis beruhe und umgekehrt selbst von den konventionellen medizinischen Verfahren nur 20–50 % wissenschaftlich begründet seien. Nach Jonas' Untersuchungen nehmen in den USA allerdings 83 % der Patienten, die sich mit sogenannten „alternativen" Heilmethoden behandeln lassen, die konventionelle Medizin weiterhin in Anspruch, so dass man hier besser von „komplementärer", zusätzlicher Medizin sprechen sollte (CAM, *complementary and alternative medicine*). Mit dem beschränkten Budget des OAM würden unter anderem auch einige klinische Studien zur Homöopathie gesponsert.

Klinische Studien

Die erste davon, so berichtete EDWARD CHAP-
77 MAN (Newton Lower Falls/MA/USA), war | die mit insgesamt $ 30.000 bezuschusste Studie zum Wirksamkeitsnachweis (*efficacy*) homöopathischer Behandlung leichter traumatischer Gehirn-Verletzungen (MTBI, *minor traumatic brain injury*), für die es keine wirksame pharmakologische Standardbehandlung gibt. In der Ambulanz einer Rehabilitationsklinik in Boston wurden 50 Patienten randomisiert, placebokontrolliert und doppelblind individuell mit einem von 18 ausgewählten homöopathischen Arzneimitteln behandelt und nach vier Monaten kontrolliert. Ergebnis: das Auftreten der zehn häufigsten Symptome wurde signifikant reduziert ($p < 0,01$), auch die durchschnittliche Funktionsbehinderung in 18 verschiedenen Situationen ($p < 0,001$).

JENNIFER JACOBS (Edmonds/WA/USA) hat bereits drei kontrollierte klinische Wirksamkeitsnachweis-Studien bei Diarrhö von Kindern durchgeführt. In Nicaragua 1990 eine Pilotstudie mit 33 Patienten sowie 1991 die Hauptstudie mit 81 Patienten, bei der die Diarrhö-Dauer in der *Verum*-Gruppe signifikant abnahm ($p < 0,05$) (veröffentlicht in ,Pediatrics' – als erste Publikation einer homöopathischen klinischen Studie in einer amerikanischen konventionellmedizinischen Zeitschrift) und 1994 eine weitere Studie in Nepal mit 116 Patienten, denen nach Repertorisation mit RADAR und VES doppelblind C30-Potenzen oder Placebos verabreicht wurden. Auch hier nahm die Diarrhö-Dauer in der *Verum*-Gruppe ab (jedoch nur $p = 0,065$); statistisch signifikant wurde das Ergebnis erst nach Ausschluss der vorher als unsicher beurteilten Verordnungen (dann $p = 0,31$). Eine Metaanalyse aller drei Studien mit insgesamt 230 Kindern ergab für die *Verum*-Gruppe letztlich eine mittlere Abnahme der Diarrhö-Dauer von 0,66 Tagen ($p = 0,008$), wobei oberes und unteres 95%-Konfidenz-Intervall im positiven Bereich lagen (1,15 und 0,16). Circa 80 % der Fälle wurden mit *Podophyllum*, *Arsenicum*, *Sulphur*, *Chamomilla* und *Calcarea* behandelt.

Weniger glücklich war T.E. WHITMARSH (Glasgow/GB) mit dem Ergebnis seiner nach GCP (*good clinical practice*) durchgeführten randomisierten, placebokontrollierten, doppelblinden Migräne-Studie. Die beiden Parallelgruppen zu je 30 Patienten erhielten nach einer einmonatigen *Placebo*-Phase entweder drei Monate lang individuell eines von 12 Migränemitteln in der C30, 2 x 2 Tabletten pro Woche, oder weiterhin *Placebo*. Durch puren Zufall hatte allerdings die *Placebo*-Gruppe bereits in der Baseline-Phase hochsignifikant mehr Migräne-Anfälle als die *Verum*-Gruppe, was sich insofern als fatal erwies, als die Verringerung der Anfallshäufigkeit gerade das Hauptzielkriterium war, für das sich nun kein signifikanter Unterschied ergab (19 % unter *Verum*, 16 % unter *Placebo*). Das negative Ergebnis zeige die Wichtigkeit einer Stratifizierung für das Hauptzielkriterium.

Ein ausgeklügeltes, vom Forschungskomitee der ,Niederländischen Vereinigung homöopathischer Ärzte' (VHAN) entwickeltes und von der HomInt-Forschungsgruppe unterstütztes Modell für einen Wirksamkeitsnachweis individueller homöopathischer Behandlung von Asthma bronchiale stellte GERARD JANSEN (Tilburg/NL) vor. Bei dem sogenannten „unterbrochenen Zeitserien Design" schließen sich an eine dreiwöchige Baseline-Phase insgesamt drei Zyklen zu je sieben Wochen Arzneibehandlung und eine Woche behandlungsfreie Zeit an. In den dreimal sieben Wochen erhalten die Patienten täglich einfachblind *Placebo* – außer an einem Tag (Tag 8, 12, 16 oder 20), an dem sie doppelblind ihr individuell ausgesuchtes homöopathisches Mittel in der C200, von ,VSM Geneesmiddelen', bekommen, zusätzlich zur sonstigen konventionellen Medikation. Falls die seit 1996 laufende, nach GCP durchgeführte Pilotstudie mit zehn Patienten positive Hinweise auf die Durchführbarkeit ergibt, sollen nach einer weiteren Pilotstudie mit 50 Patienten die Zielvariablen (Lebensqualität,
Arzneimittelverbrauch, | Spirometrietests oder 78
Ähnliches) festgelegt und eine Fallzahlschätzung durchgeführt werden. Die anschließende Hauptstudie werde in Deutschland, Österreich und den Niederlanden stattfinden.

In einer randomisierten, placebokontrollierten und doppelblinden klinischen Studie untersuchte Maria Lara-Marquez (Dublin/OH/USA) 1992 in Venezuela die Wirkung (*effectiveness*) homöopathischer Behandlung bei atopischem Asthma. Neun Patienten bekamen acht Monate lang homöopathische Arzneimittel in Potenzen zwischen LM6 und C1000, zehn Patienten erhielten ebensolange *Placebo*. Es zeigte sich ein Unterschied in klinischen (p < 0,05), spirometrischen (p = 0,01) und zum Teil auch immunologischen Markern.

Im Rahmen von Entwicklungshilfeprojekten der Organisation ‚Homöopathie ohne Grenzen' führte Catherine Gaucher (Paris/F) auch etliche klinische Studien durch. Bei einer Cholera-Epidemie in Peru sah sie zwar 1991 in einer Pilotstudie mit 20 Patienten ein positives Ergebnis, nicht dagegen 1992 in der Doppelblindstudie mit 44 Patienten. In Ghana ergaben 1995 eine Pilotstudie mit 75 Patienten und eine Doppelblindstudie (*double dummy*) mit 80 Patienten angeblich, dass die homöopathische Behandlung von Malaria „mindestens so wirksam" sei wie *Chloroquin*. In Togo und Benin soll sich 1996 in einer Pilotstudie gezeigt haben, dass in der Prävention von Malaria Isotherapie (30 Tropfen einer C5 von infizierten Erythrozyten) „mindestens so wirksam" sei wie *Chloroquin*. In einer weiteren Pilotstudie, 1996 in Madagaskar, fand sie Homöopathie auch bei Mangelernährung von Kindern hilfreich.

Menachem Oberbaum (Ramat Hasharon/IL) untersuchte in einer offenen, nicht randomisierten Pilotstudie die Wirkung des homöopathischen Komplexmittels *Traumeel* bei durch Chemotherapie (*Methotrexat*, *Fluorouracil* und andere) induzierter Stomatitis. Im Vergleich zu sieben unbehandelten Kindern war bei den 20 behandelten der Opiat-Verbrauch niedriger (p = 0,09). Ermutigt durch dieses Ergebnis, wurde eine prospektive Doppelblindstudie mit 100 Patienten begonnen.

Wayne Jonas (s.o.) stellte schließlich eine neue Metaanalyse homöopathischer klinischer Studien vor, die nach einer von Klaus Linde (München/D) im Zusammenhang mit der internationalen ‚Cochrane'-Gruppe entwickelten Methode durchgeführt worden war [inzwischen veröffentlicht in ‚Lancet' 350, 1997, 834-843]. Von 186 verbündeten und/oder randomisierten, placebokontrollierten klinischen Studien in vier Sprachen erfüllten 119 die Einschlusskriterien, 89 konnten in der Metaanalyse statistisch ausgewertet werden; etwa 1/3 davon war von guter Qualität. Ergebnis: die kombinierte Wahrscheinlichkeits-Rate (OR, *odds ratio*) aller 89 Studien war 2,45, die der 26 Studien mit guter Qualität 1,66 und die um *Publication Bias* korrigierte 1,78 – wobei stets beide 95%-Konfidenz-Intervalle größer als 1 waren. Diese Ergebnisse seien unvereinbar mit der *Placebo*-Hypothese; andererseits liege aber noch nicht genügend Evidenz dafür vor, dass die Homöopathie bei irgendeiner Indikation klar wirksam sei.

Nicht die Wirksamkeit (*efficacy*) unter experimentellen Bedingungen, sondern die Wirkung (*effectiveness*) homöopathischer Behandlung in der täglichen Praxis, also im wirklichen Leben, soll in der ‚International Integrative Primary Care Outcomes Study' (IIPCOS) aufgezeigt werden, die Marianne Heger (Karlsruhe/D), Vorsitzende der HomInt-Forschungsgruppe, vorstellte. Ausgehend von dem Konzept, dass die Wirkung des Arzneimittels und die der Arzt-Patient-Beziehung untrennbar seien, werden in dieser prospektiven Beobachtungsstudie die Behandlungsmaßnahmen bei sechs häufigen klinischen Zuständen (obere und untere respiratorische Beschwerden einschl. Allergien, Ohrenbeschwerden, abdominelle Schmerzen und Krämpfe, Verletzungen/Quetschungen und I Beschwerden beim Zahnen) dokumen- 79
tiert und die Ergebnisse aus Patientensicht (*outcomes*) nach zwei und vier Wochen telefonisch mit der ‚Glasgow Homeopathic Hospital Outcomes Scale' (GHHOS) und dem ‚Health Complaint Questionnaire' (HCQ) „gemessen". In der 1996 in Berlin/D, Graz/A, Bern/CH, Santa Fee/NM/ USA, Albany/CA/USA und Ashland/OR/USA durchgeführten Pilotstudie (n = 708) lag es im Ermessen des Untersuchers, ob er den jeweiligen Patienten mit einem der 60 von der DHU zur Verfügung gestellten Arzneimittel in der C30,

einem anderen homöopathischen Medikament bzw. einer anderen Potenz und/oder konventionell behandeln wollte. Erste positive Ergebnisse der homöopathischen Patientengruppe wurden präsentiert – der Vergleich mit der konventionellen Behandlungsgruppe stehe allerdings noch aus. Die Hauptstudie ist für 1998 geplant.

Sonstige Forschung

Auch Steven Kayne (Glasgow/GB) versucht, geeignete Methoden zur Messung des von Patienten wahrgenommenen Behandlungsergebnisses (*outcome measures*) zu entwickeln – um letztlich die Zulassungsbehörden von bestimmten Indikationen zu überzeugen. Von 237 Käufern homöopathischer OTC-Arzneimittel antworteten etwa 80 % in einem Fragebogen, dass ihnen das Mittel geholfen habe. Bei weiteren 125 Käufern wurde versucht, die Ergebnisse auch zu quantifizieren: 35 füllten eine ‚Visual Analogue Scale' (VAS) aus, 23 die ‚Overall Patient Interactive Chart' (OPIC) und 40 die ‚Glasgow Homeopathic Hospital Outcome Scale' (GHHOS). Es ergab sich, dass Frauen OTC-Arzneimittel meist für Behandlungen kaufen, die weniger als eine Woche dauern, Männer dagegen meist für über sechs Monate dauernde Behandlungen. Am besten wirkten *Arnica*, *Belladonna*, *Chamomilla* und *Colocynthis*. Kein Unterschied zeigte sich zwischen Einzelmitteln und Komplexmitteln. Bei 80 % besserte das Mittel mehr das Wohlbefinden als die klinischen Symptome, was den Schluss nahelege, homöopathische OTC-Mittel nicht alternativ zu konventioneller Behandlung, sondern komplementär einzusetzen.

Angela Jones (West Glamorgan/GB) berichtete über ihre Anwendung der sogenannten „*Repertory Grid*" Technik und von strukturierten bzw. offenen Interviews zur Eruierung der Charakteristika homöopathischer Ärzte im Vergleich zu deren nicht-homöopathischen Kollegen sowie deren Einstellung zur Rolle der Homöopathie in der medizinischen Praxis innerhalb des ‚National Health Service' Großbritanniens.

Angesichts der Zersplitterung und mangelnden Strukturiertheit homöopathischen Wissens entwickelte Jorge Biolchini (Rio de Janeiro/RJ/BR) – im Rahmen seiner Arbeit im Forschungskomitee der brasilianischen homöopathischen Ärzte-Vereinigung (AMHB-CP) sowie in seinem Weiterbildungskurs in Informationswissenschaft an der Universität Rio de Janeiro – eine „einheitliche Matrix für klinische Dateien" (UMCF, *Unifying Matrix for Clinical Files*; portugiesisch MUFC), wozu er acht bereits existierende brasilianische Formulare und das europäische CHIP heranzog. Durch diese Matrix soll unter anderem in der Homöopathie Computerisierung ermöglicht, eine Forschungskultur entwickelt und der Einschluss homöopathischer Praxis in akademische Institutionen und Krankenhäuser gefördert werden. Um allen Schulen Rechnung zu tragen, ist die Matrix in Modulen (Gruppen von Feldern) organisiert, die jeweils nur derjenige Benutzer auszufüllen hat, für den diese wichtig sind – wodurch sich die Matrix trotz gleicher zugrunde liegender Struktur als sehr flexibel erweise.

| Eng damit verbunden ist das vom AMHB- 113
CP zum nationalen Forschungsprojekt erklärte ‚Protokoll der Auswertung klinischer Fälle', das von dessen Koordinator Matheus Marim (Campinas/SP/BR) vorgetragen wurde. Ziele seien unter anderem die Dokumentation erfolgreicher Behandlungen, die Einfügung neuer Symptome in das Repertorium, eine fundiertere Diskussion von Grundsatzfragen, kontinuierliche Updates der MUFC usw. Jeder Forscher sollte durch genaues Angeben aller Parameter (von Anamnese, Diagnose, Medikation und Verlauf über die Beschreibung der Rahmenbedingungen bis zur Begründung der Präsentation dieses Falls) einen Beitrag zur homöopathischen Erfahrung leisten, wobei die MUFC als Leitlinie verwendet werden könne. Die MUFC sei stets das erste Element der Information; darauf aufbauend, könne dann auch das Protokoll der Auswertung des klinischen Falls angefordert werden.

Wie Ribeiro Filho (Sao Paolo/SP/BR) berichtete, wurden in den letzten beiden Jahren, seit es das ‚Brasilianische Repertorium homöopathischer Symptome' gibt, – mit der Unterstützung aller brasilianischen homöopathischen Vereinigungen und Schulen – bereits über 1.000 Änderungen daran vorgenommen: Einfügungen, Korrekturen und Streichungen aufgrund von bibliographischer, pathogenetischer und klinischer Forschung. Als Beispiele wurden Beiträge von sieben brasilianischen Homöopathen vorgestellt.

Grundlagen-Forschung

Philippe Belon (Lyon/F) hatte bereits 1982 eine Hemmung der Degranulation basophiler Granulozyten allergischer Patienten mit *Histamin* C7 und 1984 mit dem Thrombozyten aktivierenden Faktor (PAF, *platelet activating factor*) in C11 nachgewiesen. 1987 konnte ein mathematisches Modell der wellenförmigen Hemmungs-Aktivität von *Histamin* in Potenzen von C5 bis C59 aufgestellt werden. Nach Jacques Benvenistes Veröffentlichung der Degranulation basophiler Granulozyten durch serielle Verdünnungen von anti-IgE (‚Nature', 1988) wurde dieses Modell unter anderem wegen der vermeintlichen Subjektivität der Zell-Auszählungen kritisiert. In einer in vier europäischen Ländern durchgeführten multizentrischen Studie konnte nun mit einer neuen automatisierten Flow-Zytometrie-Methode nicht nur die hemmende Aktivität von *Histamin*, vor allem in C11 und C17, reproduziert, sondern auch die Hemmung dieser Histaminwirkung durch vorherige *Cimetidin*-Inkubation der basophilen Granulozyten nachgewiesen werden.

Madelaine Bastide (Montpellier/F) konnte in kontrollierten Tierexperimenten immunmodulatorische Effekte ultramolekularer Verdünnungen körpereigener Stoffe wie *Thymulin*, *Bursin* und *Interleukin 3* nachweisen, die um so ausgeprägter waren, je höher die Verdünnung war. *Thymulin* C4, C7, C9 und C11 bewirkte etwa bei gesunden Mäusen eine Depression der spezifischen humoralen und zellulären Immunantwort, bei immungeschwächten Mäusen dagegen eine Stimulation – ganz im Sinne eines pathogenetischen Effekts bei gesunden und eines korrigierenden Effekts bei geschwächten Mäusen. *Bursin* C7 und C15–C20 konnte in reproduzierbaren Doppelblindversuchen an Hühnern die Auswir-
114 kungen einer (am vierten | Tag ihrer Embryonalentwicklung durchgeführten) Bursektomie rückgängig machen, also zum Beispiel die dadurch bedingte Aufhebung des Zirkadianrhythmus von Corticosteroiden kompensieren. Eine Mischung von *Bursin*, *Interleukin 3* und *Thymulin* (BIT) C15–C20 hatte im randomisierten Doppelblindversuch auf die Bestrahlung von Mäusen reproduzierbar einen protektiven Effekt nur im Sommer, nicht dagegen im Winter, was dem nachgewiesenen zirkannualen Vorherrschen der zellulären Immunantwort im Sommer und der humoralen im Winter entspreche. Mit dem von Lagache 1988 vorgeschlagenen Signifikanden-Paradigma lassen sich hohe Verdünnungen als physische Signifikanden (*signifier*) bzw. semantische Objekte auffassen, welche Information tragen, die der Organismus interpretiere und durch eine Reaktion beantworte: je nach Kräfteverhältnis als aktive Mimesis (in der Therapie) oder als passive Mimesis (in der Arzneimittelprüfung).

Ähnliche Ergebnisse enthielt das Paper von J. Cambar (Bordeaux/F), der, unterstützt von der Firma ‚Dolisos' und dem französischen Forschungs- und Technologie-Ministerium, bei 265 Mäusen durch eine siebentägige Vorbehandlung mit Quecksilber C9 und C15 die Todesrate bei Quecksilber-Intoxikation senken konnte – wobei ebenfalls der maximale protektive Effekt im August auftrat. Nierenzellkulturen, die mit *Cadmium* C20 120 Stunden lang inkubiert wurden, wiesen nach Intoxikation mit *Cadmium* die halbe Zell-Sterblichkeit im Vergleich zur Kontrolle auf. Der protektive Effekt erwies sich als abhängig von der Vorbehandlungsdauer (er trat nur bei 120 Stunden Inkubation auf, nicht bei 48 Stunden), von der Potenz der Vorbehandlung (C20 schützte besser als C15 als C10 als C5) und von der toxischen Dosis (bei Intoxikation mit nur 0,02 mmol signifikanterer Unterschied als bei 0,05 mmol). Außerdem war er spezifisch für das Metall: *Cisplatin*-Vorbehandlung schützte nur vor *Cisplatin*-Intoxikation, nicht gegen *Cadmium*-Intoxikation – als Bestätigung des *Simile*-Prinzips. Die Schutzwirkung einer Vorbehandlung mit *Cadmium* C15 ließ sich auch an intrazellulären Strukturen nachweisen: nach *Cadmium*-Intoxikation war in diesem Fall das *Aktin*-

und *Vimentin*-Netzwerk besser organisiert, die *Cadmium*-Penetration in die Zelle geringer und die *Metallothionein*-Synthese höher als in der Kontrolle.

Jacquelyn Wilson (Escondido/CA/USA) berichtete über die Entdeckungen des chinesischen Physik-Professors am ‚California Institute of Technology‘, Shui-Yin Lo, der im Rahmen der Suche nach neuen Technologien zum Umweltschutz Verbrennungsmotoren mit homöopathisch verdünntem Katalysator „behandelte“ und so eine verbesserte Treibstoff-Nutzung, verminderte Smog-Ausstoßung und verdoppelte Lebensdauer der Maschinen erreichte. Als molekulare Basis homöopathisch verdünnter Stoffe erkannte er eine neue Art von Eis-Kristallen, die sich in Lösungen ab der D6 bei Raumtemperatur und normalem atmosphärischem Druck bilden. Diese sogenannten Ie-Kristalle (Ie, *Ice with an electric field*) seien die einzigen Kristalle mit einem sphärischen elektrischen Feld, seien sehr hitzestabil (bis 121 Grad Celsius) und können ab der D6 mit dem Elektronenmikroskop nachgewiesen und gemessen werden. Obwohl er bisher nur niedrige Verdünnungen (D6–D12) erforscht habe, glaube er, dass sich auch eine D24 nicht anders verhalte. Während Lo in nach der homöopathischen Pharmakopoe hergestellten Potenzen nur etwa 1–2 % Ie-Kristalle fand, könne er mit seiner (geschützten) wirksameren Methode deren Konzentration auf 10 % erhöhen. Sollten die Ie-Kristalle tatsächlich das sein, wovon die homöopathische Wirksamkeit einer Substanz abhängt, wäre damit ein Kriterium für die Standardisierung und Qualitätskontrolle homöopathischer Arzneimittel gefunden.

Einen anderen Ansatz verfolgt Alexandra Delinick (Athen/GR) an der ‚National Techni-
115 cal | University‘ von Athen mit dem zweiten Prototyp einer Maschine, mit der sich der sogenannte Hahnemann-Wert von homöopathischen Verdünnungen, der sich aus dem Widerstand, dem elektrischen Feld und dem durch die untersuchte Lösung geschickten Strom ergibt, messen lässt. Pilot-Experimente mit *Natrium muriaticum* und *Chamomilla* ergaben, dass eine C30 einen höheren Hahnemann-Wert aufweise als eine C6 oder C1, vor allem, wenn mit Äthanol und nicht nur mit Wasser potenziert wurde. Wird nur reines Wasser potenziert, bleibe der Wert konstant. *Chamomilla* C1000 habe auch einen höheren Widerstand als *Chamomilla* C200. Erklärt werden diese Ergebnisse damit, dass beim Potenzierungsvorgang durch Reibung statische Elektrizität bzw. eine Vielzahl von Ionen erzeugt werde, die Clusters formen und – wie bei einer Batterie – ein Aktionspotential bzw. einen spezifischen Strom und ein elektromagnetisches Feld produzieren, in dem dann bestimmte kohärente Bereiche mit Superradianz und Superfluidität auftreten können.

Ewald Finsterbusch (Viha del Mar/RCH) interessierte, welche Auswirkung Umwelteinflüsse während des Potenzierungsvorgangs auf die Wirkung der dabei hergestellten Arzneimittel haben. Dazu potenzierte er – mit einem „kontinuierlichen Fluxionsdynamisator“ – *Calcium sulphuricum* im Freien unter zwei verschiedenen Bedingungen: morgens im Sonnenlicht und nachts bei Vollmond. Nach homöopathischer Behandlung von 165 Patienten mit diesen beiden Serien von *Calcium sulphuricum* (mit Potenzen „zwischen K100.000 und K1.000.000“, über mindestens 6 Monate, bei gleicher Wiederholungshäufigkeit und anderes) kam er zu dem Schluss: die Sonnen-Potenzen wirkten besser bei Depressionen, männlichen Sexualstörungen, Verdauungsstörungen und bei cholerischem, aggressivem und extrovertiertem Charakter; die Mondform dagegen besser bei hämatologischen, uronephrologischen Beschwerden, gynäkologischen Störungen und bei introvertiertem, passivem und melancholischem Charakter – ganz in Übereinstimmung mit dem alten *Arcanum*-Wissen, wonach die Sonne dem Feuer, dem Männlichen usw. und der Mond dem Wasser, dem Weiblichen usw. entspreche.

Public Health

Zu dem Schwerpunktthema des Kongresses „Public Health“ fand Nicholas Nossaman (Denver/CO/USA) zahlreiche heute noch gültige Bezüge im ‚Organon der Heilkunst‘. So lasse sich etwa HAHNEMANNS Konzept des *Genius epidemicus* nach wie vor in der Prophylaxe und Behandlung von Epidemien einsetzen, seine Propagierung hygienischer Maßnahmen und der Beseitigung von Heilungshindernissen auch auf Impfungen, Bestrahlungen usw. anwenden, seine Bemühungen um die Heilung psychischer Krankheiten zum Beispiel auf die homöopathische Behandlung Drogensüchtiger ausdehnen und durch die Beachtung seiner Angaben zur Mutter-Kind-Behandlung die Gesundheit der Kinder verbessern und die Häufigkeit etwa von Kaiserschnitten reduzieren. Ein großer Unterschied bestehe allerdings zwischen der in Dritte Welt Ländern und der in den USA praktizierten Homöopathie, wo sie eher als Elite-Medizin für eine Minderheit betrieben werde. Wirksamkeitsnachweise seien nötig, um die Akzeptanz der Homöopathie beim Staat zu erhöhen, und durch mehr homöopathische Krankenhäuser können vermehrt zusätzliche klinische Fertigkeiten erworben werden. Im übrigen sollte ein Homöopath aber auch durch sein persönliches vorbildliches Verhalten überzeugen.

Eines der Hauptziele von „*Managed Care*“ in den Vereinigten Staaten sei der Abbau der Überversorgung mit Gesundheitsfürsorge (*Health Care*), was – so DANA ULLMAN (Berkeley/CA/USA) – eine Herausforderung für die Homöopathen darstelle, zumal Verbraucher ein Recht auf
116 vernünftige und wirksame Gesund- | heitsfürsorge haben. Um allerdings in *Managed Care* Gesellschaften aufgenommen zu werden, müssten alle Homöopathen bei der dazu erforderlichen Interface-Arbeit zusammenwirken, sich nach definierten Standards und Ausbildungsprogrammen selbst organisieren, eigene Haftpflichtversicherungen einrichten, noch mehr wissenschaftliche Forschung (klinische Studien zum Wirksamkeitsnachweis, aber auch Kosten-Effizienz-Vergleiche und Grundlagenforschung) vorweisen sowie ihren eigenen rechtlichen Status klären. Derzeit haben nur drei amerikanische Staaten (CT, AR, NV) eigene homöopathische Ärztekammern, wobei seit 1995 in Nevada auch „homöopathische Assistenten“ und „fortgeschrittene Praktiker“ praktizieren dürfen, sofern sie an regelmäßigen Supervisionen durch zugelassene homöopathische Ärzte teilnehmen. In elf Staaten sei es „naturheilkundlichen Ärzten“ (NDs) erlaubt, homöopathische Arzneimittel zu verschreiben. Andererseits seien homöopathische Arzneimittel aber gar nicht rezeptpflichtig, sondern können frei über den Tresen (OTC, *over the counter*) verkauft werden. 1995 gab es bereits an 30 % aller amerikanischer ‚Medical Schools‘ Kurse in alternativer Medizin, weshalb man zuversichtlich sein könne, dass die Homöopathie in den nächsten zehn Jahren allgemein anerkannt werden wird.

Der ‚Alma Alta Erklärung der WHO/UNICEF‘ und ihrem Ziel „Gesundheit für alle im Jahr 2000 – zu Kosten, die sich ein Staat und ein Land leisten kann“ hielt HARISH CHAND (New Delhi/IND) entgegen, dass 40 % der Menschen in Dritte Welt Ländern unter der Armutsgrenze leben und dass bei 56 % der Ernährungszustand unbefriedigend sei. In Indien wäre zum Beispiel selbst mit dem gesamten Budget des Landes keine Versorgung der ganzen Bevölkerung mit allopathischen Medikamenten möglich, weshalb dort eben von zahlreichen Politikern die Homöopathie gefördert werde. Da sich die Mehrheit der Weltbevölkerung allopathische Behandlung nicht leisten könne und selbst in den reichsten Ländern der Welt die (allopathische) medizinische Versorgung der ganzen Bevölkerung unbezahlbar werde, wenden sich immer mehr Menschen alternativen Behandlungsformen zu.

Angesichts des alarmierenden WHO-Reports von 1996 hinsichtlich der Zunahme mehrfach Arzneimittel-resistenter Tuberkulose-Fälle (MDRTB, *multi drug resistent tuberculosis*) führte PRAVEEN SUWARNA (Hyderabad/IND) zusammen mit einer Mikrobiologin im ‚National Tuberculosis Institute‘ in Banglore/IND Versuche mit resistenten Bakterienkulturen durch. Auf mit *Arsenicum* C6 und C200, *Tuberculinum* C30 und 1M, *Pulsatilla* C200 sowie mit absolutem Alkohol in C-Potenzen vorbehandelten Nährböden zeigte sich nach 28 Tagen Inkubation kein Wachstum (nur bei *Pulsatilla* C6); Vorbehandlung durch 1:10-Verdünnungen konnte das Bakterienwachstum aber nur bei *Tuberculinum* D30 verhindern, nicht dagegen bei allen übrigen Mitteln und Potenzen (einschließlich Alkohol). Auch bei Meerschweinchen konnte 48 Tage nach „*Tuberculinum* 30" eine schnellere Besserung beobachtet werden als nach fünf anderen Verdünnungen. Schließlich bekamen von 18 Patienten in einem Lungenkrankenhaus in Hyderabad jeder zunächst eine Gabe „*Tuberculinum* 30" (als „Zwischenmittel") und dann drei Monate lang entweder alle 15 Tage *Tuberculinum* weiter oder „*Pulsatilla* 200" (je nach Symptomatik). Nach drei Monaten waren bei 15 von 18 Patienten Symptome wie Fieber, Husten und Appetitlosigkeit vergangen, es war zu einer Gewichtszunahme gekommen, und die Kulturen wiesen wesentlich weniger Wachstum auf.

Materia medica

Im Rahmen des Schwerpunktthemas „Magnesiumsalze" bemerkte Frederik Schroyens (Gent/B), dass sich die in der neueren Literatur angegebenen gemeinsamen Züge der Magnesiumgruppe im Repertorium entweder nicht verifi-
117 zie- | ren lassen oder nur ein, zwei oder höchstens drei *Magnesium*-Salze enthalten. Suche man dagegen im ‚Synthesis' zum Beispiel nach gemeinsamen Symptomen von *Mag-c.*, *Mag-m.*, *Mag-p.*, *Mag-s.* und *Mag-f.*, erhalte man drei Symptome, die alle fünf dieser *Magnesium*-Salze gemeinsam haben (Schwäche, Traurigkeit und Faulheit), circa 50 Symptome, die vier von diesen enthalten, und circa 300 Symptome, die für drei davon bekannt sind. Auf diese Weise ließen sich „sehr einfach, objektiv und effizient" Themen bzw. „Konzepte" entdecken, die durch Familien von Arzneimitteln laufen.

Anil Bhatia (Mumbai/IND) schilderte seine „Heilung" eines Patienten mit Morbus Crohn, dessen Kern Unterdrückung und Verlassenheitsgefühl war, mit *Magnesium carbonicum* 50M über zwölf Wochen, unterstützt durch eine Gabe *Tuberculinum* 1M als anti-miasmatisches Zwischenmittel.

Ariel Medina (Buenos Aires/RA), Dozent an der ‚Escuela Medica Homeopatica Argentina' von Tomas P. Paschero (EMHA), erläuterte, wie er den Zustand dreier Patientinnen (Wolff-Parkinson-White-Syndrom, Adipositas, Bulimie) aufgrund von Symptomen wie Heimweh, Entmutigung und Aufwach-Schwierigkeiten mit *Magnesium muriaticum* (200, 1M, 10M, 50M, 100M; auch LM) wesentlich bessern konnte.

Jawahar Shah (Bombay/IND) hatte drei Patienten (Gelenkschmerzen, Asthma, Würmer im Stuhl) aufgrund „charakteristischer *Magnesium*-Symptome" wie Ablehnung in der Kindheit, Verlustängsten und enormem Streben nach Selbstbestätigung mit *Magnesium carbonicum* 200, *Magnesium muriaticum* 200 und 1M (und *Thuja* 1M) sowie *Magnesium sulphuricum* 200 (nach einer Gabe *Psorinum* 10M, wegen Reaktionslosigkeit) von ihren Beschwerden befreit.

Zur Unterstützung seines Konzeptes, dass die Pathologie von *Carbo animalis* in Verlust von Form und Instinkt, Trennung, Verlorenheit, Heimweh sowie Suche nach Sinn und Geborgenheit bestehe, erwähnte Andrew Lange (Boulder/CO/USA) drei eigene anekdotische Beispiele für die Besserung von „chronischen Erkältungen" (*chronic colds*), Gefühlsschwankungen und „Allergien" mit *Carbo animalis*.

Ähnlich wie Jan Scholten bei Mineralen und Massimo Mangialavori bei Schlangen machte sich eine achtköpfige holländische Studiengruppe – so der Bericht ihres Sprechers G.O.V. Meijer (Amsterdam/NL) – auf die Suche nach Ähnlichkeiten auch in Pflanzen-Familien. Als gemeinsame psychologische Charakteristika der Ranunculaceen, wie *Aconitum*, *Adonis*, *Clematis*, *Hydrastis*, *Pulsatilla*, *Ranunculus bulbosus* und *Staphysagria*, fanden sie etwa Empfindlichkeit und ihre Kompensationen Besessenheit und Zwanghaftigkeit.

Michael Somerson (Tipp City/OH/USA) wies auf drei Zeitschriften-Artikel von Fred Morgan aus Iowa in den 1940er Jahren hin, in denen dieser Feldspat bei Mononukleose empfohlen hatte. Im Vergleich zu den früher von ihm verwendeten Mitteln *Belladonna*, *Bryonia* und *Mercurius iodatus flavus* sah er nun bereits in 1–2 Tagen eine Besserung bzw. vollständige Heilungen und keinen Rückfall mehr. Am ersten Tag gab er 10M, am zweiten 1M, am dritten C500, am vierten C200, am fünften C30, danach D12 oder D6; man könne aber auch gleich vom ersten Tag an D12 geben. Solange noch keine Prüfungen und kein spezifisches Symptomenbild vorliegen, müsse das Mittel aufgrund von klinischer Erfahrung verschrieben werden. SOMERSON empfahl Prüfungen von Feldspat, zumal dieses Mineral eine wichtige Rolle bei der Behandlung des ebenfalls mit dem Epstein-Barr-Virus assoziierten Chronic Fatigue Syndroms spielen könnte.

Arzneimittelprüfungen

159 | STEVE OLSEN (Maple Ridge/BC/CDN) prüfte 1984 *Angelica Sinensis* (Fam. *Umbelliferae*), das in der Chinesischen Medizin als Tonikum des Uterus bekannt ist, in der C30 (von ‚Dolisos') an vier Studentinnen, die daraufhin alle unter anderem gegen 2–3 Uhr morgens mit Hitzewallungen aufwachten. Nun wurden zwei mit *Angelica Sinensis* (C30, alle 2–3 Tage, für 2–3 Wochen) „geheilte" Patientinnen vorgestellt, die sich ausgelaugt, unverstanden und hilflos gefühlt und sich von allem zurückzogen hatten; außerdem hatten sie ein starkes Verlangen nach Eiswürfeln – was ein Schlüsselsymptom für *Angelica Sinensis* werden könnte.

ROGÉRIO RODRIGUES (Florianopolis/SC/BR) führte 1994 in Porto Alegre, Brasilien, an sieben Studenten eine Nachprüfung von *Hydrocyanicum Acidum* mit immateriellen Potenzen durch (von C12 bis 10M, täglich 2 x 5 Tropfen, bis Symptome auftraten). Vor der Prüfung mussten die Probanden sechs Monate lang alle ihre Symptome registrieren. Neben den Prüfpotenzen wurden auch einige *Placebo*-Fläschchen ausgegeben. Bei jedem Prüfungssymptom wurde der Tag des Auftretens, die Prüfer-Nummer und die verabreichte Potenz angegeben und, ob es sich um ein neues oder altes Symptom handelte. Im Vergleich zu der 1825 von JÖRG durchgeführten toxikologischen Prüfung mit substantiellen Dosen von *Hydrocyanicum Acidum*, die mehr die grobe Organotropie enthüllte (s. ALLENS ‚Enzyklopädie'), wurden bei der jetzigen pathogenetischen Prüfung mehr geistige Symptome, feinere organotropische Wirkungen, aber auch neue Symptome (wie allergische Rhinitis) gefunden. Ideal wäre die Durchführung beider Arten von Prüfungen für alle Mittel; da sich die Organotropien bei beiden aber ähneln, bestehe kein Einwand gegen den Gebrauch immaterieller Gaben bei nur toxikologisch geprüften Mitteln.

DAVID RILEY (Fante Fee/NM/USA), der schon über 60 Arzneimittelprüfungen geleitet hat, startete 1997 eine Nachprüfung von *Bryonia dioica* (HAHNEMANN prüfte *Bryonia alba*), unter der Supervision von MARIANNE HEGER (s. o.). 120–200 Personen sollen randomisiert auf verschiedene Gruppen (C6, C12, C200 und *Placebo*) verteilt werden. Auf eine vierzehntägige Baseline-Phase folgt eine siebentägige *Placebo-run-in*-Phase und nach weiteren 14 Tagen das Follow-up, bei dem nach bestimmten Selektionskriterien die Symptome erhoben werden. Die Integration einer Analyse des Musters bekannter klinischer Schlüsselsymptome mit einer BAYES'schen Analyse der Prüfungssymptome könnte schließlich eine Wahrscheinlichkeits-Abschätzung der Assoziation zwischen Symptom und Arzneimittel ermöglichen.

In Indien, wo die nebenwirkungsträchtige Keuchhusten-Impfung obligatorisch ist, führte PRAKASH VAKIL (Bombay/IND) an acht Medizinstudenten und Ärzten eine doppelblinde Prüfung mit Pertussis-Vakzine in D6 und D30 durch (eine zelluläre Vakzine habe er aus Berlin/D, eine azelluläre aus Bukarest/R erhalten). Die Probanden nahmen von jedem Fläschchen eine Woche lang täglich 3 x 2 „Pillen" (*pills*) ein und mussten dann warten, bis die Symptome verschwanden, ehe sie zum nächsten Fläschchen übergehen durften. Die „meisten Prüfer" bekamen angeblich „keine Symptome von *Placebo*". Es wurden
über 100 Symptome vorge- | stellt; nur fünf da- 160
von traten allerdings bei drei oder mehr Prüfern auf, wie zum Beispiel „plötzlich entstehende und plötzlich vergehende Schmerzen an einer Stelle" oder „Träume von täglichen Ereignissen".

Kasuistiken/Epidemien

Bei geistig behinderten Kindern sei zwar schwierig zu unterscheiden, was an dem jeweiligen Kind homöopathisch zu behandeln sei, doch konnte Liliana Szabó (Martinez/RA) in allen Fällen homöopathisch deren neurologische Entwicklung stimulieren; gleichzeitig wurden die Patienten allerdings auch von Psychologen, Pädagogen, Sprachtherapeuten und Bewegungstherapeuten behandelt – deren Arbeit wiederum durch die Homöopathie erleichtert worden sei. Exemplarisch wurden drei Verläufe vorgestellt: bei einem Mädchen mit Down-Syndrom und Hyperaktivität kam es nach *Sulphur* LM6 bis LM15 sowie *Phosphorus* C200 und LM zu einer bemerkenswerten Verbesserung der Sprache; bei einem Jungen mit Sprachproblemen durch ständigen Ausfluss aus der Nase verbesserten sich nach *Calcarea* C30, C200 und später LM (auch *Pulsatilla* LM und *Medorrhinum* 200) Sprache und Charakter; ein Mädchen mit Entwicklungsverzögerung durch Cerebellum-Agenesie machte nach *Calcarea* C30 (täglich, über 3 Jahre, in Potenzen „bis 50M") unglaubliche Fortschritte in ihrer Beweglichkeit. Wie vor allem der letzte Fall nahelege, sollte man mit Prognosen sehr vorsichtig sein, da man im voraus nie wissen könne, was das homöopathische Mittel für die Patienten ausrichten wird. Das eigentliche Wunder sei allerdings die Liebe aller Beteiligten, die es diesen Kindern erlaube, ihre Fähigkeiten zu entwickeln.

Dean Crothers (Edmonds/WA/USA) versuchte zu zeigen, dass „homöopathische Unterdrückung" zwar vorkomme, aber doch sehr selten sei. In seiner Computer-Datenbank von 30.000 Patientenbesuchen seit 1982 fand er nur zwei solche Fälle: bei dem einen Patienten verbesserte sich nach *Aurum* C200 und *Sulphur* C200 zwar dessen Depression, doch verschlechterte sich sein Geisteszustand „trotz bestem Bemühen einer homöopathischen Verordnung" bis hin zur Demenz; bei dem anderen Patienten verging drei Tage nach täglicher Gabe von *Sulphur* C30 zwar ein akuter Schnupfen, doch kamen gleichzeitig alte Symptome einer Ängstlichkeit und Depression wieder, die sich erst nach *Arsenicum* 10M wieder legten.

R.S. Pareek (Agra/IND) berichtete aus der Arbeit auf der koronaren Intensivstation seines homöopathischen Krankenhauses. Sobald bei einem Notfall Atmung und Zirkulation mit palliativen Mitteln sichergestellt seien, könne homöopathisch behandelt werden, wobei man sich oft mit objektiven Symptomen wie Erscheinung, Haltung und Gesichtsausdruck begnügen müsse. Homöopathisch behandelte Patienten hätten eine bessere Prognose und Erholung, wiesen weniger Komplikationen auf und brauchten weniger Bypass-Operationen. Mittel der „ersten Verteidigungslinie" seien vor allem *Aconitum*, *Arsenicum*, *Carbo vegetabilis* und *Antimonium tartaricum*; Mittel der zweiten etwa *Cactus*, *Spongia*, *Spigelia* und *Naja*; wenn der Patient wieder auf der Normalstation liege, kommen auch *Adonis*, *Convallaria*, *Crataegus*, *Digitalis*, *Iberis amara*, *Kalium carbonicum*, *Lachesis*, *Laurocerasus*, *Latrodectus mactans* und *Strophantus* in Frage. Eine Studie von 1994–1996, in der 46 Patienten mit C30 und C200 behandelt wurden, ergab zum Beispiel, dass *Aconitum* nur jungen Patienten half und dass *Cactus* und *Spigelia* nicht am ersten Tag wirkten. Ein Patient mit instabiler Angina pectoris wurde nach *Latrodectus mactans* C30 (alle ½ Std., nach 3 Tagen 2mal tgl.) symptomfrei; ein Patient mit TIA besserte sich nach *Arnica* C200 (jede Stunde eine Gabe, bis zur 4. Std.), in zehn Stunden war die Episode überwunden.

K. Srikanth (Hyderabad/IND) führte 1995–1996 in einem homöopathischen Krankenhaus eine nicht kontrollierte klinische Studie an 120 Patienten mit nasorespiratorischen Allergien durch. Bei 75–80 % beobachtete er eine Erleichterung innerhalb einer Woche, bei 50–60 % nach drei- | 161
monatiger Behandlung keine Rückkehr der Symptome für sechs Monate. In der nächsten Saison traten angeblich keine allergischen Symptome mehr auf, selbst nach Allergen-Exposition.

Bei einer Konjunktivitis-Epidemie 1996 in Indien hatte P.S. Krishnamurthy (Hyderabad/IND) an 20 Patienten das *Genius-epidemicus*-Mittel *Euphrasia* bestimmt. Von 5.500 Patienten erhielten dann 500 allopathische Behandlung (Antibiotika und *Cifran* Augentropfen), 500

Placebo äußerlich und innerlich und 4.000 *Euphrasia* C30 drei Tage lang sowie *Euphrasia* Urtinktur (1 Tropfen in Wasser aufgelöst, 3mal tgl.) zur äußerlichen Anwendung. 3.000 der homöopathisch behandelten Patienten besserten sich in drei Tagen, 300 in fünf Tagen, 150 in einer Woche, 400 „schieden aus" (*drop out*); die übrigen benötigten noch andere homöopathische Mittel (100 *Argentum nitricum*, 30 *Sulphur*, 20 *Tuberculinum*). 500 Patienten, die *Euphrasia* C30 prophylaktisch erhielten, bekamen keine Konjunktivitis, obwohl sie Kontakt zu infizierten Patienten hatten. Aufgrund des Mangels an diagnostischen Möglichkeiten (keine bakteriologischen und virologischen Untersuchungsmöglichkeiten, keine Spaltlampen usw.) wurde zugestanden, dass es sich hier um keine wissenschaftliche Untersuchung handle.

David Flores (Mexico City/MEX) konnte 1954 in einem katholischen Zentrum mit 140 Kindern eine beginnende Keuchhusten-Epidemie durch Verteilung des *Genius-epidemicus*-Mittels *Drosera* C30 (1 Gabe pro Woche) in drei Wochen zum Erliegen bringen.

Geschichte

Den Ursprüngen der 1925 gegründeten ‚Liga Medicorum Homoeopathica Internationalis' wandte sich Sandra Chase (Fairfax/VA/USA) zu. Den Anstoß dazu habe 1866 der Vorschlag des italo-amerikanischen Homöopathen Tullio Verdi gegeben, die homöopathischen Ärzte Europas einzuladen, nationale Institute nach dem Vorbild des ‚American Institute of Homeopathy' zu bilden und alle 5–10 Jahre einen internationalen Kongress derselben abzuhalten. Als 1871 Carroll Dunham vorschlug, anlässlich der amerikanischen Hundertjahres-Feier 1876 einen internationalen homöopathischen Kongress in den USA zu veranstalten, wurde er zum Vorsitzenden eines entsprechenden Komitees gewählt und so schließlich zum Haupt-Organisator der ‚World's Homeopathic Convention' von 1876 (die er aufgrund seiner dadurch mitbedingten Erschöpfung nur ein halbes Jahr überlebte). Bleibendes Zeugnis dieses 788 Teilnehmer zählenden Kongresses sind zwei je 1.100 Seiten dicke, 1880 und 1881 von Joseph Guernsey herausgegebene Bände (Bd. 1: ‚Proceedings'; Bd. 2: Geschichte der Homöopathie in 20 Ländern und 30 amerikanischen Staaten).

José Kanan (Mexico City/MEX) untermauerte sein Plädoyer für Einzelmittel mit den historischen Feststellungen, dass Hahnemann sich von Ägidis vorübergehender Verschreibung von Doppelmitteln distanzierte, dass auch von Bönninghausen diese Idee verwarf und dass es sich bei Lutzes ‚Organon'-Paragraphen 274 b um eine unrechtmäßige Eigenmächtigkeit handle.

Philosophie

| Bernardo Merizalde (Ambler/PA/USA) 208
referierte über vermeintliche mannigfache Beziehungen der Homöopathie zur Alchemie. So wies er zum Beispiel darauf hin, dass die von Hahnemann benutzten Labortechniken aus der Alchemie stammten und dass Hahnemanns Verfahren des Potenzierens für Paracelsus Alchemie gewesen wäre. Die Homöopathie könne uns Menschen aber auch helfen, den „höheren Zweck unseres Daseins" (§ 9) zu erreichen, indem sie unsere spirituelle Entwicklung behindernde Anlagen und Beschränktheiten als Symptome auffasst und behandelt. So lassen sich den verschiedenen Stadien des (psychoanalytisch interpretierten) alchemistischen Prozesses – wie *Nigredo*, *Calcinatio*, *Iridescence*, *Albedo*, *Ablutio* und *Rubedo* – bestimmte homöopathische Mittel zuordnen, durch die der Prozess der Transformation beschleunigt werden könne, sofern dies beabsichtigt werde.

In ausdrücklicher Abgrenzung von der Cartesianischen Naturwissenschaft und angeblich ausgehend von Aristoteles' Hylomorphismus, der Substanz aus Form und Materie erklärt, stellte Pieter Constant (Leiden/NL) seine „qualitative Theorie" der Homöopathie vor, die dieser eine wissenschaftliche Grundlage verschaffen solle. Indem er allerdings Aristoteles' Begriff der Materie mit Molekülen gleichsetzte, Form als ein Spannungsfeld, das eine spezifische „Vibrationsfarbe" haben soll, identifizierte und Seele als zusätzliches Steuerungsfeld auffasste, blieb er damit, wie schon manch anderer moderne Homöopathie-Theoretiker, doch wieder im naturwissenschaftlichen Reduktionismus stecken. Seiner „Hypothese" bzw. „Vision" zufolge werde beim Potenzieren die „Vibrationsfarbe" des Spannungsfeldes der Arzneisubstanz auf das „klare" Spannungsfeld des potenzierten Alkohols übertragen; bei Arzneimittelprüfungen affiziere dieses das (bei Gesunden „harmonische") Spannungsfeld des Organismus, was zu kohärenten Reaktionen im ganzen Organismus führe – womit man die Einheitlichkeit von Arzneimittel-Mustern erklären könnte. Andererseits würde bereits eine lokale Störung des Organismus dessen gesamtes Spannungsfeld stören.

JOSEF M. SCHMIDT (München/D) wandte die von HEGEL gebrauchten Begriffe „esoterisch" und „exoterisch" auf die beiden grundsätzlichen Möglichkeiten, die Homöopathie zu betrachten, an, um die Problematik und Brisanz des damit thematisierten Verhältnisses deutlich zu machen (inzwischen auch veröffentlicht im Brit. Homoeop. J. 87, 1998, 100-105). Während eine vertrauensvolle esoterische Sichtweise der Homöopathie (sozusagen von innen) dem Praktiker das Maximum aus dieser Heilmethode herausholen lasse, sei gleichzeitig auch eine kritische exoterische Sichtweise derselben (sozusagen von außen) wichtig, um sich stets ihrer Grenzen bewusst zu sein. Am Beispiel von KENTS „homöopathischer Philosophie" wurde das Verdienst, aber auch die Begrenztheit einer fast ausschließlich esoterischen Betrachtungsweise der Homöopathie aufgezeigt. Teil der ärztlichen Kunst (und damit auch der Ausbildung) sollte daher – nicht nur im Hinblick auf Kommunikationsfähigkeit mit der konventionellen Medizin und dem Gesetzgeber – die Kunst sein, jederzeit die Balance zwischen diesen beiden Extremen halten zu können.

Die Zweiten Köthener Homöopathietage, 4.–6. Juli 1997

In: Allgemeine homöopathische Zeitung 1998; 243 (6): 254-256

[Tagungsbericht]

254 | Um Köthen wieder zu einem Zentrum der Homöopathie werden zu lassen, veranstaltete der nur vierzehn Mitglieder starke, aber sehr rührige ‚Hahnemann-Lutze-Verein e.V.' (Vorsitzende: Frau Dipl.-Kult.wiss. Ingeborg Streuber) 1993 die ‚Ersten' und 1997 die ‚Zweiten Köthener Homöopathietage'. Neben diversen Begrüßungsworten und Grußadressen von nationalen und regionalen Politikern waren diesmal insgesamt vierzehn Vorträge vorwiegend zu historischen, aber auch praktischen und philosophischen Aspekten der Homöopathie zu hören.

Die Mehrzahl der Referenten waren Doktoranden oder enge Mitarbeiter des ‚Instituts für Geschichte der Medizin' der ‚Robert Bosch Stiftung' in Stuttgart, dessen Leiter, Herr Prof. Robert Jütte, auch selbst den Eröffnungsvortrag hielt, in dem er neuere Ergebnisse sozialstatistischer Untersuchungen zu Hahnemanns Patientenschaft vorstellte. Im Anschluss daran vertiefte der Medizinstudent Markus Mortsch – aufgrund seiner Bearbeitung von Hahnemanns Krankenjournal D22 (1821) – diese Fragestellung speziell für Hahnemanns frühe Köthener Zeit. Der Historiker Dr. Thomas Faltin, der über den Brettener Laienheilkundigen Eugen Wenz (1856–1945) promoviert hatte, stellte die sozial und ökonomisch schwierige bis miserable Situation der (homöopathischen) Laienheiler zwischen 1871 und 1939 dar. Gestützt auf in ihrer Dissertation angegebenes Quellenmaterial wies die Dresdener Ärztin Kathrin Schreiber nach, dass Hahnemann 1821 aus Leipzig nicht „vertrieben" wurde, sondern sich aufgrund der immer unbefriedigender werdenden Situation selbst dazu entschlossen hatte, nach Köthen überzusiedeln. Mit Hahnemanns verstreuten und sich mehrfach wandelnden Aussagen zur Diätetik befasste sich, auf der Grundlage seiner medizinhistorischen Doktorarbeit, der Arzt und Naturwissenschaftler Dr. Joachim Willfahrt. Anhand von zahlreichen instruktiven Dias berichtete der Internist und Psychosomatiker Dr. Reinhart Schüppel über das Leben und Werk von Constantin Hering, eines „Sachsen in Amerika". Die brasilianische Soziologin Lore Fortes zeichnete die Entwicklung und Verbreitung der Homöopathie in Brasilien nach, die sie im Rahmen einer Feldstudie für ihre Promotion näher erforscht.

Den neunzigminütigen Hauptvortrag zur ‚Geschichte der deutschen homöopathischen Krankenhäuser, insbesondere der Lutze-Klinik Köthen' hielt der Arzt und Psychotherapeut Dr. Heinz Eppenich, dessen diesbezügliche gut recherchierte Promotion in der Reihe ‚Quellen und Studien zur Homöopathiegeschichte' im Karl F. Haug Verlag erschienen ist.

Eines der Highlights der Veranstaltung stellte das Referat der Direktorin des ‚Deutschen Medizinhistorischen Museums' in Ingolstadt, Frau Prof. Christa Habrich, über Hahnemanns ‚Apothekerlexikon' dar, die diesem Werk und damit seinem Verfasser – unabhängig von der Begründung der Homöopathie – einen bedeutenden Platz in der Pharmaziegeschichte zuwies.

Zu den wenigen die Homöopathie tatsächlich praktizierenden Ärzten unter den Referenten zählte der HNO-Arzt Dr. K. H. Friese, der sich nach eigener Aussage getrost als „Bastardhomöopath" bezeichnen lässt und die seiner Erfahrung nach bewährtesten Arzneimittel bei Angina, Tonsillitis, Mononukleose und an-

derem aufzählte. Die wichtigsten Homöopathika bei Sportverletzungen wurden von dem italienischen Sportlehrer und Medizinstudenten Prof. PAOLO D’ANNIBALE genannt, von dem 1998 bei der DHU ein Buch hierzu erscheinen soll. Der indische Arzt und Psychotherapeut Dr. V. VAIDYA,
255 der eine dreijährige Homöopa- | thie-Ausbildung in Detmold absolviert hatte, setzte sich mit den vermeintlichen Parallelen von Homöopathie und Alchemie auseinander, die seiner Ansicht nach vor allem in bestimmten Anforderungen an den Therapeuten (im Sinne einer ethisch-religiösen Haltung) bestehen.

Von den beiden eingeladenen Heilpraktikerinnen beschränkte sich Frau ELLEN UMSTÄTTER, die selbst dem ‚Hahnemann-Lutze-Verein‘ angehört, auf die Darstellung ihres praktischen Zugangs zur homöopathischen Behandlung von Senioren, während Frau HANNI KRUG ihr Thema „Das Geistartige in den homöopathischen Mitteln“ dazu benutzte, ihre auf einer Art Erleuchtungserlebnis vor sieben Jahren beruhende holistische Weltsicht zum Besten zu geben. In einem ebenso unkritischen wie oberflächlichen Streifzug durch fast alle Bereiche menschlichen Wissens behauptete sie unter anderem, dass durch die Potenzierung von Arzneimitteln „die Gralsuche beendet“, Urknall, Antimaterie und Chaostheorie nunmehr erklärt, im Alkohol-Molekül bzw. in der „Schöpferkraft des Milchzuckers“ das Wesen des Heiligen Geistes gefunden sei usw. usf.

Das Publikum, das sich zum großen Teil aus an der Homöopathie interessierten Laien aus der näheren Umgebung zusammensetzte, bekam also ein schillerndes Bild der Homöopathie in Vergangenheit und Gegenwart vermittelt. So interessant der geschichtliche Teil der Tagung für die paar anwesenden Homöopathiehistoriker auch war, so bleibt es doch fraglich, wie viele von den etwa fünfzig angemeldeten Teilnehmern durch diese Auswahl der Themen und Referenten einen realistischen Begriff von dem bekamen, was denn nun Homöopathie sei bzw. was sie Menschen des späten 20. Jahrhunderts bieten könne.

Vielleicht war dies aber auch nicht das primäre Ziel der Veranstaltung (weil diese Fragen möglicherweise anderswo besprochen werden?). Sollte das Wochenende dagegen auch als Werbeveranstaltung für die Homöopathie konzipiert worden sein, wäre es bedauerlich, dass vieles, was gerade Laien als potentielle homöopathische Patienten und Multiplikatoren ansprechen und für die Homöopathie begeistern könnte, unerwähnt bzw. unausgeführt blieb. In diesem Fall wären sicherlich Beispiele von raschen und sanften Erfolgen der Homöopathie bei chronischen Krankheiten, eine Darstellung ihres eigenständigen philosophisch-epistemologischen Ansatzes, ihres ganzheitlichen Menschenbildes, ihrer ausgesprochen rationalen Methodik, ihres reichen Arzneischatzes an natürlich vorkommenden Substanzen, ein Überblick über heutige homöopathische Schulen und Organisationen, ihre derzeitige Verbreitung und Anerkennung in Deutschland oder auch die mittlerweile beträchtliche Anzahl von klinischen Studien zum Wirksamkeitsnachweis homöopathischer Arzneien und die damit zusammenhängende Problematik u.v.a.m. Themen, die im Jahre 2000, anlässlich der ‚Dritten Köthener Homöopathietage‘, mit Gewinn aufgegriffen werden könnten. Auch im Hinblick auf die ernsthaft erwogene und engagiert diskutierte Wiederbelebung der ‚Lutzeschen Klinik‘ (als homöopathisches Krankenhaus oder als homöopathische Praxisgemeinschaft) blieb offensichtlich noch viel Informationsbedarf übrig.

Nur schwerlich zu überbieten sein wird in künftigen Veranstaltungen allerdings das gut organisierte und gelungene Rahmenprogramm. Zur Begrüßung spielte FRANK ZIMPEL Präludien aus der Zeit BACHS auf der Zuberbierorgel der Schlosskapelle und die ‚Köthener Cantores‘ sangen in historischen Kostümen und weißen Perücken damalige Trink- und Brautlieder zu Cembalobegleitung. Darüber hinaus gaben Studenten der Musik-Hochschule Leipzig am Samstagabend ein Konzert (Kammermusik mit Trompete, Violine und Klavier) im Spiegelsaal des Schlosses.

| Interessante Führungen gab es durch die 256
Schlosskapelle, die Bachgedenkstätte im Schloss, den homöopathischen Pflanzengarten der Pädagogischen Hochschule und im Historischen Museum sowohl durch die ständige Ausstellung

„Homöopathie in Köthen" als auch durch die Wanderausstellung „200 Jahre Homöopathie", die vom ‚Deutschen Hygiene-Museum' in Dresden und dem ‚Institut für Geschichte der Medizin' in Stuttgart zusammengestellt worden war. Am abschließenden Stadtrundgang „Auf den Spuren der Homöopathie in Köthen" konnten neben den Tagungsteilnehmern auch Köthener Bürger teilnehmen – ein Angebot, das aufgrund eines (wieder-) erwachenden Interesses an der eigenen Lokalgeschichte auch genutzt wurde. Zu besichtigen waren unter anderem die ehemalige homöopathische Malzkaffeefabrik WITTIGS, HAHNEMANNS Wohnhaus an der Wallstraße 47, das vor einigen Jahren renovierte HAHNEMANN-LUTZE-Denkmal sowie das Gebäude der nun leer stehenden einstigen Lutzeklinik.

Im Hahnemannhaus, an dem zur Zeit unter anderem die Außenfassade erneuert wird, erläuterte der Schatzmeister des ‚Vereins zur Förderung der Homöopathie', Herr Dr. GERNOT BAUR, dass das Haus vom ‚Verein' (für DM 350.000,–) gekauft und schuldenfrei sei, jedoch zur Restauration des unter Denkmalschutz stehenden Gebäudes voraussichtlich noch einmal DM 850.000,– bis DM 1.000.000,– anfallen werden, weshalb man – je nach Zufluss von Spenden und Zuschüssen – in drei Bauabschnitten vorgehen werde. Danach soll im Obergeschoß eine Tagungsstätte für kleine Gruppen und eine Bibliothek eingerichtet werden.

Im Vergleich etwa zur Situation vor zehn Jahren (vgl. J.M. SCHMIDT, ‚Auf den Spuren Hahnemanns im heutigen Sachsen', Jb. Inst. Gesch. Med. Robert Bosch Stiftung, Bd. 6 für 1987) hat sich in Köthen also Beachtliches getan, sowohl im Hinblick auf die Würdigung und Pflege der eigenen homöopathischen Vergangenheit als auch hinsichtlich einer sich möglicherweise noch konstituierenden neuen homöopathischen Bewegung. Die weitere Entwicklung wird allerdings zu einem erheblichen Teil davon abhängen, ob es gelingen wird, historische Interessen und heilkundliche Wünsche mit den ökonomischen Gesetzen von Angebot und Nachfrage in Einklang zu bringen. Dies bezieht sich nicht nur langfristig auf ein Selbstständig- und Unabhängigwerden des Vereins von externen Zuschüssen zu den Tagungskosten oder die Berücksichtigung der Niederlassungsproblematik von Kassenärzten bei der Planung der Einrichtung einer homöopathischen Praxisgemeinschaft in Köthen. Auf die Frage zum Beispiel, warum auf dem homöopathischen Büchertisch kein ‚Organon der Heilkunst' zu sehen sei, antwortete der Verkäufer (diesmal noch), dass „dieses Buch schon letzte Woche verkauft worden" sei!

Zur kritischen Glosse von Leopold Drexler

„Betr.: Organonausgaben“ in AHZ 243 (1998) 123

In: Allgemeine homöopathische Zeitung 1998; 243 (5): 216-218

[Kommentar]

216 | Wie Herr DREXLER in der AHZ 3/1998 berichtet, hat er sich zur Aufgabe gemacht, verschiedene gängige ‚Organon‘-Ausgaben daraufhin zu untersuchen, wie genau sie HAHNEMANNS griechische Zitate wiedergeben. Herr DREXLER glaubt nun offensichtlich, der Entdecker von bisher unbekannten Ungenauigkeiten, unter anderem auch in der Standardausgabe, zu sein. Tatsächlich sind seine Ergebnisse und voreiligen Schlussfolgerungen jedoch weder richtig noch besonders wichtig, sondern allenfalls dazu geeignet, als Anlass genommen zu werden, um einmal
217 exemplarisch vorzuführen, was wissen- | schaftliche Dilettanten bei der Bearbeitung eines solchen Themas beachten sollten, damit es später nicht heißt: *si tacuisses, philosophus mansisses*!

1. Klare Benennung der Gegenstände

Herr DREXLER legitimiert seinen Organonvergleich damit, „Kursteilnehmern“ eine Hilfestellung bei der Kaufentscheidung für eine Organonausgabe zu bieten, Leuten also, denen ein genauer Überblick über das Literaturangebot offenbar noch fehlt. Um so verwunderlicher ist es aber, dass er gerade bei der aktuellsten der von ihm analysierten Organonausgaben – für Anfänger wohl ziemlich nebulös – lediglich von der „von Haug (1996, ‚auf der Grundlage der 1992 vom Hrsg. bearb. textkritischen Ausg. des Manuskriptes Hahnemanns [1842]‘)“ spricht, ohne dem Leser den eindeutigen Namen dieser Ausgabe sowie ihres Herausgebers zu verraten! – Insider wissen natürlich, dass es sich dabei um die Standardausgabe der 6. Auflage, hrsg. von J.M. SCHMIDT, handelt – doch denen ist der Wert dieses inzwischen einzig maßgeblichen Werkes ohnehin bekannt.

2. Bezug auf den richtigen Referenztext

Herr DREXLER erklärt den Text der HAEHL'schen Organonausgabe zum Maßstab seines Vergleichs mit den anderen Ausgaben, ohne dies näher zu begründen! – HAEHL hat aber zum Beispiel einen in der 5. Auflage des ‚Organons‘ vorliegenden *Sigma*-Fehler stillschweigend berichtigt, wodurch seine Fassung in diesem Punkte bereits vom Originalmanuskript HAHNEMANNS für die 6. Auflage, das allein die Grundlage jeder textkritischen und Standardausgabe des ‚Organons‘ sein kann und muss, abweicht. – Übrigens entspricht auch HAEHLS „verbesserte“ Version deshalb noch lange nicht dem originalen Wortlaut dieser Stelle, wie sie uns in den eigentlichen Referenzwerken hippokratischer Texte überliefert ist: gemessen daran hat HAHNEMANN bei seinem Zitat etwa – neben dem offensichtlichen Satzfehler „*épetos*“ statt „*émetos*“ (Erbrechen) in der 3.–5. Auflage – in allen ‚Organon‘-Auflagen den Artikel „*ho*“ vor „*émetos*“ weggelassen.

3. Vollständiges Lesen der Vorworte

Herr DREXLER behauptet ebenso dreist wie unwissend, dass „in der Ausgabe des Haug Verlages“ „kommentarlos [!] keine für griechische Kleinschrift übliche[n] Akzente gesetzt“ werden und unterstellt damit doch allen Ernstes eine gewisse Nachlässigkeit des Herausgebers! – Hätte er allerdings dessen Vorwort zur textkritischen Ausgabe, das auch in der Standardausgabe abgedruckt ist, gelesen, wäre ihm folgender einschränkender Hinweis des Herausgebers sicher nicht entgangen: „Griechische Schrift konnte zwar grundsätzlich als solche, aus drucktechnischen Gründen allerdings nur ohne Akzente wiedergegeben werden“.

4. Berücksichtigung auch von Fußnoten

Bei HAHNEMANNS HIPPOKRATES-Zitat glaubt Herr DREXLER in der „Haugausgabe“ – „neben den 28 fehlenden Akzenten“ [selbst wenn er die (6) griechischen *Spiritus* – unkorrekterweise – mit zu den (23) Akzenten zählt, muss er in der Eile obendrein noch einen übersehen haben!] – sogar noch „2 Buchstabenfehler“ [!] ausfindig gemacht zu haben und ergänzt dazu im Folgenden selbstbewusst: „Nehmen wir die anderen Stellen in den Vergleich dazu, so finden wir ein ähnliches Ergebnis mit fehlenden Akzenten und Buchstabenfehlern (Haug)“! – Schon lange vor Herrn DREXLERS vermeintlichen Enthüllungen hatte der Herausgeber der textkritischen und Standardausgabe jedoch bereits auf das drucktechnische Problem mit zwei der griechischen Buchstaben hingewiesen, wie in der Fußnote 46 des Vorworts unschwer nachzulesen ist, die da lautet: „Außerdem unterscheiden sich das *Theta* und Abschluß-*Sigma* vom Original, was bei Bedarf jedoch leicht im Nachdruck der 5. Aufl. des ‚Organons der Heilkunst‘ (Heidelberg, 1987) nachzuprüfen ist“.

5. Verantwortungsvolles Abschätzen der Auswirkungen einer Kritik

Herrn DREXLERS „kritische Glosse“ birgt die
218 Gefahr in sich, dass | ihre Lektüre beim Leser den Eindruck hinterlässt, es gäbe einfach noch keine wirklich zuverlässige Organonausgabe. Ja, gemessen an Herrn DREXLERS Kriterium der Wiedergabe von ein paar Dutzend altgriechischer Akzente könnten die Ausgabe von HAEHL und einige ihrer Nachdrucke sogar als die genaueren erscheinen – was bei einer (verführerischen) Interpolation aufs Ganze jedoch ein völlig verzerrtes Bild ergeben würde! – Unterschlagen wurden bei diesem hochselektiven Vergleich nämlich die 99,99 % des übrigen, inhaltlich eigentlich relevanten Textes. Verschwiegen bzw. übersehen wurde dabei, dass der Herausgeber der textkritischen und der Standardausgabe des ‚Organons‘ selbst auf die nicht ganz originalgetreue Wiedergabe einzelner griechischer Buchstaben und Akzente hingewiesen und dies auch begründet hat. Das dem Herausgeber zur Verfügung stehende Textverarbeitungs-Programm erlaubte weder die Setzung von Akzenten noch die genaue Schreibweise von *Theta* und Abschluss-*Sigma*. Da aber ein bei Haug erschienener Nachdruck der 5. Auflage des ‚Organons‘ existiert, erschien für eine speziell-philologische Fragestellung die Verweisung potentieller diesbezüglicher Interessenten auf diese 5. Auflage verschmerzbar bzw. gerechtfertigt – ohne dass dies die ansonsten „maximale Zuverlässigkeit bzw. Verbürgung des Inhalts“ der Standardausgabe im mindesten beeinträchtigen würde.

6. Realistische Beurteilung der Gesamtsituation

Herr DREXLER ist die Antwort auf seine eingangs „gestellte Frage, welche der derzeitigen originalen [!] Organonausgaben ... Kursteilnehmern zu empfehlen sei“, letztlich schuldig geblieben! – Dabei ist die Situation hier doch sehr klar und eindeutig: Es gibt nur ein Original-Manuskript HAHNEMANNS für die letzte Auflage seines ‚Organons‘, nämlich das sich in der Bibliothek der ‚University of California, San Francisco‘, befindliche Werk. Wer wissen möchte, was genau darin steht, kann dies – abgesehen vom Original selbst – nur in der textkritischen bzw. in der Standardauflage des ‚Organons‘ (Haug-Verlag, 1992 bzw. 1996) erfahren. Wen dagegen eher interessiert, was RICHARD HAEHL 1921 aus einer ihm überlassenen handschriftlichen Abschrift des Original-Manuskripts gemacht hat (einschließlich seiner eigenen „Verbesserungen“ des Textes), kann sich eine der übrigen deutschen Organonausgaben zulegen.

7. Ausblick auf eine (noch) bessere Zukunft

Herrn DREXLER ist grundsätzlich zuzustimmen, dass auch „‚Nebensächlichkeiten' in der Homöopathie" genau genommen werden sollten. So wird zu prüfen sein, ob bei einer Neuauflage der textkritischen sowie der Standardausgabe des ‚Organons' – möglicherweise mit einer speziellen Software für griechische Schrift – künftig auch noch die griechischen *Spiritus* und Akzente (sowie das kleine *Theta* und das Abschluss-*Sigma*) wiedergegeben werden können. Grundlage wird und muss aber stets das Original-Manuskript HAHNEMANNS bleiben (nicht die heute obsolete HAEHL'sche Ausgabe)! – „Zu hoffen" bleibt aber auch, dass Herrn DREXLERS Kursteilnehmer inzwischen selbstständig genug sind, um die Entscheidung für die ihren Interessen am meisten entsprechende ‚Organon'-Ausgabe selbst zu treffen, – ohne erst abwarten zu müssen, bis ihr Lehrer seine (ungenauen) Akzentezählungen noch einmal revidiert und neu ausgewertet hat.

Rose, Lilie, Iris

Ein homöopathischer Blumenstrauß

In: Allgemeine homöopathische Zeitung 2000; 245 (2): 74

[Tagungsbericht]

Am 18.09.1999 wurde einem der bekanntesten deutschen homöopathischen Ärzte, Dr. WILLIBALD GAWLIK, im Hörsaal des Münchener ‚Krankenhauses für Naturheilweisen' ein „homöopathischer Blumenstrauß", bestehend aus Rosen, Iris und Lilien, überreicht. Mit ein Hauptgrund, dem geschätzten Lehrer, Kollegen und ehemaligen Assistenten des Krankenhauses zu seinem 80sten Geburtstag eine Fest- und Fortbildungsveranstaltung dieses Themas zu widmen, war neben ästhetischen und metaphorischen Aspekten, diese drei kultur- und geschichtsträchtigen Heilpflanzen vermehrt auch ins homöopathische Bewusstsein zu bringen.

So präsentierte der Gastgeber der Veranstaltung, Chefarzt Dr. BENNO OSTERMAYR, in seinem Vortrag über die Rosen nach einer detaillierten etymologischen, botanischen, kunst- und medizinhistorischen Betrachtung derselben auch das Ergebnis einer wenige Monate zuvor an Mitarbeitern des Hauses durchgeführten Arzneimittelprüfung. Die Hauptsymptome dieser von Oberarzt Dr. ARTUR WÖLFEL geleiteten „homöopathischen Arzneimittelselbsterfahrung" nach JEREMY SHERR (HAMSE) mit *Rosa damascena* C30 (DHU) gruppierten sich im Geistes- und Gemütsbereich um die Themen Euphorie, Reizbarkeit, Rückzugstendenz, Unsicherheit, Vergesslichkeit, Ungeschicklichkeit und Unentschlossenheit, betrafen aber auch die Bereiche der körperlichen und Allgemeinsymptome. In der von OSTERMAYR und WÖLFEL verfassten und vom ‚Hahnemann Institut' verlegten Monographie finden sich alle 334 Einzelsymptome und 203 Repertoriums-Nachträge aufgelistet.

Für die mit dem Regenbogen assoziierte Blume *Iris versicolor* erläuterte anschließend Frau Dr. CHRISTA KRÜGER-WINTER sowohl deren symbolischen Gehalt und volksmedizinischen Gebrauch als auch die vor allem von JULIUS MEZGER beschriebenen homöopathisch wichtigen Symptome, wie Depression, Tadelsucht, Abneigung gegen Gesellschaft, scharfe Ausscheidungen und brennende Schmerzen.

Danach stellte Herr Dr. ARTUR WÖLFEL das Arzneimittelbild der aus homöopathischer Sicht bedeutsamsten Lilie, nämlich *Lilium tigrinum*, vor. Aus der Modifizierung der symbolischen Bedeutung von *Lilium candidum* im Sinne von Gerechtigkeit, ewigem Leben und Herrschertum durch die animalische, triebhafte Signatur der gefleckten Lilie lasse sich etwa deren Ambivalenz zwischen Sexualität und Moral, ihre Hast, Ungeduld und Aggression, aber auch die Wahnidee, der Körper sei geteilt, herleiten.

Die eigentliche Laudatio auf den Jubilar wurde von Dr. KLAUS-ROMAN HÖR gehalten, der es verstand, einen ergreifenden Bogen zu spannen von der Kindheit des „körperlich schwächlichen", aber listigen Schülers über die atemberaubenden Erlebnisse des jungen Arztes in Krieg und Gefangenschaft bis hin zu seiner homöopathischen Heilung und Ausbildung durch Dr. HARTMUT OEHMISCH, dem damaligen Leiter des ‚Homöopathischen Krankenhauses Höllriegelskreuth'. GAWLIKS zahlreiche Publikationen und Ämter wurden ebenso gewürdigt wie sein Interesse an Etymologie, Mythologie und Philosophie, die Leichtfüßigkeit seines Stils, sein Sinn für Humor sowie seine Menschlichkeit.

In einer kurzen Abschlussansprache dankte der so Geehrte nicht nur den Veranstaltern und Referenten, sondern auch seinem Schutzengel, seiner Frau, und sogar seinen altersbedingten Beschwerden, die ihn immer mehr Qualitäten des Lebens spüren und erleben lassen. Mit folkloristischen Klängen eines böhmischen Dudelsack-Quartetts endete die von der Landesärztekammer anerkannte Fortbildungsveranstaltung, und die über hundert Teilnehmer fanden ausreichend Gelegenheit, beim von der ‚Deutschen Homöopathie Union' gesponserten Sektempfang und Imbiss ihrem Kollegen bzw. Lehrer auch noch persönlich zu gratulieren.

Vorwort

In: Katalog der Bibliothek des Krankenhauses für Naturheilweisen. Band 2. Erstellt und hrsg. von Josef M. Schmidt. München, Krankenhaus für Naturheilweisen, 2000, S. VII-VIII

VII | Zehn Jahre nach Erscheinen des ersten Bandes des ,Katalogs der Bibliothek des Krankenhauses für Naturheilweisen' hat sich deren Bestand an Monographien und Zeitschriften in etwa verdoppelt, so dass sich die Notwendigkeit eines zweiten, ergänzenden Bandes ergab. Zu der beachtlichen Expansion der Bibliothek trugen neben Schenkungen von Seiten dem Krankenhaus nahestehender Personen und Institutionen vor allem gezielte Käufe antiquarischer Literatur (auch aus Nachlässen amerikanischer Homöopathen) sowie aktueller, wissenschaftlich relevanter Neuerscheinungen bei. Durch zusätzliche bauliche Maßnahmen und die dadurch ermöglichte Umgestaltung der bisherigen Standorte konnten weiterhin alle Werke übersichtlich und benutzerfreundlich in den Räumlichkeiten des 1988 fertiggestellten Hörsaaltraktes des Krankenhauses untergebracht werden.

Mit derzeit etwa 4.000 Bänden stellt die Bibliothek des ,Krankenhauses für Naturheilweisen'– nach der Bibliothek des ,Instituts für Geschichte der Medizin' der ,Robert Bosch Stiftung' in Stuttgart und der ,Wolfgang-Schweitzer-Bibliothek' des ,Deutschen Zentralvereins homöopathischer Ärzte' in Hamburg – die drittgrößte Sammlung homöopathischer und naturheilkundlicher Literatur in Deutschland dar. Sämtliche in den beiden Katalogen enthaltenen Daten liegen in elektronisch gespeicherter Form vor und könnten bei Bedarf in einen Gesamtkatalog Homöopathie oder Ähnliches integriert werden.

Die im ersten Band speziell für die Gegebenheiten des Krankenhauses entwickelte Systematik wurde auch im vorliegenden Katalog beibehalten, an manchen Stellen allerdings erweitert bzw. durch neue Rubriken ergänzt. Die Titelaufnahme erfolgte wieder nach den „Regeln für die alphabetische Katalogisierung in wissenschaftlichen Bibliotheken" (RAK-WB), wobei auf danach erlaubte Kürzungen zum Teil verzichtet wurde. So wurden die Vornamen von Autoren, Herausgebern usw. in der Schreibweise der Vorlagen übernommen und bei Unvollständigkeit, soweit möglich, in eckigen Klammern ergänzt. In den Titelleisten erscheinen Namen und Vornamen ohne Klammern ausgeschrieben. Die Zahl der pro Werk aufgeführten Autoren wurde auf vier begrenzt, bei darüber hinausgehenden Aufzählungen findet sich der Hinweis „[u.a.]". Als Funktionsbezeichnungen von neben den Verfassern beteiligten Personen wurden nur Herausgeber, Mitverfasser, Mitarbeiter, Bearbeiter, Begründer, Redakteure, Übersetzer und an einigen Stellen auch Vorwortverfasser verwendet, nicht dagegen weitere Bezeichnungen wie Mitherausgeber, Illustrator usw. Entsprechende fremdsprachige Begriffe wie Editor oder Compiler wurden durch ihre Übertragung ins Deutsche vermieden. Verweisungen in der Autorenzeile auf andere Mitwirkende erübrigten sich in der hier gewählten Darlegungsart, da jene | ohnehin in der VIII
nach jeder Titelangabe erscheinenden Vorlageform aufgeführt sind. Anonyme Monographien sind unter „N.N." zu finden. Bei Körperschaften wurden Zusätze wie „GmbH", „AG" oder Ähnliches nur bei Verwechslungsmöglichkeiten in eckigen Klammern ergänzt.

Wie im ersten Band wurde auch die Begrenzung der Zahl der aufgeführten Verlage auf drei und die der Erscheinungsorte auf zwei beibehalten, ebenso die Verwendung der Abkürzungen „o.O.", „o.V.", „o.J." und „o.S." für fehlende Angaben des Erscheinungsortes, des Verlags, des Erscheinungsjahres sowie der Seitenzahl. Im Falle von lückenhaften Beständen mehrbändiger Werke wurden nur die tatsächlich vorhandenen Bände und Seitenzahlen aufgelistet. Bandaufführung und Seitenangaben erfolgten auch bei fremdsprachigen Werken durchgängig mit den deutschen Abkürzungen, also „Bd." und „S.".

Bei Übersetzungen erleichtert der angegebene Einheitssachtitel das Auffinden des Originals. Sonderdrucke werden in einer eigenen Zeile unter Angabe der entsprechenden Literaturstelle als solche gekennzeichnet. Die Bedeutung der Signatur-Ziffern ergibt sich aus der im Anschluß wiedergegebenen, im Vergleich zum ersten Band etwas erweiterten Systematik. Der Zusatz eines Plus-Zeichens vor einer laufenden Signatur-Nummer bezieht sich auf die eigene Zählung der an einem gesonderten Standort befindlichen vor 1850 erschienenen Werke.

Bei den am Ende des Katalogs wiedergegebenen Zeitschriftenbeständen bedeuten die Abkürzungen „L" Lücke und „D" Dublette, während „E" für Erwerbungen seit dem Stichtag des ersten Bandes (01.07.1990) steht. Drei Punkte zu Beginn der Bandangaben verweisen auf den im ersten Band zu findenden Vorgang des Bestandes. Stichtag des vorliegenden zweiten Bandes war der 01.07.2000.

Zur technischen Umsetzung des Aufbaus, der Pflege und Verwaltung einer so umfangreichen Datenbank wurde die bereits zur Herstellung des ersten Bandes sowie in diversen Institutsbibliotheken der ‚Ludwig-Maximilians-Universität' bewährte Software (LARS) weiterverwendet. In das PC-Programm des ‚Krankenhauses für Naturheilweisen' wurde ab September 1998 auch Frau Dipl.-Bibl. Edith Rötzer eingearbeitet, der an dieser Stelle für ihre Hilfe bei der Erfassung und Verbesserung der seitdem eingegangenen Titel herzlich gedankt sei. Auch ihrer Vorgängerin, Frau Hedwig Strodel, sei noch einmal ein Dankeschön für ihre jahrzehntelange Betreuung der Bibliothek ausgesprochen. Last but not least gebührt Herrn Chefarzt Dr. med. Benno Ostermayr mein aufrichtiger Dank für seine beständige Unterstützung und Wertschätzung der Bibliothek sowie für die langjährige gute Zusammenarbeit.

München, im Juli 2000

Dr. med. Dr. phil. Josef M. Schmidt, Leiter der Bibliothek

Einleitung

In: Josef M. Schmidt: Die Thyreoidinum-Studie am Krankenhaus für Naturheilweisen (1995–1999). Kontrollierte klinische Studie zum Nachweis der Wirksamkeit des homöopathischen Hochpotenzpräparates Thyreoidinum C30 bei Gewichtsstagnation von Heilfasten-Patienten gegenüber Placebo. München, Krankenhaus für Naturheilweisen, 2000, S. 13-35

Ausgangspunkt

13 | Am Krankenhaus für Naturheilweisen erhalten die meisten Patienten – soweit mit den bei ihnen indizierten medikamentösen, physikalischen, diätetischen und anderen Behandlungen verträglich – auch homöopathische Arzneimittel, einige davon in sogenannten Hochpotenzen. Der Verordnung vorausgegangen ist dabei jedesmal eine genaue und ausführliche Anamnese, in der jeder einzelne Patient in seiner individuellen Gesamtheit einschließlich aller ihn charakterisierenden Beschwerden erfasst wird.

Die Homöopathie, die 1796 von dem deutschen Arzt Samuel Hahnemann begründet worden ist, beruht auf zwei grundlegenden Prinzipien:

• dem Ähnlichkeits-Prinzip, das heißt der Maxime, Ähnliches mit Ähnlichem zu behandeln, und

• dem Prinzip des „Potenzierens", das heißt der Annahme, dass schrittweises Verdünnen, Verreiben und Verschütteln eines Arzneimittels („Potenzieren") dessen medizinische Kraft nicht vermindert, sondern erhöht.

Da letzteres Prinzip sowohl den Grundparadigmen der Pharmakologie als auch dem gewöhnlichen Menschenverstand zu widersprechen scheint, wurden immer wieder klinische Studien gefordert und auch durchgeführt, die diese Behauptung belegen oder widerlegen sollten. Eine Reihe von Ergebnissen solcher Studien zeigte zwar einen Unterschied zwischen der Wirksamkeit homöopathischer Hochpotenzen und der unarzneilicher Mittel (*Placebo*), doch aufgrund von methodologischen Defiziten wurde die Aussagekraft dieser Studien meist relativiert und angezweifelt.

Aufgrund der hohen Relevanz homöopathischer Therapie für das ‚Krankenhaus für Naturheilweisen' einerseits und der noch mangelhaften wissenschaftlichen Nachweisbarkeit ihrer Wirksamkeit andererseits entschloss sich der Stiftungsausschuss des Krankenhauses im Jahre 1994, eine randomisierte klinische Doppelblindstudie mit einer homöopathischen Hochpotenz durchführen zu lassen. Die Leitung der Studie übernahm Herr Chefarzt Dr. med. Benno Ostermayr, die Planung, Durchführung, Koordination, Auswertung und Publikation Herr Dr. med. Dr. phil. Josef M. Schmidt.

Die Studie sollte insbesondere folgende Kriterien erfüllen:

• Als klinisches Modell sollte eine Behandlungsart ausgewählt werden, die am Krankenhaus praktiziert wird, über deren Anwendung also bereits Erfahrungen vorliegen, und deren Erfolg bzw. Mißerfolg mit objektiven Parametern gemessen werden kann.

• Design, Methodik und Durchführung der Studie sollten sich am aktuellen Goldstandard der Anforderungen an klinische Studien orientieren, vor allem aber konform mit den GCP-Richtlinien (*Good Clinical Practice*) sein.

Vorüberlegungen

| Etwa ein Drittel der Patienten des Krankenhau- 14
ses wird neben anderen Behandlungsmaßnahmen

durch eine Heilfastentherapie nach BUCHINGER behandelt, die aus einer 160 kcal Diät und unbegrenztem Trinken von Mineralwasser und Kräuter- bzw. Früchtetee besteht. Die durchschnittliche tägliche Gewichtsabnahme sinkt dabei – je nach Heilfastendauer – von etwa 1,0 kg/d in den ersten Tagen auf circa 0,4 kg/d nach einer Woche. Trotz fehlender Zufuhr von Nahrungsmitteln kann es bei einem Teil der Patienten an einem oder mehreren Tagen zu einer Gewichtsstagnation oder sogar zu einer Gewichtszunahme kommen, die mit typischen Befindlichkeitsstörungen verbunden ist (sogenannte Fastenkrise). Am ,Krankenhaus für Naturheilweisen' werden solche Zustände seit Jahrzehnten mit einer einmaligen Gabe von hochpotenziertem Schilddrüsenextrakt (*Thyreoidinum*) behandelt, woraufhin sich meist sowohl die tägliche Gewichtsabnahme normalisiert als auch die Beschwerden verschwinden.

Die Verabreichung von *Thyreoidinum* als homöopathisch passendes Arzneimittel erfolgt dabei aufgrund folgender Überlegungen:

• Zum einen sind viele der bei „Fastenkrisen" auftretenden Beschwerden (Reizbarkeit, Apathie, Gedächtnisschwäche, Traurigkeit, Schlafstörungen, Stirnkopfschmerz morgens beim Erwachen, Übelkeit, Hunger, Verlangen nach kalten Getränken, Durst auf große Mengen, Hitzewallungen, Hitze an den Fußsohlen, körperliche Schwäche, Schwitzen, Herzklopfen, beschleunigter Puls, Abmagerung, Adipositas, Ödeme, Struma usw.) dem Arzneimittelbild von *Thyreoidinum* ähnlich (Ähnlichkeitsprinzip, s.o.).

• Zum anderen ist aus der Literatur bekannt, dass während des Heilfastens Schilddrüsenhormon im Serum der Patienten erniedrigt ist (vor allem das biologisch aktive *Trijodthyronin*, T3), also eine Art Unterfunktion der Schilddrüse vorliegt (Hypothyreose). Dies wird als Adaptation des Organismus verstanden, durch verminderten Fett- und Eiweißabbau und verringerte Wärmeproduktion Energie einzusparen. Die damit verbundene Verminderung der Gewichtsabnahme kann allerdings, wie man ebenfalls weiß, durch Gaben von Schilddrüsenhormon überwunden werden. Aufgrund seines Bezugs zum Schilddrüsenstoffwechsel sollte auch potenziertes Schilddrüsenextrakt in ähnlichem Sinne wirken.

Eine Durchsicht von etwa 900 Krankenakten aus den Jahren 1990 und 1994 förderte die Kurven von 37 Heilfasten-Patienten zutage, die im Rahmen eines Gewichtsstillstandes eine Hochpotenz von *Thyreoidinum* (D30 oder D200) erhalten hatten. Unter dem Vorbehalt einer erschwerten Beurteilbarkeit der Daten wegen Ungenauigkeiten und Unvollständigkeit der Einträge schien die tägliche Gewichtsabnahme an den Tagen nach der Medikation größer zu sein als an den Tagen davor.

Da es sich bei Gewichtswerten – im Gegensatz zu den in Homöopathiestudien gewöhnlich untersuchten „weichen" Kriterien wie subjektive Befindlichkeit oder Ähnliches – | 15 um einen objektiven Parameter handelte, der exakt gemessen und dokumentiert werden kann, wurde der Entschluss gefaßt, diesen retrospektiven Eindruck aus der bisherigen klinischen Erfahrung im Rahmen einer prospektiven kontrollierten klinischen Studie zu überprüfen.

Prüfplan und Prüfbogen

Der Prüfplan wurde in enger Zusammenarbeit mit dem ,Biometrischen Zentrum für Therapiestudien', speziell mit dessen Geschäftsführer Herrn Dipl. Inform. Dr. med. ROLAND BRANDMAIER, der gleichzeitig Mitarbeiter von Herrn Prof. ÜBERLA am ,Institut für Medizinische Informationsverarbeitung' der ,Ludwig-Maximilians-Universität München' war, entworfen und erstellt. Von Anfang an wurde darauf geachtet, alle GCP-Kriterien zu erfüllen. Dies betraf neben genauen Angaben zur Organisation, Begründung und Zielsetzung der Studie (Haupt- und Nebenzielparameter) vor allem eine klare Festlegung der Patientenpopulation (Ein- und Ausschlusskriterien), Studienmedikation, Studiendurchführung einschließlich Abbruchkriterien und Verfahren bei unerwünschten Ereignissen, der statistischen Auswertung, Qualitätssicherung, aber auch ethische und rechtliche Aspekte wie Patientenaufklärung und Einverständniserklärung, Datenschutz, Berücksichtigung der Deklaration von Helsinki und Tokio, nationaler und internationaler Richtlinien usw. Der Prüfplan wurde am 16.08.1995 vom Leiter und vom Koordinator der Studie unterzeichnet (s. S. 37-49).

Entwurf und Aufbau des Prüfbogens (CRF, *Case Report Form*) erfolgte ebenfalls streng im Rahmen der GCP-Richtlinien. Neben vollständigen Angaben auf dem Deckblatt (wie Titel und Code-Nummer der Studie, Prüfarzt, Ansprechpartner und anderes), Schlüsselinformationen pro Seite (wie Datum, Patientennummer und -initialen und anderes) sowie Unterschrift des Prüfarztes pro Bearbeitungseinheit war vor allem auf Zeitpunktorientierung, Benutzerfreundlichkeit und Computergerechtheit zu achten. Im einzelnen enthielt der Prüfbogen einen Laufplan, einen Registrierungsbogen mit Einschluss- und Ausschlusskriterien sowie Fragen zur Durchführung, einen Erhebungsbogen mit demographischen Daten, körperlicher Untersuchung, Anamnesebogen (für Krankheiten, Medikamente, Heilfasten-Erfahrung und Menstruation), ärztlichen Maßnahmen (diagnostische und therapeutische bzw. medikamentöse), einen Abschlussbogen mit Bewertung der Therapie und Dokumentation eines eventuell vorzeitigen Abbruchs, eine Dokumentation des Gewichtsverlaufs sowie eine klinische Beurteilung der Laborwerte. Für die detaillierte Dokumentation von unerwünschten Ereignissen (UEs) wurde eine eigene Seite vorgesehen, einschließlich entsprechender Aufforderungen zur Meldung (s. S. 52-66).

Teil des Prüfbogens war je ein doppelseitiges Blatt zur Patienten-Aufklärung sowie die Patienten-Einwilligung. In der Patienten-Aufklärung wurde in einer für Laien verständlichen Sprache Zweck und Ziel der Studie beschrieben, das Studiendesign einschließlich Doppelblindversuch und Placebogabe erklärt, auf Nutzen und Risiko der Medikation, auf die Möglichkeit des Studienabbruchs ohne Angabe von Gründen und ohne
16 | Entstehung von Nachteilen, auf den bestehenden Versicherungsschutz sowie auf die Möglichkeit vertraulicher Dateneinsicht durch Behörden hingewiesen (s. S. 68 f.). Die Patienten-Einwilligung enthielt über ebendiese genannten Punkte (Versicherungsschutz, Möglichkeit des Studienabbruchs usw.) hinaus zusätzlich das Verbot, gleichzeitig an anderen Studien teilzunehmen, das Gebot, sich an die Anweisungen des Prüfarztes zu halten sowie das Angebot, bei Bedarf weiter unterrichtet zu werden. Die Einwilligung war – jeweils mit Datum versehen – sowohl vom Patienten als auch vom Prüfarzt zu unterschreiben (s. S. 67).

Juristische Erfordernisse

Um wirklich allen Anforderungen der primär auf die Prüfung stark wirksamer Substanzen ausgelegten GCP-Richtlinien zu genügen, wurde eine Haftpflichtversicherung für jeden einzelnen Patienten bei der ‚Allianz-Versicherung' (IHA 70/445/0102892/170) abgeschlossen, obwohl das mit der einmaligen Einnahme der Studienmedikation verbundene Risiko nicht höher als bei jeder anderen homöopathischen Behandlung außerhalb der Studie, nämlich nahezu gleich Null, einzuschätzen war.

Der Prüfplan wurde der Ethik-Kommission der ‚Bayerischen Landesärztekammer' vorgelegt, nach deren Votum vom 26.09.1995 keine ethischen Bedenken gegen die Studie bestanden (Nr. 95256). Anschließend erfolgte je eine schriftliche Meldung der Studie an die ‚Regierung von Oberbayern' in München und das ‚Bundesinstitut für Arzneimittel und Medizinprodukte' (BfArM) in Berlin, wo die vollständigen Studienunterlagen unter der Vorlagennummer Gl Dr. Ha. A-7140-00-37/4010252 hinterlegt wurden.

Außerdem wurde vom Studienkoordinator ein Prüfarztordner sowie ein *Trial Master File* angelegt, wo über die genannten Dokumente hinaus auch eine Bescheinigung des Leiters der klinischen Prüfung über eine mindestens zweijährige Erfahrung in der Durchführung klinischer Studien sowie über die Eignung des Krankenhauses für diese Studie, die Lebensläufe aller Prüfärzte einschließlich ihrer Unterschriften und Bestätigungen, den Prüfplan gelesen zu haben, eine Handzeichenliste aller Schwestern und Pfleger, eine Rekrutierungsliste der Studienpatienten, Kopien der Ausgabe- und Rücknahmeliste der

Studienmedikation, Analysen-Zertifikate der Studienmedikation, die GCP-Richtlinien, Gesetzesauszüge, sämtliche Formulare und Verzeichnisse sowie der allgemeine Schriftwechsel abgelegt wurde.

Insgesamt war die Studie so zu planen und durchzuführen, dass sie in Übereinstimmung mit den Bestimmungen der Qualitätssicherung von klinischen Prüfungen stand, wie sie in den EG-GCP-Richtlinien ‚Good Clinical Practice for Trials on Medicinal Products in the European Community' III73976/88-EN vom Juli 1990, den entsprechenden Absätzen des Arzneimittelgesetzes, den ‚Grundsätzen für die ordnungsgemäße Durchführung der klinischen Prüfung von Arzneimitteln' (BAnz. 1989, S. 16617-16618) und den ‚Deklarationen von Helsinki/Tokio' festgelegt waren. Am 16.09.1998 wurde ebendies im Rahmen eines *In-house-Audits* schließlich amtlich bestätigt.

Studienmedikation und Randomisation

17 | Die Herstellung und Bereitstellung der Studienmedikation erfolgte durch die ‚Deutsche Homöopathie Union' (DHU) in Karlsruhe. Zur Aufbereitung der in der Studie verwendeten C30-Potenz musste die Ausgangssubstanz 30mal im Verhätnis 1:100 verdünnt und verrieben bzw. verschüttelt werden. Wie von dem Fachreferenten der DHU für Medizin, Herrn Dr. biol. hum. ANDREAS VON DER WERTH, und dem Apotheker Herrn H.-J. SCHÖPFER schriftlich bestätigt, wurde *Thyreoidinum* dort nach der Vorschrift 5a des ‚Homöopathischen Arzneibuches' (HAB) aus getrocknetem Schilddrüsenpulver von deutschen Schweinen hergestellt und im letzten Schritt nach Vorschrift 10 auf Streukügelchen aufgebracht. In einer Sonderanfertigung wurde bei der Herstellung der Studienmedikation, also *Thyreoidinum* C30 (aus einer Vorpotenz *Thyreoidinum* C29), die gleiche Charge Saccharose-Globuli, die dann auch als *Placebo*-Globuli benutzt wurde, verwendet. Dies garantierte die Identität der Trägersubstanz in beiden Gruppen (*Thyreoidinum* und *Placebo*). Am 07.07.1995 erhielt der Studienkoordinator – zusammen mit den dazugehörigen Herstellungsprotokollen – je zwei versiegelte Behältnisse zu 50 g *Thyreoidinum* C30 Globuli und unarzneiliche Globuli der Größe 3 (Chargen-Bezeichnung 0629-0383).

Die Randomisation, also die Zufallsverteilung der *Thyreoidinum*- und *Placebo*-Medikation auf die einzelnen Studienpatienten, wurde von einer erfahrenen medizinischen Dokumentarin des ‚Biometrischen Zentrums für Therapiestudien', Frau SUSANNE RÖDER, mit Hilfe eines entsprechenden validierten Computerprogramms durchgeführt, und zwar getrennt nach Geschlechtern und in 6er-Blocks, um zu gewährleisten, dass in beiden Gruppen das Verhältnis sowohl von *Thyreoidinum* und *Placebo* als auch von Männern und Frauen ausgewogen ist. Es durften nur eine Original-Liste und eine Kopie davon, eine Diskette einschließlich Sicherungskopie sowie Notfallkuverts angefertigt werden. Die Kopie der Liste, die beiden Disketten sowie die Deckblätter der Notfallkuverts wurden in einem versiegelten Kuvert im Safe des ‚Biometrischen Zentrums' deponiert.

Die Original-Randomisations-Liste brachte Frau RÖDER zu einem externen niedergelassenen Apotheker, Herrn RAINER NEUMANN, der in ihrem Beisein aufgrund dieser Liste die Aufteilung der *Thyreoidinum*- und *Placebo*-Medikation aus den Behältnissen der DHU in kleine fabrikneue Döschen (Salbenkruken) sowie deren Etikettierung vornahm. In jedes der fortlaufend nummerierten Döschen (M001, M002 usw. bzw. F001, F002 usw.) wurden mit einem Plastiklöffel genau 5 Globuli gegeben, entweder *Thyreoidinum* oder *Placebo*. Jedes Etikett enthielt – nach GCP-Vorschrift – Angaben des Herstellers, der Chargen-Bezeichnung, des Verfallsdatums sowie den Vermerk „Zur klinischen Prüfung". Nach Abschluss der Arbeit wurde die Randomisationsliste in ein Kuvert gesteckt, das von beiden Anwesenden sogleich versiegelt und seitdem im Safe des Apothekers aufbewahrt wurde.

| Am 09.10.1995 wurden von Herrn NEUMANN 500 nummerierte Döschen (M001 bis 18
M250 und F001 bis F250), die nun jeweils 5 Globuli *Thyreoidinum* C30 oder 5 Globuli *Pla-*

cebo enthielten, an die Apotheken-Ausgabestelle des ‚Krankenhauses für Naturheilweisen' geliefert. Die von Frau RÖDER außerdem hergestellten, nach GCP erforderlichen Notfallkuverts, die für jedes Döschen einzeln die Information, ob es *Thyreoidinum* oder *Placebo* enthalte, in verschlossener Form enthielten, wurden gleichfalls im Giftschrank der Apotheken-Ausgabenstelle – nur für die Prüfärzte sowie die Apothekerin zugänglich – gelagert (keines dieser Notfallkuverts musste jemals geöffnet werden).

Jedes entnommene Döschen war künftig unter Angabe von Datum, Uhrzeit und Patient auf einer hier bereitgestellten Ausgabeliste, jedes unbenutzt zurückgebrachte Döschen (das nicht mehr weiterverwendet werden durfte) auf einer Rücknahmeliste zu dokumentieren.

Sämtliche Details der Randomisation wurden in Form von Verträgen mit den Beteiligten und minutiösen Arbeits-Anweisungen dokumentiert und unterzeichnet. Insbesondere verpflichteten sich die beiden einzigen Personen, die den Randomisations-Code gesehen hatten, Herr NEUMANN und Frau RÖDER, schriftlich, diesen streng geheim zu halten.

Anschaffungen

Da als Hauptzielparameter die tägliche Gewichtsabnahme von Heilfasten-Patienten vorgesehen war, musste garantiert werden können, dass diese unter standardisierten und qualitätsgesicherten Bedingungen gemessen wurde. Hierzu wurden drei gleiche elektronische Personenwaagen (für jedes Stockwerk des Krankenhauses eine) angeschafft (Typ SECA 930, Tragkraft 200 kg, Feineinteilung 100 g), die den Anforderungen der EG-Richtlinie 90/384/EWG entsprachen und von der ‚Eichdirektion Hamburg' überprüft waren. Obwohl die erfolgte Eichung eine Gültigkeit von vier Jahren hatte, sollte der Studienkoordinator die Präzision jeder Waage alle zwei Monate anhand eines speziell zu diesem Zweck erworbenen Hantelgewichts von 52,1 kg überprüfen (es zeigte sich, dass die so gemessenen Werte in fünf Jahren nie um mehr als +/- 100 g voneinander abwichen).

Um einen sicheren ebenen Stand der Waagen zu gewährleisten, wurde an den jeweiligen Standorten eine 2 cm dicke PVC-Platte am Boden fixiert, die eine exakt waagrechte, stabile Auflagefläche für die jeweilige Waage bot. Die Waagen wurden darauf so installiert, dass die eingebaute Wasserwaagenblase einen ebenen Stand anzeigte. An der Wand davor wurde eine ausführliche schriftliche Bedienungsanleitung für die Schwestern und Pfleger angebracht, wie vor jedem Wiegevorgang das Netzteil der Waage anzuschließen, die Wasserwaagenblase zu überprüfen, der Selbsttest auszuführen und all dies in einer Waagenkontroll-Checkliste zu dokumentieren und abzuzeichnen ist (s. das Merkblatt im Qualitätsbericht ‚Heilfasten-Basisdokumentation').

| Die intraindividuelle Vergleichbarkeit der Ge- 19
wichtsmessungen an verschiedenen Tagen wurde dadurch sichergestellt, dass Wiege-Checklisten für Heilfasten-Patienten eingeführt wurden, anhand derer bei jedem Wiegen zu überprüfen war, ob der Patient dieselbe Kleidung anhatte (einschließlich Brille, Gummistrümpfe, Verbände, Unterwäsche, Socken, Schuhe, Uhr usw.), ob er etwa ein Langzeit-EKG- oder -Blutdruckmessgerät bei sich trug, ob er wirklich noch nichts getrunken bzw. eine leere Blase hatte usw. Diese Wiege-Checkliste war täglich von allen Heilfasten-Patienten abzuhaken und von einer beim Wiegen anwesenden Schwester bzw. einem Pfleger zu überprüfen und zu unterzeichnen.

Grundsätzlich sollte jeder Patient zum allmorgendlichen Wiegen nichts außer einem vom Krankenhaus gestellten Nachthemd anbehalten. Jede Abweichung davon bzw. Veränderung gegenüber dem Vortag musste genau dokumentiert und bei der Ermittlung des Gesamtgewichtswerts berücksichtigt werden. Hierzu wurde jede Station mit einer neuen elektronischen Küchenwaage versorgt, mit der das Gewicht zum Beispiel von Verbänden, Monatsbinden, Schmuck usw. genau bestimmt werden konnte.

Datenverarbeitung und Logistik

Sowohl der Prüfarzt-Bogen als auch die Patienten-Checklisten usw. wurden so angelegt, dass sie in der elektronischen Datenverarbeitung gut und eindeutig lesbar waren. Als sicherste und qualitativ hochwertigste Art der Dateneingabe erschien es, die Original-Bögen von einer externen validierten Firma in München (‚EDT W. Luginger') manuell doppelt erfassen und als ASCII-Dateien auf Diskette liefern zu lassen. Zu diesem Zweck wurde mit der Firma gemeinsam eine entsprechende bogenweise Erfassungsanweisung erarbeitet sowie das Vorgehen festgelegt, wie ggf. bei nachträglichen Korrekturen zu verfahren sei. Die Firma ‚EDT W. Luginger' bestätigte am 13.09.1995, der regelmäßigen Überwachung nach § 40 BDSG zu unterliegen, bei der ‚Regierung von Oberbayern' unter der Prüfnummer 200-1085.2L 12 geführt zu werden und zur vertraulichen Behandlung der Daten verpflichtet zu sein.

Auch die Logistik der Erfassung der Labordaten, die bei den Blutentnahmen vor und nach Verabreichung der Studienmedikation anfielen, musste im Vorfeld abgeklärt werden. So wurde nach mehrfachen Gesprächen mit der ‚Laborgemeinschaft Innenstadt' (München), insbesondere mit der Leiterin Frau Dr. med. INGRID KRAGENINGS, der Geschäftsführerin Frau ILSE HASTEDT und dem EDV-Experten Herrn Dr. GRAF, folgendes Procedere vereinbart: Neben den bisher an das Krankenhaus bereits vergebenen Betriebs-Nummern wurde eine neue Code-Nummer (300.xxxx) eingeführt, die nur bei Patienten, die in die Heilfasten-Basisdokumentation sowie in die *Thyreoidinum*-Studie aufgenommen würden, verwendet werden sollte. Für diese Nummer wurden zwei Einsenderprofile (EP5 und EP6) definiert, die das Routineprogramm für Heilfasten-Patienten umfassten. So enthielt EPS ein kleines Blutbild, Harnstoff-N, Kreatinin, Harnsäure, Cholesterin, HDL- und LDL-Cholesterin, Triglyceride, Eisen, Bilirubin, Gesamt-Eiweiß, Elektrophorese, gamma-GT, GPT, alka-
20 lische Phosphatase, Natrium, Kalium, | Calcium, T4, T3, TSH-basal, Glucose sowie später auch Magnesium, GOT und Fibrinogen. EP6 enthielt darüber hinaus ein großes Blutbild, Quick, PTT, alpha-Amylase und Lipase.

Wie bereits auf den Stationen des Krankenhauses praktiziert, war die Barcode-Nummer jeder Blutentnahme auch weiterhin in der Krankenakte des Patienten unter dem entsprechenden Tag einzukleben. Außerdem war die mit jeder Blutprobe mit an die Laborgemeinschaft gesandte Laborkarte mit dem Entnahme-Datum sowie einem Etikett des Patienten zu versehen, das Name, Geburtsdatum und Zimmernummer enthielt. Diese Angaben wurden von der Laborgemeinschaft auf den von ihr versandten Laborbefund übernommen.

Zusätzlich zu einer Kopie des ausgedruckten Laborbefundes jedes Heilfasten-Patienten bekam der Studienkoordinator dieselben Daten etwa alle drei Monate auch in elektronisch gespeicherter Form auf Disketten zugesandt, die dann an die Datenerfassungs-Firma weitergeleitet wurden. Um die im laborspezifischen Format übermittelten Daten aber ebenfalls in die Form der übrigen ASCII-Daten jedes Patienten zu bringen, musste von Herrn LUGINGER erst noch ein spezielles Konvertierungsprogramm geschrieben und in Probedurchläufen getestet werden. So konnten schließlich auch die Labordaten in die an den Studienkoordinator gesandte ASCII-Datenbank integriert werden. Die Zuordnung der Barcode-Nummern bzw. Patienten-ID-Nummern zu den Randomisations-Nummern der Patienten der *Thyreoidinum*-Studie erfolgte über die der Datenerfassungs-Firma gleichzeitig übersandten Prüfbögen.

Bei den in einer späteren Phase der Studie an einer kleinen Stichprobe von etwa 25 Heilfasten-Patienten zusätzlich bestimmten Schilddrüsenwerten f-T3 (freies T3), f-T4 (freies T4) und r-T3 (reverse-T3) wurden die Blutproben zusammen mit Barcode-Nummer und einem anderen (blauen) Anforderungsschein direkt an die Laborpraxis gesandt, dort tiefgefroren und wegen der begrenzten Haltbarkeit des Analyse-Kits erst am Ende gemeinsam auf einmal bestimmt. Der Studienkoordinator erhielt dann jeweils einen schriftlichen Befund, der die Barcode-Nummer, die Patienten-ID-Nummer sowie das Abnahmedatum enthielt und somit über die Studienunterlagen der Randomisations- Nummer des betreffenden *Thyreoidinum*-Patienten zugeordnet werden konnte. Aufgrund der relativ geringen Datenmenge wurden diese Befunde nicht an die Datenerfassungs-Firma weitergeleitet, sondern vom Studienkoordinator selbst in die Datenbank eingegeben, überprüft und ausgewertet.

Da die meisten Blutentnahmen im Rahmen der *Thyreoidinum*-Studie werktags nach 9.00 Uhr, am Wochende oder an Feiertagen erfolgten und die Röhrchen damit nicht mehr am gleichen Tag in die Laborgemeinschaft gelangten (der Kurier kam nur immer werktags circa um 9.00 Uhr), musste das Vacutainer-Röhrchen für die Blutchemie vom Prüfarzt bzw. Studienkoordinator im hauseigenen Labor zentrifugiert, das Serum abgegossen und dieses im Kühlschrank bis zur nächsten Abholung aufbewahrt werden.
21 | Das EDTA-Röhrchen für das Blutbild konnte dagegen bei Zimmertemperatur liegen gelassen werden. Als in einer späteren Phase der Studie die Fibrinogen-Bestimmung dazukam, musste das entsprechende Citrat-Röhrchen ebenfalls zentrifugiert, danach das Serum abpipettiert und schließlich im Gefrierschrank eingefroren werden. Bei der noch später durchgeführten zusätzlichen Bestimmung der Schilddrüsenparameter f-T3, f-T4 und r-T3 musste das Vacutainer-Röhrchen auch zentrifugiert, doch dann als Ganzes im Gefrierschrank tiefgefroren werden.

Schulung des Personals

Die überwiegende Mehrzahl dieser und ähnlicher Verrichtungen wurde zwar letztlich vom Studienkoordinator, der zugleich Haupt-Prüfarzt war, unmittelbar selbst erledigt, doch mussten alle potentiell an der Studie beteiligten Prüfärzte – für den Fall, dass die Aufnahme eines Patienten sowie die entsprechende Blutentnahme auf ein Wochenende, einen Feiertag oder Urlaubstag des Studienkoordinators fiel – soweit damit vertraut gemacht werden, dass sie in der Lage waren, diese Schritte auch selbstständig auszuführen. In mehreren einführenden Sitzungen, an denen auch der Leiter der Studie teilnahm, sowie anhand detaillierter Merkblätter (SOPs, *Standard Operating Procedures*) wurde mit allen Stationsärzten folgendes Vorgehen besprochen:

Jeder Heilfasten-Patient, bei dem es zu einem Gewichtsstillstand oder einer Gewichtszunahme kam, war umgehend dem Studienkoordinator bzw. Haupt-Prüfarzt zu melden, der dann alle weiteren Schritte übernahm bzw. veranlasste (Aufnahme in die Studie, Blutentnahmen, Studienmedikation, Dokumentation usw.). Im Falle seiner Abwesenheit war es allerdings Aufgabe des jeweiligen Stationsarztes, die Einschluss- und Ausschlusskriterien zu prüfen, den Patienten aufzuklären, seine Einwilligung unterschreiben zu lassen, die Blutentnahmen einschließlich des Zentrifugierens durchzuführen, die Daten des Patienten in die Rekrutierungsliste einzutragen, das Döschen mit der nächsten laufenden Randomisierungsnummer aus dem Giftschrank der Apotheken-Ausgabestelle zu entnehmen, den Patienten im persönlichen Beisein die Studienmedikation einnehmen zu lassen, dies in der Patientenakte zu dokumentieren, den Prüfbogen auszufüllen, ein spezielles Patientenblatt für die *Thyreoidinum*-Studie anzulegen, dem Hausarzt mitzuteilen, dass der Patient an einer Studie teilnahm usw. (s. die Merkblätter für Prüfärzte, S. 71-79). Jeder potentielle Prüfarzt wurde auch über die beim Auftreten von unerwünschten Ereignissen nötige Meldung und das entsprechende Vorgehen informiert. Die nach und nach etwas modifizierten Modalitäten beim Blutentnehmen wurden jeweils in Form von Updates der Merkblätter sowie durch persönliche Instruktion mitgeteilt.

Auch die Schwestern und Pfleger wurden sowohl in gemeinsamen Sitzungen mit der Pflegedienstleitung und den Stationsschwestern als auch über speziell für sie verfaßte Merkblätter und persönliche Unterweisungen durch den Studienkoordinator in den Hintergrund und Zweck der Studie sowie in ihre dabei anfallenden Auf-
gaben einge- | führt. Wie aus der Heilfasten- 22
Basisdokumentation bereits bekannt, hatten die Schwestern das tägliche Wiegen der Studien-Patienten zu überwachen, Gewichtsstillstände und -zunahmen zu melden sowie – im Falle der Ab-

wesenheit des Studienkoordinators – den Prüfärzten beim Etikettieren und Beschriften der Blutentnahme-Röhrchen behilflich zu sein. Die Blutkörperchensenkungsgeschwindigkeit (BKS) wurde, wie auch sonst, von Schwestern oder Pflegern aufgezogen, abgelesen und dokumentiert.

Wie schon im Rahmen der Heilfasten-Basisdokumentation wurden auch die Abteilung für Physikalische Therapie, die Küchenleitung sowie die Qualitätssicherungs-Assistentin wiederholt auf ihre besonderen Aufgaben und Sorgfaltspflichten hingewiesen, soweit diese auch die *Thyreoidinum*-Studie betrafen (s. Merkblätter im Qualitätsbericht ‚Heilfasten-Basisdokumentation'). Jeder Heilfasten-Patient wurde mindestens zweimal in einer täglich abgehaltenen Heilfasten-Sprechstunde in die von ihm auszufüllende Heilfasten-Mappe eingeführt, die unter anderem die Wiege-Checkliste sowie die tägliche Frage nach typischen Beschwerden enthielt. Ein weiterer Mitarbeiter wurde mit der Aufgabe betraut, fortlaufend neue Kopien von (roten) Prüfbögen und (grünen) Patientenmappen herzustellen, um die auf jeder Station extra dafür eingerichteten Vorrats- bzw. Ablagefächer, sobald sie sich leerten, wieder nachzufüllen.

Zeitplan

Aufgrund der retrospektiven Auswertung historischer Daten von Heilfasten-Patienten aus den Jahren 1990 und 1994 (s. S. 14) konnte die erwartete Wirkdifferenz zwischen *Thyreoidinum*- und *Placebo*-Gruppe auf 100 g, bei einer Standardabweichung von 300 g, geschätzt werden. Unter Zugrundelegung eines Alpha von 0,05, einer Power von 0,8 und einer Drop-out-Rate von 10% kam die von Herrn Dipl. Inform. Dr. med. Roland Brandmaier durchgeführte Fallzahlschätzung auf circa 300 Patienten, die also nötig wären, um diese Differenz – so sie denn existiert – statistisch nachzuweisen. Bei einer Rekrutierungsrate von zwei Patienten pro Woche entsprach dies einer Studiendauer von etwa drei Jahren.

Um aber schon früher erkennen zu können, ob einerseits tatsächlich eine so große Anzahl von Patienten abgewartet werden muss, um ein signifikantes Ergebnis zu erhalten, bzw. ob dieses andererseits selbst dann überhaupt absehbar sei, wurde im Prüfplan eine Zwischenauswertung nach 50 Patienten auf $p<0{,}005$ [sic!] vorgesehen. Sollte das Ergebnis bereits bei der Zwischenauswertung signifikant sein, wäre das Studienziel somit erreicht und die Studie an dieser Stelle abzubrechen. Umgekehrt wäre es im Falle, dass sich nicht die geringste Tendenz zu einem Unterschied abzeichnen würde, wenig sinnvoll, die Studie noch weitere 2–3 Jahre fortzusetzen. Würde die Studie allerdings weitergeführt werden, wäre bei der Endauswertung nicht mehr auf $p<0{,}05$, sondern auf $p<0{,}0479$ zu testen. Nach dem Sequentialplan wurde das Signifikanz-Niveau von 0,05 also gesplittet in $p<0{,}005$ bei der Zwischen- und $p<0{,}0479$ bei der Endauswertung.

Monitoring

23 | Sämtliche die Studie betreffenden Abläufe, Zuständigkeiten, Aufgaben und Tätigkeiten mussten nicht nur allen Beteiligten immer wieder erklärt, sondern auch regelmäßig überwacht und ggf. nachkorrigiert werden. Die Aufgabe des Monitors im Sinne der GCP-Richtlinien hatte hier ebenfalls der Studienkoordinator zu übernehmen, das heißt er hatte dafür zu sorgen bzw. Vorkehrungen dafür zu treffen, dass nicht nur die Verrichtungen der Prüfärzte, Schwestern und Pfleger, der Laborgemeinschaft, der EDV-Firma usw., sondern auch die eigene Koordinations-Tätigkeit ordnungsgemäß ablief bzw. fehlerhaftes Verhalten entdeckt und abgestellt werden konnte. Angesichts der Tatsache, dass in dieser monozentrischen Studie Studienkoordinator, Prüfärzte und Schwestern *quasi* Tür an Tür arbeiteten und in der Regel täglich (zu gemeinsamen Besprechungen einmal wöchentlich) zusammenkamen, gewährleistete die sonst unübliche Personalunion von Studienkoordinator und Monitor sogar ein wesentlich intensiveres Monitoring, was wiederum der Studienqualität zugute kam.

Grundsätzlich waren nicht nur die Anlage der Studie (Prüfplan, Prüfbögen, Patientenaufklärung und -einwilligung, gesetzliche Richtlinien,

Studienmedikation usw.), die Auswahl des Studienzentrums und der externen Kooperationsfirmen (Laborgemeinschaft, ‚EDT W. Luginger') sowie die Organisation der Lieferung, Ausgabe und Rücknahme der Studienmedikation zu überprüfen bzw. zu überdenken, sondern auch sicherzustellen, dass alle Mitarbeiter ihre Aufgaben korrekt und vollständig erfüllten. Durch regelmäßige Besuche auf den Stationen, gemeinsame Besprechungen mit Erfahrungsaustausch, Klarstellungen und Ermahnungen, Stichprobenkontrollen mit Originaldatenvergleich, Führung zusätzlicher Monitor-Checklisten, kritische Überwachung des Prüfarztordners und umgehende Rückmeldung von auftauchenden Unstimmigkeiten an die jeweils Beteiligten war zu gewährleisten, dass sich das Verständnis, die allgemeine Achtsamkeit und die Motivation der Mitarbeiter auf einem Stand hielt, auf dem sowohl eine maximale Rekrutierungsrate von Patienten als auch ein Minimum an Prüfplanverstößen zu erwarten war. Insbesondere war darauf zu achten, dass die täglichen Gewichtsmessungen durch die Schwestern genau überwacht wurden, kein Patient mit Gewichtsstillstand bzw. -zunahme übersehen, Ein- und Ausschlusskriterien exakt geprüft, das Einverständnis jedes Patienten eingeholt und über die Entnahme der Studienmedikation genau Buch geführt wurde.

Darüber hinaus besuchte der Studienkoordinator in seiner Funktion als Monitor auch die Laborgemeinschaft und die Datenerfassungs-Firma und ließ sich deren Arbeit vor Ort vorführen, überprüfte die *Drug Accountability* sowie die Unversehrtheit der Notfallkuverts in der Apotheken-Ausgabestelle, die Plausibilität der Einträge in den Prüfbögen, die Meldung eines unerwünschten Ereignisses an die vorgeschriebenen Stellen und wies Leiter und Träger der Studie auf die Notwendigkeit eines externen *Audits* sowie die Aufbewahrungspflichten der Studienunterlagen hin.

Data-Management

| Von zentraler Wichtigkeit für die Qualität einer 24
Studie ist eine akkurate Organisation des Umgangs mit den anfallenden Daten. Es waren daher sämtliche Schritte von deren Erhebung über die Weiterleitung, Verarbeitung und Auswertung zu analysieren und gezielt im Auge zu behalten sowie insbesondere Strategien festzulegen, wie evtl. auftretende Fehler aufzufinden und zu korrigieren wären. Eine lückenlose Eingangskontrolle sämtlicher Prüfbögen, Patienten-Einwilligungen, Labordaten usw. wurde zum Beispiel durch ein vom Studienkoordinator für jeden gemeldeten Patienten anzulegendes Patientenblatt erreicht, größtmögliche Vollständigkeit der Eintragungen bei gleichzeitiger Vermeidung von Unplausibilitäten konnte durch zeitnahe Durchsicht und Rücksprache mit den Prüfärzten erzielt werden, und die kumulativ-sukzessive anonymisierte Weiterleitung der nach einem einheitlichen Schema zusammengestellten Unterlagen der einzelnen Patienten erfolgte nach einem speziellen vom Studienkoordinator verwalteten Ablage- und Archivierungssystem.

Fehlerhafte Einträge konnten entweder bei der doppelten Eingabe in genau definierte Eingabemasken von Seiten der Datenerfassungs-Firma oder beim anschließenden Zusammenfügen der getrennt gelieferten Datensätze zu einer Datenbank des Statistikprogrammes durch den Studienkoordinator entdeckt werden. Hierbei anfallende Rückfragen und Datenkorrekturen mussten ebenfalls klar geregelt sein. In jedem einzelnen Fall war die Ursache zu ergründen, zu beseitigen und zu dokumentieren und der korrigierte Wert der Eingabe-Firma mitzuteilen, dort in der Originaldatenbank zu verbessern und die geänderte Datei dem Studienkoordinator erneut zuzusenden.

Jede Lieferung von Originalunterlagen wurde durch Herrn LUGINGER persönlich beim Studienkoordinator abgeholt bzw. ihm wieder eigenhändig zurückgebracht; elektronisch gespeicherte Daten wurden – einschließlich der Labordaten – grundsätzlich nur in Form von auf Disketten gespeicherten ASCII-Dateien übermittelt. Jede Lieferung wurde protokolliert und von beiden

Parteien unterzeichnet. Außer auf den Datenbanken der externen Koorperationsfirmen wurden die Daten vom Studienkoordinator auf der eigenen Festplatte sowie auf Backup-Disketten gesichert. Durch Installation eines BIOS-Passwortes und Wegsperren der Disketten in einen Schrank des ansonsten abgeschlossenen Zimmers des Studienkoordinators war der Zugang zu den Daten niemandem außer ihm selbst möglich.

Die Hardware bestand zuletzt aus einem Computer mit Pentium II Prozessor, 266 MHz, 64 MB Arbeitsspeicher und 4,3 GB Festplatte, als (validierte) Software wurde Windows 98, Office 97 Professional (Word 97, Excel 97, Powerpoint 97, Access 97) und SPSS 10.0, als Antivirus-Programm Sophos 3.33 verwendet. Die Archivierung der Prüfbögen erfolgte chronologisch nach Randomisationsnummern geordnet, die der übrigen Unterlagen getrennt nach Ordnern (Rekrutierungsliste, Patientenblätter, Patienten-Einwilligungen, nicht aufgenommene Pa-
25 tienten, Ausgabe- und Rücknahme- | Liste, Waagen-Kontroll-Listen, Wiege-Checklisten usw.) in einem eigenen Archivraum, zu dem nur der Studienkoordinator und die Krankenhausverwaltung Zutritt hatte.

Im Rahmen eines umfassenden Data-Managements musste auch die Vorgehensweise bei der Randomisation (s. S. 17 f.) und beim File-Closing (s. S. 28-32) in allen Einzelheiten durchdacht, festgelegt, überwacht und protokolliert werden. Bei der Weiterverarbeitung und Auswertung der Daten, die gleichfalls zu den Aufgaben des auch hierfür qualifizierten Studienkoordinators zählte, waren sämtliche Schritte (Einlesen, Zusammenfügen, Auswählen, Filtern, Auflisten, Testen, Darstellen usw.) durch Syntax-Files nachvollziehbar zu dokumentieren. Ein später durchgeführtes *Stochastic Curtailment* (s. S. 31) erforderte zusätzlich die Einbindung und Koordination der Zusammenarbeit mit dem ‚Biometrischen Zentrum für Therapiestudien‘.

Durchführung

In der Regel war der Ablauf der bei jedem aufgenommenen Patienten anfallenden Tätigkeiten folgender: Die Schwester, der Pfleger oder der Arzt bzw. die Ärztin, die bzw. der beim Wiegen oder auf Visite einen Gewichtsstillstand bzw. eine Gewichtszunahme eines Heilfasten-Patienten bemerkt hatte, meldete dies telefonisch dem Studienkoordinator. Da dieser gleichzeitig Haupt-Prüfarzt war, überprüfte er die Ein- und Ausschlusskriterien, klärte den Patienten auf, holte sein Einverständnis ein, nahm die erste Blutentnahme einschließlich Zentrifugieren und Einfrieren des Serums vor, besorgte die Studienmedikation aus der Apotheke (und dokumentierte die Entnahme), verabreichte sie dem Patienten, trug ihn in die Rekrutierungsliste ein, legte ein Patientenblatt an, in das unter anderem die Barcodes der Blutentnahmen einzukleben waren, füllte Deckblatt, Kopfzeilen und den ersten Teil des Prüfbogens aus und überreichte diesen dem jeweiligen Stationsarzt zum Ausfüllen der klinischen Daten, führte am nächsten (und übernächsten) Tag zur gleichen Uhrzeit noch einmal eine Blutentnahme, wieder mit Zentrifugieren und Einfrieren des Serums, durch und übertrug von den inzwischen eingetroffenen Laborbefunden (sowie den auf Station durchgeführten BKS-Bestimmungen) die nicht im Normalbereich liegenden Werte in den nun beim Stationsarzt liegenden Prüfbogen, der dazu die Frage der klinischen Relevanz beurteilen sollte. Am dritten Tag nach dem Gewichtsstillstand bzw. der Verabreichung der Studienmedikation war vom jeweiligen Stationsarzt, der damit Neben-Prüfarzt war, eine Abschlussuntersuchung mit Blutdruckkontrolle und Einschätzung der Befindlichkeit des Patienten sowie der Verträglichkeit und Wirksamkeit der Studienmedikation vorzunehmen. Außerdem sollte dem Hausarzt eine vorgedruckte Mitteilung zugesandt werden, dass sein Patient an einer Homöopathie-Studie teilgenommen hat. Säumige Stationsärzte mussten nun in kurzen Abständen daran erinnert werden, den Bogen einschließlich Diagnosen und Untersuchungsbefunden endgültig auszufüllen.

Der Studienkoordinator übertrug nun die Gewichtswerte aus den Wiege-Checklisten der Patienten und eruierte den Heilfastentag, an dem der
26 Gewichtsstillstand aufgetre- | ten war. Außerdem besuchte er jeden Studienpatienten innerhalb der drei Tage Nachbeobachtungszeit zusätzlich, um ihn nach besonderen Vorkommnissen und auffälligen Symptomen zu befragen, die dann im Patientenblatt aufgezeichnet wurden. Das Namensetikett des Patienten, das für die Zeit, die der Prüfplan im Zimmer des Stationsarztes lag, auf dem Deckblatt aufgeklebt war, wurde nun entfernt und die Bögen anonymisiert gesammelt, überprüft und – zusammen mit den Ausdrucken der Laborwerte sowie den Wiege-Checklisten – zur Dateneingabe weitergeleitet. Patientenblatt und -Einwilligung wurden, sobald sie vollständig ausgefüllt waren, gesondert abgelegt, ebenso wie die vom Studienkoordinator geführten Listen gemeldeter, aber nicht aufgenommener Patienten.

Die täglich von Schwestern und Pflegern ausgefüllten Waagen-Kontroll-Listen wurden vom Studienkoordinator alle Monate eingesammelt, durchgesehen und archiviert. Darüber hinaus überprüfte er alle zwei Monate (insgesamt 22mal im Laufe der Studie) persönlich die Funktionstüchtigkeit und Genauigkeit jeder der drei Personenwaagen, indem er jedesmal ein bestimmtes 52,1 kg schweres Hantelgewicht darauf wog und die Abweichung des angezeigten Meßwertes (die nie mehr als 100 g betrug) notierte.

Protokollverletzungen

In den (nicht sehr häufigen) Fällen, in denen die Aufnahme eines Patienten in die Studie oder eine Blutentnahme an einem Wochenend-, Feier- oder Urlaubstag des Studienkoordinators erfolgte, übernahm dieser am erstmöglichen Tag, an dem er zurückgekehrt war, wieder die Aufgaben des Koordinators und Haupt-Prüfarztes und bemühte sich, soweit möglich, Unterlassenes nachzuholen, genaue Umstände zu rekonstruieren, suboptimal Gelaufenes zu berichtigen und vor allem anhand entsprechender Beispiele von konkretem Verbesserungspotential den Verantwortlichen das korrekte Vorgehen noch einmal genau zu erklären.

Insgesamt waren 93,3% der 208 Patienten, die die Studienmedikation erhielten, korrekt aufgenommen worden und erfüllten alle Einschluss- und keines der Ausschlusskriterien, lediglich bei 14 Patienten (6,7%), sogenannten Protokollverletzern, war dies nicht ganz der Fall. So hatten sechs Patienten vor ihrem Gewichtsstillstand noch keine drei Tage lang mindestens 100 g/d abgenommen, ein Patient hatte gar keine Gewichtsstagnation bzw. -zunahme gehabt, zwei Patienten nahmen Schilddrüsenhormon und zwei ein jodhaltiges pflanzliches Arzneimittel ein, einer hatte eine Radiojodtherapie in der Vorgeschichte gehabt, einer war noch nicht volljährig (knapp 17 Jahre alt) und einer war acht Monate zuvor schon einmal in die Studie aufgenommen worden, wurde also insgesamt zweimal untersucht und ausgewertet.

Bei drei weiteren Patienten war die Studienmedikation zwar aus der Apotheken-Ausgabestelle entnommen, den Patienten aber doch nicht
verabreicht worden. Zwei da- | von hatten ihre zu- 27
vor erteilte Einwilligung wieder zurückgezogen (F101 am 01.04.1998 und F125 am 02.08.1998), und bei einem hatte sich gerade noch herausgestellt, dass er Schilddrüsenhormon und ein Psychopharmakon einnahm (M045 am 17.08.1998). Die Studienmedikation wurde in diesen drei Fällen zurück in die Apotheke gebracht, vom Studienkoordinator abgeholt und nicht mehr weiterverwendet. Ein männlicher Patient erhielt versehentlich die für die nächste Frau vorgesehene Studienmedikation, also die nächste laufende Nummer mit „F“ statt mit „M“ (F116 am 09.06.1998). Einmal wurde einer Patientin als Studienmedikation statt dem nächsten das überübernächste Döschen gereicht, weil die der Reihenfolge nach nächsten beiden Döschen vom Prüfarzt übersehen worden waren, wodurch sich – nach dem anschließenden Verbrauch auch dieser – letztlich die Reihenfolge F100 – F103 – F101 – F102 – F104 usw. ergab.

Einige Patienten hielten nach dem Tag ihres Gewichtstillstandes, an dem sie die Studienmedikation eingenommen hatten, entgegen ihrer ursprünglichen Absicht das Heilfasten keine vollen drei Tage mehr durch, sondern zogen das abschließende Fastenbrechen auf den Tag T3 (F086, F132, F133, F134, F136, F151, M044) oder den Tag T2 (F019, F041, F117, M021) vor. Gleichwohl wurde weiterhin täglich ihr Gewicht unter Studienbedingungen gemessen, so dass die Kontinuität und Vollständigkeit der Daten gewährleistet blieb. Da das Einschlusskriterium „Heilfasten voraussichtlich weitere 3 Tage“ im Sinne einer Absichtserklärung des Patienten erfüllt war, handelte es sich hier um keine Protokollverletzungen im eigentlichen Sinne. Drop-outs im Sinne von nicht auswertbaren Studienabbrüchen gab es keine.

Chronologie

28 | Nachdem im April 1995 jede der drei elektronischen Personenwaagen geeicht, im Juni die Studienmedikation hergestellt, im August 1995 der Prüfplan vom Leiter und vom Koordinator der Studie unterschrieben, im September die Patientenversicherung abgeschlossen sowie das Votum der Ethik-Kommission eingeholt, im Oktober die Studie an das ‚Bundesinstitut für Arzneimittel und Medizinprodukte‘ (BfArM) ebenso wie an die ‚Regierung von Oberbayern‘ gemeldet, die Randomisation der Studienmedikation durchgeführt und schließlich die Belegschaft des Krankenhauses in das Projekt eingeführt worden war, wurde im Dezember 1995 der Beginn der *Thyreoidinum*-Studie verkündet [s. Tab. 2].

Im Februar 1996 kam es bei einem Patienten acht Stunden nach Einnahme der Studienmedikation zu einer transitorisch-ischämischen Attacke (TIA) mit Parästhesien und Hemiparese links, die sich unter entsprechender Therapie wieder vollständig zurückbildete. Eine umgehende Meldung des schwerwiegenden unerwünschten Ereignisses erfolgte an den Leiter und den Träger der Studie, an die Ethik-Kommission der ‚Bayerischen Ärztekammer‘ und an die ‚Deutsche Homöopathie Union‘. Eine Entblindung der Studienmedikation war nicht nötig oder sinnvoll, da nach der bereits verabreichten Einzelgabe von fünf Globuli keine weitere Einnahme von Studienmedikation vorgesehen war (nach der Entblindung am Ende der Studie stellte sich heraus, dass dieser Patient *Placebo* erhalten hatte).

Nach einer Laufzeit der Studie von genau einem Jahr, im Dezember 1996, wurde in Zusammenarbeit des Studienkoordinator mit dem ‚Biometrischen Zentrum‘ ein *File Closing*, eine Teil-Entblindung und eine Zwischenauswertung nach A und B durchgeführt, die nach dem Sequentialplan allerdings kein signifikantes Ergebnis ergab | (p> 0,005) [sic!], weshalb die Studie 29
protokollgemäß weiterzuführen war. Ab Februar 1998 wurde im Patiententagebuch neben anderen typischen Heilfasten-Beschwerden auch die Frage nach Kälteempfindlichkeit ergänzt und ein Monat später die Bestimmung von Magnesium, GOT und Fibrinogen in die Laborroutine aufgenommen.

Im August 1998 untersuchte im Rahmen eines ganztägigen *In-house-Audits* eine dafür akkreditierte Institution (‚Biometrisches Zentrum für Therapiestudien‘) die gesamte Studie auf GCP-Konformität und bestätigte dies anschließend durch ein amtliches Zertifikat (s. S. 446). Ab September 1998 waren als zusätzliche Laborparameter auch f-T3, f-T4 und r-T3 zu bestimmen, ab Dezember Blutproben auch am Tag T2 zu entnehmen [s. Tab. 3].

Da nach drei Jahren die Rekrutierungsrate hinter den Erwartungen zurückgeblieben war und der Träger der Studie auf Beendigung derselben drängte, wurde auf Anraten des ‚Biometrischen Zentrums‘ (Prof. Dr. med. Jörg Hasford, Dipl.-Stat. Martin Krauß) ein *Stochastic Curtailment* angefordert, um zu prüfen, ob die Patientenzahl schon ausreichend sei, um mit einer gewissen Wahrscheinlichkeit das Studienziel zu erreichen. Nachdem aufgrund des Ergebnisses der teil-entblindeten Zwischenauswertung zwei
| Jahre zuvor in einem *Amendment* zum Prüf- 30
plan als Hauptzielparameter die Gewichtsabnahme D2 am Tag T2 (statt D1 am Tag T1) festgelegt worden war, wurde im Dezember 1998 ein *File-Closing* mit Teil-Entblindung sowie die entsprechende Berechnung durchgeführt. Nach dem im Januar erhaltenen positiven Ergebnis wurde die Studie im März 1999 beendet und nach einem

endgültigen *File-Closing* und vollständigen Entblinden der verwendeten Randomisationsnummern mit der Endauswertung begonnen.

Zwischenauswertung

Nach dem Sequentialplan sollte nach etwa 50 Patienten eine Zwischenauswertung durchgeführt werden. Als die Daten von 55 Patienten, die die Studienmedikation erhalten (*intent-to-treat*-Kollektiv), bzw. von 53 Patienten, die nach allen Ein- und Ausschlusskriterien das Protokoll erfüllt hatten (*per-protocol*-Kollektiv), vorlagen (zu den zwei Protokollverletzern s. S. 26 f.), überreichte der Studienkoordinator dem ‚Biometrischen Zentrum' zum Beweis des abgeschlossenen *File-Closings* eine Diskette sowie einen Ausdruck der seitdem unveränderbaren Datenbank. Im Gegenzug erhielt er eine teil-entblindete Liste (nur nach A / B, nicht nach *Thyreoidinum / Placebo*) der entsprechenden Randomisationsnummern (M001–M011 und F001–F044), anhand derer ein Vergleich der beiden Gruppen A und B möglich war.

Abb. 1 und 2 zeigen die täglichen Gewichtsabnahmen im Zeitraum von drei Tagen vor bis drei Tage nach der Gewichtsstagnation bzw. -zunahme, für das *intent-to-treat-* wie für das *per-protocol*-Kollektiv. Die ursprünglich zum Hauptzielparameter erklärte Gewichtsabnahme am Tag T1 (d1) unterschied sich nicht signifikant zwischen beiden Gruppen A und B ($p > 0{,}005$) [sic!] – was ansonsten bereits das erfolgreiche Ende der Studie bedeutet hätte. Da sich andererseits aber
31 zumindest eine Tendenz zu einem | Unterschied abzuzeichnen schien, war es vertretbar, die Studie planmäßig weiterzuführen.

Gleichwohl war bereits mit bloßem Auge erkennbar, dass eine deutlich größere Differenz der Gewichtsabnahmen beider Gruppen am Tag T2 zu verzeichnen war. Angesichts der Tatsache, dass zwischen der Einnahme der Studienmedikation und dem Wiegen am Tag T1 durchschnittlich nur 17 Stunden vergangen waren, während die Halbwertzeit der Schilddrüsenhormone T3 und T4 bei 19 Stunden bzw. 8 Tagen liegt, schien es auch medizinisch plausibler, den Haupteffekt einer arzneilichen Modifikation des Schilddrüsenstoffwechsels erst am Tag T2, also nach 41 Stunden, zu erwarten. So wurden schließlich in einem *Amendment* zum Prüfplan (Version 1.1) die Gewichtsabnahme D2 am Tag T2 zum Hauptzielparameter, diejenigen an den Tagen T1 und T3 dagegen zu Nebenzielparametern erklärt.

Stochastic Curtailment

Nachdem die für die Studie veranschlagten drei Jahre abgelaufen waren und sich die durchschnittliche Rekrutierungsrate bei etwa einem Studienpatienten pro Woche (statt, wie geschätzt, bei 2 pro Woche) eingependelt hatte, musste überprüft werden, ob bzw. wieviele Patienten noch benötigt würden, um die Fragestellung der Studie mit ausreichender Wahrscheinlichkeit beantworten zu können. Für das sich hierzu anbietende *Stochastic Curtailment* (Conditional Power Analyse) hatte wieder ein *File Closing* von Seiten des Studienkoordinators, diesmal für die Randomisationsnummern M001–M052 und F001–F143, und eine entsprechende Teil-Entblindung (nach A / B) durch das ‚Biometrische Zentrum' zu erfolgen. Anhand dieser Informationen sollte der Studienkoordinator dem ‚Biometrischen Zentrum' für beide Gruppen A und B des *per-protocol*-Kollektivs (n=181) Fallzahl, Mittelwert und Standardabweichung des Hauptzielparameters D2 mitteilen (s. Tab. 4), was Herrn Dipl.-Stat. Martin Krauß wiederum als Basis einer Hochrechnung auf 190 Patienten diente. Das Ergebnis lautete, dass unter der Bedingung, dass die Verteilung des Hauptzielparameters D2 bis zum Ende der Studie gleich bleibe, bei einer Fallzahl von 95 pro Gruppe mit einer Wahrscheinlichkeit von 0.96 das Studienziel erreicht werde.

Benötigte Informationen zum *Stochastic Curtailment* nach drei Jahren: Bericht [Tab. 4].

Endauswertung

| Als einige Monate später die Studie endgül- 32
tig abgeschlossen wurde, waren insgesamt 211 randomisierte Döschen mit Studienmedikation

ausgegeben worden, wovon allerdings 3 unbenutzt zurückgegeben wurden (s. S. 26 f). Unter den 208 Patienten, die die Studienmedikation tatsächlich eingenommen hatten (*intent-to-treat*), waren 14 kleinere Protokollverletzungen zu beklagen, so dass letztlich 194 Patienten sämtliche Ein- und und keines der Ausschlusskriterien erfüllten (*per-protocol*).

Nach einem *File Closing* für die Nummern M001–M057 und F001–F154 durch den Studienkoordinator und ihrer nun erstmals vollständigen Entblindung (nach *Thyreoidinum* / *Placebo*) durch das ‚Biometrische Zentrum' konnte nun die Endauswertung beginnen. Abb. 3 und 4 geben den Verlauf der täglichen Gewichtsabnahmen im *intent-to-treat-* und *per-protocol*-Kollektiv wieder. Während sich die Werte an den Tagen T1 und T3 praktisch nicht unterscheiden, ist der Unterschied der Gewichtsabnahme zwischen den beiden Gruppen (*Placebo* und *Thyreoidinum*) am Tag T2 signifikant ($p<0{,}0479$), sowohl im *intent-to-treat* als auch im *per-protocol*-Kollektiv (t-Test: $p=0{,}034$ bzw. $p=0{,}033$, s. S. 198 bzw. 202).

Selbst unter Berücksichtigung des Umstandes, dass bei nicht sicher nachgewiesener Normalverteilung (s. S. 208 f.) statt dem (robusten) parametrischen t-Test der nichtparametrische Mann-Whitney-Test anzuwenden ist, bleibt die Differenz des Hauptzielparameters D2 zwischen den beiden Gruppen des *intent-to-treat*-Kollektivs signifikant ($p=0{,}032$, s. S. 198).

Das Signifikanzniveau von 0,0479 ergab sich nach dem Sequenzialplan aus dem Split des Wertes $p<0{,}05$ in $p<0{,}005$ für die Zwischen- und $p<0{,}0479$ für die Endauswertung (s. S. 22, 28-30).

33 | Die Vergleichbarkeit der beiden Gruppen (*Placebo* und *Thyreoidinum*) konnte – aufgrund der umfassenden Dokumentation sämtlicher studienrelevanter Daten – in mehreren hundert Parametern nachgewiesen werden. Demographische Parameter wie Geschlecht, Alter, Größe, Gewicht, Rauchen, Familienstand, Beruf und Schulabschluss, körperliche Untersuchungsbefunde, Blutdruck, Diagnosen, anamnestische Angaben zu Krankheiten, Medikamenten, Heilfastenerfahrung und Menstruation, diagnostische und therapeutische Maßnahmen sowie Medikation während des Heilfastens, 34–37 an verschiedenen Tagen bestimmte Laborwerte, 15 täglich abgefragte typische Beschwerden beim Heilfasten, Trinkmenge, Kalorienzufuhr, Stuhlgang, Abführmittel, Bewegung usw. – all dies war in beiden Gruppen statistisch gleichverteilt.

Die einzigen Ausnahmen bildeten die in der *Placebo*-Gruppe jeweils höhere Anzahl von Patienten, die in der Anamnese über frühere Schmerzmitteleinnahme berichtet hatten (s. S. 102), sowie von Patienten, die während der Studiendauer zusätzlich homöopathisch behandelt wurden (s. S. 130). Außerdem war die durchschnittliche Gewichtsabnahme an den Tagen T-3, T-2 und T0 in der *Placebo*-Gruppe größer als in der *Thyreoidinum*-Gruppe (s. S. 142 f. und 146 f.). Isoliert betrachtet wären diese Unterschiede zwar signifikant, doch muss bei einer Testung von mehreren Variablen stets eine Korrektur nach BONFERRONI vorgenommen werden, nach der in keinem dieser Fälle eine Signifikanz übrigblieb.

Damit war das Studienziel erreicht: Es wurde nachgewiesen, dass zwei Tage nach einer im Rahmen einer Gewichtsstagnation bzw. -zunahme verabreichten einmaligen Gabe des homöopathischen Hochpotenzpräparates *Thyreoidinum* C30 eine signifikant geringere Gewichtsabnahme auftrat als nach Einnahme von *Placebo*. Die Nullhypothese, dass kein Unterschied in der Wirkung zwischen *Placebo* und *Verum* bestehe, war damit widerlegt.

Aufgrund des nur kleinen Unterschieds von 92 Gramm, der überdies in eine normalerweise nicht erstrebte Richtung geht (geringere statt stärkere Gewichtsabnahme), hat das Ergebnis für die medizinische Praxis einerseits zwar keine große Relevanz. Da es andererseits aber unter höchsten methodologischen Standards zustande kam und sich zudem inhaltlich mit den Resultaten anderer Studien deckt (vgl. ENDLER 1991, 1994), scheint mit dem hier gewählten klinischen Modell eine Möglichkeit gefunden zu sein, die Wirksamkeit ultramolekularer Verdünnungen mit objektiv messbaren Parametern nachzuweisen.

Weitere (Reproduktions-) Studien wären nötig, um das Ergebnis zu erhärten.

Mitarbeiter

Neben dem Leiter der klinischen Prüfung, Herrn Chefarzt Dr. med. Benno Ostermayr, und dem Koordinator, Monitor und Haupt-Prüfarzt, Herrn Dr. med. Dr. phil. Josef M. Schmidt, die beide die Studie von Anfang bis Ende begleiteten,
34 wirkten die übrigen | Prüfärzte meist nur eine begrenzte Zeitspanne mit. Die ganze Studiendauer über (vom 04.12.1995 bis 15.03.1999) mit dabei waren Herr Dr. med. Hans-Peter Groth und Herr Dr. med. Georg Halder. Vorwiegend in der Anfangsphase wirkten Herr Dr. med. Reimund Wagner (bis 29.02.1996), Herr Dr. med. Walter Manz (bis 30.04.1996), Frau Dr. med. Hannelore Müller (bis 15.08.1997), Herr Dr. med. Jens Schallock (bis 30.09.1997) und Frau Dr. med. Elisabeth Rohling (bis 30.06.1998) mit, in einer mittleren Phase Frau Dr. med. Christiane Loerzer (vom 15.08.1997 bis 01.11.1998) und gegen Ende der Studie Herr Paul Helle (ab 01.03.1996), Frau Dr. med. Gabriele Brütting (ab 01.05.1996; außer vom 01.05.1998 bis 31.10.1998), Herr Christian Büker (ab 15.08.1997), Herr Dr. med. Tobias Phillipzig (ab 01.10.1997) und Herr Hubertus Magerstädt (ab 01.07.1998).

Mitwirkende an der Studie waren aber auch alle Schwestern und Pfleger, die durch das tägliche Wiegen der Heilfasten-Patienten, durch Meldungen von Gewichtsstillständen sowie ihre Hilfe bei den Blutentnahmen zur Studienqualität beitrugen. An der Gewährleistung einer funktionierenden und kooperativen Infrastruktur für die fast alle Bereiche des Krankenhauses tangierende Studie waren darüber hinaus ebenso die beiden leitenden Oberärzte, Herr Dr. med. Hanns Schmidramsl und Herr Dr. med. Artur Wölfel, die Mitarbeiterinnen und Mitarbeiter des hauseigenen Labors, der Abteilung für physikalische Therapie, der Küche, der Apotheken-Ausgabestelle, des diagnostischen und texterfassenden Bereichs, der Verwaltung und des Hauswirtschaftsdienstes beteiligt.

Von Seiten der Biometrie wurde die Studie vom ‚Biometrischen Zentrum für Therapiestudien' betreut. Von dort wirkte Herr Dipl. Inform. Dr. med. Roland Brandmaier bei der Erstellung des Prüfplans und der Prüfbögen mit, Herr Dipl.-Stat. Martin Krauß führte das *In-house-Audit* und das *Stochastic Curtailment* durch und die medizinische Dokumentarin Frau Susanne Röder nahm die Randomisation, Verblindung und Entblindung (einschließlich der beiden Teil-Entblindungen, s. S. 28-32) vor. Bei der Auswertung der Daten wurde der Studienkoordinator von Herrn Dipl.-Stat. Martin Krauß vom ‚Biometrischen Zentrum', Herrn Dipl.-Stat. Rainer Lüdtke von der ‚Karl und Veronika Carstens Stiftung' sowie Herrn Michael Wiseman vom ‚Leibniz-Rechenzentrum' beraten.

Die Abfüllung der Studienmedikation in die randomisierten, etikettierten Döschen übernahm der niedergelassene Apotheker Herr Rainer Neumann. Die Erfassung der Daten in elektronisch gespeicherte Form war Aufgabe der Firma EDT von Herrn Werner Luginger, insbesondere seiner Mitarbeiterin Daniela Kratochvil, die Überspielung und und Übermittlung der Laborbefunde auf Disketten bewerkstelligte Herr Dr. Graf von der ‚Laborgemeinschaft Innenstadt'.

Allen an der Studie Beteiligten, voran natürlich allen Patienten, die sich zu ihrer Mitwirkung bereiterklärt hatten, sei an dieser Stelle herzlich
für ihre gute Mitarbeit gedankt. | Jeder, der nur 35
ein wenig mit den Erfordernissen und Schwierigkeiten einer so groß angelegten Studie dieses Qualitäts-Anspruchs vertraut ist, wird leicht ermessen können, dass die *conditio sine qua non* dazu eine verläßliche, produktive und möglichst reibungslose Zusammenarbeit aller Beteiligten ist. Dem Stiftungsausschuss des Krankenhauses gebührt schließlich aufrichtiger Dank für die großzügige langjährige Unterstützung und Förderung des Projekts aus eigenen Mitteln.

Gliederung des Berichts

Um eine möglichst exakte und detaillierte, aber auch optisch ansprechende und transparente Offenlegung der einzelnen Ergebnisse zu gewährleisten, wurde folgende Darstellungsart gewählt: Bei jedem Parameter wurde das Resultat zunächst in einem kurzen Text erläutert, danach durch Original-Tabellen belegt und schließlich mit einer graphischen Darstellung veranschaulicht. Auf diese Weise kann ein vielbeschäftigter Praktiker ebenso wie ein medizinischer Laie – je nach Vorlieben – durch bloßes Lesen der Texte oder Betrachten der Abbildungen schnell zu einem Überblick über das, was ihn besonders interessiert, gelangen, während gleichzeitig ein Statistiker alle kritischen Informationen wie verwendete Tests, Fallzahlen, Mittelwerte, Standardabweichungen usw. vollständig numerisch wiedergegeben vorfindet.

Inhaltlich ist der Stoff nach dieser Reihenfolge gegliedert: Als erstes (1.1) werden die wichtigsten Originaldokumente, wie Prüfplan, Prüfbogen und Einwilligungserklärung, aber auch Merkblätter für die Prüfärzte und Schwestern/Pfleger wiedergegeben. Es folgt (2) die umfassende Prüfung auf Gleichheit der beiden Gruppen (*Placebo* und *Thyreoidinum*) anhand von mehreren hundert dokumentierten und ausgewerteten Parametern. Daran schließt sich (3) die Analyse des Haupt-Zielparameters sowie der Neben-Zielparameter an, teilweise unterteilt nach verschiedenen Kollektiven und Untergruppen. Als Beleg wie auch als potentielle Quelle weiterer Erkenntnisse finden sich zuletzt (4) Einzeldarstellungen aller 208 Patienten hinsichtlich ihrer Gewichtsabnahmen, Diagnosen und individuellen Symptome. Der Bericht endet (5) mit einer kurzen Diskussion der wichtigsten Ergebnisse und statistischen Aspekte der Studie.

Tabelle 1

Liste der „Protokollverletzer“

27 | Rd.-Nr. / Initialen / ID-Nr. / Aufn.Datum / Protokollverletzung / Prüfarzt

F018 / G.M. / 22591 / 26.06.1996 / keine 3 Tage Gewichtsabnahme / JS

F055 / F.W. / 24135 / 04.04.1997 / keine 3 Tage Gewichtsabnahme / PH

F073 / H.W. / 24725 / 26.07.1997 / keine 3 Tage Gewichtsabnahme / HM

F100 / H.H. / 25944 / 21.03.1998 / nahm Schilddrüsenhormon ein / GB

F105 / A.S. / 26075 / 10.04.1998 / keine 3 Tage Gewichtsabnahme / GH

F106 / C.W. / 26079 / 14.04.1998 / keine 3 Tage Gewichtsabnahme / CB

F114 / H.C. / 26402 / 05.06.1998 / kein Gew.stillstand oder -zunahme / ER

F123 / M.H. / 26692 / 28.07.1998 / Radiojodtherapie in Anamnese / JMS

F128 / F.B. / 26758 / 15.08.1998 / nahm Schilddrüsenhormon ein / HMS

F148 / K.W. / 27616 / 03.02.1999 / nicht volljährig (16 3/4 Jahre alt) / JMS

F153 / C.S. / 27797 / 28.02.1999 / nahm Prospan ein (jodhaltig) / TP

F154 / K.L. / 27862 / 14.03.1999 / keine 3 Tage Gewichtsabnahme / TP

M011 / K.W. / 23437 / 21.11.1996 / schon einmal in Thyr.-Studie / ER

M015 / Y.A. / 23793 / 08.02.1997 / nahm Prospan ein (jodhaltig) / GB

Tabelle 2

Vorbereitungen der Studie (chronologisch)

| 19.04.1995 / Eichung der Personenwaagen (4 Jahre 28
Gültigkeit)

30.06.1995 / Herstellung der Studienmedikation (DHU, Haltbarkeit 5 Jahre)

07.07.1995 / Eingang der Studienmedikation im Krankenhaus für Naturheilweisen

16.08.1995 / Unterzeichnung des Prüfplans (Leiter und Koordinator der Studie)

12.09.1995 / Patienten-Haftpflichtversicherung

13.09.1995 / Vertrag zur Randomisation mit einem externen Apotheker

21.09.1995 / Vertrag zur Randomisation mit dem Biometrischen Zentrum

26.09.1995 / Votum der Ethik-Kommission

05.10.1995 / Meldung an das Bundesinstitut für Arzneimittel und Medizinprodukte

09.10.1995 / Randomisation (Herr Neumann, Frau Röder)

17.10.1995 / Meldung an die Regierung von Oberbayern

04.12.1995 / Beginn der Thyreoidinum-Studie

Tabelle 3

Verlauf der Studie (chronologisch)

29 I 12.12.1995 / Aufnahme der ersten Patientin (F001)

07.02.1996 / Unerwünschtes Ereignis (M004): Meldung an den Leiter und den Träger der Studie, die Ethik-Kommission und die DHU

12.12.1996 / File-Closing und Teil-Entblindung nach A / B (bis M011 und F044) für die Zwischenauswertung

16.12.1996 / Zwischenauswertung

27.02.1998 / Ergänzung einer zusätzlichen Beschwerde: Kälteempfindlichkeit

17.03.1998 / Ergänzung zusätzlicher Laborwerte: Magnesium, GOT, Fibrinogen

19.08.1998 / In-house-Studien-Audit

16.09.1998 / Audit-Zertifikat (Biometrisches Zentrum)

07.09.1998 / Ergänzung zusätzlicher Laborwerte: f-T3, f-T4, r-T3

14.12.1998 / Ergänzung zusätzlicher Laborwertbestimmung am Tag T2

18.12.1998 / Unterzeichnung des Amendments (Leiter und Koordinator der Studie)

28.12.1998 / File-Closing und Teil-Entblindung nach A / B (bis M052 und F143) für das Stochastic Curtailment

07.01.1999 / Stochastic Curtailment Bericht (Biometrisches Zentrum)

15.03.1999 / Ende der Thyreoidinum-Studie

22.3.1999 / File-Closing und Entblindung nach Thyreoidinum / Placebo (bis M057 und F154) für die Endauswertung

23.03.1999 / Beginn der Endauswertung

Tabelle 4

Bericht: D2 Gewichtsabnahme

I AB / Mittelwert / N / Standardabweichung 31

a / .453 / 94 / .318

b / .347 / 87 / .297

Insgesamt / .402 / 181 / .312

Abbildung 1 und 2

Zwischenauswertung nach 1 Jahr

I 1. Zwischenauswertung (intent-to-treat, n=55), A 30 (n=29) vs. B (n=26): Gewichtsabnahme in kg pro Heilfastentag

2. Zwischenauswertung (per-protocoll, n=53), A (n=29) vs. B (n=24): Gewichtsabnahme in kg pro Heilfastentag

Abbildung 3 und 4

Endauswertung nach 3 Jahren

I 1. Endauswertung (intent-to-treat, n=208), Placebo 32 (n=106) vs. Thyreoidinum (n=102): Gewichtsabnahme in kg pro Heilfastentag

2. Endauswertung (per-protocoll, n=194), Placebo (n=103) vs. Thyreoidinum (n=91): Gewichtsabnahme in kg pro Heilfastentag

7th Annual Symposium on Complementary Health Care

7.–9. Dezember 2000, Exeter, Großbritannien

In: Forschende Komplementärmedizin und Klassische Naturheilkunde 2001; 8 (2): 98-102

[Kongressbericht]

98 | Ähnlich wie in den Vereinigten Staaten hat auch in Großbritannien im letzten Jahrzehnt eine eindrucksvolle Aufholjagd gegenüber dem europäischen Kontinent in der Erforschung und Anwendung unkonventioneller medizinischer Heilverfahren begonnen. Obgleich etwa Phytotherapie oder Homöopathie in den deutschsprachigen Ländern traditionell wesentlich weiter verbreitet und eingehender untersucht sind, schicken sich die angelsächsischen Länder zunehmend an, im Rahmen der nun in Angriff genommenen Evidenz-orientierten Sichtung der gesamten Komplementärmedizin eine führende Rolle zu übernehmen.

Wesentlich dazu beigetragen hat unter anderem das 1993 gegründete ‚Department of Complementary Medicine' an der ‚University of Exeter', das unter Leitung des Lehrstuhlinhabers Prof.Dr. Edzard Ernst neben der Veröffentlichung zahlreicher systematischer Übersichtsarbeiten sowie kritischer Artikel und Handbücher im Dezember 2000 zum siebten Mal ein jährliches Symposium veranstaltete, an dem etwa 140 Wissenschaftler aus aller Welt teilnahmen, von denen 22 einen Vortrag und 26 ein Poster präsentierten. Eine wesentliche Bereicherung der 7 Sitzungen zu je 3–4 Referaten stellten dabei die 3 Schlüsselvorträge wichtiger Persönlichkeiten und die 4 klinischen Updates durch Mitarbeiter des Departments dar.

In einem Pre-conference-Workshop moderierte Dr. Michael Dixon von der ‚National Health Service (NHS) Alliance' zunächst eine Debatte darüber, ob sich das nationale Gesundheitssystem das, was sich Patienten an Komplementärmedizin wünschen, leisten könne. Von den 4 dazu eingeladenen Referenten wies der praktizierende Public-Health-Arzt Dr. Brian Cooke aus Cornwall anhand von Beispielen auf die höheren Kosten komplementärmedizinischer Behandlung, Roger Ward von der ‚Torbay Primary Care Group' auf die fehlende Repräsentanz von Komplementärmedizinern in den entsprechenden Boards und Carol Horner vom ‚British Acupuncture Counsil' auf die Medikamenteneinsparung und hohe Zufriedenheit von Patienten nach Akupunkturbehandlung hin. Annie Mitchell von der ‚School of Psychology' der ‚University of Exeter' sah großes Kosteneinsparungspotential darin, den Blick nicht auf die technische Kompetenz der Therapeuten zu verengen, sondern vielmehr besser hinzuhören, was Patienten wirklich wollen: respektiert, unterstützt, begleitet und geliebt werden.

Den Auftakt des eigentlichen Symposiums gab Prof. Edzard Ernst mit seiner Einführung „Meinung versus Evidenz-basierte Komplementärmedizin", in der er erklärte, in 9 einschlägigen Standardwerken etwa für die Indikationen Krebs, Sucht oder Asthma jeweils etwa 120 verschiedene Empfehlungen von komplementären Behandlungsmethoden gefunden zu haben, in systematischen Übersichten dagegen keinen oder keinen schlüssigen Nachweis einer Wirksamkeit derselben.

Der erste „Keynote-Speaker", Sir Denis Pereira Gray, Präsident des ‚Royal College of General Practitioners', plädierte für eine Integration, gute Beziehungen und mehr Überweisungen zwischen den beiden Seiten, aber auch für seriöse quantitative und qualitative Forschung nach gleichem Standard.

Akupunktur

Rob McCarney vom ,Royal London Homoeopathic Hospital' berichtete über eine laufende pragmatische Langzeitstudie zur Akupunktur bei Migräne und Kopfschmerzen, in der Patienten durch eine retrospektive Suche aus Computerlisten der behandelnden Physiotherapeuten rekrutiert werden.

Kate J.Thomas von der ,Medical Care Research Unit' der ,University of Sheffield' stellte das Design einer randomisierten kontrollierten 3-Jahres-Studie zur Akupunktur bei tiefen Rückenschmerzen vor, in der bei 240 Patienten von 43 Ärzten nach 3 und 12 Monaten anhand des ,SF-36-Bodily-Pain-Scores' bestimmt werden soll, ob mehr Erleichterung bei gleichen oder niederen Kosten erzielt wurde.

Terje Alraek vom ,Department of Public Health & Primary Care' der ,University of Bergen'/Norwegen fand in einer qualitativen Studie an Frauen mit unteren Harnwegsinfekten, in der subjektiver Freitext nach Giorgis phänomenologischem Ansatz analysiert wurde, nach Akupunktur folgende unerwartete Veränderungen: mehr Energie, reduzierten Stress, besseren Schlaf, bessere Verdauung und weniger sonstige Schmerzen.

Homöopathie

Rob McCarney hatte von 500 angeschriebenen britischen Homöopathen 50 für eine doppelblinde *Cross-over*-Pilotstudie gewonnen, in der sie im Rahmen einer vierwöchigen Arzneimittelprüfung *Bryonia* C12 von *Placebo* unterscheiden sollten. Die Antworten waren bei hohem Zuversichtsgrad zu 53 % richtig, bei niedriger Zuversicht zu 60 %. Eine definitive, multinationale Studie (12 Länder) an 1000 Personen ist geplant.

Uwe Weber von der Universität Tübingen fand bei der Auswertung einer nichtrandomisierten klinischen Studie zur Behandlung von akuter Sinusitits mit *Cinnabaris* D3/D6 und *Sinupret* versus konventionelle Antibiotikabehandlung durch 15 niedergelassene Ärzte, dass die 99
durch die *Confounder* Schweregrad der Krankheit und frühere HNO-Operationen bedingte Unvergleichbarkeit der Gruppen auch durch aufwendige statistische Methoden nicht überwunden werden konnte. So würde die Verwendung von ANCOVA die Homöopathie, die des ,Propensity Score' dagegen die konventionelle Behandlung begünstigen.

Dr. Josef M. Schmidt vom ,Krankenhaus für Naturheilweisen' in München stellte eine randomisierte placebokontrollierte doppelblinde klinische Studie nach *Good clinical practice* (GCP-) Standard vor, in der 208 Heilfasten-Patienten im Falle einer Gewichtsstagnation bzw. -zunahme *Thyreoidinum* C30 oder *Placebo* erhalten hatten, was 2 Tage danach in der *Verum*-Gruppe zu einer signifikant geringeren Gewichtsabnahme führte. Bei den Nebenzielparametern Laborwerte und Beschwerden fand sich kein auffallender Unterschied.

Der zweite „Keynote-Speaker", der Schweizer Epidemiologe Dr. Matthias Egger vom ,Department of Social Medicine' der ,University of Bristol', wies in seinem Vortrag über Metaanalysen darauf hin, dass in englischsprachigen ,Medline'-gelisteten Zeitschriften die Studienqualität besser sei und weniger streue, was bei der systematischen Auswertung aller Studien im *Funnel plot* eine Asymmetrie bewirke, deren Extrapolation in Richtung hoher Qualität ergebe, dass im Falle der Homöopathie letztlich doch kein Effekt, in der Allopathie dagegen immer noch ein Effekt bestehen bleibe. Systematische Übersichten seien also nicht frei von *bias*, sondern spiegeln den *bias* der Verbreitung wider.

Sicherheit

Michael Gallo vom ,Motherrisk Program' der ,Division of Clinical Pharmacology' des ,Hospital for Sick Children' in Toronto/Kanada fand in einer prospektiven kontrollierten Studie an je 206 Frauen, dass *Echinacea*-Gebrauch bei oberen Atemwegs-Beschwerden in der Schwangerschaft kein statistisch verändertes Risiko für Aborte, Zwillingsgeburten oder Missbildungen bewirkt.

Dr. ADRIAN R. WHITE vom ‚Department of Complementary Medicine' der ‚University of Exeter' zeigte anhand einer prospektiven Umfrage bei 78 Akupunkteuren, dass Akupunktur ein minimales Risiko von nachteiligen Wirkungen habe. Bei 31.822 Behandlungen in 2 Jahren wurden Blutungen oder Hämatome bei 3,1 % der Patienten berichtet, Nadelschmerzen und Symptomenverschlimmerung bei 1 %, Schwäche und Schwindel bei 0,3 %, Kopfschmerzen und Schwitzen bei 0,1 %, bedeutsame Ereignisse wie Anoxie, Ohnmacht und Parästhesien bei 0,13 %.

Dr. MARJA VERHOEF vom ‚Department of Community Health Sciences' in Calgary/Kanada befragte 54 Patienten nach den Gründen ihrer Ablehnung konventioneller Krebstherapie. Die meisten glaubten nicht an die Effektivität der konventionellen Therapie, wollten Nebenwirkungen bzw. eine Schwächung des Immunsystems vermeiden oder sich einfach Zeit erkaufen; fast alle hielten dabei den Kontakt zu ihrem Hausarzt.

Umfragen

Dr. HEATHER BOON vom ‚Department of Health Administration' der ‚University of Toronto'/Kanada verglich in einer Pilotstudie die Interaktionen von 27 Patienten mit 5 Naturheilkundlern (*naturopathic practitioners*) bzw. 5 Allgemeinärzten (*family physicians*). Außer der längeren Dauer des Gesprächs mit ersteren fand sie keine Unterschiede in den demographischen Eigenschaften, der Wahrnehmung der Patienten-Zentriertheit oder der Lebensqualität.

Dr. MERRIJOY KELNER vom ‚Institute for Human Development, Life Course and Aging' der ‚University of Toronto' berichtete, dass in 25 persönlichen Interviews mit führenden Chiropraktikern, Naturopathen, Homöopathen und Reiki-Praktikern kein Konsens hinsichtlich der Notwendigkeit, die Wirksamkeit, Sicherheit und Kostengünstigkeit nachzuweisen, zu finden war. Während Chiropraktiker meist bejahten, waren Homöopathen gespalten, Reiki-Praktiker verneinten die Fragen.

Dr. ALAN C. BREEN vom ‚Institute for Musculoskeletal Research and Clinical Implementation' in Bournemouth/UK hatte Fragebögen an 1.042 Chiropraktiker, 2.393 Osteopathen und 408 Physiotherapeuten versandt, mit 62 % Rücklauf und dem Ergebnis, dass Manipulationsdienste für NHS-Patienten zu 60 % von Physiotherapeuten, zu 19 % von Osteopathen und zu 18 % von Chiropraktikern angeboten wurden. Erstere favorisierten Blockverträge, die anderen Einzelfallabrechnungen, die Pförtnerfunktion des GP (*general practitioner*) wurde von allen anerkannt.

Den dritten „Keynote"-Vortrag hielt Frau Prof. BARRIE CASSILETH vom ‚Integrative Medicine Service' des ‚Memorial Sloan-Kettering Cancer Center' in New York, wo täglich 600 Krebspatienten stationär und 1.800 ambulant betreut werden. Auch wenn keine komplementäre Methode (wie hochdosierte Minerale oder Vitamine, indianische Kräuter, Aprikosen usw.) eine Alternative zur Mainstream-Krebstherapie darstelle, sollte eine integrative Medizin das Beste von beiden Seiten kombinieren, nicht um eine Heilung davon zu erwarten, sondern um die Lebensqualität zu verbessern. So werden dort zur Schmerz- und Symptombeherrschung (Hitzewallungen, Atemnot, Ermüdung, Übelkeit, Erbrechen, Jucken) eingesetzt: Akupunktur, Meditation, Entspannung, Yoga, Qigong, Taichi, Massage, Akupressur, Musik, Kunst, Bewegungs- und Aromatherapie sowie Kräuter bzw. Pflanzen, auch asiatische, wobei auf Interaktionen (etwa von Johanniskraut, Knoblauch, *Gingko*, Fieberklee, *Ginseng*) mit konventionellen Pharmaka zu achten sei. Auch einige der zahlreichen dort laufenden Studien wurden kurz vorgestellt.

Frauengesundheit

Dr. ELIZABETH A. THOMPSON vom ‚Glasgow Homeopathic Hospital' untersuchte in einer unkontrollierten Pilotstudie den homöopathischen Ansatz bei 45 Frauen mit Östrogen-Entzugssymptomen bei Brustkrebs wie Hitzewallungen,

Verstimmung, Gelenkschmerzen und Ermüdung. Die Selbstbewertungs-Scores der Symptome und
100 der Lebensqualität verbesserten | sich um mehr als das Doppelte, und 90 % der Patientinnen waren mit der Behandlung zufrieden.

Prof. Taras Hollyer vom ‚Canadian College of Naturopathic Medicine' in Toronto befragte in einer Pilotstudie Patientinnen mit Übelkeit und Erbrechen in der Schwangerschaft. Von den 64 % der Patientinnen, die die Fragen beantworteten, nutzten 61 % Komplementärmedizin, vor allem *Seabands*/Akupunktur, *Ginger* und Vitamin B6. Als Prädiktoren erwiesen sich mehr als 3-maliges Erbrechen pro Tag, hohes Einkommen und frühere Erfahrung mit Komplementärmedizin. Nur 20 % der Anwendungen wurden von einem „*Healthcare practitioner*" überwacht.

Jan Williamson von der ‚School of Complementary Health' in Exeter fand in einer randomisierten kontrollierten Studie bei 18 Frauen mit emotionalen Menopausensymptomen, von denen 9 Fußreflexzonenbehandlung und 9 Fußmassagen über 4 Monate erhielten, anhand von 3 Gesundheitsfragebögen sowie einer Selbsteinschätzung eine Besserung in beiden Gruppen, aber keinen Unterschied.

Phytomedizin

Dr. Mark Cropley vom ‚Department of Psychology' der ‚University of Surrey' ließ 42 gesunde Freiwillige eine standardisierte Farbwort-Stress-Aufgabe im Abstand von 1 Woche ausführen, 14 nahmen in dieser Zeit täglich Kava-Kava, 15 Baldrian und 13 nichts. Die Kava-Kava- und Baldrian-Gruppe bewertete die Aufgabe beim zweiten Mal als weniger stressig und hatte um 2–8 mm Hg niedrigere Blutdruckwerte.

Claudia Kohlert vom ‚Zentralinstitut Arzneimittelforschung' in Sinzig bestimmte an 12 gesunden Freiwilligen nach oraler Einnahme von 1 mg *Thymol* vom Thymianextrakt *Bronchipret*® mittels der neuen Extraktionsmethode *Headspace Solid-Phase Microextraction* (SPME) die Plasmakonzentrationen nach 1 bis zu 60 Stunden, die sich als messbar im Sinne der Bioverfügbarkeit erwiesen.

Robert Bischoff von der ‚Sensobi Sensoren GmbH' in Halle/Saale hatte ein sehr empfindliches Sensorensystem für Dämpfe mit *Soft-ionization mass-spectroscopy* validiert, das die kontinuierliche Messung sehr geringer Konzentrationen (entsprechend 1 Tropfen in einem Swimmingpool) erlaubt. An 12 gesunden Freiwilligen wies er nach, dass die Ausatmung von *Thymol* 25 min nach oraler Einnahme beginnt und ihr Maximum nach 60 min erreicht, ebenso wie die Feuchtigkeit als Zeichen der sekretolytischen und mukolytischen Aktivität der Substanz.

Dr. Gernot Schindler von der ‚Abteilung für Naturheilverfahren und Komplementärmedizin' der ‚1. Medizinischen Klinik' der Universität Erlangen verglich an 12 gesunden Freiwilligen simultan die Konzentrationen von *Thymol* im Plasma und in der ausgeatmeten Luft über 72 Stunden, wobei sich beide in ihrer Pharmakokinetik entsprachen.

Verschiedene Themen

Dr. A.H. Lon Jones von der ‚Texas Tech University Medical School' erzielte mit *Xylitol*-Lösung ($C_5H_{12}O_5$), einem zuckerartigen Nahrungsmittelzusatzstoff, 3-mal täglich als Nasenspray „zur Unterstützung des Immunsystems beim Auswaschen des Nasen-Rachen-Raums" angewandt, eine Reduktion von Bakterien auf der Nasenschleimhaut und von chronischer Otitis media sowie eine Besserung von Allergien und Asthma bronchiale.

Dr. Max H. Pittler vom ‚Department of Complementary Medicine' der ‚University of Exeter' fand in einer randomisierten, nach Symptomenschweregrad stratifizierten, doppelblinden, placebokontrollierten Studie zur Behandlung der atopischen Dermatitis mit Eigenblut- versus Kochsalzinjektionen, 1-mal pro Woche über 5 Wochen, an 30 Patienten,dass sich der Hauptzielparameter ‚SASSAD Severity Score' nach 5 und 10 Wochen in der *Verum*-Gruppe signifikant verbesserte, sich jedoch die mehr patientenzentrierten Nebenzielparameter Lebensqualität sowie Selbstbewertung von Jucken,

Schlafqualität und Hauterscheinung nicht unterschieden.

Dr. PATRICIA A. MUEHSAM von der ‚Mount Sinai School of Medicine' in New York berichtete von mehreren Versuchen, in denen der Einfluss der jeweils 6-minütigen Konzentration eines Qigong-Praktikers auf ein für Magnetfeldänderungen empfindliches biologisches Enzymsystem (Myosinphosphorylation, gemessen mit Flüssigszintillationszählung) bestimmt und für signifikant befunden wurde.

NASIM KANJI von der ‚Faculty of Health Studies' des ‚Buckinghamshire Chilterns University College' fand in einer systematischen Übersicht aller kontrollierten Studien zur alleinigen Anwendung von autogenem Training nach JOHANNES SCHULTZ bei Kopfschmerzen 6 Berichte für Migräne, 8 für Spannungskopfschmerz und 1 für die Kombination, wonach autogenes Training bei kombiniertem und Spannungskopfschmerz wirksam wäre.

Am Ende jeder zweiten Sitzung wurden von Mitarbeitern des ‚Departments of Complementary Medicine' der ‚University of Exeter' klinische Updates vorgetragen:

Dr. MAX H. PITTLER zeigte, dass für benigne Prostatahyperplasie Evidenz für Wirksamkeit nur bei Sägepalme (überzeugend), Brennessel, afrikanischer Pflaume (vielversprechend, aber nicht zwingend) und Kürbissamen vorliegt.

Dr. ADRIAN R. WHITE fand zur komplementärmedizinischen Behandlung der Migräne eine nicht ganz überzeugende Metaanalyse für Akupunktur, einige systematische Übersichtsarbeiten für Phytopharmaka, eine randomisierte klinische Studie mit Pestwurz (*Petasites hybrides*), Evidenz gegen Homöopathie, eine ermutigende, aber nicht schlüssige Metaanalyse für Entspannung, einen nicht überzeugenden Trend für psychologische Behandlungen und keinen Unterschied für Spinalmanipulation, so dass im akuten Anfall keine wirkliche Alternative zu *Sumatriptan* und Analgetika bestehe.

CLARE STEVINSON untersuchte alle randomisierten klinischen Studien zur komplementären Therapie des prämenstruellen Syndroms. Weder für Kräuter/Pflanzen wie Keuschlamm (*Agnus castus*), Nachtkerze (*Oenothera*) oder Homöopathie, noch für Ergänzungsstoffe wie Vitamin
B6 (schwache Evidenz, I niedrige Studienquali- 101
tät), Entspannung, Massage, Reflexologie, Chiropraktik oder Biofeedback ergab sich eine ausreichend überzeugende, zwingende Evidenz für eine Wirksamkeit. Pragmatisch gesehen liege allerdings für einige Therapieformen eine vorläufige Evidenz vor, sie könnten der allgemeinen Gesundheit nützen.

Prof. EDZARD ERNST stellte abschließend die Höhepunkte der Komplementärmedizin-Forschung 2000 vor. Der kürzlich erschienene ‚House of Lords Report' enthalte viele Empfehlungen, die auch ihm sehr am Herzen liegen, wie Verbesserung der Information über *Complementary and Alternative Medicine* (CAM), Validierung der Diagnosen, Abstützung der Ansprüche durch Evidenz, professionelle Regulation, Standards und Ausbildung, Forschungsprioritäten, öffentliche Zugänglichkeit zuverlässiger Informationsquellen, Integration von CAM ins NHS usw. Durch die hohe Publikationsrate in hochwertigen Zeitschriften sei der Impact-Faktor seines Departments von 22.871 (1994) auf 99.451 (1998), 152.445 (1999) und 98.816 (2000) angestiegen. Abschließend bedankte sich der Gastgeber des Symposiums für die in den letzten Jahren kontinuierlich verbesserte Qualität der Präsentationen.

In den Pausen wurden im 3-min-Takt folgende Poster vorgestellt und diskutiert:

Prof. JULIE H. BARLOW vom ‚Psychosocial Research Centre' der ‚Coventry University' berichtete über laiengeführte Selbstmanagementinterventionen für Patienten mit chronischen Beschwerden, Dr. FRANCESCA MENNITI-IPPOLITO vom ‚Italian Public Health Institute' in Rom über ein nationales Projekt zur Evaluation unkonventioneller Therapien in Italien, CAROLINE E. OSBORN von der ‚Physiotherapy Subject Group' der ‚Coventry University' über die Einstellung von Rheumatologen zur Komplementärmedizin, insbesondere zur Aromatherapie, Prof. SADANOBU KAGAMIMORI vom ‚Department of Welfare Promotion and Epidemiology' der ‚Toyama Medical & Pharmaceutical University' über den Zeitverlauf der Herzfrequenz von Gästen japanischer Heilbäder, Prof. G. DAVID BAXTER von der ,Rehabilitation Sciences Research Group' der ,School of Health Sciences' der ,University of Ulster'/Nordirland über eine verblindete randomisierte kontrollierte Studie zur Akupunktur bei chronischen tiefen Rückenschmerzen (ohne signifikantes Ergebnis), K.E. ESSEX vom ,Psychosocial Research Centre, Chronic Conditions and Disability' der ,Coventry University' über eine Fallstudie von Berührungstherapietraining für Eltern von behinderten Kindern, Dr. EMAD TUCKMACHI vom ,Department of Rheumatology' des ,University Hospital Birmingham' über eine randomisierte kontrollierte Studie zur Akupunktur bei Kniearthrose, F.R. DOUWES vom ,St.-Georgs-Hospital' in Bad Aibling über Hyperthermie-Behandlung bei Krebs, Dr. RON IPHOFEN von der ,Faculty of Health Sciences' der ,University of Wales' über Design-Probleme in der hypnotherapeutischen Forschung, Dr. MARJA VERHOEF von der ,University of Calgari' bzw. vom ,Tzu-Chi Institute for Complementary and Alternative Medicine' in Vancouver/Kanada über Prozess und Ergebnisse einer Auswertung der integrativen Gesundheitsversorgung, Dr. JONGBAE PARK vom ,Department of Complementary Medicine' der ,University of Exeter' über die Glaubwürdigkeit einer neuentwickelten Scheinnadeleinheit für kontrollierte klinische Studien, Dr. KARIN KRAFT von der ,Medizinischen Poliklinik' der Universität Bonn über eine positive Wirkung von Eigenbluttherapie mit Ozon bei Patienten mit chronischem Müdigkeitssyndrom, JACKIE BISHOP von der ,Division of Child Health' der ,Unit of Paediatric & Perinatal Epidemiology' der ,University of Bristol' über den frühen Gebrauch von homöopathischen Arzneimitteln bei Kindern, Dr. JEFFREY BASFORD vom ,Department of Physical Medicine and Rehabilitation' der ,Mayo Clinic' in Rochester/MN/USA über die 3.000-jährige Geschichte des medizinischen Elektromagnetismus, Dr. ALA NARAYANA vom ,Regional Research Institute (Ayurveda)' in Vijayawada/Indien über eine klinische Beurteilung von Heilpflanzen bei Filariasis und Dr. CLAUS SCHOTT vom ,Institut für Physiologie und Pathophysiologie' der Universität Heidelberg über eine kontrollierte Studie (n = 38) zur Akupunktur bei Asthma bronchiale.

LINDA LONG vom ,Department of Complementary Medicine' der ,University of Exeter' berichtete über eine systematische Übersichtsarbeit pflanzlicher Arzneimittel bei der Behandlung der Arthrose, KATE J. THOMAS von der ,Medical Care Research Unit' der ,University of Sheffield' über eine Umfrage in der Bevölkerung über Gebrauch und Ausgaben für komplementäre und alternative Medizin in England, LESLEY A. CULLEN vom ,Psychosocial Research Centre, Chronic Conditions & Disability' der ,Coventry University' über die Wahrnehmung von Seiten der Eltern des Berührungstherapie-Trainingsprogramms für behinderte Kinder, CLARE STEVINSON über eine Umfrage bei britischen Neurologen über neurologische Komplikationen zervikaler Wirbelsäulenmanipulation, Dr. JOHN P. CASSELLA von der ,Division of Biology' der ,School of Environmental & Applied Sciences' der ,University of Derby' über den Einsatz von gaschromatographischer Massenspektroskopie für die Analyse von Mischungen von Teebaum- und Lavendelölen zur Klärung der Frage, ob Synergie eine chemische Basis habe, sowie über antimykotische Aktivität von Teebaum- und Lavendelölen bei der Behandlung von *Trichophyton rubrum*-Infektionen, Dr. M. TAUFIQ KHAN vom ,Royal London Homoeopathic Hospital' über eine randomisierte kontrollierte Studie zur Dotterblumenbehandlung von entzündeten Fußballen, ZOË PIRIE vom ,Institute of General Practice and Primary Care' der ,University of Sheffield' über die Auswirkung des Angebots von Shiatsu in einer Allgemeinpraxis, Dr. JOHN P. CASSELLA über eine Ultrastrukturstudie der Wirkung von Teebaum- und Lavendelölen auf *Trichophyton rubrum*, Dr. MARJA J. VERHOEF über die Nutzbarmachung einer integrierten medizinischen Einrichtung in Kanada, CHARLOTTE GRUM vom ,Centre for Bridgebuilding in Healthcare' in Kopenhagen/Dänemark über die Evaluation konventioneller Arzneibehandlung und klassischer homöopathischer Behandlung von Asthma/Allergie-Patienten, aus einer Benutzer und Therapeutenperspektive, Dr.

Fereidoun Zerehsaz von der ‚Multispeci-
102 alty Clinic‘ in | Shiraz/Iran über die Behandlung der erysipeloiden kutanen Leishmaniasis mit der Kräutermischung „Z-HE“ sowie über die Heilkraft von Pflanzen in Decubitus-Wunden, Dr. John P. Cassella über eine vorläufige *In vitro*-Studie zur durch essentielle Öle induzierten Mutagenese und Dr. Leonhard Wecker vom ‚Gesundheits-Hotel Werntal-Blick‘ in Arnstein über einen von Prof. Scheidl/Snegotzka begründeten Tumor-Früherkennungstest.

Etwas mehr Zeit zur Vorstellung und Diskussion der zum Teil recht interessanten Beiträge wäre wünschenswert gewesen. Ansonsten war das Symposium bestens organisiert, bot ein weites Spektrum wissenschaftlicher Information und Anregung ebenso wie die Möglichkeit persönlicher Kontaktaufnahme und gewährte einem internationalen Publikum auch unmittelbare Einblicke in die gesundheitspolitische Situation im Vereinigten Königreich.

Einleitung

In: Samuel Hahnemann: Gesammelte kleine Schriften. Hrsg. von Josef M. Schmidt und Daniel Kaiser. Heidelberg, Haug-Verlag, 2001, S. XIII-XIX

XIII | Nur wenige medizinische Autoren haben auf Generationen von Ärzten und Patienten eine so aufrüttelnde, anhaltende und polarisierende Wirkung ausgeübt wie CHRISTIAN FRIEDRICH SAMUEL HAHNEMANN (1755–1843). Nicht nur wegen des Schismas der medizinischen Therapie in „Homöopathie“ und „Allopathie“, das auf ihn zurückgeht, sondern vor allem aufgrund der posthumen weltweiten Ausbreitung und offensichtlich bis heute ungebrochenen therapeutischen Relevanz des von ihm begründeten Heilsystems ist dieser sächsische Arzt, der zu den meistabgebildeten der abendländischen Medizingeschichte gehört, retrospektiv zu den einflussreichsten Arztpersönlichkeiten Europas zu rechnen.

Medizinhistorische Klassiker werden aus heutiger Sicht unterschiedlich bewertet. Während man Protagonisten wie ANDREAS VESAL, RUDOLF VIRCHOW, ROBERT KOCH, WILHELM RÖNTGEN oder andere mit ihren Entdeckungen problemlos als Vorläufer der heute international anerkannten Iatrotechnologie und Palliativmedizin würdigen kann, wird den Erkenntnissen anderer Großer wie etwa HIPPOKRATES, GALEN oder PARACELSUS zwar ein bedeutender historischer, jedoch so gut wie kein aktueller wissenschaftlicher oder gesellschaftlicher Stellenwert zuerkannt. Dagegen hat gerade HAHNEMANNS System der Arzneitherapie in den letzten Jahrzehnten eine beachtliche Entwicklung im öffentlichen Bewusstsein durchgemacht: von einer „paramedizinischen“ über eine „alternative“ hin zu einer „komplementären“ Heilmethode, die mehr und mehr als Teil einer „integrativen“ Medizin begriffen wird, in der jeweils das Beste aus allen Ansätzen angewandt werden soll. Da bei der Konkurrenz der Konzepte der Nachweis von objektiver Wirksamkeit als Entscheidungskriterium zunehmend an Bedeutung gewinnt, decken sich mittlerweile die Forderungen von Vertretern der Homöopathie mit denen ihrer Kritiker in dem gemeinsamen Interesse an klinischen Studien zur Sondierung und gegebenenfalls Sicherung eines *evidence*-basierten Kerns der Homöopathie. So wurden und werden zahlreiche wissenschaftliche Forschungsprojekte heute sowohl von privaten Organisationen als auch mit staatlichen Mitteln gefördert.

Parallel zu dieser gesundheitspolitischen Aufwertung im Rahmen einer neuen Sachlichkeit ist die Homöopathie auch bei akademischen Fachvertretern der Medizingeschichte vermehrt thematisiert worden. Fristete sie dort – abgesehen von wenigen Ausnahmen (PAUL DIEPGEN, WERNER LEIBBRAND, KARL E. ROTHSCHUH) – aufgrund von traditionellen Berührungsängsten lange Zeit ein Schattendasein, ist es vor allem dem ‚Institut für Geschichte der Medizin‘ der ‚Robert Bosch Stiftung‘ in Stuttgart zu verdanken, dass in den 1980er (unter RENATE WITTERN und WERNER F. KÜMMEL) und 1990er Jahren (unter ROBERT JÜTTE und MARTIN DINGES) eine fundierte historische Aufarbeitung der Homöopathie nach neuesten wissenschaftlichen Standards begann. Wie in den angloamerikanischen Ländern schon in den 1970er Jahren (MARTIN KAUFMAN, WILLIAM G. ROTHSTEIN, HARRIS L. COULTER), wurde die Homöopathie als neues, ergiebiges Feld für sozialhistorische, kulturwissenschaftliche, ethnologische und andere Studien erkannt und bearbeitet und somit als künftig unübersehbares und ohne Sorge um die wissenschaftliche Reputation behandelbares Thema neu etabliert. So wurden in Stuttgart etwa ein entsprechendes Jahrbuch, die kritische Gesamtedition von Hahnemanns Krankenjournalen und die Reihe ‚Quellen und Studien zur Homöopathiegeschichte' begründet, internationale Tagungen und Ausstellungen organisiert, einschlägige Doktorarbeiten gefördert sowie richtungsweisende Publikationen herausgegeben.

XIV | Aber auch von außerhalb wurden Beiträge zur Beförderung der seriösen Hahnemann-Forschung erbracht, wie etwa die Veröffentlichung der bislang vollständigsten und zuverlässigsten Bibliographie sämtlicher Schriften Hahnemanns (Josef M. Schmidt, 1988/89), die als Vorarbeit einer grundlegenden Dissertation über die philosophischen Vorstellungen Hahnemanns (Josef M. Schmidt, 1990) entstand, die textkritische Herausgabe der sechsten Auflage des ‚Organons der Heilkunst' (Josef M. Schmidt, 1992), die Grundlage der wissenschaftlich inzwischen allein maßgeblichen Standardausgabe (Josef M. Schmidt, 1996) war, oder die ‚Organon-Synopse', die eine nach inhaltlichen Entsprechungen gegliederte Gegenüberstellung der Paragraphen und Absätze aller sechs Auflagen darstellt (Bernhard Luft und Matthias Wischner, 2001).

Während das Hauptwerk Hahnemanns (‚Organon der Heilkunst', ‚Reine Arzneimittellehre', ‚Die chronischen Krankheiten') ab den 1990er Jahren nicht nur in authentischem Wortlaut, sondern auch in neuem Drucksatz vorlag, war die Veröffentlichung der verstreuten kleineren Schriften Hahnemanns bis dato nicht über einen Nachdruck der Edition von 1829 hinausgekommen, in der Ernst Stapf anlässlich Hahnemanns fünfzigstem Doktorjubiläum 38 Beiträge desselben in heute schwer lesbarer Fraktur-Schrift zusammengestellt hatte. In Anbetracht der vielfach kritisierten Ungenauigkeit, Ungereimtheit und Unvollständigkeit dieser über eineinhalb Jahrhunderte alten Stapf'schen Ausgabe konnte 1996 schließlich der Karl F. Haug-Verlag für eine Neu- und Gesamtausgabe der kleinen Schriften Hahnemanns gewonnen werden. Den Erstkontakt zum Verlag hatte Daniel Kaiser hergestellt, inhaltliche Grundlage der Edition waren die von Josef M. Schmidt für seine Hahnemann-Bibliographie identifizierten und gesammelten Schriften. Durch die Ergänzung einiger kleinerer Artikel (unter anderem aufgrund des freundlichen Hinweises von Klaus-Henning Gypser) konnte eine Sammlung von 225 „kleineren" Schriften (das heißt mit einem Umfang von unter 100 Seiten) und einem Vortragsmanuskript Hahnemanns zusammengestellt und in modernem Schriftsatz und Layout wiedergegeben werden. Nicht eigens mitgezählt sind dabei die beiden umfangreichen, bisher noch nicht veröffentlichten deutschen Übersetzungen von Hahnemanns Dissertation und Habilitationsschrift, die von Helmut Bourhofer erstellt und von Josef M. Schmidt überarbeitet wurden. Die Übersetzungen der über viele Schriften verteilten lateinischen und griechischen Zitate besorgte Katharina Luchner, ebenfalls in Rücksprache mit Josef M. Schmidt.

Ansonsten entstand diese bislang umfangreichste und genaueste Edition kleiner Schriften Hahnemanns als Teamwork, das heißt aus nicht wenigen Diskussionen und Korrespondenzen zwischen den Herausgebern und dem Verlag (Gabriele Müller, Rolf Lenzen), wobei in der Regel einmütige, in manchen Punkten aber auch Mehrheits-Entscheidungen getroffen wurden. Sämtliche Teile der Edition wurden von beiden Herausgebern gemeinsam, sprich doppelt bearbeitet und geprüft. Lediglich die Einleitung sowie das Personen- und Ortsregister gehen auf Josef M. Schmidt zurück, das Arzneimittel- und Sachregister auf Daniel Kaiser. Der durch die besonderen technischen Schwierigkeiten der Edition bedingte ungewöhnlich hohe Korrekturaufwand für die Herausgeber trug nicht zuletzt schließlich dazu bei, eine überdurchschnittlich hohe Zuverlässigkeit und Authentizität des wiedergegebenen Textes zu gewährleisten.

Die vorliegende Sammlung enthält sämtliche Zeitschriften- und eigenständigen Buchbeiträge Hahnemanns, aber auch – abgesehen vom bereits publizierten Hauptwerk (s.o.) – alle Monographien, mit Ausnahme der sechs, deren Umfang mehr als 100 Seiten beträgt (‚Alte Schäden und faule Geschwüre', 1784; ‚Arsenik-

vergiftung', 1786; ,Steinkohlenfeuerung', 1787;
XV ,Unterricht für Wundärzte über die ve- | nerischen Krankheiten', 1789; ,Apothekerlexikon', 1793–99; ,Widerlegung der Anfälle Heckers', 1811). Nicht berücksichtigt werden konnten außerdem die zahlreichen Fußnoten, die Hahnemann in seinen zwei Dutzend Übersetzungen von Werken anderer teilweise in einem Ausmaß einfügte, dass der Umfang dieser Anmerkungen den des übersetzten Haupttextes überstieg. Auch die ihrer Edition noch harrenden Original-Briefe Hahnemanns wurden in diese Zusammenstellung nur publizierter oder zur Publikation vorgesehener Schriften nicht aufgenommen, es sei denn, sie fanden sich noch zu seinen Lebzeiten in einer Zeitschrift oder Ähnlichem abgedruckt.

Trotz dieser Abstriche vom derzeit noch fernen Ziel einer Hahnemann-Gesamtausgabe liegt bereits jetzt einer der wesentlichsten Teile eines künftigen ,Corpus Hahnemanni' vor. Die hier enthaltenen Schriften umfassen einen Zeitraum von 67 Jahren, der mit der Valediktion (Abiturrede) des 20-jährigen Hahnemann beginnt und mit dem im Alter von 87 Jahren vollendeten Vorwort zur sechsten Auflage des ,Organons der Heilkunst' endet. Innerhalb dieser ausgiebigen Schaffensperiode ragen als Meilensteine der Entwicklung der Homöopathie hervor: 1796 die erstmalige Äußerung des *Simile*-Prinzips, 1805 das erste Lehrbuch der neuen Therapie und die erste „reine" Arzneimittellehre (in lateinischer Sprache), 1807 die erste Erwähnung des Begriffs „homöopathisch", 1810 die erste Auflage des ,Organons', 1821 der Abschluss der sechsbändigen ,Reinen Arzneimittellehre' (in deutscher Sprache), 1827 die Einführung des Begriffs „Potenzieren", 1828 die Publikation der Psora-Theorie chronischer Krankheiten, 1831 die Cholera-Schriften usw.

Von außen betrachtet könnten diese Wegmarken leicht als kontingente Setzungen eines frei spekulierenden Medizintheoretikers missverstanden werden, wären da nicht ganz spezifische autobiographische Hintergründe, Erfahrungszusammenhänge und Gedankenfäden, die die verschiedenen Stationen der Herausbildung und Ausgestaltung des Systems organisch miteinander verbinden. Die innere Dynamik, die Hahnemann dazu brachte, die Homöopathie in eben dieser und keiner anderen Form zu begründen, auszubauen und abzugrenzen, lässt sich wohl nur dann wirklich verstehen und nachvollziehen, wenn man ihn mittels der Lektüre seiner kleineren Schriften auch durch die nicht minder wichtigen Zwischenetappen seiner geistigen Entwicklung begleitet.

Einen adäquaten Eindruck von Hahnemanns wissenschaftlicher Basis-Qualifikation in den verschiedensten Fächern gewährt bereits ein Blick in seine vorhomöopathischen Schriften. So erwarb er sich in der Gerichtsmedizin 1786 durch eine vielbeachtete Monographie über die Arsenvergiftung beträchtliches Ansehen, in der Chemie 1787 durch die Entdeckung der ,Hahnemannschen Weinprobe' auf Bleizucker und 1788 durch die Herstellung des löslichen Quecksilberpräparates „*Mercurius solubilis Hahnemanni*", in der Pharmazie 1787 durch eine Monographie über die Güte und Verfälschungen der Arzneimittel und 1793–99 durch sein vierbändiges ,Apothekerlexikon'. Schon 1792 erwies sich Hahnemann – noch vor Philippe Pinel – als Pionier einer humanen Psychiatrie und bereits 1792/95 als höchst fortschrittlicher Hygieniker, wie seine Schriften im ,Freund der Gesundheit' eindrucksvoll belegen. Ausgehend von einer ebenfalls detailliert-wissenschaftlichen Kritik der zeitgenössischen Medizin, insbesondere des Aderlasses und „heroisch" gebrauchter Ausleerungsmittel, kam Hahnemann schließlich zu seiner allgemeinen Begründung einer rationalen Arzneikunde (1796), die er ab 1810 Homöopathie nannte. Sowohl seine Forderung nach Verwendung von Einzelmitteln, nach Arzneimittelprüfungen an Gesunden, nach Kontrolle der Arzneiqualität sowie der Patienten-Compliance, nach genauer Beobachtung empirisch wahrnehmbarer Symptome und nach Individualisierung der Patienten,
als auch seine Ablehnung | von Arznei-Surroga- XVI
ten, unklaren Nomenklaturen, auf Spekulationen gegründeten Klassifikationen von Krankheiten sowie der Signaturenlehre oder Alchemie sind

klarer Ausdruck seines primär wissenschaftlich-rationalen Ansatzes.

Auch HAHNEMANNS Weltbild lässt sich anhand der nun vorliegenden chronologischen Aufbereitung seiner auch nicht-medizinischen kleinen Schriften gut durch die einzelnen Phasen seines Schaffens verfolgen. So wird deutlich, dass er gewissen Grundpositionen wie seinem teleologischen, aufklärerisch-rationalistischen und deistischen Weltverständnis einschließlich seiner idealistisch-erhabenen Anthropologie zeitlebens treu blieb, während er etwa seine anfänglich noch kategorische Ablehnung der Spekulationen der Naturphilosophie (1808) während der späteren Zeit der deutschen Romantik weniger konsequent durchhielt. Insgesamt stellte sich HAHNEMANN durchgehend als sittliche Persönlichkeit, frei von niedrigen Beweggründen, dar, wodurch jedes von ihm benutzte literarische Stilmittel – von der klassischen Rhetorik bis zur hartnäckigsten Polemik – durch den höheren Zweck gerechtfertigt war, die von ihm erkannte „Wahrheit“ zum Wohle seiner „Menschenbrüder“ zu verbreiten.

Anders als in der modernen Medizin, in der sich – im Idealfall – neue Erkenntnisse allein aufgrund objektiver Ergebnisse allgemein akzeptierter Nachweismethoden durchsetzen sollten, und zwar unabhängig von der Person, die die entsprechende klinische Studie oder Ähnliches durchgeführt hat, existierten zu HAHNEMANNS Zeiten noch keine methodologischen Standards wie randomisierte Doppelblindstudien, *Good Clinical Practice*, Richtlinien zur Qualitätssicherung oder Ähnliches. In Ermangelung geeigneterer Kriterien wurde die Glaubwürdigkeit eines medizinischen Schriftstellers daher vorwiegend an seiner gesellschaftlichen Stellung bzw. der Integrität seines Charakters und Lebenswandels gemessen. Dies erklärt zum einen, warum sich in HAHNEMANNS Schriften (wie auch bei seinen Zeitgenossen) so viele hehre persönliche und weltanschauliche Bekenntnisse finden, und zum anderen, wieso bei Anhängern einer traditionellen Homöopathie heute noch ein „*Hahnemann dixit...*“ als höchste Instanz in methodischen Fragen gilt. Genau besehen lässt sich auch bei HAHNEMANN im Laufe der zunehmenden Etablierung seiner Autorität als Begründer einer neuen medizinischen Schule ein Wandel in seiner Argumentationsweise feststellen: von seinem primär nur an die Vernunft und Nächstenliebe appellierenden, thesenartigen, für kritische Rückmeldungen noch offenen Vorschlag eines neuen Prinzips (1796) hin zum selbstbewussten, absolute Loyalität fordernden, in dogmatischen Fragen unerbittlichen Patriarchen, der sich schließlich durch Berufung auf die göttliche Vorsehung, die ihn zum Entdecker und Vermittler der homöopathischen Heillehre auserwählt habe, gegen jede sachliche Kritik immunisierte.

So wichtig klare autoritative Stellungnahmen etwa als Mittel zur Abgrenzung von Aberglauben und Scharlatanerie damals waren, so bargen sie doch die Gefahr in sich, eben dadurch Flexibilität einzubüßen und sich die Möglichkeit einer späteren Berichtigung oder Modifikation einmal eingenommener Positionen zu verbauen. Auch in HAHNEMANNS späten Schriften finden sich Beispiele, wie er etwa durch eine Überstrapazierung des Konzeptes der Lebenskraft, der Psora als einziger Ursache nicht-venerischer chronischer Krankheiten, des Potenzierens als kontinuierliche (unbegrenzte) Steigerung der Arzneikraft, der versuchten Standardisierung der Arzneigaben oder Ähnliches seine Lehre in eine Art Sackgasse manövrierte, von wo aus kaum noch eine Weiterentwicklung bzw. Einbeziehung sonstiger Erkenntnisse möglich war. Nichtsdestotrotz belegen aber speziell die Vorworte zu den letzten Auflagen der ‚Reinen Arzneimittellehre‘ und der ‚Chronischen Krankheiten‘, wie HAHNEMANN zum Beispiel das Herstellungsverfahren und die
Einnahmevorschrif- | ten der Arznei-Potenzen XVII
aufgrund eigener neuer Erfahrungen immer wieder modifizierte und so bis zuletzt eine dynamische Entwicklung vollzog, die letztlich in den nur in der sechsten Auflage des ‚Organons der Heilkunst‘ vollständig beschriebenen Q-Potenzen gipfelte.

Abgrenzungen von konkurrierenden Ansätzen und Lehren spielten bei HAHNEMANN von Anfang an eine wichtige Rolle, wie etwa seine akribische Kritik am Brownianismus (1801), an der Aderlasstherapie BROUSSAIS’ oder an der naturphilosophischen Schule um SCHELLING (1808) zeigt. Hinzu kamen später innerhomöopathische Differenzen, etwa um die Tragweite des *Simile*-Prinzips, die letztlich in HAHNEMANNS Bannstrahl gegen die Leipziger „Halb-“ bzw. „Bastardhomöopathen“ um TRAUGOTT KRETZSCHMAR und MORITZ MÜLLER kulminierten (1832). Der 1833 von JOHANN W. LUX begründeten Isopathie wiederum wurde eine externe Eigenständigkeit dadurch abgesprochen, indem sie als Spezialfall der Homöopathie interpretiert wurde. Als einzige neben der Homöopathie anzuwendende Heilmethode erlaubte HAHNEMANN den Mesmerismus. Fundamentale Konflikte bzw. unversöhnliche Gegensätze, etwa in der Frage des für die Homöopathie vitalen Selbstdispensierens, waren darüber hinaus auch Ursache für HAHNEMANNS häufige Ortswechsel, wie zum Beispiel für seinen raschen Umzug 1821 von Leipzig nach Köthen.

Auf Widerstand in den eigenen Reihen stießen HAHNEMANNS Machtworte, als im Zuge einer frühen Institutionalisierung und Professionalisierung der homöopathischen Ärzteschaft ein homöopathischer Verein (‚Zentralverein‘, 1829/32), homöopathische Zeitschriften (STAPFS ‚Archiv‘, 1822; ‚Allgemeine homöopathische Zeitung‘, 1832; ‚Hygea‘, 1834) sowie ein homöopathisches Krankenhaus (in Leipzig, 1833) gegründet wurden. Eine breitere Diskussion und die Entstehung neuer homöopathischer Literatur neben den bis dahin einzig maßgeblichen Originalschriften HAHNEMANNS führten schließlich zur Emanzipierung einer sich später als naturwissenschaftlich-kritisch begreifenden Richtung und einer ersten fundamentalen Spaltung der Homöopathie in treue Hahnemannianer und sogenannte kritische bzw. freie Homöopathen. Nach einem Jahrzehnt des Streites und Widerstandes gegen diese Verselbstständigung der Homöopathie enthielt sich HAHNEMANN nach seiner Übersiedelung nach Paris 1835 weiteren Versuchen eines Eingreifens in die Entwicklung dieser seinem Einfluss entglittenen Schulrichtung in seiner Heimat.

Um seine Lehre zu verbreiten, hatte sich HAHNEMANN verschiedenster Strategien bedient, die sich alle auch in seinen kleinen Schriften widerspiegeln. Hatte er anfänglich allein auf die Wirkung seiner medizinischen Publikationen gesetzt (bis zum Erscheinen des ‚Organons‘, 1810), bot er ab 1811 auch praktische Ärztekurse an, die jedoch mangels Nachfrage nicht zustande kamen, und hielt nach seiner Habilitation an der Universität Leipzig von 1812 bis 1821 Vorlesungen für Medizinstudenten, mit denen schließlich die erste ‚Arbeitsgemeinschaft für Arzneimittelprüfungen‘ rekrutiert und der Inhalt der ‚Reinen Arzneimittellehre‘ erarbeitet wurde. Daneben wandte sich HAHNEMANN frühzeitig auch an Laien, wie seine Beiträge in Intelligenzblättern wie dem ‚Allgemeinen Anzeiger der Deutschen‘ zeigen, wo er nicht nur durch seinen Streit über die Heilung von Verbrennungen (1816) Aufsehen für seine ungewöhnliche Methode erregte, sondern seinen Lesern zum Beispiel auch den Gebrauch der wichtigsten homöopathischen Mittel bei Typhus erklärte (1814). In weiten Teilen der Bevölkerung bekannt wurde die Homöopathie aber durch HAHNEMANNS Behandlung prominenter Patienten, wie etwa des Fürsten KARL VON SCHWARZENBERG (1820), sowie durch die den herkömmlichen Mitteln und Praktiken überlegene homöopathische Therapie der Cholera (1831).

Historisch fühlte sich HAHNEMANN der Tradition der großen empirischen Ärzte, die meist auch eine Naturheilkraft anerkannten, verpflichtet, während er der ra- | tionalistischen Traditi- XVIII
on, von GALEN über AVIZENNA bis FRIEDRICH HOFFMANN und JOHN BROWN, ablehnend gegenüberstand. Statt einer zu seiner Zeit üblich werdenden raschen Abfolge sich widersprechender Systeme, deren Erkenntnisse jeweils nach Umstürzung ihrer spekulativen Prinzipien wertlos waren, schwebte ihm vielmehr das ältere Modell eines kumulativ anwachsenden Erfahrungswissens vieler Generationen genau beobachtender Ärzte vor. In diesem Sinne sollten sowohl die exakten Symptomenbeschreibungen eines HIPPOKRATES, ARETÄUS oder THOMAS SYDENHAM, als auch die akribischen Aufzeichnungen seiner eigenen Arzneimittelprüfungen an Gesunden für immer ihren Wert behalten, da all dies für

ihn „reine Sprache der sorgfältig und redlich befragten Natur“ (‚Organon‘, § 144) war. HAHNEMANNS Habilitationsschrift, in der die Homöopathie keine Erwähnung fand, ist nicht nur ein gutes Beispiel für die beachtlichen philologischen und textkritischen Fähigkeiten des Autors, sondern auch für sein grundsätzliches Streben, den Erfahrungsschatz der „Alten“ zu heben und in die zeitgenössische Medizin zu integrieren. An anderer Stelle benutzte er sogar Zitate von mehreren hundert Autoren aus allen Epochen der Medizin als literarische Belege einer *Homoeopathia involuntaria*, das heißt einer schon immer, wenn auch unbewusst, praktizierten Anwendung des *Simile*-Prinzips (‚Fingerzeige‘, 1807).

Obgleich HAHNEMANN einige Personen, wie ANTON STOERCK oder ALBRECHT VON HALLER, als Vorläufer seines Ähnlichkeits- bzw. Arzneimittelprüfungs-Gedankens nannte, stand er doch auch in vielerlei anderer Hinsicht auf den Schultern anderer: angefangen bei seinen akademischen Lehrern in Leipzig und insbesondere in Wien, wo er durch JOSEPH VON QUARIN mit der Schule GERARD VAN SWIETENS in Berührung kam, bis zu den zeitgenössischen Dichtern und Philosophen, unter denen wiederum CHRISTIAN WOLFF, KANT und SCHELLING die Bedeutendsten waren. Wie bei den meisten Entdeckungen in der Geschichte der Medizin lagen auch im Falle der Homöopathie fast alle Elemente des neuen Systems für sich genommen schon in ähnlicher Form, wenngleich in anderem Zusammenhang vor, und die eigentliche Leistung bestand in der gezielten Auswahl und Kombination bereits bekannter Gedanken und Praktiken. Historikern mag die vorliegende Sammlung der Schriften HAHNEMANNS daher als Fundgrube und Beleg für mannigfache Querverbindungen und Parallelen, aber auch für dezidierte Unterschiede zu früheren, zeitgenössischen oder späteren Autoren und Anschauungen dienen. Auch für eine Korrektur bzw. Widerlegung von alten Legenden, seien sie zur Verherrlichung oder zur Verspottung HAHNEMANNS konzipiert worden, bietet sich nun reichlich Material. Der homöopathische Praktiker wiederum findet nicht nur authentische Informationen über Behandlungsstrategien und Empfehlungen HAHNEMANNS bei bestimmten Krankheitszuständen, sondern erhält auch die Gelegenheit, missverständliche Formulierungen in HAHNEMANNS Spätwerk durch die jetzt mögliche Heranziehung entsprechender Vorläuferversionen, also letztlich durch einen Blick über die Schulter des Meisters bei der Entwicklung seiner Lehre, besser zu verstehen.

Trotz der nun frei zugänglichen vollständigen und wortgetreuen Ausgabe sämtlicher kleiner Schriften HAHNEMANNS wird kaum zu erwarten sein, dass sich allein durch deren Lektüre größere Verschiebungen zwischen den Lagern der Apologeten und Skeptiker der Homöopathie ergeben. Je nach vorgefasster Meinung können die nun der Vergessenheit entrissenen Peinlichkeiten (*Pneum-Alkali*, 1800) und Übertreibungen Hahnemanns (Kaffee-Wirkungen, 1803) nämlich entweder überbetont oder entschuldigt, seine Verdienste und Leistungen dagegen entweder tendenziös heruntergespielt oder überschwänglich gewürdigt werden. Für jede apriorische Einstellung lassen sich selektiv also genug Bestätigungen finden. Darüber hinaus ist auch die Bedeutung, die historischen Ereignissen, Aussagen
oder Personen von | der Nachwelt zugemessen XIX
wird, keine objektive Größe, die sich schwarz auf weiß auf ewig festschreiben ließe, sondern das immer wieder neue Ergebnis eines permanenten Verhandlungs-Prozesses, der von einer Vielzahl höchst persönlicher wie auch kollektiver Variablen mitbeeinflusst wird.

Wenngleich eine subjektive Tönung der individuellen Rezeption der Schriften HAHNEMANNS innerhalb der Freiheit jedes Einzelnen liegt, bleibt dennoch zu wiederholen, dass nunmehr genügend Fakten veröffentlicht vorliegen, um HAHNEMANNS Denken und Wirken hinreichend realitätsgetreu zu rekonstruieren. Möge diese Ausgabe der kleinen Schriften HAHNEMANNS also dazu beitragen, das objektive Wissen um den Begründer der Homöopathie zu vermehren und der Forschung, Diskussion und Bewertung dieses ebenso umstrittenen wie langlebigen Heilsystems zu Beginn des neuen Jahrtausends eine weitere solide Grundlage zu verschaffen.

Erfahrungen mit dem Wilseder Studenten/Studentinnen-Forum für Homöopathie

In: Wilseder Forum. Festschrift zum 10-jährigen Bestehen. Essen, KVC-Verlag 2002, 35-39

35 | Ganz offensichtlich hat die Besinnung auf die eigenen methodischen, philosophischen und historischen Grundlagen in der Homöopathie einen weitaus höheren Stellenwert als in der konventionellen, naturwissenschaftlich orientierten Medizin. Allein schon die Tatsache der festen Etablierung bzw. Dominanz der „regulären" Medizin an den Universitäten, in der ärztlichen Ausbildung und im Gesundheitswesen lässt die Frage nach der Legitimation ihrer Prinzipien (Materialismus, Determinismus, Kausalmechanik, Contrariumprinzip, randomisierte klinische Studien usw.) als entbehrlich erscheinen, wobei spektakuläre Beispiele gezielter Manipulation von Lebensvorgängen und wirksamer Palliation von Krankheitssymptomen zudem die Mächtigkeit der weltweit anerkannten Iatrotechnologie demonstrieren und Laien wie Spezialisten gleichermaßen Respekt vor den Fortschritten der modernen Medizin abverlangen.

Demgegenüber scheint es für alternative oder komplementäre Gegenentwürfe wie die Homöopathie geradezu konstitutiv zu sein, vor jeder inhaltlichen Selbstdarstellung erst die Rahmenbedingungen, die Besonderheiten und den Stellenwert des eigenen Ansatzes darzustellen. So werden ihre erklärten Ziele, etwa die schnelle, sanfte und dauerhafte Heilung kranker Menschen, wesentlich ausführlicher erläutert, abgegrenzt und gerechtfertigt, die eigenen Prinzipien, Standpunkte und Maximen historisch und philosophisch reflektiert und selbst die ureigensten literarischen Quellen ebenso wie die für die Praxis relevanten Werkzeuge beleuchtet und selbstkritisch hinterfragt.

Als Charakteristikum der naturwissenschaftlich orientierten Medizin wird oft vorgebracht, dass Erkenntnisse – im Idealfall – aufgrund von Experimenten oder klinischen Studien nach einer standardisierten Methodik gewonnen werden, so dass die Ergebnisse von jedem anderen Forscherteam reproduzierbar wären. Demgegenüber ist der größte Teil des | Vermächtnisses früherer ho- 36
möopathischer Autoren heute weder direkt nachprüfbar, noch auf einfache Weise verifizierbar oder falsifizierbar, sondern nur durch die ihnen zugesprochene Autorität (sowie den überlieferten Text) verbürgt.

Nach dem Anspruch ihres Begründers sollte die Homöopathie zwar eine in ihren Grundprinzipien rationale und einsehbare Arzneikunde sein, in der jeder Punkt aus dem vorhergehenden logisch eindeutig ableitbar wäre. Nichtsdestotrotz enthält die Lehre HAHNEMANNS aber auch Elemente bzw. Modifikationen, die nur durch seine persönlichen Erfahrungen begründet, also kontingent, so nicht voraussehbar, mit anderen Ausführungen nicht immer konsistent und rein theoretisch nicht rekonstruierbar sind. Wer also HAHNEMANNS Aufforderung „Macht's nach, aber macht's genau und sorgfältig nach!" wirklich folgen will, kommt nicht umhin, sicher sein zu müssen, einen authentischen Text der letzten Version seines wichtigsten Lehrbuchs vorliegen zu haben: die textkritische Ausgabe der sechsten Auflage des ‚Organons der Heilkunst'.

Inwieweit diese oder ähnliche Erwägungen die Organisatoren des ‚7. Wilseder Studenten/Studentinnen-Forums' bewogen haben, als Themenschwerpunkt die „textkritische Betrachtung homöopathischer Literatur" auszuwählen, ist mir nicht bekannt. Jedenfalls nahm ich gerne die Einladung an, im April 1995 etwa 50 Studentinnen und Studenten über die Authentizität und Editionsgeschichte des Manuskriptes der sechsten Auflage des ‚Organons' zu berichten. Schließlich war es erst drei Jahre her, dass ich im Rahmen eines einjährigen Forschungsaufenthaltes in San Francisco die Möglichkeit hatte, das dort aufbewahrte Originalmanuskript HAHNEMANNS täglich in Händen zu halten und genau 150 Jahre nach HAHNEMANNS letzten handschriftlichen Änderungen erstmals eine textkritische deutsche Edition herauszugeben. So war es mir eine große Freude, am regen Interesse von Seiten der nachrückenden Homöopathengeneration sehen zu können, dass im Rahmen einer Neubesinnung auf die eigenen literarischen Quellen diese schon längst überfällige und nun definitiv geleistete philologische Knochenarbeit (die textkritische Herausgabe dieses Manuskripts) tatsächlich geschätzt und sogar bis ins Detail nachzuvollziehen versucht wurde.

Neben den in meinem Vortrag dargestellten editionskritischen Informationen wurden von den Studentinnen und Studenten aber auch die Hintergründe der Odyssee des in Paris entstandenen Manuskripts, das sich heute in den ‚Special Collections' der Bibliothek der ‚University of Cali-
37 fornia, San | Francisco' befindet, sowie der Abschrift, auf der die heute überholte HAEHL'sche Ausgabe von 1921 beruhte, als spannende Geschichte empfunden. Höchste praktische Relevanz hatte schließlich die gezielte Betrachtung sämtlicher Neuerungen gegenüber der fünften Auflage, vor allem die Beschreibung der Q-Potenzen, die sich außer im Manuskript der sechsten Auflage des ‚Organons' an keiner weiteren Stelle von HAHNEMANNS literarischem Werk findet und die der Homöopathie weltweit bis in die Mitte des 20. Jahrhunderts verborgen geblieben war. Um aber einer – in Unkenntnis dieses einzigen neue Wege eröffnenden Schlüsseltextes – im vorletzten Jahrhundert vor allem in Amerika sich etablierten und inzwischen als „klassisch" bezeichneten Tradition der C-Hochpotenzen das „eigentliche" Vermächtnis HAHNEMANNS entgegenzuhalten, bedarf es in der Tat einer Zuverlässigkeit der Textüberlieferung, die gewöhnliche Anforderungen bei Weitem übersteigt. Mit der textkritischen Ausgabe der sechsten Auflage des ‚Organons' ist dies seit 1992 gesichert.

Interessant, fortschrittlich und dem Zweck der Einführung von Medizinstudenten in die Welt der Homöopathie bestimmt förderlich, fand ich die Integration verschiedener didaktischer Settings zu einem schlüssigen und abgerundeten Gesamtkonzept: vom gewohnten Frontalunterricht mit Overhead-Projektor über Kleingruppenarbeit der Studentinnen mit anschließender Einbeziehung der Dozenten, einzelne Workshops zu ausgewählten Themen sowie Grundsatz-Diskussionen im Plenum bis hin zur spielerischen Verarbeitung der tagsüber kognitiv erfassten Themen in improvisierten, selbst dargestellten Kurz-Komödien im Rahmen eines bunten Abends. Anders als in der konventionellen Medizin scheinen doch gerade in der Homöopathie, wo Patienten weniger als Exemplare ihrer Gattung denn vielmehr als einmalige Individuen betrachtet und Krankheitszustände nicht unter allgemeine Diagnosen subsumiert, sondern als jeweils einzigartige Konstellationen charakteristischer Merkmale und Modalitäten erfasst werden, Eigenschaften wie Kreativität, Flexibilität und Eigeninitiative besonders im Hinblick auf die praktisch-hermeneutische Tätigkeit der Arzneimittelfindung wichtig zu sein. Und so liegt es durchaus in der Konsequenz des für die Homöopathie konstitutiven ganzheitlichen Menschenbildes, während der Ausbildung künftiger Homöopathen/innen neben der Vermittlung von allgemeinen Fakten, die man auch nachlesen kann, gleichzeitig auch auf eine möglichst umfassende Persönlichkeitsbildung zu achten.

| Insofern, als parallel zum direkten, inhaltli- 38
chen Wissenstransfer von den Studentinnen und Studenten auch verschiedene Strategien selbstständigen problemorientierten Lernens und Vorgehens eingeübt wurden, stellte das Wochenende auch eine nicht alltägliche Herausforderung für die Dozenten, die ja unter anderem in den Gruppengesprächen maximal „genutzt" bzw. „ausgequetscht" werden sollten, dar. Soweit ich mich erinnere, sind aber weder FREDERIK SCHROYENS, der als Spezialist und Herausgeber des ‚Repertoriums Synthesis' miteingeladen war, noch

ich den wissbegierigen Studentinnen und Studenten eine Antwort schuldig geblieben. Wünschenswert wäre allerdings gewesen, wenn die von Studentinnen und Studenten später angefertigten Protokolle der Vorträge und Gespräche, bevor sie in den folgenden ‚Homöopathischen Flugblättern' (2/1995) abgedruckt wurden, mir noch einmal zur Durchsicht vorgelegt worden wären, um einige falsch wiedergegebene Passagen noch berichtigen zu können und so Ungereimtheiten zu vermeiden.

Doch auch dieser Wettstreit um möglichst kritische Fragen wurde letztlich von der das ganze Seminar tragenden freundlichen und angenehmen Atmosphäre überstrahlt, die nicht zuletzt das Verdienst der gelungenen Organisation und Betreuung durch die ‚Karl und Veronica Carstens Stiftung' (Dr. HENNING ALBRECHT und andere) und *ad hoc* gebildeten studentischen Organisationsteams war. Vom Transfer durch die Lüneburger Heide über die romantische Unterkunft und die vollwertige Verpflegung bis zur dankbar genutzten Möglichkeit eines begleiteten Spaziergangs mit Besichtigung der typischen Heidschnucken wurde vorbildlich für das körperliche und seelische Wohlbefinden der Dozenten gesorgt, so dass mir Wilsede bis heute in sehr angenehmer Erinnerung geblieben ist.

Insbesondere in einer Zeit, da die Medizin – ebenso wie überhaupt alle Lebensbereiche rund um den Globus – in einem noch nie da gewesenen Ausmaß von wirtschaftsökonomischen Kräften, Kalkülen und Konditionen beherrscht wird, da Nebenwirkungen von Medikamenten mit an der Spitze der häufigsten Todes- und Krankheitsursachen stehen, da sich die Kluft zwischen den Messwerten technischer Apparate und dem Leiden der jeweiligen Patienten immer weiter vergrößert usw., scheint jeder noch so bescheidene Versuch, ungefährliche heilkundliche Alternativen vor dem Vergessen zu bewahren, an sich bereits lobenswert zu sein. Umso mehr natürlich, wenn sie zudem auch noch therapeutisch wirksam sind.

Mag die Homöopathie ihren Anspruch, mit
bestimmten Globuli selbst | chronisch Kranke 39
schnell, sanft und dauerhaft zu heilen, dereinst in klinischen Studien beweisen können oder nicht – soviel steht jedenfalls fest: Der Schaden, den sie – *lege artis* angewandt – anrichten kann, ist minimal; die Kosten, die sie verursacht, sind vergleichsweise gering; die Zahl der Kranken, denen bisher geholfen wurde, ist beträchtlich; und der Idealismus der Studentinnen und Studenten, die zum Wohle ihrer künftigen Patienten die Mühen eines zusätzlichen Homöopathiestudiums auf sich nehmen, ist enorm (und insofern bereits eine Art heilsame Potenz). Allein angesichts dieser willkürlich aufgezählten Vorzüge scheint die ‚Karl und Veronica Carstens Stiftung' mit Ihrem Programm zur Förderung der Erforschung und Verbreitung der Homöopathie auf ein lohnenswertes und wohltätiges Pferd gesetzt zu haben, dem auch weiterhin eine breite und vielseitige Unterstützung zu wünschen ist.

Einleitung

In: Josef M. Schmidt: Homöopathie und Heilfasten. Kontrollierte klinische Studie mit Thyreoidinum C30 bei Gewichtsstagnation von Heilfasten-Patienten. Essen, KVC-Verlag, 2003, S. 1-4

1 | Eines der umstrittensten Prinzipien, auf denen die Homöopathie beruht, ist das sogenannte Potenzieren, worunter – technisch gesehen – das schrittweise Verdünnen, Verreiben und Verschütteln von Arzneisubstanzen verstanden wird. Dieses Verfahren führt zweifellos zu einer Verminderung des materiellen Gehalts der Arznei-Auflösung. Darüber hinaus soll es aber – und hier scheiden sich die Geister der Anhänger und Kritiker der sogenannten Hochpotenzen – auch zu einer Steigerung der Arzneikräfte führen. Während diese im rohen Zustand des Arzneistoffs in gebundener Form vorliegen, sollen sie durch wiederholte mechanische Einwirkung auf die kleinsten Teile von der Materie befreit, entwickelt und sozusagen „vergeistigt“ werden.

Diese späte Theorie SAMUEL HAHNEMANNS steht in klarem Gegensatz zu einem der elementarsten Paradigmen der klinischen Pharmakologie, demzufolge das Vorhandensein eines Wirkstoffs eine unhintergehbare Voraussetzung für die Wirksamkeit eines Medikaments ist. Wo kein Wirkstoff vorhanden ist, kann keine (pharmakologische) Wirkung erwartet werden. Ein Behandlungsverfahren, das mit Verdünnungen arbeitet, die jenseits der LOSCHMIDT'schen Zahl liegen (das heißt Potenzen höher als C12), kann aus dieser Sicht allenfalls auf einem *Placebo*-Effekt beruhen.

Es liegt allerdings eine Anzahl von klinischen Studien einschließlich Metaanalysen vor, die die Behauptung der Wirksamkeit von Hochpotenzen zu unterstützen scheinen. Andererseits gibt es bisher so gut wie keine Studie mit positivem Ergebnis, bei der nicht zum Teil erhebliche methodische Mängel aufzufinden wären, was wiederum die Aussagekraft dieser Arbeiten als Ganze in Frage stellt. Meist waren die Fallzahlen zu klein, die Zielparameter nur subjektiv, das Design nicht klar und transparent oder die Durchführung mangelhaft. Außerdem fehlt es bis heute an klinischen Modellen, die geeignet sind, die sehr große Zahl von Variablen, die bei einer homöopathischen Verordnung im Spiel sind, auf ein überschaubares Maß zu reduzieren, ohne damit gleichzeitig den individualisierenden Ansatz der Homöopathie zu verletzen.

Vor diesem Hintergrund und der Problematik des gegenwärtigen Forschungsstandes bot es sich an, eine am ‚Krankenhaus für Naturheilweisen‘ seit Jahrzehnten praktizierte und in der Erfahrung am Krankenbett vielfach bewährte Indikation eines homöopathischen Hochpotenzpräparates kritisch zu überprüfen. Sowohl aufgrund pathophysiologischer als auch homöopathischer Überlegungen werden dort Patienten in sogenannten
Heilfasten-„Krisen“ mit *Thyreoidi- | num* C30 2
behandelt und die Ergebnisse unter qualitätsgesicherten Bedingungen dokumentiert.

Aus pathophysiologischen Untersuchungen ist bekannt, dass während des Fastens der Spiegel des Schilddrüsenhormons *Trijodthyronin* (T3) im Plasma absinkt, hauptsächlich aufgrund der Hemmung der extra-thyreoidalen Konversion von *Thyroxin* (T4) zu *Trijodthyronin* (T3). Gleichzeitig erhöht sich das reverse-T3, das jedoch biologisch inaktiv ist. Dieser Niedrig-T3-Zustand, also die Erniedrigung des biologisch aktiven T3 während des Fastens, wird als Anpassung des Organismus interpretiert, um durch eine Reduktion des Eiweiß- und Fett-Katabolismus den Energieverbrauch zu reduzieren. Verabreicht man dagegen einem fastenden Patienten T3 in stofflichen Dosen, erhöht dies dessen Gewichtsabnahme.

Am ‚Krankenhaus für Naturheilweisen' werden etwa ein Drittel der Patienten – neben anderen therapeutischen Maßnahmen – durch eine Heilfastentherapie nach BUCHINGER behandelt, die aus einer 160 kcal Diät und unbegrenztem Trinken von Mineralwasser und Kräuter- bzw. Früchtetee besteht. Die durchschnittliche tägliche Gewichtsabnahme sinkt dabei – je nach Heilfastendauer – von etwa 1,0 kg/d in den ersten Tagen auf circa 0,4 kg/d nach einer Woche. Trotz fehlender Zufuhr von Nahrungsmitteln kann es bei einem Teil der Patienten an einem oder mehreren Tagen zu einer Gewichtsstagnation oder sogar zu einer Gewichtszunahme kommen, die mit typischen Befindlichkeitsstörungen verbunden ist (sogenannte Fastenkrise).

Aus homöopathischer Sicht sind viele der bei „Fastenkrisen" auftretenden Beschwerden (Reizbarkeit, Apathie, Gedächtnisschwäche, Traurigkeit, Schlafstörungen, Stirnkopfschmerz morgens beim Erwachen, Übelkeit, Hunger, Verlangen nach kalten Getränken, Durst auf große Mengen, Hitzewallungen, Hitze an den Fußsohlen, körperliche Schwäche, Schwitzen, Herzklopfen, beschleunigter Puls, Ödeme usw.) dem Arzneimittelbild von *Thyreoidinum* ähnlich. Darüber hinaus finden sich in den homöopathischen Arzneimittellehren unter *Thyreoidinum* auch konstitutionelle Merkmale wie Abmagerung, Adipositas, Struma usw., die oft ebenfalls auf den Patienten, der sich gerade in einer Fastenkrise befindet, zutreffen.

Nach dem Ähnlichkeitsprinzip sollen Krankheitszustände mit einem Arzneimittel behandelt werden, das in seiner Prüfung an gesunden Menschen möglichst ähnliche Beschwerden hervorgerufen hat. Während die Anpassung des Arzneimittels grundsätzlich individuell zu erfolgen hat, wird bei sogenannten feststängigen Krankheiten, etwa Epidemien mit gleichbleibendem Erreger oder sonstigen Krankheiten gleicher Ursache, jeder Patient mit demselben Arzneimittel behandelt, nämlich mit dem, das der Gesamt-
3 krankheit in Ähnlichkeit | entspricht (vgl. ‚Organon', § 100 ff.). So wie HAHNEMANN Scharlach-Fieber grundsätzlich mit *Belladonna*, Syphilis mit *Mercurius solubilis*, Sykosis mit *Thuja occidentalis* usw. behandelte, könnte mit *Thyreoidinum* (Schilddrüsenextrakt) das spezifische Mittel für den Zustand einer typischen „Fastenkrise" gefunden sein.

Die vorangegangene klinische Erfahrung zeigte jedenfalls folgendes: Normalerweise verliert ein Patient während des Heilfastens täglich an Gewicht. Gerät er trotz strikter Einhaltung seiner „Diät" in eine „Fastenkrise", die mit Gewichtsstillstand oder Gewichtszunahme und entsprechenden Symptomen einhergeht, so kann er diese schneller überwinden, wenn er an diesem Tag eine Gabe *Thyreoidinum* C30 einnimmt. Bereits am nächsten Tag erhöht sich die Gewichtsabnahme wieder, die Beschwerden nehmen ab und das Heilfasten geht wieder seinen üblichen Gang.

Die wissenschaftliche Herausforderung bestand nun darin, zu überprüfen, inwieweit diese am Krankenbett beobachteten Effekte und Verläufe tatsächlich der Einmalgabe des homöopathischen Hochpotenzpräparates zugeschrieben werden können oder von anderen, möglicherweise nicht bekannten Ursachen abhängen. Die kritische Frage lautete: Kann das gleiche Resultat auch mit einem *Placebo* erzielt werden?

Die Voraussetzungen zur Erforschung dieser Frage waren in diesem Fall relativ günstig. Im Rahmen einer über fünf Jahre durchgeführten Heilfasten-Basisdokumentation wurden bereits alle Patienten, die heilfasteten, engmaschigen qualitätssichernden Maßnahmen unterzogen. So wurden ihre täglichen Gewichtswerte unter standardisierten kontrollierten Bedingungen gemessen und dokumentiert, aber auch ihre täglichen Aktivitäten, Trinkmenge, therapeutischen Maßnahmen, Beschwerden usw. durch Fragebögen erhoben und evaluiert. Dies erwies sich als ideale Infrastruktur für eine hierauf aufbauende randomisierte placebokontrollierte Doppelblindstudie, die nach strengsten GCP-Richtlinien (*good clinical practice*) durchgeführt werden sollte.

Der Vorteil der Auswahl dieses klinischen Modells lag zum einen darin, dass – im Gegensatz zu den meisten bisherigen Homöopathiestudien, die fast immer nur „weiche" Daten, wie die Selbst-

einschätzung von Beschwerden auf visuellen Analog-Skalen, untersuchten – hier ein objektiver Zielparameter verwendet werden konnte, nämlich der exakt messbare Gewichtsverlauf der Patienten. Zum anderen wurden durch eine Art Standardisierung der Behandlung einer vorab genau definierten Veränderung im Zustand und Befinden des Patienten viele der Schwierigkeiten und Variablen der Homöopathie der täglichen Praxis umgangen, etwa die individualisierende
4 Anamnese, Hierarchisierung der Sym- | ptome, Auswahl des Arzneimittels, der Potenzstufe, des Herstellers, Reaktion auf Verschlimmerungen, zweite Verordnung usw.

Inzwischen werden von immer mehr Vertretern der Homöopathie zwar sogenannte Ergebnisstudien favorisiert, die zeigen können, wie viel Erfolg homöopathische Behandlung überhaupt aus Sicht des Patienten hat, das heißt, wie viel Prozent seiner Beschwerden sich danach gebessert haben. Die Frage allerdings, ob bzw. inwieweit diese Besserung an der eingenommenen Arzneimittel-Auflösung, dem Rationale des homöopathischen Systems oder anderen Faktoren, Zufällen, Suggestionen usw. liegt, bleibt dabei unbeantwortet.

Um dagegen die Möglichkeit der Wirksamkeit homöopathischer Hochpotenzen nachzuweisen, müsste es erst einmal gelingen, die Wirksamkeit irgendeines Hochpotenz-Präparates an irgendeinem klinischen Modell zweifelsfrei nachzuweisen.

Vorwort des Herausgebers

In: Samuel Hahnemann: Organon der Heilkunst. Neufassung der 6. Auflage mit Systematik und Glossar von Josef M. Schmidt. München, Elsevier/Urban & Fischer, 2003, S. XI-XXIV. – 2. Aufl. München, Jena, Elsevier/Urban & Fischer, 2006, S. XI-XXIV

Das Organon der Heilkunst als Praxisausgabe

XII | HAHNEMANNS ‚Organon der Heilkunst' ist nicht ohne Grund vielfach als die Bibel der Homöopathie bezeichnet worden. Zum einen sollte damit ausgedrückt werden, dass die Lehre dieses heilkundlichen Systems – anders als die naturwissenschaftlich orientierte Medizin, deren Lehrinhalte oft innerhalb weniger Jahre von jeweils neuen Lehrmeinungen überholt und abgelöst werden – zu allen Zeiten auf dem Vermächtnis ihres 1843 verstorbenen Begründers und der von ihm gestifteten Tradition beruhte, beruht und beruhen wird. Grundkonzepte wie das Ähnlichkeitsprinzip, die Arzneimittelprüfung an Gesunden oder die Verwendung von Einzelmitteln, kleinsten Gaben usw. haben sich über zwei Jahrhunderte hinweg im Prinzip unverändert erhalten, was der homöopathischen Gemeinschaft ein Bewusstsein von Homogenität und Kontinuität über viele Generationen hinweg verlieh. Zum anderen war durch die Anerkennung des ‚Organons' als für alle Homöopathen verbindliches theoretisches wie praktisches Grundlagenwerk ein Kriterium zur Unterscheidung von „echten" und „unechten" Nachfolgern des Meisters gegeben. In der Tat war es das entweder uneingeschränkte oder nur teilweise Bekenntnis zu den im ‚Organon' enthaltenen Thesen HAHNEMANNS hinsichtlich Psora, Potenzierung, Allopathie usw., das von Anfang an die Homöopathie in eine „reine" (später „klassische") und eine „kritische" (später „naturwissenschaftliche") Richtung spaltete.

Im Gegensatz zur Frühzeit, als HAHNEMANN an der Universität Leipzig persönlich den Inhalt seines ‚Organons' lehrte und selbst in den USA die ersten Lehrer der Homöopathie nach dem noch unübersetzten deutschen ‚Organon' unterrichteten, kennen heute die meisten Homöopathen HAHNEMANNS Lehre nur aus der Sekundärliteratur. Je umfangreicher und unübersichtlicher diese wird und je weiter sich die zahlreichen neuen Strömungen innerhalb der gegenwärtigen Homöopathie verzweigen, desto unabweisbarer droht allerdings die Gefahr, dass die Homöopathie als Ganze ihre für sie konstitutiven Wurzeln und damit ihre Identität verliert. Gerechtfertigt sind Selbstbezeichnungen wie „klassischer Homöopath", „Hahnemannianer" oder Ähnliches nur dann, wenn eine bewusste Entscheidung für die Prinzipien und Maximen der Homöopathie HAHNEMANNS vorausgegangen ist. Dies setzt aber die Kenntnis ihrer authentischen Grundgedanken und damit ihrer Primärquellen voraus. Unter diesen ist die sechste Auflage des ‚Organons der Heilkunst' zweifellos das wichtigste und auch einzige Werk,[737] in dem HAHNEMANNS Lehre umfassend und aus seiner Sicht letztgültig dargestellt ist. Er selbst hat es als Werkzeug (griech.: *Organon*) bezeichnet, das den homöopathischen Arzt in seiner therapeutischen Praxis leiten und sei- | nen gebildeten XIII
Patienten seine ihnen meist ungewohnte Denkart näher bringen sollte.

Gerade das grundlegendste Lehrbuch der Homöopathie ist den meisten Lesern bisher aber ein Buch mit sieben Siegeln geblieben – aus äußeren und inneren, formalen und inhaltlichen Gründen. Zunächst dauerte es eineinhalb Jahrhunderte, bis der authentische Text der sechsten Auflage des ‚Organons' überhaupt der Öffentlichkeit zugänglich gemacht wurde. Bis 1921 war nur die 1833 publizierte fünfte Auflage des ‚Organons' bekannt gewesen. Dann gab RICHARD HAEHL eine Abschrift[738] des 1842 von HAHNEMANN fertiggestellten Manuskripts für die sechste Auflage heraus. Erst 1992 wurde eine textkritische Ausgabe des Original-Manuskriptes[739] HAHNEMANNS erstellt und 1996 mit der daraus extrahierten Standardausgabe[740] ein gesicherter, wissenschaftlich seitdem allein maßgeblicher Text geschaffen. Zwar wurde durch neuen Satz und neues Layout (Integration der Fußnoten HAHNEMANNS in den Haupttext und anderes) die Lesbarkeit gegenüber den veralteten früheren Ausgaben erheblich verbessert, doch blieben als Haupt-Schwierigkeiten für den praktischen Nutzen des Buchs HAHNEMANNS altertümlicher Stil, seine anspruchsvollen grammatikalischen Konstruktionen sowie die heute ungewohnte Orthographie und Interpunktion bestehen. Statt seitenlangen, mehrfach ineinander verschachtelten Sätzen mit ausgedehnten Partizipialkonstruktionen erwartet der heutige Praktiker aber von einem medizinischen Text kurze, prägnante und informative Aussagen, die das Wesentliche eines Sachverhalts auf den Punkt bringen. Andernfalls wird die im Text enthaltene Botschaft kaum die Mehrzahl der Leser erreichen, das heißt erkannt, verstanden und praktisch umgesetzt werden können.

Dieses noch verbliebene Rest-Hindernis für eine breite und unkomplizierte Rezeption des Inhalts des ‚Organons' so weit wie möglich auszuräumen, ist das Anliegen der hier vorliegenden Praxisausgabe. Dem vielbeschäftigten praktischen Arzt soll ebenso wie dem interessierten, philologisch nicht speziell versierten Laien ein Text geboten werden, der sowohl zuverlässig und vollständig jeden einzelnen Gedanken des Original-Manuskriptes HAHNEMANNS unverfälscht und unverkürzt wiedergibt, als auch nach heutigen Maßstäben leicht lesbar und verständlich ist. Für Skeptiker dieses Unterfangens sowie aus Gründen der Transparenz und wissenschaftlichen Redlichkeit wird in den Editionsrichtlinien sowie im Anhang dargelegt, welche Veränderungen in welcher Weise vorgenommen wurden, so dass – mit Einschränkungen – theoretisch auch Rückübersetzungen in die jeweils ursprüngliche Form möglich sind. Bei aller Erleichterung und Vereinfachung des Zugangs zu HAHNEMANNS Denken in dieser Praxisausgabe sollte man jedoch stets bedenken: Wissenschaftlich gültig und maßgeblich ist und bleibt die textkritische bzw. die Standardausgabe des ‚Orga- | nons der Heilkunst'.[741] XIV
Ohne die Propädeutik bzw. den Brückenschlag der Praxisausgabe wird es allerdings nicht sehr vielen Menschen des 21. Jahrhunderts gelingen, sich auf Anhieb in HAHNEMANNS Original-Wortlaut zurechtzufinden.

Ein gründliches Studium des Werkes lässt immer wieder erkennen, dass einige Aspekte der Lehre HAHNEMANNS über das ganze Werk redundant verteilt, andere dagegen nur in einzelnen, unscheinbaren Fußnoten versteckt aufzufinden sind. Fast zwangsläufig resultiert aus dieser kniffligen Situation der Wunsch vieler Rezipienten nach einer Übersicht der zentralen und der daraus abgeleiteten Gedanken HAHNEMANNS, gegliedert vor allem nach praktischen Gesichtspunkten. So wird der Haupttext hier erstmals um einen Systematik-Teil ergänzt, in dem nicht nur die verschiedenen Ebenen von HAHNEMANNS Äußerungen (Praxis, Theorie und Metaphysik) – soweit möglich – voneinander geschieden, sondern diese auch intern in logisch abgrenzbare Bereiche eingeteilt und auf ihre wesentlichen Aussagen komprimiert aufgelistet werden. Zunächst werden (I) die praktischen Anweisungen und Maximen, also die konkreten Leitlinien für die homöopathische Praxis, herausgeschält und systematisch geordnet wiedergegeben. Dann werden (II) die theoretischen Erklärungen und Hypothesen dargestellt, mit denen HAHNEMANN seine Behandlungs-Prinzipien zu begründen versuchte. Schließlich werden (III) die konzeptuellen Grundlagen und Voraussetzungen identifiziert, auf denen das System von HAHNEMANNS homöopathischer Heillehre beruht.

Insgesamt enthält die Systematik alle wichtigen Gedanken des Hauptteils des ‚Organons',[742] nur eben anders gegliedert. Anhand der jeweils in Klammern angegebenen Paragraphen lässt sich jede hier aufgelistete Aussage unschwer auch im Original auffinden, nachprüfen und im dortigen Kontext weiter vertiefen. Wie man auch immer zu HAHNEMANNS Lehre stehen mag: Bevor man sich vorbehaltlos zu etwas bekennt oder es pauschal ablehnt, sollte man es zuerst in authentischer Form kennengelernt, gewogen und geprüft haben. Vertretern wie Kritikern der Homöopathie sollte es anhand der hier gebotenen Hilfestellung nun allerdings nicht mehr allzu schwer fallen, sich diese Voraussetzung einer sachlichen und fairen Diskussion anzueignen.

Auch bei der besten Überarbeitung des Textes und Neugliederung seines Inhalts bleiben aus heutiger Sicht etliche der von HAHNEMANN verwendeten Wörter und Begriffe erklärungsbedürftig. Obwohl viele Krankheitsnamen, Arzneimittelbezeichnungen und philosophische Termini noch immer in Gebrauch sind und daher auf den ersten Blick nicht unverständlich erscheinen, verbindet HAHNEMANN damit oft etwas andere Vorstellungen und Konzepte als die uns vertrauten. Deshalb werden hier in einem Glossar die meisten der heute möglicherweise problematischen
XV Begriffe ei- | nerseits in ihrer Grundbedeutung, andererseits auch in ihrer authentischen Verwendung durch HAHNEMANN innerhalb des von ihm dargestellten Systems der Heilkunst wiedergegeben.

Der hier durchgeführte, für ein Glossar eher ungewöhnliche Ansatz, jeden der dargestellten Ausdrücke zusätzlich durch das ganze Werk zu verfolgen, verlangte allerdings die Beschränkung auf solche, die nicht öfter als 50-mal im Text gebraucht werden. Weggelassen wurden Worte wie

- „Krankheit", „Arznei", „Symptom" usw., die über 1.000-, 700- bzw. 300-mal vorkommen,
- „Mensch", „Kraft", „Wirkung" usw., „Natur", „Körper", „Fieber" usw. oder „Substanz", „Ursache", „Bild" usw., die über 200-, 100- bzw. 50-mal zu finden sind.

Diese und ähnliche weitere Termini würden den Rahmen des hier integrierten Lexikons sprengen. Unter den über 400 letztlich aufgenommenen Begriffen kommen – als einzige Ausnahmen – lediglich „Psora", „Pocken", „materiell" und „palliativ" etwas über 50-mal vor. Ergänzend zum Haupttext und zur Systematik ist es mit dem Glossar nun also auch möglich, fast alle wichtigen Schlüsselbegriffe des ‚Organons' einzeln in ihrer damaligen Bedeutung zu überblicken.

Als Anhang findet sich ein annähernd vollständiges Verzeichnis von mehr als 600 Wörtern und Begriffen des Original-Manuskriptes, die für die Praxisausgabe abgeändert wurden. In so gut wie allen Fällen handelte es sich dabei um stilistische Angleichungen an den heutigen Sprachgebrauch, ohne dass dies zu einer Veränderung der Bedeutung führte. So sagt man heute Allopathie statt Allöopathik, Blutung statt Blutfluss, Beule statt Brausche, Estragon statt Dragun, Durchfall statt Durchlauf, Appetit statt Esslust, Frau statt Weib usw. Nicht alle aufgelisteten Wörter wurden in allen Fällen durch eine der angegebenen Übersetzungen ersetzt. Je nach Zusammenhang wurden an manchen Stellen einige auch unverändert belassen. Die in der Liste in eckigen Klammern [] ergänzten Wörter dienen zur Verdeutlichung des jeweiligen Begriffsumfangs, sie wurden nicht im Text verwendet.

Ein Verzeichnis weggelassener Wörter zeigt, welche Bindewörter (aber, auch, nun oder Ähnliches) und Adjektive (ewig, unumstößlich, unwiderlegbar oder Ähnliches) bzw. welche Floskeln und Phrasen (daraus geht unwidersprechlich hervor, dass ...; ich brauche nicht weiter daran zu erinnern, dass ... oder Ähnliches) als entbehrlich eingestuft und übergangen wurden. Ein weiteres Verzeichnis enthält die Übersetzungen der lateinischen, griechischen und englischen Begriffe und Zitate, die HAHNEMANN im ‚Organon' anführt. Sie finden sich auch im Haupttext an der betreffenden Stelle, in eckigen Klammern [] eingefügt.[743]

Editionsrichtlinien

| Zu HAHNEMANNS Zeiten waren weder Ortho- XVI
graphie noch Interpunktion klar geregelt oder in

allgemein verbindlichen Standardwerken festgeschrieben, sondern noch weitgehend dem persönlichen Stil und Befinden des einzelnen Schriftstellers überlassen. So finden sich nicht selten innerhalb ein und derselben Abhandlung unterschiedliche Schreibweisen oder Abkürzungen eines Wortes, inkonsistente Kommasetzungen oder Ähnliches – was aus heutiger Sicht den Lesefluss behindert und ins Stocken geraten lässt.

In dieser Ausgabe wird der gesamte Text einheitlich in neuer deutscher Rechtschreibung wiedergegeben (nach Duden, 21. Aufl., 1996). Fremdsprachige Schreibweisen wurden möglichst einheitlich in die deutsche Form überfuhrt (Sauce → Soße; Cassave → Kassave usw.), fast alle Abkürzungen wurden ausgeschrieben (d.h., d.i. → das heißt usw.), getrennte Worte gelegentlich in ein Wort zusammengezogen (Durchfall stillende Kraft → durchfallstillende Kraft usw.), Klammern oft aufgelöst und Semikolon, Doppelpunkt, Gedankenstrich, Ausrufe- und Fragezeichen meist in einen Punkt oder ein Komma umgewandelt. Zahlen wurden bei technischen Angaben statt in Buchstaben in Ziffern ausgedrückt (3–4 Minuten, Verhältnis 1:100 usw.) und Paragraphen einheitlich nach heutigen Gepflogenheiten zitiert (§ x, § x f., §§ x-y). Fußnotenzeichen wurden grundsätzlich an der Stelle belassen, wo sie im Original-Manuskript standen, das heißt – bis auf wenige (zirka 15) Ausnahmen – vor dem folgenden Satzzeichen. Die von HAHNEMANN ausgiebig benutzte Schreibweise zusammengesetzter Begriffe mit Bindestrich (Krankheits-Stoff, Lokal-Übel, Befindens-Veränderung usw.) wurde ebenso wie seine daneben gebrauchte Zusammenschreibung solcher Komposita (Arzneimittel, Erstwirkung, Lebenskraft usw.) weitgehend beibehalten. Das von HAHNEMANN nicht ganz korrekt wiedergegebene HIPPOKRATES-Zitat wurde nach der heute gültigen Ausgabe von LITTRÉ berichtigt.[744]

Um den Gedankengang von im Original fast seitenlangen, grammatikalisch komplizierten oder zum Teil auch unvollständigen Sätzen klar und eindeutig zu strukturieren, wurden diese in ihre jeweiligen Sinneinheiten aufgeschlüsselt und nacheinander oft in einzelnen kürzeren Sätzen wiedergegeben. Kein Satz ist nunmehr länger als sechs Zeilen. Zur Erhöhung der Übersichtlichkeit wurden bei Aufzählungen im Haupttext gelegentlich Spiegelstriche eingefügt, lange Fußnoten-Absätze wurden durch weiche Zeilenschaltungen untergliedert. Zahlreiche, bis zu mehrere Zeilen lange Partizipialkonstruktionen wurden häufig in Relativsätze aufgelöst, einzelne Satzteile oder Wortfolgen in ihrer Reihenfolge umgestellt und Füll- | Wörter (nun, aber, XVII
demgemäß usw.) ebenso wie redundante oder rhetorische Satzbestandteile – soweit entbehrlich – weggelassen (jede Arznei in der Welt → jede Arznei; ein ewiges Naturgesetz → ein Naturgesetz usw.). Präpositionen, Artikel und Singular oder Plural wurden in die heute übliche Form gebracht (in Krankheiten → bei Krankheiten; die Rhabarber → der Rhabarber; die Beschwerde → die Beschwerden usw.). In Zitaten wurden Autorennamen und Titel grundsätzlich ausgeschrieben, sofern dies zweifelsfrei möglich war. Quellenangaben (Verlag, Ort, Jahr, Band, Seitenzahlen) wurden formal vereinheitlicht.

Rhetorische Fragen wurden als Aussagesätze, Konjunktive – soweit inhaltlich möglich – als Indikative, Vergangenheits- und Zukunftsformen als Präsens ausgedrückt, wie es dem Stil heutiger naturwissenschaftlicher Abhandlungen entspricht. Die umfangreiche Beschreibung der sogenannten alten Medizin, die HAHNEMANN in der Einleitung zum ‚Organon' vorwiegend im Imperfekt abgefasst hat, wurde fast durchgängig ins Präsens gesetzt, zumal das hier aufgebaute und angeprangerte Feindbild des Allopathen trotz seiner zusehends verblassenden historischen Relevanz HAHNEMANN als Antithese seines Ansatzes bis zuletzt – sozusagen zeitlos – präsent geblieben ist. Nur dort, wo eindeutig über vergangene Ereignisse berichtet wird, wurde das Imperfekt belassen.

Der schriftstellerische Stil HAHNEMANNS wurde – so weit dies bei den genannten Modifikationen möglich war – zu erhalten versucht. So blieb der Redundanzabbau begrenzt auf definitiv überflüssige Attribute (s.o.), umständliche Satz-Konstruktionen (unzweideutig wird dies durch die Erfahrung bestätigt, welche in allen

Fällen zeigt ... → die Erfahrung zeigt in allen Fällen ... oder Ähnliches) oder rhetorisch-polemische Ausdrücke, die inhaltlich nichts zur Sache beitragen (Wut, die nur das Erwachen eines bösen Gewissens in einem der Besserung unfähigen Herzen erzeugen kann, ... → Wut ... oder Ähnliches). Von HAHNEMANN häufig verwendete Präzisierungen einzelner Begriffe (die für die Krankheit verordnete Arznei, die Symptome des Kranken oder Ähnliches) wurden dagegen beibehalten, auch wenn die entsprechend vereinfachte Form ebenfalls verständlich wäre (die Arznei, die Symptome oder Ähnliches). Im heutigen Sprachgebrauch eher unübliche Wörter (*Miasma*, Idiosynkrasie, Siechtum, heroische Arzneien oder Ähnliches) wurden trotz Ihrer offensichtlichen Altertümlichkeit in der Praxisausgabe dennoch weiterverwendet, wenn sich kein modernes Pendant dafür finden ließ.

Inhaltlich enthält die vorliegende Praxisausgabe alle Aussagen des ‚Organon'-Manuskripts, nur eben in sprachlich gefälligerer Form. Im Original-Wortlaut waren die einzelnen Sätze häufig durch Kausal-Konjunktionen (weil – deshalb, daher, folglich oder Ähnliches) vordergründig zu einer Art aus sich selbst ableitbarem, konsistenten Gesamt-System verknüpft. Bei kritischer Betrachtung erweisen sich jedoch die meis-
XVIII ten dieser Verknüpfungen mehr | als taktische Konstruktionen (im Sinne einer *Petitio principii*) zur Rettung von Postulaten und Vermeidung von Widersprüchen denn als tatsächlich kausale Beweisführung. Da es aus praktischer Sicht relativ unerheblich ist, von welchen Annahmen und Schlussfolgerungen her die konkreten Handlungsanwiesungen begründet werden, wurden in der vorliegenden Ausgabe sämtliche Äußerungen HAHNEMANNS (praktische wie theoretische) als Thesen aufgefasst und unter weitgehendem Verzicht auf rhetorische Verbindungen so sachlich und neutral wie möglich wiedergegeben.

Bisherige Organon-Ausgaben und -Bearbeitungen

Die bis heute im deutschsprachigen Raum publizierten Ausgaben der sechsten Auflage des ‚Organons der Heilkunst' lassen sich auf zwei Quellen zurückfuhren.

- Der eine Strang der deutschen ‚Organon'-Ausgaben geht auf die 1921 von RICHARD HAEHL herausgegebene Fassung zurück, die auf einer Abschrift des Manuskriptes HAHNEMANNS beruht, die dessen Witwe 1865 hatte anfertigen lassen. Diese zuerst bei WILLMAR SCHWABE in Leipzig publizierte Ausgabe wurde in der Folge von den Verlagen ‚Haug', ‚Hippokrates', ‚Barthel & Barthel' sowie zuletzt bei ‚Sonntag' (hrsg. von CLASSEN) unverändert nachgedruckt, zum Teil direkt als Reprint der Ausgabe von 1921, zum Teil in neuem Schriftsatz.[745] Die stilistische Überarbeitung des ‚Organons' durch KURT HOCHSTETTER wurde ebenso wie der deutsche Teil einer viersprachigen ‚Organon'-Ausgabe anhand der HAEHL'schen Ausgabe angefertigt, auf die sich auch noch ULRICH KOHLERS „inhaltlich zusammenfassende Überarbeitung" des ‚Organons' von 1999 bezieht.
- Der andere Strang der deutschen ‚Organon'-Überlieferung beginnt mit der 1992 bei ‚Haug' erschienenen textkritischen Ausgabe von HAHNEMANNS 1842 fertiggestelltem Original-Manuskript und setzt sich mit der 1996 publizierten Standardausgabe und der 2001 veröffentlichten ‚Organon'-Synopse fort, die beide aus der textkritischen Ausgabe hervorgegangenen sind und damit als authentisch gelten können. Ebenfalls direkt auf HAHNEMANNS Original-Manuskript beruht schließlich die vorliegende Praxisausgabe.

Die erste deutsche Bearbeitung der sechsten Auflage des ‚Organons der Heilkunst' verfasste EMIL SCHLEGEL 1925, dessen Paraphrase und Kommentar zu den 291 Paragraphen sich stark auf KENTS Vorlesungen zur homöo-
| pathischen Philosophie stützte, dem allerdings XIX
lediglich die amerikanische Übersetzung der 1833 erschienenen fünften Auflage des ‚Organons' zur Verfügung gestanden war. Bei seinem Versuch, dem ‚Organon' „die modernen Anschauungen großzügig anzupassen", bezog sich SCHLEGEL – neben dem Hinweis auf Parallelen zu PLATON, PARACELSUS und GOETHE –

auf das Arndt-Schulz'sche biologische Reizgesetz, August Bier, moderne Philosophen (Husserl, Driesch) und Physiker (Nernst) sowie auf zeitgenössische homöopathische Literatur.

Eine (unkommentierte) stilistische Überarbeitung des deutschen Textes der sechsten Auflage des ‚Organons' gab 1974 Kurt Hofstetter heraus, wobei er sich auch auf die spanische und französische Ausgabe stützte. Die Einleitung wurde dabei stark gekürzt, „weniger wichtig" scheinende Sätze sowie „heute nicht mehr vertretbare Anschauungen" aus den Paragraphen in den (unvollständigen) Anmerkungsteil im Anhang verfrachtet, „wertvolle Bemerkungen" dagegen aus den Fußnoten in den Haupttext übernommen (teilweise auch in andere Paragraphen, zum Beispiel Anm. § 143/1 in § 139), „langatmige Wiederholungen" im Paragraphenteil klein gedruckt („damit sie übersprungen werden können") und Begriffe wie „Miasmen" an einigen Stellen durch „Infektionsstoffe" ersetzt. Neben diesen und anderen Eingriffen in den Aufbau und die Terminologie des Originals finden sich auch sinnentstellende Fehler, zum Beispiel „arzneiliche Genüsse" statt „arzneiliche Gemüse" (§ 125) oder „jederzeit" statt „jeder Arznei" (§153).

Die Kurzfassungen des Inhalts des ‚Organons der Heilkunst', die 1981 von Werner Buchmann und 1996 von Theo Raspe veröffentlicht wurden, sind zusammenfassende und zum Teil stark verkürzende Paraphrasen der einzelnen Paragraphen, in der im ‚Organon' vorgegebenen Reihenfolge, ohne Gliederung oder Kommentar. Die von Carl Classen 1998 publizierte 17-seitige ‚Organon'-Übersicht unterscheidet sich von den beiden durch selbst ergänzte Gliederungs-Überschriften und gelegentliche Bemerkungen und Querverweise zu anderen Paragraphen. Während in dieser Übersicht zahlreiche Paragraphen gar nicht oder nur gruppenweise erwähnt wurden, bot sich in einer hierauf basierenden „Studienausgabe" des ‚Organons', die Carl Classen 2002 herausgab, auch Platz für Paraphrasen jedes einzelnen Paragraphen. Jedem jeweils auf der linken Seite abgedruckten Paragraphen aus Haehls ‚Organon'-Ausgabe wurde auf der jeweils rechten Seite eine Zusammenfassung desselben gegenübergestellt.

Die 1999 von Ulrich Kohler präsentierte „inhaltlich zusammenfassende Überarbeitung" des ‚Organons der Heilkunst' besteht aus einer sprachlich weitgehend gelungenen Modernisierung des Textes, die allerdings aufgrund der vorgenommenen Kürzung des Inhalts um zahlreiche Details, Anmerkungen und Beispiele bei gleichzeitiger Ergänzung eigener Einschübe (§ 133 und andere) nicht als komplett und authentisch gelten kann. Ver- | kehrte Wortkom- XX
binationen („kehrt auf" statt „kehrt zurück" oder „tritt auf", § 233), inhaltliche Ungenauigkeiten (in § 154 wird zum Beispiel nur eine quantitative, statt auch eine qualitative Ähnlichkeit gesehen) und sinnwidrige Gedankenfehler („auch dann, wenn" statt „ausschließlich, wenn", § 206; „entweder unfähig oder unwillig" statt „fähig und nicht willig", § 254; „palliative Wiederherstellung ... durch öfteres augenblickliches ... Eintauchen" statt „homöopathische Beihilfe durch augenblickliches Eintauchen und palliative Wiederherstellung durch öfter wiederholtes Eintauchen", § 291; und andere) schmälern zusätzlich den Wert der ansonsten nützlichen Bearbeitung.

Setzten sich die bisher genannten Bearbeitungen alle mit der Haehl'schen Ausgabe des ‚Organons' auseinander, so war der 2001 von Matthias Wischner publizierte ‚Organon'-Kommentar der erste, dem ausschließlich die Standardausgabe, das heißt letztlich das Original-Manuskript Hahnemanns zugrunde liegt. Die eigenständige Gliederung des Werkes und die nacheinander abgehandelten Erläuterungen zu sämtlichen Teilen des ‚Organons' (Titelblatt, Vorrede, Inhaltsverzeichnis, Einleitung sowie die 291 Paragraphen) zeugen von solider Sachkenntnis und kritischer historisch-philosophischer Reflexion, die nicht nur Hahnemanns wissenschaftliche Verdienste würdigt, sondern auch offensichtliche Ungereimtheiten und Widersprüche in seinem Ansatz ortet und benennt. Bei der streng nacheinander durchgeführten Behandlung jedes einzelnen Paragraphen kann manchem Leser im Laufe der 250 Seiten allerdings leicht der Gesamtzusammenhang verloren gehen.

In dem ebenfalls 2001 erschienenen Taschenatlas Homöopathie in Wort und Bild wurde – unabhängig davon und doch komplementär dazu – versucht, das bis dato meist unhinterfragte Diktat der Reihenfolge der Paragraphen zu verlassen und den Inhalt des ‚Organons' nach praktisch relevanten Themengruppen gegliedert darzustellen. Die als Belege jeweils in Klammern angegebenen Paragraphenzahlen machten hier deutlich, welche Gedanken und Thesen HAHNEMANNS an sehr vielen Stellen und welche oft nur in einer (leicht zu übersehenden) Fußnote des Textes zu finden sind. Die formalen Vorgaben des Taschenatlas (Bild-Text-Einheiten mit festgelegtem Satzspiegel) gestatteten allerdings keine vollständige Wiedergabe sämtlicher Details, sondern nötigten zur Beschränkung auf ausgewählte wichtige und dabei graphisch darstellbare Themen in einem vorgegebenen Umfang.

Die hier vorliegende Praxisausgabe des ‚Organons der Heilkunst' enthält nun eine Systematik, die den Ansatz des Taschenatlas zu einer umfassenden Darstellung des gesamten Inhalts des ‚Organons' weitergeführt hat. Sowohl die praktischen Vorschriften (I) als auch die theoretischen Begründungen (II) und fundamentalen Prämissen
XXI (III) werden in der Reihenfolge | dargestellt, die sich aus dem logischen Ort jedes einzelnen Gedankens innerhalb des Gesamtsystems ergibt. In Verbindung mit dem sprachlich auf den neuesten Stand gebrachten Original-Text des ‚Organons' hat damit das letzte Vermächtnis HAHNEMANNS eine Transparenz und fassbare Struktur erhalten, die künftig nicht nur eine breite Rezeption, sondern auch eine gezielte, sachliche Auseinandersetzung mit dem „Buch der Bücher" der homöopathischen Literatur ermöglichen sollten.

Dem ‚Urban & Fischer Verlag', besonders Herrn ROLF LENZEN, Frau Dr. SABINE TATÒ, Frau STEFANIE REGENSBURGER und Frau ELISABETH HARTH, sei für die Anregung zu diesem Werk, die bereitwillige Unterstützung in all seinen Phasen, die konstruktiven Verbesserungs-Vorschläge sowie die sehr freundliche und produktive Zusammenarbeit herzlich gedankt.

Bibliographie

Organon-Ausgaben

Deutsch

HAHNEMANN, SAMUEL: Organon der Heilkunst. Nach der handschriftlichen Neubearbeitung Hahnemanns für die 6. Auflage hrsg. und mit Vorw. versehen von RICHARD HAEHL. Schwabe, Leipzig 1921

HAHNEMANN, SAMUEL: Organon der Heilkunst. Erneuter Nachdruck der von Richard Haehl herausgegebenen 6. Auflage. Hippokrates, Stuttgart 1982

HAHNEMANN, SAMUEL: Organon der Heilkunst. Ausg. 6B (Organon of medicine, edition 6B, Organon de la médecine, Organon de la medicina). Viersprachige Ausgabe. Haug, Heidelberg 1983

HAHNEMANN, SAMUEL: Organon original. Samuel Hahnemanns „Organon der Heilkunst". Letzte und 6. Auflage. O.-Verlag [Barthel & Barthel], Berg 1985

HAHNEMANN, SAMUEL: Organon der Heilkunst. Textkritische Auflage der sechsten Auflage. Bearb., hrsg. und mit einem Vorw. versehen von JOSEF M. SCHMIDT. Haug, Heidelberg 1992, Neuausgabe 1999

HAHNEMANN, SAMUEL: Organon der Heilkunst. Standardausgabe der sechsten Auflage. Auf der Grundlage der 1992 vom Herausgeber bearbeiteten textkritischen Ausgabe des Manuskriptes Hahnemanns (1842) hrsg. von JOSEF M. SCHMIDT. Haug, Heidelberg 1996, Neuausgabe 1999

HAHNEMANN, SAMUEL: Organon-Synopse. Die 6 Auflagen von 1810–1842 im Überblick. Bearb. und hrsg. von BERNHARD LUFT und MATTHIAS WISCHNER. Haug, Heidelberg 2001

Englisch

| HAHNEMANN, SAMUEL: Organon of Medicine. XXII
Sixth edition after Hahnemann's own written revision for the sixth edition. Translated with preface by WILLIAM BOERICKE. Boericke & Tafel, Philadelphia 1922

HAHNEMANN, SAMUEL: Organon of Medicine. 1st English translation of the definite 6th edition of the original work on homoeopathic medicine, a new translation by J. KÜNZLI, A. NAUDE and P. PENDLETON. Tarcher, Los Angeles 1982, Gollancz, London 1983

HAHNEMANN, SAMUEL: Organon of the Medical Art. Edited and annotated by WENDA BREWSTER O'REILLY. The sixth edition of Samuel Hahnemann's work of genius based on a translation by STEVEN DECKER. Redond, Washington 1996

Organon-Adaptationen und Kommentare

SCHLEGEL, EMIL: Samuel Hahnemanns Ordnung der Heilkunde. Das Organon der Heilkunst, zuerst 1810 erschienen nach der neuesten Auflage und unter Benützung von Vorlesungen weiland Professor J.T. Kents in Chicago für das Studium der Homöopathie erläutert. Sonntag, Regensburg 1925

HAHNEMANN, SAMUEL: Organon der Heilkunst. Nach der handschriftlichen Neubearbeitung Hahnemanns für die 6. Auflage neu hrsg. und stilistisch völlig überarb. von KURT HOCHSTETTER Haug, Heidelberg 1974

BUCHMANN, WERNER: Die Grundlinien des Organon. Haug, Heidelberg 1981, 2. Aufl. 1989

RASPE, THEO: Hahnemanns Organon. Kurzgefasst, in heutiger Sprache. Barthel & Barthel, Nendeln 1996, 3. Aufl. 2002

CLASSEN, CARL: Organon-Übersicht. Übersicht zu Hahnemanns 6. Organon. Institut Ars Curandi, Karlsruhe 1998

KOHLER, ULRICH: Hilfe zu Samuel Hahnemanns Organon der Heilkunst, Inhaltlich zusammenfassende Überarbeitung, Themengruppenverzeichnis, Index (Homöopathische Hilfsmittel. Bd. 3). Hahnemann Institut, Greifenberg 1999

BUCHMANN, WERNER: Grundlinien der Homöopathie in Hahnemanns Werk. Eine Einführung in Organon, Reine Arzneimittellehre und Chronische Krankheiten. Haug, Heidelberg 2000

WISCHNER, MATTHIAS: Organon-Kommentar. Eine Einführung in Samuel Hahnemanns Organon der Heilkunst. Mit einem Glossar zeitgenössischer Begriffe. KVC-Verlag, Essen 2001

CLASSEN, CARL: Hahnemanns Organon der Heilkunst. Studienausgabe für die Praxis. Originaltext der 6. Auflage mit Auszügen der 5. Auflage mit Gliederung, Inhaltsangaben, Erläuterungen und Stichwortverzeichnis. Sonntag, Stuttgart 2002

Grundlagen, Begriffe und Hintergründe

| BAUR, JAQUES: Ein Buch geht um die Welt. Die kleine Geschichte des Organon des Dr. Ch. F. Samuel Hahnemann. Übers. von WOLFGANG SCHWEITZER. Haug, Heidelberg 1979 XXIII

SCHMIDT, JOSEF M.: Die philosophischen Vorstellungen Samuel Hahnemanns bei der Begründung der Homöopathie. Sonntag, München 1990

GAIER, HARALD: Thorsons Encyclopaedic Dictionary of Homoeopathy. Thorsons, London 1991

YASGUR, JAY: Homeopathic Dictionary and Holistic Health Reference. 4th edition. Van Hoy Publishers, Greenville, Pennsylvania 1998

LUCAE, CHRISTIAN: Grundbegriffe der Homöopathie. Ein Wegweiser für Einsteiger. KVC-Verlag, Essen 2000

SCHMIDT, JOSEF M.: Taschenatlas Homöopathie in Wort und Bild. Haug, Heidelberg 2001

WISCHNER, MATTHIAS: Organon für Anfanger. KVC-Verlag, Essen 2002

MINDER, PETER: Gesamtregister zu Hahnemanns Werk. Sach-, Arznei- und Personenverzeichnis. Haug, Stuttgart 2002

| München, im August 2003 XXIV

Dr. med. Dr. phil. Josef M. Schmidt

[Zusatz zur Ausgabe von 2006]

| München, im Juli 2006 XXIV

PD Dr. med. Dr. phil. Josef M. Schmidt

Anhang
Kleine Schriften zur Geschichte und Theorie der Medizin

Kritik des Allgemeinarztes am Arztbrief

In: Zeitschrift für Allgemeinmedizin 1979; 55 (35/36): 2003-2010

Zusammenfassung

2003 | Der Autor geht der Frage nach, wie es dazu kommt, dass eine große Zahl von Allgemeinärzten Kritik am Arztbrief übt und sich darin von ihren Kollegen in der Klinik verletzt oder überheblich behandelt fühlt. Dazu wurden 1.251 Arztbriefe, die ein Münchner Allgemeinarzt in fünf Jahren von Klinikärzten zugeschickt bekam, ausgewertet. Die Berichte bezogen sich etwa zur Hälfte auf stationäre (648) und ambulante (603) Untersuchungen bzw. Behandlungen. Insgesamt fanden sich in 256 Arztbriefen (etwa 20 %) Stellen, die ein Allgemeinarzt beanstanden könnte – bei den Berichten über stationäre Untersuchung bzw. Behandlung 15 %, bei den ambulanten 26 %. Der Grund der Beanstandungen waren meist Banalitäten im Arztbrief oder Verstöße gegen die Berufsordnung in der Weise, dass vom Allgemeinarzt an die Klinik überwiesene Patienten von den Klinikärzten unnötig lange ambulant wiedereinbestellt wurden.

Banalitäten fanden sich in fast 5 % aller untersuchten Arztbriefe, nicht korrekte Wiedereinbestellungen in etwas über 10 %, ebenfalls nicht ganz korrekte, doch weniger gravierende Wiedereinbestellungen in etwas über 5 %.

Einleitung

2004 | In einer Zeit, in der sich die Medizin in immer engere Spezialgebiete aufteilt, gewinnen alle Mittel an Bedeutung, die dazu beitragen, ein Konsilium zwischen Ärzten verschiedener Fachrichtungen zuwege zu bringen. Dazu gehört unter anderem der Arztbrief, der in letzter Zeit immer häufiger Gegenstand der Kritik von Seiten der Ärzteschaft wurde. Während die Klinikärzte und Fachärzte vor allem die mangelnde Information durch den überweisenden Allgemeinarzt bemängeln, beklagen diese zum Beispiel das verspätete Eintreffen der Entlassungsberichte und das unkollegiale Verhalten ihrer Kollegen.

„Zusammenarbeit der Ärzte“ – in der Berufsordnung geregelt

Wir haben uns in dieser Arbeit darauf beschränkt, das angeblich unkollegiale, überhebliche Verhalten der Kliniker den Allgemeinärzten gegenüber zu untersuchen. Dabei achteten wir insbesondere auf Verstöße gegen die Berufs- | Ordnung, in der 2005
in den §§ 3 und 15 an die „Zusammenarbeit der Ärzte“ bzw. an das „kollegiale Verhalten“ der Ärzte appelliert und im § 16 die „Behandlung von Patienten anderer Ärzte“ geregelt wird.[746]

NEUMANN-MANGOLDT[747] berichtete 1970 über Untersuchungen von HADFIELD aus England, wonach sich jeder fünfte Praktiker durch das verspätete Eintreffen der Entlassungsbriefe und bemängelnde und taktlose Bemerkungen von Seiten der Kliniker verletzt fühlte. Aus Frankreich lagen ähnliche Berichte vor (P. FREUR, M. SERISE, P. COUDRAU und E. BODEAU). 1976 kam KRUSCHE[748] aufgrund einer Umfrage unter Münchner Allgemeinärzten und Internisten zu folgendem Ergebnis: „Ein Viertel der niedergelassenen Ärzte fühlt sich also durch die Berichte der Kliniker herablassend, jedenfalls nicht kollegial behandelt“ und „15 % der niedergelassenen Ärzte geben negative Erfahrungen hinsichtlich der Kooperationswilligkeit des Kollegen in der Klinik an“.

Unser Anliegen war es, das Zustandekommen bzw. die Berechtigung dieser teilweise sehr schlechten Meinung der Allgemeinärzte von den

Klinikern zu untersuchen. Dazu werteten wir die Arztbriefe aus, die ein Münchner Allgemeinarzt im Laufe von fünf Jahren (1972–1977) von Klinikärzten erhalten hatte. Wir beschränkten uns dabei auf die Briefe und ausgefüllten Vordrucke, die ausschließlich für diesen Arzt verfasst waren und somit einen persönlichen Dialog zwischen den Ärzten darstellten. Operationsberichte, Befunde von Pathologischen Instituten, Versicherungsgutachten, Kurberichte, Durchgangsarztberichte, Nachschauberichte, Berichte über den Tod eines Patienten, Verlegungsberichte sind ihrem Wesen nach eher Monologe, die keine Empfehlungen an einen bestimmten Arzt enthalten. Dadurch, dass hier allen Kollegen, die mit dem Patienten in irgendeiner Form zu tun haben, berichtet wird, sind diese Berichte für die Beurteilung des Verhältnisses zwischen Allgemeinarzt und Klinikarzt belanglos.

Wir fanden 1.251 solche persönlichen Arztbriefe und suchten aus ihnen die Stellen heraus, die aus der Sicht des Allgemeinarztes beanstandet werden könnten.

Ergebnisse

Die Mehrzahl der 1.251 untersuchten Berichte waren nicht zu beanstanden (995). Es wurde über Diagnosen und Befunde korrekt berichtet und über das weitere Vorgehen wurde dem Allgemeinarzt lediglich ein fachärztlicher Rat gegeben oder die Weiterbehandlung ganz ihm überlassen.

2006 | In 256 Briefen (20,5 %) fanden wir jedoch Stellen, die ein Allgemeinarzt, der einen solchen Brief bekommt, durchaus beanstanden könnte.

Unterschätzt der Kliniker den Allgemeinarzt?

Es handelte sich hierbei zum einen um eine zu ausführliche Darlegung von Banalitäten von Seiten der Kliniker im Sinne einer demonstrativen Unterschätzung der Fähigkeiten des Allgemeinarztes. So wurde er zum Beispiel belehrt, dass er bei einem Hypertoniker „den Blutdruck kontrollieren“ sollte, dass man ein geprelltes Gelenk am besten „einige Tage schont“, oder dass man nach einer Hernien-Operation „körperliche Schonung“ rät! Zum anderen handelte es sich bei unseren Beanstandungen um Dokumentationen unkollegialen Verhaltens bzw. von klaren Verstößen gegen die Berufsordnung in der Weise, dass die Kliniker vom Hausarzt überwiesene Patienten immer wieder einbestellten, ohne sich der Zustimmung des Hausarztes zu vergewissern (wozu sie nach § 16 verpflichtet sind).

Im Einzelnen ergab sich die in Tabelle I. wiedergegebene Aufgliederung.

22 % der beanstandeten Briefe oder Vordrucke enthielten so banale Empfehlungen oder Hinweise an den weiterbehandelnden Arzt, dass sich ein Allgemeinarzt durch eine so offenkundige Geringschätzung seiner fachlichen Qualitäten durchaus überheblich behandelt fühlen kann.

Etwas weniger häufig waren die Wiedervorladungen eines Patienten zu allgemeinärztlichen Kontrollen, die ambulant durchgeführt werden, doch eigentlich Sache des Hausarztes wären, zum Beispiel Kontrolle bestimmter Laborwerte, zum Verbandwechsel oder zum Fädenziehen (knapp 20 % der Beanstandungen).

In knapp 19 % unserer Beanstandungen fanden wir Wiedervorladungen eines Patienten zur ambulanten fachärztlichen Kontrolle des Allgemeinbefundes und des Heilungsverlaufs, die auch von einem niedergelassenen Facharzt durchgeführt werden könnte.

Weitere 12 % betrafen Wiedereinbestellungen eines Patienten zu ambulanten Kontrolluntersuchungen wie zum Beispiel Gastroskopie, Koloskopie, Röntgenkontrollen oder Behandlungen, zu denen zwar eine spezielle Ausrüstung und Ausbildung erforderlich ist, die aber ebenfalls bei einem niedergelassenen Facharzt durchgeführt werden könnten. Zusammen ergeben diese Fälle 72 % aller beanstandeten und 15 % aller überhaupt untersuchten Arztbriefe.

Ebenfalls nicht ganz korrekt, wenn auch weniger gravierend, sind die Fälle, in denen ein Patient ohne vorausgehende Rücksprache mit dem behandelnden Hausarzt zu einer Kontrolluntersuchung oder Behandlung wiedereinbestellt wurde, falls diese nur stationär möglich ist, wie zum Beispiel Punktionen oder Operationen | (6 % der 2007

Beanstandungen) oder wenn noch eine Untersuchung zu einer genauen Differentialdiagnose nötig ist (10 % der Beanstandungen).

In den restlichen 10 % der Fälle, die wir als am wenigsten gravierend ansahen, wurde entweder für bereits getroffene Vereinbarungen mit dem Patienten nachträglich pro forma das Einverständnis des Hausarztes vorausgesetzt (5,5 %), oder es wurde zwar der Patient gebeten bzw. ihm angeraten, sich wieder vorzustellen, nicht aber der behandelnde Arzt, ihn wieder zu überweisen (etwa 4 %). – Von den 1.251 ausgewerteten Arztbriefen stammten 648 von einer Station und 603 aus der Ambulanz eines Krankenhauses. Die Berichte über eine stationäre Untersuchung bzw. Behandlung waren nur in 15 % der Fälle zu beanstanden, und zwar sowohl die ausführlichen Briefe als auch die ausgefüllten Vordrucke. Die Berichte über die ambulante Versorgung wurden dagegen zu 26 % beanstandet – wiederum ausführliche Briefe etwa genauso häufig wie die Vordrucke. Bei der weiteren Aufgliederung der beanstandeten Arztbriefe wurde unter anderem deutlich, dass die Stellen, die wir als am wenigsten gravierend beurteilten, fast ausschließlich in den ausführlichen Briefen zu finden sind (12/13 bzw. 11/14), und zwar am häufigsten in denen über stationäre Behandlung. Dagegen machen die Banalitäten bei den ausführlichen Arztbriefen nur eine sehr geringe Zahl aus; am häufigsten sind diese in den Vordrucken zu finden, besonders in denen über eine ambulante Behandlung.

Diskussion

Wir beschränkten uns auf die Beurteilung der Arztbriefe, die ein bestimmter Allgemeinarzt von seinen Kollegen in der Klinik erhalten hat. Da sich der betreffende Arzt in der beschriebenen Zeit weder durch die Größe oder Lage seiner Praxis noch durch die Zahl seiner Patienten oder Ähnlichem vom Durchschnitt seiner praktizierenden Kollegen unterschied, sind unsere Ergebnisse bedingt auch auf andere Allgemeinpraxen übertragbar.

Jeder fünfte Arztbrief ist zu beanstanden...

Der Arzt, dessen Ablage wir untersuchten, bekam in fünf Jahren 1.251 Arztbriefe zugesandt; das entspricht etwa einem Brief pro Werktag. Anhand dieser Häufigkeit lässt sich die Wichtigkeit eines korrekten und kollegialen Arztbriefes ermessen: Wenn nämlich, wie diese Arbeit zeigt, jeder fünfte Arztbrief zu beanstanden ist, also der Allgemeinarzt sich jede Woche wieder verletzt oder übergangen fühlt, so bleibt das auf lange Sicht nicht ohne Auswirkungen auf das zwischenärztliche Verhältnis. Das Interesse an der Zusammenarbeit mit den Kollegen wird mit der Zeit abnehmen, was letztlich aber dem Patienten schadet.

Wenden wir uns den einzelnen Beanstandungen zu:

In etwa 22 % der beanstandeten und in fast 5 % der überhaupt untersuchten Briefe oder Vordrucke fanden wir Empfehlungen der Kliniker an den Allgemeinarzt, die aufgrund ihrer Banalität besser weggelassen worden wären. Zumindest aber sollten sie in anderer Form geschrieben werden: weniger als schulmeisterliche Belehrung des Allgemeinarztes über wohlbekannte Selbstverständlichkeiten als vielmehr in Form eines Tips unter Kollegen.

Die Problematik dieser Empfehlungen betrifft hier nicht den Inhaltsaspekt der ärztlichen Kommunikation, da die sachliche Richtigkeit der Mitteilungen beiden Partnern bekannt und unbestritten ist, als vielmehr den Beziehungsaspekt,[749] also die unterschiedliche Auffassung der einzelnen Ärzte über ihr Verhältnis zueinander.

Allgemeinarzt – Klinikarzt: Ein „verewigtes Lehrer-Schüler-Verhältnis“?

Da für die meisten Klinikärzte Allgemeinmedizin nichts anderes als die Summe der verschiedenen Spezialfächer ist, und überdies die Allgemeinärzte ihre Ausbildung nur von Klinikern erhalten haben, besteht oft zwischen Allgemein- und Klinikärzten ein zu Unrecht „verewigtes Lehrer-Schüler-Verhältnis“.[750] Aus diesem Überlegenheitsgefühl der Kliniker und ihrer Rolle als Lehrer resultieren dann diese Belehrungen über Banalitäten, die die Allgemeinärzte mit Recht verärgern. Denn auch wenn die Fälle, bei

2008 denen eine | Überweisung in eine Klinik nötig ist, nur etwa 2 % der Patienten eines Allgemeinarztes ausmachen, könnte man diesem die Weiterbehandlung dieser Patienten auch ohne den ausdrücklichen Hinweis auf bekannte Trivialitäten überlassen. Schließlich hat er sich in seiner Ausbildung – obwohl für den Großteil seiner Patienten nur bedingt verwertbar – zehn Jahre lang (sechs Jahre Universitätskliniken und vier Jahre klinische Weiterbildung) ausschließlich mit diesen klinischen Fällen beschäftigt.

Die zweite große Gruppe unserer Beanstandungen bezieht sich auf Verstöße gegen die Berufsordnung, insbesondere gegen den § 16. Dieser schützt vor allem den niedergelassenen Allgemeinarzt davor, seine Patienten für immer oder für längere Zeit zu verlieren, wenn er sie einmal zur Abklärung eines unklaren Befundes oder zur Behandlung einer Krankheit einem Facharzt oder einer Klinik überweist. Dieser Paragraph schafft andererseits erst die Voraussetzung dafür, dass der Hausarzt auch in größerem Maße von der Möglichkeit der Durchuntersuchung oder kurzfristigen Weiterbehandlung durch Spezialisten Gebrauch macht. Da die diagnostischen und therapeutischen Möglichkeiten des Allgemeinarztes beschränkt sind, weil er in manchen Fällen weder über das nötige Personal noch über bestimmte Apparaturen und die dazu nötige Spezialausbildung noch über die Möglichkeit zur ständigen Überwachung eines Patienten verfügt, ist die rechtzeitige Überweisung an einen Facharzt oder eine Klinik für den Patienten oft von großer Bedeutung.

Muss die ambulante Kontrolle stattfinden?

Mit fast 20 % unserer Beanstandungen waren von den Wiedereinbestellungen die Fälle am häufigsten, wo Patienten, die schon längst durch ihren Hausarzt weiterbetreut werden sollten, noch weiterhin von den Klinikärzten ambulant einbestellt werden. So fanden wir Wiedervorladungen nur zum Verbandwechsel, zum Fädenziehen, zur Gipsabnahme, zur Kontrolle des Blutzuckers, des Calciumwertes, der Blutfettwerte usw. Es scheint, als hielten einige Kliniker einen Allgemeinarzt zu diesen Verrichtungen bzw. Laborkontrollen nicht imstande. Angesichts dieser demonstrativen Geringschätzung der Allgemeinärzte ist es nicht verwunderlich, wenn sich diese durch derartige Mitteilungen, wie wir sie in 4 % aller untersuchten Briefe fanden, gelegentlich gekränkt oder verletzt fühlen. Zum einen werden sie durch unlautere Handlungsweise aus ihrer Behandlungstätigkeit verdrängt (§15/1 der Berufsordnung), zum anderen spüren sie diese Überheblichkeit der Kliniker, die ihnen eine adäquate Weiterbehandlung des Patienten offensichtlich nicht zutrauen. Ganz besonders deutlich wird diese Einstellung der Klinikärzte in Fällen, in denen die guten Wundverhältnisse und das gute Befinden des Patienten eigens hervorgehoben werden und wo dann noch im gleichen Satz die nächste vereinbarte ambulante Kontrolle erwähnt wird.

Fast ein Fünftel von unseren beanstandeten Briefen waren Fälle, in denen eine Klinik von ihr untersuchte oder behandelte Patienten meist routinemäßig weiterhin zur fachärztlichen Überwachung einbestellt, ohne dass es sich aber bei diesen Kontrollen um personell oder apparativ aufwendige Untersuchungen handeln würde. In diesem Fall könnte der Patient doch an den behandelnden Arzt zurücküberwiesen werden, etwa mit dem Hinweis, noch einige Kontrollen bei einem Facharzt zu veranlassen. Das gleiche gilt für ambulante Patienten: Es ist nicht nötig, dass Patienten über Monate oder Jahre wegen einer Struma oder eines Diabetes ambulant immer wieder einbestellt werden; das ist unlauteres Verhalten (§ 15/1) gegenüber den niedergelassenen Kollegen, die diese Patienten eigentlich betreuen sollten.

Anders ist dagegen die Lage bei 12 % unserer beanstandeten Briefe: Obwohl bei einem Patienten die Diagnose bereits feststeht und die Behandlung eingeleitet wurde, wird er dennoch nicht zurücküberwiesen, sondern noch zu verschiedenen Kontrolluntersuchungen einbestellt, die zwar der Allgemeinarzt nicht ausführen kann, wohl aber ein niedergelassener Facharzt. Da nach dem Bundesmantelvertrag aber grundsätzlich erst alle Möglichkeiten, einen Patienten durch niedergelassene Ärzte behandeln zu lassen, ausgeschöpft sein sollten, bevor er in der Ambulanz einer Klinik weiteruntersucht und behandelt wird, ist das insofern nicht korrekt. Der Patient sollte vielmehr zur Weiterbehandlung zu seinem Hausarzt zurücküberwiesen werden, der dann die weiteren Kontrollen wie Gastroskopie oder Röntgenuntersuchungen bei einem niedergelassenen Kollegen veranlassen kann (siehe auch § 16/5 der Berufsordnung).

Die Berufsordnung sieht vor, dass ein Patient nach der Entlassung aus stationärer Behandlung dem Arzt zurücküberwiesen werden soll, in dessen Behandlung er vorher stand (§ 16/3). Eine un-
2009 klare | Situation entsteht zum Beispiel, wenn der Patient entlassen wird, bevor die genaue Diagnose feststeht oder der Patient ausreichend stationär behandelt wurde. Da Spezialuntersuchungen wie Angiographie, Phlebographie oder Myelographie ebenso wie Operationen in vielen Kliniken schon einige Zeit vorher angemeldet werden müssen, kann der Patient oft bis zu dem entsprechenden Termin vorübergehend entlassen werden oder – bei ambulanten Patienten – wird er zu diesem Termin erstmals stationär einbestellt. Der Klinikarzt könnte natürlich an dieser Stelle den Hausarzt bitten, den Patienten wieder zu überweisen, doch wäre das angesichts des bereits vereinbarten Termins nur eine leere Floskel. Im Allgemeinen besteht eben unter den Ärzten die Übereinkunft, dass ein überwiesener Patient solange in der Klinik untersucht bzw. behandelt wird, wie dies für den niedergelassenen Arzt nicht möglich ist. Wird ein Patient – aus familiären oder sonstigen Gründen – zwischendurch entlassen, so werden gleich mit ihm die nächsten Termine vereinbart. Obwohl dieses Verfahren laut Berufsordnung nicht ganz einwandfrei ist, sind wir der Meinung, dass sich durch derartige Mitteilungen die Mehrzahl der niedergelassenen Ärzte wohl nicht sehr unkollegial behandelt oder gar verletzt fühlt.

„Ihr Einverständnis voraussetzend..."

Als am wenigsten gravierend beurteilten wir ein weiteres Zehntel unserer beanstandeten Briefe. Hier handelt es sich um die Fälle, wo man im Brief nur erfuhr, dass dem Patienten etwa eine Kontrolluntersuchung empfohlen, angeraten oder er darum gebeten wurde oder aber direkt Vereinbarungen zu weiteren Terminen mit dem Patienten getroffen wurden, jedoch unter der Floskel „Ihr Einverständnis voraussetzend".

Im ersten Fall wird der Hausarzt also nicht, wie in den übrigen Fällen, einfach vor vollendete Tatsachen gestellt – ein genauer Termin scheint vielmehr noch nicht vereinbart worden zu sein. Jedoch ist die Absicht dieser Empfehlungen oder Bitten die gleiche: der Patient soll nicht etwa zu seinem Hausarzt zurückkehren oder sich an einen niedergelassenen Facharzt wenden, sondern wieder in die Ambulanz kommen.

Bei der Bewertung dieser Stellen kommt es natürlich auf den einzelnen Fall an. Was aber nicht vorkommen sollte, sind Empfehlungen, die darauf hinauslaufen, den Allgemeinarzt von der weiteren Behandlung des Patienten auszuschließen. Wenn eine besondere fachärztliche Weiterbehandlung erforderlich ist, so kann das dem Hausarzt im Entlassungsbericht mitgeteilt werden, indem man ihn um die Weiterüberweisung bittet. Wenn dagegen der Allgemeinarzt einen Brief erhält, in dem er selbst überhaupt nicht angesprochen wird und darin zum Beispiel erfährt: „Wir haben dem Patienten eine orthopädische Mitbehandlung anempfohlen", wird er sich zu Recht übergangen und überheblich behandelt fühlen.

Auch bei den Fällen, in denen das Einverständnis des behandelnden Arztes *expressis verbis* vorausgesetzt wurde, kommt es für die Beurteilung natürlich darauf an, was schließlich vereinbart wurde und unter welchen Umständen. Wenn man allerdings in einem Brief liest: „Ihr Einverständnis voraussetzend möchten wir Sie bitten...", liegt die Annahme nahe, dass es sich bei diesen Worten lediglich um eine Floskel handelt, die routinemäßig und gedankenlos verwendet wird.

Bei der Aufschlüsselung unserer Beanstandungen nach der Art der Mitteilungen ergaben sich zwar Unterschiede für die Berichte über stationäre und ambulante Untersuchung bzw. Behandlung, nicht aber zwischen ausführlichen Briefen und Vordrucken. Das verwundert insofern, als die Vordrucke sehr häufig von Assistenzärzten ausgefüllt und sofort abgeschickt werden, während die ausführlichen Arztbriefe erst vom Chef der Abteilung gelesen und unter Umständen korrigiert werden, bevor sie die Klinik verlassen. Offensichtlich handelt es sich bei unseren Beanstandungen also nicht um Gedankenlosigkeit noch unerfahrener Assistenten, sondern um die Widerspiegelung einer prinzipiellen Einstellung der Klinikärzte den Allgemeinärzten gegenüber, die zuweilen auch von den Klinikchefs geteilt wird.

Auffallend ist dagegen der Unterschied zwischen Berichten über stationäre (15 % Beanstandungen) und ambulante Untersuchung bzw. Behandlung (26 % Beanstandungen). Wir erklären das damit, dass von der Station aus, auf der ein Patient liegt, über dessen eventuell geplante ambulante Weiterbetreuung dem Hausarzt nur einmal im Entlassungsbericht (höchstens noch im vorläufigen Arztbrief) berichtet wird, während man nach jeder ambulanten Untersuchung dem Hausarzt einen neuen Bericht mit eventuell weiteren vereinbarten Terminen zuschickt. Hinzu kommen die Patienten, die nur ambulant behandelt (zum Beispiel Notversorgungen) und – obwohl ebenfalls nicht zulässig – wieder vorge-
2010 laden werden. | Die Beanstandungen, die wir als am wenigsten gravierend beurteilten, kamen fast ausschließlich in den ausführlichen, diktierten Arztbriefen vor. Hier wird also von den Ärzten mit längerer Erfahrung am ehesten der rechte Ton gefunden; möglicherweise stehen sie hier auch nicht unter dem Zeitdruck wie beim Ausfüllen von Formularen.

Banalitäten sind in den Berichten über eine ambulante Behandlung wesentlich häufiger zu finden als in denen über eine stationäre Untersuchung bzw. Behandlung. Das hängt zum Teil damit zusammen, dass in einer Ambulanz im Allgemeinen Patienten mit leichteren Erkrankungen behandelt werden und in diesen Fällen eine ausführliche Belehrung des Hausarztes über die Weiterbehandlung nicht angebracht oder überflüssig ist. Am häufigsten waren diese Stellen bei den ambulanten Vordrucken: auf sie kamen 42 von insgesamt 57 Banalitäten. In den ausführlichen Briefen werden sie wahrscheinlich vom Chefarzt gestrichen.

[Kästen]

Berufsordnung für die deutschen Ärzte

Nach den Beschlüssen des 79. Deutschen Ärztetages in der Zeit vom 10. bis zum 15. Mai 1976 in Düsseldorf

| § 3: Zusammenarbeit der Ärzte 2004

1. Der Arzt ist zu kollegialer Zusammenarbeit mit denjenigen Ärzten verpflichtet, die gleichzeitig oder nacheinander denselben Patienten behandeln.
2. Der Arzt ist verpflichtet, einen weiteren Arzt hinzuzuziehen oder den Patienten an einen anderen Arzt zu überweisen, wenn dies nach seiner ärztlichen Erkenntnis angezeigt erscheint. Den Wunsch des Patienten oder seiner Angehörigen, einen weiteren Arzt zuzuziehen oder einem anderen Arzt überwiesen zu werden, soll der behandelnde Arzt in der Regel nicht ablehnen.
3. Überweist der Arzt den Patienten an einen anderen Arzt, so hat er ihm die erhobenen Befunde zu übermitteln und ihn über die bisherige Behandlung zu informieren, es sei denn, dass der Patient etwas anderes bestimmt. Dies gilt insbesondere auch bei der Krankenhauseinweisung und Krankenhausentlassung. Originalunterlagen sind zurückzugeben.

§ 15: Kollegiales Verhalten

1. Der Arzt hat seinen Kollegen durch rücksichtsvolles Verhalten Achtung zu erweisen. Herabsetzende Äußerungen über die Behandlungsweise und das berufliche Wissen eines anderen Arztes sind berufsunwürdig. Ebenso ist es berufsunwürdig, einen Kollegen aus seiner Behandlungstätigkeit oder als Mitbewerber durch unlautere Handlungsweise zu verdrängen.
2. Ärzte, die andere Ärzte zu ärztlichen Verrichtungen bei Patienten heranziehen, denen gegenüber nur sie einen Liquidationsanspruch haben, sind verpflichtet, diesen Ärzten eine angemessene Vergütung zu gewähren.
3. In Gegenwart von Patienten oder Nichtärzten sind Beanstandungen der ärztlichen Tätigkeit und zurechtweisende Belehrungen zu unterlassen. Das gilt auch für Ärzte als Vorgesetzte und Untergebene und für den Dienst in den Krankenanstalten.
4. Nachuntersuchungen arbeitsunfähiger Patienten eines Arztes dürfen von einem anderen Arzt hinsicht-

lich der Arbeitsfähigkeit nur im Benehmen mit dem behandelnden Arzt durchgeführt werden. Die Bestimmungen über den vertrauensärztlichen Dienst in der Sozialversicherung oder amtsärztliche Aufgaben werden hiervon nicht berührt.

§ 16: Behandlung von Patienten anderer Ärzte

1. In seiner Sprechstunde darf der Arzt jeden Patienten behandeln. Wird der Arzt von einem Patienten in Anspruch genommen, der bereits in Behandlung eines anderen Arztes steht, so hat er darauf hinzuwirken, dass der von ihm zugezogene Arzt durch den Patienten oder dessen Angehörige verständigt wird.
2. Wird ein Arzt in einem Notfall zu einem Patienten gerufen, der bereits in Behandlung eines anderen, nicht erreichbaren Arztes steht, so hat er nach der Notfallbehandlung diesen baldmöglichst zu unterrichten und ihm die weitere Behandlung zu überlassen.
3. Nach Entlassung aus stationärer Behandlung soll der Patient dem Arzt zurücküberwiesen werden, in dessen Behandlung er vor der Krankenhauseinweisung stand. Wiederbestellung zur ambulanten Behandlung oder Überwachung ist nur mit Zustimmung des behandelnden Arztes gestattet.
4. Der Arzt darf den von einem anderen Arzt erbetenen Beistand ohne zwingenden Grund nicht ablehnen.
5. Der Arzt soll Patienten, die ihm von einem anderen Arzt überwiesen worden sind, nach Beendigung seiner Behandlungstätigkeit wieder zurücküberweisen, wenn noch eine weitere Behandlung erforderlich ist.
6. Bei Konsilien sollen die beteiligten Ärzte ihre Beratung nicht in Anwesenheit des Patienten oder seiner Angehörigen abhalten. Sie sollen sich darüber einigen, wer das Ergebnis des Konsiliums mitteilt.

Berufsordnung

2005 | Bei der Berufsausübung unterliegt jeder Arzt besonderen Berufspflichten, die in der Berufsordnung festgelegt sind. Verstößt der Arzt gegen seine Berufspflichten, kann er deswegen berufsrechtlich, in schweren Fällen berufsgerichtlich zur Rechenschaft gezogen werden. Die einzelnen Maßnahmen sind entweder feststellender Art (Mahnung, Warnung, Verweis), können aber auch in der Festsetzung einer Geldbuße oder der Aberkennung von Berufsrechten bestehen.

Die berufsrechtlichen Maßnahmen werden von der Berufsvertretung verhängt, die ihre Befugnisse regional gegliedert wahrnimmt. In der Regel besteht für das Gebiet eines Landes eine Kammer mit Körperschaftscharakter und örtlichen Untergliederungen (Bezirksverbände, Kreisverbände).

Berufsgerichtliche Maßnahmen werden von besonderen, bei der ordentlichen Gerichtsbarkeit errichteten Berufsgerichten in einem eigens landesgesetzlich geregelten Gerichtsverfahren verhängt. Auf Landesebene besteht als Berufungsinstanz ein Landesberufungsgericht. Berufsgerichte und Landesberufsgericht verhandeln und entscheiden in der Besetzung mit einem oder mehreren Berufsrichtern und mehreren Ärzten als ehrenamtlichen Richtern.

Antrag auf Einleitung eines berufsgerichtlichen Verfahrens kann in der Regel die Berufsvertretung und jedes Mitglied der Berufsvertretung, dieses aber nur mit dem Ziel eines Verfahrens gegen sich selbst, stellen.

Nach: G. SCHOLZ: ‚Das öffentliche Gesundheitswesen' in: Praxis der Gemeindeverwaltung, Kommunal- und Schul-Verlag KG A. Heinig, Wiesbaden 1976.

Tabelle I

Aufgliederung der beanstandeten Arztbriefe

| – / Absolute Zahl / Relativprozent / Prozentsatz der untersuchten Briefe 2006

Gesamtzahl / 256 / 100,0 / 20,5

davon Banalitäten / 57 / 22,3 / 4,6

Wiedervorladungen zu einer amb. allgemeinärztlichen Kontrolle des Befunds / 50 / 19,5 / 4,0

Wiedervorladungen zu einer amb. fachärztlichen Kontrolle des Befunds / 48 / 18,8 / 3,8

Wiedereinbestellungen zu amb. fachärztlichen Kontrolluntersuchungen oder Behandlungen / 31 / 11,7 / 2,5

Wiedereinbestellungen zu stat. fachärztlichen Kontrolluntersuchungen oder Behandlungen / 16 / 6,3 / 1,3

Wiedereinbestellungen zur weiteren Diagnostik / 25 / 10,2 / 2,0

Bei Vereinbarungen mit dem Patienten „Ihr Einverständnis vorausgesetzt" / 14 / 5,5 / 1,1

Dem Patienten Wiedervorstellungen empfohlen, angeraten, ihn darum gebeten / 13 / 4,3 / 1,0

Sonstiges / 8 / 3,1 / 0,6

Vom „Fließen der Körpersäfte“ bis zur „Überempfindlichkeit“

Zur Geschichte des Rheuma-Begriffs

In: Natura-med 1989; 4 (11): 624-628

[Text]

624 | Bei allem Fortschritt der modernen, naturwissenschaftlich geprägten Medizin auf Gebieten wie der Biochemie, Immunologie und Genetik besteht hinsichtlich der Terminologie zur Bezeichnung menschlicher Krankheitszustände nach wie vor eine bemerkenswerte Unsicherheit. Da die Medizin als Ganze allerdings nur in dem Maße das Prädikat naturwissenschaftlich für sich beanspruchen kann, in dem ihren Statistiken und Doppelblindversuchen tatsächlich klar definierte und möglichst homogene Patientengruppen zugrunde liegen, kommt eindeutigen Bezeichnungen für die jeweils untersuchten Krankheiten eine entscheidende Bedeutung zu. Wo nämlich keine allgemeingültige Begrifflichkeit vorliegt, ist wissenschaftliche Verständigung und damit jeglicher sachkundige Erfahrungsaustausch unmöglich.

Ist es nicht merkwürdig, dass sich in der Medizin des 20. Jahrhunderts das physikalisch-chemische Detailwissen um Vorgänge in mikroskopischen Bereichen zwar exponentiell vermehrt, das Wissen um das Wesen und die Dynamik von Begriffen aber mehr und mehr verlorengeht? Ist uns Heutigen überhaupt noch bewusst, dass Begriffe nicht nur beliebig wählbare Namen von bereits vorgefundenen Dingen sind, sondern vielmehr auch Wirklichkeiten sowohl erschließen als auch verschließen können? Wären Begriffe wirklich nichts anderes als prinzipiell austauschbare sprachliche Gebilde zur Bezeichnung von sich selbst stets gleichbleibenden Fakten, so wäre das Studium der historischen Hintergründe ihrer Entwicklung natürlich reiner Luxus. Sind Begriffe jedoch auch wirklichkeitsstiftend, das heißt, begründen sie selbst erst gewisse Entitäten, die es sonst, ohne diese Begriffe, in dieser Form gar nicht gäbe, so wird eine Aufhellung ihrer Herkunft und Reichweite für ein Verständnis der damit „begriffenen“ Gegenstände allerdings elementar.

Ein gutes Beispiel für die Problematik der Verwendung historisch gewachsener Krankheitsbegriffe unter inzwischen veränderten Bedingungen ist die Geschichte des Rheumas. Obwohl man sich darüber einig ist, dass heute 10 bis 20 Prozent aller Kranken an „Rheumatismus“ leiden, und obwohl es eigene Lehrbücher, Zeitschriften, Kliniken, Gesellschaften und Kongresse für „Rheumatologie“ gibt, besteht angesichts der Ermangelung einer allgemeinverbindlichen Definition dieses Begriffs sowie der über hundert verschiedenen Rheuma-Klassifikationen dennoch eine geradezu „babylonische Sprachverwirrung“.[751] Gelänge es, sich sowohl den geistigen Hintergrund bei der Entstehung dieses Begriffs als auch die inzwischen mehrfach erfolgte Änderung der medizinischen Blickrichtung zu vergegenwärtigen, so wären damit zumindest die Voraussetzungen für eine zeitgemäße Revision desselben geschaffen.

Beim „rheuma“ fließt einer der vier Körpersäfte

Das Wort selbst („*rheuma*“) kommt aus dem Griechischen und bedeutet etymologisch betrachtet weiter nichts als „Fließen“ (von gr. „*rhein*“, fließen). Es enthält denselben Wortstamm wie zum Beispiel „Katarrh“, was nichts anderes als „Herabfließen“ heißt (von gr. „*katarrhein*“, herabfließen). Was ist es aber, das da fließt beziehungsweise herabfließt? Beim Rheumatismus, so würde man heute sagen, doch wohl die Schmerzen, die oft sehr rasch von einem Gelenk zum anderen wechseln, beim Katarrh dagegen allenfalls das Sekret einer entzündeten Nasenschleimhaut, wenn eben die Nase läuft. In beiden Fälen werden dem „Fließen“ von uns Heutigen unmittelbar sinnlich wahrnehmbare Phänomene zugeordnet.

Ganz im Gegensatz hierzu findet sich in den ersten historischen Zeugnissen des genannten Begriffs, in den hippokratischen Schriften (5.–3. Jh. v. Chr.), die Vorstellung, dass es einer der vier Säfte (Blut, gelbe Galle, schwarze Galle, Schleim) ist, der beim „Rheuma“ – wie auch beim „Katarrh“ – als einer der sieben „Flüsse“ vom Gehirn in den Körper „herabfließt“. Als Symbol des Kalten ist es der Schleim (gr. *„phlegma“*), der hier den Körper durchströmt und sich dabei allerdings auch in bestimmten Gelenken festsetzen kann – wenn er nämlich in eine „Falle“ (gr. *„agra“*) gelangt und dort festgehalten wird. Je nach Lokalisation an der Hand, am Knie oder an der Zehe wird das Krankheftsbild dann „Cheiragra“, „Gonagra“ oder „Podagra“ genannt. Wesentlich an diesem ursprünglichen Rheuma-Begriff ist nun, dass er weder irgendetwas sinnlich Wahrnehmbares noch bestimmte Schmerzen oder Ähnliches, sondern vielmehr die spekulative Ursache der krankhaften Erscheinungen bezeichnet. Darüber hinaus wird das Fließen (*„rheuma“*) der Säfte im weitesten Sinn überhaupt als die Ursache von Krankheiten angesehen,[752] so dass die heute als rheumatisch bezeichneten Krankhei-
625 ten lediglich eine Untermenge dersel- | ben bilden würden. – Es handelt sich hier also, und das ist entscheidend, um einen ätiologischen Krankheitsbegriff.

Eine neue Phase in der Geschichte des Rheumas begann mit ARETÄUS (1. Jh. n. Chr.), der in die Krankheitslehre den Begriff der „Arthritis“ einführte, was zunächst allerdings noch nicht Entzündung, sondern lediglich Erkrankung der Gelenke bedeutete. Die jeweils an die griechische Bezeichnung des befallenen Organs (hier *„arthros“*) angehängte lateinische Genitivendung *„-itis“* erklärt sich aus dem dahinter stehenden *„morbus“*, was aber bald abkürzend weggelassen wurde. Hatten auch bereits die Hippokratiker mit „Podagra“, „Omagra“ usw. Krankheitsbezeichnungen, die sich auf bestimmte Lokalisationen bezogen, so war jetzt doch eine neue Abstraktionsstufe erreicht: das Gemeinsame des Krankheitsgeschehens an den Zehen, Schultern usw. ist es, dass hier ganz allgemein Gelenke (*„arthroi“*) befallen sind.[753] – Im Gegensatz zum hippokratischen ätiologischen Begriff des Rheumas handelt es sich hier also um einen lokalistischen Krankheitsbegriff.

Wie so oft in der Medizingeschichte führte allerdings das Aufkommen dieser neuen Begrifflichkeit auch hier nicht etwa zum Verschwinden der bis dahin tradierten, – vielmehr blieben die alten humoralpathologischen Implikationen des Rheuma-Begriffs neben dem neueren organologisch-nosologischen Konzept auch weiterhin lebendig. Bei GALEN (2. Jh. n. Chr.) trat letzteres zugunsten des ersteren sogar eher wieder in den Hintergrund.

Im 12. Jahrhundert taucht der Begriff „Gicht“ auf

Das auf GALEN folgende Jahrtausend, in dem man sich bekanntlich weniger auf die selbstständige Beobachtung der Natur als vielmehr auf das Studium der alten Schriften verlegte, brachte für die Geschichte des Rheumas wenig prinzipiell Neues. Erst im 12. Jahrhundert tauchte in der Volksmedizin ein neuer Begriff auf: die „Gicht“ – ursprünglich eine alt- beziehungsweise mittelhochdeutsche Bezeichnung für „Gebrechlichkeit“. Da bereits ALEXANDER VON TRALLES (6. Jh. n. Chr.), AVICENNA (10./11. Jh.) und andere das lateinische *„gutta“* zur Bezeichnung entsprechender Beschwerden gebrauchten, läge es nahe, den Begriff von dem lateinischen Terminus, der angeblich „Tropfen“ von der Nase bedeutete, abzuleiten.[754] Dem steht allerdings die Auffassung entgegen, dass im Gegenteil das damalige Einsickern des deutschen Begriffs in die angrenzenden Sprachräume dafür verantwortlich ist, dass das englische *„gout“*, das französische *„goutte“*, das italienische *„gotta“* und das spanische *„gota“* schließlich das bezeichneten, was im

Deutschen mit „Gebrechlichkeit“ gemeint ist.[755]
626 | – Festzuhalten ist jedenfalls, dass es sich bei der „Gicht“ um einen symptomatologischen Krankheitsbegriff handelt.

Waren nun die Grunddimensionen des ärztlichen Blicks in Hinsicht auf die zu untersuchenden Leiden festgelegt, ging es in der nun folgenden Entwicklung vor allem um den Einbau neuer Beobachtungen in die vorgegebene Begrifflichkeit sowie die Präzisierung und Abgrenzung einzelner Krankheitszustände von anderen ähnlichen. So versuchte etwa PARACELSUS (16. Jh.), die humoralpathologische Vorstellung von den krankmachenden Flüssen dahingehend zu konkretisieren, dass er – unter dem Eindruck seiner chemischen und alchemistischen Erkenntnisse – als eigentliche *materia peccans* den *Tartarus* angab.[756] Spätestens seit SCHNEIDER, der nach eigenem Anspruch durch die Veröffentlichung seiner anatomischen Untersuchungen des Siebbeins 1644 „die Sterblichen von den sieben Hirnkatarrhen befreite“ und „diese sieben Flüsse trockenlegte“,[757] hatte der ätiologische Rheuma-Begriff der Hippokratiker jedoch seinen eigenen Gehalt überlebt und war nur noch eine überkommene Form ohne neuen Inhalt. BAILLOU war es nun, der in seiner 1642 *posthum* erschienenen Monographie unter dem Begriff „Rheumatismus“ erstmals all jene Krankheiten zusammenfasste, die mit herumziehenden Schmerzen des Bewegungsapparates einhergehen.[758] Die Feststellung der Möglichkeit einer Herzbeteiligung beim akuten Gelenkrheumatismus durch BOUILLAUD 1835/1840[759] verlangte schließlich auch die Einordnung von viszeralen „rheumatischen“ Lokalisationen in einen zu dieser Zeit bereits nur noch symptomatologischen Sammelbegriff.[760]

Parallel zu dieser Metamorphose des Rheuma-Begriffs vollzog sich auch die – zunächst vorwiegend symptomatische – Abgrenzung der Gicht als eigenständige Krankheit von allen übrigen Formen der Arthritis 1683 durch SYDENHAM, der im übrigen selbst daran gelitten hat.[761] GARROD, der dann 1848 durch den Nachweis der Harnsäure in seinem Fadenexperiment diese Unterscheidung auch im Hinblick auf die unterschiedliche Ätiologie bestätigte, schlug 1859 den Begriff „*rheumatoid arthritis*“ vor, „*to imply an inflammatory affection of the joints, not unlike rheumatism in some of its characters, but differing materially from it*“.[762] Obwohl dieser Begriff angesichts des heutigen Standes der Rheumatologie sehr problematisch ist, hat er sich in der angloamerikanischen Literatur dennoch bis heute gehalten. Da rein terminologisch das Suffix „*-id*“ (von gr. „*-ides*“) die Ähnlichkeit zweier Gegenstände hinsichtlich einer bestimmten Eigenschaft bezeichnet, andererseits Rheuma ja gerade keine scharf umrissene Krankheit ist, müsste sich die „rheumatoide Arthritis“ demnach aus dem Vergleich mit dem Gesamtkomplex von rheumatischen Erkrankungen definieren, einem Komplex, zu dem sie als Untergruppe letztlich selbst gehört.[763]

Eine vor allem im deutschsprachigen Raum favorisierte Alternative zu diesem Begriff ergab sich 1899 aufgrund der klinischen Einsicht PRIBRAMS, dass sich der deformierende Gelenkrheumatismus nicht einfach als chronisch gewordener akut-fieberhafter Rheumatismus erklärt, dass es also eine „primär chronische Polyarthritis“ gibt.[764] Nachdem sich aber seit etwa 1960 gezeigt hatte, dass der Übergang eines rheumatischen Fiebers in eine chronische Polyarthritis, falls es ihn überhaupt gibt, zumindest ein äußerst seltenes Geschehen darstellt,[765] es also praktisch keine sekundäre chronische Polyarthritis gibt, war man versucht, die Krankheit nur noch als „c. P.“ zu bezeichnen. Weil sie nach der 1957 in Toronto aufgestellten Nomenklatur aber „*Polyarthritis chronica progressiva*“ heißt, kann das kleine *p* auch beibehalten werden, wobei es dann wiederum umstritten ist, ob das Attribut „progressiv“ gegenüber „chronisch“ als bloße Tautologie angesehen werden muss[766] oder eine zusätzliche Spezifikation beinhaltet.[767]

Der Begriff „Arthrose“ wurde 1913 geprägt

Eine weitere wichtige Differenzierung erlangten die rheumatischen Erkrankungen durch die Abhebung der degenerativen, nicht entzündlichen, für die VON MÜLLER 1913 den Begriff der „Arthrose“ prägte. Der zunächst rein symptomatisch-deskriptive Begriff wurde allerdings schon bald mit mechanistisch-funktionellen Spekulationen belegt, die sich weder aus seiner Definition noch aus der Erfahrung ableiten ließen: Arthrosen, so glaubte man in den 1930er Jahren, seien eine unvermeidliche Alterserscheinung, die durch Abnützung des bradytrophen Gelenkknorpels entsteht. Erst seit die Chondrozyten schließlich als hochdifferenzierte, hochleistungsfähige Zellen anerkannt worden sind, werden Arthrosen, die man sonst den Operateuren überließ, auch für Internisten wieder interessant.[768]

Dass sich der menschliche Geist kaum jemals mit einem bloß symptomatologischen Rheumabegriff begnügen wird, zeigen die vielfältigen Bestrebungen, letztlich doch eine gemeinsame Ursache sämtlicher rheumatischer Erkrankungen zu finden. Nachdem im Anschluss an Koch die Bakteriologie ihren Siegeszug auch durch die Krankheitslehre angetreten hatte, gelang zwar Lancefield 1944 die Identifikation der Erreger des rheumatischen Fiebers als ß-hämolysierende Streptokokken der Gruppe A, doch ist man nach wie vor weit davon entfernt, die rheumatischen Krankheiten etwa durch bestimmte bei ihnen auftretende Erreger klassifizieren zu können. Die geradezu humoralpathologisch anmutende Herdtheorie, derzufolge ein meist im Kopf/Hals-Bereich sitzender bakterieller Fokus Toxine in den ganzen Körper aussendet, leitet bereits über zu dem hierauf aufbauenden Begriff der „Rheumatoide", das heißt Infektarthritiden metastatischer oder infektallergischer Natur. Seit von Pirquet 1906 die Medizin um den Begriff der Allergie bereichert hatte, konnte nämlich auch versucht werden, rheumatische Entzündungen als Überempfindlichkeitsreaktiornen des Organismus zu deuten – wenn nicht gegen äußere Noxen, dann eben gegen sich selbst. Je weiter aber die Untersuchungsmethoden verfeinert wurden, desto mehr musste man jedoch auch hier erkennen, dass zum Beispiel die sogenannten Rheumtafaktoren eher eine Begleiterscheinung des arthritischen Prozesses darstellten, als dass
628 sie selbst als Ursache etwa für die | Entstehung einer p.c.P. in Betracht kommen.[769] Eine neue Dimension der Rheumaforschung hat nun die Erforschung der *„human leucocyte antigens"* eröffnet, indem zum Beispiel die hohe Korrelation zwischen der ankylosierenden Spondylarthritis und dem HLA-B-27 auf eine genetisch fixierte Disposition hinweist. So wertvoll dieses Kriterium auch ist: selbst bei diesem Leiden mit der höchsten Korrelation besitzen immerhin zehn Prozent der Patienten kein HLA-B-27, von anderen, schlechter korrelierten Krankheiten ganz zu schweigen.

Wie man sieht, sind die Bemühungen um einen befriedigenden ätiologischen Rheuma-Begriff zwar immer noch lebendig, bisher jedoch noch nie mit bleibendem Erfolg gekrönt worden. Ein lokalistischer Rheuma-Begriff ist spätestens seit Bouillard nicht mehr möglich, und auch ein rein symptomatologischer kann wohl schwerlich der ganzen Mannigfaltigkeit der inzwischen bekannten Rheumaformen gerecht werden. Man denke nur an die bisher noch unerwähnt gebliebenen, nach ihren Entdeckern Still, Felty, Sjögren, Reiter usw. benannten Syndrome. Was bleibt, ist derzeit ein Sammelbegriff, der weitgehend verschieden zu interpretierende Krankheitsbilder überklammert, weswegen „Rheuma" auch niemals eine Diagnose letzter Instanz sein kann. Geht man von den „rheumatischen Beschwerden" aus, mit denen die Patienten, die den „Rheumatismus" ja als Krankheitseinheit sehen, in die „rheumatologische" Sprechstunde kommen, so wird man unter „Rheuma" ganz allgemein alle schmerzhaften Zustände des Bewegungsapparates verstehen müssen, worunter sich dann aber – vor der genauen Diagnosestellungen – ebenso Erkrankungen ganz anderer Genese verbergen können. Aus diesem Grund muss eine so definierte „Rheumatologie" auch diejenigen Erkrankungen umfassen, die hier differentialdiagnostisch von Bedeutung sind.[770] So kann dieses neue Fach heute eben als jener Zweig der Medizin angesehen werden, der, ähnlich zur Orthopädie als der Chirurgie der idiopathischen Erkrankungen des Bewegungsapparates, die innere Medizin dieser idiopathisch entstandenen Krankheiten der Bewegungsorgane umfasst.[771]

Literatur

BALLONIUS, G.: ‚Das Rheumabuch des Doctor Ballonius. Nach der Rheumaschrift des lateinischen Textes „Gulielmi Ballonii über de rheumatismo et pleuritide dorsali. Paris 1642“ ‘ deutsch hrsg. von WALTER RUHMANN. Mittenwald 1938.

BOUILLARD, J.B.: ‚Traité clinique des maladies du coeur‘. Paris 1835 (zitiert nach MATHIES 1983).

BOUILLARD, J.B.: ‚Traité clinique du rhumatisme articulaire, et de la loi de coincidence des inflammations du coeur avec cette maladie‘. Paris 1840 (zitiert nach MATHIES 1983).

BECHTEREW, W.V.: ‚Steifigkeit der Wirbelsäule und ihre Verkrümmung als besondere Erkrankungsform‘. Neurol. Centralbl. 12 (1893), 426-434.

COPEMAN, W.S.C.: ‚A short history of the gout and the rheumatic disease‘. Berkeley, Los Angeles, 1964.

D'ESHOUGUES, JEAN ROBERT: Kapitel ‚Rheumatismus‘. In: ‚Illustrierte Geschichte der Medizin‘. Hrsg. von RICHARD TOELLNER. Bd. 4. Salzburg 1986, S. 2273-2291.

GARROD, A.B.: ‚The Nature and Treatment of Gout and Rheumatic Gout‘. London 1859 (zitiert nach SHORT).

GÜNTHER, R.: ‚Unspezifische und spezifische Rheuma-Therapie‘. Fortschr. Med. 80 (1962), 137-144.

HORMELL, ROBERT S.: ‚Notes on the history of rheumatism and gout‘. N. Engl. J. Med. 223 (1940), 754-760.

KLINGE, F.: ‚Der Rheumatismus in geschichtlicher Betrachtung‘. Dtsch. Med. Rdsch. 1 (1947), 353-359.

MATHIES, H.: ‚Zu Begriffsbestimmung und Terminologie rheumatischer Erkrankungen‘. Med. Klin. 60 (1965), 745-750.

MATHIES, H.: ‚„Chronische Polyarthritis“ oder „Rheumatoide Arthritis“? Gedanken zur Nomenklatur‘. Ther. Ber. 45 (1974), 140-141, 153.

MATHIES, H.: ‚Definitions- und Nomenklaturprobleme in der Rheumatologie‘. Münch. Med. Wschr. 117 (1975), 1321-1326.

MATHIES, H.: ‚Bericht der Arbeitsgemeinschaft „Klassifikation“ ‘. Verh. Dtsch. Ges. Rheumatol. 5 (1978), 435-439.

MATHIES, H.: ‚Die internationale Klassifikation der Krankheiten (ICD, International Classification of the Diseases)‘. Akt. Rheumatol. 5 (1980), 87-91.

MATHIES, H.: Kapitel ‚Begriffsdefinition, Nomenklatur, Klassifikation‘. In: ‚Handbuch der inneren Medizin‘. Hrsg. von H. SCHWIEGK und E. BUCHBORN. Bd. 6. Erkrankungen der Knochen, Gelenke und Muskeln. Teil 2. Rheumatologie. Hrsg. von H. MATHIES. A. Allgemeiner Teil. 5. Aufl. Berlin u.a. 1983, S. 1-28.

MIEHLE, W.: Kapitel ‚Nomenklatur und Geschichte‘. In: ‚Rheumatologie in Praxis und Klinik‘. Hrsg. von KURT FEHR u.a. Stuttgart, New York 1989, S. 1.1-10.

PRIBRAM, A.: ‚Der acute Gelenkrheumatismus‘. Wien 1899 (zitiert nach SCHLEE 1963).

RIVA, G.: ‚Allgemeine Diagnostik und Nomenklatur der rheumatischen Erkrankungen‘. Praxis 50 (1961), 138-143.

SCHILLING, F.: ‚Die fragwürdige Rettung der „p.c.P.“ ‘ Dtsch. Med. Wschr. 94 (1969), 236-237.

SCHLEE, T.: ‚Kritische Stellungnahme zum Begriff der rheumatoiden Arthritis. Gleichzeitig ein Beitrag zum Rheumabegriff‘. Z. Rheumaforsch. 21 (1962), 452-463.

SCHLEE, T.: ‚Historischer und aktueller Rheumabegriff. Versuch einer Standortbestimmung aus der Geschichte‘. Med. Klin. 58 (1963), 1309-1315.

SCHNEIDER, CONRAD: ‚Liber de catarrhis specialissimus‘. Wittenberg 1644 (zitiert nach KLINGE).

SHORT, CHARLES L: Rheumatoid arthritis. Historical aspects. J. Chronic Dis. 10 (1959), 367-387.

SYDENHAM, T.: ‚Tractatus de podagra et hydrope‘. London 1683.

VISCHER, THOMAS L. und MORRIS ZIFF: ‚Autoimmunfaktoren bei der primär chronischen Polyarthritis‘. Act. rheumatol. 24. Basel 1969.

Einleitung

In: Josef M. Schmidt: Die klassischen Akupunkturpunkte. Geschichte und Synopsis ihrer deutschen Übersetzungen von 1954 bis 1988. Uelzen, Medizinisch Literarische Verlagsgesellschaft, 1990, S. 9-34

[Text]

9 | Ungeachtet der Renaissance, die die traditionelle chinesische Medizin in den letzten Jahrzehnten vor allem in der westlichen Welt erfahren hat,[772] herrschen dennoch gerade hinsichtlich ihrer bekanntesten und gleichwohl uns fremdartigsten Therapieform, der Akupunktur, noch viele irrige Vorstellungen. Zweifellos gibt es mittlerweile eine Unzahl von Schriften westlicher Autoren zu diesem Heilverfahren, – doch was die Kenntnis ihrer eigentlichen Quellen und Überlieferung sowie die Herausbildung einer (vermeintlichen) durchgängigen Systematik anbelangt, blieb es fast immer bei der Bekräftigung, dass eine historisch-systematische Erforschung der entsprechenden Grundlagen sicherlich wichtig und nötig sei. Um diese Forderung aber wirklich in die Tat umsetzen zu können, müsste allerdings – neben der Berücksichtigung des von unserem westlichen sehr verschiedenen philosophischen, politischen und kulturellen Hintergrunds Chinas – zunächst vor allem eines der Haupthindernisse eines vertieften Studiums der der Akupunktur zugrundeliegenden Konzepte überwunden werden: die meist ungenügende Beherrschung der chinesischen Sprache. Obwohl die chinesische Umgangssprache nicht allzu schwer zu erlernen ist, bleibt nun aber – heute ebenso wie schon in früheren Zeiten der chinesischen Geschichte – das Wissen um die Bedeutungsnuancen der klassischen chinesischen Schriftzeichen das Privileg relativ weniger Personen, die die Mühen eines speziellen, zeitaufwendigen Studiums auf sich genommen haben. Weil eben dies den vielbeschäftigten westlichen Praktikern, die zum Zwecke einer möglichst schnellen Aneignung konkret anwendbaren Wissens sich vorzüglich an kurzgefasste Handbücher und Übersichten zu halten gezwungen sind, verwehrt ist, bleiben diesen viele wesentliche Aspekte des doch sehr komple- | xen Phänomens verborgen. 10
Vor die Alternative gestellt, ein jahrelanges Sinologie-Studium auf sich zu nehmen, oder aber lediglich einen bereits durch heutige westliche Rezeptionen gegangenen, das heißt eben nicht mehr authentischen Abglanz einer Behandlungsmethode, die in China seit etwa zwei Jahrtausenden schriftlich tradiert wurde, zu haben, mussten sich Nicht-Sinologen bisher eben mit letzterem abfinden.

Angesichts der praktischen Relevanz nicht nur der Entscheidung eines Arztes für oder gegen eine bestimmte Therapieform im Allgemeinen, sondern gerade auch des Hintergrundwissens, das diesen zum Beispiel innerhalb der Akupunktur zur Wahl bestimmter Punkte veranlasst, kommt speziell im Bereich der chinesischen Medizin Sinologen – über fachinterne Forschungen hinaus – eine bedeutende Mittlerfunktion zu. Nicht alle Versuche von sinologischer Seite, Ärzten die Grundlagen etwa der Akupunktur nahezubringen, werden jedoch ihrem eigenen Anspruch gerecht: Wird nämlich zum Beispiel die Vielfalt von (auch widersprüchlichen) Vorstellungen der chinesischen Originalwerke ausschließlich auf die Begriffe einer eigenwilligen normativen Nomenklatur reduziert, so ist dies aus zumindest zwei Gründen problematisch. Zum einen wird eben der nicht-sinologische Leser von vornherein auf diesen Rahmen verpflichtet. Zum anderen benutzt die chinesische Medizin keine eindeutig zu einem bestimmten Zeitpunkt willkürlich festgelegte und standardisierte Nomenklatur, sondern eine historisch gewachsene und daher in ihren Bedeutungen vielschichtige Terminologie, von der man keine vollkommene Stringenz erwarten kann.[773] Hat ein Übersetzer dagegen erst einmal bestimmte Ausblendungen vollzogen, können diese dann – zumindest innerhalb seiner eigenen Schule – nie mehr in Frage gestellt, geschweige denn rückgängig gemacht werden. Im Gegensatz hierzu erfordert ein wirklicher Brückenschlag zwischen chinesischen Schriftzeichen und einer modernen westlichen Sprache – neben philologischer Sorgfalt und Präzision – die größtmögliche Enthaltung von (vermeidbaren) Interpretationen.

10 | Die Akupunkturpunkte, um die es in dieser Untersuchung gehen soll, kennt der westliche Praktiker fast ausschließlich nach einer Benennung, die zum einen die Leitbahn, zu der sie gehören, und zum anderen eine Zahl enthält, da man die Punkte jeder Leitbahn fortlaufend durchnummeriert (also zum Beispiel „Lunge 11", „Dickdarm 4" usw.). Tatsächlich findet man aber weder in klassischen noch in modernen chinesischen Texten zur Akupunktur diese nur im Westen verwendeten Nummern: Jeder Punkt hat dort vielmehr eine eigene Bezeichnung, die gewöhnlich aus zwei Schriftzeichen besteht. Während die Zahlen der westlichen Nomenklatur von sich aus keine wesenhafte Differenzierung der ihnen zugeordneten Akupunkturstellen gestatten, enthalten die chinesischen Namen der einzelnen Punkte – da anzunehmen ist, dass sie nicht aus reiner Willkür gewählt worden sind – wichtige Hinweise nicht nur gelegentlich zu ihrer anatomischen Lage, sondern vor allem auch bezüglich ihrer Funktion bzw. therapeutischen Verwendung. Könnte man also die Bedeutung der einzelnen Punkte-Bezeichnungen adäquat erfassen, so würde sich sowohl manches trockene Memorieren von Indikationen als auch das oft recht komplizierte und mühsame Herleiten derselben aus entsprechungssystematischen Zusammenhängen erübrigen.

Wie bereits erwähnt, besteht allerdings bei Übersetzungsversuchen chinesischer Schriftzeichen immer die Gefahr der Reduktion der oft sehr weiten bzw. vielfältigen Bedeutung derselben. Da Chinesen bei einem Zeichen mehrere Bedeutungen assoziieren können, müßte also im Einzelfall versucht werden, jeweils (westliche) Worte zu finden, die sowohl der Grundbedeutung entsprechen als auch über einen ähnlich weiten Bedeutungshorizont verfügen. Wo dies nicht möglich ist, müsste zumindest der Zugang zum Wörterbuch geebnet werden.

Eben dies hat sich – da bis jetzt noch nicht geschehen – die vorliegende Schrift zum Ziel gesetzt: die überlieferten Schriftzeichen sämtlicher 361 klassischen Akupunkturpunkte möglichst unvoreingenommen und wörtlich so ins Deutsche zu übersetzen, dass gerade auch Nicht-Sinologen einen Einblick in die Bestandteile jedes Punktenamens gewinnen und diese letztlich selbst miteinander verbinden können. Damit der selbstständige Leser nicht nur die hier | angegebene Grund- 12
bedeutung jedes Zeichens verifizieren, sondern darüber hinaus auch noch weitere Bedeutungsnuancen erschließen kann, wurde im anschließenden Vokabular zu jedem einzelnen Schriftzeichen auch die Nummer, unter der dieses im zuverlässigsten und bewährtesten Standard-Wörterbuch für klassische chinesische Schrift (Mathews, s. Literaturverzeichnis) zu finden ist, angegeben. In Ermangelung eines Alphabet-Äquivalents in der chinesischen Sprache könnte ein Nicht-Fachmann ohne diese Hilfe wohl schwerlich auch nur ein Zeichen dort nachschlagen. Um westlichen Akupunkteuren auch eine korrekte Aussprache der chinesischen Punktenamen zu ermöglichen, sind die sonst meist zusammengeschriebenen Pinyin-Silben sowohl durch einen Bindestrich voneinander getrennt als auch mit der Angabe des jeweiligen Tones versehen. Selbstverständlich folgt die Anordnung der Auflistung sowohl der Leitbahnen als auch der einzelnen Punkte derselben der heute allgemein üblichen Reihenfolge. Zur leichteren Orientierung steht vor jedem Punkt die abgekürzte deutsche Bezeichnung mit fortlaufender Nummerierung.

Übersetzungen der klassischen Akupunkturpunkte ins Deutsche gibt es schon seit einigen Jahrzehnten. So veröffentlichte bereits 1954 der Bonner Japanologe Otto Karow in der von Bachmann herausgegebenen ‚Deutschen Zeitschrift für Akupunktur' eine Liste von 359 Akupunkturpunkten (die heutigen Punkte Mi 21 und

LG 7 fehlen) – in einer Reihenfolge, die zwar hinsichtlich der Anordnung der einzelnen Leitbahnen der heute standardisierten entspricht (Lu, Di, Ma, Mi, He, Dü, Bl, Ni, Pe, 3B, Ga, Le, KG, LG) (s. Abkürzungsverzeichnis), hinsichtlich der Nummerierung der einzelnen Punkte jedoch zum Teil etwas davon abweicht: die heutigen Punkte Ma 1–8, Bl 36–54, 3E 21 und 23, Ga 9–18 und LG 8–28 folgen bei ihm einer anderen Zählung (darüber hinaus sind auch Bl 55 und 56 vertauscht). Zu jedem Punkt gab er dabei nicht nur die bis dahin übliche französische Umschrift nach SOULIE DE MORANT an, sondern auch die englische nach WADE (allerdings ohne Angabe der Töne). Die meisten dieser chinesischen
13 Punkte-Bezeichnungen versah | KAROW – „soweit möglich“ – mit einer deutschen Übersetzung (bis auf 40 unübersetzte Punkte), die meist aus zwei durch einen Bindestrich getrennten bzw. verbundenen Begriffen bestand. Ausdrücklich erhob KAROW dabei „nicht den Anspruch“, dass seine Übersetzungen „in jedem Falle eine wirklich inhaltlich erschöpfende Übertragung der Binome“ sein wollen: vielmehr waren sie nur „als mnemotechnisches Hilfsmittel für den Akupunkteur gedacht“.[774] Weil sie „für den Praktiker entbehrlich sind“, verzichtete KAROW auch auf die Bezeichnung der Töne. Die Abhandlung enthält keine Schriftzeichen.

Fünf Jahre später, 1959, erschien das Akupunktur-Lehrbuch des Münchner Arztes GERHARD BACHMANN, der die Leitbahnen nun in einer anderen Reihenfolge besprach: im Gegensatz zu KAROW[775] beginnt seine Liste mit He–Le, dann folgen Lu–Mi, dann KG und LG. Die Nummerierung der Punkte KAROWS wurde im wesentlichen beibehalten: lediglich die Anordnung von Ga 9–18 veränderte BACHMANN im Sinne der heutigen Nummerierung; darüber hinaus ergänzte er den Punkt Mi 21. Weil BACHMANN gegenüber KAROW aber auch die Anordnung der Punkte Ni 3–6 veränderte, wich deren Reihenfolge – die bei KAROW bereits mit der heutigen übereinstimmte – von nun an von dieser ab. Sowohl die französische als auch die englische Umschrift der Punkte findet sich bei BACHMANN fast ganz so wie bei KAROW, mit einer Ausnahme: bei der französischen Umschrift ließ BACHMANN alle Apostrophe und Accents weg. Die deutschen Übersetzungen der Punktnamen unterscheiden sich schließlich bei BACHMANN von denen KAROWS zum größten Teil lediglich dadurch, dass die von KAROW durch Bindestrich getrennten Worte oft zu einem einzigen Wort zusammengezogen sind. Einige Übersetzungen modifizierte er allerdings, und für die 40 von KAROW noch unübersetzten Punkte gab er nun erstmals auch eine deutsche Übersetzung an. Töne sowie chinesische Schriftzeichen fehlen hier ebenso wie bei KAROW.

| STIEFVATER folgte in seinem 1973 veröf- 14
fentlichen Lehrbuch bei der Beschreibung der Leitbahnen der Reihenfolge von BACHMANN: He–Le, Lu–Mi, KG, LG. Die Reihenfolge der einzelnen Punkte dagegen entspricht zum Teil der von KAROW, zum Teil der von BACHMANN. So weichen nun nur noch Ma 1–8, Bl 36–54, 3B 21 und 23, LG 8–28 von der heutigen Reihe ab, – nicht mehr Ni 3–6 und Ga 9–18: deren Nummerierung ist bereits die heute übliche. Darüber hinaus nummerierte STIEFVATER – selbst innerhalb der von ihm gewälten Anordnung – allerdings einige weitere Punkte fehlerhaft: Di 13 läuft bei ihm unter „Di 12“; bei Bl 43 schreibt er „Bl 39“ statt Bl 38 nach KAROW und BACHMANN; Le 5 nennt er „Le 6“ und Le 8 „Le 9“. Insgesamt beschränkt sich die Auswahl STIEFVATERS auf etwa die Hälfte aller Punkte: ca. 188 Punkte wurden aufgeführt, ca. 185 übersetzt. Wie er auf S. 63 bemerkt, wird in seiner Auflistung „der chinesische Name eines Punktes“ jeweils „zuerst in der französischen, dann in der englischen (WADE) Transkription angeführt. Danach folgt die Übersetzung (mit freundlicher Erlaubnis von Prof. OTTO KAROW aus DZA 1954)“. Bei Bl 54 und LG 12 gab er allerdings nur die französische Umschrift an, nicht dagegen die nach WADE/GILES; Ni 8 (*jiao*^{1}-*xin*^{4}) belegte er ausschließlich mit dem Namen für Mi 6 „Sann-Yin-Tsiao“. Im Gegensatz zu KAROW und BACHMANN übersetzte STIEFVATER bei Mi 1 und 3 *bai*^{2} mit „Stelle“ statt Helle und bei Le 8 *qu*^{1} mit „geborgen“ statt gebogen; es ist anzunehmen, dass es sich hier um Druckfehler handelt. Dem Punkt Ni 21 (*you*^{1}-*men*^{2}) ordnete Stiefvater fälschlicherweise die Übersetzung des Punktes

Ni 20 („Tal-Passage") zu; der Punkt Ni 20 dagegen kommt bei ihm gar nicht vor. Obwohl sich STIEFVATER ausdrücklich auf KAROW bezieht (s.o.), geht er insofern auch über diesen hinaus, als er auch Übersetzungen von Punkten angibt, die KAROW selbst unübersetzt gelassen hat. In einer längeren Ausführung bemerkt er außerdem, dass das Zeichen *„ch'i"* seines Erachtens nicht
15 mit „Ener- | gie", sondern besser mit „Lebenskraft" zu übersetzen ist.[776] Die Schriftzeichen der chinesischen Punktenamen fehlen auch hier.

In seiner 1973 publizierten Habilitationsschrift verzeichnete der Münchner Sinologe MANFRED PORKERT unter anderem auch sämtliche 361 Punkte in der heute üblichen Reihenfolge (Lu–KG) und Nummerierung. Neben deren (mit wenigen Ausnahmen korrekter)[777] Umschrift nach WADE/GILES (ohne Angabe der Töne) und den entsprechenden klassischen Schriftzeichen gab er darüber hinaus auch viele synonym verwendeten Bezeichnungen der einzelnen Punkte an (ebenfalls in WADE/GILES-Umschrift sowie als klassische Schriftzeichen). Übersetzt wurden die Punkte-Namen zwar auf neue Weise, – allerdings ausschließlich ins Lateinische. Bei 3B 18 verwendete PORKERT ein von der heute standardisierten Nomenklatur geringfügig abweichendes Schriftzeichen.

Als nächstes verfasste NGUYEN VAN NGHI, ein in Marseille praktizierender vietnamesischer Arzt, ein Akupunkturbuch, dessen französischer Titel lautet: ‚Pathogénie et Pathologie Energétiques en Médecine Chinoise. Traitement par Acupuncture et Massages'. An dessen Übersetzung ins Deutsche (1974/1975) wirkten CHARLES BACH, HERIBERT LÖFFLER, ILSE SCHWEINSBERG-REICHART und MARIA WINNEMEIER mit. Band 2 (1975) enthält sämtliche Punkte in
16 | der Reihenfolge Lu–KG. Nach der Vorbemerkung (Bd. 2, S. 61) „entspricht" zwar „die Nummerierung" „der internationalen Nomenklatur, die in China, Japan, Korea und Vietnam anerkannt ist", – dennoch haben Ga 7–12 eine andere Nummerierung. Obwohl man sich unter anderem auch auf das Buch von MANFRED PORKERT bezog, wurde – „um internationaler Einheitlichkeit willen" – „die vom Autor [i.e. NGUYEN] verwendete Umschrift der chinesischen Namen beibehalten", die allerdings „den phonetischen Gesetzmäßigkeiten der französischen Sprache" „entspricht" (Vorwort zum zweiten Band, S. 11). In einem Anhang (Bd. 2, S. 307-323) werden dagegen die „chinesischen Punktnamen" nach ihrer „französischen Schreibweise" alphabetisch aufgelistet und dazu auch deren „deutsche Schreibweise" (WADE/GILES-Umschrift) sowie die „französische Schreibweise" des „vietnamesischen Namens" angegeben (sowohl Einzel- als auch Doppelnamen). Im übrigen wendet man sich gegen die Übersetzung der Perikard-Leitbahn mit „Kreislauf-Sexualität" (S. 119, Anm. *). – Die 1978 erschienene Übersetzung des Buchs von NGUYEN über Akupunktur-Analgesie besorgte WOLFGANG HEINKE. Es enthält die französische Umschrift der Punktebezeichnungen und dieselbe deutsche Übersetzung wie das Lehrbuch von 1975. Die Punkte werden – abgesehen von der Perikard-Leitbahn, wo fast alle Punkte fehlen – vollständig und in der genannten Reihenfolge abgehandelt. Keines der Bücher enthält Schriftzeichen.

Nach einem längeren Studienaufenthalt in China gaben nun auch die Wiener Ärzte GEORG KÖNIG und INGRID WANCURA 1975 ein Lehrbuch der Akupunktur heraus. In diesem wollten sie nicht nur „die vielen Ärzten jahrelang vertraute Nummerierung von BACHMANN", sondern auch „die von BACHMANN verwendete deutsche Übersetzung der Punktenamen beibehalten, obwohl die chinesische Schrift oft andere Interpretationen zulassen würde".[778] In der Anordnung der Leitbahnen wichen sie allerdings – zugunsten der inzwischen allgemein üblich gewordenen (Lu–KG) – von der Reihenfolge BACHMANNS ab. Die Nummerierung sämtlicher Punkte stimmt dagegen bis auf eine einzige Ausnahme mit der von BACHMANN völlig überein: gegen-
über BACHMANN ergänzten KÖNIG | und WAN- 17
CURA den heutigen Punkt LG 7, den sie – um die darauf folgenden Nummern beibehalten zu können – als LG 6a bezeichneten. Auch die französische Umschrift übernahmen sie, abgesehen von einzelnen Abschreibfehlern, von BACHMANN; die sogenannte „englische" dagegen nicht: von BACHMANN ausgehend müssten sie – neben

zahlreichen anderen Angleichungen an Pinyin – grundsätzlich (bis auf eine einzige Ausnahme bei Ma 1) sämtliche, für die Umschrift nach WADE/GILES durchaus wesentlichen Apostrophe und (bis auf drei Ausnahmen: Bl 4, Bl 9, Ga 24) auch alle Umlaute weggelassen haben. Neu hinzugekommen ist die Pinyin-Umschrift, die – bis auf Flüchtigkeitsfehler etwa bei Bl 56 („*jing*" statt *jin*), Bl 65 („*su*" statt *shu*), 3B 7 („*zhong*" statt *zong*), 3B 18 („*ji*" statt *chi* bzw. *qi*), Ga 33 („*qi*" statt *xi*), LG 1 („*qian*" statt *qiang*) sowie einige heute veraltete Versionen, wie etwa „*yu*" statt dem heutigen „*shu*" für Zustimmungspunkt – korrekt wiedergegeben ist. Die deutschen Übersetzungen sind – abgesehen etwa von der Zusammenziehung weiterer, von BACHMANN noch mit Bindestrich belassenen Worte und der falschen Zuordnungen deutscher Bezeichnungen zu den einzelnen Punkten (wie etwa bei Ni 3, Ni 6)[779] – mit denen BACHMANNS identisch. Beim Punkt Ni 25 (*she²-cang²*), den KAROW und BACHMANN mit „Götter-Speicher" übersetzten, schreiben KÖNIG und WANCURA allerdings „Götter-Sprecher"! Direkt neben der jeweiligen Übersetzung eines Punktenamens wird stets sowohl eine französische als auch eine „englische" und eine Pinyin-Umschrift aufgeführt, ungeachtet dessen, dass sich diese verschiedenen Transskriptionen zum Teil auf ganz unterschiedliche chinesische Bezeichnungen beziehen (und dementsprechend auch eine unterschiedliche deutsche Übersetzung verlangen würden). Keine der verschiedenen Umschriften enthält eine Angabe der Töne. Schriftzeichen sind dagegen – in der vereinfachten Kurzform – in einem Register angegeben.

1976 gab der Freiburger Arzt CLAUS C. SCHNORRENBERGER drei Wandkarten sowie ein dazugehöriges Textbuch zu den Akupunkturpunkten heraus. Die Reihenfolge sowohl der Leitbahnen als auch sämtlicher Punkte ist in die-
18 sem | Buch die der heute üblichen, die einzig angegebene Umschrift ist Pinyin (ohne Angabe der Töne). Die Zustimmungspunkte, die heute allgemein „*shu*" geschrieben werden, gab er – unter anderem weil diese nach seiner Bezeugung in Kanton so ausgesprochen werden – mit „*yu*" wieder. Bei knapp 2/5 der klassischen Akupunkturpunkte gab er auch eine eigene deutsche Übersetzung an. Auf S. 72, Anm. bemerkt er, dass alle westlichen Werke „*ren-mai*" bisher fälschlicherweise mit „Konzeptionsgefäß" übersetzt haben und übersetzt den Namen dieser Leitbahn selbst mit „Dienergefäß". Im Anhang ‚Die moderne wissenschaftliche Nomenklatur der Akupunkturpunkte'[780] ordnete er jedem der Punkte außerdem eine lateinische Bezeichnung zu, die sich allerdings ausschließlich auf dessen anatomische Lage und nicht etwa auf die Bedeutung der chinesischen Schriftzeichen bezieht. Schriftzeichen fehlen in dem Buch gänzlich.

Im gleichen Jahr (1976) erschien auch das Lehrbuch von BARBARA SCHRECKE und GERHARD J. WERTSCH, in dem ca. 3/5 der klassischen Akupunkturpunkte abgehandelt werden (ca. 110 Punkte fehlen). Die Reihenfolge der Leitbahnen entspricht dabei der BACHMANNS (He–Le, Lu–Mi, KG, LG), die Nummerierung der einzelnen Punkte richtet sich dagegen nach der heute üblichen Nomenklatur; die Nummern nach BACHMANN werden jedoch noch in Klammern angegeben. Ab der vierten Auflage wurde der Internationale Standard berücksichtigt (vgl. die Vorbemerkungen auf S. 55 bezüglich Bl 36–54, 3B 21–23, Ma 1–8 usw.). Die Pinyin-Umschrift ist – bis auf Flüchtigkeitsfehler wie „*oi*" statt *qi* bei Ma 11 oder Ähnliches – im allgemeinen korrekt wiedergegeben; bei Mi 1 übernahmen SCHRECKE und WERTSCH für *bai²* von STIEFVATER den Druckfehler „Stelle" (s.o.), bei Mi 3 dagegen für dasselbe *bai²* von KAROW, BACHMANN und KÖNIG/WANCURA „Helle". Das Literaturverzeichnis enthält die Werke BACHMANNS, STIEFVATERS, BISCHKOS, KÖNIG/WANCURAS, NGUYENS, PORKERTS sowie SCHNORRENBERGERS. Die deutschen Übersetzungen wiederum sind fast stets identisch mit denen KAROWS, BACHMANNS bzw. KÖ-
NIG/WANCURAS. Bei der | Übersetzung von 19
Ga 14 (*yang²-bai²*, *yang* – weiß) mit „Zeit-Tor" handelt es sich wohl um einen Abschreibfehler. Neben allen aufgeführten Punkten findet sich auch das entsprechende chinesische Kurzzeichen, handgeschrieben.

Einige Jahre später (ca. 1979) gab der Heilpraktiker Charles Waldemar einen 800-seitigen Akupunkturatlas heraus, in der die Leitbahnen in der Reihenfolge von Bachmann (He–Le, Lu–Mi, LG, KG), die Akupunkturpunkte selbst jedoch in der heute üblichen Reihenfolge verzeichnet sind (in Klammern gibt er – ebenso wie Schrecke/Wertsch – noch die alte Nummerierung nach Bachmann an). Zu jedem Punkt gab Waldemar eine Umschrift an, diese variiert allerdings von Punkt zu Punkt: In etwas über der Hälfte der Fälle entspricht sie der Pinyin-Transliteration, doch sehr oft auch der von Wade/Giles und häufig auch der französischen – was auf die Heranziehung verschiedener Quellen hinweist. Hin und wieder stehen sogar die beiden Silben ein und desselben Binoms in zwei unterschiedlichen Umschriften, manchmal sind sogar innerhalb derselben Silbe verschiedene Umschriften kombiniert (zum Beispiel „*tung*“, „*chung*“, „*yong*“ usw. statt *tong*, *chong*, *rong* usw. [Pinyin] bzw. statt *t'ung*, *ch'ung*, *yung* usw. [Wade/Giles]). Nicht selten trifft man auch auf höchst individuelle Umschriften („*yn*“ bzw. „*vin*“ statt *yin*; „*ing*“ statt *ying* bzw. statt *xing*; „*que*“ statt *qu*; „*chong*“ statt *zong*; „*yian*“ statt *jian*; „*fong*“ statt *feng*; „*rereh*“ statt *er*; „*qui*“ statt *qi*; „*chung*“ statt *zhang*; „*qiau*“ statt *qiang* usw.). Ohne irgendeine fremde Quelle zu nennen, gab Waldemar für knapp 3/5 der Punkte auch jeweils eine deutsche Übersetzung an. Die fehlerhafte Zuordnung der chinesischen Punktbezeichnungen zu den jeweiligen Übersetzungen, die König und Wancura bei Ni 3 und 6 unterlaufen ist, findet sich auch bei Waldemar wieder. Bei Ni 25, wo durch einen Flüchtigkeitsfehler Königs und Wancuras aus der richtigen Übersetzung Karows sowie Bachmanns „Götter-Speicher“ nun „Götter-Sprecher“ wurde, formulierte Waldemar nun „Sprecher der Götter“. Bei KG 18 ist dagegen Waldemar selbst ein offensichtlicher Abschreibfehler unterlaufen: statt „Jadehalle“ (wie bei Karow, Bachmann, König/Wancura) schrieb er „Jagdhalle“. Auf die Angabe der Schriftzeichen wurde verzichtet.

20 | In dem von Stux, Stiller, Pothmann und Jayasuriya verfassten Akupunktur-Lehrbuch haben sich (1981) die Autoren hinsichtlich „der Nomenklatur“ „an die Angaben der ‚Akademie für Traditionelle Chinesische Medizin Peking‘ und an die offiziell beschlossene Pin-Yin-Transkription der chinesischen Zeichen in alphabetischer Schrift gehalten“.[781] In der zweiten Auflage (1985) „diente“ bei der „Übersetzung der Ideogramme“ bereits „die von den chinesischen Akupunkturzentren in Zusammenarbeit mit der Weltgesundheitsorganisation 1984 erarbeitete neue Standardisierung der Punktenamen und Akupunkturbegriffe“ „als Grundlage“.[782] In der Tat stimmt sowohl die Anordnung der Leitbahnen (Lu–KG) und sämtlicher Punkte als auch die Pinyin-Umschrift[783] mit jener überein (Ausnahmen bilden lediglich Fehler wie bei Bl 11 „*shu*“ statt *zhu*, Bl 29 „*lu*“ statt *lü* und andere). In beiden Auflagen verwendeten sie jedoch – im Gegensatz zur WHO-Broschüre – in der Umschrift die älteren Varianten von ‚An Outline of Chinese Acupuncture‘ (s.u.). Die Übersetzung sämtlicher Punktnamen ins Deutsche besorgte Karl Alfried Sahm unter Mithilfe von Xiao Lin Ye. Töne sowie Schriftzeichen fehlen. – In dem 1986 erschienenen Taschenbuch derselben Autoren, einer Kurzfassung des genannten Lehrbuchs, wird als Übersetzer der Punktenamen nur noch Sahm genannt. Es enthält in Form eines Anhangs die Erläuterung von sechs philosophischen, zehn medizinischen Begriffen und zehn Punktekategorien, einschließlich der entsprechenden Zeichen.

Von dem 1983 verstorbenen Akupunkteur Hans Zeitler erschien in eben diesem Jahr ein Buch, in dem – ab der zweiten Auflage – sämtliche Leitbahnen und Akupunkturpunkte in der heutigen Reihenfolge beschrieben sind. Im Vorwort zur zweiten, von Frank Bahr besorgten Auflage heißt es: „Aufgrund eines Beschlusses der größten internationalen Akupunkturärzteorganisation A.H.O. richten wir uns in Zukunft
nach der chinesischen Nomenklatur und | Aku- 21
punkturlehre und überwinden dadurch Unterschiede zur europäischen, bisher gebräuchlichen Punkte-Nummerierung und Meridianreihenfolge. In der vorliegenden 2. Auflage wurden daher erhebliche Änderungen notwendig.“ Neben der Wade/Giles- sowie einer französischen Umschrift (ohne Töne) finden sich oft mehrere deut-

sche Übersetzungen, zum Teil auch von Synonymen. Nach eigener Aussage ist „die Übersetzung der chinesischen Namen“ „zum Teil wörtlich wiedergegeben, in manchen Fällen jedoch sinngemäß modifiziert“ (S. 18). Für Pe (Perikard) steht „Kreislauf-Sexualität“, für KG (Kontrollgefäß) „Konzeptionsgefäß“, für 3B (Dreifacher Brenner) „Dreifacher Erwärmer“. Bei 3B 16 heißt es fälschlicherweise „*chung*“ statt *huang*, bei 3B 12 „*shuo*“ statt *luo*. Schriftzeichen fehlen in dieser Zusammenstellung ganz.

1984 erschien das Lehr- und Handbuch von Walter Binder, das alle Punkte enthält, allerdings in der Leitbahn-Reihenfolge: Tou, Jenn, He–Le, Lu–Mi. Die lateinischen Abkürzungen der nummerierten Kurzbezeichnungen wurden von Porkert (1973) übernommen. Neben der nicht immer korrekten Umschrift nach Wade/Giles (ohne Töne) ist zu jedem Punkt eine deutsche Übersetzung angegeben. Die Leitbahnen werden als „Funktionskreise“ bezeichnet. Schriftzeichen finden sich hier keine.

Die von Manfred Porkert 1973 (s.o.) veröffentlichten lateinischen Termini für die Bezeichnungen der einzelnen Akupunkturpunkte übersetzte dieser 1985 schließlich auch ins Deutsche. In einem zusammen mit dem Münchener Internisten Carl-Hermann Hempen herausgegebenen Lehrbuch finden sich in der Reihenfolge Lu–KG sämtliche Punkte, aufgeführt nach der heutigen Nummerierung sowie in Form ihrer 1973 festgelegten lateinischen Namen (s.o.) – mit Angabe ihrer Pinyin- sowie Wade/Giles-Umschrift (beide ohne Töne). Abweichungen von den heute üblichen Punktbezeichnungen sind bei Lu 4 („*jia*“ statt *xia*), Ma 6 („*ya*“ statt *jia*), Mi 17 („*du*“ statt *dou*), Bl 62, 3B 18, Ga 26 („*mo*“ statt *mai*), LG 1 („*zhang*“ statt *chang*), KG 17 („*dan*“ statt *tan*) sowie bei Di 12, 19, Ma 3, Dü 18, Bl 31–34, 3B 14–15, 22, Ga 1, 29,
22 LG 25 | („*jiao*“ statt *liao*) zu erkennen. Da sich die angeführten deutschen Übersetzungen nicht immer auf die standardisierten Punktbezeichnungen, sondern eben auch auf Synonyme derselben beziehen, ist es oft recht mühsam, ohne Angaben der Quelle herauszufinden, welche Synonyme nun mit den jeweiligen Übersetzungen gemeint sind. Manche Punktenamen beließ Porkert auch unübersetzt – lateinisch. Chinesische Schriftzeichen werden hier nicht angegeben.

In einer recht eigenwilligen Reihenfolge hat 1988 Antonije Skokljev fast alle Akupunkturpunkte aufgeführt (Ga 13 fehlt): LG, KG, Lu, Pe, He, Di, 3B, Dü, Ma, Ga, Bl, Mi, Le, Ni. Nach den Worten des Autors findet man in seinem Buch „die chinesischen und lateinischen Ausdrücke und daneben die deutsche Übersetzung“ (Einleitung, S. 13); gemeint ist damit eine Art Wade/Giles-Umschrift (ohne jegliche Apostrophe) sowie Pinyin (beide ohne Töne). Letztere enthält viele Fehler: Di 6: „*plan*“ statt *pian*; Ma 4: „*ti*“ statt *di*; Mi 1: „*pai*“ statt *bai*; Mi 12: „*chon*“ statt *chong*; Dü 13: „*yan*“ statt *yuan*; Bl 2: „*chu*“ statt *zhu*; Bl 11: „*shu*“ statt *zhu*; Bl 29: „*lu*“ statt *lü*; Bl 48: „*kang*“ statt *gang*; Ni 8: „*cin*“ statt *xin*; 3B 20: „*jiasoun*“ satt *jiao-sun*; Le 1: „*dum*“ statt *dun*: Le 6: „*tu*“ statt *du*; LG 3: „*kuan*“ statt *guan* usw. Bei Bl 26 heißt es für *guan*^{1}-*yuan*^{2} „Grenzsprung“ statt „Grenzursprung“. Im Literaturverzeichnis wird von den bisherigen Übersetzern nur Bachmann angegeben. Ein alphabetischer Index der Akupunkturpunkte (als Doppelnamen) – in der erwähnten Wade/Giles-Variante ohne Apostrophe – beschließt das Buch (S. 261-264). Auf Schriftzeichen wurde verzichtet.

Die eben gegebene kurze Übersicht über die 13 wichtigsten und verbreitetsten deutschen Übersetzungen orientierte sich – was die Anordnung der Leitbahnen (Lu–KG) und Punkte sowie ihre Umschrift betrifft – durchgehend an der 1984 von einer WHO-Arbeitsgruppe herausgegebenen Broschüre zur jetzt standardisierten Akupunktur-Nomenklatur. In diesem Verzeichnis sind alle 361 Punkte in Pinyin-Umschrift, einschließlich der Angabe der Töne, und so- | wohl 23
in klassischen (Lang-) als auch in vereinfachten (Kurz-) Zeichen aufgeführt. In einigen Fällen (Bl 2, 4, 61, 3B 18, KG 17) sind Aussprache-Varianten (wie sie in ‚An Outline of Chinese Acupuncture‘ angegeben waren) in runden Klammern angegeben. Manchmal wurden allerdings Radikale vertauscht (bei Di lies *yang*^{2} statt *chang*^{2}) oder die Pinyin-Silben nicht ganz korrekt angegeben (bei Ni 17 lies *shang*^{1} statt *shan*^{1}; bei KG 17 lies *shan*^{1} statt *shao*^{1}). Ab und zu ist zwar die

Umschrift von zusätzlichen Silben angegeben, das entsprechende Schriftzeichen fehlt jedoch (Di 19, 3B 22). Umlaute wurden nicht gedruckt (bei Bl 29 lies *lü*^{3} statt *lu*^{3}). Hin und wieder sind auch die Töne falsch angegeben (bei Ga 35 lies *jiao*^{1} statt *jiao*^{2} – zumal es bei Mi 6, Ni 8, LG 28, KG 27 auch *jiao*^{1} heißt). Bei Le 5 lies *li*^{3} statt *li*^{2}; bei Ga 23 lies *zhe*^{4} statt *zhe*^{2} (s. MATHEWS). Die Auflistung enthält allerdings keine Übersetzungen der einzelnen Punktebezeichnungen. Lediglich die Leitbahnnamen wurden ins Englische übersetzt: „Triple Energizer" für *san*^{1}-*jiao*^{1} sowie „Conception Vessel" für *ren*^{2}-*mai*^{4} sind jedoch problematische Begriffe und wären besser durch Triple Burner bzw. Control Vessel zu ersetzen.

Vor Erscheinen der ‚Standard Acupuncture Nomenclature' waren die Anordnung der Leitbahnen, die Nummerierung der Punkte sowie die Pinyin-Umschrift ihrer chinesischen Namen bereits in dem von der ‚Academy of Traditional Chinese Medicine' in Peking (1975) herausgegebenen Lehrbuch ‚An Outline of Chinese Acupuncture' festgelegt. Die Pinyin-Umschrift ist in diesem Buch relativ korrekt angegeben (im Gegensatz zur WHO-Broschüre auch Ni 17 und KG 17; s.o.): lediglich bei Bl 11 lies *zhu* statt *shu*; bei KG 8, 14 lies *que* statt *jue*. Das Buch enthält allerdings keine Angabe der Töne. Schriftzeichen sind lediglich in Kurzform im Index angegeben.

Im 1982 erschienenen ‚Concise Chinese English Dictionary of Medicine' wurden zwar im Anhang die Kurzzeichen der Bezeichnungen der Akupunkturpunkte samt ihrer Pinyin- sowie WADE/GILES-Umschrift einschließlich der Angabe der Töne verzeichnet, doch lediglich alphabetisch, also nicht in der Reihenfolge des Verlaufs der Leitbahnen. Die einzelnen Bezeichnungen wurden dabei nicht übersetzt.

24 | Das 1984 publizierte ‚Dictionary of Traditional Chinese Medicine' wiederum listet die Akupunkturpunkte zwar in der üblichen Reihenfolge auf (mit Kurzzeichen und Pinyin-Umschrift ohne Töne), doch nur relativ wenige derselben: nicht einmal 1/3 der 361 klassischen Punkte. Selbst von den 105 aufgeführten Punkten wurde keine Übersetzung angegeben.

Das hier vorliegende Verzeichnis folgt nun in der Anordnung der Leitbahnen sowie der einzelnen Punkte den Richtlinien der WHO-Arbeitsgruppe. Die Leitbahnen werden also in der Reihenfolge Lu, Di, Ma, Mi, He, Dü, Bl, Ni, Pe, 3B, Ga, Le, LG, KG (s. Abkürzungsverzeichnis) aufgeführt und die Punkte fortlaufend durchnummeriert. Die hier verwendeten Abkürzungen sind zum größten Teil allgemein eingeführt und auch 3B statt 3E ist wohl leicht verständlich. Als Umschrift wird hier ausschließlich Pinyin verwendet, weil diese für einen Deutschen am einfachsten zu lernen und auch auszusprechen ist. Dem noch Ungeübten zur Erleichterung sind die einzelnen Silben durch einen Bindestrich getrennt. Aus drucktechnischen Gründen konnte hier die in Pinyin übliche Schreibweise der Töne allerdings nicht wiedergegeben werden; stattdessen werden die Töne (wie etwa in WADE/GILES) durch hochgestellte Ziffern bezeichnet (^{1} = 1. Ton; ^{2} = 2. Ton; ^{3} = 3. Ton; ^{4} = 4. Ton). Bei den Punktnamen, von denen die ‚Akademie für Traditionelle Chinesische Medizin' in Peking 1975 eine Variante angegeben hatte (Bl 2, 4, 61, 3B 18, KG 17), wurde diese – wie auch in der WHO-Broschüre – in runden Klammern ergänzt.

Neben der Umschrift folgt das chinesische Schriftzeichen in seiner klassischen Langform – und zwar in der Schreibweise, wie sie in der Broschüre der WHO-Arbeitsgruppe verwendet wurde. Im Gegensatz zu letzterer, wo kompliziertere Zeichen – wegen des ausgesprochen kleinen Drucks – kaum ohne Zuhilfenahme einer Lupe analysiert werden können, sind die Zeichen hier groß und deutlich aufgeführt.

Nun folgt die möglichst wörtliche Übersetzung der Grundbedeutung jedes einzelnen Zeichens – so wie sie im klassischen Wörterbuch von MATHEWS an- | gegeben wird. Bei sechs 25
Zeichen, die selbst in diesem 7.773 Zeichen umfassenden Wörterbuch nicht enthalten sind, wurde die Bedeutung aus dem größten chinesischen Wörterbuch, dem ca. 50.000 Zeichen umfassenden *Kang*^{1}-*xi*^{1} *zi*^{4}-*dian*^{3}, ermittelt (sowie auch im *Xin*^{1}-*hua*^{2} *zi*^{4}-*dian*^{3}). Im Vokabular wird bei den so ermittelten Wörtern in eckigen Klammern die Seitenzahl dieser Wörterbücher angegeben.

Um nun auch einen Überblick über die bisherigen Übersetzungsversuche zu geben, wurde im Anschluss an diese Grundbedeutungen der genaue Wortlaut der Formulierungen von dreizehn verschiedenen Übersetzungen – in eckigen Klammern – verzeichnet. Die Namen der Übersetzer sind dabei folgendermaßen abgekürzt: Ka = KAROW; Ba = BACHMANN; St = STIEFVATER; Ng = NGUYEN; KW = KÖNIG/WANCURA; Sn = SCHNORRENBERGER; SW = SCHRECKE/WERTSCH; Wa = WALDEMAR; SX = SAHM/XIAO; Ze = ZEITLER; Bi = BINDER; Po = PORKERT; Sk = SKOKLJEV. Soweit möglich, folgt die Nebeneinanderstellung der jeweiligen Übersetzung der chronologischen Reihenfolge ihrer Erstpublikation. Hat einer der angeführten Autoren für einen Punkt zwar eine Umschrift des chinesischen Namens, aber keine (deutsche) Übersetzung desselben angegeben, so wird dies mit „-“ nach dem entsprechenden Autorennamen bezeichnet; „–“ dagegen bedeutet: der Punkt als Ganzer ist bei ihm überhaupt nicht erwähnt. Hat ein Autor bei einer Übersetzung eine runde Klammer gebraucht, so wurde diese auch hier als solche belassen.[784] In eckige Klammern gesetzt sind hier dagegen nur über die eigentliche Übersetzung hinausführende, zusätzliche Erläuterungen des Übersetzers oder aber abweichende Formulierungen aus früheren Auflagen desselben Werkes.[785] Sowohl hinsichtlich der Orthographie als auch der genauen Formulierung wurde grundsätzlich von der jeweils letzten Auflage ausgegangen. Da sich die Übersetzung mancher Autoren manchmal offensichtlich nicht auf die in den ersten beiden Spalten dieser Übersicht bezeichneten Schriftzeichen des Namens eines bestimmten Punktes beziehen, wurden in
26 diesen Fällen die entsprechenden Synonyme (in | Umschrift sowie als Schriftzeichen) in eckigen Klammern ergänzt und der jeweiligen Übersetzung zugeordnet.

Manchmal – besonders bei den doppelten Ausdrücken, wie sie sich vor allem bei ZEITLER finden – wurde ein Ausdruck in eckigen Klammern hinzugefügt, den der jeweilige Autor selbst zwar hier nicht eigens wiederholte, der aber doch kurz vorher bereits vorkam und nun – aus dem Zusammenhang gerissen – der Verständlichkeit halber ergänzt gehört. Bei Groß- und Kleinschreibmg verschiedener Autoren in derselben Rubrik gab stets die Großschreibung den Ausschlag. Wichen die Nummerierungen einzelner Autoren von der heute standardisierten ab, so wurde nach den Bezeichnungen der Punktnamen (in Umschrift) sowie – falls vorhanden – nach den Schriftzeichen gegangen und diese hier unter der heutigen Nummerierung aufgeführt. Um nun umgekehrt die hier neu nummerierten Punkte auch in den älteren Werken auffinden zu können, wurden deren alte Nummern in der Rubrik der Übersetzungen hinter den Abkürzungen der Autorennamen ergänzt. PORKERTS Übersetzung von 1973 erfolgte zwar nur ins Lateinische, doch wurde sie hier deshalb mit aufgeführt, weil sich ab da auch die folgenden deutschen Übersetzungen daran orientierten. PORKERTS eigene deutsche Übersetzung erschien dagegen erst 1985. Im übrigen gibt es bei den Übersetzungen auch Doppeltnennungen; wenn ein Autor also zwei oder mehrere Übersetzungen angegeben hat, so kann die Abkürzung seines Namens in verschiedenen Autorengruppen erscheinen.

Die hier eingehaltene Reihenfolge der Aufzählung der 13 untersuchten Autoren ist grundsätzlich immer chronologisch, also Ka, Ba, St, Ng, KW, Sn, SW, Wa, SX, Ze, Bi, Po, Sk. Auch dann, wenn mehrere Autoren dieselbe Übersetzung angegeben haben, wird innerhalb dieser Gruppe die Chronologie gewahrt. Auf diese Weise kann man leicht übersehen, wer in seiner Übersetzung von wem abhängig ist.

Als nützliches Hilfsmittel zu weiteren wissenschaftlichen Forschungen wurde speziell zu dem hier vorliegenden Verzeichnis der 361 klassischen Akupunkturpunkte auch ein Vokabular erstellt, das sämtliche bei den Punktna- | men 27
vorkommenden 325 Schriftzeichen umfasst. Die Zeichen sind zunächst nach der alphabetischen Reihenfolge ihrer Pinyin-Umschrift angeordnet, bei gleichen Silben nach den Tönen (1, 2, 3, 4), bei gleichen Tönen wiederum nach der Anzahl der Striche.[786] Die Töne wurden zwar grundsätzlich von den Richtlinien der WHO-Arbeitsgruppe übernommen, doch wurden – bei Abweichungen derselben von den Angaben MATHEWS' – letztere hinter jenen in eckigen Klammern ergänzt.

Lediglich bei Ga 35 wurde der offensichtliche Druckfehler in der WHO-Broschüre hinsichtlich des Tones von *jiao* (s.o.) stillschweigend berichtigt. Auch die Varianten in der Umschrift (bei Bl 2, 4, 61, 3B 18, KG 17) wurden aus der WHO-Broschüre – in runde Klammern gesetzt – übernommen.

Wie auch in der WHO-Broschüre sind bei den Schriftzeichen sowohl die klassische Langform derselben als auch – in runden Klammern – die reformierten Kurzzeichen sowie seltenere, abweichende Schreibweisen angegeben.

Die in der dritten Spalte folgende Übersetzung der Grundbedeutung des vorangehenden Zeichens ist grundsätzlich – bis auf einige Ausnahmen (s.o.) – immer dem Wörterbuch MATHEWS' entnommen. Nur wo die dort angegebene Grundbedeutung nicht auszureichen schien, wurde diese in runde Klammern gesetzt und eine weiterführende Bedeutung in eckigen Klammern dazugesetzt. Als den Zugang zu diesem klassischen Nachschlagewerk überhaupt erst eröffnende Hilfestellung ist für den sinologisch (noch) Ungeübten zusätzlich – in eckigen Klammern – die Nummer angegeben, unter der das jeweilige Zeichen dort zu finden ist, im Falle des *Kang*^{1}-*xi*^{1} *zi*^{4}-*dian*^{3} bzw. *Xin*^{1}-*hua*^{2} *zi*^{4}-*dian*^{3} dagegen die Seitenzahl. Zur schnellen Orientierung bei weiteren systematischen Vergleichen wurde außerdem – in runden Klammern – eine Konkordanz der Punkte, in deren chinesischer Bezeichnung
28 das entsprechen- | de Schriftzeichen überhaupt vorkommt, erstellt und hier angefügt. Die dort gebrauchten Abkürzungen verstehen sich von selbst.[787]

Da manche Autoren oft nicht die jetzt standardisierten, sondern zum Teil auch andere (synonym) verwendete Bezeichnungen einzelner Punkte übersetzten, kommen die von diesen benutzten Zeichen nicht immer bereits in diesem Grundvokabular der 361 klassischen Akupunkturpunkte vor. Als Ergänzung wurde daher schließlich noch ein zusätzliches Vokabular erstellt, das 16 Zeichen von PORKERT und vier von KAROW enthält.[788] Auch hier werden die Umschrift in Pinyin (einschließlich der Töne), das Langzeichen, die Übersetzung der Grundbedeutung, die Nummer im Wörterbuch von MATHEWS sowie die Punkte ihres Vorkommens angegeben.

Um zu zeigen, aus welchem lebensweltlichen Umfeld die einzelnen zur Bezeichnung der Akupunkturpunkte gebrauchten Zeichen stammen, wurde außerdem ein systematisches Verzeichnis der Begriffe angelegt. Es wurde gegliedert nach Farben, Zahlen, Anatomie (Organe, Grobeinteilung des Körpers, Gesicht, Knochen, Gelenke, Flüssigkeiten, Sonstiges), relative Lokalisationsangaben, Natur, Tiere, Geographisches, Gewässer, Wasserleitungen, Landwirtschaft, Dorf- bzw. Stadtkultur, Verkehrsverbindungen, Wohnkultur, metaphysische Begriffe, Reichtum, militärische, politische Begriffe, lebensweltliche Begriffe (Verben: Gefühle, Kommunikation, Eingriffe, Bewegung, Sonstiges; Substantive: Verwandtschaft, Gebrauchsgegenstände, Sonstiges; Adjektive; Sonstiges). Die „zusätzlichen Vokabeln“ wurden in Tiere, Anatomie, Lokalisation, Geographie, Lebenswelt, Häusliches, Hof und Militär unterteilt.

| Mit Hilfe der im Vokabular abgedruckten 29
Konkordanz können nun leicht verschiedene Fragen geklärt werden, wie zum Beispiel die Konsequenz des Gebrauchs einzelner Begriffe von Seiten der jeweiligen Autoren u.v.a.m. So übersetzte etwa KAROW *qi*^{4} grundsätzlich mit „Atem“, BACHMANN und KÖNIG/WANCURA übersetzten *qi*^{4} dagegen auch mit „Energie“ (Ni 13, KG 6). KAROW, BACHMANN, KÖNIG/WANCURA übersetzten *shen*^{2} meist mit „göttlich“ (manchmal auch mit „Götter“ bzw. „Geist“), PORKERT dagegen immer nur mit „konstellierende Kraft“, mit der einzigen Ausnahme bei Ni 23: „Altar für die Gottheiten“. *Ling*^{2} übersetzte PORKERT stets mit „Struktivkraft“ und statt *liao*^{2} (Gelenkspalt) nahm er grundsätzlich *jiao*^{4} = „Kellerloch“ usw.

Manche Begriffe wurden von einzelnen Autoren auch unübersetzt gelassen: „Qi“, „Du Mai“, „Ren Mai“ sowie „Sanjiao“. Im allgemeinen wurde *qi*^{4} jedoch mit „Energie“ übersetzt, *ren*^{2}-*mai*^{4} mit „Konzeptionsgefäß“, *san*^{1}-*jiao*^{1} mit „Dreifacher Erwärmer“ und *jing*^{1} mit „Meridian“.

Die hier vorliegende Auflistung ermöglicht nun auch eine quantitative Auswertung des Vergleichs zwischen den einzelnen Büchern: so könnte etwa bestimmt werden, wieviel Prozent der Übersetzungen eines bestimmten Autors völlig identisch mit denen seiner Vorgänger sind, wieviel Prozent lediglich durch kleine Umformulierungen derselben zustandekamen, wieviel Prozent eigensinnige Erweiterungen sind, wieviel Prozent auf Abschreibfehlern beruhen („Nachtgrenze", „Jagdhalle" usw.) und wieviel Prozent Berichtigungen oder Verbesserungen sind. Bereits ein flüchtiger Blick zeigt, dass Karow für fast alle auf ihn Folgenden der Leitstern war, mit Ausnahme etwa von Porkert, an dessen lateinischer Terminologie sich auch einige deutsche Übersetzer orientierten.

Abschließend sei noch einmal betont, dass sich die hier vorliegende Abhandlung zwar einerseits als medizinhistorische Untersuchung der verschiedenen deutschen Übersetzungen der klassischen Akupunkturpunkte in den letzten drei Jahrzehnten versteht, andererseits aber auch so konzipiert und gegliedert ist, dass sie sich auch dem an wissenschaftlicher Forschung interessierten Nicht-Historiker und Nicht-Sinologen als nützliches Hilfsmittel erweisen kann. Anstatt dem Leser lediglich eine (normative) Teilwahrheit ei-
30 nes kom- | plexen Ganzen darzubieten und seinen Horizont so von vornherein auf einen bestimmten Ausschnitt zu begrenzen, will die vorliegende Schrift gerade die Vielfalt der Auslegungsmöglichkeiten der einzelnen Zeichen gewahrt wissen – nicht jedoch, ohne auf offensichtliche Irrtümer, Verwechslungen, Abschreibfehler und dilettantischen bis unseriösen Umgang mit den chinesischen Begriffen hinzuweisen. So wendet sich die hier gegebene allgemeinverständliche Einführung in die philologische Problematik der chinesischen Schrift, die übersichtliche Nebeneinanderstellung der Übersetzungen verschiedener Autoren sowie die Eröffnung des Zugangs zu den weiterführenden Wörterbüchern weniger an Personen, die „die Wahrheit" wie „eine ausgeprägte Münze" direkt „einstreichen" wollen,[789] als vielmehr an die Eigeninitiative lebendiger Subjekte, die von sich aus ihren Horizont immer wieder zu erweitern streben und daher in ihrer Selbsttätigkeit nur durch geeignete Hilfestellungen unterstützt zu werden brauchen.

Nachschlagewerke und Literatur

Wörterbücher

| R. H. Mathews' ‚Chinese-English Dictionary'. 31
Shanghai 1931. Revised American Edition ^{13}1975

‚Das Neue Chinesisch-Deutsche Wörterbuch'. Beijing 1987

‚Chinesisch-Deutsches Wörterbuch'. Hongkong 1964 und 1981

Zhong^{1}-yi^{1}-yao^{4} ci^{2}-dian^{3} ('Dictionary of Traditional Chinese Medicine'). Hong Kong 1984

Han^{4}-ying^{1} chang^{2}-yong^{4} yi^{1}-xue^{2} ci^{2}-hui^{4} ('A Concise Chinese-English Dictionary of Medicine'). Beijing 1982

Xin^{1}-hua^{2} zi^{4}-dian^{3}. Beijing 1979, 1982

Kang^{1}-xi^{1} zi^{4}-dian^{3} (1712). Shanghai 1985

Deutsche Obersetzungen der Akupunkturpunkte (chronologisch)

Karow, Otto: ‚Akupunktur und internationale Nomenklatur'. Dt. Zschr. Akup. 3 (1954), S. 36-45 und S. 49-61

Bachmann, Gerhard: ‚Die Akupunktur, eine Ordnungstherapie'. Ulm 1959, Heidelberg ^{2}1976,^{3}1980

Stiefvater, Erich W.: ‚Praxis der Akupunktur'. Heidelberg 1973,^{4}1974,^{5}1977

Nguyen, Van Nghi: ‚Pathogenese und Pathologie der Energetik in der chinesischen Medizin. Behandlung durch Akupunktur und Massage'. Dt. Übers. von Charles Bach, Heribert Löffler, Ilse Schweinsberg-Reichart und Maria Vinnemeier. 2 Bde., Uelzen 1974–1975

König, Georg und Ingrid Wancura: ‚Neue chinesische Akupunktur'. Wien, München, Bern 1975, ^{2}1977, ^{3}1981,^{4}1985

Schnorrenberger, Claus C: ‚Die topographisch-anatomischen Grundlagen der chinesischen Akupunktur und Ohrakupunktur'. Stuttgart 1976, ^{2}1978, ^{3}1983,^{4}1985, ^{5}1988

Schrecke, Barbara D. und Gerhard J. Wertsch: ‚Lehrbuch der modernen und klassischen Akupunktur'. Schorndorf 1976, ^{8}1986

Nguyen, Van Nghi, Mai Van Dong und Ulderico Lanza: ‚Akupunktur-Analgesie'. Dt. Übers. von Wolfgang Heinke. Uelzen 1978

Waldemar, Charles: ‚Großer Akupunktur Bildatlas'. London, München, Zürich [ca. 1979]

| Stux, Gabriel, Niklas Stiller, Raymund 32
Pothmann und Anton Jayasuriya: ‚Lehrbuch

der klinischen Akupunktur'. Chines. Übers. von KARL ALFRIED SAHM und HSIAO LIN YEH. Berlin, Heidelberg, New York 1981; 2. Aufl. u.d.T.: ,Akupunktur. Lehrbuch und Atlas'. Berlin u.a. 1985

ZEITLER, HANS [2. Aufl.: ZEITLER, HANS und FRANK R. BAHR]: ,Meridiane, ihre Punkte und Indikationen'. Braunschweig, Wiesbaden 1983,^{2}1987

BINDER, WALTER: ,Klassische Akupunktur und klinische Leitsymptome. Ein Lehr- u. Handbuch für die Praxis'. Passau 1984

PORKERT, MANFRED und CARL-HERMANN HEMPEN: ,Systematische Akupunktur'. München, Wien, Baltimore 1985

STUX, GABRIEL: ,Grundlagen der Akupunktur'. Chines. Übers. von KARL ALFRIED SAHM. Berlin u.a. 1986, ^{2}1988

SKOKLJEV, ANTONIJE I.: ,Akupunktur- und Elektroakupunktur-Anästhesie des Kopfes und des Halses'. Teningen 1988

Sonstige (vollständige) Verzeichnisse der Akupunkturpunkte

'Standard Acupuncture Nomenclature'. Ed. by the World Health Organization. Regional Working Group on the Standardization of Acupuncture Nomenclature. Manila 1984

PORKERT, MANFRED: ,Die theoretischen Grundlagen der chinesischen Medizin. Das Entsprechungssystem'. Wiesbaden 1973, Stuttgart ^{2}1982

,An Outline of Chinese Acupuncture'. Ed. by the ,Academy of Traditional Chinese Medicine'. Beijing 1975

,Essentials of Chinese Acupuncture'. Comp. by the ,Beijing [Shanghai, Nanjing] College of Traditional Chinese Medicine' and the ,Acupuncture Institute of the Academy of Traditional Chinese Medicine'. Beijing 1980

,Acupuncture. A comprehensive text'. Ed. by the ,Shanghai College of Traditional Medicine'. Transl. and ed. by JOHN O' CONNOR and DAN BENSKY. Seattle 1981, ^{5}1987

Zhen^{1}-jiu^{3} xue^{2}-wei^{4} ming^{2}-cheng^{1}. In: Han^{4}-ying^{1} chang^{2}-yong^{4} yi^{1}-xue^{2} ci^{2}-hui^{4} (s.o.), S. 508-516

SCHNORRENBERGER, CLAUS C.: ,Die moderne wissenschaftliche Nomenklatur der Akupunkturpunkte'. Schriftenreihe des Deutschen Forschungsinstituts für Chinesische Medizin e.V., Bd. 5. Freiburg 1987

Unvollständige Verzeichnisse

I Shi^{2}-si^{4}-jing^{1} (,The Fourteen Channels'). In: Zhong^{1}-yi^{1}-yao^{4} ci^{2}-dian^{3} (s.o.), S. 263-288 33

BISCHKO, JOHANNES: ,Einführung in die Akupunktur'. Heidelberg 1970, ^{2}1972, ^{13}1983, ^{14}1986

Abkürzungen und Anzahl der klassischen Akupunktur-Punkte

I Lu / Lunge / 11 34

Di / Dickdarm / 20

Ma / Magen / 45

Mi / Milz / 21

He / Herz / 9

Dü / Dünndarm / 19

Bl / Blase / 67

Ni / Nieren / 27

Pe / Perikard / 9

3B / Dreifacher Brenner / 23

Ga / Galle / 44

Le / Leber / 14

LG / Lenkergefäß / 28

KG / Kontrollgefäß / 24

/ / 361

Abkürzungen und chronologische Reihenfolge der 13 Autoren

Ka = Karow (1954)

Ba = Bachmann (1959)

St = Stiefvater (1913)

Ng = Nguyen (1974/75, 1978)

KW = König/Wancura (1975)

Sn = Schnorrenberger (1976)

SW = Schrecke/Wertsch (1976)

Wa = Waldemar (ca. 1979)

SX = Sahm/Xiao(1981)

Ze = Zeitler (1983)

Bi = Binder (1984)

Po = Porkert (1985 [1973])

Sk = Skokljev (1988)

Stellungnahme zu Michael Hammes' Besprechung des Buches ‚Die klassischen Akupunkturpunkte ...'

(S. 65 bis 68 in diesem Heft)

In: Akupunktur 1993; 21: 69-71

69 | Das durch Herrn Kollegen HAMMES besprochene Buch ‚Die klassischen Akupunkturpunkte – Geschichte und Synopsis ihrer deutschen Übersetzungen von 1954 bis 1988' entstand – wie der Untertitel bereits andeutet – primär keineswegs in der Absicht, eine fortan unumstößliche Terminologie sämtlicher Akupunkturpunkt-Namen zu schaffen (s. S. 10 f. und 29 f.), sondern vielmehr aus geradezu entgegengesetzten Beweggründen.

Zunächst hatte ich mich mit chinesischer Medizin, insbesondere mit der Akupunktur, bereits über ein Jahrzehnt theoretisch und praktisch sowie mehrere Jahre auch philologisch beschäftigt und zunehmend den desolaten Zustand der westlichen Rezeptionsliteratur erkannt. So beschloss ich also, zumindest im Bereich der klassischen Akupunkturpunkte sowohl eine Übersicht über den aktuellen Stand ihrer deutschen Übersetzungen zu erstellen als auch nach Möglichkeiten einer Überwindung dieser bislang nur pluralistisch nebeneinanderstehenden Übersetzungsangebote zu suchen. Die daraufhin erstellte Synopse sämtlicher Übersetzungen von 13 deutschen Autoren machte bereits deutliche Unterschiede hinsichtlich Zuverlässigkeit, Originalität und Sorgfalt der einzelnen Übersetzer offenbar, ebenso wie offensichtliche Plagiate und Abschreib-Fehler.

Darauf aufbauend wäre es natürlich schön gewesen, die vorgefundenen Übersetzungen auf eine einfache Weise verifizieren oder falsifizieren zu können. Aus prinzipiellen (philologischen, philosophischen, historischen, kulturellen und anderen) Bedenken, die in der Einleitung des Buches erläutert sind, erschien es mir zum gegenwärtigen Zeitpunkt jedoch (noch) nicht sinnvoll, diese Fragen nach Art unseres traditionellen abendländischen Denkens (mit seinem Eindeutigkeits- und Wahrheitsanspruch) anzugehen. Es war mir klar, dass die wenigsten der hier vorkommenden chinesischen Schriftzeichen so übersetzt werden könnten, dass dies fortan weltweit akzeptiert und nicht irgendwann von irgendjemandem aus irgendwelchen Gründen angezweifelt werden könnte.

Als Kompromiss zwischen völliger Enthaltung von eigenen Vorschlägen (was zwar „sicher", aber auch unproduktiv gewesen wäre) und der Versuchung, selbst die Erarbeitung einer Art „Einheitsübersetzung" anzustreben (wofür meines Erachtens die dazu nötigen Vorarbeiten noch gar nicht existieren), beschied ich mich letztlich damit, zu versuchen, ausschließlich die Grundbedeutung jedes Zeichens anzugeben. Was die Zeichen und ihre Umschrift betrifft, ging ich dabei konsequent von der zitierten WHO-Broschüre aus, und für die Ermittlung der Grundbedeutungen verwendete ich als Standard das relativ verbreitete und gut zugängliche Wörterbuch von MATHEWS. Sowohl die Beschränkung auf diesen Ansatz als auch die weitgehende Vermeidung von eigenen Interpretationen folgten also aus der Natur dieses Kompromisses.

Das Bemühen, auch den Nicht-Sinologen unter den Akupunkteuren einen | ersten Zugang 70
zur chinesischen Sprache und einzelnen ihrer Nachschlagewerke zu eröffnen, war allerdings eine (bewusst) über die bloße Synopse hinausge-

hende, weiterführende Stufe der Untersuchung. Dass diese – im Gegensatz zur ersten Stufe – von sinologischer Seite auch angreifbar sein würde, musste um des erklärten Zwecks einer ersten Hilfestellung willen (S. 11 f.) in Kauf genommen werden. Immerhin bestand ja auch die Chance, dass meine Vorschläge von Kollegen aufgegriffen und möglicherweise ergänzt oder weiterentwickelt würden.

So ist es also sehr erfreulich, dass mein Buch Herrn Kollegen HAMMES in Peking inzwischen längere Zeit beschäftigt hat und aus seiner Auseinandersetzung mit den Hintergründen der Namensgebung der Akupunkturpunkte unter anderem der hier abgedruckte Artikel entstanden ist. Wie die Ausführungen von Herrn Kollegen HAMMES zeigen, scheint derzeit also bereits die nächste Stufe der wissenschaftlichen Erschließung der Akupunkturpunkt-Bezeichnungen erreicht zu sein: das Bemühen um genau recherchierte Detailstudien zu einzelnen Punktenamen, gestützt auf Originalquellen und deren historisch-philologische Interpretation.

Dass solch ein Vorhaben, falls es für sämtliche Punkte in der Weise durchgeführt werden sollte, wie es Herr Kollege HAMMES hier vorführt, natürlich weit über den Rahmen und das Konzept meines Buches hinausgeht, liegt auf der Hand. Dass umgekehrt aber vermeintliche „Detailmängel" des Buches nun ausführlich kommentiert, ergänzt und richtigzustellen versucht werden, ist dagegen ganz in meinem Sinne. Da es gerade im Gebiet der Geschichte und Philosophie der TCM weltweit nur relativ wenige kompetente Fachleute gibt, ist jeder fundierte Beitrag ebenso wie jede Form von konstruktiver Kritik als Gewinn für die Wissenschaft zu betrachten.

Die prinzipielle Problematik dieser dritten Stufe der philologischen Beschäftigung mit den klassischen Akupunkturpunkten liegt allerdings darin, dass dabei ausdrücklich über die bloßen Grundbedeutungen hinausgegangen und versucht wird, möglichst eindeutige Interpretationen vorzunehmen und diese wiederum mit bestimmten Stellen aus Quellentexten (‚Huáng-dì nèi-jing' und andere) zu belegen. Nun bilden aber die bis zum 19. Jahrhundert entstandenen circa 16.000 Texte zur traditionellen chinesischen Medizin ebensowenig eine einheitliche Lehre aus einem Guss wie etwa die Summe sämtlicher Schriften der westlichen Medizingeschichte. Bedenkt man ferner, dass von diesen circa 16.000 chinesischen Texten noch kein halbes Dutzend seriös in eine westliche Sprache übersetzt ist und dass weiterhin in China die historisch-kritische Bearbeitung dieses medizinisch-literarischen Erbes – um es gelinde auszudrücken – noch in ihren Anfängen steht, so wird deutlich, welch immense Aufgabe hier auf künftige Forscherteams wartet. Gleichzeitig relativiert sich an dieser derzeitigen Quellenlage aber auch der Anspruch jedes noch so tüchtigen Individuums, die vermeintlich „authentische" Bedeutung einzelner Punkte gefunden zu haben.

Konkret auf Herrn Kollegen HAMMES' Ausführungen bezogen bedeutet dies, dass es zunächst also durchaus interessant ist, dass er zum Beispiel Ni 2 (*rán gu*) mit „das in einer größeren Muskelansammlung in der Nähe des *Os naviculare pedis* eingeschlossene und dort zirkulierende *Qi*", *san-jiao* mit „Drei Rumpfabschnitte" und *rèn-mài* mit „Gefäß der Gravidität" übersetzen würde und dies auch anhand von Zitaten und eigenen ergänzenden Überlegungen begründet. Nicht von ihm erwähnt werden jedoch diejenigen Stellen der Literatur, die mit seinen speziellen Übersetzungsvorschlägen nicht vereinbar wären. So würde etwa die einheitliche Übersetzung von *jiao* mit „Rumpfabschnitt" (statt mit „Brenner") in zahlreichen von Herrn Kollegen HAMMES nicht berücksichtigten Zusammenhängen versagen, und die Übersetzung von *ren* mit „Gravidität" auch in frühen Texten würde den alten chinesischen Ärzten eine diesbezügliche Assoziation zum Organ Uterus unterstellen, was historisch nicht belegt ist.

Recht hat Herr Kollege HAMMES zweifellos darin, dass *dàn* (KG 17) auch bereits in alten Texten anatomisch die Brustmitte bezeichnet. Dass ich statt dessen die Aussprache *tán* bzw. *shan* nahm und diese (richtig) mit „Schaffleischgeruch" übersetzte, erklärt sich allein daraus, dass ich mich – als Standard der Nomenklatur – konsequent an die genannte WHO-Broschüre hielt, wo KG 17 eben mit *tán-zhong* wiedergegeben wird. Auch den zweiten Ton von *rén* habe ich von dort übernommen.

Ganz allgemein sollte man sich bei Interpretationen wie den von Herrn Kollegen HAMMES vorgeführten stets bewusst bleiben, dass es sich bei den hier verwendeten Zeichen um ursprüngliche Bilder handelt, die primär aus der damaligen Lebenswelt, der Geographie, dem Staats- und Militärwesen, der Religion und Ähnlichem stammten und erst sekundär bestimmten Medizinkonzepten einverleibt und dadurch nicht selten modifiziert wurden, wobei die eigentliche Grundbedeutung dann meist in den Hintergrund trat. Dementsprechend lässt sich die etymologische Herkunft einer Punktbezeichnung wohl kaum aus relativ späten, bereits einer bestimmten Theorie verpflichteten Bedeutungen (etwa *gu* als „das in einer größeren Muskelansammlung eingeschlossene und dort zirkulierende *Qi*“) oder gar aus anatomischen Zuordnungen, die sich erst im Laufe der allmählichen Entwicklung der Anatomie in China herausgebildet haben (vgl. *rán* als „*Os naviculare pedis*“), rekonstruieren. – Die von mir angegebene Grundbedeutung für *rán-gu* mit „brennen-Tal“ wird dagegen auch von der Übersetzung mit „*blazing valley*“ in dem von NIGEL WISEMAN und KEN
71 BOSS herausgegebenen ‚Glossary of | Chinese Medical Terms and Acupuncture Points‘ (Brookline, MA, 1990, S. 383) gestützt. Gleiches gilt im übrigen auch für *sán-jiao*, was dort mit „*triple burner*“ übersetzt wird (S. 222) und letztlich auf die von dem Münchner Sinologen und Medizinhistoriker PAUL U. UNSCHULD erarbeitete und mehrfach publizierte Terminologie zurückgeführt werden kann. Auch in diesem Fall berücksichtigt Herrn Kollegen HAMMES’ Übersetzung mit „drei Rumpfabschnitte“ weder die Bildhaftigkeit der chinesischen Schriftsprache noch die historisch-konzeptuelle Herausbildung eingeschränkterer Bedeutungen aus zunächst recht elementaren Assoziationen noch die Vielfältigkeit der Zusammenhänge, in denen dieses Binom in der chinesischen Medizin-Literatur verwendet wird.

Wenn Herr Kollege HAMMES fordert, dass „man bei Übersetzungen mit Vorsicht ans Werk gehen“ „sollte“ und „eigene Übersetzungsversuche ... gut recherchiert und abgesichert“ sein sollten, so ist ihm in dieser Hinsicht nicht nur grundsätzlich zuzustimmen, sondern auch das dazugehörige Maß an Selbstkritik zu wünschen. Insbesondere wäre etwa zu bedenken, dass dieselben (deutschen) Begriffe und Interpretationen, die man bei der eigenen Übertragung von (chinesischen) Quellentexten bereits benutzt hat, natürlich auch bei den daraus abgeleiteten Übersetzungen der entsprechenden Akupunkturpunkte herauskommen müssen (vgl. *rán-gu*) usw.

Sollten diese und andere methodischen Probleme in Zukunft tatsächlich adäquat berücksichtigt werden, so wäre es zweifellos höchst begrüßenswert, wenn ein offenbar sinologisch und therapeutisch hochqualifizierter Kollege sich anschicken sollte, eingehende Teilstudien zu einzelnen Akupunkturpunkt-Namen zu unternehmen und in einer hier vorgesehenen Artikelreihe zu veröffentlichen. Vielleicht wird es auf diese Weise in nicht allzu ferner Zukunft möglich werden, durch Einarbeitung bestimmter nun erst publizierter Erkenntnisse einzelne Begriffe in meinem Buch dem künftigen Stand der Forschung anzugleichen.

Von der Blutschau zum Blutbild

Eine Ausstellung zur Frühgeschichte der Hämatologie und Onkologie

In: Jahrbuch des Deutschen Medizinhistorischen Museums. Hrsg. von Heinz Goerke, Christa Habrich und Juliane C. Wilmanns. Bd. 8 für 1992–1994. Ingolstadt 1995, S. 39-43

39 | Vom 22. März bis 15. Mai 1994 war im ‚Deutschen Medizinhistorischen Museum' in Ingolstadt die Ausstellung ‚Von der Blutschau zum Blutbild' zu sehen, die in Zusammenarbeit mit dem ‚Institut für Geschichte der Medizin' und der ‚Medizinhistorischen Sammlung' der Ruhr-Universität Bochum entstanden ist. Die Anregung dazu gab anlässlich der gemeinsamen ‚Jahrestagung der Deutschen und der Österreichischen Gesellschaft für Hämatologie und Onkologie' vom 10. bis 13. Oktober 1993 in Essen deren Tagungspräsident Prof. Dr. Günter Brittinger, die Konzeption und wissenschaftliche Leitung übernahmen Prof. Dr. Dr. Christa Habrich, Prof. Dr. Irmgard Müller und Dr. Stefan Schulz.

Anhand von in drei Räumen bzw. sieben Vitrinen ausgestellten Realien, Schrift- und Bildquellen wurde in sachkundiger Weise versucht, schlaglichtartig die Entwicklung der beiden Disziplinen Hämatologie und Onkologie zu erhellen – von ihren Wurzeln in der Antike über die Volksmedizin des Mittelalters und die naturwissenschaftlichen Entdeckungen des 17., 18. und 19. Jahrhunderts bis zu den diagnostischen und therapeutischen Möglichkeiten unserer Zeit.

Als bildliches Leitmotiv der Ausstellung wurde die in der Schatzkammer des Essener Münsters aufbewahrte Kinderkrone von Kaiser Otto III. aus dem Jahr 983 gewählt, die unter anderen Edelsteinen einen kunstvoll geschnittenen Karneol enthält, dessen ihm zugeschriebene apotropäische Wirkung nur aus der Blutsymbolik des Mittelalters zu verstehen ist und insofern direkt zu einer geschichtlichen Vergegenwärtigung dieser Hintergründe auffordert.

1. ‚Erkenntnis durch Analogie' heißt dementsprechend auch die erste Station der Ausstellung, die die antike Humoralpathologie, die Hämatoskopie des Mittelalters, verschiedene Blutentziehungsmethoden, die Blutmagie sowie erste iatromechanische Konzepte umfasst. Ein großes Wandmodell verdeutlicht die Stellung des Blutes innerhalb des klassischen Zuordnungsschemas der vier Säfte, Qualitäten und Elemente, der Jahres- und Tageszeiten, der Temperamente, Apostel, Tonarten, Planeten und Sternzeichen (nach Schöner, 1964) – ringförmig differenziert nach hippokratischer Lehre (innerer Kreis), Galen (mittlerer Kreis) und mittelalterlichen Erweiterungen (äußerer Kreis). In der Blutschau, für welche Zeugnisse aus dem 15. und 16. Jahrhundert zu sehen sind, wurden gemäß diesen Entsprechungen aus Geruch, Geschmack, Farbe, Wärme und Konsistenz des Blutes Rückschlüsse auf die jeweiligen Krankheitsursachen zu ziehen versucht. Die verbreitete Praxis der Blutentziehung wird durch bildliche Darstellungen, aber auch direkt durch die Präsentie- | rung 40
von Aderlasslanzetten und -schüssel, Schröpfköpfen, eines Schröpfschneppers und eines Blutegelpräparats belegt. Pikant ist eine Zeichnung von Grandville von 1829, auf der die Ärzte als blutegelähnliche Gestalten mit ihrem Patienten, einer ausgezehrten Grille, dargestellt sind – eine Anspielung auf die zu jener Zeit vehement propagierte Aderlass- und Blutegeltherapie von François Broussais (1772–1838).

Auf der Grundlage des humoralpathologischen Entsprechungssystems, der Lehre einer Mikrokosmos-Makrokosmos-Entsprechung sowie eines neuplatonisch gedachten stufenförmig geordneten Universums wurde lange Zeit versucht, in allen Bereichen der Natur Korrespondenzen verschiedenster Kräfte und Phänomene aufgrund von Analogien aufzufinden. So sollten etwa nach der Signaturenlehre die hier ausgestellten roten Korallen, der Blutstein, das Drachenblut sowie Rubin, Karneol und Blutjaspis blutstillend wirken – ob in arzneilicher Form eingenommen oder als Ring oder Amulett getragen.

Unter dem Einfluss der Fortschritte der Physik und Mechanik gewannen im 17. Jahrhundert – nicht zuletzt als Ergebnis der Erfindung des Mikroskops – solidarpathologische Konzepte wieder mehr an Bedeutung, was an einschlägigen Abhandlungen von Theodor Craanen (1620–1690), Stephen Blancaard (1650–1702) und Hermann Boerhaave (1668–1738) deutlich gemacht wird. Die Verstopfung von Gängen und Poren durch runde, konische, drei- oder viereckige Blutpartikel verursache, so dachte man, Reibung, Erwärmung, Schwellung, Rötung und Schmerz, also Entzündung.

2. Eine grundlegend neue Phase in der Beschäftigung mit dem Blut wird unter der Überschrift ‚Experiment und Analyse' gezeigt: 1684 veröffentlichte Robert Boyle (1627–1691) die erste exakte wissenschaftliche Arbeit über die physikalischen und chemischen Eigenschaften des Blutes, und 1743 gebrauchte Thomas Schwencke (1693–1767) zum erstenmal den Begriff „Hämatologie". Die nun einsetzende Entwicklung von Verfahren zur Messung des spezifischen Gewichts des Blutes, seiner Temperatur sowie des Hämoglobinanteils bis hin zur späteren Bestimmung von Blutzucker, Bilirubin, Harnsäure, Kreatinin, Eiweiß und anderen Stoffen im 20. Jahrhundert lässt sich an den ausgestellten Thermoskopen, Hydrometern, Hämometern, Kolorimetern und Photometern verfolgen.

3. Die Abteilung ‚Ars infusoria' beginnt mit einer Darstellung des Venenabdrückversuchs von William Harvey (1578–1657), der mit diesem ebenso einfachen wie unwiderlegbaren Versuch zeigen konnte, dass das Blut in den Venen nur in einer Richtung fließt, nämlich von der Peripherie zum Herzen. In der hier ausgestellten Veröffentlichung seiner Entdeckung des Blutkreislaufs von 1628 konnte Harvey die Verbindung zwischen arteriellem und venösem Gefäßsystem allerdings nur postulieren; erst Marcello Malpighi (1628–1694) gelang es, die Kapillaren unter dem Mikroskop nachzuweisen. War es innerhalb der früheren zentrifugalen Vorstellungen der Blutbewegung undenkbar, dass die lokale Injektion einer Substanz Wirkungen auf den ganzen Körper entfalten könnte (weshalb dies trotz vorhandener technischer Möglichkeiten | nicht versucht worden ist), war dies nun auf 41
der Grundlage des „Kreislaufmodells" rational einsehbar geworden. Die Umsetzung dieses Gedankens in die Praxis illustrieren die ersten Abbildungen von intravenösen Injektionen aus dem 17. Jahrhundert, aber auch Darstellungen einer direkten Bluttransfusion etwa vom Hund auf den Menschen bzw. von einem männlichen Spender auf eine Patientin. Im Zusammenhang mit diesen Praktiken kam schließlich der Gerinnungsforschung zunehmende Bedeutung zu, deren Meilensteine sich auf einer Tafel aufgelistet finden: von William Hewsons (1739–1774) Veröffentlichung von 1771 über die von Alexandre Donné (1801–1878) 1842 entdeckten Thrombozyten bis zur Aufstellung der Blutgruppen im Gefolge von Karl Landsteiners (1868–1943) Entdeckung der Isoagglutinine 1900/1901 und anderes mehr.

4. Die Sektion ‚Ars transfusoria' veranschaulicht, welche Probleme bei Bluttransfusionen zu überwinden waren, wie etwa die kontinuierliche Zufuhr einer die Gerinnung hemmenden Natriumzitratlösung. Wie die ausgestellten Bluttransfusionsgeräte und Patentzeichnungen zeigen, wurde diese Schwierigkeit Anfang dieses Jahrhunderts zunächst mit Dreiwegesystemen (für Spender, Empfänger und Natriumzitrat) in der Spritze, mit besonderen Drehpumpen, der Verwendung spezieller Materialien sowie schließlich mittels der im Ersten Weltkrieg vorangetriebenen Entwicklung der Blutkonservierung zu überwinden versucht.

5. In Form von aufklappbaren Bildern werden an einer Stellwand die Portraits und wichtigsten Schriften der ‚Klassiker der Hämatologie‘ vorgestellt: AMATUS LUSITANUS (1511–1568), der 1566 bereits eine Purpuraerkrankung beschrieb, GABRIEL ANDRAL (1797–1876), der Begründer eines Neo-Humoralismus in der Hämatologie, KARL VIERORDT (1818–1885), der die erste exakte Anweisung zur Zählung der roten Blutkörperchen gab, ERNST FELIX HOPPE-SEYLER (1825–1895), der Entdecker des Hämoglobins, ERNST NEUMANN (1834–1918), der unter anderem die Erythrozyten- und Leukozytenbildung im Knochenmark nachwies, GEORGES HAYEM (1841–1933), der als erster die Blutplättchen beschrieb und als „Hämoblasten“ bezeichnete, deren Funktion in der Blutgerinnung allerdings erst GIULIO BIZZOZERO (1846–1901) nachwies, PAUL EHRLICH (1854–1915), der aufgrund der von ihm eingeführten neuen Färbemethoden als Begründer der modernen Hämatologie bezeichnet werden kann, ALEXANDER SCHMIDT (1831–1894), der das *Thrombin* entdeckte, u.v.a.m. Neben der Beschreibung von Fällen krankhafter familiärer Blutungsneigung durch FRIEDRICH HOFFMANN (1660–1742) sind auch eine typische Zeichnung einer anämischen Frau sowie die dagegen empfohlenen BLAUD'schen Pillen (enth. Ferrosulfat) zu sehen.

6. Den Anfang der ‚Mikroskopischen Diagnostik‘ in der Hämatologie markiert das nur wenige Zentimeter große Mikroskop des ANTONI VAN LEEUWENHOEK (1632–1723), das aus zwei Metallplatten besteht, zwischen die eine Linse eingelassen ist. Sowohl Zeichnungen von LEEUWENHOEK als auch spätere Fotografien belegen die hohe Leistungsfähigkeit und Vergrößerungskraft der von ihm selbst geschliffenen Linsen.
42 Im Gefolge der Entwicklung zusammen- | gesetzter Mikroskope, Refraktometer und Halometer, die sich anhand der Ausstellungsstücke nachvollziehen lässt, nahm die Bestimmung der Blutkörperchenzahl einen großen Aufschwung, was sich unter anderem in der Herstellung etwa des Zählapparats nach THOMAS-ZEIß, der Zählkammer nach TÜRK und des Zählbestecks nach BÜRKER niederschlug. Die Erstellung eines Differentialblutbildes, für die meist eine Differential-Zähltafel für Leukozyten nach SCHILLING verwendet wurde, war erst durch die Differenzierung von sauren, basischen und neutralen Farbstoffen möglich geworden. Zur Geschichte der Färbeverfahren werden Färberröte, Blutholz, *Jodum*, Lackmus, *Indigo*, Zinnober, Safran, Kaktus-Schildlaus (der Farbstoff des Campari), Kaliumdichromat und Alkannawurzel ausgestellt.

7. Ein eigener Raum ist der Geschichte der Onkologie gewidmet. Zu Beginn des Abschnitts ‚Modelle der Pathogenese‘ wird mit Hilfe einer Abbildung aus einer Publikation von AMBROISE PARÉ (1510–1590) die Herkunft des Namens der Krebs-Krankheit durch Analogie mit der Gestalt des Tieres erklärt: von einer Geschwulst breiten sich Adern aus wie die Beine eines Krebses. Bereits in der Antike wurden Geschwulstbildungen als „*karkinos*“ bezeichnet.

Die GALEN'sche Theorie des humoralen Ursprungs von Krebs wirkte fort bis in volksmedizinische Vorstellungen des Mittelalters hinein, die von Autoren wie GUY DE CHAULIAC (um 1300–1368) noch um magische Vorstellungen ergänzt wurden. So wurden etwa „Kindsmale“ und andere Stigmata von Neugeborenen auf Schreckerlebnisse der Mutter während der Schwangerschaft zurückgeführt. Während HANS GERSDORFF (um 1490–1520) mit seinem ‚Feldbuch der Wundarznei‘ noch ganz in der Tradition der antiken Humoralpathologie stand, beruhte das mechanopathologische Konzept HERMANN BOERHAAVES (1660–1742) auf der Vorstellung, dass ein „Scirrhus“ Blutgefäße komprimiere und aus der Fäulnis des dadurch stillstehenden Blutes eine „Schärfe“ entstehe, die den „Scirrhus“ letztlich in Krebs umwandle. Waren erst einmal „Schärfen“ entstanden, so verschlechtere jede Bewegung das Leiden – ganz in Analogie zu einer Glasscherbe gedacht, die zwischen den Fingern sitzt und bewegt wird.

GIOVANNI BATTISTA MORGAGNI (1682–1771) beschrieb in seinem Werk von 1767 zahlreiche lokale Veränderungen in Organen, von denen er eine kausale Beziehung zu klinischen Symptomen annahm. Aus diesem neuen methodischen Ansatz ging schließlich die „Zellentheorie" nach Mathias Jacob Schleiden (1804–1881) hervor, die von Theodor Schwann (1810–1882) weiter ausgebaut und von Johannes Müller (1801–1858) auf pathologische Gewebe übertragen wurde. Der vorläufige Höhepunkt dieser Entwicklung wurde 1858 von Rudolf Virchows (1821–1902) Zellularpathologie erreicht, die auf dem Grundsatz beruhte: *omnis cellula a cellula*. Nach Virchow entstanden Krebszellen aus einer „Transformation" der Bindegewebszellen, für Heinrich Waldeyer (1836–1921) dagegen war etwa beim Mammakarzinom die epitheliale Zellvermehrung primär.

Die Chromosomentheorie von Theodor Boveri (1862–1915), dem Begründer der modernen Zytogenetik, besagte, dass die Ursache der
43 Wucherungsten- | denz von Krebszellen in einem „bestimmten, unrichtig kombinierten Chromosomensatz" bestehe. Nach Max Schuellers (1843–1907) Parasitentheorie stellten bestimmte Parasiten den entscheidenden Reiz dar, der die Gewebezellen zum bösartigen Wachstum stimuliere.

8. Unter den Stichworten ‚Feuer – Eisen – Arznei' wird die chirurgische Behandlung des Krebses illustriert, sowohl anhand von Abbildungen aus Standardwerken der Chirurgie des 17. Jahrhunderts als auch in Form von Realien vorwiegend des 18. Jahrhunderts: Amputationsmesser, Brenneisen, Syringotom, Brustklemme und Amputationsgabel. Bevor die Chirurgie die radikale Beseitigung maligner Geschwüre ermöglichte, war man allein auf die Arzneitherapie des Krebses angewiesen. Diese bestand neben diätetischen Maßnahmen vor allem in der Einnahme von bestimmten Kräutern und Wurzeln, aber auch im Bei-sich-Tragen von Edelsteinen und Ähnlichem – wie die Exponate zeigen: Saphir, Lapislazuli, Smaragd, Tausendgüldenkraut, Mistelkraut, Stinkasant, Mennige, Fußblattwurzel, Zaunrübenwurzel und schwarze Nieswurz.

9. Die Abteilung ‚Glück und Grenzen der Therapie' präsentiert zum einen Moulagen etwa eines Kaposi-Sarkoms oder des Behandlungsverlaufs von Lippenkrebs sowie ein Foto eines Tierfellnaevus, durch dessen „erfolgreiche" Bestrahlung Leopold Freund (1868–1944) zum Begründer der Strahlentherapie wurde. Zum anderen wird aber auch eine Röntgentherapieröhre ohne Strahlenschutzvorrichtung gezeigt – zusammen mit einem Wachsmodell einer Hand mit Strahlenschäden.

10. Die letzte Sektion der Ausstellung, ‚Zeichen und Gezeichnete', bildet eine Galerie der Ver-Bildungen, das heißt künstlerische Darstellungen von Tumoren unter der allegorisierenden Verwendung von Verunstaltungen als Stigmata. Unter der Annahme, dass sich verschiedene Sünden als ganz bestimmte Hautsymptome zeigen, überlagern sich hier Symbol- und Realitätsebene, Kunst und Medizin. Mit Ausnahme der Abbildung einer Bronzebüste aus Pompeji, an der sich ein *Fibroma pendulans* findet, stammen die Bildnisse aus dem 15.–19. Jahrhundert und enthalten Warzen, Naevi, Fibrome, Basaliome, Rhinophyme sowie weitere, nicht näher differenzierbare Tumoren. Bei dem 1654 entstandenen Gemälde ‚Bathseba mit dem Brief des Königs David', das eine Verformung der linken Brust unter der Achselhöhle zeigt, die mit Brustkrebs vereinbar ist, wird angenommen, dass Rembrandt (1606–1669) die Todesursache seiner früh verstorbenen Frau gemalt hat.

Die Ausstellung als Ganze ist übersichtlich gegliedert und vorbildlich beschriftet. Ein 148-seitiger Katalog mit Texten von Prof. Dr. Dr. Christa Habrich, Prof. Dr. Irmgard Müller und Dr. Stefan Schulz war gut als Führer zu verwenden. Er enthält wertvolle Hintergrund- und Zusatzinformationen zu den einzelnen Epochen, Persönlichkeiten und Exponaten der über zwei Jahrtausende verfolgbaren Geschichte der Hämatologie und Onkologie.

Einleitung

In: Josef M. Schmidt: Die Heilfasten-Basisdokumentation am Krankenhaus für Naturheilweisen (1995–1999). Prospektive Dokumentation von 2000 klinischen und subjektiven Parametern von 3400 Heilfasten-Patienten, mit Nachbefragungen nach 1, 4 und 12 Monaten. München, Krankenhaus für Naturheilweisen, 2000, S. 11-24

Hintergrund

11 | Heilfasten-Therapie bildet – neben anderen Formen der Diätetik, der Pharmakotherapie, Homöopathie, Phytotherapie und physikalischen Medizin – einen wesentlichen Bestandteil des Behandlungsspektrums am ‚Krankenhaus für Naturheilweisen'. Nicht nur bei Stoffwechselstörungen und Magen/Darm- bzw. Leber/Galle-Krankheiten, sondern auch bei Erkrankungen des Bewegungsapparates, des Herz-Kreislaufsystems, der Atemwege und Lungen, des Immunsystems (einschl. Allergien) sowie des psychosomatischen Formenkreises werden damit erhebliche Besserungen sowohl des subjektiven Empfindens der Patienten als auch objektiver klinischer Parameter erzielt.

Wie bei anderen naturheilkundlichen Verfahren waren aber gerade die Erfolge der Heilfastentherapie lange Zeit nur unzureichend wissenschaftlich belegt, zumal bei den vorliegenden Untersuchungen entweder wichtige methodische Voraussetzungen nicht erfüllt oder aber die Patientenzahlen äußerst gering waren (vgl. Fahrner 1991 und andere). Gesicherte und valide Daten sind im Zeitalter von *evidence based medicine* jedoch eine unumgängliche Voraussetzung nicht nur für die akademische, sondern auch für die gesundheitspolitische Anerkennung jeder Art von Heilmethoden und letztlich auch der diesen verpflichteten Institutionen.

Vor diesem Hintergrund entschloss sich der Stiftungsausschuss des ‚Krankenhauses für Naturheilweisen' 1994, im Rahmen der Qualitätssicherung eine prospektive umfassende Dokumentation aller medizinisch relevanten Daten sämtlicher Heilfasten-Patienten des Hauses durchführen zu lassen. Die Leitung der Dokumentation übernahm Herr Chefarzt Dr. med. Benno Ostermayr, die Planung, Durchführung, Koordination, Auswertung und Publikation Herr Dr. med. Dr. phil. Josef M. Schmidt.

Vorgaben

Im Krankenhaus für Naturheilweisen wird Heilfasten-Therapie (nach Otto Buchinger) auf folgende Weise durchgeführt: Nach einem Entlastungstag (Obsttag) wird der Darm am ersten Heilfastentag mittels Glaubersalz und dann an jedem zweiten Tag durch einen Einlauf gereinigt. Die tägliche „Diät" besteht aus morgens 1 Kanne Hafertee und 1 Becher Zitronensaft, mittags 1 Schale Gemüsebrühe und 1 Portion Honig sowie abends 1 Kännchen Obst- oder Gemüsesaft. Darüber hinaus sollten jeden Tag 2–3 Liter Mineralwasser oder Früchte- bzw. Kräutertee (nach Belieben) getrunken werden. Dem Tag des Fastenbrechens, an dem der Patient Obst und eine Gemüsesuppe erhält, folgen 2–4 Aufbautage, ehe auf die reguläre, langfristig weiterzuführende Ernährung übergegangen wird. Die Dauer des Heilfastens beträgt meist 1–2 Wochen, in Einzelfällen manchmal aber auch nur einige Tage bzw. bis zu 3 Wochen.

| Die Festlegung, welche Parameter bei den 12
Heilfasten-Patienten des Hauses bestimmt werden sollten, erfolgte in enger Zusammenarbeit zwischen dem ärztlichen Leiter des Krankenhauses bzw. der Dokumentation, Herrn Dr.

med. BENNO OSTERMAYR, dem Studienkoordinator und dem zur biometrischen Betreuung hinzugezogenen Geschäftsführer des ‚Biometrischen Zentrums für Therapiestudien' in München, Herrn Dipl. Inform. Dr. med. ROLAND BRANDMAIER. Als wichtig erachtet wurden neben demographischen und anamnestischen Daten, Diagnosen, Untersuchungsbefunden und durchgeführten ärztlichen Maßnahmen insbesondere die tägliche Bestimmung von Gewichtsverlauf, Trinkmenge, Kalorienzufuhr, körperlicher Bewegung sowie einer Auswahl beim Heilfasten häufig zu beobachtender Beschwerden. Zur Festlegung der zu analysierenden Laborwerte wurden die bisherigen Laborroutineprogramme modifiziert und zur Messung der Lebensqualität der Patienten zwei moderne validierte Instrumente ausgewählt: der *Short-form-36* (SF-36) und der *Munich Life Dimension Form* (MLDF).

Klinische Daten wie körperliche Untersuchungsbefunde, während der Anamnese eruierte Angaben des Patienten sowie diagnostische, therapeutische und medikamentöse Maßnahmen sollten vom jeweiligen Stationsarzt erhoben werden. Blutentnahmen waren kurz vor und kurz nach der eigentlichen Heilfastenzeit, also am Obsttag und am Tag des Fastenbrechens, ebenfalls von diesem durchzuführen. Gewichtsmessungen und die Beantwortung der Fragen nach Flüssigkeits- und Kalorienaufnahme, Beschwerden usw. sollten durch die Patienten täglich erfolgen. Den *Munich Life Dimension Form* sollten die Patienten zweimal, am Obsttag und am Tag des Fastenbrechens, den *Short-form-36* insgesamt dreimal (später sogar viermal, s. S. 42, 193 f., 197 f., 235-270) ausfüllen: am Obsttag, 1 Monat nach dem Fastenbrechen und 4 Monate nach dem Fastenbrechen (sowie 12 Monate nach dem Fastenbrechen).

Basisdokumentations-Bogen und Heilfasten-Patienten-Mappe

Nach diesen Vorgaben waren nun die zur Realisierung nötigen Schritte in die Wege zu leiten, zu denen als erstes die Erstellung der Dokumentationsbögen gehörte. Hier war darauf zu achten, dass das Titelblatt Felder für vollständige Angaben zur Identifizierung jedes Patienten (ID-Nummer, Name, Geburtsdatum, Zimmernummer, Stationsarzt), aber auch jedes einzelne Blatt der in Mappen abgehefteten Bögen Kopfzeilen für die Eintragung von Patienten-Name, Geburtsdatum und Zimmernummer enthielt. Außerdem sollten die Struktur der Bögen zeitpunktorientiert, benutzerfreundlich und computergerecht sein und die Mappen auch allgemeinverständliche Hinweise für Patienten zum Ausfüllen beinhalten.

Der für die Stationsärzte konzipierte Heilfasten-Basisdokumentations-Bogen umfaßte 5 Seiten, auf denen nach Geschlecht, Alter, Größe, Gewicht, Familienstand, Beruf und Schulabschluss, aber auch nach Diagnosen (in ICD-9-Verschlüsselung), Untersuchungsbefunden (einschl. Blutdruckmessung), anamnestisch erfragten Krankheiten und Medikamenten sowie nach diagnostischen, therapeutischen und medikamentösen | Maßnahmen 13
während der Heilfastenzeit gefragt wurde. Im Fall eines vorzeitigen Abbruchs der Dokumentation von Seiten des Patienten konnte auch dies in einem eigenen Feld dokumentiert werden. Jede Seite dieser „weißen Mappe" war, mit Datum versehen, in einer Fußzeile vom Stationsarzt zu unterschreiben.

In eine „grüne" Heilfasten-Patienten-Mappe wurden je 3 Blatt der „Wiege-Checkliste", die die Patienten täglich führen sollten, sowie je 10 Blatt des doppelseitigen „Patienten-Tagebuchs", in das die tägliche Trinkmenge, Kalorienzufuhr, Stuhlfrequenz, Bewegungstherapie und Befindlichkeit einzutragen war, eingeheftet. Je eine „Fragenliste zur Zufriedenheit" war jeweils am Obsttag und am Tag des Fastenbrechens, ein dreiseitiger „Fragebogen zum Gesundheitszustand" am Obsttag auszufüllen (2–3 weitere Exemplare sollten erst nach Entlassung ausgefüllt und zurückgesandt werden, s. S. 42, 51, 61, 63 f., 191, 193). Zur Erläuterung und zur Begleitung des Patienten wurden ferner ein doppelseitiges ‚Info für Heilfasten-Patienten', ein ‚Merkblatt für Heilfasten-Patienten' sowie eine ganzseitige ‚Einführung in das Patienten-Tagebuch' verfasst, von denen je ein Exemplar ebenfalls der Patienten-Mappe beigefügt wurde.

Um unter juristisch klaren Verhältnissen arbeiten zu können, wurde jeder „grünen“ Patienten-Mappe ein Unterschriftsblatt vorangestellt, auf dem jeder Patient um sein Einverständnis mit dieser Form der Dokumentation seiner Daten gebeten wurde. Die schriftliche Genehmigung der Verwendung der deutschen Fassung des international renommierten *Short-form-36* wurde von der ‚Medical Outcomes Trust‘ in Boston/USA eingeholt, die Erlaubnis für die Verwendung des *Munich Life Dimension Form* vom ‚Institut für Medizinische Psychologie‘ in München.

Anschaffungen

Um verlässliche und vergleichbare Ergebnisse beim täglichen Wiegen der Patienten zu erhalten, musste dies unter standardisierten und qualitätsgesicherten Bedingungen erfolgen. Hierzu wurden drei gleiche elektronische Personenwaagen (pro Stockwerk des Krankenhauses eine) angeschafft (Typ SEGA 930, Tragkraft 200 kg, Feineinteilung 100 g), die den Anforderungen der EG-Richtlinie 90/384/EWG entsprachen und von der ‚Eichdirektion Hamburg‘ überprüft waren. Obwohl die erfolgte Eichung eine Gültigkeit von vier Jahren hatte, erklärte sich der Studienkoordinator bereit, die Präzision jeder Waage zusätzlich alle zwei Monate mit Hilfe eines speziell zu diesem Zweck gekauften Hantelgewichts von 52,1 kg zu überprüfen (dabei zeigte sich, dass die Werte in fünf Jahren nie um mehr als +/- 100 g voneinander abwichen).

Um einen sicheren ebenen Stand der Waagen zu gewährleisten, wurde an den jeweiligen Standorten eine 2 cm dicke PVC-Platte am Boden fixiert, die eine exakt waagrechte, stabile Auflagefläche für die jeweilige Waage bot. Die Waagen wurden darauf so installiert, dass die eingebaute Wasserwaagenblase einen ebenen Stand anzeigte. An der Wand davor wurde eine ausführliche schriftliche Bedienungsanleitung für
14 die | Schwestern und Pfleger angebracht, wie vor jedem Wiegevorgang das Netzteil der Waage anzuschließen, die Wasserwaagenblase zu überprüfen, der Selbsttest auszuführen und all dies in einer Waagenkontroll-Checkliste zu dokumentieren und abzuzeichnen ist.

Die intraindividuelle Vergleichbarkeit der Gewichtsmessungen an verschiedenen Tagen wurde dadurch sichergestellt, dass die Patienten jeden Morgen anhand der in ihren „grünen Mappen“ abgehefteten Wiege-Checklisten zu überprüfen hatten, ob sie dieselbe Kleidung anhatten (einschließlich Brille, Gummistrümpfe, Verbände, Unterwäsche, Socken, Schuhe, Uhr usw.), ob sie etwa ein Langzeit-EKG- oder -Blutdruck-Messgerät bei sich trugen, ob sie wirklich noch nichts getrunken bzw. eine leere Blase hatten usw. Diese Wiege-Checkliste war täglich von allen Heilfasten-Patienten abzuhaken und von einer beim Wiegen anwesenden Schwester bzw. einem Pfleger zu überprüfen und zu unterzeichnen.

Grundsätzlich sollte jeder Patient zum allmorgendlichen Wiegen nichts außer einem vom Krankenhaus gestellten Nachthemd anbehalten. Jede Abweichung davon bzw. Veränderung gegenüber dem Vortag musste genau dokumentiert und bei der Ermittlung des Gesamtgewichtswerts berücksichtigt werden. Hierzu wurde jede Station mit einer neuen elektronischen Küchenwaage versorgt, mit der das Gewicht zum Beispiel von Verbänden, Monatsbinden, Schmuck usw. genau bestimmt werden konnte.

Datenverarbeitung und Logistik

Sowohl der Heilfasten-Basisdokumentations-Bogen als auch die Bögen der Heilfasten-Patienten-Mappe wurden so angelegt, dass sie in der elektronischen Datenverarbeitung gut und eindeutig lesbar waren. Als sicherste und qualitativ hochwertigste Art der Dateneingabe erschien es, die Original-Bögen von einer externen validierten Firma in München (‚EDT W. Luginger‘) manuell doppelt erfassen und als ASCII-Dateien auf Disketten liefern zu lassen. Zu diesem Zweck wurde mit der Firma gemeinsam eine entsprechende bogenweise Erfassungsanweisung erarbeitet sowie das Vorgehen festgelegt, wie ggf. bei nachträglichen Korrekturen zu verfahren sei. Die Firma ‚EDT W. Luginger‘ bestätigte am 13.09.1995, der regelmäßigen Überwachung nach § 40 BDSG zu unterliegen, bei der ‚Regierung von Oberbayern' unter der Prüfnummer 200-1085.2L 12 geführt zu werden und zur vertraulichen Behandlung der Daten verpflichtet zu sein.

Auch die Logistik der Erfassung der Labordaten, die bei den Blutentnahmen vor und nach dem Heilfasten anfielen, musste geklärt werden. Nach mehreren Gesprächen mit der ‚Laborgemeinschaft Innenstadt' (München), insbesondere mit der Leiterin Frau Dr. med. INGRID KRAGENINGS, der Geschäftsführerin Frau ILSE HASTEDT und dem EDV-Experten Herrn Dr. GRAF, wurde schließlich folgendes Procedere vereinbart: Neben den bisher an das Krankenhaus bereits vergebenen Betriebs-Nummern wur-
15 de eine neue | Code-Nummer (300.xxxx) eingeführt, die nur bei Patienten, die in die Heilfasten-Basisdokumentation aufgenommen würden, verwendet werden sollte. Für diese Nummer wurden zwei Einsenderprofile (EP5 und EP6) definiert, die nunmehr das Routineprogramm für Heilfasten-Patienten umfassten. So enthielt etwa EP5 ein kleines Blutbild, Harnstoff-N, Kreatinin, Harnsäure, Cholesterin, HDL- und LDL-Cholesterin, Triglyceride, Eisen, Bilirubin, Gesamt-Eiweiß, Elektrophorese, gamma-GT, GPT, alkalische Phosphatase, Natrium, Kalium, Calcium, T4, T3, TSH-basal, Glucose sowie später auch Magnesium, GOT und Fibrinogen. EP6 enthielt darüber hinaus ein großes Blutbild, Quick, PTT, alpha-Amylase und Lipase.

Die Barcode-Nummer jeder Blutentnahme war auf den Stationen in der Krankenakte des Patienten unter dem entsprechenden Tag einzukleben. Außerdem war die mit jeder Blutprobe an die Laborgemeinschaft gesandte Laborkarte mit dem Entnahme-Datum sowie einem Etikett des Patienten zu versehen, das Name, Geburtsdatum und Zimmernummer enthielt. Diese Angaben wurden von der Laborgemeinschaft auf den von ihr versandten Laborbefund übernommen.

Zusätzlich zu einer Kopie des ausgedruckten Laborbefundes jedes Heilfasten-Patienten bekam der Studienkoordinator dieselben Daten etwa alle drei Monate auch in elektronisch gespeicherter Form auf Disketten zugesandt, die dann an die Datenerfassungs-Firma weitergeleitet wurden. Um die im laborspezifischen Format übermittelten Daten aber ebenfalls in die Form der übrigen ASCII-Daten jedes Patienten zu bringen, musste von Herrn LUGINGER ein spezielles Konvertierungsprogramm geschrieben und in Probedurchläufen getestet werden. So konnten letztlich auch die Labordaten in die an den Studienkoordinator gesandte ASCII-Datenbank integriert werden. Die Zuordnung der Barcode-Nummern bzw. Patienten-ID-Nummern zu der Information, ob es sich bei dem entsprechenden Datum um den Obsttag oder den Tag des Fastenbrechens handelte, erfolgte über die der Datenerfassungs-Firma gleichzeitig übersandten Prüfbögen.

Bei den in einer späteren Phase der Dokumentation an einer kleinen Stichprobe von etwa 25 Heilfasten-Patienten zusätzlich bestimmten Schilddrüsenwerten f-T3 (freies T3), f-T4 (freies T4) und r-T3 (reverse-T3) wurden die Blutproben zusammen mit Barcode-Nummer und einem anderen (blauen) Anforderungsschein direkt an die Laborpraxis gesandt, dort tiefgefroren und wegen der begrenzten Haltbarkeit des Analyse-Kits erst am Ende gemeinsam auf einmal bestimmt. Der Studienkoordinator erhielt dann jeweils einen schriftlichen Befund, der die Barcode-Nummer, die Patienten-ID-Nummer sowie das Abnahmedatum enthielt und aufgrund der Dokumentationsunterlagen jeweils dem Obst- oder Fastenbrechtag des betreffenden Heilfasten-Patienten zugeordnet werden konnte. Aufgrund der relativ geringen Datenmenge wurden diese Befunde nicht an die Datenerfassungs-Firma weitergeleitet, sondern vom Studienkoordinator selbst in die Datenbank eingegeben, überprüft und ausgewertet.

| Bei Blutentnahmen, die werktags nach 9.00 16
Uhr sowie am Wochende oder an Feiertagen erfolgten, gelangten die Röhrchen nicht mehr am gleichen Tag in die Laborgemeinschaft, da der Kurier nur immer werktags circa um 9.00 Uhr kam. In diesen Fällen musste das Vacutainer-Röhrchen für die Blutchemie vom Stationsarzt bzw. Studienkoordinator im hauseigenen Labor zentrifugiert, das Serum abgegossen und dieses

im Kühlschrank bis zur nächsten Abholung aufbewahrt werden. Das EDTA-Röhrchen für das Blutbild konnte dagegen bei Zimmertemperatur liegen gelassen werden. Als in einer späteren Phase der Dokumentation die Fibrinogen-Bestimmung dazukam, musste das Citrat-Röhrchen ebenfalls zentrifugiert, danach das Serum abpipettiert und schließlich im Gefrierschrank eingefroren werden. Bei der noch später durchgeführten zusätzlichen Bestimmung der Schilddrüsenparameter f-T3, f-T4 und r-T3 musste das Vacutainer-Röhrchen auch zentrifugiert, doch dann als Ganzes im Gefrierschrank tiefgefroren werden.

Schulung des Personals

Da die Dokumentation so gut wie alle Bereiche des Hauses berührte, waren praktisch alle Mitarbeiter, besonders natürlich die Ärzte und Schwestern bzw. Pfleger, über das Projekt zu informieren, zu einer konstruktiven Kooperation zu motivieren und in ihre jeweiligen Aufgaben einzuweisen. In mehreren einführenden Sitzungen, an denen auch der Leiter der Dokumentation teilnahm, wurden mit den Stations- und Oberärzten sowie den Stationsschwestern und der Pflegedienstleitung sowohl die ersten Versionen der Merkblätter (SOPs, *Standard Operating Procedures*) diskutiert und teilweise modifiziert als auch ein für alle Beteiligten praktikabler und akzeptabler Weg aufgezeigt, wie das Vorhaben letztlich im Stations-Alltag umzusetzen war. Darüber hinaus war der Studienkoordinator über die gesamte Dauer der Dokumentationsphase auf den Stationen präsent und stand für persönliche Unterweisungen ebenso wie als Ansprechpartner bei Problemen jedweder Art zur Verfügung.

Stationsärzte hatten ihren Patienten, sobald die Entscheidung zu einer Heilfastentherapie gefallen war, eine „grüne" Heilfasten-Patienten-Mappe zu überreichen und sie dabei auf die Heilfasten-Basisdokumentation sowie die dazu täglich abgehaltene Heilfasten-Sprechstunde hinzuweisen. Außerdem war es Aufgabe der Stationsärzte, am Obsttag und am Tag des Fastenbrechens je eine Blutentnahme durchzuführen sowie für jeden Heilfasten-Patienten einen „weißen" Basisdokumentations-Bogen auszufüllen.

Schwestern und Pflegern oblag es, Heilfasten-Patienten am Obsttag und am Tag des Fastenbrechens an die Heilfasten-Sprechstunde zu erinnern, darüber hinaus aber auch, die jeweiligen Patienten tags zuvor in der Abteilung für Qualitätssicherung zu melden. Bei der Etikettierung und Versendung der an diesen beiden Tagen entnommenen Blutproben waren die Code-Nummern 300.xxxx zu verwenden. Die wichtigste und verantwortungsvollste Aufgabe der Schwesternschaft war jedoch, beim all- | morgendlichen 17
Wiegen der Heilfasten-Patienten deren Einträge in der Wiege-Checkliste zu kontrollieren und – falls alles stimmte (Gewichtswert, weißes Nachthemd, noch nichts getrunken, leere Blase usw.) – abzuzeichnen.

Die Abteilung für Physikalische Therapie hatte zu beachten, dass einige Behandlungsformen wie Schwimmen oder Überwärmungsbäder wärend der Heilfastenzeit zu vermeiden und Ergometer-Training unter täglich gleichbleibenden Bedingungen durchzuführen waren. Die Küchenleitung sollte sicherstellen, dass durch Berechnung und Abmessung der jeweiligen Saftmenge in neu eingeführten Messbechern deren Kaloriengehalt jeden Tag konstant blieb. Die Qualitätssicherungs-Assistentin hatte unter anderem die Aufgabe, jeden Heilfasten-Patienten mindestens zweimal im Rahmen der täglichen Heilfasten-Sprechstunde in die von ihm auszufüllende Heilfasten-Mappe einzuführen, die unter anderem die Wiege-Checkliste sowie die Fragen nach typischen Beschwerden enthielt. Ein weiterer Mitarbeiter wurde mit der Aufgabe betraut, fortlaufend neue Kopien von (weißen) Basisdokumentations-Bögen und (grünen) Patientenmappen herzustellen, um die auf jeder Station extra dafür eingerichteten Vorrats- bzw. Ablagefächer, sobald sie sich leerten, wieder nachzufüllen.

Monitoring

Sämtliche die Dokumentation betreffenden Abläufe, Zuständigkeiten und Tätigkeiten mussten nicht nur allen Beteiligten mehrfach erklärt, sondern auch regelmäßig überwacht und ggf. nachkorrigiert werden. So hatte der Studienkoordinator auch die Aufgabe eines Monitors, das heißt er hatte dafür zu sorgen bzw. Vorkehrungen dafür zu treffen, dass nicht nur die Verrichtungen der Stationsärzte, Schwestern und Pfleger, der Laborgemeinschaft, der EDV-Firma usw., sondern auch die eigene Koordinations-Tätigkeit ordnungsgemäß ablief bzw. fehlerhaftes Verhalten entdeckt und abgestellt werden konnte. Dadurch, dass Studienkoordinator, Stationsärzte und Schwestern *quasi* Tür an Tür arbeiteten und in der Regel täglich (zu gemeinsamen Besprechungen einmal wöchentlich) zusammenkamen, war hier ein vergleichsweise intensives Monitoring möglich, was wiederum der Dokumentationsqualität zugute kam.

Grundsätzlich waren nicht nur die Anlage der Dokumentation (Dokumentationsbögen, Merkblätter usw.) und die Auswahl der externen Kooperationsfirmen (Laborgemeinschaft, ‚EDT W. Luginger‘) zu überprüfen bzw. zu überdenken, sondern auch sicherzustellen, dass alle Mitarbeiter ihre Aufgaben korrekt und vollständig erfüllten. Durch regelmäßige Besuche auf den Stationen, gemeinsame Besprechungen mit Erfahrungsaustausch, Klarstellungen und Ermahnungen, Stichprobenkontrollen mit Originaldatenvergleich, Führung zusätzlicher Monitor-Checklisten sowie einer Handzeichenliste aller Schwestern und Pfleger, kritische Überwachung der Qualitätssicherungs-Ordner und umgehende Rückmeldung von auftauchenden Unstimmigkeiten an die jeweils Beteiligten war zu gewährleisten, dass sich das Verständnis, die allgemeine Achtsamkeit und die Motivation der Mitarbeiter auf einem möglichst hohen Niveau hielt. Insbeson-
18 | dere war darauf zu achten, dass die täglichen Gewichtsmessungen durch die Schwestern genau überwacht wurden und wirklich jeder Heilfasten-Patient in der Abteilung für Qualitätssicherung gemeldet wurde.

Darüber hinaus besuchte der Studienkoordinator in seiner Funktion als Monitor auch die Laborgemeinschaft und die Datenerfassungs-Firma und ließ sich deren Arbeit vor Ort vorführen, überprüfte die Plausibilität der Einträge in den Dokumentationsbögen und wies Leiter und Träger der Dokumentation auf die Aufbewahrungspflichten der Dokumentationsunterlagen hin.

Data-Management

Von zentraler Wichtigkeit für die Qualität einer Dokumentation ist eine akkurate Organisation des Umgangs mit den anfallenden Daten. Es waren daher sämtliche Schritte von deren Erhebung über die Weiterleitung, Verarbeitung und Auswertung zu analysieren und gezielt im Auge zu behalten sowie insbesondere Strategien festzulegen, wie evtl. auftretende Fehler aufzufinden und zu korrigieren waren. Eine lückenlose Eingangskontrolle sämtlicher Dokumentationsbögen, Patienten-Mappen und Labordaten wurde durch ein für jeden gemeldeten Patienten anzulegendes Patientenblatt erreicht, größtmögliche Vollständigkeit der Eintragungen bei gleichzeitiger Vermeidung von Unplausibilitäten konnte durch zeitnahe Durchsicht und Rücksprache mit den Stationsärzten bzw. Patienten erzielt werden, und die kumulativ-sukzessive Weiterleitung der nach einem einheitlichen Schema zusammengestellten Unterlagen der einzelnen Patienten erfolgte nach einem speziellen vom Studienkoordinator verwalteten Ablage- und Archivierungssystem.

Fehlerhafte Einträge konnten entweder bei der doppelten Eingabe in genau definierte Eingabemasken von Seiten der Datenerfassungs-Firma oder beim anschließenden Zusammenfügen der getrennt gelieferten Datensätze zu einer Datenbank des Statistikprogrammes durch den Studienkoordinator entdeckt werden. Hierbei anfallende Rückfragen und Datenkorrekturen mussten ebenfalls klar geregelt sein. In jedem einzelnen Fall war die Ursache zu ergründen, zu beseitigen und zu dokumentieren und der korrigierte Wert der Eingabe-Firma mitzuteilen, dort in der Originaldatenbank zu verbessern und die geänderte Datei dem Studienkoordinator erneut zuzusenden.

Jede Lieferung von Originalunterlagen wurde durch Herrn LUGINGER persönlich beim Studienkoordinator abgeholt bzw. ihm wieder eigenhändig zurückgebracht. Elektronisch gespeicherte Daten wurden – einschließlich der Labordaten

– grundsätzlich nur in Form von auf Disketten gespeicherten ASCII-Dateien übermittelt. Jede Lieferung wurde protokolliert und von beiden Parteien unterzeichnet. Außer auf den Datenbanken der externen Koorperationsfirmen wurden die Daten vom Studienkoordinator auf der eigenen Festplatte sowie auf Backup-Disketten gesi-
19 chert. Durch Installation eines | BIOS-Passwortes und Wegsperren der Disketten in einen Schrank des ansonsten abgeschlossenen Zimmers des Studienkoordinators war der Zugang zu den Daten niemandem außer ihm selbst möglich.

Die Hardware bestand zuletzt aus einem Computer mit Pentium 11 Prozessor, 266 MHz, 64 MB Arbeitsspeicher und 4,3 GB Festplatte, als (validierte) Software wurde Windows 98, Office 97 Professional (Word 97, Excel 97, Powerpoint 97, Access 97) und SPSS 10.0, als Antivirus-Programm Sophos 3.33 verwendet. Die Archivierung der Dokumentationsbögen erfolgte chronologisch nach Patienten-ID-Nummern geordnet, die der übrigen Unterlagen getrennt nach Ordnern (Meldeliste, Patientenblätter, Patienten-Unterschriften, nicht verwertbare Patienten-Mappen, Waagen-Kontroll-Listen, Wiege-Checklisten usw.) in einem eigenen Archivraum, zu dem nur der Studienkoordinator, die Qualitätssicherungs-Assistentin und die Krankenhausverwaltung Zutritt hatte.

Im Rahmen eines umfassenden Data-Managements musste auch die Vorgehensweise bei renitenten Patienten und nicht auswertbaren Mappen durchdacht, festgelegt, überwacht und protokolliert werden. Bei der Weiterverarbeitung und Auswertung der Daten, die gleichfalls zu den Aufgaben des auch hierfür qualifizierten Studienkoordinators zählte, waren sämtliche Schritte (Einlesen, Zusammenfügen, Auswählen, Filtern, Auflisten, Testen, Darstellen usw.) durch Syntax-Files nachvollziehbar zu dokumentieren.

Durchführung

In der Regel war der Ablauf der bei der Dokumentation eines Heilfasten-Patienten anfallenden Tätigkeiten folgender: Vom Stationsarzt erhielt der Patient eine „grüne“ Heilfasten-Patienten-Mappe und von einer Schwester ein weißes Nachthemd, das er ab dem Obsttag zum allmorgendlichen Wiegen, das ebenfalls von einer Schwester kontrolliert wurde, anziehen sollte. Am Tag vor dem Obsttag wurde der Patient in der Abteilung für Qualitätssicherung gemeldet und am Morgen des Obsttages nach der Blutentnahme in die Heilfasten-Sprechstunde geschickt. Dort wurde er von der Qualitätssicherungs-Assistentin in das Ausfüllen der „grünen“ Mappe eingeführt, in eine Meldeliste aufgenommen und fortan in einem eigenen Patientenblatt geführt. Noch am gleichen Tag sollte der Patient die erste Fragenliste zur Zufriedenheit und den Fragebogen zum Gesundheitszustand ausfüllen. Die Wiege-Checkliste war vom Obsttag an bis zum Tag des Fastenbrechens zu führen, das Patiententagebuch lediglich vom ersten bis zum letzten Heilfastentag.

Am besten gleich nach der Anamnese, spätestens aber bei Entlassung des Patienten sollte der Stationsarzt die demographischen und medizinischen Daten und Angaben des Patienten in den Heilfasten-Basisdokumentations-Bogen eintragen. Am Abend vor dem Tag des Fastenbrechens wurde der Patient dann noch einmal von einer Schwester bzw. einem Pfleger in der Abteilung für Qualitätssicherung gemeldet und
an die- | sem Tag – nach der abschließenden 20
Blutentnahme – ein zweites Mal in die Heilfasten-Sprechstunde geschickt. Dort wurden seine Einträge in der „grünen“ Mappe durchgesehen, mit ihm besprochen und ggf. in gemeinsamer Rücksprache ergänzt oder berichtigt. Außerdem erhielt der Patient jetzt – zusammen mit je einem frankierten und adressierten Rückkuvert – zwei weitere Exemplare des Fragebogens zum Gesundheitszustand, die er in 1 Monat sowie in 4 Monaten zu Hause ausfüllen und an die Abteilung für Qualitätssicherung zurücksenden sollte.

Die Heilfasten-Patienten-Mappe wurde nun einbehalten und zusammen mit dem vom Stationsarzt schließlich erhaltenen Basisdokumentations-Bogen nach Prüfung auf Vollständigkeit und Plausibilität in der Abteilung für Qualitätssicherung in speziellen Ordnern abgelegt. Nachdem dort auch die beiden Laborblätter eingegangen waren, wurden diese (mit „1" und „2" sowie mit „OB" und „FB") beschriftet sowie durch die handschriftlich übertragenen BKS-Werte, die auf den Stationen bestimmt worden waren, ergänzt. Alle Unterlagen konnten schließlich nach Patienten-ID-Nummern geordnet an die Datenerfassungsfirma übergeben werden, der allerdings die Labordaten zusätzlich auch noch auf Diskette nachzusenden waren. Unterschriftsblätter, Meldelisten, Patientenblätter und anderes wurden gesondert archiviert.

Die täglich von Schwestern und Pflegern ausgefüllten Waagen-Kontroll-Listen wurden vom Studienkoordinator alle Monate eingesammelt, durchgesehen und aufbewahrt. Darüber hinaus überprüfte er alle zwei Monate (insgesamt 22mal im Laufe der Dokumentation) persönlich die Funktionstüchtigkeit und Genauigkeit jeder der drei Personenwaagen, indem er jedesmal ein bestimmtes 52,1 kg schweres Hantelgewicht darauf wog und die Abweichung des angezeigten Messwertes (die nie mehr als 100 g betrug) notierte.

Chronologie

Nachdem im April 1995 drei elektronische Personenwaagen installiert, die Dokumentationsbögen und Patienten-Mappen entworfen und die Mitarbeiter des Krankenhauses in das Projekt eingeführt worden waren, wurde im Juli 1995 mit der eigentlichen Dokumentation begonnen. Im Februar 1998 wurde in den Patienten-Tagebüchern als zusätzliche Beschwerde „Kälteempfindlichkeit" aufgenommen, ab März 1998 wurden zusätzlich zur weitergeführten Laborroutine auch die Werte von Magnesium, GOT und Fibrinogen und ab September 1998 auch die Schilddrüsenparameter freies T3, freies T4 und reverse-T3 bestimmt. Von September 1998 bis April 1999 kam überdies ein psychologischer „Fragebogen zum Essverhalten" (FEV) zum Einsatz.

Ende April 1999 wurde die Basisdokumentation in ihrer bisherigen, umfassenden Form beendet und ab Mai 1999 noch etwa 6 Monate in reduzierter Version weitergeführt, das heißt nur noch mit Wiege-Checklisten und gekürzten Patienten-Tagebüchern, ohne Laborwerte, Zufriedenheits-Fragebögen und ärztlichen Dokumen-
tations- | bögen. Gleichzeitig wurde eine Nach- 21
befragung von früheren Heilfasten-Patienten 12 Monate nach dem Fastenbrechen unternommen, indem ihnen ein (vierter) Fragebogen zum Gesundheitszustand – wieder zusammen mit einem frankierten und adressierten Rückkuvert – zugesandt wurde, mit der Bitte um baldige Retournierung. Im Dezember 1999 wurde auch diese reduzierte Version der Basisdokumentation beendet. Die letzten Rücksendungen von Fragebögen zur Lebensqualität trafen im Dezember 1999 ein. Nach Vorliegen aller Daten begann die Endauswertung [s. Tab. 1].

Auswertung

Während der fast vierjährigen Erhebungsdauer der Vollversion der Heilfasten-Basisdokumentation wurden 3.037 Patienten aufgenommen und erfaßt. Durch die noch etwa ein halbes Jahr weitergeführte reduzierte Version kamen weitere 372 Patienten hinzu, so dass schließlich insgesamt 3.409 Heilfasten-Patienten ausgewertet werden konnten. Pro Monat waren circa 65 Patienten rekrutiert worden. Je nach Heilfastendauer fielen pro Patient durchschnittlich 40 meist doppelseitig beschriebene Blätter aus den verschiedenen Mappen zur Datenerfassung an, so dass in einem dicken Leitz-Ordner gerade die Unterlagen von 15 Patienten Platz hatten (bei der reduzierten Version waren es 30 Patienten pro Ordner). So beanspruchen die 216 mit Originaldaten gefüllten Ordner heute 18 Regalmeter, was der Höhe eines siebenstöckigen Hauses entspricht. Die elektronische Datenbank besteht aus knapp 2.000 [sic!] Variablen und enthält 4,8 Millionen Zeichen bzw. Informationen.

Die Datenqualität ist – nicht zuletzt durch intensives Monitoring und konsequentes „Nachhaken" bei Unvollständigkeiten oder Zweifelsfällen von Seiten des Studienkoordinators sowie der Qualitätssicherungs-Assistentin – als hervor-
ragend zu bezeichnen: | nahezu 100%ige Voll- 22
ständigkeit der Eintragungen und fast keine Unplausibilitäten. Bei den von den Patienten nach ihrer Entlassung zurückzusendenden Fragebögen

lag die Rücklaufquote allerdings – trotz frankiertem Rückkuvert und zusätzlicher telefonischer Ermahnung – nach 1 Monat bei nur 63% und nach 4 Monaten bei nur 44%. Von den nach 12 Monaten persönlich angeschriebenen Patienten sandten 61% den ausgefüllten Bogen zurück.

Die Auswertung der ab Dezember 1999 vollständig vorliegenden Daten erfolgte durch den Studienkoordinator. Neben einer detaillierten Übersicht über die demographischen und medizinischen Merkmale der im Beobachtungszeitraum behandelten Patienten ergaben sich unter anderem exakte Durchschnittswerte der täglichen Gewichtsabnahme (die sich als abhängig von den jeden zweiten Tag verabreichten Einläufen erwiesen) und der Nachweis, dass die erreichte Gewichtsreduktion auch nach 1 und 4 Monaten gehalten wird und erst nach 12 Monaten wieder um die Hälfte der erreichten Differenz zurückgeht. Bestens belegt sind nun auch die Verbesserungen wichtiger Laborparameter, wie Harnstoff, Cholesterin, Triglyceride oder Glucose, sowie einzelner Beschwerden während des Heilfastens, wie Kopfschmerzen, Kreuzschmerzen oder Hungergefühl.

Sehr deutlich zeigte sich eine Zunahme der Zufriedenheit von über 2.500 Patienten bereits während des stationären Aufenthalts und eine Erhöhung der Lebensqualität bei 1.100 Patienten auch noch 1 und 4 Monate nach Beendigung des Heilfastens. Selbst 12 Monate danach war dieser Effekt, wenn auch in etwas geringerer Ausprägung, noch eindeutig nachzuweisen. Die Auswertung des Fragebogens zum Essverhalten ergab eine Abhängigkeit des Körpergewichts von den psychologischen Determinanten „Störbarkeit“ und „kognitive Kontrolle“. Im übrigen konnte anhand der exakten Messwerte von 3.400 Patienten der Einfluss irgendeiner Mondphase auf die Größe der durchschnittlichen täglichen Gewichtsabnahme ausgeschlossen werden.

Mitarbeiter

Neben dem Leiter der Dokumentation, Herrn Chefarzt Dr. med. BENNO OSTERMAYR, und dem Koordinator, Monitor und Haupt-Verantwortlichen, Herrn Dr. med. Dr. phil. JOSEF M. SCHMIDT, die beide die Dokumentation von Anfang bis Ende begleiteten, wirkten die meisten Stationsärzte nur eine begrenzte Zeitspanne mit. Die ganze Dokumentationsdauer über (vom 03.07.1995 bis 30.04.1999 bzw. 29.10.1999) mit dabei waren Herr Dr. med. HANS-PETER GROTH und Herr Dr. med. GEORG HALDER. Vorwiegend in der Anfangsphase wirkten Herr Dr. med. REIMUND WAGNER (bis 29.02.1996), Herr Dr. med. WALTER MANZ (bis 30.04.1996), Frau Dr. med. HANNELORE MÜLLER (bis 15.08.1997), Herr Dr. med. JENS SCHALLOCK (bis 30.09.1997) und Frau Dr. med. ELISABETH ROHLING (bis 30.06.1998) mit, in einer mittleren Phase Frau Dr. med. CHRISTIANE LOERZER (vom 15.08.1997 bis 01.11.1998) und gegen Ende der Dokumentation Herr PAUL HELLE (ab 01.03.1996), Frau Dr. med. GABRIELE BRÜTTING (ab 01.05.1996; außer vom 01.05.1998 bis | 31.10.1998), Herr CHRISTIAN 23
BÜKER (ab 15.08.1997), Herr Dr. med. TOBIAS PHILLIPZIG (ab 01.10.1997) und Herr HUBERTUS MAGERSTÄDT (ab 01.07.1998).

Mitwirkende an der Dokumentation waren aber auch alle Schwestern und Pfleger, die durch das tägliche Wiegen der Heilfasten-Patienten, durch Meldungen in der Abteilung für Qualitätssicherung sowie ihre Hilfe bei den Blutentnahmen zur Dokumentationsqualität beitrugen. An der Gewährleistung einer funktionierenden und kooperativen Infrastruktur für die fast alle Bereiche des Krankenhauses tangierende Dokumentation waren darüber hinaus aber auch die beiden leitenden Oberärzte, Herr Dr. med. HANNS SCHMIDRAMSL und Herr Dr. med. ARTUR WÖLFEL, die Mitarbeiterinnen und Mitarbeiter des hauseigenen Labors, der Abteilung für physikalische Therapie, der Küche, der Apotheken-Ausgabestelle, des diagnostischen und texterfassenden Bereichs, der Verwaltung und des Hauswirtschaftsdienstes beteiligt.

Die Erfassung der Daten in elektronisch gespeicherte Form übernahm die Firma EDT von Herrn WERNER LUGINGER, insbesondere seine Mitarbeiterin DANIELA KRATOCHVIL, die Überspielung und Übermittlung der Laborbefunde auf Disketten bewerkstelligte Herr Dr. GRAF von der ‚Laborgemeinschaft Innenstadt'.

Von Seiten der Biometrie wurden der Leiter und der Koordinator der Dokumentation beim Erstellen der Dokumentationsbögen von Herrn Dipl. Inform. Dr. med. ROLAND BRANDMAIER vom ‚Biometrischen Zentrum für Therapiestudien' betreut. Bei der Auswertung der Daten wurde der Studienkoordinator von Herrn Dipl.-Stat. MARTIN KRAUß vom ‚Biometrischen Zentrum für Therapiestudien', Herrn Dipl.-Stat. RAINER LÜDTKE von der ‚Karl und Veronika Carstens Stiftung' sowie Herrn Dr. MICHAEL WISEMAN vom ‚Leibniz-Rechenzentrum' beraten.

Allen an der Dokumentation Beteiligten, voran natürlich allen Patienten, die sich zu ihrer Mitwirkung bereit erklärt hatten, sei an dieser Stelle herzlich für ihre gute Mitarbeit gedankt. Jeder, der nur ein wenig mit den Erfordernissen und Schwierigkeiten einer so groß angelegten Dokumentation dieses Qualitäts-Anspruchs vertraut ist, wird leicht ermessen können, dass die *Conditio sine qua non* dazu eine verlässliche, produktive und möglichst reibungslose Zusammenarbeit aller Beteiligten ist. Dem Stiftungsausschuss des Krankenhauses gebührt schließlich aufrichtiger Dank für die großzügige langjährige Unterstützung und Förderung des Projekts aus eigenen Mitteln.

Gliederung des Berichts

Um eine möglichst exakte und detaillierte, aber auch optisch ansprechende und transparente Offenlegung der einzelnen Ergebnisse zu gewährleisten, wurde folgende Darstellungsart gewählt: Bei jedem Parameter wurde das Resultat zunächst in einem kurzen Text erläutert, danach durch Original-Tabellen belegt und schließlich mit einer graphischen Darstellung veranschaulicht. Auf diese Weise kann ein vielbeschäftigter
24 | Praktiker ebenso wie ein medizinischer Laie – je nach Vorlieben – durch bloßes Lesen der Texte oder Betrachten der Abbildungen schnell zu einem Überblick über das, was ihn besonders interessiert, gelangen, während gleichzeitig ein Statistiker alle kritischen Informationen wie Fallzahlen, Mittelwerte, Standardabweichungen usw. vollständig numerisch wiedergegeben vorfindet.

Inhaltlich ist der Stoff nach dieser Reihenfolge gegliedert: Als erstes (1.1) werden die wichtigsten Originaldokumente, wie Dokumentationsbogen, Patienten-Tagebuch, Fragebögen zur Lebensqualität usw., aber auch Merkblätter für die Stationsärzte und Schwestern/Pfleger wiedergegeben. Es folgt (2) die umfassende Darstellung der demographischen und klinischen Merkmale der beobachteten Patienten sowie des Verlaufs von 36 Laborparametern, des Gewichts, von 15 Beschwerden, der Zufriedenheit und der Lebensqualität. Neben den validierten Summen-Scores finden sich anschließend die 36 Fragen nach dem Gesundheitszustand auch einzeln in ihrem Verlauf ausgewertet. Der Bericht endet (3) mit einer Zusammenfassung der wichtigsten Ergebnisse und einem Ausblick auf künftige Verwendungsmöglichkeiten der gesammelten Daten.

Tabelle 1

Ablauf der Dokumentation (chronologisch)

| 19.04.1995 / Eichung der Personenwaagen (4 Jahre 21
Gültigkeit)

03.07.1995 / Beginn der Heilfasten-Basisdokumentation

27.02.1998 / Ergänzung einer zusätzlichen Beschwerde: Kälteempfindlichkeit

17.03.1998 / Ergänzung zusätzlicher Laborwerte: Magnesium, GOT, Fibrinogen

07.09.1998 / Ergänzung zusätzlicher Laborwerte: f-T3, f-T4, r-T3

07.09.1998 / Beginn der zusätzlichen Verwendung des FEV-Fragebogens

30.04.1999 / Ende der zusätzlichen Verwendung des FEV-Fragebogens

30.04.1999 / Ende der Heilfasten-Basisdokumentation

03.05.1999 / Beginn der reduzierten Version der Basisdokumentation

03.05.1999 / Beginn der Nachbefragung SF-36 12 Monate nach Entlassung

29.10.1999 / Ende der reduzierten Version der Basisdokumentation

06.12.1999 / Ende der Nachbefragung SF-36 12 Monate nach Entlassung

06.12.1999 / Beginn der Endauswertung

Rezension

Was ist Medizin? Westliche und östliche Wege der Heilkunst. Paul U. Unschuld. München, C. H. Beck, 2003, 296 S.

In: Forschende Komplementärmedizin und Klassische Naturheilkunde 2003; 10 (4): 227-228

227 | Trotz des zunehmenden Interesses an interkulturellen Vergleichen etwa in der Philosophie-, Religions- oder Mentalitätsgeschichte wird Medizingeschichte noch vorwiegend aus eurozentristischer Perspektive gelehrt und beforscht. Eine der seltenen Ausnahmen stellt hier der Münchener Medizinhistoriker PAUL U. UNSCHULD dar, der aufgrund seiner zusätzlichen Kompetenz als Sinologe und Pharmazeut durch das jahrzehntelange Studium der Primärquellen der chinesischen Medizingeschichte zu Einsichten, Hypothesen und Fragen kam, die neue Perspektiven in beiden Medizintraditionen eröffnen.

Eine dieser Hypothesen, die in seinem kürzlich bei C. H. Beck erschienenen Buch ‚Was ist Medizin?' vertreten und mit zahlreichen Belegen aus jeweils zweieinhalbtausend Jahren Medizingeschichte gestützt wird, lautet: Die Anregungen für neue heilkundliche Konzepte kommen – da die Aussagekraft des menschlichen Körpers beschränkt ist – stets von Vorbildern außerhalb desselben, speziell aus dem gesellschaftspolitischen, ökonomischen Bereich. Die daraus gewonnenen Bilder des Staates werden dann erst zur Erklärung der Natur und schließlich auch des menschlichen Organismus benutzt. Dies schließt nicht aus, dass unterschiedliche Staatssysteme und -ideale auch zu denselben konzeptuellen Prinzipien führen können. So erwuchs in der Antike sowohl in der griechischen Polisdemokratie als auch im geeinten Qin- und Han-Reich Chinas aus dem politischen Widerwillen gegen Willkürherrschaft und numinose Mächte das Bewusstsein einer Gesetzmäßigkeit und Regelhaftigkeit des geordneten Staates, das einen neuen Blick auf die Natur ermöglichte, der dort erstmals Naturgesetze auffinden ließ, die dann wiederum auch zur Erklärung der Funktionen des menschlichen Körpers verwendet wurden. Damit war im griechischen Ionien im 5. Jahrhundert v. Chr. und in China im 2. Jahrhundert v. Chr. eine ausschließlich auf Naturgesetzen beruhende Medizintheorie entstanden, deren Wahrschein jeweils auf dem damaligen politischen Umfeld beruhte.

Damit sich aus einer Heilkunde (Heilkunde wird hier als umfassenderer Begriff definiert, der auch numinose, astrologische und andere Konzepte beinhalten kann) eine Medizin entwickeln kann, bedarf es nach UNSCHULDS Definition zum einen der strikten Orientierung an Naturgesetzen bzw. Naturwissenschaften, zum anderen eines gesellschaftlichen Vorbildes für ein entsprechendes Bild vom Organismus. Während die politische Struktur Chinas bis ins 20. Jahrhundert ein zentral regiertes, bürokratisch und wirtschaftlich vielfältig vernetztes Kaiserreich blieb, änderte sich in Europa spätestens alle 300–400 Jahre die Struktur und das Zentrum der politischen Macht: Alexandria, Rom, Konstantinopel usw. – mit entsprechenden Auswirkungen auf die Medizin, die in dem Buch jeweils im Kontext dargestellt werden (HEROPHILOS, ERASISTRATOS, Empiriker, ASKLEPIADES, Methodiker, Pneumatiker, GALEN, Araber usw.).

Wiederholt zeigt sich, dass in Ost und West oft gleichzeitig konzeptuelle Leistungen erbracht, jedoch aufgrund unterschiedlicher Rahmenbedingungen unterschiedlich rezipiert wurden. GA-

LENS Integration der Arzneikunde in das System der Vier-Säfte-Lehre etwa wurde von ZHANG JI (um 200 n. Chr.) zeitgleich, nur eben anhand des Systems der systematischen Korrespondenz, durchgeführt, aber erst 1.000 Jahre später – im Rahmen der Reformen des Neo-Konfuzianismus – in die offizielle Medizintheorie übernommen. Auch XU DACHUN (1683–1771) äußerte ähnliche Gedanken wie sein italienischer Zeitgenosse GIOVANNI MORGAGNI (1682–1771), blieb aber Außenseiter gegenüber dem Staats- und Körperbild des konfuzianistisch-legalistisch geprägten Kaiserreichs.

Der Berufsstand der Apotheker, der in Europa erst im 12. Jahrhundert entstand, als die Pharmazie durch Abtrennung von der Medizin zu einer eigenen Disziplin wurde (wobei Ärzte zunächst Aufseher über die Apotheker blieben), machte in China zu derselben Zeit die gegenteilige Entwicklung durch. Dort „umarmte" die Medizin die Pharmazie, indem die bisher selbstständig existierende Arzneikunde in das medizinische Lehrgebäude der systematischen Korrespondenz integriert und damit letztlich so weit aufgewertet wurde, dass Ärzte zu Angestellten der Apotheker wurden.

Die Akupunktur, die bis ins 12./13. Jahrhundert das einzige Therapieverfahren der Chinesischen Medizin gewesen war, bekam nun Konkurrenz von Seiten der neu entstandenen Phyto-Pharmakologie, im 17./18. Jahrhundert auch noch von der Tuina-Massage und 1822 wurde sie (als zu unsicher) sogar verboten.

Europas politische Heterogenität wirkte sich – dem Grundgedanken des Buches zufolge – auch auf die in den einzelnen Ländern entwickelten medizinischen Ideen aus. Während die chinesische Medizintheorie bereits seit dem 2. Jahrhundert v. Chr. von einem Kreislauf von Blut und *Qi* ausging, kam in Europa erstmals WILLIAM HARVEY (1578–1657) auf den Gedanken eines Blutkreislaufs, weil hier – so UNSCHULDS Hy-
228 pothese – so | lange eine entsprechende Anregung dazu fehlte. Das politische Vorbild, das der Kaufmannssohn HARVEY auf seine Sicht des Körpers übertrug, könnte die wechselseitige Beziehung zwischen dem englischen König als *primus inter pares* und dem Landadel gewesen sein, wie sie in der ‚Magna Charta' niedergelegt und in einer in Europa einzigartigen über 300-jährigen Verfassungskontinuität ausgeübt wurde.

Während der Blutkreislauf eine unbestreitbare, hinreichend bewiesene medizinische Wirklichkeit darstellt, änderte sich der Wahrschein seiner jeweiligen Deutung je nach politischem Umfeld. Betonte HARVEY noch die (vitalistische) Eigenaktivität von Blut und Muskeln, war für den französischen Zentralisten RENÉ DESCARTES (1596–1650) und seine zahlreichen Anhänger der Blutkreislauf sowie überhaupt der Organismus bald ein automatischer Mechanismus, in dem Befehle des Zentrums von der Peripherie ausgeführt werden. FRANÇOIS BICHAT (1771–1802) verwehrte sich wiederum – im Anschluss an die französische Revolution – ausdrücklich gegen diese von den Mechanisten zugestandene Vorherrschaft des Herzens, und auch in den deutschen Landen erschien im 19. Jahrhundert nur ein Körperbild nach dem Motto „Es lebe die Peripherie" akzeptabel.

Der Prototyp des politisch denkenden und handelnden Mediziners ist RUDOLF VIRCHOW (1821–1902), dessen medizinisches Programm nachweislich auf seinen bereits als 24-Jähriger vorgetragenen politischen Auffassungen beruhte. Während seine anti-organische, anti-monarchische politische Einstellung seiner mechanistischen, anti-vitalistischen medizinischen Position Wahrschein verlieh, legte er mit seinem Prinzip, alle Lebensvorgänge in die Gesetzmäßigkeiten der Naturwissenschaften einzubeziehen, den Grundstein der modernen Medizin.

Mit dem Wandel der gesellschaftlichen Vorbilder ändern sich nach UNSCHULD nicht nur die entsprechenden Körperbilder, sondern auch die Krankheitsdiagnosen. Gab zu ROBERT KOCHS (1843–1910) Zeiten das gesellschaftliche Prinzip des Kampfes selbstverantwortlicher Individuen noch das politische Vorbild für die Entdeckung der Erreger der Tuberkulose und Cholera, so konnte andererseits eine Krankheit wie AIDS erst im 20. Jahrhundert gesehen und begrifflich gefasst werden, als zusätzlich zur Erregertheorie auch das inzwischen aufgekommene Systemdenken der Immunologie den nötigen Wahrschein dazu verlieh.

Der Austausch der beiden großen, zwei Jahrtausende getrennt voneinander existierenden Medizintraditionen vollzog sich ebenfalls entsprechend der jeweiligen gesellschaftspolitischen Bedingungen. Die westliche Medizin fand genau zu dem Zeitpunkt (im 19. Jahrhundert) Eingang nach China, als dort das Kaiserreich zerfiel, die konfuzianistisch-legalistische Sozialphilosophie vollends unglaubwürdig wurde und die weltweit sichtbaren Errungenschaften der Naturwissenschaften und Technik einer hierauf begründeten Medizin eine große Zukunft verhießen. Konzeptuell fremd war den Chinesen dabei weder der Anspruch auf Naturgesetzlichkeit noch die Lehre von Krankheitserregern oder körperlichen Abwehrkräften, sondern allenfalls die Annahme einer Lebens- oder Naturheilkraft. Deren Wahrschein hatte sich ursprünglich aus dem Grundgefühl der Selbstbestimmung freier Bürger in der Polisdemokratie gespeist, hatte jedoch inzwischen innerhalb der neuen Medizin ohnehin keinen Platz mehr.

Die Rezeption des in China übrig gebliebenen, aus Versatzstücken einer zweitausendjährigen Tradition im 20. Jahrhundert neu zusammengesetzten Flachprodukts „*Zhongyi*“ (chinesische Medizin) begann in den westlichen Industrienationen im großen Stil in den 1970er Jahren, als nach UNSCHULD kollektive Ängste vor dem naturzerstörenden Potential von Chemie, Physik und Technologie, verbunden mit Energie-, Glaubens- und Sinnkrisen, den Wunsch nach einer sanften und persönlichen Heilkunde ohne Nebenwirkungen aufkommen ließen. So entstand aus der Feder westlicher Autoren das Kunstprodukt TCM (traditionelle chinesische Medizin), das mit zyklischem Denken und frei von traditionell militärischen Metaphern die Gemüter westlicher Patienten beruhigt, Hoffnung und Zuversicht bietet, Sinn vermittelt und letztlich als säkularer Religionsersatz fungiert – ein Aspekt, der nach UNSCHULDS Einschätzung von Vertretern der sogenannten TCM nicht immer klar genug gesehen wird.

In der Gegenwart ist es zwar nicht möglich, den Kausalzusammenhang von gesellschaftspolitischem Vorbild und medizinischem Abbild (Henne oder Ei?) eindeutig zu bestimmen, doch passen das ökonomische Bild der globalisierten Welt einerseits und das Körperbild der Molekularbiologie andererseits zusammen wie zwei Spiegelbilder. Beiden Sichtweisen gemeinsamen ist das Baukasten-Modell, nach dem sich jede Art von Vielfalt aus einer unbegrenzten Kombinatorik einheitlicher Module ergibt, seien es Menschenrechte, Gene oder Ähnliches.

Soweit einige Highlights aus dem nicht nur kenntnis- und facettenreichen, sondern auch spannend geschriebenen, kurzweiligen Werk, das eine neue, eigenständige Sichtweise auf zwei Jahrtausende Medizingeschichte zweier Kontinente enthält, die sich in dieser Form noch nirgendwo ausgeführt findet. Indem die zum Teil unkonventionellen, überraschenden Ansichten und Interpretationen jeweils klar als Hypothesen bezeichnet werden und weder Vollständigkeit der Beispiele und Belege noch Endgültigkeit der hier aufgestellten Theorie beansprucht wird, ist die wissenschaftliche Gemeinschaft eingeladen, am weiteren Ausbau dieses neuen Weges mitzuwirken. Da politisch, gesellschaftlich, ökonomisch und wissenschaftlich die Zeichen ohnehin auf Globalisierung und interkulturelle Verständigung stehen, wird an dem hier vorgeführten Ansatz, Parallelen und Unterschiede in der Entwicklung verschiedener Heilsysteme weltweit auf die jeweils unterschiedliche Ausprägung gesellschaftspolitischer Rahmenbedingungen und die dadurch angeregte jeweils spezifische Kombination einer überschaubaren Anzahl heilkundlicher Grundkonzepte zurückzuführen, wohl kaum ein Weg vorbeiführen.

Quellenverzeichnis

Quellenverzeichnis

Kleine Schriften zur Geschichte und Theorie der Homöopathie

(1) Schmidt, Josef M.: Die Publikationen Samuel Hahnemanns. Sudhoffs Archiv 1988; 72 (1): 14-36, PMID: 2970128

(2) Schmidt, Josef M.: Einleitung. In: Bibliographie der Schriften Samuel Hahnemanns. Rauenberg, Verlag Franz Siegle, 1989, S. 7-11

(3) Schmidt, Josef M.: Die Materia medica Samuel Hahnemanns. Seine veröffentlichten Arzneimittelprüfungen und Abhandlungen zu den einzelnen Mitteln. In: Jahrbuch des Instituts für Geschichte der Medizin der Robert Bosch Stiftung. Bd. 6 für 1987. Stuttgart: Hippokrates-Verlag, 1989, S. 111-127, PMID: 11631171

(4) Schmidt, Josef M.: Auf den Spuren Hahnemanns im heutigen Sachsen. Die Hahnemann-Denkmäler in Meißen, Leipzig und Köthen. In: Jahrbuch des Instituts für Geschichte der Medizin der Robert Bosch Stiftung. Bd. 6 für 1987. Stuttgart: Hippokrates-Verlag, 1989, S. 129-136, PMID: 11631172

(5) Schmidt, Josef M.: Die literarischen Belege Samuel Hahnemanns für das Simile-Prinzip (1807–1829). In: Jahrbuch des Instituts für Geschichte der Medizin der Robert Bosch Stiftung. Bd. 7 für 1988. Stuttgart: Hippokrates-Verlag, 1990, S. 161-187, PMID: 11631226

(6) Schmidt, Josef M.: Vorwort. In: Katalog der Bibliothek des Krankenhauses für Naturheilweisen. Erstellt und herausgegeben von Josef M. Schmidt. München, Johannes Sonntag Verlagsbuchhandlung, 1990, S. VII-VIII

(7) Schmidt, Josef M.: Homöopathie und Philosophie. Versuch einer philosophischen Rekonstruktion der Begründung der Homöopathie durch Samuel Hahnemann. Scheidewege 20 (1990/91), 141-165

(8) Schmidt, Josef M.: Das Konzept einer rationalen Heilkunde bei Samuel Hahnemann – Grundlagen und Schwierigkeiten. In: Proceedings of the 46th Congress of the Liga Medicorum Homoeopathica Internationalis, May 6–11, 1991, Cologne. Mainz: Kirchheim-Verlag, 1991, S. 50-54

(9) Schmidt, Josef M.: Die Homöopathie Samuel Hahnemanns als „deuteros plous“ in der Arzneitherapie – Konzeption und Rezeption. Nachrichtenblatt der Deutschen Gesellschaft für Geschichte der Medizin, Naturwissenschaft und Technik 1991; 41 (2): 71-72

(10) Schmidt, Josef M.: Geschichte der Tuberkulin-Therapie. Ihre Begründung durch Robert Koch, ihre Vorläufer und ihre weitere Entwicklung. Pneumologie 1991; 45 (10): 776-784, PMID: 1758845

(11) Schmidt, Josef M.: Anthropologie und Medizin. Zum Menschenbild unterschiedlicher therapeutischer Konzepte. Allgemeine Homöopathische Zeitung 1992; 237 (3): 95-104, (4): 140-148, DOI: 10.1055/s-2006-936401, DOI: 10.1055/s-2006-936409

(12) Schmidt, Josef M.: Der Simile-Weg als „deuteros plous“ in der Arzneitherapie – Konzeption und Rezeption. Documenta Homoeopathica 1992; 12: 51-59

(13) Schmidt, Josef M.: Vorwort zur Edition. In: Samuel Hahnemann: Organon der Heilkunst. Textkritische Ausgabe der sechsten Auflage, bearb., hrsg. und mit einem Vorwort versehen von

Josef M. Schmidt. Heidelberg: Haug-Verlag, 1992, S. IX-XXVIII. – Neuausgabe. Heidelberg: Haug-Verlag, 1999, S. IX-XXVIII

(14) Schmidt, Josef M.: Die bibliographische Erschließung wissenschaftlicher Bibliotheken mittels elektronischer Datenverarbeitung. Zeitschrift für Klassische Homöopathie 1992; 36 (4): 156-167, DOI: 10.1055/s-2006-938471

(15) Schmidt, Josef M.: [Rezension] Eberhard Wolff: Gesundheitsverein und Medikalisierungsprozeß. Der Homöopathische Verein Heidenheim/Brenz zwischen 1886 und 1945. Tübingen 1989. Rezension in: Sudhoffs Archiv 1992; 76 (2): 247-248

(16) Schmidt, Josef M.: Drei Briefe von Richard Haehl an William Boericke aus der Zeit der frühen Weimarer Republik. In: Medizin in Gesellschaft und Geschichte 1993 (1992); 11: 203-218

(17) Schmidt, Josef M.: Grundlagen und Entwicklungen in der Homöopathie. Deutsche Medizinische Wochenschrift 1993; 118 (29/30): 1085-1090, PMID: 8330511

(18) Schmidt, Josef M.: Die Bedeutung der sechsten Auflage des Organons der Heilkunst (1842) für die Pharmakotherapie. In: Homoeopathia Internationalis. (Proceedings of the 48th Congress of the Liga Medicorum Homoeopathica Internationalis. April 24–28, 1993, Vienna). Wien, München, Bern: Maudrich-Verlag, 1993, S. 227-236

(19) Schmidt, Josef M.: Alternative oder Anachronismus? Die Behandlung chronischer Krankheiten mittels Homöopathie. In: Chronische Erkrankungen und ihre Bewältigung. Hrsg. von Claus Hammer und Venanz Schubert. Starnberg: R.S.Schulz-Verlag, 1993, S. 202-246

(20) Schmidt, Josef M.: Bericht über die Jahres-Konferenz des National Center for Homeopathy im März 1992 in San Francisco. Allgemeine Homöopathische Zeitung 1993; 238 (1): 34-38

(21) Schmidt, Josef M.: Die Entwicklung der Homöopathie in den Vereinigten Staaten. Gesnerus 1994; 51 (1/2): 84-100, PMID: 8088568

(22) Schmidt, Josef M.: Die Selbstversuche Robert Kochs (1890) und Samuel Hahnemanns (1790) und ihre Folgen – ein kritischer Vergleich. Nachrichtenblatt der Deutschen Gesellschaft für Geschichte der Medizin, Naturwissenschaften und Technik 1994; 44 (2): 69

(23) Schmidt, Josef M.: Die ‚Fragmenta de viribus medicamentorum positivis'. Allgemeine Homöopathische Zeitung 1995; 240 (3): 91-98, DOI: 10.1055/s-2006-936538

(24) Schmidt, Josef M.: Anmerkungen zu dem Buch von Klaus Dietrich Bock: ‚Wissenschaftliche und alternative Medizin. Paradigmen – Praxis – Perspektiven'. Erfahrungsheilkunde 1995; 44 (6): 438-441

(25) Schmidt, Josef M.: Die Verbreitung der Homöopathie in den USA. In: Homöopathie 1796–1996. Eine Heilkunde und ihre Geschichte. (Katalog zur Ausstellung des Deutschen Hygiene-Museums, Dresden vom 17. Mai bis 20. Oktober 1996). Hrsg. von Sigrid Heinze. Berlin: Ed. Lit. Europe, 1996, S. 101-114

(26) Schmidt, Josef M.: Vorwort des Herausgebers. In: Samuel Hahnemann: Organon der Heilkunst. Standardausgabe der sechsten Auflage. Auf der Grundlage der 1992 vom Herausgeber bearbeiteten text-kritischen Ausgabe des Manuskriptes Hahnemanns (1842), hrsg. und bearb. von Josef M. Schmidt. Heidelberg: Haug-Verlag, 1996, S. IX-X und 373-388. – Neuausgabe. Heidelberg: Haug-Verlag, 1999, S. IX-X und 373-388

(27) Schmidt, Josef M.: Die Homöopathie Hahnemanns zwischen Dogmatik und Dynamik. In: Zurück zu den Wurzeln. 200 Jahre Homöopathie. Jubiläumskongress, Luzern, 1./2.11.1996. Küssnacht am Rigi: Omida-Verlag, 1997, S. 15-29

(28) Schmidt, Josef M.: Die esoterische und exoterische Sichtweise der Homöopathie – zwei Seiten derselben Medaille? In: Proceedings 52nd Congress of the Liga Medicorum Homoeopathica Internationalis, May 28 – June 1, 1997, Seattle/Washington. Edmonds/Washington: American Institute of Homeopathy, 1997, S. 193-198

(29) Schmidt, Josef M.: Samuel Hahnemann – Begründer, Entwickler und Verteidiger der Homöopathie. In: Homöopathie-Jahrbuch 1997/98. Stuttgart: Sonntag-Verlag, 1997, S. 238-262 [s. 38 und 45]

(30) Schmidt, Josef M.: Die ersten Schüler Hahnemanns – Tradierung, Differenzierung und Spaltung der Homöopathie. In: Homöopathie-Jahrbuch 1997/98. Stuttgart: Sonntag-Verlag, 1997, S. 263-273 [s. 38 und 45]

(31) Schmidt, Josef M.: Zeittafel zur Homöopathiegeschichte. In: Homöopathie-Jahrbuch 1997/98. Stuttgart: Sonntag-Verlag, 1997, S. 274-276 [s. 38 und 45]

(32) Schmidt, Josef M.: Die Homöopathie Hahnemanns. Teil 1: Hahnemanns Leben und Wirken. Teil 2: Hahnemanns geistiger Hintergrund. Teil 3: Hahnemanns Begründung und Entwicklung der Homöopathie. Teil 4: Hahnemanns spätere Modifikationen der Homöopathie. Patientenforum Homöopathie 1998; 4 (1): 23-24, (2): 21-22, (3): 21-22, (4): 21-22

(33) Schmidt, Josef M.: Gastkommentar: Geschichte der Homöopathie. In: Homöopathische Literatur 98/99. St. Peter: Sunrise-Verlag, 1998, S. 102

(34) Schmidt, Josef M.: Gastkommentar: Philosophie der Homöopathie. In: Homöopathische Literatur 98/99. St. Peter: Sunrise-Verlag, 1998, S. 100

(35) Schmidt, Josef M.: Tagungsbericht: 52. Kongress der Liga Medicorum Homeopathica Internationalis in Seattle/ Washington, 28.5.–1.6.1997. Allgemeine homöopathische Zeitung 1998; 243 (2): 76-79, (3): 113-117, (4): 159-161, (5): 208

(36) Schmidt, Josef M.: Tagungsbericht: Die Zweiten Köthener Homöopathietage, 4.–6. Juli 1997. Allgemeine homöopathische Zeitung 1998; 243 (6): 254-256

(37) Schmidt, Josef M.: Kommentar: Zur kritischen Glosse von Leopold Drexler „Betr.: Organonausgaben“, in: AHZ 243 (1998), 123. Allgemeine homöopathische Zeitung 1998; 243 (5): 216-218

(38) Schmidt, Josef M.: Hahnemann und seine Schüler. 1. Samuel Hahnemann. 2. Die ersten Schüler Hahnemanns. 3. Zeittafel. In: Homöopathie-Wegweiser 1999/2000. Stuttgart: Sonntag-Verlag, 1999, S. 303-341 [s. 29-31 und 45]

(39) Schmidt, Josef M.: Rose, Lilie, Iris: ein homöopathischer Blumenstrauß. Allgemeine homöopathische Zeitung 2000; 245 (2): 74

(40) Schmidt, Josef M.: Vorwort. In: Katalog der Bibliothek des Krankenhauses für Naturheilweisen. Band 2. Erstellt und herausgegeben von Josef M. Schmidt. München, Krankenhaus für Naturheilweisen, 2000, S. VII-VIII

(41) Schmidt, Josef M.: Einleitung. In: Josef M. Schmidt: Die Thyreoidinum-Studie am Krankenhaus für Naturheilweisen (1995–1999). Kontrollierte klinische Studie zum Nachweis der Wirksamkeit des homöopathischen Hochpotenzpräparates Thyreoidinum C30 bei Gewichtsstagnation von Heilfasten-Patienten gegenüber Placebo. München, Krankenhaus für Naturheilweisen, 2000, S. 13-35

(42) Schmidt, Josef M.: Kongressbericht: 7th Annual Symposium on Complementary Health Care, 7–9 December 2000, Exeter, Großbritannien. Forschende Komplementärmedizin und Klassische Naturheilkunde 2001; 8 (2): 98-102, DOI:10.1159/000057203 [Impact Factor 2011: 1.652, rank 9/22 integrative & complementary medicine]

(43) Schmidt, Josef M.: Einleitung. In: Samuel Hahnemann: Gesammelte kleine Schriften. Hrsg. von Josef M. Schmidt und Daniel Kaiser. Heidelberg: Haug-Verlag, 2001, S. XIII-XIX

(44) Schmidt, Josef M.: Erfahrungen mit dem Wilseder Studenten/Studentinnen-Forum für Homöopathie. In: Wilseder Forum. Festschrift zum 10-jährigen Bestehen. Essen: KVC-Verlag, 2002, S. 35-39

(45) Schmidt, Josef M.: Historische Grundlagen. 1. Samuel Hahnemann. 2. Die ersten Schüler Hahnemanns. 3. Zeittafel. In: Homöopathie-Wegweiser 2002/2003. Stuttgart: Sonntag-Verlag, 2002, S. 287-324 [s. 29–31 und 38]

(46) Schmidt, Josef M.: Einleitung. In: Josef M. Schmidt: Homöopathie und Heilfasten. Kontrollierte klinische Studie mit Thyreoidinum C30 bei Gewichtsstagnation von Heilfasten-Patienten. Essen, KVC-Verlag, 2003, S. 1-4

(47) Schmidt, Josef M.: Vorwort des Herausgebers. In: Samuel Hahnemann: Organon der Heilkunst. Neufassung mit Systematik und Glossar von Josef M. Schmidt. München: Elsevier / Urban & Fischer, 2003, S. XI-XXIV. – 2. Aufl. München, Jena: Elsevier / Urban & Fischer, 2006, S. XI-XXIV

Kleine Schriften zur Geschichte und Theorie der Medizin

(1) Schmidt, Josef M.: Kritik des Allgemeinarztes am Arztbrief. Zeitschrift für Allgemeinmedizin 1979; 55 (35/36): 2003-2010

(2) Schmidt, Josef M.: Vom „Fließen der Körpersäfte" bis zur „Überempfindlichkeit". Zur Geschichte des Rheuma-Begriffs. Natura-med 1989; 4 (11): 624-628

(3) Schmidt, Josef M.: Einleitung. In: Josef M. Schmidt: Die klassischen Akupunkturpunkte. Geschichte und Synopsis ihrer deutschen Übersetzungen von 1954 bis 1988. Uelzen, Medizinisch Literarische Verlagsgesellschaft, 1990, S. 9-34

(4) Schmidt, Josef M.: Stellungnahme zu Michael Hammes' Besprechung meines Buches ‚Die klassischen Akupunkturpunkte ...'. Akupunktur 1993; 21 (1): 69-71

(5) Schmidt, Josef M.: Von der Blutschau zum Blutbild. Eine Ausstellung zur Frühgeschichte der Hämatologie und Onkologie. In: Jahrbuch des Deutschen Medizinhistorischen Museums. Hrsg. von Heinz Goerke, Christa Habrich und Juliane C. Wilmanns. Bd. 8 für 1992–1994. Ingolstadt 1995, S. 39-43

(6) Schmidt, Josef M.: Einleitung. In: Josef M. Schmidt: Die Heilfasten-Basisdokumentation am Krankenhaus für Naturheilweisen (1995–1999). Prospektive Dokumentation von 2000 klinischen und subjektiven Parametern von 3400 Heilfasten-Patienten, mit Nachbefragungen nach 1, 4 und 12 Monaten. München, Krankenhaus für Naturheilweisen, 2000, S. 11-24

(7) Schmidt, Josef M.: [Rezension] Paul U. Unschuld: Was ist Medizin? Westliche und östliche Wege der Heilkunst. München, C. H. Beck, 2003. Rezension in: Forschende Komplementärmedizin und Klassische Naturheilkunde 2003; 10 (4): 227-228, DOI:10.1159/000073480 [Impact Factor 2011: 1.652, rank 9/22 integrative & complementary medicine]

Anmerkungen

Anmerkungen

1 Von den HAHNEMANN-Biographen RICHARD HAEHL (1873–1932) und RUDOLF TISCHNER (1879–1961) einmal ganz abgesehen.

2 ‚Kleine medicinische Schriften von Samuel Hahnemann'. ERNST STAPF ed. 2 Bde., Dresden und Leipzig 1829. Unveränderter Nachdruck der Erstausgabe: Heidelberg 1971.

3 Angesichts dieser schwierigen Situation lässt sich die Bedeutung privater Sammlungen wie etwa der der ‚Robert Bosch Stiftung' ermessen, die fast alle Schriften HAHNEMANNS umfasst, welche im ‚Institut für Geschichte der Medizin' der ‚Robert Bosch Stiftung' in Stuttgart eingesehen werden können. In dessen Homöopathie-Archiv befinden sich außerdem zahlreiche (zum Teil noch unerschlossene) Briefe und Handschriften HAHNEMANNS, wie zum Beispiel seine 54 gebundenen Krankenjournale (37 deutsche und 17 französische), vier Bände von selbstangelegten Repertorien, usw.

4 Im Rahmen einer von der ‚Robert Bosch Stiftung' geförderten Dissertation.

5 Neben den ‚Kleinen medicinischen Schriften' (s. Anm. 2) sind dies ‚Hahnemann redivivus' (THEODOR VON BAKODY ed. Leipzig 1883), die Materialsammlung von R. HAEHL (Leipzig 1922; s. Anm. 10) sowie dessen 6. Auflage des ‚Organons' (Leipzig 1921). Die Nachdrucke enthalten zum Teil allerdings nur eine gekürzte, veränderte, mit einer anderen Orthographie versehene Version des ursprünglichen Textes.

6 Den Hinweis auf diese Rezensionen HAHNEMANNS von Werken anderer verdanke ich Herrn Prof. Dr. WERNER F. KÜMMEL, Leiter des ‚Instituts für Geschichte der Medizin' der ‚Robert Bosch Stiftung' in Stuttgart.

7 HAHNEMANN, SAMUEL: ‚Schriften und Aufsätze'. In: ‚Nachrichten von dem Leben und den Schriften jeztlebender teutscher Aerzte, Wundärzte, Thierärzte, Apotheker und Naturforscher'. JOHANN KASPAR PHILIPP ELWERT ed. Hildesheim 1799, 1. Bd., S. 201-215 [circa 44 Angaben, von 1777–1795] [S. 195-201: Autobiographie vom 30.08.1791].

8 STAPF, ERNST: ‚Verzeichniß sämmtlicher von S. Hahnemann herausgegebenen Schriften'. In: ‚Kleine medicinische Schriften von Samuel Hahnemann' (ERNST STAPF ed.). Dresden und Leipzig 1829, 2. Bd., S. 275-282 [S. 275-278: ‚Eigene Schriften' [circa 36 Titel]; S. 278-282: ‚Uebersetzungen aus verschiedenen Sprachen, zum Theil mit Zusätzen und Anmerkungen Hahnemanns begleitet' [18 Übersetzungen]].

9 AMEKE, WILHELM: ‚Hahnemann's Schriften nach der Jahreszahl geordnet'. In: ‚Die Entstehung und Bekämpfung der Homöopathie' (von WILHELM AMEKE). Berlin 1884, S. 145-151.

10 HAEHL, RICHARD: ‚Verzeichnis der Abhandlungen und Werke Hahnemanns'. In: ‚Samuel Hahnemann. Sein Leben und Schaffen. Auf Grund neu aufgefundener Akten, Urkunden, Briefe, Krankenberichte und unter Benützung der gesamten in- und ausländischen homöopathischen Literatur' (von RICHARD HAEHL). Leipzig 1922, 2. Bd., S. 523-527 [S. 523 f.: ‚I. Übersetzungen und Bearbeitungen'; S. 524-527: ‚II. Eigene Werke und Abhandlungen'] – [vgl. auch 2. Bd., S. 18: ‚Schriften Hahnemanns von 1777–1784'; S. 20 f.: ‚Hahnemanns Schriften aus der Dresdener Zeit 1785–1789'; S. 26 f.: ‚Hahnemanns Schriften aus der ersten Leipziger Zeit 1790–1792'; S. 50 f.: ‚Eigene Werke und Aufsätze Hahnemanns sowie Übersetzungen in den Jahren 1793–1804'; S. 83 f.: ‚Aufsätze und Schriften Hahnemanns aus der Torgauer Periode (1805–1811)'; S. 109: ‚Werke und Aufsätze Hahnemanns aus seiner Leipziger Zeit'].

11 TISCHNER, RUDOLF: ‚Verzeichnis der Veröffentlichungen Hahnemanns'. In: ‚Geschichte der Homöopathie. II. Teil. Hahnemann. Leben und Werk' (von RUDOLF TISCHNER). Leipzig 1934, S. 346-363 [S. 346-351: ‚Selbstständige Schriften'; S. 351-359: ‚Aufsätze'; S. 359-362: ‚Übersetzungen und Bearbeitungen'].

12 12 MUELLER, WOLF: ‚Hahnemann-Bibliographie (Verzeichnis der Schriften Hahnemanns.)‘ Deutsche Homöopathische Monatsschrift (1952), 3. Jg., H. 11/ 12, S. 182-186 und (1953), 4. Jg., H. 1., S. 39-43 und H. 2, S. 81-83.

13 ENGELMANN, WILHELM: ‚Bibliotheca medico-chirurgica et anatomico-physiologica. Alphabetisches Verzeichnis der medizinischen, chirurgischen, geburtshülflichen, anatoischen und physiologischen Bücher, welche vom Jahre 1750 bis zu Ende des Jahres 1847 in Deutschland erschienen sind‘. Leipzig 1848, S. 212 f.

14 HEINSIUS, WILHELM (ed.): ‚Allgemeines Bücher-Lexikon oder vollständiges Alphabetisches Verzeichniß der [aller] von 1700 bis zu Ende 1810 [1815, 1821, 1827, 1834, 1841] erschienenen Bücher, welche in Deutschland und in den durch Sprache und Literatur damit verwandten Ländern gedruckt worden sind‘. [1700–1810:] 2. Bd., G–M. Leipzig 1812, Sp. 238; [1811–1815:] 5. Bd., 2. Abt., G–M. Leipzig 1817, Sp. 233; [1816–1821:] 6. Bd. Leipzig 1822, Sp. 325; [1822–1827:] 7. Bd. Leipzig 1828, Sp. 311f.; [1828–1834:] 8. Bd., 1. Abt., A–L. Leipzig 1836, S. 309; [1835–1841:] 9. Bd., 1. Abt., A–L. Leipzig 1846, S. 359.

15 KAYSER, CHRISTIAN GOTTLOB (ed.): ‚Vollständiges Bücher-Lexicon enthaltend alle von 1750 bis zu Ende des Jahres 1832 [1840] in Deutschland und in den angrenzenden Ländern gedruckten Bücher‘. [1750–1832:] 3. Th., H–L. Leipzig 1835, S. 15 f.; [1833–1840:] 7. Th., A–K. Leipzig 1841, S. 380.

16 ‚Gesamtverzeichnis des deutschsprachigen Schrifttums 1700–1910‘. HILMAR SCHMUCK et WILLI GORZNY ed. 54. Bd., Hah–Ham. München, New York, London, Paris 1982, S. 61-64.

17 CALLISEN, ADOLPH CARL PETER: ‚Medicinisches Schriftsteller-Lexicon der jetzt lebenden Aerzte, Wundärzte, Geburtshelfer, Apotheker, und Naturforscher aller gebildeten Völker‘. 8. Bd., Ha–Hir. Copenhagen 1831, S. 38-53; sowie Nachtrag. 28. Bd., F–Hir. Copenhagen 1840, S. 348-355.

18 ‚Index-Catalogue of the Library of the Surgeon-General's Office, United States Army‘. 5. Bd., Flaccus-Hearth. Washington 1884, S. 780; Second Series (1901), 6. Bd., G–Hernette, S. 684 f.; Third Series (1926), 6. Bd., Gé–Izzet Bey, S. 398; Fourth Series (1942), 7. Bd., H–Hystrix, S. 20.

19 ‚The National Union Catalog. Pre-1956 Imprints. A cumulative author list representing Library of Congress printed cards and titles reported by other American libraries‘. 226. Bd., Hagenbuch, Martha – Hales, Francis. Mansell 1972, S. 259-264.

20 ‚The British Library General Catalogue of Printed Books to 1975‘. 137. Bd., Haeke–Hall. London, München, New York, Paris 1982, S. 202 f.

21 Diese Ausgabe ist im Wesentlichen ein Nachdruck der 5. Auflage des ‚Organons‘ – mit Ausnahme des von LUTZE hier eigenmächtig eingefügten „§. 274b.“ (wonach „es“ „einzelne zusammengesetzte (complicirte) Krankheitsfälle giebt [..], in welchen das Verabreichen eines Doppelmittels ganz homöopathisch und echt rationell ist“). Nach einem von LUTZE beigefügten Brief HAHNEMANNS hatte HAHNEMANN selbst diesen Paragraphen bereits für die 5. Auflage verfasst [schließlich aber doch zurückgezogen – so dass er nicht erschien]. Das gleiche gilt auch für die (ebenfalls von LUTZE herausgegebene) 7. Auflage des ‚Organons‘, Köthen 1881.

22 Das Manuskript zur 6. Auflage seines ‚Organons‘ hatte HAHNEMANN 1842 abgeschlossen (vgl. die Briefe HAHNEMANNS in: HAEHL (1922), 2. Bd., S. 391 f. sowie 1. Bd., S. 261) – aufgrund vieler unglücklicher Umstände konnte es aber erst 79 Jahre später (von R. HAEHL) veröffentlicht werden.

23 Auch in: $^{H'6}$OH (1921), S. 308-312.

24 Auch in: $^{H'6}$OH (1921), S. 312-314.

25 Auch in: KMS (1829), 2. Bd., S. 223-226 sowie HR (1883), S. 1-3.

26 Auch in: $^{H'6}$OH (1921), S. 272-276.

27 Auch in: $^{H'6}$OH (1921), S. 277-286.

28 Auch in: $^{H'6}$OH (1921), S. 286-308.

29 Auch in: KMS (1829), 2. Bd., S. 219-222 sowie HR (1883), S. 10-13.

30 Auch in: KMS (1829), 2. Bd., S. 227-232 sowie HR (1883), S. 5-9.

31 Auch in: KMS (1829), 2. Bd., S. 233-238 sowie HR (1883), S. 4.

32 Auch in: AAEMSU (1794), I., S. 1-10. In Abweichung zum Titelblatt lautet die Überschrift der eigentlichen Abhandlung ‚Bereitung des Caßler Gelb'.

33 Auch in: KMS (1829), 1. Bd., S. 221-239 sowie in: ‚Dr. Samuel Hahnemann's Heilung und Verhütung des Scharlachfiebers und Purpurfriesels'. JOSEPH BUCHNER ed. München 1844, ²1851, S. 4-29.

34 Auch in: KMS (1829), 2. Bd., S. 52-75 sowie HR (1883), S. 51-63.

35 Ohne Nennung des Autors. Auch in: KMS (1829), 1. Bd., S. 42 und 2. Bd., S. 247-274 sowie HR (1883), S. 64-74. Unter HAHNEMANNS Schriften aufgeführt von: STAPF (1829), 2. Bd., S. 277; AMEKE (1884) , S. 149; HAEHL (1922), 2. Bd., S. 525; TISCHNER (1934), 2. Bd., S. 348; MUELLER (1953), H. 1., S. 40 sowie ENGELMANN (1848), S. 212; KAYSER (1835), 3. Th., S. 15; GV (1982), 54. Bd., S. 62.

36 Auch in: HufJ (1805), 22. Bd., 3. St., S. 5-99; außerdem in: KMS (1829), 2. Bd., S. 1-51 sowie HR (1883), S. 75-93.

37 Unter dem Namen seines (damals 24/25-jährigen) Sohnes veröffentlichte Antwort auf AUGUST FRIEDRICH HECKERS Rezension des ‚Organons' (in: ‚Annalen der gesammten Medicin als Wissenschaft und als Kunst'. Leipzig (1810), 2. Bd., S. 31-75 und S. 193-256). Vgl. dazu HAEHL (1922), 1. Bd., S. 99 ff. sowie TISCHNER (1934), 2. Bd., S. 251 ff. Unter den Schriften S. HAHNEMANNS aufgeführt von: TISCHNER (1934), 2. Bd., S. 356; MUELLER (1953), H. 1, S. 42.

38 Auch in: KMS (1829), 2. Bd., S. 89-154.

39 Auch in: AAuNdD (1831), 2. Bd., Nr. 258, Sp. 3506-3511 und AhH (1831), 11. Bd., 1. H., S. 122-127; s. auch AAuNdD (1831), 2. Bd., Nr. 242, Sp. 3281-3285.

40 Statt „Teutschen" heißt es in den Jgg. 1794–1795 „Deutschen". Auf den Kopfseiten der einzelnen Hefte steht dagegen stets nur ‚Kaiserlich privilegirter Reichs-Anzeiger'.

41 Auch in: MCZ (1791), 1. Bd., Nr. 10, S. 175 f.

42 Auch in: AdAL (1796), 1. Bd., 2. St., S. 191 f. und MCZ (1791), 2. Bd., Nr. 51, S. 464.

43 Unterzeichnet mit „D.H.". Unter den Schriften HAHNEMANNS aufgeführt von: TISCHNER (1934), 2. Bd., S. 352; MUELLER (1952), H. 11/12, S. 185.

44 Auch in: MCZ (1791), 2. Bd., Nr. 52, S. 477-480.

45 Unterzeichnet vom Herausgeber „R.Z. Becker". Vgl. dazu HAEHL (1922), 2. Bd., S. 33 f. sowie TISCHNER (1934), 2. Bd., S. 56. Auch in: HAEHL (1922), 2. Bd., S. 32 f. Unter den Schriften HAHNEMANNS aufgeführt von: TISCHNER (1934), 2. Bd., S. 353.

46 Unterzeichnet vom Herausgeber („d.H."). Auch in: HAEHL (1922), 2. Bd., S. 34.

47 Auch in: HAEHL (1922), 2. Bd., S. 42.

48 Auch in: IdALZ (1800), Nr. 19, Sp. 146 f. und MCZ (1800), 1. Bd., Nr. 11, S. 191 f.

49 Auch in: MCZ (1800), 2. Bd., Nr. 42, S. 286-288.

50 Ohne Nennung des Verfassers. Unter den Schriften HAHNEMANNS aufgeführt von: TISCHNER (1934), 2. Bd., S. 354; MUELLER (1952), H. 11/12, S. 186.

51 Auch in: KMS (1829), 1. Bd., S. 213-220 sowie HR (1883), S. 49 f.

52 Auch in: KMS (1829), 1. Bd., S. 39-41.

53 Auch in: KMS (1829), 1. Bd., S. 43-46.

54 Ohne Nennung des Verfassers. Auch in: KMS (1829), 1. Bd., S. 245-250. Unter den Schriften HAHNEMANNS aufgeführt von: AMEKE (1884), S. 149; HAEHL (1922), 2. Bd., S. 526; TISCHNER (1934), 2. Bd., S. 356; MUELLER (1953), H. 1, S. 41.

55 Ohne Nennung des Verfassers. Auch in: KMS (1829), 1. Bd., S. 47-51 sowie HR (1883), S. 96. Unter den Schriften HAHNEMANNS aufgeführt von: AMEKE (1884), S. 149; HAEHL (1922), 2. Bd., S. 526; TISCHNER (1934), 2. Bd., S. 356; MUELLER (1953), H. 1, S. 41.

56 Ohne Nennung des Verfassers. Auch in: KMS (1829), 1. Bd., S. 59-78 sowie HR (1883), S. 97-106. Unter den Schriften HAHNEMANNS aufgeführt von: AMEKE (1884), S. 149; HAEHL (1922), 2. Bd., S. 526;

TISCHNER (1934), 2. Bd., S. 356; MUELLER (1953), H. 1, S. 41.

57 Ohne Nennung des Verfassers. Auch in: KMS (1829), 1. Bd., S. 52-58 sowie HR (1883), S. 94 f. Unter den Schriften HAHNEMANNS aufgeführt von: AMEKE (1884), S. 149; HAEHL (1922), 2. Bd., S. 526; TISCHNER (1934), 2. Bd., S. 356; MUELLER (1953), H. 1, S. 41.

58 Auch in: KMS (1829), 1. Bd., S. 79-90 sowie HR (1883), S. 107-112.

59 Ohne Nennung des Verfassers. Auch in: KMS (1829), 1. Bd., S. 126-128 sowie HR (1883), S. 113 f. Unter den Schriften HAHNEMANNS aufgeführt von: AMEKE (1884), S. 150; HAEHL (1922), 2. Bd., S. 526; TISCHNER (1934), 2. Bd., S. 356; MUELLER (1953), H. 1, S. 41.

60 Ohne Nennung des Verfassers. Auch in: KMS (1829), 2. Bd., S. 76-88 sowie HR (1883), S. 115-119. Unter den Schriften HAHNEMANNS aufgeführt von: AMEKE (1884), S. 150; HAEHL (1922), 2. Bd., S. 526; TISCHNER (1934), 2. Bd., S. 356; MUELLER (1953), H. 1, S. 41.

61 Ohne Nennung des Verfassers. Auch in: KMS (1829), 1. Bd., S. 129-132. Unter den Schriften HAHNEMANNS aufgeführt von: AMEKE (1884), S. 150; HAEHL (1922), 2. Bd., S. 526; TISCHNER (1934), 2. Bd., S. 356; MUELLER (1953), H. 1, S. 41.

62 Ohne Nennung des Verfassers. Vgl. dazu HAEHL (1922), 2. Bd., S. 95, Anm.*. Auch in: HAEHL (1922), 2. Bd., S. 95 f. Unter den Schriften HAHNEMANNS aufgeführt von: TISCHNER (1934), 2. Bd., S. 356; MUELLER (1953), H. 1, S. 42.

63 Auch in: HAEHL (1922), 1. Bd., S. 102.

64 s. auch ¹RAL (1816), 2. Th., S. 1-22 sowie ²RAL (1824), 2. Th., S. 3-26 sowie ³RAL (1833), 2. Th., S. 3-26.

65 Unterzeichnet mit „-l -n.“. Auch in: KMS (1829), 2. Bd., S. 155-159. Unter den Schriften HAHNEMANNS aufgeführt von: AMEKE (1884), S. 150; HAEHL (1922), 2. Bd., S. 526; TISCHNER (1934), 2. Bd., S. 357; MUELLER (1953), H. 2, S. 81.

66 Auch in: KMS (1829), 2. Bd., S. 176-182.

67 Auch in: KMS (1829), 2. Bd., S. 182-188.

68 Auch in: KMS (1829), 2. Bd., S. 160-175.

69 Auch in: Haehl (1922), 2. Bd., S. 118.

70 Auch in: KMS (1829), 2. Bd., S. 189.

71 Auch in: KMS (1829), 2. Bd., S. 190 ff.

72 Auch in: KMS (1829), 2. Bd., S. 211-216. (s. auch ²RAL (1827), 6. Th., S. V-XI).

73 Unterzeichnet mit „S. H.“. Auch in: KMS (1829), 2. Bd., S. 204-210. Unter den Schriften HAHNEMANNS aufgeführt von: AMEKE (1884), S. 151; HAEHL (1922), 2. Bd., S. 527; TISCHNER (1934), 2. Bd., S. 358; MUELLER (1953), H. 2, S. 81.

74 s. auch AAuNdD (1831), Nr. 258, Sp. 3506-3511 bzw. AhH (1831), 11. Bd., 1. H., S. 122-127.

75 Ohne Nennung des Verfassers.

76 Auch in: AhH (1831), 11. Bd., 1. H., S. 122-127; s. auch AAuNdD (1831), Nr. 242, Sp. 3281-3285.

77 Auch in: HAEHL (1922), 2. Bd., S. 253 f.

78 Auch in: ZhH (1832), 4. Bd., Nr. 50, S. 393-398; außerdem in: HAEHL (1922), 2. Bd., S. 123-125.

79 Auch in: ZhH (1832), 5. Bd., Nr. 16, S. 126-128; außerdem in: HAEHL (1922), 2. Bd., S. 125.

80 Auch in: ZhH (1833), 6. Bd., Nr. 44, S. 352; außerdem in: HAEHL (1922), 2. Bd., S. 293.

81 Unterzeichnet mit „H.“.

82 Auch in: HAEHL (1922), 2. Bd., S. 107 f.

83 Vgl. Anm. 32.

84 Auch in: DA (1791), 1. Bd., Nr. 136, b. und MC2 (1791), 2. Bd., Nr. 51, S. 464.

85 s. auch ²CK (1835), 2. Th., S. 33-92.

86 Auch in: AAuNdD (1831), Nr. 258, Sp. 3506-3511; s. auch AAuNdD (1831), Nr. 242, Sp. 3281-3285.

87 Auch in: HAEHL (1922), 2. Bd., S. 207.

88 Auch in: HAEHL (1922), 2. Bd., S. 287 f.

89 Auch in: HAEHL (1922), 2. Bd., S. 356 f. Original: ‚Allocution de Samuel Hahnemann' ... [s. 3.].

90 Auch in: ChA (1800), 1. Bd., 5. St., S. 392-395.

91 Ohne Nennung des Verfassers. Unter den Schriften HAHNEMANNS aufgeführt von: TISCHNER (1934), 2. Bd., S. 354; MUELLER (1952), H. 11/12, S. 186.

92 Auch in: NLNfÄ (1789), 4. Qu., S. 902-908 und NMfÄ (1789), 11. Bd., 5. St., S. 411-416.

93 Auch in: JPh (1794), 2. Bd., 1. St., S. 39-48.

94 Auch in: AJCh (1800), 5. Bd., 1. H., [H. 25], S. 35-39.

95 Auch in: AHZ (1933), Bd. 181, Nr. 4, S. 291-294.

96 Auch in: AHZ (1933), Bd. 181, Nr. 4, S. 294-297.

97 Auch in: AHZ (1933), Bd. 181, Nr. 4, S. 298-300.

98 Auch in: KMS (1829), 2. Bd., S. 239-246.

99 Auch in: KMS (1829), 1. Bd., S. 135-198 sowie HR (1883), S. 14-27.

100 Auch in: KMS (1829), 1. Bd., S. 199-203.

101 Auch in: KMS (1829), 1. Bd., S. 1-16 sowie HR (1883), S. 28-37.

102 Auch in: KMS (1829), 1. Bd., S. 204-212.

103 Ohne Nennung des Verfassers. Ein Jahr zuvor hatte HAHNEMANN R. PEARSON'S ‚Thesaurus medicaminum' übersetzt und als ‚Arzneischatz' herausgegeben [vgl. 4. sowie Anm. 134]. Auch in: KMS (1829), 1. Bd., S. 91-125 sowie HR (1883), S. 120-134. Unter den Schriften HAHNEMANNS aufgeführt von: AMEKE (1884), S. 149; HAEHL (1922), 2. Bd., S. 525; TISCHNER (1934), 2. Bd., S. 355; MUELLER (1953), H. 1, S. 40.

104 Der Verfasser wollte „seinen Namen nicht nennen". HUFELAND charakterisiert ihn allerdings als „eine[n] der vorzüglichsten Aerzte Teutschlands" sowie als „unbefangne[n]", „in Erfahrung und Nachdenken gereiften practischen Arzt[]" (a.a.O., S. 52, Anm.*). Auch in: KMS (1829), 1. Bd., S. 25-38 sowie HR (1883), S. 43-46. Unter den Schriften HAHNEMANNS aufgeführt von: AMEKE (1884), S. 148; HAEHL (1922), 2. Bd., S. 525; TISCHNER (1934), 2. Bd., S. 355; MUELLER (1953), H. 1, S. 40.

105 Ohne Nennung des Verfassers. HUFELAND umschreibt ihn aber als Autor eines „trefliche[n] Buch[s] über die Arsenikvergiftung" sowie als „Erfind[er] des *Mercurius solubilis*" und des „Präservativmittels gegen das Scharlachfieber" (a.a.O., S. 152, Anm.*). Auch in: KMS (1829), 1. Bd., S. 240-244 sowie HR (1883), S. 47 f. Unter den Schriften HAHNEMANNS aufgeführt von: AMEKE (1884), S. 148; HAEHL (1922), 2. Bd., S. 525; TISCHNER (1934), 2. Bd., S. 355; MUELLER (1953), H. 1, S. 40.

106 Auch als eigenes Buch erschienen: Berlin 1805. Auch in: KMS (1829), 2. Bd., S. 1-51 sowie HR (1883), S. 75-93.

107 s. auch ¹OrH (1810), S. V-XLVIII sowie ²OH (1819), S. 29-90 sowie ³OH (1824), S. 1-52 sowie ⁴OH (1829), S. 51-104.

108 Auch in: RA (1800), 1. Bd., Nr. 18, Sp. 237-239 und MCZ (1800), 1. Bd., Nr. 11, S. 191 f.

109 Auch in: ChA (1794), 1. Bd., 2./3. St., S. 104-111.

110 Auch in: LZ (1821), Nr. 25, S. 269 f.; außerdem in: ‚Leipziger Populäre Zeitschrift für Homöopathie' (1898), 29. Jg., Nr. 21/22, S. 190.

111 Auch in: HAEHL (1922), 1. Bd., S. 208 f.

112 Auch in: ‚Leipziger Populäre Zeitschrift für Homöopathie' (1898), 29. Jg., Nr. 21/22, S. 189-191.

113 In der Vorrede zu diesem Heft schreibt FR. KREBS, dass „die erstern [...] Beobachtungen" HAHNEMANN zum Verfasser haben und „die letztern" von ihm selbst sind. Mit Ausnahme der ersten Abhandlung (in der HAHNEMANN vier Falle verschiedener Fieber beschreibt) bleibt es unsicher, ob die folgenden auch noch von HAHNEMANN sind. Unter den Schriften HAHNEMANNS werden alle fünf Titel einzeln aufgeführt von: TISCHNER (1934), 2. Bd., S. 351.

114 Auch in: DA (1791), 1. Bd., Nr. 12, a.

115 Auch in: DA (1791), 1. Bd., Nr. 136, b. und AdAL (1796), 1. Bd., 2. St., S. 191 f.

116 Auch in: DA (1791), 1. Bd., Nr. 140, a.

117 Auch in: RA (1800), 1. Bd., Nr. 18, Sp. 237-239 und IdALZ (1800), Nr. 19, Sp. 146 f.

118 Auch in: RA (1800), 1. Bd., Nr. 108, Sp. 1389-1391.

119 Auch in: ChA (1790), 2. Bd., 7. St., S. 22-28 und NMfÄ (1789), 11. Bd., 5. St., S. 411-416.

120 Auch in: ChA (1790), 2. Bd., 7. St., S. 22-28 und NLNfÄ (1789), 4. Qu., S. 902-908.

121 Auch in: AAuNdD (1832), 1. Bd., Nr. 154, Sp. 2025-2030; außerdem in: HAEHL (1922), 2. Bd., S. 123-125.

122 Auch in: AAuNdD (1832), 1. Bd., Nr. 173, Sp. 2277-2279; außerdem in: HAEHL (1922), 2. Bd., S. 125.

123 Auch in: AAuNdD (1833), 1. Bd., Nr. 131, Sp. 1711; außerdem in: HAEHL (1922), 2. Bd., S. 293.

124 Auch in: HAEHL (1922), 2. Bd., S. 270.

125 Auch in: HAEHL (1922), 1. Bd., S. 12-14.

126 Auch in: HAEHL (1922), 2. Bd., S. 119-123.

127 Aus Gründen der Übersichtlichkeit wird im Folgenden der Verfasser der Urschrift dem eigentlichen Titel der Übersetzung vorangesetzt – in (unwesentlicher) Abweichung vom Originaltitel (der oft sämtliche akademischen Grade und Ehrentitel des Verfassers beinhaltet).

128 Ohne Nennung des Übersetzers. Unter HAHNEMANNS Schriften aufgeführt von: HAHNEMANN (1799), S. 201; STAPF (1829), 2. Bd., S. 278; AMEKE (1884), S. 145; HAEHL (1922), 2. Bd., S. 523; TISCHNER (1934), 2. Bd., S. 359; MUELLER (1952), H. 11/12, S. 182 sowie KAYSER (1835), 3. Th., S. 16; GV (1982), 54. Bd., S. 63.

129 Ohne Nennung des Übersetzers. Unter HAHNEMANNS Schriften aufgeführt von: HAHNEMANN (1799, S. 202; STAPF (1829), 2. Bd., S. 278; AMEKE (1884), S. 145; HAEHL (1922), 2. Bd., S. 523; TISCHNER (1934), 2. Bd., S. 359; MUELLER (1952), H. 11/12, S. 182 sowie KAYSER (1835), 3. Th., S. 16; GV (1982), 54. Bd., S. 63.

130 Als Übersetzer wird in beiden Bänden „C.H. SPOHR“ angegeben. Als Pseudonym HAHNEMANNS beschrieben in: ‚Kurzgefaßtes Lexicon deutscher pseudonymer Schriftsteller‘ (von FRIEDRICH RASSMANN). Leipzig 1830, S. 172; sowie in: ‚Deutscher Biographischer Index‘ (ed. WILLI GORZNY). 2. Bd., G–K. München, London, New York, Oxford, Paris 1986, S. 769. Unter HAHNEMANNS Schriften aufgeführt von: HAHNEMANN (1799), S. 202; STAPF (1829), 2. Bd., S. 279; AMEKE (1884), S. 145; HAEHL (1922), 2. Bd., S. 523; TISCHNER (1934), 2. Bd., S. 360; MUELLER (1952), H. 11/12, S. 182 sowie KAYSER (1835), 3. Th., S. 16; GV (1982), 54. Bd., S. 62.

131 Ohne Nennung des Übersetzers. Unter HAHNEMANNS Schriften aufgeführt von: HAHNEMANN (1799), S. 207; STAPF (1829), 2. Bd., S. 280; AMEKE (1884), S. 146; HAEHL (1922), 2. Bd., S. 523; TISCHNER (1934), 2. Bd., S. 361; MUELLER (1952), H. 11/12, S. 184 sowie KAYSER (1835), 3. Th., S. 16; GV (1982), 54. Bd., S. 63.

132 Ohne Nennung des Übersetzers. Unter HAHNEMANNS Schriften aufgeführt von: HAHNEMANN (1799), S. 209; STAPF (1829), 2. Bd., S. 280; AMEKE (1884), S. 147; HAEHL (1922), 2. Bd., S. 523; TISCHNER (1934), 2. Bd., S. 361; MUELLER (1952), H. 11/12, S. 184 sowie KAYSER (1835), 3. Th., S. 16; GV (1982), 54. Bd., S. 62.

133 Ohne Nennung des Übersetzers. Unter HAHNEMANNS Schriften aufgeführt von: AMEKE (1884), S. 148; HAEHL (1922), 2. Bd., S. 524; TISCHNER (1934), 2. Bd., S. 362; MUELLER (1952), H. 11/12, S. 186 sowie KAYSER (1835), 3. Th., S. 16; GV (1982), 54. Bd., S. 63.

134 Der „deutsche[] Herausgeber[]“ nennt seinen Namen nicht und unterzeichnet die Vorrede sowie seine zahlreichen, ausführlichen Anmerkungen mit „Y.“. Vgl. dazu KMS (1829), 1. Bd., S. 17. Die Vorrede findet sich auch in: KMS (1829), 1. Bd., S. 17-24 sowie HR (1883), S. 38-42. Unter HAHNEMANNS Schriften aufgeführt von: AMEKE (1884), S. 148; HAEHL (1922), 2. Bd., S. 524; TISCHNER (1934), 2. Bd., S. 362; MUELLER (1952), H. 11/12, S. 186.

135 Nicht zu verwechseln mit der ‚Allgemeinen Literatur-Zeitung‘ [ALZ] (vgl. 2. n). Schlüsselwerk zu JALZ sowie EJALZ: ‚Die Rezensenten der Jenaischen Allgemeinen Literaturzeitung im ersten [zweiten] Jahrzehnt ihres Bestehens 1804–1813 [1814–1823]‘. Von KARL BULLING. Weimar 1962–1963 (Claves Jenenses, Veröffentlichungen der Universitätsbibliothek

Jena, 11 und 12): In der dort abgedruckten Rezensentenliste dieser Zeitung ist „Dr. HAHNEMANN“ aus „Torgau“ (Wissenschaft: „Medizin“) unter der laufenden Nummer „492“ eingetragen.

136 Eingegangen am 27.08.1805. Unterzeichnet mit „N. E. D.“. Als Rezension HAHNEMANNS erkannt in: Claves Jenenses 11 (1962), S. 104.

137 Eingegangen am 27.08.1805. Unterzeichnet mit „F. d. G.“. Als Rezension HAHNEMANNS erkannt in: Claves Jenenses 11 (1962), S. 114.

138 Eingegangen am 29.05.1807. Unterzeichnet mit „N. E. D.“. Als Rezension HAHNEMANNS erkannt in: Claves Jenenses 11 (1962), S. 216.

139 Eingegangen am 29.05.1807. Unterzeichnet mit „N. E. D.“. Als Rezension HAHNEMANNS erkannt in: Claves Jenenses 11 (1962), S. 218.

140 Eingegangen am 29.05.1807. Unterzeichnet mit „N. E. D.“. Als Rezension HAHNEMANNS erkannt in: Claves Jenenses 11 (1962), S. 245.

141 Eingegangen am 19.11.1805. Unterzeichnet mit „N. E. D.“. Als Rezension HAHNEMANNS erkannt in: Claves Jenenses 11 (1962), S. 336.

142 Eingegangen am 19.11.1805. Unterzeichnet mit „N. E. D.“. Als Rezension HAHNEMANNS erkannt in: Claves Jenenses 12 (1963), S. 55.

143 Eingegangen am 07.08.1806. Unterzeichnet mit „N. E. D.“. Als Rezension HAHNEMANNS erkannt in: Claves Jenenses 12 (1963), S. 61.

144 JOSEF M. SCHMIDT: ‚Die Publikationen Samuel Hahnemanns‘. Sudhoffs Archiv 72 (1988), S. 14-36.

145 JOSEF M. SCHMIDT: ‚Die philosophischen Vorstellungen Samuel Hahnemanns bei der Begründung der Homöopathie (bis zum Organon der rationellen Heilkunde, 1810)‘. München 1988 (Phil. Diss., Univ. München, 14.02.1989).

146 ERNST H. SCHMEER: ‚Die Bibliographien der Schriften Hahnemanns. Anmerkungen zu einer Neuerscheinung‘. Allgemeine Homöopathische Zeitung 234 (1989), S. 89-92.

147 Die 37 deutschen und 17 französischen handgeschriebenen und in Leder gebundenen Krankenjournale befinden sich im Homöopathie-Archiv des ‚Instituts für Geschichte der Medizin‘ der ‚Robert Bosch Stiftung‘ in Stuttgart. Ediert und publiziert wurden bisher nur wenige: HEINZ HENNE: ‚Hahnemanns Krankenjournale Nr. 2. und 3. [4.]‘. Stuttgart 1963 [1968]; HELENE VARADY: ‚Die Pharmakotherapie Samuel Hahnemanns in der Frühzeit der Homöopathie. Edition und Kommentar des Krankenjournals Nr. 5 (1803–1806)‘. München 1987 (Med. Fak. Diss.).

148 Auch von den Hunderten von Briefen HAHNEMANNS befinden sich die meisten im Besitz des ‚Instituts für Geschichte der Medizin‘ der ‚Robert Bosch Stiftung‘. Viele wurden aber auch – meist allerdings nur auszugsweise – *posthum* veröffentlicht, etwa in: STAPFS ‚Archiv für die homöopathische Heilkunst‘ (z.B. ‚Reliquien Hahnemanns‘. [1844], Bd. 21, H. 1, S. 149-162 und H. 2, S. 128-140); LUTZES ‚Fliegende Blätter für Stadt und Land über Homöopathie‘; ‚Allgemeine Homöopathische Zeitung‘; ‚Populäre Zeitschrift für Homöopathie‘ (z.B. ‚Drei Briefe Hahnemann's‘. [1880], Jg. 11, Nr. 4, S. 45-49); [FRANZ ALBRECHT:] ‚Christian Friedrich Samuel Hahnemann. Ein biographisches Denkmal‘. Leipzig 1851; BERNHARD SCHUCHARD (Hrsg.): ‚Briefe Hahnemanns an einen Patienten aus den Jahren 1793–1805‘. Tübingen 1886; RICHARD HAEHL: ‚Samuel Hahnemann. Sein Leben und Schaffen‘. Leipzig 1922; u.v.a.m.

149 Vgl. dazu SCHMEER (1989), S. 91 (s. Anm. 3).

150 Zu JUNGE vgl. THIEME/BECKER (1926), Bd. 19, S. 325, zu STÖLZEL THIEME/BECKER (1938), Bd. 32, S. 88 f. Abbildungen des Portraits in HAEHL (1922), Bd. 1, S. 91, TISCHNER (1934a), T. 2, S. 268, TISCHNER (1934b), S. 65 und BAUR/SCHWEITZER (1979), S. 125.

151 Abbildungen des Portraits in BAUR/SCHWEITZER (1979), S. 126 und RITTER (^{2}1986), S. 78, bei letzterem jedoch fälschlicherweise als „Bildnis Hahnemanns“ „aus Organon II, Dresden 1819“, bezeichnet.

152 Obwohl es naheliegt, die Abkürzung „St. 1833“ STÖLZEL zuzuordnen (s.o.), könnte nach TISCHNER (1934b), S. 85 f. „St.“ auch dem „St.“ entsprechen, nach dessen Zeichnung das in HAEHL (1922), Bd. 1, S. 191 abgedruckte „Hahnemannbildnis aus dem Jahre 1829“ entstanden ist, doch scheint TISCHNER (a.a.O.) der Stich in der fünften Auflage des ‚Organons‘ eher auf das Bild von JULIUS SCHOPPE von 1831 zurückzugehen, auf dem auch das Portrait der ‚Organon‘-Auflagen von LUTZE beruht (s.u.). – Abbildungen des

Portraits finden sich in den genannten ikonographischen Schriften keine: was bei BAUR/SCHWEITZER (1979), S. 127 als HAHNEMANN-Stich aus dem „Organon V./1833“ dargestellt wird, ist zwar die seitenverkehrte Fassung des in HAEHL (1922), Bd. 1, S. 319 publizierten Bildnisses, nicht jedoch das Portrait der fünften Auflage des Organons (vgl. unter anderem die unterschiedlichen Falten des Gewandes).

153 Zu BEYER vgl. THIEME/BECKER (1909), Bd. 3, S. 568, zu SCHOPPE THIEME/BECKER (1936), Bd. 30, S. 259 f. Abbildungen des Portraits in HAEHL (1922), Bd. 1, S. 293, TISCHNER (1934b), S. 84, TISCHNER (1961), S. 285 und BAUR/SCHWEITZER (1979), S. 128.

154 Nach TISCHNER (1934b), S. 84 stammt das Bild von JULIUS SCHOPPE, der es – neben zwei anderen Bildern HAHNEMANNS (erstens das Miniaturgemälde in HAEHL (1922), Bd. 1, S. 143 und zweitens das Gemälde in TISCHNER (1932), T. 1, Titelblatt sowie in TISCHNER (1934b), S. 83) – 1829 zu HAHNEMANNS 50-jährigem Doktorjubiläum gemalt hat. Nach TISCHNER (1961), S. 290 ist es jedoch erst gegen Ende des 19. Jahrhunderts von dem Portraitmaler CARLO NIEPER (1869–1914) dem Bild von SCHOPPE nachempfunden. Nach BAUR/SCHWEITZER (1979), S. 129 ist es angeblich 1873 entstanden und nachempfunden nach anderen Stichen. Abbildungen des Portraits in HAEHL (1922), Bd. 1, S. 45 und BAUR/SCHWEITZER (1979), S. 129.

155 ‚Fragmenta de viribus medicamentorum positivis sive in sano corpore humano observatis‘. [‚Pars prima: Textus‘. ‚Pars secunda: Index‘.] Lipsiae 1805 [FVMP].

156 ‚Reine Arzneimittellehre‘. 1.–6. Theil. Dresden 1811–1821; 2. Aufl.: 1.–6. Theil. Dresden / Dresden und Leipzig 1822–1827: 3. Aufl.: 1.–2. Theil. Dresden und Leipzig 1830–1833 [RAL].

157 ‚Die chronischen Krankheiten, ihre eigenthümliche Natur und homöopathische Heilung‘. 1.–4. Theil. Dresden und Leipzig 1828–1830; 2. Aufl.: 1.–5. Theil. Dresden und Leipzig bzw. Düsseldorf 1835–1839 [CK].

158 Nach der sorgfältigen, aufs Individuelle gehenden Anamnese des Kranken und der Repertorisation vor allem seiner „charakteristischen Zeichen“.

159 Hufelands Journal 26 (1807), 2. St., S. 8, Anm. *. Hier taucht der von HAHNEMANN geprägte Begriff „homöopathisch“ zum ersten Mal in seinen Veröffentlichungen auf.

160 RICHARD HAEHL: ‚Samuel Hahnemann. Sein Leben und Schaffen‘. 2 Bde. Leipzig 1922. Zu FVMP s. Bd. 2, S. 84 f.; zu $^{1-2}$RAL s. Bd. 2, S. 112 f.; zu $^{1-2}$CK s. Bd. 2, S. 163 f. (Eine Abschrift der Tabelle von HAEHL [1922], Bd. 2. S. 112 ff. findet sich auch im Nachdruck von ^{3}RAL [1830], 1. Th., Heidelberg ^{3}1983).

161 Bei FVMP beginnt die Nummerierung der Symptome auf jeder Seite von vorne, bei $^{1-2}$RAL werden sie fortlaufend durchnummeriert (dabei stehen die Nummern bei den „Beobachtungen Andrer“ – im Gegensatz zu denen HAHNEMANNS – in Klammern: [] in der 1., () in der 2. Auflage).

162 Bei ^{3}RAL und $^{1-2}$CK sind die Symptome von „Beobachtungen Andrer“ zwar noch als solche gekennzeichnet (durch Angabe des Prüfers am Ende des Symptoms in Klammern), doch fasst die fortlaufende Nummerierung (die untereinander vermischt angeordneten) Beobachtungen HAHNEMANNS und die anderer zusammen.

163 Um einen quantitativen Überblick zu gewinnen, mussten in ^{3}RAL und $^{1-2}$CK die Symptome HAHNEMANNS sowie die „Beobachtungen Andrer“ (in HAHNEMANNS Schriften erkennbar an der Angabe des Prüfers am Ende des Symptoms in Klammern) einzeln ausgezählt werden. – Hier wurde die jeweilige Anzahl der Symptome anderer nach der entsprechenden Zahl der von HAHNEMANN beobachteten Symptome in Klammern () gesetzt.

164 So enthält zum Beispiel das Kapitel „*Calcarea carbonica*“ (^{1}CK [1828], 2. Th., S. 61 ff.; ^{2}CK [1835], 2. Th., S. 308 ff.) Symptome sowohl von *Calc.* als auch von *Calc-ac.* (weil diese mit jenen „fast gänzlich übereinkommen“, ^{1}CK [1828], 2. Th., S. 63) oder das Kapitel „*Baryta carbonica*“ (^{1}CK [1828], 2. Th., S. 32 ff.; ^{2}CK [1835], 2. Th., S. 243 ff.) *Bar-c.*- und *Bar-ac.*-Symptome („da von dieser vegetabilischen Säure das arzneiliche Grund-Wesen der Erden und Metalle unter allen am wenigsten Veränderung erleidet“. ^{1}CK [1828], 2. Th., S. 33). „Dennoch“ hat HAHNEMANN aber die „Symptome“ letzterer „im Drucke um eine Sylbe weiter einrücken lassen“ – „der Unterscheidung wegen“ (!) (ebenda). – Da die fortlaufende Nummerierung beide umfasst, mussten auch hier die Symptome einzeln ausgezählt werden.

165 Ausschließlich von HAHNEMANN beobachtet wurden etwa die Symptome von *Bar-c.* (in ^{1}CK). *Caust.* (in FVMP), *Cinnb.* (in $^{1-3}$RAL). *Graph.* (in ^{1}CK), *Mag-c.* (in ^{1}CK). *Merc.* (in ^{1}RAL), *Merc-ac.* (in $^{1-3}$RAL), *Merc-c.* ($^{1-2}$RAL), *Merc-d.* ($^{1-3}$RAL), *Merc-p-r.* (in $^{1-3}$RAL), *Petr.* (in $^{1-2}$CK). – Ausschließlich Beobachtungen anderer übernommen hat HAHNEMANN dagegen bei *Aur-fu.* (in $^{1-2}$RAL und ^{2}CK), *Aurpt.* (in $^{2-3}$RAL), *Bar-ac.* (in $^{1-2}$CK), *Calc-ac.* (in ^{1}RAL), *Mosch.* (in ^{1}RAL), *Tarax.* (in $^{1-2}$RAL).

166 HAHNEMANN selbst benutzte in seinen Schriften bereits im 2. Teil der FVMP (1805) folgende Abkürzungen: *Acon.*, *Arn.*, *Bell.*, *Camph.*, *Canth.*, *Caps.*, *Cham.*, *Cocc. Cop.*, *Cupr.*, *Dig.*, *Dros.*, *Hyos.*, *Ign.*, *Ip.*, *Led.*, *Mez.*, *Nux-v.*, *Op.*, *Puls.*, *Stram.*, *Valer.*, *Verat.*, usw. Inzwischen haben sich die Abkürzungen von JAMES TYLER KENT: ‚Repertory of the Homoeopathic Materia Medica'. Lancaster 1897, ^{2}1908 (*posthum*: Chicago ^{3}1924, ^{4}1935, ^{5}1945: vgl. auch: JOST KÜNZLI VON FIMMELSBERG und MICHAEL BARTHEL: ‚Kent's Repertorium Generale'. Berg 1986 ff.) sowie von HORST BARTHEL und WILL KLUNKER: ‚Synthetisches Repertorium', Heidelberg ^{3}1987, eingebürgert. – Diese wurden auch hier (mit einzelnen geringfügigen Modifikationen) verwendet.

167 Zum Beispiel *Acon.*, *Agar.*, *Ambr.*, *Anac*, *Ang.*, *Arn.*, *Asar.*, *Bell.*, *Bry.*, *Camph.*, *Cann-s.*, *Caps.*, *Cham.*, *Chel.*, *Chin.*, *Cic.*, *Cina*, *Clem.*, *Cocc.*, *Coloc.*, *Con.*, *Cycl.*, *Dig.*, *Dros.*, *Dulc.*, *Euph.*, *Euphr.*, *Guaj.*, *Hell.*, *Hyos.*, *Ign.*, *Ip.*, *Led.*, *Lyc.*, *Meny.*, *Mez.*, *Nux-v.*, *Olnd.*, *Op.*, *Puls.*, *Rheum*, *Rhus-r./Rhus-t.*, *Ruta*, *Samb.*, *Sars.*, *Spig.*, *Squil.*, *Staph.*, *Stram.*, *Tarax.*, *Thuj.*, *Verat.*, *Verb.*

168 Zum Beispiel *Mosch.*, *Sep.*

169 Zum Beispiel *Arg.*, *Aur.*, *Bism.*, *Cupr.*, *Ferr.*, *Merc.*, *Stann.*, *Zinc.*

170 Zum Beispiel *Am-m.*, *Ant-c.*, *Ars.*, *Bar-c.*, *Calc.*, *Graph.*, *Kali-n.*, *Mag-c.*, *Mang.*, *Nat-m.*, *Plat.*, *Sil.*, *Sulph.*

171 Zum Beispiel *Am-c.*, *Bor.*, *Calc-ac.*, *Caust.*, *Hep.*, *Kali-c.*, *Mag-m.*, *Mur-ac*, *Nat-c.*, *Nit-ac.*, *Ph-ac.*, *Phos.*, *Sul-ac.* Die Abgrenzung von natürlichen und chemischen Produkten ist oft fließend, besonders wenn Na-
127 turpro- | dukte chemisch verändert werden. Ähnliches gilt auch für anderweitig veränderte Naturprodukte (etwa *Carb-an.*, *Carb-v.*, *Spong.*).

172 *Mgs.*, *Mgs-arct.*, *Mgs-aust.*

173 ‚Homöopathisches Arzneibuch. 1. Ausg. 1978. Gesamtausg. nach der Neufassung 1985'. Stuttgart, Frankfurt 1985. Zum Beispiel fehlen: *Alum.*, *Ambr.*, *Ang.*, *Aur-fu.*, *Aurpt.*, *Bar-ac.*, *Calc-ac.*, *Cann-s.*, *Caust.*, *Cic.*, *Cina*, *Coloc.*, *Con.*, *Cop.*, *Dulc.*, *Hell.*, *Hep.*, *Ign.*, *Lyc.*, *Mang.*, *Meny.*, *Merc-ac.*, *Mez.*, *Mgs.*, *Mgs-arct.*, *Mgs-aust.*, *Mosch.*, *Nux-v.*, *Op.*, *Petr.*, *Plat.*, *Puls.*, *Rhus-r./Rhus-t.*, *Samb.*, *Sars.*, *Sep.*, *Staph.*, *Verat.*

174 Das sind die „Zustände", bei denen sich das Arzneimittel „besonders" („vorzüglich", „am ehesten" usw.) „hülfreich" („dienlich", „heilkräftig" usw.) „erwies" bzw. welche das (aufgrund der Symptomenähnlichkeit) „homöopathisch angezeigte" Arzneimittel „zugleich" mit „heilte" („hob", „hinwegnahm" usw.) (passim).

175 Nicht zu allen Mitteln hat HAHNEMANN eine Erläuterung verfasst. Außerdem finden sich zum Beispiel bei Calc-ac. zwar unter anderem auch in $^{1-2}$CK Prüfungssymptome, die Vorworte dazu jedoch nur in $^{1-2}$RAL.

176 Vereinzelt finden sich unter den „reinen Prüfungssymptomen" auch sogenannte „Heilwirkungen" eines Mittels (aus der Beobachtung an einem Kranken) eingetragen. Diese Ausnahmen dürfen jedoch nicht zur Regel gemacht werden: „Wie man [...] in Krankheiten [...] unter den Symptomen der ursprünglichen Krankheit die Symptomen der Arznei ausfinden könne, ist ein Gegenstand höherer Kunst und blos Meistern in der Beobachtung zu überlassen" (‚Organon der rationellen Heilkunde'. Dresden 1810, S. 102, § 119; vgl. auch: ‚Heilkunde der Erfahrung'. Berlin 1805, S. 41).

177 ^{2}CK (1835), 2. Th., S. 33 f., Anm. *.

178 ... „innerlich". Daneben finden sich auch vier Symptome „von Räucherung mit Zinnober" in: ^{1}RAL (1811), 1. Th., S. 208 f.; ^{2}RAL (1822), 1. Th., S. 437; ^{3}RAL (1830), 1. Th., S. 428.

179 In ^{2}CK(1837), 3. Th. sind die Seiten 161-176 fälschlicherweise als „163-178" nummeriert. Hier werden die berichtigten Seitenzahlen angegeben.

180 Daneben finden sich auch acht Symptome (anderer) von „Schwefelleberluft in Mineralwassern" in: [1]RAL (1818), 4. Th., S. 265; [2]RAL(1825), 4. Th., S. 336.

181 Daneben finden sich auch „Beobachtungen Andrer", die sich auf „verschiedne" (nicht näher unterschiedene) „Quecksilbermittel" beziehen: 110 Symptome in [1]RAL (1811), 1. Th., S. 209-215; 116 Symptome in [2]RAL (1822), 1. Th., S. 438-444; 116 Symptome in [3]RAL (1830), 1. Th., S. 429-435.

182 Daneben finden sich – nur in [1]RAL (1811), 1. Th. – vier Symptome von „weißlichte[m] Quecksilberoxyd, aus Zersetzung des versüßten Quecksilbers mittelst kaustischen Salmiakgeistes" (S. 204) sowie 15 Symptome von „schwärzlichte[m] Quecksilberoxyd aus Zersetzung des versüßten Quecksilbers mittelst Kalkwasser" (S. 204 f.).

183 Für HAHNEMANN sind „*Rhus radicans* und *toxicodendron*" „eine und dieselbe Pflanze" ([1]RAL [1816], 2. Th., S. 314).

184 Als nicht-antipsorische Arzneien verblieben demnach diejenigen 59, die nur in [1-2]RAL (bzw. FVMP) und nicht in [1-2]CK aufgeführt sind: *Acon.*, *Ambr.*, *Ang.*, *Arg.*, *Arg-n.*, *Arn.*, *Asar.*, *Aurpt.*, *Bell.*, *Bism.*, *Bry.*, *Camph.*, *Cann-s.*, *Caps.*, *Cham.*, *Chel.*, *Chin.*, *Cic*, *Cina*, *Cinnb.*, *Cocc.*, *Cop.*, *Cycl.*, *Dros.*, *Euphr.*, *Ferr.*, *Hell.*, *Hyos.*, *Ign.*, *Ip.*, *Led.*, *Meny.*, *Merc.*, *Merc-ac.*, *Merc-c.*, *Merc-d.*, *Merc-p-r.*, *Mgs.*, *Mgs-arct.*, *Mgs-aust.*, *Mosch.*, *Nux-v.*, *Olnd.*, *Op.*, *Puls.*, *Rheum*, *Rhus-r./Rhus-t.*, *Ruta*, *Samb.*, *Spig.*, *Spong.*, *Squil.*, *Staph.*, *Stram.*, *Tarax.*, *Thuj.*, *Valer.*, *Verat.*, *Verb.* – Später erwiesen sich allerdings auch von diesen noch viele als „antipsorisch".

185 Nach KENT bzw. KÜNZLI/BARTHEL sowie BARTHEL/KLUNKER (vgl. Anm. 12). Alle Abweichungen davon wurden eigens angegeben.

186 Abkürzung in Abweichung von KENT (bzw. KÜNZLI/BARTHEL) und BARTHEL/KLUNKER.

187 Knallgold (zum Beispiel nach J.S. ERSCH und J.G. GRUBER [Hrsg.]: ‚Allgemeine Encyklopädie der Wissenschaften und Künste'. 2. Sect., 37. Th., Leipzig 1885, S. 262 f.).

188 Abkürzung nicht in KENT (bzw. KÜNZLI/BARTHEL) oder BARTHEL/KLUNKER.

189 Operment; gelber Schwefelarsenik; ein Kristalle bildendes Mineral der chemischen Zusammensetzung As_2S_3. das durch Verwitterung von Realgar und anderer Arsenmineralen entsteht (‚Meyers Großes Universal Lexikon in 15 Bänden'. Bd. 2, Mannheim 1981, S. 37; vgl. auch ERSCH/GRUBER [vgl. Anm. 33], [1. Sect.,] 5. Th., Leipzig 1820, S. 419). Nicht in KENT (bzw. KÜNZLI/BARTHEL) oder BARTHEL/KLUNKER.

190 Abkürzung wie KENT (bzw. KÜNZLI/BARTHEL), nicht wie BARTHEL/KLUNKER.

191 Abkürzung wie KENT (bzw. KÜNZLI/BARTHEL), nicht wie BARTHEL/KLUNKER.

192 Abkürzung wie KENT (bzw. KÜNZLI/BARTHEL), nicht wie BARTHEL/KLUNKER.

193 *Mercurius sublimatus* (nach BARTHEL/KLUNKER).

194 Kalomel (nach BARTHEL/KLUNKER).

195 Abkürzung wie KENT (bzw. KÜNZLI/BARTHEL), nicht wie BARTHEL/KLUNKER.

196 *Mercurius oxydatus* (nach BARTHEL/KLUNKER).

197 Abkürzung nicht in KENT (bzw. KÜNZLI/BARTHEL) oder BARTHEL/KLUNKER.

198 Magnet. Nicht in KENT (bzw. KÜNZLI/BARTHEL) oder BARTHEL/KLUNKER.

199 Abkürzung in Abweichung von KENT (bzw. KÜNZLI/BARTHEL) und BARTHEL/KLUNKER.

200 Abkürzung in Abweichung von KENT (bzw. KÜNZLI/BARTHEL) und BARTHEL/KLUNKER.

201 Die Reise stand in Zusammenhang mit einer von der ‚Robert Bosch Stiftung' geförderten Dissertation über ‚Die philosophischen Vorstellungen Samuel Hahnemanns'.

202 RICHARD HAEHL: ‚Samuel Hahnemann. Sein Leben und Schaffen'. Bd. 1–2. Leipzig 1922.

203 RUDOLF TISCHNER: ‚Geschichte der Homöopathie'. Bd. 1–4. Leipzig 1932–1939. Bd. 2; 1934: ‚Hahnemann. Leben und Werk'.

204 Vgl. HAEHL (1922), Bd. 1, S. 5.

205 Vgl. HAEHL (1922) Bd. 1, S. 6.

206 Vgl. ‚Allgemeines Lexikon der bildenden Künstler von der Antike bis zur Gegenwart'. Begründet von ULRICH THIEME und FELIX BECKER. Hg. HANS VOLLMER [THIEME/BECKER]. Bd. 36, Leipzig 1947, S. 236 f.

207 Vgl. THIEME/BECKER, Bd. 30, Leipzig 1936, S. 77 und 80.

208 Vgl. HAEHL (1922), Bd. 1, S. 399 ff.

209 Vgl. THIEME/BECKER, Bd. 31, Leipzig 1937, S. 563.

210 „... in Zusammenarbeit mit der Gesellschaft für Denkmalpflege beim Kulturbund der DDR". Leipzig 1985.

211 Fälschlicherweise wird jedoch „F.W. STEINHÄUSER" als Urheber der Statue angegeben (a.a.O., S. 23). – Der Maler und Lithograph FRIEDRICH WILHELM GEORG STEINHÄUSER (1817–1903) war dagegen, ebenso wie der Bildhauer ADOLPH STEINHÄUSER (1825–1858), der Bruder des wahren Schöpfers des HAHNEMANN-Denkmals CARL JOHANN STEINHÄUSER (1813–1879), der 1864 Professor der Bildhauerei an der Kunstschule in Karlsruhe wurde (vgl. THIEME/BECKER, Bd. 31, S. 563). – HAEHL spricht meist nur vom Bildhauer „STEINHÄUSER" (ohne Vornamen) (vgl. Bd. 1, S. 399 und 401 sowie Bd. 2, S. 482) und nur einmal von „C. STEINHÄUSER" (Bd. 2, S. 481). Dessen Kurzbiographie (Bd. 2, S. 482) entspricht allerdings eindeutig der CARL JOHANN STEINHÄUSERS.

212 Es bestand aus Parterre und einem Obergeschoß.

213 Vgl. HAEHL (1922), Bd. 1, S. 141 ff.

214 Vgl. HAEHL (1922) Bd. 1, S. 403 ff.

215 Redaktionsschluss: 31.12.1979; Druck: Karl-Marx-Stadt 1982.

216 SAMUEL HAHNEMANN: ‚Versuch über ein neues Prinzip zur Auffindung der Heilkräfte der Arzneisubstanzen, nebst einigen Blicken auf die bisherigen'. ‚Hufelands Journal der practischen Arzneykunde und Wundarzneykunst' 2 (1796), St. 3, S. 391-439; St. 4, S. 465-561.

217 SAMUEL HAHNEMANN: ‚Heilkunde der Erfahrung'. Berlin 1805 (auch in: HUFELANDS ‚Journal' 22 [1805], St. 3, S. 5-99); ‚Organon der rationellen Heilkunde'. Dresden [1]1810; ‚Organon der Heilkunst'. Dresden [2]1819, [3]1824, Dresden und Leipzig [4]1829, [5]1833.

218 Vgl. dazu JOSEF M. SCHMIDT: ‚Die Matena medica Samuel Hahnemanns. Seine veröffentlichten Arzneimittelprüfungen und Abhandlungen zu den einzelnen Mitteln'. In: ‚Jahrbuch des Instituts für Geschichte der Medizin der Robert Bosch Stiftung' 6 (1989), S. 111-127; sowie Ders.: ‚Die Publikationen Samuel Hahnemanns'. Sudhoffs Archiv 72 (1988), S. 14-36.

219 Grundsätzlich sollten alle die dort beschriebenen Symptome auf Versuche an Gesunden zurückgehen – mit Ausnahme allerdings von einzelnen ebenfalls erwähnenswerten klinischen Beobachtungen an Kranken, die jedoch ausdrücklich nicht die Regel sein sollten: „Wie man aber selbst in Krankheiten unter den Symptomen der ursprünglichen Krankheit die Symptome der Arznei auffinden könne, ist ein Gegenstand höherer Betrachtung und bloß den Meistern in der Beobachtungskunst zu überlassen" (SAMUEL HAHNEMANN: ‚Heilkunde der Erfahrung'. HUFELANDS ‚Journal' 22 [1805], St. 3, S. 47, Anm.; vgl. ‚Organon der rationellen Heilkunde'. Dresden 1810, § 119 usw.).

220 HAHNEMANN selbst schrieb unter anderem: „Weil diese Art von System aber so ganz von dem gangbaren abwich, weil es so schlicht, so kunstlos, und von den geheiligten Arabesken der gelehrten Schulsprache (absichtlich) entkleidet war – machte es wenig Eindruck, ward nicht von den deutschen Ärzten angebaut, sondern – *ad acta* gelegt" (SAMUEL HAHNEMANN: ‚Ansicht der ärztlich kollegialischen Humanität am Anfange des neuen Jahrhunderts'. Reichs-Anzeiger [1801], Nr. 32, Sp. 418).

221 „Meine eigenen, zahllosen, sprechenden Erfahrungen, meine täglichen und stündlichen Bestätigungen dieser ursprünglichen, verkannten und von mir neu aufgefundenen Wahrheit unterdrücke ich vor der Hand geflissentlich, um ihr, unter Vermeidung jeden Scheins von anmaßlicher Postulierung meiner Glaubwürdigkeit, lieber durch fremde *Facta* Eingang in das Ohr und Herz meiner Mit- und Nachwelt zu verschaffen" (SAMUEL HAHNEMANN: ‚Fingerzeige auf den homöopathischen Gebrauch der Arzneien in der bisherigen Praxis'. HUFELANDS ‚Journal' 26 [1807], St. 2, S. 6 f., Anm.*).

222 Op. cit., S.7.

223 SAMUEL HAHNEMANN: ,Organon der rationellen Heilkunde'. Dresden 1810, § 129 u.a.

224 Op. cit., § 87, Anm.

225 „Die Übereinkunft meiner mit jenen älteren (obgleich unhinsichtlich auf Heilbehuf beschriebenen) Beobachtungen reiner Arzneieffekte und selbst die Übereinstimmung dieser Nachrichten mit anderen dieser Art überzeugt uns leicht, daß die Arzneistoffe bei der krankhaften Veränderung des gesunden menschlichen Körpers nach bestimmten, unabänderlichen Gesetzen wirken, daß sie gewisse, zuverlässige Krankheitssymptome zu erzeugen geeignet sind" (Op. cit., § 89).

226 Im Einzelnen finden sich die Beispiele in folgenden Schriften: ,Fingerzeige auf den homöopathischen Gebrauch der Arzneien in der bisherigen Praxis'. HUFELANDS ,Journal' 26 (1807), St. 2, S. 8-42; ,Organon der rationellen Heilkunde'. Dresden 1810, S. VII-XLVIII; ,Organon der Heilkunst'. Zweite vermehrte Auflage. Dresden 1819, S. 31-90; ,Organon der Heilkunst'. Dritte verbesserte Auflage. Dresden 1824, S. 3-51; ,Organon der Heilkunst'. Vierte verbesserte und vermehrte Auflage. Dresden und Leipzig 1829, S. 54-104. – Auf circa 50 (34-59) Seiten werden hier jeweils circa 50 Arzneisubstanzen abgehandelt.

227 „Beispiele hiervon stehen in den vorigen Ausgaben des ,Organons der Heilkunst' " (,Organon der Heilkunst'. Fünfte verbesserte und vermehrte Auflage. Dresden und Leipzig 1833, S. 64, Anm. 1; ,Organon der Heilkunst. Nach der handschriftlichen Neubearbeitung Hahnemanns für die 6. Auflage', hrsg. von RICHARD HAEHL. Leipzig 1922, S. 52, Anm. 1).

228 Weder finden sich die ,Fingerzeige ...' etwa in STAPFS ,Kleinen medicinischen Schriften von Samuel Hahnemann', noch gibt es erschwingliche Reprint-Ausgaben der ersten vier Auflagen des ,Organons' (von dem von JOST KÜNZLI VON FIMMELSBERG herausgegebenen, circa 800,– DM kostenden Reprint des ,Organons der rationellen Heilkunde' einmal abgesehen).

229 Die Reihenfolge der Arzneien ist zwar in den ,Organon'-Auflagen von 1819, 1824 und 1829 die gleiche, weicht aber von der des ,Organons' von 1810 teilweise und von der der ,Fingerzeige ...' von 1807 fast völlig ab. In einer anderen Reihenfolge erscheinen 1810 etwa der chinesische Tee, Terpentinöl, Weingeist, Feuer, Schnee usw.

230 Vgl. dazu JOSEF M. SCHMIDT: ,Die Matena medica Samuel Hahnemanns ...' (s. Anm. 3).

231 SAMUEL HAHNEMANN: ,Apothekerlexikon'. 2 Tle. Leipzig 1793–1799.

232 | Vgl. dazu das Abkürzungsverzeichnis. 166

233 Nur 1807 aufgeführt hatte HAHNEMANN zum Beispiel salzsaure Schwererde, nur 1807 und 1810 Acon., Con., Euph., Taxus, Terpentinöl und den galvanischen Metallreiz, nur 1810 etwa die Darmsaiten – ab 1819 findet sich von all dem nichts mehr. Die Symptome von Bärentraube und Faulbeer-Kreuzdorn beschrieb er nur bis 1824; die von Mosch., Op., Verat., Sadebaum, feurigem Wein, Kuhpocken, Purgiermitteln, schweißtreibenden Mitteln, starkem Weingeist, Feuer, Branntwein, heißen Umschlägen und Schnee wiederum erst ab 1810, die der Vitriolsäure erst ab 1819, die der Petersilie sowie die von starker Wärme erst ab 1829 usw. – Die meisten Symptome zum Beispiel von Canth. beschrieb HAHNEMANN zwar von 1807 bis 1829, das Symptom „Hüftweh" dagegen nur 1807 und 1810. Bei Tabak ließ er 1829 das Symptom „Konvulsionen" bzw. „Epilepsie" ganz weg.

234 Vgl. dazu: CARL HEINRICH DZONDI: ,Ueber Verbrennungen und das einzig sichere Mittel, sie in jedem Grade schnell und schmerzlos zu heilen'. Allgemeiner Anzeiger der Deutschen (1816), Bd. 1, Nr. 104, Sp. 1077-1080; SAMUEL HAHNEMANN: ,Ueber Heilung der Verbrennungen gegen Dr. und Prf. Dzondi's Anpreisung des kalten Wassers'. Ebenda, Nr. 156, Sp. 1621-1628; CARL HEINRICH DZONDI: ,Antwort des Professor Dzondi an den Dr. Hahnemann'. Ebenda, Bd. 2, Nr. 201, Sp. 2085-2087; SAMUEL HAHNEMANN: ,Nachtrag zu meinem Aufsatze im allg. Anz. d. D. Nr. 156 über den Vorzug des (warmen) Weingeistes bey wichtigen Verbrennungen vor kaltem Wasser'. Ebenda, Nr. 204, Sp. 2117-2123; CARL HEINRICH DZONDI: ,Erfolg der anzustellenden öffentlichen Prüfung der Wirkung des kalten Wassers bey Verbrennungen'. Ebenda (1817), Bd. 1, Nr. 19, Sp. 197-206.

235 Vgl. dazu: „Den Grund also auszufinden, warum alle die von der Homöopathie gekannten Arzneien keine wahre Heilung in [chronischen] Krankheiten bringen, und eine" „richtige Einsicht in die wahre Beschaffenheit [der] chronischen Krankheiten zu gewinnen, diese höchst ernste Aufgabe beschäftigte mich seit den Jahren 1816, 1817 bei Tag und Nacht" (Samuel Hahnemann: ,Die chronischen Krankheiten, ihre eigenthümliche Natur und homöopathische Heilung'. Erster Theil. Dresden und Leipzig 1828, S. 7).

236 Vgl. dazu: „*Rhus radicans* und *toxicodendron*" „sind eine und dieselbe Pflanze" (Samuel Hahnemann: ,Reine Arzneimittellehre'. Zweiter Theil. Dresden 1816, S. 314).

237 Nachdem sich Hahnemann 1812 mit seiner ,Dissertatio historico-medica de Helleborismo Veterum' habilitiert hatte, hielt er an der Universität Leipzig 17 Semester lang Vorlesungen vor allem zu seinem ,Organon' (WS 1812/1813 bis WS 1820/1821). Vgl. Richard Haehl: ,Samuel Hahnemann. Sein Leben und Schaffen'. Bd. 2. Leipzig 1922, S. 134 f.

238 Samuel Hahnemann: ,Reine Arzneimittellehre'. 6 Bde. Dresden 1811–1821; Zweite, vermehrte Auflage. 6 Bde. Dresden / Dresden und Leipzig 1822–1827.

239 Beim Verfasser beziehbar.

240 „Circa" deshalb, weil es manchmal nicht ganz eindeutig ist, ob es sich zum Beispiel bei gleichen Nachnamen und nur geringfügig voneinander abweichenden Initialen der Vornamen tatsächlich um verschiedene Personen oder lediglich um einen orthographischen Flüchtigkeits- bzw. Druckfehler handelt.

241 Zur Geschichte des Krankenhauses für Naturheilweisen vgl. unter anderem Artur Braun: ,Der Münchner homöopathische Spitalverein'. Dt. J. Homöop. 3 (1984), S. 89-91 sowie N.N.: ,Auf der Schwelle des neuen Hauses. Geleit und Rückblick des Stiftungsausschusses'. In: ,Krankenhaus für Naturheilweisen'. Hrsg. vom Krankenhaus für Naturheilweisen. München [1968], S. 3-8.

242 René Descartes: ,Discours de la Méthode'. Leyden 1637 (,Oeuvres de Descartes'. Publ. par Charles Adam et Paul Tannery. Tome VI. Paris 1973, hier: S. 62).

243 Vgl. Francis Bacon: ,Novum Organon' (1620); sowie: ,De dignitate et augmentis scientiarum' (1623). (,The works of Francis Bacon'. Ed. by James Spedding, Robert Leslie Ellis and Douglas Denon Heath. Vol. 1–2. New York 1969).

244 I J.J. Scheuchzer benutzte diese Wortbildung 163
in Buchtiteln wie: ,Physica, oder Natur-Wissenschaft' (1703); ,Kern Der Natur-Wissenschaft' (1711) usw. (vgl. dazu das ,Historische Wörterbuch der Philosophie'. Hrsg. von Joachim Ritter und Karlfried Gründer. Kapitel ,Naturwissenschaften'. Bd. 6. Darmstadt 1984, S. 642).

245 Immanuel Kant: ,Metaphysische Anfangsgründe der Naturwissenschaft'. Riga 1786, A IV-VI (Werkausgabe von Wilhelm Weischedel, Bd. IX, S. 11 f.).

246 Im ,Discours de la Methode' werden Tiere von Descartes zwar bereits als Automaten („*automates*") bzw. Maschinen („*machines*") angesehen, sind dabei aber wohlgemerkt – im Unterschied zu späteren rein materialistischen Positionen – immer noch Geschöpfe Gottes („*faite des mains de Dieu*") (Adam/ Tannery, Bd. VI, S. 55 f.).

247 „*Absolute determinism* [..] *must become the real foundation of the science of living bodies*" (Claude Bernard: ,Introduction a l'Etude de la Médecine Experimentale'. 1865. Engl. Ausg. New York 1957, S. 80); „*Determinism in the conditions of vital phenomena should be one of the axioms of experimenting physicians*" (Ebenda, S. 69) (vgl. dazu Harris L. Coulter: ,Divided Legacy. A History of the Schism in Medical Thought'. Vol. 2, Washington 1977, S. 626 und 690).

248 Immanuel Kant: ,Metaphysische Anfangsgründe der Naturwissenschaft'. Riga 1786, A VIII (Werkausgabe von Wilhelm Weischedel, Bd. IX, S. 14).

249 Emil Du Bois-Reymond: ,Über die Grenzen des Naturerkennens' (1872) (zit. nach der SA der WB [1961] 6) (vgl. Ritter, op. cit. S. 647 f.).

250 Dietrich von Engelhardt: ,Zu einer Sozialgeschichte der romantischen Naturforschung'. Sudhoffs Arch. 65 (1981), S. 220.

251 Samuel Hahnemann: ,Ueber die Arsenikvergiftung ...' Leipzig 1786, S. 180 f. Im Rahmen von gerichtsmedizinischen Studien führte Hahnemann auch eigenhändig Vivisektionen an Hunden durch (Ebenda, S. 121 f., Anm. 111).

252 Vgl. dazu Samuel Hahnemann: ,Apothekerlexikon'. 4 Bde., Leipzig 1793–1799, 1.300 S.

sowie HAHNEMANNS Übersetzungen der Arzneimittellehren von CULLEN (1790), 1.140 S., von MONRO (1791), 1.000 S., von VON HALLER (1806), 430 S., des ‚Neuen Edinburger Dispensatoriums' (1797–1798), 1.220 S. und des ‚Arzneischatzes' (1800), 430 S.

253 SAMUEL HAHNEMANN: ‚Anleitung alte Schäden und faule Geschwüre gründlich zu heilen ...' Leipzig 1784.

254 SAMUEL HAHNEMANN: ‚Ueber den Werth der speculativen Arzneysysteme ...' Allg. Anz. d. Dt. (1808), Sp. 2841 f.

255 SAMUEL HAHNEMANN: ‚Aeskulap auf der Wagschale'. Leipzig 1805, S. 44.

256 Anm. HAHNEMANNS in: SAMUEL HAHNEMANN (Übers.): ‚Neues Edinburger Dispensatorium'. Bd. 2. Leipzig 1798, S. 257, Anm. *.

257 SAMUEL HAHNEMANN: ‚Versuch über ein neues Prinzip zur Auffindung der Heilkräfte der Arzneisubstanzen ...' HUFELANDS Journ. d. pract. Arzneykunde u. Wundarzneykunst 2 (1796), S. 391 ff.

258 Anm. HAHNEMANNS in: SAMUEL HAHNEMANN (Übers.): ‚Neues Edinburger Dispensatorium'. Bd. 1. Leipzig 1797, S. 401 f., Anm. *.

259 Vgl. dazu SAMUEL HAHNEMANN: ‚Unterricht für Wundärzte über die venerischen Krankheiten ...' Leipzig 1789, S. 144.

260 SAMUEL HAHNEMANN: ‚Organon der rationellen Heilkunde'. Dresden 1810, S. 40 f.

164 **261** | SAMUEL HAHNEMANN: ‚Monita über die drey gangbaren Kurarten'. HUFELANDS ‚Journal' 11 (1801), S. 52.

262 Während HAHNEMANN – nach der Revision seiner ursprünglich unteleologischen Interpretation der „Metastasierung" bestimmter Krankheiten (hier zu verstehen im weitesten Sinne des Wortes, aus griech. *metástasis*, Umstellung, Versetzung, Wanderung) – dieses Phänomen ab 1810 teleologisch auffasste bzw. ihm durchaus einem Sinn von Seiten des Organismus zuerkannte, – ist die Ausbildung einer „Metastase" für die heutige Medizin wieder eine rein mechanisch vorgestellte „Verschleppung belebter oder unbelebter Materie von einem primären zu einem sekundären Krankheitsherd" (vgl. etwa das ‚Roche Lexikon Medizin'. München, Wien, Baltimore 1984, S. 1051).

263 SAMUEL HAHNEMANN: ‚Auszug eines Briefs an einen Arzt von hohem Range ...' Allg. Anz. d. Dt. (1808), Sp. 3733 f.

264 Zur Aktualität und Unumgänglichkeit des Teleologie-Begriffs vgl. ROBERT SPAEMANN und REINHARD LÖW: ‚Die Frage Wozu? Geschichte und Wiederentdeckung des teleologischen Denkens'. München, Zürich [2]1985.

265 Die „die Grundursache behebenden" sowie „die temporell wirkenden Heilmittel für akute Krankheiten" „läßt" HAHNEMANN bei seiner ersten Formulierung des Prinzips *„similia similibus"* wohlgemerkt ausdrücklich „zur Seite liegen" (SAMUEL HAHNEMANN: ‚Versuch über ein neues Prinzip zur Auffindung der Heilkräfte der Arzneisubstanzen ...' HUFELANDS ‚Journal' 2 [1796], S. 432, Anm. *).

266 SAMUEL HAHNEMANN: ‚Heilkunde der Erfahrung'. HUFELANDS ‚Journal' 22 (1805), St. 3, S. 8.

267 SAMUEL HAHNEMANN: ‚Auszug eines Briefs an einen Arzt von hohem Range ...' Allg. Anz. d. Dt. (1808), Sp. 3729 f.

268 Ebenda, Sp. 3732.

269 SAMUEL HAHNEMANN: ‚Heilkunde der Erfahrung'. HUFELANDS ‚Journal' 22 (1805), St. 3, S. 15 f.

270 Vgl. dazu unter anderem SAMUEL HAHNEMANN: ‚Ansicht der ärztlich kollegialischen Humanität am Anfange des neuen Jahrhunderts'. Reichsanz. (1801), Sp. 421; sowie ders.: ‚Organon der rationellen Heilkunde'. Dresden 1810, S. III f.

271 Zusammengestellt in: JOSEF M. SCHMIDT: ‚Bibliographie der Schriften Samuel Hahnemanns'. Rauenberg 1989.

272 SAMUEL HAHNEMANN: ‚Heilkunde der Erfahrung'. HUFELANDS ‚Journal' 22 (1805), St. 3, S. 15 f.

273 SAMUEL HAHNEMANN: ‚Organon der rationellen Heilkunde'. Dresden 1810, S. 19 ff.

274 Tatsächlich berichtete HAHNEMANN 1828 rückblickend, dass die Kuren vieler chronischer Krankheiten – „selbst wenn sie genau nach den Lehren der bis hierher bekannten homöopathischen Kunst geführt zu werden schienen" – letztlich doch keinen Erfolg gehabt hatten: „Ihr Anfang war erfreulich, die Fortsetzung minder günstig, der Ausgang hoffnungslos" (Samuel Hahnemann: ‚Die chronischen Krankheiten ...' Th. 1. Dresden, Leipzig 1828, S. 6).

275 Samuel Hahnemann: ‚Heilkunde der Erfahrung'. Hufelands ‚Journal' 22 (1805), St. 3, S. 75 ff.

165 **276** | Samuel Hahnemann: ‚Die chronischen Krankheiten ...' Th. 1. Dresden, Leipzig 1828, S. 213, Anm. 2; 2. Aufl. Dresden, Leipzig 1835, S. 153 f., Anm. **.

277 Vgl. dazu Josef M. Schmidt: ‚Die philosophischen Vorstellungen Samuel Hahnemanns bei der Begründung der Homöopathie (bis zum Organon der rationellen Heilkunde, 1810)'. Univ. Diss, Phil. Fak., München 14.02.1989. Erschienen bei Sonntag, München 1990.

278 Robert Koch: ‚Weitere Mitteilungen über ein Heilmittel gegen Tuberkulose'. Dt. Med. Wschr. 16 (1890), S. 1029-1032, hier: S. 1032. In: ‚Gesammelte Werke von Robert Koch'. Hrsg. von J. Schwalbe. Leipzig 1912 [Koch, Werke], Bd. 1, S. 661-668, hier: S. 666.

279 Ebenda.

280 a.a.O., S. 1030 / S. 662.

281 W. Löffler: ‚Geschichte der Tuberkulose'. In: ‚Handbuch der Tuberkulose in fünf Bänden'. Hrsg. von J. Hein, H. Kleinschmidt und E. Uehlinger. Bd. 1, Stuttgart 1958, hier: S. 3 ff.

282 a.a.O., S. 7-11; A. Ott: ‚Geschichte der Tuberkulose'. In: ‚Handbuch der Geschichte der Medizin'. Hrsg. von Max Neuburger und Julius Paget. Bd. 2, Jena 1903, S. 902 (dort auch weitere Literaturangaben).

283 W. Löffler: ‚Geschichte der Tuberkulose' (s. Anm. 4), S. 18.

284 A. Ott: ‚Geschichte der Tuberkulose' (s. Anm. 5), S. 903.

285 G.L . Bayle: ‚Recherches sur la phthisie pulmonaire'. 1810. Zit. nach Michel Oury: ‚Geschichte der Tuberkulose'. In: ‚Illustrierte Geschichte der Medizin'. Hrsg. von Richard Toellner. Bd. 5, Salzburg 1986, S. 2735-2755, hier: S. 2738.

286 Théophile René Hyacinthe Laënnec: ‚De l'auscultation médiate ou Traité du diagnostic des maladies des poumons et du coeur'. Paris 1819. Vgl. dazu Michel Oury: ‚Geschichte der Tuberkulose' (s. Anm. 8), S. 2738 sowie Bd. 6, S. 3247.

287 a.a.O., S. 903 f.; Paul Diepgen: ‚Geschichte der Medizin'. Bd. 2, H. 2, S. 101. Vgl. auch Michel Oury: ‚Geschichte der Tuberkulose' (s. Anm. 8), S. 2738.

288 Johann Lukas Schönlein: ‚Vorlesungen über allgemeine und spezielle Pathologie und Therapie'. Bd. 3, Herisau 1834, S. 64-156. Zit. nach W. Löffler: ‚Geschichte der Tuberkulose' (s. Anm. 4), S. 29 und 32.

289 Paul Diepgen: ‚Geschichte der Medizin'. Bd. 1, H. 2, S. 101 f.; W. Löffler: ‚Geschichte der Tuberkulose' (s. Anm. 4), S. 29-37.

290 Jean Antonie Villemin: ‚Cause et nature de la tuberculose'. 1865. Zit. nach Michel Oury: ‚Geschichte der Tuberkulose' (s. Anm. 8). S. 2741.

291 Zit. nach W. Löffler: ‚Geschichte der Tuberkulose' (s. Anm. 4), S. 40; vgl. auch S. 34 und 37-47.

292 Werner Leibbrand und Annemarie Leibbrand-Wettley: ‚Kompendium der Medizingeschichte'. München-Gräfelfing 1964, S. 161.

293 Robert Koch: ‚Die Ätiologie der Tuberkulose'. Berl. Klin. Wschr. 19 (1882), S. 221-230, hier: S. 229. Koch, Werke, Bd. 1, S. 428-445, hier: S. 444.

294 a.a.O., S. 229 / S. 443.

295 Robert Koch: ‚Ueber bakteriologische Forschung. Vortrag in der 1. allgemeinen Sitzung des X. internationalen medicinischen Congresses am 4. August 1890'. Berlin 1890. Koch, Werke, Bd. 1, S. 650-660, hier: S. 659.

296 Robert Koch: ‚Weitere Mitteilungen über ein Heilmittel gegen Tuberkulose'. Dt. Med. Wschr. 16 (1890), S. 1030. Koch, Werke, Bd. 1, S. 662.

297 Hans Schadewaldt: ‚Die Entdeckung des Tuberkulins'. Dt. Med. Wschr. 100 (1975), S. 1925-1932, hier: S. 1928.

298 ROBERT KOCH: ‚Weitere Mitteilungen über ein Heilmittel gegen Tuberkulose'. Dt. Med. Wschr. 16 (1890), S. 1030 f. / KOCH, Werke, Bd. 1, S. 663-665.

299 a.a.O., S. 1031 / S. 665.

300 a.a.O., S. 1030 f. / S. 664.

301 a.a.O., S. 1031 f. / S. 666.

302 a.a.O., S. 1032 / S. 667.

303 HANS SCHADEWALDT: ‚Die Entdeckung des Tuberkulins' (s. Anm. 20), S. 1930.

304 ‚Robert Koch's Heilmittel gegen die Tuberculose'. H. 1–12. Berlin, Leipzig 1890–1891.

305 ROBERT KOCH: ‚Fortsetzung der Mitteilungen über ein Heilmittel gegen Tuberkulose'. Dt. Med. Wschr. 17 (1891), S. 101-102, hier: S. 101. KOCH, Werke, Bd. 1, S. 669-672, hier: S. 669.

306 Bevor ROBERT KOCH am 22.10.1891 erstmals den Namen „*Tuberkulin*" öffentlich gebrauchte, wurde dieser bereits von dem Litauer ODO BUJWID zur Bezeichnung der von diesem hergestellten Flüssigkeit, die „um die Hälfte schwächer als das *Kochin*" war, verwendet (ODO BUJWID: ‚Die Darstellungsweise des Tuberculins'. Gazeta lekarska. 1891. No. 4 [Polnisch]. Rezension von KARLINSKI in: Centralbl. Bakt. vom 04.05.1891, 9 [1891], S. 579 f.). Vgl. auch A. STRAUß: ‚Geschichtliches über die Anwendung des Tuberkulins'. Ärztl. Praxis 11 (1959), S. 1875–1876.

307 ROBERT KOCH: ‚Weitere Mitteilung über das Tuberkulin'. Dt. Med. Wschr. 17 (1891), S. 1189-1192, hier: 1189. KOCH, Werke, Bd. 1, S. 673-682, hier: S. 673.

308 a.a.O., S. 1190-1192 / S. 676 und 680 f.

309 W. LÖFFLER: ‚Geschichte der Tuberkulose' (s. Anm. 4), S. 62.

310 a.a.O., S. 63.

311 HANS SCHADEWALDT: ‚Die Entdeckung des Tuberkulins' (s. Anm. 20), S. 1930.

312 ROBERT KOCH: ‚Über neue Tuberkulinpräparate'. Dt. Med. Wschr. 23 (1897), S. 209-213, hier: 209. KOCH, Werke, Bd. 1, S. 683-692, hier: S. 683 f.

313 a.a.O., S. 209-211 / S. 683-685 und 689.

314 37 a.a.O., S. 212 / S. 690. Tatsächlich wurde der Vertrag zwischen ROBERT KOCH und ‚Hoechst' bereits am 21.05.1892 geschlossen (‚Dokumente aus Hoechster Archiven. Beiträge zur Geschichte der Chemie. Beginn der Tuberkulin-Herstellung'. Frankfurt-Hoechst 1968, S. 11).

315 a.a.O., S. 213 / S. 692.

316 HANS SCHADEWALDT: ‚Die Entdeckung des Tuberkulins' (s. Anm. 20), S. 1932.

317 CLEMENS VON PIRQUET: ‚Tuberkulindiagnose durch cutane Impfung'. Berl. Klin. Wschr. 44 (1907), S. 644; Ders.: ‚Der diagnostische Wert der kutanen Tuberkulinreaktion bei der Tuberkulose des Kindesalters auf Grund von 100 Sektionen'. Wien. Klin. Wschr. 20 (1907), S. 1123-1128.

318 ERNST MORO: ‚Ueber eine diagnostisch verwertbare Reaktion der Haut auf Einreibung mit Tuberkulinsalbe'. Münch. Med. Wschr. 55 (1908), S. 216-218. Vgl. auch W. LÖFFLER: ‚Geschichte der Tuberkulose' (s. Anm. 4), S. 72.

319 FELIX MENDEL: ‚Die von Pirquetsche Hautreaktion und die intravenöse Tuberkulinbehandlung'. Med. Klinik 4 (1908), S. 402-404; Ders.: ‚Über intrakutane Tuberkulinanwendung zu diagnostischen Zwecken. (Intrakutanreaktion)'. Beitr. Klin. Tuberk. 13 (1909), S. 139-144.

320 FLORENCE B. SEIBERT: ‚The Isolation and properties of the purified protein derivate of tuberculin'. Suppl. to the Amer. Rev. Tuberc. 30 (1934), S. 713-720.

321 H. KLEINSCHMIDT: ‚Tuberkulin und Tuberkulinempfindlichkeit'. In: ‚Handbuch der Tuberkulose in fünf Bänden'. Hrsg. von J. HEIN, H. KLEINSCHMIDT und E. UEHLINGER. Bd. 1, Stuttgart 1958, hier: S. 354.

322 KLAUS-EBERHARD HAASE: ‚Tuberkulin und Tuberkulindiagnostik'. Ergebn. Inn. Med. u. Kinderheilk. 8 (1957), S. 396.

323 H. CALMETTE und C. GUERIN: ‚Sur quelques propriétés du bacille tuberculeux cultivé sur la bile'. Compt. rend. hebd. séanc. Acad. sc. Paris 147 (1908),

S. 1456-1459. Vgl. auch W. Löffler: ‚Geschichte der Tuberkulose‘ (s. Anm. 4), S. 72.

324 W. Löffler: ‚Geschichte der Tuberkulose‘ (s. Anm. 4), S. 62.

325 a.a.O., S. 106.

326 H. Kleinschmidt: ‚Tuberkulin und Tuberkulinempfindlichkeit‘ (s. Anm. 44), S. 385 f.

327 Samuel Hahnemann (Übers.): ‚William Cullen's Abhandlung über die Materia medika‘. Bd. 2, Leipzig 1790, S. 190, Anm.**.

328 Vgl. dazu etwa Samuel Hahnemann: ‚Heilkunde der Erfahrung‘. Berlin 1805 sowie Hufelands Journ. d. pract. Arzneykunde und Wundarzneykunst 22 (1805), St. 3, S. 5-99.

329 ‚Nachträgliche Bemerkungen über das Schlangengift. Aus einem Schreiben des Herrn Dr. Hering in Paramaribo, vom 18. Juni 1830, an Dr. Stapf‘. Arch. homöop. Heilkunst 10.2 (1831), S. 24 ff.

330 Constantin Hering: ‚Einige Bemerkungen über das Psorin‘. Arch. homöop. Heilkunst 13.3 (1833), S. 32 ff.

331 ‚Kurze Bemerkungen. Auszüge aus Constantin Herings Briefen an den Herausgeber‘. Arch. homöop. Heilkunst 14.2 (1834), S. 99 (hier: Brief vom 01.07.1833).

332 Ferdinand Hueppe: ‚Naturwissenschaftliche Einführung in die Bakteriologie‘. Wiesbaden 1896, S. 198. Vgl. dazu auch Rudolf Tischner: ‚Geschichte der Homöopathie‘. Bd. 4, Leipzig 1939, S. 672; Bd. 2, Leipzig 1934, S. 316 und Bd. 3, Leipzig 1937, S. 600 ff.

333 Willis A. Dewey: ‚Therapeutics of the tuberculins‘. North Am. Journ. Homoeop. 61 (1913),
784 S. 490. Dt. Übers.: ‚Therapie der Tu- | berkuline‘. Allg. homöop. Ztg. 165 (1917), S. 141. Der Fall ist angeblich veröffentlicht in der Zeitschrift ‚Organon‘ vom 18.01.1877. Vgl. dazu: Hans Kritzler-Kosch: ‚Über die Verwendung von Tuberkulosenosoden und Tuberkulinen in der Homöopathie‘. Dt. Homöop. Mschr. 9 (1958), S. 14.

334 Willis A. Dewey (1917) (s. Anm. 56), S. 141.

335 Emil Schlegel: ‚Die homöopathische und diätetische Behandlung der Lungenschwindsucht‘. Allg. homöop. Ztg. 121 (1890), S. 145. Vgl. auch den Nachruf auf Robert Koch von Hans Wapler in der Allg. homöop. Ztg. 158 (1910), S. 216-218.

336 Vgl. dazu unter anderem: Kirn: ‚Acute Tuberculose mit Tuberculin geheilt‘. Allg. homöop. Ztg. 123 (1891), S. 45 f.; Simon-Biel: ‚Zur Behandlung mit Tuberculin‘. Allg. homöop. Ztg. 125 (1892), S. 28; Kunkel: ‚Wirkungen von Tuberculin‘. Allg. homöop. Ztg. 129 (1894), S. 99-101; John H. Clarke: ‚A case of tuberculous phthisis cured mainly by tuberculinum (Heath)‘. Journ. Brit. Homoeop. Soc. 1 (1893), S. 253-254. Dt. Übers.: ‚Ein Fall von Tuberculose, hauptsächlich durch Tuberculin (Heath) geheilt‘. Allg. homöop. Ztg. 129 (1894), S. 129 f.

337 Vgl. unter anderem: Constantin Hering: ‚Guiding Symptoms of our materia medica‘. Bd. 10, Philadelphia 1891, S. 350-356; James Tyler Kent: ‚Lectures on homoeopathic materia medica‘. Chicago 1905, S. 1001-1007; Henry C. Allen: ‚The materia medica of the nosodes with provings of x-ray‘. Philadelphia 1910. Dt.: ‚Nosoden‘. Übers. von Thomas von Grudzinski. Berg 1987, hier: S. 677-714. In Zeitschriften erschienen Darstellungen von Arzneibildern des Tuberkulins 1892 von de Keghel, 1893 von John Henry Clarke, 1895 von Mersch und 1911 von Nebel (nähere Angaben dazu in: Hans Kritzler-Kosch [1958] [s. Anm. 56], S. 15).

338 Nebel: ‚Bruchstücke einer Tuberculinprüfung‘. Zschr. Berl. Verein. homöop. Ärzte 19 (1990), S. 295-303.

339 Thacher: ‚Tuberculinum‘. The Homoeopathician 1 (1912), S. 109-111.

340 Léon Vannier: ‚Les tuberculiniques et leur traitement homoeopathique. Étude clinique et thérapeutique‘. Paris 1947. Vgl. dazu: Hans Kritzler-Kosch: ‚Der Tuberkuliniker nach L. Vannier‘. Dt. Homöop. Mschr. 2 (1951), S. 129-141 und 161-167. Zur Kritik an diesem Ansatz aus den Reihen der Homöopathen vgl. unter anderem: Herm. Herzog: ‚Vanniers „Tuberkulinie“ als Arbeitshypothese („Tuberkulinspezifische Fokal-Toxikose“ oder katarrhalische Toxikose?)‘. Dt. Homöop. Mschr. 4 (1953), S. 65-72; Jost Künzli von Fimmelsberg: ‚Ist der Tuberkulinismus (Vannier) wirklich eine vierte Grundkrankheit der

Menschheit (neben Psora, Syphilis, Sykosis)?' Zschr. Klass. Homöop. 7 (1963), S. 168 f.

341 Vgl. dazu unter anderem: MARTIN STÜBLER: ,Studie über das Arzneimittelbild von Tuberculinum'. Allg. Homöop. Ztg. 223 (1978), S. 133-142; CHARLES BAUDEMPREZ: ,Tuberculinum'. Ztschr. Klass. Homöop. 30 (1986), S. 100-110.

342 Vgl. dazu: HANS KRITZLER-KOSCH (1951) (s. Anm. 63), S. 129-141 und 161-167; Ders. (1958) (s. Anm. 56), S. 12-45; MARTIN STÜBLER (1978) (s. Anm. 64), S. 133-142.

343 Vgl. dazu den Kommentar HUEPPES, eines der bedeutendsten Schüler ROBERT KOCHS: „Früher nannte man das Isopathie, jetzt nennt man es ,spezifische Therapie', um ja nur den Schein zu vermeiden, als hätte man etwas von den Früheren gelernt oder hätte gar Beziehungen zu den in der wissenschaftlichen Medicin etwas übel beleumdeten Isopathen und Homöopathen. In Wirklichkeit ist es dasselbe in anderer Farbe". FERDINAND HUEPPE: ,Naturwissenschaftliche Einführung in die Bakteriologie'. Wiesbaden 1896, S. 198.

344 Auf dieses Verhältnis zwischen empirischer Beobachtung von therapeutischen Erfolgen unter einer bestimmten Heilmethode einerseits und der Erklärung derselben durch eine Art theoretischen Überbaus andererseits hat bereits der Münchener Medizinhistoriker PAUL U. UNSCHULD hingewiesen: Bei theoretisch gut begründeten Therapieverfahren wird Erfolg im Allgemeinen als Bestätigung der Theorie, Misserfolg dagegen als falsche Anwendung der Theorie oder ungenügende Kenntnis derselben interpretiert. Demgegenüber können bei fehlendem theoretischen Überbau Erfolge weitaus weniger hervorgehoben und Misserfolge weniger gut beschwichtigt werden (PAUL U. UNSCHULD: ,Effective but unconvincing. On the reception of acupuncture in early 19th Century Europe as reflected in the writings of Francesco Da Camino'. In: ,Istituto Veneto di scienze, lettere ed arti': ,Le scienze mèdiche nel Veneto dell'ottocento'. ,Atti del primo seminario di storia delle scienze e delle tecniche nell'ottocento Veneto'. Venezia, 2 dicembre 1989. Venezia 1990, S. 217-230, hier: 229 f.).

345 Vgl. dazu unter anderem: „In dem Grundsatz *similia similibus* begegnet sich die moderne ätiologische Therapie mit der Homöopathie, die erst durch die Art der praktischen Ausübung zur Charlatanerie wurde. Der Grundsatz der Allopathie ,*Contraria contrariis*' ist nicht besser bewiesen" (EMIL VON BEHRING: ,Ueber experimentell begründete ätiologische Therapie' [Ref. ALBU]. In: Fünfzehnter Congress für innere Medicin in Berlin, 9.–12. Juni 1897. Dt. Med. Wschr. 23 [1897], Ver. Beil., S. 122); „,*Similia similibus*' ist der Grundsatz der Homöopathie; diese will ein *homoion*, ein *simile*, d.h. eine ähnliche Krankheit bewirken wie die zu bekämpfende. ,*Aequalia aequalibus*' ist das Heilprinzip der Isopathie, welche ein *ison*, ein *aequale*, d.h. eine qualitativ gleiche Krankheit zu Heilzwecken erzeugen will. [...] Die KOCH'sche Tuberkulinbehandlung der Tuberkulose, die PASTEUR'sche Tollwuthbehandlung, die JENNER'sche Pockenimpfung [...] fallen unter das isopathische Heilprinzip" (EMIL VON BEHRING: ,Ueber Heilprinzipien, insbesondere über das ätiologische und das isopathische Heilprinzip'. Dt. Med. Wschr. 24 [1898], S. 65 und 67); „HAHNEMANNS Grundsatz war nach unseren jetzigen Kenntnissen gar nicht so übel. [...] Wenn HAHNEMANN nichts weiter verbrochen hätte als seinen therapeutischen Grundsatz, dann brauchte es um seine Reputation gar nicht so schlecht zu stehen. Er hätte damit sogar die Mission PASTEURS schon im Beginne des 19. Jahrhunderts übernehmen können" (EMIL VON BEHRING: ,Therapeutische Standpunkte in geschichtlicher Beleuchtung'. In: ,E. v. Behrings Gesammelte Abhandlungen. Neue Folge'. Bonn 1915, S. 139 f.).

346 EMIL VON BEHRING: ,Moderne phthisiogenetische und phthisiotherapeutische Probleme in historischer Beleuchtung'. Marburg 1905, S. VII f., Anm. 1). In dieser Arbeit berichtet VON BEHRING auch, wie ihm 1892 „in einer Sitzung der Berliner physiologischen Gesellschaft – gelegentlich der Demonstration von Schutzwirkungen [s]eines Tetanusheilserums in millionfacher Verdünnung und gelegentlich [s]eines Berichts über die Gewinnung des Heilserums durch Vorbehandlung von Tieren mit einem Gift, welches um so besser wirkt, je mehr es verdünnt wird – von einem [...] Kliniker [..] entgegengehalten wurde, daß man so etwas gar nicht laut und öffentlich sagen dürfe, da dadurch Wasser auf die Mühle der Homöopathen gebracht werde". VON BEHRINGS Antwort darauf war: „Wenn ich, vor die Aufgabe gestellt, eine bisher noch nicht heilbare Krankheit künstlich heilbar zu machen, keinen anderen Weg dazu sehen sollte, als den der Homöopathie: Ich gebe Ihnen die Versicherung, daß ich aus dogmatischen Rücksichten vor dem Beschreiten dieses Weges nicht zurückschrecken werde" (a.a.O., S. XXVII).

347 Auf diesen grundsätzlichen Unterschied zwischen der abendländischen und asiatischen Wissenschaftsgeschichte hat vor allem P.U. UNSCHULD hingewiesen. Vgl. etwa UNSCHULD, 1985, S. 265.

348 Zitatangaben bei SCHMIDT, 1990, S. 364.

349 Vgl. dazu das gleichnamige Werk von DE LAMETTRIE, 1748.

350 DAWKINS, 1978, S. 145.

351 a.a.O., S. 227 f.

352 Weitere Kriterien zur Abgrenzung einer homöopathischen Wirkung von einem Placeboeffekt finden sich bei BRAUN, 1983, S. 199.

353 HAHNEMANNS Autobiographie, zitiert bei SCHMIDT, 1990, S. 9.

354 Am 16.10.1777 wurde HAHNEMANN in die Freimaurerloge ‚St. Andreas zu den drei Seeblättern' im I. Grad aufgenommen. Vgl. dazu HAEHL, 1922, Bd. 2, S. 13. Der Freimaurer HOEDE hält diese Tatsache aufgrund seiner HAHNEMANN-Studien für dessen Leben und Werk allerdings für „belanglos". Vgl. HOEDE, 1968, S. 25 und 29.

147 **355** | Zu Leben und Werk HAHNEMANNS vgl. vor allem TISCHNER, 1934 und 1959.

356 Zur Aufschlüsselung der folgenden Zitate vgl. das Kapitel ‚Mensch' sowie den Teil I in SCHMIDT, 1990.

357 SCHMIDT, 1990, 1990/91 und 1991.

358 SCHMIDT, 1990, 1990/91 und 1991.

359 Vgl. ARISTOTELES, ‚Metaphysik', Buch A, 980 f. Begriffe man „Kunst" in diesem Zusammenhang allerdings nicht als Handwerk (*techne*) im antiken Verständnis, sondern etwa im Sinne von „künstlerischer Freiheit" oder Ähnlichem in der neuzeitlichen Bedeutung von Ungebundenheit gegenüber anerkannten Regeln, so könnte mancher Arzt hier leicht in Gefahr geraten, sich selbst in seiner Subjektivität als individuellen, von seiner Intuition geleiteten „Künstler" anzusehen und dabei die eigentliche Methodik der Heilkunde zu vernachlässigen.

360 Vgl. HEGEL, ‚Phänomenologie des Geistes'. Kap. I: ‚Die sinnliche Gewißheit oder das Diese und das Meinen'.

361 Vgl. dazu SPAEMANN/LÖW, 1985 sowie SCHMIDT, 1990 und 1990/91.

362 So etwa VITHOULKAS, 1986.

363 POPP, 1983.

364 RESCH/GUTMANN, 1986.

365 HAHNEMANN, S. [Übers.]: ‚William Cullen's Abhandlung über die Materia medika'. 2 Bde. Leipzig 1790.

366 FRÄNTZKI, E.: ‚Die Idee der Wissenschaft bei Samuel Hahnemann'. Heidelberg 1976.

367 SCHAFFRATH, B.: ‚Homöopathie – Eine kritische Analyse kontroverser Argumente'. Ulm 1990 [Med. Diss., Univ. Marburg, Ref.: IRMGARD OEPEN].

368 HAHNEMANN, S.: ‚Versuch über ein neues Prinzip zur Auffindung der Heilkräfte der Arzneisubstanzen, nebst einigen Blicken auf die bisherigen'. J. d. pract. Arzneykunde u. Wundarzneykunst 2 (1976), 3, 391-439 und 4, 465-561; hier bes. 3, 421-434.

369 HAHNEMANN, S.: ‚Fingerzeige auf den homöopathischen Gebrauch der Arzneien in der bisherigen Praxis'. J. d. pract. Arzneykunde u. Wundarzneykunst 26 (1807), 2, 5-43.

370 HAHNEMANN, S.: ‚Organon der rationellen Heilkunde'. Dresden 1810.

371 HUFELAND, C.W.: ‚Die Homöopathie'. J. d. pract. Arzneykunde u. Wundarzneykunst 62 (1826), 1, 3-28.

372 HUFELAND, C.W.: ‚Die Homöopathie'. J. d. pract. Arzneykunde u. Wundarzneykunst 70 (1830), 2, 3-28.

373 KRETZSCHMAR, T.: ‚Was heißt allöopathisiren in der Homöopathie und kann es statt finden?' Allg. hom. Ztg. 1 (1833), 22, 172-175.

374 HAHNEMANN, S.: ‚An meine ächten Schüler'. Allg. hom. Ztg. 2 (1833), 1, 1-3.

375 MÜLLER, M.: ,Bemerkungen zu dem vorhergehenden Aufsatze'. Allg. hom. Ztg. 2 (1833), 1, 3-8.

376 WOLF R: ,Achtzehn Thesen für Freunde und Feinde der Homöopathik, als Erläuterungen der Grundzüge dieser Heilmethode nach ihrem wahren Sinn und ihrer wissenschaftlichen Bedeutung'. Arch. f. d. hom. Heilkunst 16 (1837), 1, 1-51.

377 GRIESSELICH, L. und F.L. SCHRÖN: ,Offenes Bekenntniss über Heilkunst im Allgemeinen und Homöopathie ins Besondere'. Hygea 3 (1836), 321-354.

378 DAHLKE, R: ,Zur Kritik des Ähnlichkeitsgesetzes'. Berl. hom. Zschr. 3 [31] (1912), 373-406 und 469-488.

379 SCHOELER, H.: ,Über die wissenschaftlichen Grundlagen der Homöopathie' [Habil.schr., Univ. Leipzig 1948]. ,Über angewandte Toxikologie' [Probevorles., Univ. Leipzig 1949]. Karlsruhe 1950.

380 SCHOELER, H.: ,Kompendium der wissenschaftlichen und praktischen Homöopathie'. Leipzig 1950.

381 RITTER, H.: ,Aktuelle Homöopathie. Theorie und Praxis'. Stuttgart 1962.

382 ARNDT, R.: ,Biologische Studien. I . Das Biologische Grundgesetz'. Greifswald 1892.

383 BIER, A.: ,Wie sollen wir uns zu der Homöopathie stellen?' Münch. Med. Wschr. 72 (1925), 18, 713-717 und 19, 773-776.

384 HAHNEMANN, S.: ,Organon der Heilkunst [1842]. Textkritische Ausgabe der von Samuel Hahnemann für die sechste Auflage vorgesehenen Fassung'. Bearb., hrsg. und mit e. Vorw. vers. von JOSEF M. SCHMIDT. Heidelberg 1992.

385 HAHNEMANN, S.: ,Die chronischen Krankheiten, ihre eigenthümliche Natur und homöopathische Heilung'. 2. Aufl. 5 Bde. Dresden, Leipzig, Düsseldorf 1835–1839.

386 SCHMIDT, J.M.: ,Bibliographie der Schriften Samuel Hahnemanns'. Rauenberg 1989.

387 HAHNEMANN, S.: ,Versuch über ein neues Prinzip zur Auffindung der Heilkräfte der Arzneisubstanzen, nebst einigen Blicken auf die bisherigen'. J. d. pract. Arzneykunde u. Wundarzneykunst 2 (1976), 3, 391-439 und 4, 465-561; hier bes. 3, 421-434.

388 SCHMIDT, J.M.: ,Das Konzept einer rationalen Heilkunde bei Samuel Hahnemann – Grundlagen und Schwierigkeiten'. In: Proc. 46th Congr. Liga Med. Hom. Intern. May 6–11, 1991, Cologne. Mainz 1991, S. 50-54.

389 PLATONIS ,Opera'. Ed. IOANNES BURNET. Tomus I, Tetralogia I. ,Phaedo'. Oxonii 1979.

390 SCHMIDT, J.M.: ,Die philosophischen Vorstellungen Samuel Hahnemanns bei der Begründung der Homöopathie (bis zum Organon der rationellen Heilkunde, 1810)'. München 1990.

391 Das derzeit vollständigste Verzeichnis sämtlicher Abhandlungen und zum Teil mehrbändigen Werke HAHNEMANNS umfasst über 200 Titel. JOSEF M. SCHMIDT: ,Bibliographie der Schriften Samuel Hahnemanns'. Rauenberg 1989.

392 „Diese Abschrift hat nun endlich ihren Zweck erfüllt, indem sie als Text für die Herausgabe der vorliegenden 6. Auflage des ,Organons' Verwendung fand, nachdem durch sorgfältigen Vergleich mit der Urschrift HAHNEMANNS die wortgetreue Übereinstimmung festgestellt worden war." ,Organon der Heilkunst von Samuel Hahnemann. Nach der handschriftl. Neubearb. Hahnemanns für die 6. Aufl.' Hrsg. und mit Vorw. versehen von RICHARD HAEHL. Leipzig 1921, S. XXII.

393 Vgl. dazu JAQUES BAUR und WOLFGANG SCHWEITZER: ,Ein Buch geht um die Welt. Die kleine Geschichte des Organon des Chr. F. Samuel Hahnemann'. Heidelberg 1979, S. 23 ff.

394 Das ,Organon' stellt den End- und Höhepunkt in HAHNEMANNS über Jahrzehnte verlaufenden Bemühungen um die Entwicklung einer rationalen Heilkunde dar. Vgl. dazu JOSEF M. SCHMIDT: ,Die philosophischen Vorstellungen Samuel Hahnemanns bei der Begründung der Homöopathie (bis zum Organon der rationellen Heilkunde, 1810)'. München 1990.

395 Brief HAHNEMANNS an VON BÖNNINGHAUSEN vom 01.06.[1841]. Homöopathie-Archiv des ,Instituts für Geschichte der Medizin' der ,Robert Bosch Stiftung', Stuttgart, Brief-Nr. 862. Kanzleischrift. Ort, Datum und Unterschrift in HAHNEMANNS Handschrift. – Zitiert in HAEHL: ,Neuaufgefundene Briefe Hahnemanns an Dr. von Bönninghausen'. Homöopathische Monatsblätter 46 (1921), S. 59-60, hier S. 59 sowie ders.: ‚Samuel Hahnemann. Sein Leben und Schaffen'. Leipzig 1922, Bd. 2, S. 391.

396 Brief HAHNEMANNS an Schaub vom 20.02.1842. Homöopathie-Archiv (s. Anm. 5), Brief-Nr. 634. Vollständig in HAHNEMANNS Handschrift. – Zitiert in HAEHL, ‚Organon', 1921 (s. Anm. 2), S. XI f., ders.: Homöop. Monatsbl., 1921 (s. Anm. 5), S. 59 f., ders.: ‚Hahnemann', 1922 (s. Anm. 5), Bd. 2, S. 87 f. – Vgl. das Faksimile in Abb. 1.

397 Brief HAHNEMANNS an einen Kollegen vom 13.08.1842. Nicht im Homöopathie-Archiv (s. Anm. 5) vorhanden. Zitiert aber in HAEHL, ‚Organon', 1921 (s. Anm. 2), S. XII [dort als Brief an STAPF ausgegeben] und ders.: ‚Hahnemann', 1922 (s. Anm. 5), Bd. 2, S. 392.

398 Brief HAHNEMANNS an VON BÖNNINGHAUSEN vom 24.09.1842. Homöopathie-Archiv (s. Anm. 5), Brief-Nr. 855. Kanzleischrift. Ort, Datum und Unterschrift in HAHNEMANNS Handschrift. – Zitiert in HAEHL, ‚Organon', 1921 (s. Anm. 2), S. XIII, ders.: Homöop. Monatsbl., 1921 (s. Anm. 5), S. 59, ders.: ‚Hahnemann', 1922 (s. Anm. 5), Bd. 2, S. 392 u.a.

399 Brief HAHNEMANNS an VON BÖNNINGHAUSEN vom 24.03.1843. Homöopathie-Archiv (s. Anm. 5), Brief-Nr. 856. Kanzleischrift. Datum und Unter-
XXII schrift in | HAHNEMANNS Handschrift. – Zitiert in
HAEHL, ‚Organon', 1921 (s. Anm. 2), S. XIII f., ders.: Homöop. Monatsbl., 1921 (s. Anm. 5), S. 59, ders.: ‚Hahnemann', 1922 (s. Anm. 5), Bd. 2, S. 392 u.a.

400 Vgl. dazu HAEHL, ‚Organon', 1921 (s. Anm. 2), S. XIV ff.

401 Brief MÉLANIE HAHNEMANNS an CONSTANTIN HERING vom 25.09.1865. Auszugsweise veröffentlicht in HAEHL, ‚Organon', 1921 (s. Anm. 2), S. XX f. Vgl. dazu auch den Brief MÉLANIE HAHNEMANNS an REICHARDT und ZANDER vom 03.08.1865. Ebenda, S. XVII-XX.

402 CARL VON BÖNNINGHAUSEN (1826–1902) war einer der Söhne CLEMENS VON BÖNNINGHAUSENS (1785–1864). Er heiratete 1857 SOPHIE BÖHRER, die seit 1851 bei MÉLANIE HAHNEMANN in Paris lebte. Der von Frau HAHNEMANN 1859 (als SOPHIE 21 Jahre alt war) gestellte Antrag auf rechtmäßige Anerkennung ihrer Adoption wurde allerdings abgelehnt. Vgl. dazu unter anderem RIMA HANDLEY: ‚A Homeopathic Love Story. The Story of Samuel and Mélanie Hahnemann'. Berkeley 1990, S. 185 ff.

403 Brief von Madame BÖNNINGHAUSEN an JAMES A. CAMPBELL vom 05.08.1879. Auszugsweise veröffentlicht in: WILLIAM BOERICKE: ‚Hahnemanns Sixth Edition of the Organon'. Pacific Coast J. Homoeop. 31 (1920), S. 247-253, hier S. 248 f.

404 Am 10.04.1920, also an HAHNEMANNS 165. Geburtstag, überwiesen BOERICKE und WARD telegraphisch $ 1.000.– nach Stuttgart, damit HAEHL das ‚Organon' kaufen konnte. Brief von WILLIAM BOERICKE an SAWYER vom 02.06.1920. Veröffentlicht in: J. Am. Inst. Homoeop. 13 (1920), S. 85; denselben Betrag nennt auch JAMES W. WARD in seinen Vorlesungen: ‚The Principles and Scope of Homoeopathy'. San Francisco 1925, S. 16, Anm.

405 Brief von RICHARD HAEHL an WILLIAM BOERICKE vom 23.04.1920. Auszugsweise veröffentlicht in: WILLIAM BOERICKE: ‚Hahnemanns Sixth Edition of the Organon'. Pacific Coast J. Homoeop. 31 (1920), S. 251.

406 ‚Editorial Note'. Pacific Coast J. Homoeop. 31 (1920), S. 202; ‚Minutes of the Regulär Meeting of the San Francisco County Homoeopathic Society, May 21, 1920'. Pacific Coast J. Homoeop. 31 (1920), S. 269; JAMES W. WARD: ‚The Principles and Scope of Homoeopathy'. San Francisco 1925, S. 16, Anm.

407 ‚The American Institute of Homoeopathy'. Homoeopathic Recorder 35 (1920), S. 291; ‚The Cleveland Session'. J. Am. Inst. Homeop. 13 (1920), S. 5, vgl. auch S. 236, 270 und 296; ‚Institute Notes'. Pacific Coast J. Homoeop. 31 (1920), S. 275.

408 ‚1920 Session of the International Hahnemannian Association'. Homoeopathic Recorder 35 (1920), S. 408.

409 ‚Organon of Medicine by Samuel Hahnemann. Sixth Edition. After Hahnemanns Own Written Revision for the Sixth Edition'. Translated with Preface by WILLIAM BOERICKE. Philadelphia 1922.

410 Vgl. dazu: ‚International Homoeopathic Council. Meeting at the Hague, August, 1920'. Homoeopathic World 55 (1920), S. 385; ‚Smithsonian Institution
Exhibit | of Homeopathy'. Reported by W.A. Dewey, XXIII
Committee, to Board of Trustees | American Institute XXIII

of Homeopathy, Richmond, Va., November 18, 1920'. J. Am. Inst. Homeop. 13 (1921), S. 608-612.

411 ‚Minutes of the Adjourned Annual Meeting of the Members of the Homoeopathic Foundation of California, May 24, 1933', S. 129 f. UCSF-Library. Special Collections, MSS 91-5. – Das Joint Office von James W. Ward und der ‚Homeopathic Foundation of California' befand sich im ‚Galen Building', 391 Sutter Street, San Francisco.

412 ‚Dr. James W. Ward Memorial Library'. Bereits 1923 hatte Ward seine Bibliothek der ‚Homeopathic Foundation of California' vermacht. ‚Minutes of the First Meeting of the Directors of the Homoeopathic Foundation of California, May 17, 1923', S. 5. UCSF-Library, Special Collections, MSS 91-5.

413 ‚Minutes of the Annual Meeting of the Homoeopathic Foundation of California, May 23, 1941', S. 84; vgl. auch: ‚Minutes of the Special Meeting of the Board of Directors of The Homoeopathic Foundation of California, September 4, 1940', S. 74 f. UCSF-Library, Special Collections, MSS 91-5. – Das ‚Hahnemann Hospital' befand sich in 3698 California Street, San Francisco.

414 Die Aussagen dieses und der folgenden Absätze beruhen, sofern nicht anders belegt, auf einem Brief von Elsa K. Engle an Otto E. Guttentag vom 16.02.1972 sowie auf Interviews, die der Herausgeber mit Frau Engle (1895–1994, Schwägerin von Howard Engle) am 7.10.1989, 11.12.1991 und 17.02.1992 führte.

415 Ob Howard Engle das ‚Organon' allerdings wirklich, wie er es im Mai 1941 in einer Vorstandssitzung der ‚Homoeopathic Foundation of California' (erfolgreich) beantragt hatte, auf die von ihm besuchte Tagung in Virginia und auf seiner Heimreise mit nach Washington und New York nahm, entzieht sich Frau Engles Kenntnis. Telefongespräch mit Elsa Engle am 20.02.1992; ‚Minutes of the First Meeting of the Board of Directors of the Homoeopathic Foundation of California, May 23, 1941', S. 89 f. UCSF-Library, Special Collections, MSS 91-5; ‚Program, Ninety-Seventh Annual Meeting of the American Institute of Homeopathy, June 15–20, 1941. Hotel Chamberlin, Old Point Comfort, Va.' J. Am. Inst. Homeop. 34 (1941), S. 263-267; ‚Minutes of the San Francisco County Homoeopathic Medical Society, August 15, 1941, Hahnemann Hospital'. Pacific Coast Homoeop. Bull. 1 (1941), S. 7 f.

416 ‚Notes on the 78th Annual Meeting of the International Hahnemann Association'. Homoeopathic Recorder 75 (1959), S. 34; ‚The Institute Meeting in San Francisco'. J. Am. Inst. Homeop. 52 (1959), S. 167.

417 Die Unkosten wurden durch die 1959 von Frau Engle gegründete ‚California Women's Homeopathic Association' getragen. ‚Minutes, Meeting of The California Women's Homeopathic Association, December 14, 1960' (S. 18 f.) und ‚July 30, 1962' (S. 34); vgl. auch ‚January 16, 1963' (S. 39). UCSF-Library, Special Collections, MSS 91-5.

418 Die Kosten dafür wurden von der ‚California Women's Homeopathic Association' übernommen. ‚Minutes, Meeting of California Women's Homeopathic Association, December 8, 1971', S. 98. UCSF-Library, Special Collections, MSS 91-5. – Das Original des Mikrofilms, der 1971 im ‚Library Photographic | XXIV Service' der ‚University of California, Berkeley' erstellt wurde (Auftragsnumer | XXIV 71-7325), befindet sich in den ‚Special Collections' der UCSF-Library. Kopien davon existieren unter anderem im ‚Institut für Geschichte der Medizin' der ‚Robert Bosch Stiftung' in Stuttgart, inzwischen aber auch mehrfach in privaten Händen.

419 ‚History of the Health Sciences Division, Quarterly Reports, April–June 1974', S. 2 und 6. UCSF-Library, Special Collections, e-11, 7: 2; Ausstellungskarte ‚Original of the Sixth and Last Edition of the Organon of Medicine ...' ‚Exhibit-Folder Hahnemann, Samuel, Books and Homeopathic Medicine Kits. July 1974 – Oct. 1978'. UCSF-Library, Special Collections. – Vgl. auch: ‚XXIXth International Congress for Homeopathic Medicine, Washington Hilton Hotel, Washington, D.C. and San Francisco, California, U.S.A., May 31 to June 10, 1974'. J. Am. Inst. Homeop. 67 (1974), S. 3-8, sowie: ‚Report of the 29th International Homoeopathic Congress'. Ebenda, S. 158-160.

420 Auf dem Durchschussblatt gegenüber von S. XVI war neben einer größeren Streichung des gedruckten Textes von Hahnemanns handschriftlicher Neuformulierung nur eine einzige Silbe erhalten.

421 Der Vermerk der im ‚Institut für Geschichte der Medizin' der ‚Robert Bosch Stiftung' in einer ‚Organon'-Ausgabe von BOERICKE eingehefteten Kopie lautet: „erhalten von Dr. F.W. SCHMID, Fotokopie aus dessen ‚Organon of medicine' by SAM. HAHNEMANN. 6. ed. Transl. by W. BOERICKE. Philadelphia 1922."

422 Vgl. dazu A. 61 (Abkürzungen s. Anhang) sowie den Anhang.

423 Vgl. dazu das Dankschreiben von NANCY W. ZINN, Leiterin der ‚Special Collections' der UCSF, an IRMGARD SCHMID-MAYBACH vom 17.01.1992. – Wann und wie diese Seite in F.W. SCHMIDS Besitz gekommen war, wusste Frau SCHMID-MAYBACH in einem Gespräch am 13.01.1992 nicht zu sagen und muss auch angesichts der sonstigen Quellenlage diesbezüglich offenbleiben.

424 Obwohl RICHARD HAEHL das Vorhandensein und die Verwendung dieser Abschrift ausdrücklich bestätigte (HAEHL, ‚Organon', 1921 [s. Anm. 2], S. XXII und XXIV), wird in dem nach dessen Tod 1932 von seinem Sohn verfassten ‚Führer durch das Hahnemann-Museum' diese nicht mehr erwähnt (ERICH HAEHL: ‚Samuel Hahnemann. Eine biographische Skizze'. – ‚Das Hahnemann-Museum in Stuttgart und sein Schöpfer Dr. med. homöop. Richard Haehl'. Stuttgart, Leipzig 1932, S. 30-36). – Auch im ‚Institut für Geschichte der Medizin' der ‚Robert Bosch Stiftung', in dessen Besitz der HAHNEMANN-Nachlass schließlich übergegangen ist (über die Erwerbung durch ROBERT BOSCH, das Stuttgarter ‚Homöopathische Krankenhaus' und dessen spätere ‚Medizingeschichtliche Forschungsstelle'), findet sich die Abschrift weder im Bestand des Homöopathie-Archivs noch in dessen Findbüchern verzeichnet.

425 Das in Leder gebundene, circa 20 x 12 x 4 cm große und mit dem Rückentitel (gold auf grün) ‚Hahnemann's Organon der Heilkunst' versehene Buch wird dem Besucher auf einem Filztuch, zusammen mit samtenen Seitenbeschwerern, vorgelegt.

426 Diese eingeklebten Blätter sind zwischen 1 und 20 cm hoch und zwischen 8,5 und 14 cm breit. Einer der aus aneinandergeklebten Blättern bestehenden und
XXV | zusammengefalteten Streifen ist 77 cm lang. – Eine Übersicht der circa 100 eingefügten Blätter findet sich im Anhang dieser Edition.

427 Etwa auf D. 151, 281 und 300 (Abkürzungen s. Anhang) sowie auf S. 287. Auch das ins Anfangsblatt der zweiten Blätterreihe von S. 281 eingeklebte Fortsetzungsblatt muss erst hochgeklappt werden, um den auf ersterem fortgesetzten Text lesen zu können (§ 270). – Wo eine durch Überklebung verdeckte Handschrift überhaupt nur seitlich eingesehen werden kann, ist eine fotographische Abbildung ohnehin ausgeschlossen (D. 84, S. 113, 259 u.a.).

428 Zum Beispiel das erste Blatt auf D. 298, aber – mit Einschränkung – auch D. 116, 300 u.a.

429 Etwa auf der Blätterserie von D. 298 (Anm. zu § 270) u.a. – Im übrigen entspricht bei doppelseitig beschriebenen und mehrfach umgeklappten Blättern die Reihenfolge der fotographischen Abbildung nicht immer der inhaltlichen, die sich letztlich nur im Original rekonstruieren lässt.

430 Im Gegensatz zu den unverrückbaren Eintragungen in die fest gebundenen Durchschussseiten des Buches könnten jene einzelnen Blätter innerhalb der langen Geschichte dieses Manuskripts auch vertauscht und in abgeänderter Reihenfolge eingeklebt worden sein. – Auf eine kriminalistische Analyse des Alters der einzelnen Klebestellen oder Ähnliches zum Ausschluss dieser theoretischen Möglichkeit wurde derzeit jedoch verzichtet.

431 Vgl. dazu etwa das Ende der Blätterserie von D. 298 (§ 270, Anm. 7 und 6/x) und von S. 298 (§ 284, Anm. *) sowie den Anhang.

432 Vgl. hierzu die Editionsrichtlinien in: SAMUEL HAHNEMANN: ‚Krankenjournal D 5 (1803–1806)'. Nach der Ed. von HELENE VARADY. Bearb. von ARNOLD MICHALOWSKI. Heidelberg 1991, S. 15 f. sowie das Verzeichnis der hier verwendeten Zeichen (S. XXIX).

433 Wo eine getilgte Stelle unleserlich geworden ist, erübrigte sich die Anmerkung. Handelte es sich lediglich um einen Buchstaben oder ein Satzzeichen, wurden die Sonderzeichen ohne Leerraum aneinandergeschrieben (⊓) (§ 248, 267 u.a.). Bei bloßer Tilgung eines Satzzeichens wurde dieses im Text belassen, jedoch zwischen zwei Tilgungszeichen gesetzt. S. auch die Übersicht „Verwendete Zeichen" (S. XXIX).

434 Ein „ß" im Original wurde in diesem Fall natürlich zu „ss".

435 Finden sich hier dennoch innerhalb dieser Zeichen Buchstaben oder Worte angegeben, so sind diese, sofern sie nicht aus HAEHLS ‚Organon'-Ausgabe übernommen werden konnten, als Vorschlag des Herausgebers zu betrachten.

436 Außerdem unterscheiden sich das *Theta* und Abschluss-*Sigma* vom Original, was bei Bedarf jedoch leicht im Nachdruck der 5. Aufl. des ‚Organons der Heilkunst' (Heidelberg 1987) nachzuprüfen ist.

437 SAMUEL HAHNEMANN: ‚Organon der rationellen Heilkunde'. Dresden 1810. – Auch die von JOST KÜNZLI VON FIMMELSBERG, ALAIN NAUDE und PETER PENDLETON besorgte englische Übersetzung des ‚Organons' (‚Organon of medicine', Los Angeles, Boston 1982) benutzt diese Anordnung.

XXVI **438** | Zur Unterscheidung, ob eine Anmerkung innerhalb oder am Ende eines Absatzes steht, beginnt im ersteren Fall die Fortsetzung des Haupttextes hier linksbündig, andernfalls mit dem Einzug des nächsten Absatzes.

439 Lediglich bei den handschriftlichen editorischen Bemerkungen aus fremder Hand wurde der Zeilenumbruch durch einen doppelten Leerraum angedeutet.

440 Berichtigt wurden allenfalls offensichtliche Setzfehler wie „Beispeile" (§ 46), „Elemens" (§ 46, Anm. 1e), Buchstabendreher (u statt n) oder Ähnliches. Wo eine Einfügung HAHNEMANNS ein Satzzeichen (aus Versehen) verdoppelte, wurde, um den Text davon möglichst zu entlasten, eines davon in der entsprechenden Anmerkung wiedergegeben.

441 Fußnotenzeichen in Form von handschriftlichen Kreuzen wurden als „x" oder „+" wiedergegeben, im Falle sonstiger Symbole mit dem jeweils ähnlichsten Sonderzeichen.

442 Im Gegensatz zum Original, wo jede einzelne Zeile eines längeren Zitats mit einem Anführungszeichen („) beginnt, wurde dieses hier nur einmalig am Anfang („) bzw. am Ende (") gesetzt. – Auch das „§"-Zeichen, das im Inhaltsverzeichnis des Originals zu Beginn jeder Seite wiederholt wird, wurde hier dem gesamten Abschnitt nur einmal vorangestellt.

443 Zwei Handschriften kommen jeweils nur auf der Rückseite eines von HAHNEMANN beschriebenen und eingeklebten Blattes vor: Der Vermerk von WILLIAM BOERICKE auf D. 209 (A. 909) sowie ein Teil aus einer französischen Krankengeschichte auf D. V (A. 11). – Bestandteile des ‚Organon'-Textes sind dagegen K, F, W1, W2 und H1 (s. Anhang).

444 Vor allem die sogenannte „Kanzleischrift" (K) und die sogenannte „fremde Handschrift" (F). Im Zweifelsfall wurde im Anhang hinter der entsprechenden Abkürzung ein Fragezeichen in Klammern gesetzt.

445 Insbesondere wurden natürlich Schriftproben von MÉLANIE HAHNEMANN (1800–1878), RICHARD HAEHL (1873–1932) und WILLIAM BOERICKE (1849–1929) verwendet (teilweise aus dem Bestand des ‚Instituts für Geschichte der Medizin' der ‚Robert Bosch Stiftung' in Stuttgart).

446 Auf D. 116 findet sich zum Beispiel „homoeopathisch", was – abgesehen von dem hier vorliegenden anderen Schriftbild – höchst untypisch für HAHNEMANN wäre, der das vielbenutzte Wort immer mit Umlaut schrieb. Ebensowenig ist anzunehmen, dass dieser „nämlich" zuerst mit „h" schrieb, um es nachträglich durchzustreichen (D. 158).

447 So ist an einer Stelle zum Beispiel „erscheinen" (in fremder Schrift) durchgestrichen und durch „bildet" (in HAHNEMANNS Schrift) ersetzt (D. 12, A. 359) und an einer anderen ist „woran" (in fremder Schrift) durchgestrichen und durch „hieran" (in HAHNEMANNS Schrift) ersetzt (D. 146, A. 553). Außerdem zeigt die Übersicht im Anhang, dass diese „fremde" Schrift praktisch nur auf den Seiten D. 114 bis 167 des Organons vorkommt (und zwar als einzige andere neben HAHNEMANNS Schrift) – was sowohl für eine systematische Durcharbeitung des Werkes Seite für Seite (und damit gegen rein willkürliche Einträge aus fremder | Hand) als auch für die zeit- XXV
lich begrenzte Anstellung eines bestimmten Schreibers spricht.

448 Allenfalls auf D. 163 macht die durch diese Hand vorgenommene Vertauschung zweier Begriffe einen (unwesentlichen) inhaltlichen Unterschied.

449 Der Zusatz in der Schrift W1 (D. IV, Vorr.) stellt lediglich eine Verdeutlichung von HAHNEMANNS eigenhändiger Korrektur dar, und die kurze Anmerkung in der Schrift W2 (D. 276, § 265, Anm. 1) besagt, dass HAHNEMANN, um das Prinzip der Selbstdispensierung von Arzneien aufrecht zu erhalten, „viele Verfolgungen erduldet“ habe – ein historisches Faktum, das auch anderweitig hinreichend belegt ist.

450 Dieselbe „Kanzleischrift“ (die Wahl dieses Terminus' beruht auf einem Vorschlag von WERNER F. KÜMMEL, Leiter des ‚Medizinhistorischen Instituts‘ der ‚Johannes Gutenberg-Universität‘ in Mainz) scheint auch in den eingangs zitierten, von HAHNEMANN unterzeichneten Briefen an VON BÖNNINGHAUSEN vorzuliegen (s. Anm. 5, 8, 9), was ebenfalls auf einen bestimmten, für HAHNEMANN arbeitenden Schreiber hinweist.

451 Vgl. dazu etwa die eingeklebten Blätter auf S. 113 (§ 45, Anm. 1 und 2 sowie § 45). – Der auf D. VIII f. (Vorr.) in Kanzleischrift ergänzte Absatz hingegen wurde in der vorliegenden Edition lediglich in einer Anmerkung wiedergegeben, und die entsprechende von HAHNEMANNS Hand redigierte, nicht durchgestrichene Version im Haupttext belassen.

452 Dass HAHNEMANNS Schrift hier (eingeklebtes Blatt auf S. 298 des Originals) mitten im Satz am Ende einer Zeile endet und der Text ab der nächsten Zeile in Kanzleischrift weitergeschrieben wird, lässt sich als Hinweis für eine nahe Zusammenarbeit und eine letztlich doch stattgefundene Authorisierung des Geschriebenen ansehen. Auch in dem folgenden Teil des schließlich von HAEHL zu Ende geschriebenen Absatzes wird der Sachverhalt nochmals (in HAEHL Schrift) wiederholt.

453 In § 78, Anm. 1 schreibt HAHNEMANN, dass „chronische Krankheiten“ „durch Ansteckung oder Erbschaft eingeprägt“ werden können.

454 Die meisten von HAEHL eingetragenen Anmerkungen sind von ihm selbst unterschrieben (S. X, 281, 298, D. 298, 300).

455 Vgl. dazu die „zusätzlichen Eintragungen des früheren Herausgebers“ im Anhang. – HAEHL hat im Manuskript auch selbst Klebungen vorgenommen (deren Ausmaß jedoch nicht sicher ist).

456 S. 281 (§ 270) und D. 300 (§ 288). So ist etwa bei einem zweifach durchgerissenen Blatt des Originals (§ 270) zwischen den ersten und zweiten Teil desselben ein Blatt mit HAEHLS Schrift geklebt – der dritte Teil des Originalblattes findet sich erst 17 Seiten später, eingeklebt neben die Handschrift der §§ 284 und 285.

457 Als Quelle nennt HAEHL hier ein „Diktat HAHNEMANNS“. Ob er damit die von ihm in HAHNEMANNS Nachlass gefundene und seiner eigenen ‚Organon‘-Ausgabe zugrunde gelegte Abschrift des ‚Organons‘ (die allerdings erst nach HAHNEMANNS | Tod XXVI
angefertigt wurde) meinte, ist ebensowenig bekannt wie der Verbleib des „Diktates“ selbst.

458 Zur optischen Abhebung dieser Stellen, die also nicht mit der gleichen Sicherheit auf HAHNEMANN zurückzuführen sind wie (mit Einschränkungen, s.o.) der Rest des Werkes, sind diese in der vorliegenden Ausgabe grau unterlegt (S. 217-219 und 227).

459 Wurde das ‚Organon‘ 1920 auf dem regulären Schiffsweg nach New York gebracht, so konnte es HAEHL allenfalls einige Tage bei sich gehabt haben. Doch auch im Falle eines Transportes per Zeppelin oder einer kombinierten Beförderung durch Schiffe anfliegende Flugzeuge wären es höchstens zwei Wochen gewesen. Vgl. Anm. 15 und 16. – Zum Vergleich: 1927 überquerte CHARLES LINDBERGH als erster im Nonstopflug den Atlantik.

460 Dasselbe gilt für „Frau MELANIE'S Manuskript“, das HAEHL als Quelle für seinen Eintrag „Anfangs November 1841“ auf S. X der Vorrede nennt.

461 So lassen zum Beispiel mehrfach korrigierte Zeitangaben Rückschlüsse auf die Bearbeitungsdauer des Manuskripts zu: Den seit dem Beginn seines neuen Potenzierungsverfahrens vergangenen Zeitraum schätzt HAHNEMANN zunächst auf „3“, dann auf „4“ und schließlich auf „4, 5“ Jahre (§ 246, Anm *), den seit der Zeit, in der er vorwiegend niedrige Potenzierungen verwandte, erst auf „20“ und später auf „25“ Jahre (§ 276, Anm. 1) und den seit der „allgemeinen Verbreitung der Jennerschen Kuhpocken-Impfung“ anfänglich auf „40“, zuletzt aber auf „40, 50“ Jahre (§ 46, Anm. *).

462 Die Fotographie des Briefs an SCHAUB (Abb. 1) wurde auf Veranlassung des ‚Instituts für Geschichte der Medizin‘ der ‚Robert Bosch Stiftung‘ angefertigt und dankenswerterweise zur Verfügung gestellt. Die Vorlagen zu den Abb. 2–8 wurden in den ‚Educational Media Resources‘ der ‚University of California, San Francisco‘, mit Erlaubnis der Leitung der ‚Special Collections‘, direkt aus dem Original-Manuskript aufgenommen, wofür den daran Beteiligten ausdrücklich gedankt sei.

463 Dies allein begründet bereits die Notwendigkeit, im vorliegenden Fall den Anmerkungsapparat an das Ende des Buches zu platzieren. Streichungen wie zum Beispiel die des gesamten früheren § 246 einschl. Anm. (A. 1147) machen – aufgrund des Umfangs – dessen Anführung etwa am Ende derselben Textseite unmöglich.

464 SAMUEL HAHNEMANN: ‚Organon der Heilkunst'. 5. Aufl. Dresden und Leipzig 1833. – Die Grundlage sämtlicher Homöopathieschulen der Vergangenheit, einschließlich der JAMES TYLER KENTS (1849–1916), war also und ist teilweise bis heute ausschließlich der Entwicklungsstand HAHNEMANNS von 1833.

465 RAK-WB 1983, V.

466 RAK-WB 1983, VIII. – Vorläufer der RAK-WB waren: ‚Kurzfassung der Regeln für die alphabetische Katalogisierung (KRAK). Vorabdruck'. Berlin, Dt. Bibliotheksverband, Arbeitsstelle für d. Bibliothekswesen, 1976. – ‚Regeln für die alphabetische Katalogisierung. RAK'. Wiesbaden, Reichert, 1977. – ‚Regeln für die alphabetische Katalogisierung in wissenschaftlichen Bibliotheken (RAK-WB). Entwurf'. Berlin, Dt. Bibliotheksinstitut, 1979. – ‚Regeln für die alphabetische Katalogisierung in wissenschaftlichen Bibliotheken (RAK-WB). Vorabdr. d. verbindl. Regelungen'. Berlin, Dt. Bibliotheksinstitut, 1980.

467 Als Vorläufer der neueren Kataloge sei hier nur das ‚Verzeichnis der Bücherei des Deutschen Zentralvereins homöopathischer Ärzte', 2. Aufl. Leipzig 1932, genannt, eine zwar recht umfassende, aber nicht sehr zuverlässige Bibliographie des deutschen homöopathischen Schrifttums.

468 BAUR et al. 1984, 7.

469 GÜNTHER/WITTERN 1988, Vorwort.

470 Abgedruckt in SCHMIDT 1990, IX-XI.

471 S. Literaturverzeichnis.

472 S. SCHMIDT 1990, VIII.

473 Die folgende Beschreibung der speziell für die Erstellung eines Bibliotheks-Kataloges wichtigen Funktionen des Programms beruht auf den einschlägigen Erfahrungen des Verfassers mit den Tücken auch dieses Systems. Natürlich lässt sich einiges davon im mehrere Hundert Seiten dicken Handbuch nachlesen. Die eigentlichen, für den hier behandelten Zweck ausschlaggebenden Schlüsselstellen wird man dort allerdings schwerlich finden.

474 Eine Variante der bei WERNER 1989, 559 abgedruckten Datenbankdefinition BIBLIO.

475 Auf Wunsch vom Verfasser auf Diskette kopierbar.

476 Auf Wunsch vom Verfasser auf Diskette kopierbar.

477 Auf Wunsch vom Verfasser auf Diskette kopierbar.

478 SCHWEITZER, Protokoll, 1990, 2, Abs. 11 und 12.

479 Ein Forschungsstipendium der ‚Deutschen Forschungsgemeinschaft' ermöglichte mir dort 1991/92 einen neunmonatigen Studienaufenthalt zur Untersuchung der „Entwicklung der Homöopathie in San Francisco im 19. und frühen 20. Jahrhundert".

480 Die Sammlung befindet sich im Nachlass des deutschen Arztes FREDERIC W. SCHMID (1917–1984), der diese von seinem Kollegen FRANKLIN H. COOKINHAM (1881–1977) kurz vor dessen Tod erhalten hatte.

481 Der 1882 gegründete ‚California Homoeopath' ging 1893 in das ‚Pacific Coast Journal of Homoeopathy' über, dieses 1941 in das ‚Pacific Coast Homoeopathic Bulletin' und dieses 1974 in die Zeitschrift ‚Homoeotherapy'.

482 1884 wurde das ‚Hahnemann Medical College of San Francisco' eröffnet, 1887 wurde es in ‚Hahnemann Hospital College of San Francisco' und 1901 in ‚Hahnemann Medical College of the Pacific' umbenannt. 1916 verschmolz es mit der ‚University of California, Medical School', wo WILLIAM BOERICKE bis zu seinem Rücktritt 1921 der erste Professor für homöopathische *Materia medica* war. Vgl. dazu die Antrittsvorlesung WILLIAM BOERICKES: ‚Inaugural Lecture, Department of Homeopathy, University of California Medical School'. Pacific Coast J. Homeop. 27 (1916), 172-185.

483 WILLIAM BOERICKE: ‚The Twelve Tissue Remedies of Schüssler. Comprising the Theory, Therapeutical Application, Materia Medica, and a Complete Repertory of these Remedies' [zus. mit WILLIS ALONZO DEWEY]. 3rd ed., Philadelphia 1893; ,A Compend of the Principles of Homoeopathy, as Taught by Hahnemann, and Verified by a Century of Clinical Application'. San Francisco 1896; ,The Management and Care of Children. Including Homoeopathic Treatment'. San Francisco 1903; ,The Treatment of Disease with the Twelve Tissue Remedies. Being a Treatise on Biochemistry'. San Francisco 1903; ,The Elements of Homoeopathic Theory, Materia Medica, Practice and Pharmacy' [zus. mit EDWARD POLLOCK ANSHUTZ]. 2nd ed., Philadelphia 1907; u.a.

484 WILLIAM BOERICKE: ,Pocket Manual of Homoeopathic Materia Medica. Comprising the Characteristic and Cardinal Symptoms of all Remedies, Clinical and Pathogenetic'. San Francisco 1901 [9th ed. New York 1927]. Von der letzten Auflage sind derzeit drei deutsche Übersetzungen erhältlich: ,Homöopathische Mittel und ihre Wirkungen'. Übers. von MARGARETHE HARMS. 4. Aufl., Leer 1992; ,Homöopathisches Taschenbuch'. Übers. von MICHAEL BARTHEL. Berg 1991; ,Handbuch der homöopathischen Materia medica'. Übers. von KARL-FRIEDRICH SCHEIBLE, DANIEL JOHANNES BEHA und REINHARD HICKMANN. Heidelberg 1992.

485 ,Organon of Medicine. Sixth Edition after Hahnemann's Own Written Revision for the Sixth Edition'. Transl. with Preface by WILLIAM BOERICKE. Philadelphia 1922.

486 Nach seinem Realschulabschluss mit 14 Jahren musste RICHARD HAEHL auf Geheiß seines Vaters in dessen Glaserei-Werkstatt eine dreijährige Lehre absolvieren. Da er nun kein Abitur hatte, war ihm ein Medizinstudium an deutschen Universitäten verwehrt. Mit finanzieller Unterstützung durch den Stuttgarter Homöopathen AUGUST ZÖPPRITZ gelang es RICHARD HAEHL jedoch, von 1894 bis 1898 am homöopathischen College in Philadelphia Medizin zu studieren und dort sowohl Promotion als auch Approbation zu erlangen. Vgl. dazu HAEHLS Autobiographie: ,Zum Arzt berufen. Heilkunst der alten und der neuen Welt im Lichte eines ärztlichen Lebens. Nach dem Manuskript von Richard Haehl'. Hrsg. von ERICH HAEHL. Leipzig 1934; sowie: ERICH HAEHL: ,Das Hahnemann-Museum in Stuttgart und sein Schöpfer Dr. med. homöop. Richard Haehl'. Stuttgart, Leipzig 1932.

487 ,Organon der Heilkunst von Samuel Hahnemann. Nach der handschr. Neubearb. Hahnemanns für die 6. Auflage'. Hrsg. und mit einem Vorwort versehen von RICHARD HAEHL. Leipzig 1921. – Im Gegensatz zu dieser tatsächlich auf einer Abschrift von HAHNEMANNS Manuskript beruhenden Ausgabe gibt es inzwischen eine unter ausschließlicher Verwendung des Originals erstellte Edition: ,Organon der Heilkunst. Textkritische Ausgabe der von Samuel Hahnemann für die sechste Auflage vorgesehenen Fassung'. Bearb., hrsg. und mit einem Vorwort versehen von JOSEF M. SCHMIDT. Heidelberg 1992.

488 | Den darin enthaltenen Nachlass HAHNEMANNS 212
bot RICHARD HAEHL 1926 – offenbar in einer Zeit finanzieller Bedrängnis – dem Industriellen ROBERT BOSCH (1861–1942) gegen eine Leibrente und die Zusicherung an, geeignete Räume für die Unterbringung der Sammlung zu schaffen. So gelangte diese – zunächst über das Stuttgarter ,Homöopathische Krankenhaus' – 1940 in das neugebaute ,Robert-Bosch-Krankenhaus', 1967 in eigene Räume außerhalb des Hauses und 1974 schließlich in die sogenannte ,Medizinhistorische Forschungsstelle des Robert-Bosch Krankenhauses', die 1980 in das ,Institut für Geschichte der Medizin' der ,Robert Bosch Stiftung' umgewandelt wurde. ROBERT JÜTTE: ,Geschichte und laufende Projekte' [des Instituts für Geschichte der Medizin der Robert Bosch Stiftung]. In: Proc. 46th Congr. Liga Med. Hom. Intern. May 6–11, 1991, Cologne. Mainz 1991, S. 45 f.

489 Ab 1898 betrieb RICHARD HAEHL eine Privatpraxis, wobei es zunächst – wohl angesichts seiner ausländischen Approbation – nicht einfach war, sich das Vertrauen der Patienten bzw. die Anerkennung durch Kollegen zu erwerben. So war „in den ersten Jahren" „die Zahl der hilfesuchenden Kranken zuweilen recht klein". Anscheinend ging die Praxis dann aber so gut, dass HAEHL ab 1912 Assistenzärzte zu seiner Entlastung beschäftigte. HAEHLS Autobiographie (s. Anm. 8), S. 147 und 151.

490 Als Gegenleistung für die Finanzierung seines vierjährigen Studiums in den USA hatte sich HAEHL verpflichtet, nach seiner Approbation als homöopathischer Arzt das Sekretariat der ,Hahnemannia' (Landesverein für Homöopathie in Württemberg, Stuttgart, gegr. 1868) sowie die Schriftleitung der ,Homöopathischen Monatsblätter' (Vereinsorgan der ,Hahnemannia', Stuttgart, gegr. 1876) zu übernehmen. Nachdem dies 1898 geschehen war, stieg innerhalb der ersten zehn Jahre, in denen Haehl etwa 500 öffentliche Vorträge hielt, die Auflage der ‚Homöopathischen Monatsblätter' von monatlich circa 5.000 auf circa 13.000 Stück. Haehls Autobiographie (s. Anm. 8), S. 56, 154 f. und 172. – Die „Homöopathischen Monatsblätter" erschienen in folgenden Jahrgängen: Jg. 1, 1876 – Jg. 65, 1940 und Jg. 78, 1953 – Jg. 99, 1974 (Stuttgart) [1941–1942 u.d.T. ‚Leipziger populäre Zeitschrift für Homöopathie'; 1942–1943 Kriegsgemeinschaftsausgabe ‚Volk und Gesundheit'; 1943–1948 nicht erschienen; 1949–1952 u.d.T. ‚Populäre Zeitschrift für Homöopathie'; 1952 inhaltl. ident. mit ‚Monatsblatt für Homöopathie und Lebenspflege']; ab Jg. 99, 1974 u.d.T.: ‚Modernes Leben, natürliches Heilen. Monatsblätter für naturgemäße Lebenspflege, Homöopathie und Naturheilkunde' (Nürnberg).

491 Neben fast 200 Zeitschriftenaufsätzen (vorwiegend in den ‚Homöopathischen Monatsblättern') und der Neubearbeitung von Constantin Herings ‚Homöopathischem Hausarzt' (19. Aufl., Stuttgart 1905 – 30. Aufl., um 1928) etwa die Schriften über ‚Hannemann als Hygieniker' (1908), ‚Die Wechseljahre der Frau' (1912), ‚Die Unfruchtbarkeit der Frau' (1927), den ‚Keuchhusten und seine Behandlung ...' (1919) und andere. Einzeln aufgeführt in Haehls Autobiographie (s. Anm. 8), S. 300-305.

492 ‚Samuel Hahnemann. Sein Leben und Schaffen. Auf Grund neu aufgefundener Akten, Urkunden, Briefe, Krankenberichte und unter Benützung der gesamten in- und ausländischen homöopathischen Literatur'. Von Richard Haehl, unter Mitwirkung von Karl Schmidt-Buhl. 2 Bde., Leipzig 1922. – ‚Samuel Hahnemann: His Life and Work. Based on Recently Discovered State Papers, Documents, Letters, etc.', by Richard Haehl. Transl. from the German by Marie L. Wheeler and W.H.R. Grundy. Ed. by John Henry Clarke and Francis James Wheeler. London o.J. [1927].

493 Dieser Umstand könnte darauf zurückgeführt werden, dass Richard Haehl von seiner *posthum* erschienenen Biographie selbst nur knapp die erste Hälfte (12 von 27 Kapiteln) verfasst hat; die Zeit von seinem Medizinstudium bis zu seinem Tod wurde dagegen von seinem Sohn, Erich Haehl, anhand einzelner Fragmente und „mündlicher Überlieferung" bearbeitet. – Bezüglich der Erwerbung des literarischen Nachlasses Hahnemanns heißt es also lediglich, dass Haehl im April 1920 „mit der finanziellen Unterstützung amerikanischer Freunde" in seinen Besitz gekommen sei (Haehls Autobiographie [s. Anm. 8], S. 233).

494 Nach der Schilderung William Boerickes lernte dieser 1906 anlässlich einer Europareise Richard Haehl in Stuttgart kennen. Da Haehl ihm reichlich überarbeitet zu sein schien, bot er | ihm an, 213
ihn zur eigenen Erholung auf seiner bereits geplanten Reise nach Darup (Westfalen) zu begleiten, um dort mit der Familie von Bönninghausen über die Erwerbung von Hahnemanns Manuskript für die sechste Auflage des ‚Organon der Heilkunst' zu verhandeln. Haehl selbst hatte nach seinem letzten Besuch in Darup 1900 ja die tatsächliche Existenz des Manuskripts bestätigt. Obgleich die beiden Ärzte dieses nun gar nicht zu Gesicht bekamen, beauftragte Boericke Haehl jedenfalls, es auf seine Kosten zu erwerben, sobald sich eine günstige Gelegenheit dazu bieten sollte. William Boericke: ‚Hahnemann's Sixth Edition of the Organon'. Pacific Coast J. Homoeop. 31 (1920), 250 f.

495 Von März bis Mai 1920 kam es im Rahmen von kommunistischen Aufruhrbewegungen im Ruhrgebiet zu heftigen Kämpfen zwischen hereinstoßenden Freikorps und der „Roten Armee", bis schließlich die Reichswehr einmarschierte und in der Folge Frankreich den Maingau besetzte. Angesichts dieser prekären Lage musste Haehl, obwohl er über das Geld aus den USA bereits verfügte, die Abholung des ‚Organons' aus Darup mehrmals verschieben.

496 Vgl. Anm. 7. Die weitere Geschichte dieses 1842 von Hahnemann fertiggestellten ‚Organon'-Manuskripts findet sich im Vorwort der textkritischen Ausgabe (s. Anm. 9), S. XI f.

497 So berichtete Boericke etwa in der 1920 stattgefundenen ‚Cleveland Session' des ‚American Institute of Homeopathy' über einen Brief von Haehl, in dem dieser seine eigenen Aktivitäten sowie die allgemeine Situation in Deutschland während des Ersten Weltkriegs erörtert: Haehls vermeintliche Leitung eines Krankenhauses von etwa 300 Patienten, die ausschließlich homöopathisch behandelt wurden, Haehls neuere Veröffentlichungen, Haehls zahlreiche Vorträge für Laien und Kurse für junge Ärzte, die zunehmende Nachfrage nach alten homöopathischen Büchern, die Vorlesungen einiger Universitäts-Professoren über Hahnemann und die Homöopathie usw. (J. Am. Inst. Homeop. 13 [1920], 236 f.).

498 Auf diese erste Entwicklungsphase der Weimarer Republik von 1920 bis 1923 folgte – nach der Währungsreform – von 1924 bis 1928 die wirtschaftliche Konsolidierung und politische Stabilisierung mit Entspannung im Westen und von 1928 bis 1933 schließlich der Zusammenbruch der Parteienregierung angesichts der Weltwirtschaftskrise, Deflation und wachsenden Massenarbeitslosigkeit.

499 Aus der Selbstbiographie erfährt man über die hier betrachtete Zeit lediglich, dass ein Herr Dr. Balzli von Januar 1921 bis August 1922 die Praxis weiterführte, damit sich Richard Haehl „während dieser Zeit ausschließlich und ungestört der Herausgabe der 6. Auflage von Hahnemanns ‚Organon' und der Hahnemann-Biographie widmen" konnte (Haehls Autobiographie [s. Anm. 8], S. 151 und 229). Von der Zeit danach wird nur einmal ganz allgemein die große „Ausdehnung" der Praxis erwähnt (S. 153) – über finanzielle Not ist dagegen nichts zu lesen. – Hauptwerke Hans Balzlis (1893–1959): ‚Taschenbuch der homöopathischen Therapie. Vademecum für Ärzte'. Stuttgart 1925; ‚Medizinisches Taschenwörterbuch. Mit Berücksichtigung der Fachausdrücke der Homöopathie'. Regensburg 1926; ‚Kunst und Wissenschaft des Essens. Gesundheit und Volkswohlfahrt durch basische Ernährung'. 2 Bde., Stuttgart 1928–1930; ‚Gastrosophie. Ein Brevier für Gaumen und Geist. Neue Wege zu Tafelfreude und Geselligkeit'. Stuttgart 1931; ‚Gepflegte Frau – Schöne Frau. Das Buch der modernen Kosmetik' [zus. mit Yvette Mirabeau]. Stuttgart 1932; ‚Vokabularien im Codex Salernitanus der Breslauer Stadtbibliothek (Nr. 1302) und in einer Münchener Handschrift (Lat. 4622), beide aus dem 12. Jahrhundert'. (‚Studien zur Geschichte der Medizin', H. 21). Leipzig 1931; u.a.

500 Die entsprechenden Preise von Grundnahrungsmitteln im November 1922 finden sich in einem weiteren, am 13.11.1922 von Haehl an Boericke gesandten Brief, der im Pacific Coast J. Homoeop. 33 (1922), 377-379 veröffentlicht wurde. Haehl protestierte darin heftig gegen einen im September 1922 verfassten Bericht eines amerikanischen Arztes, der aufgrund seiner kürzlichen Deutschlandreise zu dem Schluss kam, dass Deutschland jetzt reicher sei als zuvor und sich bald zu einer der führendsten Wirtschaftsmächte entwickeln werde. Haehl erwiderte hierauf, dass er – im Gegensatz zu dem amerikanischen Besucher – als Arzt Einblick in die Verhältnisse einer sehr breiten Bevölkerungsschicht habe und dass gerade der am härtesten betroffene Mittelstand gewöhnlich zu vornehm sei, das eigene Leid nach außen hin zu zeigen oder sich zu beklagen. Viele Ärzte hätten allerdings nur noch abends Sprechstunden, weil sie | 214
tagsüber als Verkäufer oder Schreiber (*clerk*) arbeiten müssten, und Haehl selbst sei hoch zufrieden, wenn er pro Woche 10.000 Mark verdiene, womit man sich aber gerade zehn Pfund Butter oder ein Paar Schuhe kaufen könne. Hätte man dagegen nur einen Dollar pro Monat, könnte man damit das beste Leben führen.

501 George Royal (1853–1931): ‚Text-Book of Homeopathic Materia Medica'. Philadelphia 1920 [Nachdr. New Delhi 1991]. Dt. Übers.: ‚Abriß der homöopathischen Arzneimittellehre'. Übers. von Hans Balzli. Regensburg 1926 [Neudr. 1970].

502 Bereits von 1914 bis 1919 wurde in Stuttgart von der ‚Hahnemannia' ein homöopathisches Lazarett betrieben, in dem unter anderen Richard Haehl und ab 1916 auch Alfons Stiegele (1871–1956) mitarbeiteten und in dem während des Ersten Weltkriegs insgesamt etwa 1.000 Soldaten behandelt wurden. Als im August 1921 das homöopathische Krankenhaus in Stuttgart (ein Vorläufer des späteren, 1940 fertiggestellten ‚Robert-Bosch-Krankenhauses') eröffnet wurde, hielt Haehl dort die Festrede. Ähnliche Krankenhäuser gab es unter anderem in Leipzig, Berlin und München, wobei letzteres – ab 1968 als ‚Krankenhaus für Naturheilweisen' – heute noch besteht. Vgl. dazu Heinz Eppenich: ‚Ansichten deutscher homöopathischer Krankenhäuser im 19. und frühen 20. Jh. sowie Streifzüge durch die Geschichte derselben bis zum Ersten Weltkrieg ...' In: Proc. 46th Congr. Liga Med. Hom. Intern. May 6–11, 1991, Cologne. Mainz 1991, S. 30 f.

503 Nicht eigens korrigiert wurden einige von Haehl öfters zusammen- bzw. getrennt geschriebene Wörter, die dadurch von der heutigen Orthographie abweichen, wie zum Beispiel „to day", „donot", „dont", „socalled", „anymore" usw., sowie der fehlende Apostroph beim angelsächsischen Genitiv.

504 Hans Balzli. Vgl. Anm. 21.

505 Im Einzelnen handelt es sich um folgende fünf Abhandlungen, die alle aus Hahnemanns zweibändiger laienmedizinischer Schrift ‚Freund der Gesundheit' (Teil 1, Frankfurt am Main 1792; Teil 2, Leipzig 1795) entnommen sind: ‚Vorschläge zur Tilgung eines bösartigen Fiebers, in einem Schreiben an den Polizeiminister'; ‚Genauere, einzelne Vorschriften';

,Nachträge zur allgemeinen Verhütung der Epidemien, besonders in Städten'; ,Die Krankenbesucherin'; ,Zuweilen eine Laxanz, sollte die wohl schaden?'

506 ,Kleine medicinische Schriften von Samuel Hahnemann'. Gesammelt und hrsg. von ERNST STAPF. 2 Bde. Dresden, Leipzig 1829. – ,The Lesser Writings of Samuel Hahnemann'. Collected and transl. by R.E. DUDGEON. New York 1852. Die englische Edition beruht zwar einerseits auf einer Übersetzung der STAPF'schen Ausgabe, enthält andererseits aber auch dort nicht aufgenommene Schriften, unter anderen beide Bände des ,Freundes der Gesundheit' und damit die von HAEHL hier gemeinten Aufsätze (vgl. Anm. 27).

507 THOMAS LINDSLEY BRADFORD (1847–1918): ,The Life and Letters of Dr. Samuel Hahnemann'. Philadelphia 1895. – Weitere Hauptwerke BRADFORDS: ,Homoeopathic Bibliography of the United States, from the Year 1825 to the Year 1891, Inclusive'. Philadelphia 1892; ,The Pioneers of Homoeopathy'. Philadelphia 1897; ,History of the Homoeopathic Medical College of Pennsylvania. The Hahnemann Medical College and Hospital of Philadelphia'. Philadelphia 1898; ,Index to Homoeopathic Provings'. Philadelphia 1901.

508 Entgegen dem Vorschlag HAEHLS wurde diese Vorrede von BOERICKE weder übersetzt noch auszugsweise der englischen Ausgabe vorangestellt.

509 Gemeint ist wohl WALTER E. HERING, der Erbe von CONSTANTIN HERINGS (1800–1880) literarischem Nachlass, welcher – nachdem auch jener verstorben war – von den Nachlassverwaltern 1932 schließlich dem ,Hahnemann Medical College and Hospital' in Philadelphia als permanente Leihgabe ausgehändigt wurde. Die hierauf zurückgehende ,Constantin Hering Collection' der heutigen ,Hahnemann University Medical School' umfasst außer Briefen, Manuskripten, Fotos und anderen Memorabilien der Familien HERING und KNERR (CALVIN B. KNERR war der Schwiegersohn und Biograph CONSTANTIN HERINGS) auch die ansehnliche ,Paracelsus Collection' von CONSTANTIN HERING, die sich aus über 200 Original-Werken ab 1502 zusammensetzt.

510 Vgl. Anm. 23.

215 **511** | Das ,Hahnemann Medical College of Philadelphia' war sowohl das erste als auch das letzte der vor allem gegen Ende des 19. Jahrhunderts zahlreichen homöopathischen Colleges in den Vereinigten Staaten. 1848 wurde das ,Hahnemann Medical College of Pennsylvania' gegründet und nach der Fusion mit dem 1866 gegründeten ,Hahnemann Medical College of Philadelphia' ab 1869 unter dem Namen des letzteren weitergeführt – bis dort 1950 das letzte Diplom verliehen und 1959 der letzte fakultative Homöopathie-Kurs angeboten wurde.

512 Vgl. Anm. 12.

513 Hofrat WILLMAR SCHWABE II (1878–1935), der Sohn des Geheimrats WILLMAR SCHWABE I (1839–1917), der 1866 die homöopathische Zentralapotheke in Leipzig gründete, aus der unter seinem Enkel WILLMAR SCHWABE III (1907–1983) 1962 die ,Deutsche Homöopathie Union' hervorging. Die Firma ,Willmar Schwabe' war ab 1870 Verleger und Herausgeber der ,[Leipziger] Populären Zeitschrift für Homöopathie' (vgl. Anm. 36) und von 1910 bis 1938 Verleger der ,Allgemeinen Homöopathischen Zeitung' (gegr. 1832). Neben dem Verlegen zahlreicher homöopathischer Monographien wurden von der Familie WILLMAR SCHWABE herausgegeben: ,Pharmacopoea Homoeopathica Polyglottica'. Leipzig 1872 [5. Aufl. 1901]; ,Homöopathisches Vademecum. Eine Belehrung über die homöopathische Heilmethode, über die homöopathische Diät und über manches Andere, was für Kranke zu wissen wünschenswert ist'. Leipzig 1875; ,[Deutsches] Homöopathisches Arzneibuch'. Leipzig 1901 [2. Ausg. 1924, 2. Aufl. 1934]; ,Homöopathisches Repetitorium' [unter Beratung von HEINZ SCHOELER]. Karlsruhe 1955; u.a. Vgl. auch VOLKER JÄGER: ,Im Dienste der Gesundheit. Zur Geschichte der Firma Willmar Schwabe'. In: ,Medizin, Gesellschaft und Geschichte. Jahrbuch des Instituts für Geschichte der Medizin der Robert Bosch Stiftung' 10 (1992), S. 171-188.

514 Gemeint ist wohl die ,Leipziger Populäre Zeitschrift für Homöopathie' (Leipzig, Jg. 17,1886 – Jg. 73, 1942), die „älteste und verbreitetste volkstümliche homöopathische Zeitschrift. Offizielles Organ des Bundes homöopathischer Laienvereine Deutschlands, des Landesvereins für Homöopathie in Sachsen, des Rheinisch-Westfälischen Verbandes Homöopathischer Vereine, des Verbandes Homöopathischer Vereine Norddeutschlands, des Verbandes Homöopathischer Vereine in Hessen-Nassau, des Verbandes Homöopathischer Vereine Mitteldeutschlands, des Verbandes freier homöopathischer Vereine, Sitz Dresden, und anderer homöopathischer Vereine"; Jg. 1, 1870 – Jg. 16, 1885 und Jg. 74, 1949 – Jg. 77, 1952 u.d.T. ‚Populäre Zeitschrift für Homöopathie' [1941–1942 vereinigt mit den ‚Homöopathischen Monatsblättern'; 1942–1943 Kriegsgemeinschaftsausgabe ‚Volk und Gesundheit'; 1943–1948 nicht erschienen; 1952 inhaltl. ident. mit ‚Monatsblatt für Homöopathie und Lebenspflege']; ab 1952 u.d.T. ‚Homöopathische Monatsblätter' (vgl. Anm. 12).

515 Vermutlich die ‚Berliner homöopathische Zeitschrift' (Berlin, Jg. 29 [1], 1910 – Jg. 38 [10], 1921); Jg. 1, 1882 – Jg. 28, 1909 u.d.T. ‚Zeitschrift des Berliner Vereins homöopathischer Ärzte' (Berlin); Jg. 39 [1], 1922 – Jg. 60 [23], 1944 u.d.T. ‚Deutsche Zeitschrift für Homöopathie [und deren Grenzgebiete]' (Berlin); 1944 auch u.d.T. ‚Homöopathische Zeitschrift', als Gemeinschaftsausgabe mit der ‚Allgemeinen homöopathischen Zeitschrift'; Jg. 61, 1948 – Jg. 63, 1950 u.d.T. ‚Zeitschrift für biologische Heilweisen' bzw. ‚Arzt und Patient. Zeitschrift für praktische Medizin einschließlich Homöopathie, Naturheilverfahren, Psychotherapie, Konstitutionstherapie, angewandte Anthropologie und Grenzgebiete' (Saulgau); ab Jg. 64, 1951 u.d.T. ‚Die Heilkunst. Zeitschrift für praktische Medizin und die Synthese aller Heilverfahren einschließlich Homöopathie, Naturheilverfahren, Psychotherapie, Konstitutionstherapie, angewandte Anthropologie und Grenzgebiete. Organ des Bundesverbandes Deutscher Ärzte für Naturheilverfahren, Sitz München und der Abteilung Naturheilverfahren des Verbandes der Österreichischen Kur- und Badeärzte' (München).

516 Es handelt sich um die 79. Jahrestagung des ‚American Institute of Homeopathy', die 1923 in Atlantic City, NJ, stattfand (J. Am. Inst. Homoeop. 16 [1923], No. 1–6). Vgl. dazu unter anderem die Satire über die dort gewesenen Delegierten aus San Francisco (William Boericke nahm nicht daran teil) im Pacific Coast J. Homoeop. 34 (1923), 271.

517 Nachdem Friedrich K. Krupp (1787–1826) 1811 ein führendes Unternehmen der deutschen Montanindustrie gegründet hatte, wurde dieses von sei-
216 nem Sohn Alfred (1812–1887) und | schließlich von dessen Sohn Friedrich Alfred (1854–1902) weiter ausgebaut, bis die Firma 1903 in eine Familien-AG umgewandelt wurde und 1909 Friedrich Alfreds Schwiegersohn Gustav von Bohlen und Halbach (1870–1950), dem der Name Krupp von Bohlen und Halbach verliehen wurde, die Leitung übernahm. Nach dem mächtigen Aufschwung der Rüstungsindustrie während des Ersten und Zweiten Weltkriegs wurde das Unternehmen 1943 wieder zu einer Einzelfirma, deren Alleininhaber Alfried Krupp von Bohlen und Halbach (1907–1967) war, unter dem aus der Finna schließlich eine AG und nach dessen Tod 1968 eine GmbH wurde.

518 Unter den Hahnemann-Reliquien, die sich in Haehls Besitz befanden, waren auch zwei Gemälde von Friedrich Bouterwek (1806–1867) ‚Hahnemann auf dem Totenbett' (Richard Haehl: ‚Samuel Hahnemann'. Leipzig 1922, Bd. 2, S. 488 – abgebildet in Bd. 1, S. 264). Beide Bilder, eines gemalt am Todestag und eines drei Tage später, sind in Stuttgart im Zweiten Weltkrieg verbrannt (Wolfgang Schweitzer: ‚Ikonographie. Sammlung, Dokumentation, Historie und Legenden der Bilder des Hofrates ... Samuel Hahnemann'. Heidelberg 1991, S. 96 f. – dort auch abgebildet). Zu Bouterwek, der ab 1835 bis zu seinem Tod in Paris lebte, vgl. Ulrich Thieme und Felix Becker: ‚Allgemeines Lexikon der bildenden Künstler von der Antike bis zur Gegenwart'. Bd. 4, Leipzig 1910, S. 470 f.

519 Willis Alonzo Dewey (1858–1938). Hauptwerke: ‚The Twelve Tissue Remedies of Schüssler ...' [zus. mit William Boericke, vgl. Anm. 5]. 3rd ed., Philadelphia 1893; ‚Essentials of Homoeopathic Materia Medica [and Homoeopathic Pharmacy]. Being a Quiz Compend [upon the Principles of Homoeopathy, Homoeopathic Pharmacy, and Homoeopathic Materia Medica. Arranged and Compiled Especially for the Use of Students of Medicine]'. Philadelphia 1894 [4th ed. 1908]; ‚Essentials of Homoeopathic Therapeutics. Being a Quiz Compend upon the Application of Homoeopathic Remedies to Diseased States. A Companion to the Essentials of Homoeopathic Materia Medica. Arranged and Compiled Especially for the Use of Students of Medicine'. Philadelphia 1895 [2nd ed. 1898]; ‚Practical Homoeopathic Therapeutics'. Philadelphia 1901 [3rd ed. 1934]; u.a.

520 James William Ward (1861–1939). Hauptwerke: ‚Why I am a Homoeopathic Physician. Presidential Address before the California State Homoeopathic Medical Society, May 10, 1900'; ‚The Agnostic in Medicine. Presidential address Delivered at the 66th Annual Session of the American Institute of Homoeopathy, Held at Pasadena, Cal., July 11, 1910'. San Francisco 1910; ‚The Principles and Scope of Homoeopathy. Six Lectures, Delivered During March and April 1925 at the University of California Training

School for Nurses'. San Francisco 1929; ,Unabridged Dictionary of the Sensations „As if" '. 2 Vol., San Francisco 1939 [Nachdr. New Delhi 1983]; u.a.

521 Gemeint ist wohl das ,Homoeopathic Journal of Obstetrics' (New York, Chicago, Philadelphia, Jg. 1, 1879 – Jg. 26, 1904); auch u.d.T. ,Homoeopathic Journal of Obstetrics and Diseases of Women and Children', ,Homoeopathic Journal of Obstetrics, Gynaecology and Paedology' sowie ,Journal of Surgery, Gynecology and Obstetrics'.

522 Karl Stauffer (1870–1930): ,[Klinische] Homöopathische Arzneimittellehre'. Regensburg 1922 [2. Aufl. 1926, 11. Aufl. 1993].

523 Von Albert Euclid Hinsdale (1881–1924) waren damals zwar einige (auch 1922 publizierte) Zeitschriftenartikel über homöopathische Arzneimittel bekannt, jedoch keine eigene Monographie einer *Materia medica*. Vgl. dazu Francesco Cordasco: ,Homoeopathy in the United States. A Bibliography of Homoeopathic Medical Imprints, 1825–1925'. Fairview, NJ, & London 1991, S. 174. – 1929 erschienen allerdings seine ,Researches in Homeopathic Materia Medica' als Reprint aus dem J. Am. Inst. Homeop. 22 (1929), No. 8 [New York 1929].

524 Vgl. Anm. 24.

525 Erich Karl Hermann Haehl (1901–1950). Vgl. Anm. 48.

526 Nach Erich Haehls Angaben ist er selbst später tatsächlich „fast fünf Jahre lang" mit seinem Vater „Seite an Seite" „im Beruf gestanden" und „ihm eine Stütze in der Praxis" gewesen. Darüber hinaus hatte er in der Familie auch „das Amt eines ,Hausdichters' inne". Haehls Autobiographie (s. Anm. 8), S. IX, 152 und 282.

217 **527** | Zu dem in Richard Haehls Wohnhaus eingerichteten „Hahnemann-Zimmer" vgl. Richard Haehl: ,Samuel Hahnemann'. Leipzig 1922, Bd. 1, S. 406-408 und Bd. 2, S. 488 f. sowie Erich Haehl: ,Das Hahnemann-Museum in Stuttgart und sein Schöpfer Dr. med. homöop. Richard Haehl'. Stuttgart, Leipzig 1932, S. 30-36.

528 Vgl. Anm. 8 und 33.

529 Rufus B. Weaver war zu der Zeit, als Richard Haehl am ,Hahnemann Medical College of Philadelphia' studierte, Professor für Anatomie und hatte sich des jungen Haehl besonders angenommen. So nahm er ihn etwa zu besonders interessanten Sektionen mit, lud ihn regelmäßig zum Essen ein und zeigte stets großes Verständnis für Haehls Sprachschwierigkeiten – da er selbst während eines Studienaufenthalts in Deutschland deswegen oft ausgelacht worden war. Das zerebrospinale Nervensystem, das Weaver 1888 aus der Leiche einer jungen Frau in staunenswerter Vollkommenheit präpariert und 1893 auf der ,Columbian World's Fair Exhibition' in Chicago ausgestellt hatte, verschaffte ihm weltweites Ansehen. Vgl. dazu Haehls Autobiographie (s. Anm. 8), S. 125 und 136-139.

530 Vermutlich der Vorläufer von Emil Schlegels (1851–1934) ,Samuel Hahnemanns Ordnung der Heilkunde. Das „Organon der Heilkunst", zuerst 1810 erschienen, nach der neuesten Auflage und unter Benützung von Vorlesungen weiland Prof. J.T. Kents in Chicago für die Studenten der Homöopathie erläutert'. Regensburg 1925.

531 Am 22. September 1898 hatte Richard Haehl die jüngste Tochter des damals bereits verstorbenen Oberamtstierarztes Seeger in Nürtingen, Karoline Emilie Wilhelmine (1875–1945), geheiratet. Haehls Autobiographie (s. Anm. 8), S. 147.

532 Vgl. dazu Anm. 21.

533 Rudolph Frederick Rabe (1872–1952). Hauptwerk: ,Medical Therapeutics for Daily Reference'. Philadelphia 1920. – Nicht zu verwechseln mit Hanns Rabe (1890–1959). Hauptwerke: ,Anleitung zum Studium der Homöopathie für Ärzte unter besonderer Berücksichtigung des Selbstdispensierrechtes homöopathischer Arzneien im Freistaat Preußen'. Leipzig 1928; ,Ausgewählte Arznei-Prüfungs-Protokolle' [zus. mit Friedrich Gisevius]. H. 1–3, Berlin 1926–1934; ,Die Bedeutung der Homöopathie für die ärztliche Praxis (12. [i.e. 11.] Internationaler Homöopathischer Kongreß. Berlin 8.–15.8.1937)'. Berlin 1937; ,Homöopathie und biologische Medizin bei Thyreotoxikose, Basedow und Kropf' [zus. mit Karl Saller und Willy Erbe]. Berlin 1946; ,Almanach zum Hahnemann-Jubiläums-Kongreß vom 4.–9. September 1955'. Stuttgart 1955; u.a.

534 Stuart Close (1860–1929). Hauptwerke: ,The Artistic Spirit in Medicine'. Philadelphia 1897; ,The

Genius of Homoeopathy. Lectures and Essays on Homoeopathic Philosophy'. Philadelphia 1924; u.a.

535 Alle acht Bücher sind von RICHARD HAEHL verfasst, bearbeitet oder herausgegeben: 1. ,Samuel Hahnemann. Sein Leben und Schaffen ...' (s. Anm. 14). 2 Bde., Leipzig 1922; 2. ,Organon der Heilkunst ...' (s. Anm. 9). Leipzig 1921; 3. ,[Constantin] Hering's Homöopathischer Hausarzt'. Vollst. neu bearb. 28. Aufl., Stuttgart 1923 [34. Aufl. 1949]; 4. ,Der Keuchhusten und seine Behandlung nach den Grundsätzen und Erfahrungen der Homöopathie'. Stuttgart 1919; 5. ,Die Wechseljahre der Frau. Wegweiser für die homöopathische Behandlung der häufigsten Beschwerden des Klimakteriums'. Stuttgart [1912 und] 1922; 6. ,Die wichtigsten Krankheiten des weiblichen Geschlechtes und ihre homöopathische Behandlung'. Stuttgart [1923]; 7. ,Kurze Anleitung für die Hauspraxis mit homöopathischen Heilmitteln'. 18. Aufl., Stuttgart 1921 [21. Aufl. 1927]; 8. ,Illustrierte Festschrift zur Feier des 150. Geburtstages von Dr. Samuel Hahnemann'. Stuttgart 1905.

536 ,Institut für medizinische und pharmazeutische Prüfungsfragen': ,Gegenstände, auf die sich der schriftliche Teil des zweiten Abschnitts der Ärztlichen Prüfung beziehen kann (GK 3)'. IMPP: Mainz 1993, 330 f.: Kap. ,Homöopathie'.

537 SCHMIDT, J.M.: ,Die philosophischen Vorstellungen Samuel Hahnemanns bei der Begründung der Homöopathie (bis zum Organon der rationellen Heilkunde, 1810)'. Sonntag: München 1990.

538 HAHNEMANN, S.: ,Versuch über ein neues Prinzip zur Auffindung der Heilkräfte der Arzneisubstanzen, nebst einigen Blicken auf die bisherigen'. ,Journal der practischen Arzneykunde und Wundarzneykunst' 2 (1796), 3, 391-439 und 4, 465-561.

539 SCHMIDT, J.M.: ,Alternative oder Anachronismus? Die Behandlung chronischer Krankheiten mittels Homöopathie'. In: HAMMER, C., V. SCHUBERT (Hrsg.): ,Chronische Krankheiten und ihre Bewältigung'. R.S. Schulz: Percha 1993, 202-246.

540 SCHMIDT, J.M.: ,Der Simile-Weg als „deuteros plous" in der Arzneitherapie – Konzeption und Rezeption'. Docum. homoeopath. 12 (1992), 51-59.

541 HAHNEMANN, S.: ,Organon der rationellen Heilkunde'. Arnold: Dresden 1810.

542 HAHNEMANN, S.: ,Organon der Heilkunst. Textkritische Ausgabe der 6. Aufl. [1842]'. Bearbeitet und herausgegeben von J.M. SCHMIDT. Haug: Heidelberg 1992.

543 JENNER, E.: ,An Inquiry into the Causes and Effects of the Variolae Vaccinae ...' Low: London 1798.

544 HAHNEMANN, S.: ,Versuch über ein neues Prinzip zur Auffindung der Heilkräfte der Arzneisubstanzen, nebst einigen Blicken auf die bisherigen'. ,Journal der practischen Arzneykunde und Wundarzneykunst' 2 (1796), 3, 391-439 und 4, 465-561.

545 LEIBBRAND, W.: ,Die spekulative Medizin der Romantik'. Claassen: Hamburg 1956, 201-225.

546 TISCHNER, R.: ,Hahnemann und die Romantik'. Allg. homöopath. Ztg 201 (1956), 313-318.

547 HAHNEMANN, S.: ,Die chronischen Krankheiten, ihre eigenthümliche Natur und homöopathische Heilung'. 2. Aufl., 4. Teil. Schaub: Düsseldorf 1838, VI-VIII.

548 HAHNEMANN, S.: ,Die chronischen Krankheiten, ihre eigenthümliche Natur und homöopathische Heilung'. 2. Aufl., 1. Teil. Arnold: Dresden, Leipzig 1835, 154.

549 HAHNEMANN, S.: ,Reine Arzneimittellehre'. 6. Teil. Arnold: Dresden 1821, V-XVI.

550 HAHNEMANN, S.: ,Reine Arzneimittellehre'. 2. Aufl. 6. Teil. Arnold: Dresden, Leipzig 1827, XI.

551 RIGHETTI, M.: ,Forschung in der Homöopathie'. Burgdorf: Göttingen 1988.

552 SCHMIDT, J.M.: ,Alternative oder Anachronismus? Die Behandlung chronischer Krankheiten mittels Homöopathie'. In: HAMMER, C., V. SCHUBERT (Hrsg.): ,Chronische Krankheiten und ihre Bewältigung'. R.S. Schulz: Percha 1993, 202-246.

553 GIBSON, R.G., S.L.M. GIBSON, A.D. MACNEILL, W.W. BUCHANAN: ,Homoeopathic therapy in rheumatoid arthritis. Evaluation by double-blind clinical therapeutic trial'. Brit. J. clin. Pharmacol. 9 (1980), 453-459.

554 REILLY, D.T., M.A. TAYLOR, C. MCSHARRY, T. AITCHISON: ,Is homoeopathy a placebo response?

Controlled trial of homoeopathic potency, with pollen in hayfever as model'. Lancet 1986/II, 881-886.

555 KLEIJNEN, J., P. KNIPSCHILD, G. T. RIET: ,Clinical trials of homoeopathy'. Brit. med. J. 302 (1991), 316-323.

556 HAHNEMANN, S.: ,Zusatz'. Anzeiger (1792), 2, 23/24, 190 f.

557 HAHNEMANN, S.: ,Ueber den Ansprung (crusta lactea)'. Med. Bibl. 3 (1795), 4, 701-705.

558 HAHNEMANN, S.: ,Die chronischen Krankheiten, ihre eigenthümliche Natur und homöopathische Heilung'. 1. Teil. Arnold: Dresden, Leipzig 1828.

559 HERING, C.: ,Preface'. In: HAHNEMANN, S.: ,The Chronic Diseases. Their Specific Nature and Homoeopathic Treatment'. Translated by C.J. HEMPEL. Radde: New York 1845, 4-10.

560 HERING, C: ,Hahnemann's three rules concerning the rank of symptoms'. Hahnem. Monthly 1 (1865), 5-12.

561 KENT, J.T.: ,Correspondence of organs, and the direction of cure. Trans. Soc. Homoeopath. 1 (1911), 31-33.

562 VITHOULKAS, G.: ,The Science of Homeopathy'. Grove: New York 1980, 231, 240.

563 KENT, J.T.: ,Lectures on Homoeopathic Materia Medica'. Boericke & Tafel: Philadelphia 1905.

564 VITHOULKAS, G.: ,The Essence of Materia Medica'. Jain: New Delhi 1988.

565 COULTER, C.R.: ,Portraits of Homoeopathic Medicines'. Homoeopathic Educational Services: Berkeley 1986–1989.

228 **566** | SAMUEL HAHNEMANN: ,Aeskulap auf der Wagschale'. Leipzig 1805, S. 69.

567 SAMUEL HAHNEMANN: ,Fragmenta de viribus medicamentorum positivis sive in sano corpore humano observatis'. Leipzig 1805, Bd. 1, S. III.

568 Eine spätere Sammelbezeichnung für dessen Schriften zur Logik.

569 SAMUEL HAHNEMANN: ,Organon der Heilkunst'. 6. Aufl. Hrsg. von RICHARD HAEHL. Leipzig 1921, S. XXVII.

570 | RICHARD HAEHL: ,Samuel Hahnemann. Sein 229
Leben und Schaffen'. Leipzig 1922, Bd. 1, S. 359 f.

571 RUDOLF TISCHNER: ,Geschichte der Homöopathie'. Leipzig 1932–1939; Bd. 2, Leipzig 1934, S. 286.

572 RUDOLF TISCHNER: ,Das Werden der Homöopathie'. Stuttgart 1950, S. 90.

573 RUDOLF FLURY: ,Realitätserkenntnis und Homöopathie'. Bern 1979, S. 63.

574 RUDOLF FLURY: ,Les Dilutions au Cinquante-Millième de la VI. Edition de l'Organon'. In: ,Edition des Laboratoires P.H.R.', Lyon 1950 [Dt. Übers. in d. Allg. Hom. Ztg. 226 (1981), 224-229].

575 ADOLF VOEGELI: ,Heilkunst in neuer Sicht'. Ulm 1955 (5. Aufl., Heidelberg 1983, S. 122-130).

576 JOST KÜNZLI VON FIMMELSBERG: ,Zwei Heilungen Hahnemanns mit Quinquagintamillesimalpotenzen'. Dt. Hom. Mschr. 7 (1956), 451-461; hier: 460.

577 PIERRE SCHMIDT: ,The Hidden Treasures of the Last Organon'. Brit. Hom. J . 44 (1954), 134-156.

578 PIERRE SCHMIDT: ,Über drei Arten homöopathischer Dynamisationen'. Zschr. Klass. Hom. 5 (1961), 206-212; hier: 211.

579 | JOST KÜNZLI VON FIMMELSBERG: ,Die Quin- 230
quagintamillesimalpotenzen'. Zschr. Klass. Hom. 4 (1960), 47-56.

580 MAX TIEDEMANN: ,Herstellung und Anwendung der LM-Potenzen. Ein Tagungsbericht'. Zschr. Klass. Hom. 9 (1965), 262-268.

581 ,Homöopathisches Arzneibuch', 1. Ausg. 1978 (HAB 1), Vorschr. 17: ,LM-Potenzen'.

582 STEFAN REIS und MICHAEL TERLINDEN: ,Q-Potenzen – ihre Herstellung und Anwendung'. Volksheilk. Akt. 43 (1991), 3: 1-8.

583 SAMUEL HAHNEMANN: ,Organon der Heilkunst. Textkrit. Ausg. der 6. Aufl.' Bearb. und hrsg. von JOSEF M. SCHMIDT. Heidelberg 1992.

584 SAMUEL HAHNEMANN: ‚Organon der Heilkunst‘. 5. Aufl. (1833) sowie 6. Aufl. (1842) [Org. V und VI]: § 264. – Analoge Abkürzungen im Folgenden für: ‚Organon der rationellen Heilkunde‘. 1. Aufl. (1810) [Org. I]; ‚Organon der Heilkunst‘. 2. Aufl. (1819) [Org. II]; 3. Aufl. (1824) [Org. III]; 4. Aufl. (1829) [Org. IV].

231 **585** | SAMUEL HAHNEMANN: ‚Reine Arzneimittellehre‘. 1. Aufl., Bd. 3 (1817) [RAL I, 3], S. V. – Analoge Abkürzungen im Folgenden für: 2. Aufl. [RAL II] usw.

586 SAMUEL HAHNEMANN: ‚Versuch über ein neues Prinzip zur Auffindung der Heilkräfte der Arzneisubstanzen ...‘ Huf. J. 2 (1796), 3: 433.

587 SAMUEL HAHNEMANN: ‚Gegenmittel einiger heroischen Gewächssubstanzen‘. Huf. J. 5 (1797), 1: 4, 14.

588 SAMUEL HAHNEMANN: ‚Dr. Hahnemann's fernere Erklärung über die Bekanntmachung seines specifischen Mittels gegen Scharlachfieber-Ansteckung‘. Reichs-Anz. (1800), 1, 108: 1390 f.

589 SAMUEL HAHNEMANN: ‚Ueber die Kraft kleiner Gaben der Arzneien überhaupt und der Belladonna insbesondere‘. Huf. J. 13 (1801), 2: 155 sowie ders.: ‚Heilung und Verhütung des Scharlach-Fiebers‘. Gotha 1801, S. 13-16 und 28-34.

232 **590** | SAMUEL HAHNEMANN: ‚Heilkunde der Erfahrung‘. Huf. J. 22 (1805), 3: 91.

591 Org. I, § 253; Org. II und III, § 309; Org. IV, § 282; Org. V, § 284 (s. Anm. 19).

592 Org. I, § 247; Org. II, § 304; Org. III, § 305; Org. IV, § 278; Org. V, § 280 (s. Anm. 19).

593 SAMUEL HAHNEMANN: ‚Was sind Gifte? Was sind Arzneien?‘ Huf. J. 24 (1806), 3: 47.

594 SAMUEL HAHNEMANN: ‚Belehrung über das herrschende Fieber‘. Allg. Anz. d. Dt. (1809), 2, 261: 2926.

595 RAL I, 2 (1816), S. 67 (s. Anm. 20).

596 RAL I, 2 (1816), S. 27 und 68 (s. Anm. 20).

597 RAL I, 4 (1818), S. 91 und 266 f. (s. Anm. 20).

598 RAL I, 6 (1821), S. XI (s. Anm. 20).

599 | RAL I, 6 (1821), S. V-XVI (s. Anm. 20). 233

600 Org. III, § 312 (s. Anm. 19).

601 Org. III, § 310; RAL II, 2 (1824), S. 80 (s. Anm. 19 und 20).

602 RAL II, 6 (1827), S. XI (s. Anm. 20).

603 SAMUEL HAHNEMANN: ‚Die chronischen Krankheiten, ihre eigenthümliche Natur und homöopathische Heilung‘. 1. Aufl., Bd. 2 (1828) [CK I, 2], S. 1-11. – Analoge Abkürzungen im Folgenden für: 2. Aufl. [CK II] usw.

604 Org.I, § 201; Org. II und III, § 259; Org. IV, § 240 und 242; Org. V, § 245; Org. VI, § 246 (s. Anm. 19).

605 | SAMUEL HAHNEMANN: ‚Vorwort über die Wie- 234
derholung der Gabe eines homöopathischen Arzneimittels. In: Systematisch-Alphabetisches Repertorium der Antipsorischen Arzneien. Hrsg. von CLEMENS VON BÖNNINGHAUSEN. Münster 1832, S. XIV-XXIV.

606 SAMUEL HAHNEMANN: ‚Nachtrag zum Vorworte über die Wiederholung der Gabe eines homöopathischen Arzneimittels‘. In: Syst.-Alph. Rep. ... (s. Anm. 40) [o. S.].

607 Org. V, § 246 und 288 (s. Anm. 19).

608 Org. V, § 248 (s. Anm. 19).

609 | CK II, 1 (1835), S. 155-158 (s. Anm. 38). 235

610 Org. VI, § 246-248 (s. Anm. 19).

611 CK II, 3 (1837), S. V-XII (s. Anm. 38).

612 1904 erschien beim gleichen Verleger ein 269-seitiger eigenständiger Theorieteil der 1.600-seitigen Standardausgabe von 1896. Dort findet sich – ganz am Ende des Buches (S. 261-269) – nun auch das Vorwort HAHNEMANNS von 1837. – In der von CHARLES J. HEMPEL übersetzten und 1845–1846 bei ‚William Radde‘ erschienenen fünfbändigen Ausgabe der ‚Chronischen Krankheiten‘ wurde dieses Vorwort HAHNEMANNS dagegen – wie im deutschen Original – am Beginn des dritten Bandes belassen.

613 CK II, 5 (1839), S. VI (s. Anm. 38).

236 **614** | Pierre Schmidt: ‚Über die drei Arten homöopathischer Dynamisation'. Zschr. Klass. Hom. 5 (1961), 209.

615 Vgl. Schmidt, J.M.: ‚Anthropologie und Medizin. Zum Menschenbild unterschiedlicher therapeutischer Konzepte'. Allg. hom. Ztg. 237 (1992), 95-104 und 140-148.

616 Vgl. Schmidt, J.M.: ‚Die philosophischen Vorstellungen Samuel Hahnemanns bei der Begründung der Homöopathie (bis zum Organon der rationellen Heilkunde, 1810)'. Sonntag, München 1990.

617 Zusammengestellt in Schmidt, J.M.: ‚Bibliographie der Schriften Samuel Hahnemanns'. Siegle, Rauenberg 1989.

618 Vgl. Tischner, R.: ‚Geschichte der Homöopathie. Teil 1: Die Vorläufer der Homöopathie'. Schwabe, Leipzig 1932.

619 ‚Organon der Heilkunst. Textkritische Ausgabe der von Samuel Hahnemann für die sechste Auflage vorgesehenen Fassung [1842]'. Bearb., hrsg. und mit e. Vorw. vers. von J.M. Schmidt. Haug, Heidelberg 1992.

620 Weiterführende Angaben in Righetti, M.: ‚Forschung in der Homöopathie. Wissenschaftliche Grundlagen, Problematik und Ergebnisse'. Burgdorf, Göttingen 1988.

621 Vgl. Braun, A.: ‚Homöopathie und moderne Medizin'. Allg. hom. Ztg. 228 (1983), 193-201 (199).

622 Vgl. Klunker, W.: ‚Hahnemanns historische Begründung der Psoratheorie'. Zschr. klass. Hom. 34 (1990), 3-13.

623 Vgl. Schmidt, J.M.: ‚Der Simile-Weg als „deuteros plous" in der Arznei therapie – Konzeption und Rezeption'. Doc. hom. 12 (1992), 51-59.

624 Vgl. Schweitzer, W.: ‚Ikonographie. Sammlung, Dokumentation, Historie und Legenden der Bilder des Hofrates Dr. med. habil. Christian Friedrich Samuel Hahnemann'. Haug, Heidelberg 1991.

625 1880 etwa gab es in den USA 76 reguläre und 14 homöopathische ‚Medical Colleges' [5:1]. An ersteren waren damals 9.776 Studenten eingeschrieben, wovon 2.673 in diesem Jahr graduierten, an letzteren waren es 1.220 Studenten [8:1], von denen 380 graduierten [7:1]. ‚Journal of the American Medical Association' [JAMA] 61 (1913), S. 599 f. Vergleichende Jahresstatistiken finden sich in JAMA 49 (1907) bis JAMA 93 (1929).

626 Martin Kaufman: ‚Homeopathy in America. The Rise and Fall of a Medical Heresy'. Baltimore & London 1971, S. 174-185.

627 Ifeoma Ikenze: ‚Homeopathy Branches Out'. San Francisco Focus 25 (March 1992), S. 32 f. Vgl. dazu Josef M. Schmidt: ‚Bericht über die Jahres-Konferenz des National Center for Homeopathy im März 1992 in San Francisco'. Allgemeine homöopathische Zeitung 238 (1993), S. 34-38.

628 Vgl. hierzu Josef M. Schmidt: ‚Die philosophischen Vorstellungen Samuel Hahnemanns bei der Begründung der Homöopathie (bis zum Organon der rationellen Heilkunde, 1810)'. München 1990.

629 Thomas Lindsley Bradford: ‚Homoeopathy in New York / in Pennsylvania'. In: ‚History of Homoeopathy and its Institutions in America'. Ed . by William Harvey King. New York & Chicago 1905, Bd. 1, S. 44-75 / 111-165. Pemberton Dudley: ‚Hahnemann Medical College and Hospital of Philadelphia'. In: ‚History of Homoeopathy ...', Bd. 2, S. 37 ff.

630 Harris L . Coulter: ‚Divided Legacy. Science and Ethics in American Medicine 1800–1910'. Berkeley, California, 1982, S. 5 ff.

631 Lester S. King (Ed.): ‚American Medicine Comes of Age 1840–1920'. American Medical Association 1984, S. 9-21. Stanley Joel Reiser, Arthur J. Dyck, William J. Curran (Ed.): ‚Ethics in Medicine. Historical Perspectives and Contemporary Concerns'. Cambridge, Massachusetts & London, England 1977, S. 26-34.

632 William G. Rothstein: ‚American Physicians in the Nineteenth Century. From Sects to Science'. Baltimore & London 1972, S. 236.

633 Vgl. dazu Francis R. Packard: ‚History of Medicine in the United States'. New York & London 1963, S. 1216-1218. Frederick C. Waite: ‚American Sectarian Medical Colleges before the Civil War'. Bulletin of the History of Medicine 19 (1946), S. 163.

634 ROTHSTEIN: ,American Physicians' (s. Anm. 8), S. 159-161. ROBERT C. FULLER: ,Alternative Medicine and American Religious Life'. New York & Oxford 1989, S. 22-26. JOHN S. MALLER : ,American Medicine in Transition 1840–1910'. Urbana, Chicago & London 1981, S. 118 f. u.a.

635 ANTHONY CAMPBELL: ,The Two Faces of Homoeopathy'. London 1984, S. 90-95. ELINORE PEEBLE: ,Homeopathy and the New Church'. In: ,Emanuel Swedenborg. A Continuing Vision'. Ed . by ROBIN LARSEN. New York 1988, S. 468-472.

636 Vgl. etwa JOSEPH F. KETT: ,The Formation of the American Medical Profession'. New Haven & London 1968, S. 140.

637 HARRIS L. COULTER: ,Homoeopathic Influences in Nineteenth-Century Allopathic Therapeutics'. Washington, D.C. 1973.

98 **638** | MARTIN KAUFMAN: ,Homeopathy in America. The Rise and Fall and Persistence of a Medical Heresy'. In: ,Other Healers. Unorthodox Medicine in America'. Ed. by NORMAN GEVITZ. Baltimore & London 1988, S. 105-109. COULTER: ,Divided Legacy' (s. Anm. 6), S. 241-276.

639 PHILLIP A. NICHOLLS: ,Homoeopathy and the Medical Profession'. London, New York, Sydney 1988, S. 194-197.

640 ROSEMARY STEVENS: ,American Medicine and the Public Interest'. New Haven & London 1971, S. 55-58.

641 Vgl. dazu W. BRUCE FYE: ,The Origin of the Full-time Faculty System'. JAMA 265 (1991), S. 1555-1562.

642 Vgl. dazu die programmatische Rede des damaligen Präsidenten der AMA, NATHAN SMITH DAVIS: ,Address on the Present Status and Future Tendencies of the Medical Profession in the United States'. JAMA 1 (1883), S. 33-42.

643 STEVENS: ,American Medicine' (s. Anm. 16), S. 59.

644 COULTER: ,Divided Legacy' (s. Anm. 6), S. 417-419.

645 ABRAHAM FLEXNER: ,Medical Education in the United States and Canada. A Report to the Carnegie Foundation for the Advancement of Teaching'. (Carnegie Foundation Bull. No. 4) New York 1910.

646 STEVENS: ,American Medicine' (s. Anm. 16), S. 68-73.

647 COULTER: ,Divided Legacy' (s. Anm. 6), S. 449 f. und 463 f.

648 Ebd., S.447. FLEXNER-Report (s. Anm. 21), S. 156-166: ,The Medical Sects'.

649 Vgl. dazu die in Anm. 1 erwähnten Jahresstatistiken des JAMA.

650 MARTIN R. LIPP: ,Medical Landmarks USA'. New York u.a. 1991, S. 157-159: ,Hahnemann University Medical Center'.

651 KAUFMAN: ,Homeopathy in America' (s. Anm. 14), S. 113.

652 Vgl. SCHMIDT: ,Jahreskonferenz des NCH' (s. Anm.3).

653 JAMES HAZELWOOD: ,Early M.D.s Served Their Patients Well'. Oakland Tribune [California], June 16, 1974, S. 4 und 6.

654 J.M. SELFRIDGE: ,An Epitome of the Early History of Homoeopathy in California'. Reprint from the Pacific Coast Journal of Homoeopathy 9 (1901), S. 181-195. HENRY HARRIS: ,California's Medical Story'. San Francisco 1932, S. 197-199.

655 JAMES WILLIAM WARD: ,Hahnemann Medical College of the Pacific'. In: KING (Ed.): ,History of Homoeopathy' (s. Anm. 5), Bd . 3, S. 214-239 [hier: 214-221] sowie Pacific Coast Journal of Homeopathy 26 (1915), S. 305-311, 390-400 und 455-460.

656 Ebd., S. 222-226.

657 Ebd., S. 232 f.

658 ,A History of Marshal Hale Memorial Hospital (Formerly Hahnemann Hospital of San Francisco)' [Masch.schr. Manuskript]. San Francisco 1987, S. 2. ,Marshal Hale Memorial Hospital. Commemorated March 25, 1975' [Prospekt], S. 3. University of California, San Francisco, Library, Special Collections [UCSF-SC].

659 FLEXNER-Report (s. Anm. 21), S. 194 f.

660 ‚H. College of the Pacific, H . Hospital' [Manuskript], S. 1-2. UCSF-SC. ‚Minutes. Meeting of the Board of Directors of Hahnemann Medical College of the Pacific, Sept. 28, 1916', S. 52-54. UCSF-SC, MSS 91-5.

661 Brief von HERBERT C. MOFFIT [1913–1919 Dean, Univ. of Calif., Medical School] an BENJAMIN IDE WHEELER [1899–1919 President, Univ. of Ca-
99 lif.], Sept. 6, 1915. University of California, | Berkeley,
Archives, President's Files [UCB-PF]. Vgl. auch WILLIAM BOERICKE: ‚Inaugural Lecture, Department of Homeopathy'. Pacific Coast Journal of Homeopathy 27 (1916), S. 172-185.

662 Brief von JAMES W. WARD [Dean, Hahnemann Medical College of the Pacific] an BENJAMIN IDE WHEELER, April 18, 1917, UCB-PF.

663 ‚Memorandum for the Finance Committee, Jan. 6, 1921', UCB-PF.

664 Pacific Coast Journal of Homoeopathy 33 (1922), S. 29 und 65 sowie 34 (1923), S. 5.

665 ‚Minutes of the Meeting of the Board of Directors of the Hahnemann Hospital, Sept. 5, 1918 & Jan. 9, 1919', S. 171-181. UCSF-SC, MSS 91-5.

666 Vgl. History of MHMH sowie MHMH (s. Anm. 34).

667 Brief von H.H. BENEDICT an MONROE E. DEUTSCH [Provost, Univ. of Calif.], Nov. 16, 1933 sowie die Briefe von WILLIAM J. KERR [Prof. of Medicine, Univ. of Calif., Medical School] to LANGLEY PORTER [1927–1937 und 1939–1940 Dean, Univ. of Calif., Medical School], Dec. 14, 1933 & July 6, 1934. UCB-PF.

668 Brief von THOMAS MCGAVACK an WILLIAM J. KERR, July 2, 1934, UCB-PF.

669 THOMAS HODGE MCGAVACK: ‚An Open Letter to the Homoeopathic Profession'. Pacific Coast Journal of Homoeopathy 45 (1934), S. 424-440.

670 Brief von ROBERT G. SPROUL [1929–1958 President, Univ. of Calif.] an JOHN L. MCNAB [Attorney], Jan. 17, 1939. UCB-PF.

671 So war etwa WILLIAM WALLACE CAMPBELL [1923–1929 Präsident der University of California] ein früherer Patient von WILLIAM BOERICKE. Pacific Coast Journal of Homoeopathy 34 (1923), S. 6.

672 So heißt es etwa im ‚Memorandum to the President, Oct. 31, 1935', UCB-PF: „We determined that to all of us the proposals of Mr. JORDAN were distinctly unacceptable".

673 ‚Memorandum to the President, Nov. 30, 1935', UCB-PF. ‚New Contract between the University of California Medical School and the Hahnemann Medical College of the Pacific'. Journal of the American Institute of Homeopathy 29 (1936), S. 769-773.

674 Vgl. dazu OTTO E. GUTTENTAG: ‚Four Years of Homeopathy at the University of California Medical School'. The Hahnemannian Monthly 76 (1941), S. 155-160.

675 Interviews mit OTTO E. GUTTENTAG (1900–1992) am 3., 6. und 10.10.1989 in San Francisco sowie am 02.12.1991 in Oakland.

676 Brief von OTTO E. GUTTENTAG an FRANCIS S. SMYTH [1942–1954 Dean, Univ. of Calif., Medical School], March 16, 1942. UCB-PF.

677 Im Protokoll der diesbezüglichen Sitzung, in der anscheinend nur vier Personen anwesend waren, heißt es lapidar: „After a short discussion, it was moved, seconded and carried unanimously that the contract offered by the regents of the University of California be aceepted as offered and duly signed by the president and the secretary. This ended this historical event striking out the name of Homeopathy from our contract with the University of California". ‚Minutes of the Meeting of the Members of the Hahnemann Medical College of the Pacific, Febr. 6, 1958'. Kopie aus dem Nachlass von FREDERIC W. SCHMID, San Francisco.

678 Interviews mit ELSA K. ENGLE (1895–1994) am 07.10.1989, 11.12.1991, 17.02. und 06.06.1992 in San Francisco.

679 ‚Minutes. Meeting of California Women's Homeopathic Association [CWHA], Dec. 10, 1974', S . 111. UCSF-SC.

680 | ‚Minutes. Meeting of CWHA, Dec. 3, 1980', 100
S. 135-138. Vgl. dazu ‚Minutes. Board of Directors Meeting [CWHA], April 8, 1981', S. 45 f. UCSF-SC.

681 ‚Minutes. Meeting of CWHA, Dec. 12, 1983', S. 145 f. UCSF-SC.

682 Brief von Elsa K. Engle an Jere E. Goyan [Dean, UCSF, School of Pharmacy], March 26, 1990 sowie Dankschreiben von Jere E. Goyan an Elsa K. Engle, Aug. 1, 1990, UCSF-SC.

683 Interviews mit der Witwe Irmgard Schmid-Maybach am 19.12.1991, 03.02. und 08.03.1992 in San Francisco.

684 Vgl. dazu Richard Grossinger: ‚Planet Medicine. From Stone Age Shamanism to Postindustrial Healing'. Boulder & London 1982, S. 241-244.

685 Interview mit Roger Morrison, ltd. Arzt der Klinik, am 07.07.1992 in Albany, California.

686 Vgl. Schmidt: ‚Jahreskonferenz des NCH' (s. Anm. 3).

687 Schmidt, 1993.

688 Tischner, 1932, S. 73-97.

689 Schmidt, 1991.

690 Indem Hahnemann von der „Erschöpfung des Reizbarkeitsstoffes", von „Kongestionen im Gehirn", vom „System der einsaugenden Gefäße", vom „Wärmestoff", vom „Nervengeist" und anderem spricht, übersteigt er hier selbst noch den Bereich der sinnlichen Erfahrung, auf den er später die Arzneimittelprüfungen einschränkte. Vgl. Schmidt, 1990 (a), S. 54, sowie Hahnemann, 1842, § 144.

691 Hahnemann, 1805 (a).

692 Einzeln aufgeführt bei Schmidt, 1989 (b).

693 Genaue bibliographische Angaben finden sich bei Schmidt, 1989 (a).

694 Hahnemann, 1805 (b).

695 Hahnemann, 1805 (b), S. 10 ff. Vgl. Schmidt, 1990 (a), S. 86 f.

696 Hahnemann, 1805 (c).

697 Bezeichnend für die bisherige Vernachlässigung dieser Schrift innerhalb der Homöopathie ist, dass es seit nunmehr 190 Jahren keine publizierte deutsche Übersetzung davon gibt. Eine eigene Rohübersetzung des Vorworts habe ich vor Jahren bereits teilweise in meine Dissertation eingearbeitet. Vgl. Schmidt, 1990 (a), S. 84 f. Kurt-Hermann Illing, dem ich 1993 eine vollständige Kopie meiner Übersetzung überließ, motivierte mich schließlich, diese auszuarbeiten und einem größeren Leserkreis zugänglich zu machen.

698 Hahnemann, 1842.

699 Solche Beispiele von *Homoeopathia involuntaria*
stellte Hahnemann später in den | Vorworten der 98
ersten vier Auflagen des ‚Organon' zusammen. Vgl.
Schmidt, 1990 (b).

700 Hahnemann hat sich jedoch für den eigenen Gebrauch umfangreiche handschriftliche Repertorien selbst erstellt. Diese sind im ‚Institut für Geschichte der Medizin' der ‚Robert Bosch Stiftung', Stuttgart, zu besichtigen.

701 1898 gab es in den USA 20 homöopathische Colleges, 140 homöopathische Krankenhäuser, 57 homöopathische Apotheken und 157 homöopathische medizinische Gesellschaften (Entsprechende Statistiken fanden sich damals unter anderem jährlich im ‚Journal of the American Medical Association').

702 Vgl. dazu Schmidt, Josef M.: ‚Die philosophischen Vorstellungen Samuel Hahnemanns bei der Begründung der Homöopathie (bis zum Organon der rationellen Heilkunde, 1810)'. München 1990.

703 Vgl. dazu Schmidt, Josef M.: ‚Homeopathy in the American West, its German Connections'. In: ‚Culture, Knowledge and Healing. Historical Perspectives of Homeopathic Medicine in Europe and North America', im Druck [Sheffield/GB 1998, S. 139-172].

704 Die vorliegende Untersuchung basiert, abgesehen von eigenen Studien an noch unveröffentlichten Primärquellen, die im Rahmen eines von der ‚Deutschen Forschungsgemeinschaft' geförderten Forschungsaufenthalts in San Francisco 1991/92 gesammelt wurden, vor allem auf den verdienstvollen Arbeiten von King, William Harvey (Hrsg.): ‚History of Homoeopathy and its Institutions in America'. 4 Bde., New York & Chicago 1905; Kaufman, Martin: ‚Homeopathy in America. The Rise and Fall of a Medical Heresy'. Baltimore & London 1971; Rothstein, William G.: ‚American Physicians in the Nineteenth Century. From Sects to Science'. Baltimore & London 1972; Coulter, Harris L.: ‚Divided Legacy. Science and

Ethics in American Medicine 1800–1910'. Berkeley, California, 1982; NICHOLLS, PHILLIP A.: ,Homoeopathy and the Medical Profession'. London, New York, Sidney 1988; KAUFMAN, MARTIN: ,Homeopathy in America. The Rise and Fall and Persistence of a Medical Heresy'. In: GEVITZ, NORMAN (Hrsg.): ,Other Healers. Unorrhodox Medicine in America'. Baltimore & London 1988, S. 99-123.

705 Aus dem rohen, prinzipienlosen Empirismus der regulären Medizin des frühen 19. Jahrhunderts wurde unter dem Einfluss der Medizinschule von Paris, wo die damaligen Therapien bereits mit Hilfe der Statistik ausgewertet und gesichtet wurden, langsam ein skeptischerer, mehr naturwissenschaftlich orientierter Empirismus. Vgl. dazu SHRYOCK, RICHARD H.: ,Empirism versus Rationalism in American Medicine, 1650–1950'. Worcester, Massachusetts, 1969; sowie WARNER, JOHN HARLEY: ,The Therapeutic Perspective. Medical Practice, Knowledge, and Identity in America, 1820–1885'. Cambridge, Massachusetts, & London 1986.

706 Aufgrund der Verwandtschaft ihrer Grundprinzipien sprach die Homöopathie auch besonders Swedenborgianer, Transzendentalisten, Intellektuelle sowie Kleriker an, die oft als Multiplikatoren bei ihrer Verbreitung fungierten. Vgl. dazu KETT, JOSEPH F.: ,The Formation of the American Medical Profession'. New Haven & London 1968; sowie FULLER, ROBERT C.: ,Alternative Medicine and American Religious Life'. New York & Oxford 1989.

707 Vgl. dazu REISER, STANLEY JOEL, DYCK, ARTHUR J., CURRAN, WILLIAM J. (Hrsg.): ,Ethics in Medicine. Historical Perspectives and Contemporary Concerns'. Cambridge, Massachusetts, & London 1977.

708 Vgl. dazu COULTER, HARRIS L.: ,Homoeopathic Influences in Nineteenth-Century Allopathic Therapeutics', Washington, D.C., 1973.

709 Aufgrund der erst im 20. Jahrhundert erfolgten Veröffentlichung der 1842 fertiggestellten 6. Auflage des ,Organons der Heilkunst' vollzog sich der weitaus größte Teil der Geschichte der Homöopathie ohne dessen Kenntnis, das heißt, noch auf der Grundlage der 5. Auflage von 1833. Vgl. dazu HAHNEMANN, SAMUEL: ,Organon der Heilkunst, Textkritische Ausgabe der 6. Auflage von 1842', bearb. und hrsg. von SCHMIDT, JOSEF M. Heidelberg 1992.

710 Vgl. dazu: BITTINGER, B.F. (Hrsg.): ,Historic Sketch of the Monument Erected in Washington City under the Auspices of the American Institute of Homoeopathy to the Honor of Samuel Hahnemann and for the Ornamentation of the National Capitol, Dedicated June 21, 1900, in the Presence of the President of the United States and with the Active Participation of the Public Officials Civil and Military'. Washington, D.C., 1900.

711 FLEXNER, ABRAHAM: ,Medical Education in the United States and Canada. A Report to the Carnegie Foundation for the Advancement of Teaching' (Carnegie Foundation Bull. No. 4). New York 1910.

712 Vgl. dazu SCHMIDT, JOSEF M.: ,Die Entwicklung der Homöopathie in den Vereinigten Staaten'. In: Gesnerus 51 (1994), 84-100.

713 Vgl. dazu SCHMIDT, JOSEF M.: ,Bericht über die Jahres-Konferenz des National Center for Homeopathy im März 1992 in San Francisco'. In: Allgemeine homöopathische Zeitung 238 (1993), 34-38.

714 Nach einer 1991 an 1.539 Erwachsenen in den USA durchgeführten Umfrage ließ sich ein Drittel im vergangenen Jahr mit mindestens einem unkonventionellen Therapieverfahren behandeln. Nach einer Hochrechnung auf die US-Bevölkerung übertraf die Zahl der Besuche bei unkonventionellen Therapeuten (425 Millionen / Jahr) die bei konventionellen Ärzten (388 Millionen / Jahr). EISENBERG, DAVID M. u.a.: ,Unconventional Medicine in the United States'. New England Journal of Medicine 328 (1993), 246-252. Vgl. auch MURRAY, RAYMOND H., RUBEL, ARTHUR J.: ,Physicians and Healers – Unwitting Partners in Health Care'. New England Journal of Medicine 326 (1992), 61-64.

715 MARTIN DINGES (Hrsg.): ,Homöopathie. Patienten, Heilkundige, Institutionen, von den Anfängen bis heute'. Heidelberg 1996, S. 16.

716 JOSEF M. SCHMIDT: ,Die philosophischen Vorstellungen Samuel Hahnemanns bei der Begründung der Homöopathie (bis zum Organon der rationellen Heilkunde, 1810)'. München 1990.

717 ,Organon der Heilkunst. Textkritische Ausgabe der von Samuel Hahnemann für die sechste Auflage vorgesehenen Fassung'. Bearb., hrsg. und mit einem Vorw. versehen von JOSEF M. SCHMIDT. Heidelberg 1992; vgl. auch SAMUEL HAHNEMANN: ,Organon der Heilkunst. Standardausgabe der sechsten Auflage. Auf der Grundlage der 1992 vom Hrsg. bearb. textkrit. Ausg. des Manuskriptes Hahnemanns [1842]'. Hrsg. von JOSEF M. SCHMIDT. Heidelberg 1996.

718 JOSEF M. SCHMIDT: ,Anthropologie und Medizin. Zum Menschenbild unterschiedlicher therapeutischer Konzepte'. Allg. Hom. Ztg. 237 (1992), 95-104, 140-148.

719 Vgl. dazu HARRIS L. COULTER: ,Divided Legacy. A History of the Schism in Medical Thought'. 3 Bde. Washington 1973–1977.

720 Vgl. dazu JOSEF M. SCHMIDT: ,Der Simile-Weg als „deuteros plous" in der Arzneitherapie – Konzeption und Rezeption'. Documenta Hom. 12 (1992), 51-59.

721 JOSEF M. SCHMIDT: ,Die Bedeutung der sechsten Auflage des Organons der Heilkunst (1842) für die Pharmakotherapie'. In: ,Homoeopathia internationalis' (Proc. 48th Congr. Liga Med. Hom. Intern. April 24–28, 1993, Vienna). Wien, München, Bern 1993, S. 227-236.

722 JOSEF M. SCHMIDT: ,dtv-Atlas zur Homöopathie'. München 1998 [im Druck].

723 REINHARD LÖW: ,Qualitätenlehre und Materiekonstruktion. Zur systematischen Aktualität von Schellings Naturphilosophie'. In: ,Schelling. Seine Bedeutung für eine Philosophie der Natur und der Geschichte'. Hrsg. von LUDWIG HASLER. Stuttgart 1981, S. 99-106.

724 RICHARD HAEHL: ,Samuel Hahnemann. Sein Leben und Schaffen'. 2 Bde., Leipzig 1922; RUDOLF TISCHNER: ,Samuel Hahnemanns Leben und Lehre'. Ulm 1959.

725 Zusammengestellt in JOSEF M. SCHMIDT: ,Bibliographie der Schriften Samuel Hahnemanns'. Rauenberg 1989; sowie in ders.: ,Die Publikationen Samuel Hahnemanns'. Sudhoffs Archiv 72 (1988), 14-36.

726 JOSEF M. SCHMIDT: ,Die philosophischen Vorstellungen Samuel Hahnemanns bei der Begründung der Homöopathie (bis zum Organon der rationellen Heilkunde, 1810)'. Sonntag, München 1990; ders.: ,Anthropologie und Medizin. Zum Menschenbild unterschiedlicher therapeutischer Konzepte'. Allg. Hom. Ztg. 237 (1992), 95-104, 140-148.

727 Vgl. dazu HARRIS L COULTER: ,Divided Legacy. A History of the Schism in Medical Thought'. 3 Bde. Washington 1973–1977.

728 JOSEF M. SCHMIDT: ,Das Konzept einer rationalen Heilkunde bei Samuel Hahnemann – Grundlagen und Schwierigkeiten'. In: Proc. 46th Congr. Liga Med. Hom. Intern. May 6–11, 1991, Cologne (Natura-med Sonderausg.). Mainz 1991, S. 50-54; vgl. dazu ders.: ,Homöopathie und Philosophie. Versuch einer philosophischen Rekonstruktion der Begründung der Homöopathie durch Samuel Hahnemann'. Scheidewege 20 (1990/91), 141-165.

729 Vgl. dazu JOSEF M. SCHMIDT: ,Der Simile-Weg als „deuteros plous" in der Arzneitherapie – Konzeption und Rezeption. Documenta Hom. 12 (1992), 51-59.

730 JOSEF M. SCHMIDT: ,Alternative oder Anachronismus? Die Behandlung chronischer Krankheiten mittels Homöopathie'. In: ,Chronische Erkrankungen und ihre Bewältigung'. Hrsg. von CLAUS HAMMER und VENANZ SCHUBERT. Starnberg 1993, S. 202-246.

731 ,Organon der Heilkunst. Textkritische Ausgabe der von Samuel Hahnemann für die sechste Auflage vorgesehenen Fassung'. Bearb., hrsg. und mit einem Vorwort versehen von JOSEF M. SCHMIDT. Heidelberg 1992; sowie SAMUEL HAHNEMANN: ,Organon der Heilkunst. Standardausgabe der sechsten Auflage. Auf der Grundlage der 1992 vom Herausgeber bearbeiteten textkritischen Ausgabe des Manuskriptes Hahnemanns (1842)'. Hrsg. von JOSEF M. SCHMIDT. Heidelberg 1996.

732 JOSEF M. SCHMIDT: ,Die Bedeutung der sechsten Auflage des Organons der Heilkunst (1842) für die Pharmakotherapie'. In: ,Homoeopathia internationalis' (Proc. 48th Congr. Liga Med. Hom. Intern. April 24–28, 1993, Vienna). Wien, München, Bern 1993, S. 227-236.

733 10. JOSEF M. SCHMIDT: ,Taschenatlas Homöopathie in Wort und Bild'. Heidelberg 2001 [1997 noch: „dtv-Atlas zur Homöopathie. München 1997 (im Druck)"]

734 RUDOLF TISCHNER: ,Geschichte der Homöopathie. Bd. 3. Ausbreitung der Homöopathie (bis 1850)'. Leipzig 1937; ders.: ,Das Werden der Homöopathie'. Stuttgart 1950.

735 Vgl. dazu JOSEF M. SCHMIDT: ‚Grundlagen und Entwicklungen in der Homöopathie'. Dt. Med. Wschr. 118 (1993), 1085-1090.

736 JOSEF M. SCHMIDT: ‚Taschenatlas Homöopathie in Wort und Bild'. Heidelberg 2001 [1997 noch: „dtv-Atlas zur Homöopathie. München 1997 (im Druck)"]

737 HAHNEMANN hat über 200 Schriften publiziert. Vgl. dazu JOSEF M. SCHMIDT: ‚Die Publikationen Samuel Hahnemanns'. Sudhoffs Archiv 72 (1988), 14-36; ders.: ‚Bibliographie der Schriften Samuel Hahnemanns'. Siegle, Rauenberg 1989; ‚Gesammelte kleine Schriften von Samuel Hahnemann'. Hrsg. von JOSEF M. SCHMIDT und DANIEL KAISER. Haug, Heidelberg 2001.

738 SAMUEL HAHNEMANN: ‚Organon der Heilkunst. Sechste Auflage'. Hrsg. von RICHARD HAEHL. Schwabe, Leipzig 1921.

739 SAMUEL HAHNEMANN: ‚Organon der Heilkunst. Textkritische Ausgabe der sechsten Auflage'. Hrsg. von JOSEF M. SCHMIDT. Haug, Heidelberg 1992, Neuausgabe 1999.

740 SAMUEL HAHNEMANN: ‚Organon der Heilkunst. Standardausgabe der sechsten Auflage'. Hrsg. von JOSEF M. SCHMIDT. Haug, Heidelberg 1996, Neuausgabe 1999.

741 S. Anm. 3 und 4.

742 Auf eine entsprechende Bearbeitung der Einleitung HAHNEMANNS wurde verzichtet, weil diese zum einen inhaltlich – abgesehen von der Polemik gegen die Allopathie – nicht wesentlich über das im Paragraphenteil Gesagte hinausgeht, das heißt keine Argumente enthält, die die im Hauptteil ausgeführte Theorie und Praxis zusätzlich bereichern. Zum anderen bestehen Hinweise darauf, dass HAHNEMANN die lange Einleitung der 5. Auflage für die 6. Auflage deutlich kürzen wollte, wozu es aber aufgrund seines Todes 1843 nicht mehr kam. Vgl. dazu MATTHIAS
XXIV WISCHNER: ‚Wollte Hahnemann die Ein- | leitung zur sechsten Auflage des „Organons" kürzen?' Zschr. Klass. Hom. 40 (1996), 153-159 sowie ders.: ‚Hahnemann wollte die Einleitung zur sechsten Auflage des „Organons" kürzen!' Zschr. Klass. Hom. 41 (1997), 239-244.

743 Bei den Zitaten aus den Schriften von REIL (§ 38/4), WILLIS (§ 58/1), HUXHAM (§ 81/2), SYDENHAM (§ 81/2) und ALBRECHT VON HALLER (§§ 108/1, 118/1) wurden die Übersetzungen von MATTHIAS WISCHNER übernommen. Vgl. MATTHIAS WISCHNER: ‚Organon-Kommentar'. KVC-Verlag, Essen 2001, S. 306 f. Alle übrigen Übersetzungen stammen vom Herausgeber.

744 Ab der 3. Auflage des ‚Organons der Heilkunst' hatte sich der Druckfehler „*épetos*" statt „*émetos*" (Erbrechen) eingeschlichen und wurde bis zum Manuskript der 6. Auflage nicht mehr korrigiert (die 1. und 2. Auflage enthielten noch korrekt „*émetos*"). Im Text von LITTRÉ steht das Wort zudem mit Artikel („*ho émetos*"), den HAHNEMANN nicht wiedergegeben hat. Bei „*prospherómena*" wurde außerdem der in allen ‚Organon'-Auflagen zu findende *Sigma*-Fehler berichtigt. Vgl. dazu É. LITTRÉ: ‚Oeuvres complètes d'Hippocrate, traduction nouvelle avec le texte grec en ragard, collationné sur les manuscrits et toutes les éditions'. Baillière, Paris 1849, Bd. 6, S. 336, Z. 3 und S. 334, Z. 11 f.

745 Die Nachdrucke der HAEHL'schen Ausgabe sind bei ‚Haug' und ‚Barthel & Barthel' als Reprint erschienen, bei ‚Hippokrates' und ‚Sonntag' in neuem Schriftsatz.

746 ‚Berufsordnung für die deutschen Ärzte'. Fassung vom Mai 1976.

747 NEUMANN-MANGOLDT P.: ‚Der Arztbrief. Eine Fibel zum praktischen Gebrauch'. Urban & Schwarzenberg, München, Berlin, Wien 1970.

748 KRUSCHE G.: ‚Der Arztbrief. Probleme zwischenmenschlicher Kommunikation am Beispiel des internistischen Arztbriefes'. Inauguraldissertation, München 1976.

749 WATZLAWICK P., BEAVIN J.H., und JACKSON D.: ‚Menschliche Kommunikation. Formen, Störungen, Paradoxien'. Verlag Hans Huber, Bern und Stuttgart 1969.

750 BALINT M.: ‚Der Arzt, sein Patient und die Krankheit'. Ernst Klett Verlag, Stuttgart, 1975.

751 SCHLEE (1963), S. 1309.

752 KLINGE, S. 355.

753 SCHLEE (1963), S. 1311.

754 HORMELL, S. 755.

755 SCHLEE (1963), S. 1311.

756 KLINGE, S. 356.

757 SCHNEIDER, zitiert nach KLINGE, S. 356.

758 BALLONIUS.

759 Einzelne Vorläufer s. bei MIEHLE, S. 1.8 f.

760 MATHIES (1983), S. 2

761 SYDENHAM.

762 GARROD, zitiert nach SHORT, S. 367.

763 MATHIES (1974), S. 140 f., (1975), S. 1324, (1983), S. 6 f.

764 PRIBRAM, zitiert nach SCHLEE (1963), S. 1313.

765 RIVA, S. 140.

766 SCHILLING, S. 236.

767 SCHLEE (1962), S. 461, MATHIES (1965), S. 747.

768 D'ESHOUGUES, S. 2290 f.

769 VISCHER/ZIFF, S. 41.

770 MATHIES (1965), S. 746.

771 SCHLEE (1962), S. 456.

772 Im Gegensatz zu der Meinung, traditionelle chinesische Medizin sei erst im 20. Jahrhundert von westlichen Ärzten entdeckt worden, war diese bereits seit mindestens drei Jahrhunderten im Westen bekannt, wie man an in dieser Zeit verlegten Büchern sehen kann. Vgl. zum Beispiel ANDREAS CLEYER: ‚Specimen medicinae sinicae, opusculu medica ad mentem sinensium'. Francofurti 1682 (s. dazu: PAUL U. UNSCHULD: ‚Begegnung mit chinesischer Medizin'. In: Akupunktur – Theorie und Praxis 15 [1987], S. 196-208).

773 Auf diese Tatsache hat in jüngster Zeit vor allem der Münchner Sinologe und Medizinhistoriker PAUL U. UNSCHULD aufmerksam gemacht. Vgl. PAUL U. UNSCHULD (Hrsg.): ‚Approaches to Traditional Chinese Medical Literature'. Dordrecht 1989.

774 KAROW (1954), S. 38.

775 Auf S. 38, Anm. 1 spricht BACHMANN KAROW „einen besonderen Dank" für seine Publikation in der DZA aus. Die Jahres- und Heftzahl ist hier allerdings falsch wiedergegeben: statt „1957, 7-8" lies: (1954), H. 5/6 und 7/8.

776 „In den modernen westlichen Büchern über Akupunktur hat sich für ‚*ch'i*' die Übersetzung ‚Energie' eingebürgert. Dies kann leicht zu Mißverständnissen führen, insofern man heute unter Energie eine physikalische Kraft versteht. Dagegen trifft der ebenfalls häufig gebrauchte Ausdruck ‚Lebenskraft' (‚Odem') den Inhalt des ‚*ch'i*'- Begriffs schon besser. Der Begriff der ‚*vis vitalis*', die Begriffe ‚*pneuma*' oder ‚*spiritus*' haben auch im Werden der abendländischen Medizin eine große Rolle gespielt. Auch sie waren komplexe Begriffe, das heißt sie umfassten sowohl seelische als auch physikalische Phänomene. Nach dem 1716 herausgegebenen philosophischen Wörterbuch ‚k'ang Hsi Tzu Tien' bedeutet ‚*ch'i*' ‚Atmen'. Andere Quellen definieren: ‚*Ch'i* ist der Ursprung des Lebens'. Oder: ‚Yin und Yang heißen die beiden ‚*ch'i*': sie erzeugen in gegenseitiger Bewegung alle Dinge'. Oder: ‚Atmen, das heißt das Herauskommen und Hineingehen beim Aus- und Einatmen'. Das Zeichen ‚*ch'i*' hat nach dem ‚Chinesisch-Deutschen Wörterbuch' von WERNER RÜDENBERG folgende Bedeutung: Luft, Gas, Äther, Dunst, Dampf, Hauch, Atem, Atmosphäre; Einfluss, Ausfluss, Macht, Lebenskraft; Geist, Gefühl, Zorn, Laune; Wesen, Art, Benehmen, Zustand. Diese Mehrdeutigkeit des ‚*ch'i*'-Begriffs verbietet meines Erachtens eine direkte Gleichstellung mit ‚Energie' im Sinne von physikalischer Energie" (S. 33f.).

777 Fehlerhaft wiedergegeben sind Ma 12, Ma 40, Bl 2, KG 17 usw.

778 KÖNIG/WANCURA (^{3}1981), S. 5.

779 Selbst in der neuesten Auflage des Buches besteht diese Verwechslung nach wie vor.

780 Dieser Anhang, der in den ersten Auflagen des Buches noch fehlt, ist auch als einzelne Schrift erschienen: Freiburg 1987 (s. Literaturverzeichnis).

781 STUX, STILLER, POTHMANN, JAYASURIYA. 1. Aufl. (1981), Vorwort.

782 a.a.O., 2. Aufl. (1985), Vorwort.

783 Die kleinen Abweichungen davon in der ersten Auflage (bei 3B 22, Ga 23, LG 12, 17, KG 68) wurden in der zweiten berichtigt.

784 Lediglich KAROW, der seine Übersetzungen als Ganze bereits in runde Klammern gesetzt hat, verwendet innerhalb seiner Formulierungen selbst manchmal eine eckige, – die hier allerdings als runde wiedergegeben wird.

785 Bei PORKERT auch Zitate aus seiner schon früher erschienenen Habilitationsschrift.

786 Da der Fall, dass zwei Zeichen vorliegen, deren Umschrift aus der gleichen Silbe und dem gleichen Ton bestehen und die selbst aus der gleichen Anzahl von Strichen zusammengesetzt sind, hier nur zweimal vorkommt (bei *ji*^{1} und *jing*^{1}), erübrigen sich weitere prinzipielle Differenzierungen. – Auch die Überlegung, wie Umlaute einzuordnen (bzw. zu finden sind), erübrigt sich angesichts der Tatsache, dass im einzigen Fall, wo ein solcher vorkommt (*lü*^{3}), nur eine Möglichkeit seiner Positionierung besteht.

787 Zu beachten ist allerdings, dass zum Beispiel „Lu" den ganzen Namen der Lungen-Leitbahn bezeichnet, „Lu 1" dagegen nur den Punkt „Lunge 1", „Lu 1, 3" dementsprechend die Punkte „Lunge 1" und „Lunge 3", „Lu 1–3" wiederum die Punkte „Lunge 1", „Lunge 2" und „Lunge 3".

788 Von den im Hauptteil der vorliegenden Schritt in eckigen Klammern angeführten Synonymen der chinesischen Punktbezeichnungen.

789 Vgl. dazu HEGEL, ‚Phänomenologie des Geistes', Vorrede (Ausgabe von EVA MOLDENHAUER und KARL MARKUS MICHEL. Frankfurt am Main 1980, Bd. 3, S. 40).